Clinical
Neuroimmunology

临床 神经免疫学

主　审　董　晨

主　编　郝峻巍

副主编　施福东　楚　兰　董会卿　管阳太　笪宇威

编　委　（以姓氏汉语拼音为序）

柴国梁（首都医科大学宣武医院）　　　　刘　磊（首都医科大学附属北京同仁医院）

陈　海（首都医科大学宣武医院）　　　　刘　强（天津医科大学总医院）

楚　兰（贵州医科大学附属医院）　　　　刘　峥（首都医科大学宣武医院）

笪宇威（首都医科大学宣武医院）　　　　刘曼歌（北京协和医院）

邸　丽（首都医科大学宣武医院）　　　　马敬红（首都医科大学宣武医院）

丁　岩（首都医科大学宣武医院）　　　　毛　薇（首都医科大学宣武医院）

董会卿（首都医科大学宣武医院）　　　　朴月善（首都医科大学宣武医院）

樊春秋（首都医科大学宣武医院）　　　　戚晓昆（中国人民解放军总医院第六医学中心）

范思远（北京协和医院）　　　　　　　　邱占东（首都医科大学宣武医院）

冯　娟（中国医科大学附属盛京医院）　　申致远（河北医科大学第一医院）

关鸿志（北京协和医院）　　　　　　　　施福东（天津医科大学总医院）

管阳太（上海交通大学医学院附属仁济医院）　孙辰婧（中国人民解放军总医院第六医学中心）

郭军红（山西医科大学第一医院）　　　　孙婉玲（首都医科大学宣武医院）

郭守刚（山东省立医院）　　　　　　　　王佳伟（首都医科大学附属北京同仁医院）

郝峻巍（首都医科大学宣武医院）　　　　王丽华（哈尔滨医科大学附属第二医院）

侯晓丹（山西医科大学第一医院）　　　　王锁斌（首都医科大学宣武医院）

矫黎东（首都医科大学宣武医院）　　　　徐　敏（首都医科大学宣武医院）

金　涛（吉林大学第一医院）　　　　　　姚源蓉（贵州省人民医院）

孔　芳（首都医科大学宣武医院）　　　　张　超（天津医科大学总医院）

李大伟（首都医科大学宣武医院）　　　　张　婧（首都医科大学宣武医院）

李敏淑（天津医科大学总医院）　　　　　赵　义（首都医科大学宣武医院）

林　华（首都医科大学宣武医院）　　　　周红雨（四川大学华西医院）

学术秘书　刘　峥　徐　芳　邱占东　薄纯睿

人民卫生出版社
·北京·

图书在版编目（CIP）数据

临床神经免疫学 / 郝峻巍主编. -- 北京 ：人民卫生
出版社，2024. 10. -- ISBN 978-7-117-37022-6

I. R392.9

中国国家版本馆 CIP 数据核字第 2024H49N40 号

人卫智网	www.ipmph.com	医学教育、学术、考试、健康，购书智慧智能综合服务平台
人卫官网	www.pmph.com	人卫官方资讯发布平台

临床神经免疫学

Linchuang Shenjing Mianyixue

主　　编：郝峻巍

出版发行：人民卫生出版社（中继线 010-59780011）

地　　址：北京市朝阳区潘家园南里 19 号

邮　　编：100021

E - mail：pmph @ pmph.com

购书热线：010-59787592　010-59787584　010-65264830

印　　刷：北京华联印刷有限公司

经　　销：新华书店

开　　本：889×1194　1/16　　印张：30

字　　数：827 千字

版　　次：2024 年 10 月第 1 版

印　　次：2024 年 11 月第 1 次印刷

标准书号：ISBN 978-7-117-37022-6

定　　价：228.00 元

打击盗版举报电话：010-59787491　E-mail：WQ @ pmph.com

质量问题联系电话：010-59787234　E-mail：zhiliang @ pmph.com

数字融合服务电话：4001118166　E-mail：zengzhi @ pmph.com

主　编

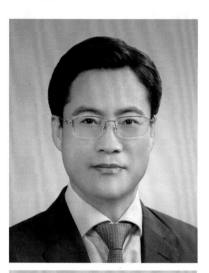

郝峻巍

　　首都医科大学神经病学教授、主任医师、博士研究生导师。现任首都医科大学宣武医院副院长和神经内科主任、国家神经疾病医学中心副主任和医学部主任、北京市脑卒中诊疗质量控制与改进中心主任、神经变性病教育部重点实验室主任、国家卫生健康委能力建设和继续教育中心神经内科进修与培训基地负责人、首都医科大学神经病学系副主任。国家杰出青年科学基金获得者、青年北京学者、北京市战略科技人才。担任中国医师协会神经内科医师分会常务委员和中国神经科学学会神经免疫学分会主任委员。

　　从事神经病学临床、教学及科研工作 15 年余，作为课程负责人的本科《神经病学》获得北京市高校优质本科课程。主持国家级和省部级科研项目 15 项，在 *PNAS*、*J Exp Med*、*Ann Neurol*、*JAMA Neurol*、*Cell Rep* 等杂志上发表 SCI 文章 80 余篇。以第 1 发明人获批国家发明专利 14 项。

副主编

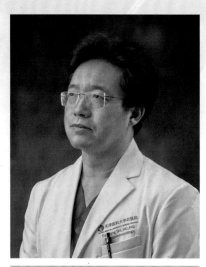

施福东

京津神经免疫中心主任医师,长江学者,国家重点基础研究发展计划(973计划)首席科学家。分别在瑞典卡罗林斯卡学院,美国斯克利普斯研究所,美国巴罗神经学研究所完成博士、博士后和临床教育。担任中华医学会神经病学分会、中国免疫学会、中国卒中学会神经免疫学组组长,泛亚多发性硬化治疗和研究(PACTRIMS)2018—2020学术委员会主席,*European Charcot Foundation*(*ECF*)*Board Member*,*Sci Transl Med* 和 *Cell Death & Differentiationd* 编委。

精通多发性硬化及相关神经免疫疾病的诊断和治疗;致力于揭示免疫反应在神经疾病发病机制的作用;深耕于神经免疫疾病诊断技术发明、药物靶点发现、新型药物验证及研发工作。在 *BMJ*,*Lancet Neurol*,*Lancet RH*,*JAMA Neurol*,*Cell*,*Immunity*,*Nat Reviews*,*Nat Neurosci*,*Nat Immunol*,*Sci Transl Med*,*JEM*,*PANS* 等杂志发表文章258篇,获得中外专利20余项。

副主编

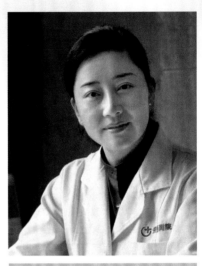

楚 兰

教授，主任医师，博士研究生导师。现任贵州医科大学附属医院副院长，神经内科学科带头人，中国医师协会神经内科医师分会副会长，贵州省医学会神经病学分会主任委员，贵州省卒中学会会长，贵州省神经内科质量控制中心主任。

从事临床、教学及科研工作30余年。主持并参与国家级、省部级科研课题20余项，发表SCI及中文期刊论文200余篇。参与多部教材编写，全国高等学校五年制本科临床医学专业第九轮规划教材《神经病学》（第8版）副主编，国家卫生健康委住院医师规范化培训规划教材《神经病学》（第2版）副主编。担任《中华神经科杂志》等编委。先后获国家卫生计生中青年突出贡献专家，国务院政府特殊津贴专家，省管专家，获多个省部级科研奖项。

副主编

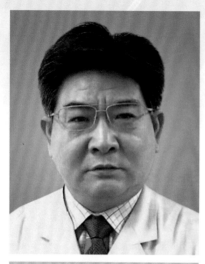

董会卿

　　教授，主任医师，博士研究生导师。担任中国免疫学会神经免疫分会副主任委员，中华医学会神经病学分会神经免疫学组顾问，中国卒中学会免疫分会副主任委员，中国神经科学学会神经免疫学分会副主任委员，北京神经内科会诊中心专家成员，《中国神经免疫学和神经病学杂志》副主编。

　　从事神经病学临床工作 30 余年，主要研究神经系统炎症和免疫性疾病（如脑炎、脱髓鞘病、急慢性炎性神经根神经病等）。发表统计源期刊论文 90 余篇，SCI 论文 15 篇，出版专著《脱髓鞘疾病：董会卿 2020 观点》。曾承担的课题有北京市教育委员会科技发展计划面上项目《自体造血干细胞移植治疗多发性硬化长期临床疗效及影像学研究》，北京市科委首都市民健康培育项目《T 细胞受体 Vβ 链结构测定对 MS 的诊断》等。

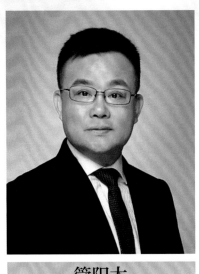

管阳太

教授,主任医师,博士生研究导师,上海交通大学医学院附属仁济医院神经内科主任,上海高水平地方高校协同创新团队(神经病学)带头人、上海领军人才、优秀学术带头人、医学领军人才,国家重点研发计划"干细胞及转化研究"重点专项首席科学家。

中国医药生物技术协会神经修复与再生分会主任委员、中国免疫学会神经免疫分会副主任委员、中国医师协会神经内科医师分会常务委员及神经免疫学组组长、中华医学会神经病学分会常务委员及神经免疫学组副组长等。

以第一或通讯作者发表 SCI 论文 100 余篇,任"十三五"全国高等学校规划教材《神经病学》英文版副主编、《神经病学及神经康复学杂志》主编。主持发明专利 4 项、实用新型专利 1 项。

副主编

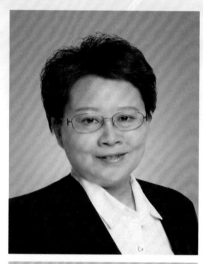

笪宇威

教授，主任医师，博士研究生导师。现任首都医科大学宣武医院神经内科神经肌肉病专科主任。2007—2009年先后在德国乌尔姆大学和美国罗切斯特大学神经肌病中心任高级访问学者。现任中华医学会神经病学分会神经肌病学组委员，国家周围神经病规范诊治培训中心委员及分中心主任，中华医学会神经病学分会肌萎缩侧索硬化协作组委员；中国神经科学学会神经免疫学分会委员；中国罕见病联盟神经系统罕见病专业委员会委员；中国医疗保健国际交流促进会神经病学分会委员；北京神经内科学会神经肌肉与遗传专业副主任委员。

主要从事神经肌肉病的临床病理研究和重症肌无力的临床与基础研究。承担科技部"十三五"国家重点研发计划"精准医学"专项1项，建立起我国首个多中心重症肌无力队列；承担和参与国家自然科学基金等各级课题10余项。近5年在国际知名杂志 *Neurology* 等发表SCI论文30余篇。

序 言

免疫学是生命科学及医学领域中的前沿学科,近些年,无论是基础免疫学还是临床免疫学均蓬勃发展、方兴未艾。神经免疫学是其重要分支之一,涉及临床疾病种类繁多,且多属罕见病行列。我国该领域基础及临床研究起步较晚,大量患者诊断不清,进而影响其治疗及预后。

就国内而言,临床神经免疫领域专业书籍相对匮乏,现有书籍涵盖疾病种类不全,内容深度不够,已不能反映当今神经免疫领域发展水平及方向,不能充分指导临床工作。而国外相关书籍存在购买不便、外文阅读不便等缺点,尤其对基层医院医生而言尤为明显。因此,由衷欣喜于《临床神经免疫学》的编撰、出版,必将极大改变上述局面。

本书秉持主编进行顶层设计、全程把关和质量控制的总原则,通过主编负责制下的文责自负,以及与相关学科(风湿免疫、影像、检验、病理等)的深度交叉融合、学科内部专家互审等机制和措施,努力保证全面、新颖、实用,力求为广大临床医生提供切实指导及帮助。主编、副主编及编者均为全国知名教学医院临床一线专家学者,在临床神经免疫领域卓有建树,具有广泛代表性,所撰写章节均为编者的研究领域或擅长诊疗的疾病,能够充分反映当今国内外神经免疫学的发展水平和全新理念。

本书无论从策划、组织、编者的确定,还是在篇章设置、文字表达、图表应用,以及各学科间交叉融合的处理等问题上,都秉承严肃认真的科学态度,进行了合理的安排。读者可根据自身实际需求,将其应用于临床实际工作或教学中。这充分体现了本书籍的科学性和实用性。

本书不拘泥于固有思维模式和现有知识储备,编者秉持紧跟时代脉搏的创新精神,对热点和前沿问题提出各种新颖想法和令人深思的问题,并进行了积极、认真地探讨。基于此,读者也能受到启发,进而激发专业领域的探索和创新意识,拓宽临床研究思路。这充分体现了本书籍的时代性和创新性。

《临床神经免疫学》的编撰是临床神经免疫领域的重要成果,将为临床医生提供重要参考,为提高全民族健康水平作出应有贡献。最后,希望各级医院神经内科临床医生、医学生及神经免疫领域研究人员乐于接受这个临床神经免疫领域的"新生儿",精心培育、扶植,使其健康茁壮成长。

愿读者由此书山拾级,会当智海扬帆!

是为序。

2024 年 5 月 21 日

前　言

　　神经免疫学是最具活力和最复杂的临床领域之一,由于起步晚、发病率差异大、从事亚专业的医生少及医疗技术等方面的限制,神经免疫疾病在国内很长一段时间内存在诊断手段较少且不及时、治疗不标准和可用药物少的局面。

　　进入 2010 年,随着医疗技术进步及国家对罕见病的逐渐重视,尤其是 2018 年国家卫生健康委员会等 5 个部门联合制定的《第一批罕见病目录》涵盖了多种经典神经免疫疾病,极大地推动了我国神经免疫特色亚专科的建设。国际神经免疫疾病的诊疗发展日新月异,包括药物、基因、影像、体外诊断技术等,同时国外各种新型药物及生物治疗技术分批引进,国内神经免疫新药开发与临床试验也如雨后春笋般开展,相应国内外神经免疫学诊疗指南、规范等也更新迅速,推动神经免疫诊治方法逐步更新、发展与临床普及。在神经免疫专业飞速发展的局面下,亟需一本临床神经免疫学的系统性中文论著,对神经免疫疾病共识、指南进行清晰阐述,帮助我国神经免疫亚专科医务工作者学习并规范神经免疫疾病诊疗流程,并对国内外更新的临床研究进行详细汇总,为我国相关领域临床科研工作者提供便利直观的认知,加速神经免疫领域的基础及临床研究进程。基于此背景,在我国免疫学专家的推动和支持下,《临床神经免疫学》编撰完成。

　　本书共十章,每一章为一个主题。整体内容涵盖神经免疫学基础、神经免疫疾病的实验室检查、中枢神经系统炎性脱髓鞘疾病、自身免疫性脑炎、中枢神经系统其他免疫疾病、自身免疫性周围神经病、自身免疫性神经肌肉接头疾病、炎症性肌病、系统性自身免疫性疾病的神经系统损害、神经系统副肿瘤综合征等。

　　本书相较于《神经病学》等相关教材及国内外神经免疫领域相关书籍,对神经免疫疾病的涉猎更为全面、深刻。国内外神经免疫领域相关书籍多以某一疾病(譬如多发性硬化、重症肌无力等)为主题进行展开,对其他神经免疫疾病论述较少或几乎不涉及。相比教材,本书在中枢神经系统炎性脱髓鞘疾病一章,纳入髓鞘少突胶质细胞糖蛋白(MOG)抗体相关疾病、瘤样脱髓鞘病;在中枢神经系统其他免疫疾病一章,纳入原发性中枢神经系统血管炎、自身免疫性胶质纤维酸性蛋白(GFAP)星形胶质细胞病、中枢和周围神经系统联合脱髓鞘病(CCPD)、类固醇激素反应性慢性淋巴细胞性炎症伴脑桥血管周围强化症(CLIPPERS)等;在自身免疫性周围神经病一章,纳入特殊抗体相关性周围神经病、单克隆免疫球蛋白周围神经病、免疫相关的自主神经病变等;同时对教材中简略提及的自身免疫性脑炎及抗体类型进行了更为详细的阐释。此外,本书对神经免疫疾病实验室检查,如检测项目、抗体检测技术等进行详细介绍。适合神经疾病领域、特别是神经免疫疾病领域相关医务人员阅读和学习。

本书具有以下特色。①临床指导性强：本书以临床疾病为脉络，由临床经验丰富的专家来梳理国内外最新指南、共识、标准和规范，以指导疾病临床诊治为核心目的；②全面性：包括疾病类型的全面性和内容的全面性，可以让读者通过一本书对神经免疫疾病全面了解与掌握；③前沿性：强调对最新的进展、最新的理念、最新的研究与未来发展趋势的梳理分析，引导读者延伸思考；④交叉性：考虑到神经免疫疾病与其他疾病广泛深度交叉，本书还邀请风湿免疫、肿瘤、血液、影像、检验、病理等学科专家共同编撰，兼顾基础理论和临床实践，让读者对神经免疫学的学习和理解更为系统、充分；⑤实用性：本书力求内容丰富、图文并茂、涉及面广、实用便利，从临床实际出发，优化临床思维，便于读者对照临床案例学习提高。

本书形式上的一大亮点为提供了参考文献二维码，读者可扫描查看相应参考文献，让书籍内容有迹可循、有据可依，突出循证学依据的同时，有助于广大读者延伸阅读与思考。

《临床神经免疫学》由神经免疫学权威董晨院士主审，国内神经免疫学专家踊跃参与和悉心研撰，衷心感谢编写过程中首都医科大学宣武医院的全方位支持。施福东、楚兰、董会卿、管阳太、笪宇威、冯娟、关鸿志、郭军红、郭守刚、刘峥、毛薇、朴月善、戚晓昆、王佳伟、王丽华、周红雨等专家多次审阅修改。刘峥、徐芳、邱占东、薄纯锐等组织整理。对此书编写与出版等提供过帮助的专家同仁还有很多，在此一并表达衷心感谢，期望广大读者不断提出宝贵意见，我们将集思广益，不断修订完善，推动我国神经免疫临床诊治水平提高！

2024 年 5 月 21 日

Clinical
Neuroimmunology

临床神经免疫学

目　录

第一章

神经免疫学基础 / 001

1

第一节　免疫学概论 ………………………………………………………………… 002

第二节　自身免疫机制 ……………………………………………………………… 006

第三节　神经免疫学概论 …………………………………………………………… 010

第二章

神经免疫疾病的实验室检查 / 017

2

第一节　概述 ………………………………………………………………………… 018

第二节　神经免疫疾病检测项目与主要指标 ……………………………………… 018

第三节　神经免疫疾病抗体的检测方法、判读与质量控制 ……………………… 031

第四节　神经免疫疾病实验室检查的思考与展望 ………………………………… 039

第三章

中枢神经系统炎性脱髓鞘疾病 / 043

3

第一节　多发性硬化 ………………………………………………………………… 044

第二节　视神经脊髓炎谱系疾病 …………………………………………………… 089

第三节　髓鞘少突胶质细胞糖蛋白抗体相关疾病 ………………………………… 112

第四节　急性播散性脑脊髓炎 ……………………………………………………… 129

第五节　脊髓炎 ……………………………………………………………………… 137

第六节　Marburg 型多发性硬化 …………………………………………………… 143

第七节　Baló 同心圆性硬化 ………………………………………………………… 146

第八节　Schilder 弥漫性硬化 ……………………………………………………… 148

第九节　瘤样脱髓鞘病 ……………………………………………………………… 150

第四章

自身免疫性脑炎 / 165

4

第一节 概述 ·· 166
第二节 常见的自身免疫性脑炎 ·· 169
第三节 罕见的自身免疫性脑炎 ·· 181
第四节 自身免疫性脑炎的免疫治疗 ·· 203

第五章

中枢神经系统其他免疫疾病 / 207

5

第一节 原发性中枢神经系统血管炎 ·· 208
第二节 自身免疫性胶质纤维酸性蛋白星形细胞病 ·· 218
第三节 中枢和周围神经系统联合脱髓鞘疾病 ·· 224
第四节 免疫介导性小脑性共济失调 ·· 230
第五节 自身免疫性运动障碍 ·· 237
第六节 自身免疫性癫痫 ·· 244
第七节 类固醇激素反应性慢性淋巴细胞性炎症伴脑桥血管周围强化症 ··················· 253
第八节 中枢神经系统淋巴组织增生性病变 ·· 259
第九节 桥本甲状腺炎相关的类固醇反应性脑病 ·· 265
第十节 Susac 综合征 ··· 270

第六章

自身免疫性周围神经病 / 279

6

第一节 概述 ··· 280
第二节 吉兰-巴雷综合征 ··· 287
第三节 慢性炎性脱髓鞘性多发性神经根神经病 ·· 294
第四节 特殊抗体相关性周围神经病 ··· 302
第五节 单克隆免疫球蛋白周围神经病 ·· 327
第六节 免疫相关的自主神经病变 ·· 335

第七章

自身免疫性神经肌肉接头疾病 / 343

7

第一节 重症肌无力 ·· 344
第二节 兰伯特-伊顿肌无力综合征 ··· 363

第八章

特发性炎症性肌病 / 369

8	第一节	特发性炎症性肌病相关的重要分子结构和功能	370
	第二节	特发性炎症性肌病诊断标准及分类的演进	381
	第三节	皮肌炎	386
	第四节	多发性肌炎	396
	第五节	免疫介导的坏死性肌病	399
	第六节	包涵体肌炎	405

第九章

系统性自身免疫病的神经系统损害 / 411

9	第一节	神经精神性系统性红斑狼疮	412
	第二节	神经结节病	422
	第三节	系统性血管炎相关神经系统损害	427
	第四节	干燥综合征的神经系统损害	436

第十章

神经系统副肿瘤综合征 / 445

10	第一节	概述	446
	第二节	神经系统副肿瘤综合征的临床表型	450
	第三节	神经系统副肿瘤综合征的诊断标准	455
	第四节	免疫检查点抑制剂的神经免疫相关副作用	459
	第五节	神经系统副肿瘤综合征的治疗与预后	462

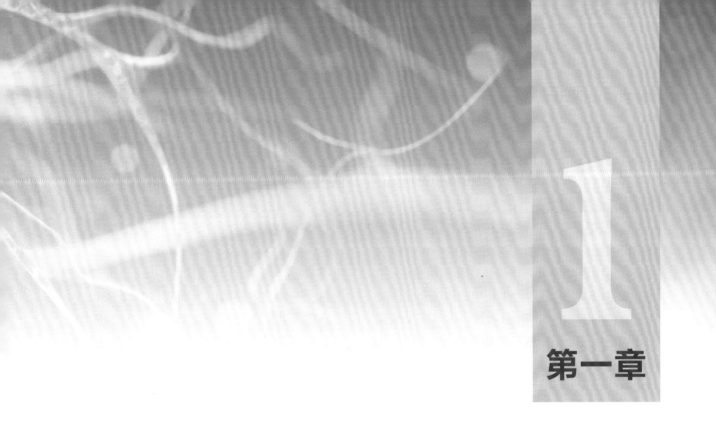

第一章

神经免疫学基础

第一节 免疫学概论

免疫（immunity）是指机体免疫系统识别自身与异己物质，并通过免疫应答排除抗原性异物，以维持机体生理平衡的功能。免疫应答包括固有免疫和适应性免疫。固有免疫是机体抗感染的第一道防线，遭受微生物和抗原刺激后，固有免疫能够立即发生应答，并启动第二道防线——适应性免疫。适应性免疫分为体液免疫和细胞免疫。B淋巴细胞（B细胞）通过产生相应的抗体介导体液免疫。T淋巴细胞（T细胞）通过产生效应T细胞介导细胞免疫。适应性免疫应答有记忆性，机体首次接触抗原后，特异性B细胞经过活化、增殖和分化的过程成为浆细胞，合成以IgM为主的抗体，在机体再次接触相同病原体时，将产生更快和更强的应答，合成以IgG为主的抗体。适应性免疫应答分为以下四部分：①抗原识别阶段。抗原被抗原提呈细胞加工处理后，被特异性T细胞识别或直接被特异性B细胞识别，在细胞间黏附分子协同作用下，启动活化的阶段。②增殖分化阶段。识别了抗原的特异性T/B细胞，在细胞间共刺激分子和细胞因子协同作用下，活化、增殖，分化为效应T细胞和效应B细胞。③效应阶段。效应T细胞释放细胞因子和细胞毒性介质杀伤受到病原体感染的细胞，浆细胞分泌抗体，由抗体介导清除病原体。④记忆阶段。少量的效应T细胞和活化的B细胞转变为记忆细胞，长期存活在体内，维持免疫记忆。当相同的抗原再次入侵机体时，这些记忆细胞则迅速做出免疫应答。免疫系统的基本功能包括：免疫防御（immune defense），即抵御病原微生物的入侵及清除已入侵的病原体及其他有害的生物分子；免疫监视（immune surveillance），即识别并及时清除突变细胞；免疫自稳（immune homeostasis），即清除体内衰老、死亡或损伤的细胞，维护机体内部的稳定。

参与免疫应答的器官、细胞、分子组成免疫系统。免疫系统可进一步分为固有免疫系统和适应性免疫系统，分别介导固有免疫和适应性免疫。固有免疫系统（innate immune system）由生理性保护屏障（物理和生物化学屏障及微生物屏障）、固有免疫细胞[巨噬细胞、粒细胞、树突状细胞和自然杀伤细胞（NK细胞）]）和固有免疫分子（补体、C反应蛋白、甘露糖结合凝集素、防御素、溶菌酶、乙型溶素和各种细胞因子）组成。适应性免疫系统主要由特异性免疫细胞组成，包括T细胞和B细胞等。免疫器官分为中枢免疫器官和外周免疫器官。中枢免疫器官包括胸腺和骨髓，是免疫细胞新生和发育成熟的场所；外周免疫器官包括脾脏、淋巴结、扁桃体和黏膜相关组织，是成熟的免疫细胞定居和发生免疫应答的场所。免疫细胞均起源于骨髓多能造血干细胞（HSC），HSC进一步分化为共同淋巴样祖细胞（CLP）和共同髓样祖细胞（CMP）。CLP细胞进一步分化为T细胞、B细胞、NK细胞和固有淋巴细胞（innate lymphoid cell，ILC）等；CMP分化为巨噬细胞、粒细胞、肥大细胞和树突状细胞等。淋巴细胞随血液循环到外周免疫器官后，可穿越高内皮细胞微静脉，并重新分布于全身淋巴器官和组织。

从骨髓迁移至胸腺的T细胞前体，在胸腺微环境中，经历祖T细胞→前T细胞→未成熟T细胞→成熟T细胞的阶段，又根据T细胞表面CD4和CD8表达情况分成双阴性细胞（DN cell）、双阳性细胞（DP cell）和单阳性细胞（SP cell）三个主要阶段。DN细胞不表达CD4和CD8；DP细胞均表达CD4和CD8，发育完成后的T细胞分化成CD4辅助性T细胞或CD8杀伤性T细胞；SP细胞仅表达CD4或CD8，经过阴性选择和阳性选择后，90%以上的T细胞前体发生凋亡，少部分T细胞前体获得自身免疫耐受和主要组织相容性复合体（major histocompatibility complex，MHC）限制性抗原识别能力，最终发育为成熟的初始T细胞，离开胸腺经血液循环至外周免疫器官。根据功能的不同，T细胞可分为辅助T细胞（helper T cell，Th cell）、细胞毒性T细胞（cytotoxic T cell，Tc cell/CTL）和调节性T细胞（regulatory T cell，Treg cell）。

Th细胞均表达CD4，固有免疫细胞诱导Th细胞进一步分化为以细胞因子分泌和效应功能为特征的亚群。Th1细胞主要通过分泌的细胞因子增强细胞介导的抗感染免疫反应。微生物刺激，以及树突状细胞和巨噬细胞产生相关细胞因子，包括IL-12、IL-18和IFN-γ等，可促进Th1细胞的分化。在 Th1 细胞分化过程中,炎症小体 NLRP3 和补体蛋白 C5 协同作用,稳定 Th1 细胞分化和防止替代命运,补体还可以通过调整营养物质的进入来调节 Th1 细胞的代谢。Th1 细胞在多种器官特异性自身免疫病中发挥重要作用,包括胰岛素依赖型 1 型糖尿病(insulin-dependent diabetes mellitus,IDDM)、多发性硬化(multiple sclerosis,MS)、炎症性肠病(inflammatory bowel disease,IBD)和类风湿关节炎(rheumatoid arthritis,RA)。普通细菌、可溶性抗原、IL-4 可诱导 Th 细胞向 Th2 细胞分化,Th2 细胞分泌 Th2 型细胞因子,包括 IL-4、IL-5、IL-6、IL-10 及 IL-13 等,这些细胞因子可促进或者辅助 B 细胞活化、增殖、合成抗体,以及嗜酸性粒细胞活化和抑制多种巨噬细胞功能,Th2 细胞也可调控 B 细胞 IgE 类别转换。Th2 细胞的过度活化是过敏(1 型、速发型超敏反应)、自身免疫病(如慢性移植物抗宿主病、进行性系统性硬化病和系统性红斑狼疮)恶化的原因。TGF-β 和 IL-4 诱导 Th 细胞分化为一类可分泌 IL-9 或 IL-10 的辅助 T 细胞 9(Th9 cell)。Th9 细胞具有可塑性,特定条件下,Th2 细胞、Treg 细胞、记忆 T 细胞等均能分化为 Th9 细胞,相反,Th9 细胞也可以获得其他辅助细胞的表型,分泌其相关因子。IL-6 或 IL-21 和 TGF-β 可诱导 Th 细胞分化为 Th17 细胞,Th17 细胞通过分泌 IL-17(包括 IL-17A~IL-17F)、IL-21、IL-22、IL-26、TNF-α 等多种细胞因子参与固有免疫和某些炎症反应。Th17 细胞参与自身免疫病的恶化过程,如类风湿关节炎、银屑病、多发性硬化和炎症性肠病。Th22 细胞是一个特殊的亚型,主要来源于 Th17 细胞,可分泌 IL-22。Th22 细胞参与银屑病、强直性脊柱炎、桥本甲状腺炎和多发性硬化的发生。IL-21 和 IL-6 诱导 Th 细胞分化为滤泡辅助性 T 细胞(Tfh cell),其分泌的 IL-21 是 B 细胞分化为浆细胞,以及产生抗体和促进生发中心(germinal center,GC)反应所必需的。

Treg 细胞对维持自身耐受性和免疫细胞稳态至关重要。Treg 细胞包括三个主要的亚群:①胸腺衍生的 Treg 细胞(tTreg cell),被称为天然 Treg 细胞,与 CD4 单阳性源祖细胞亚群 CD25$^+$ Foxp3$^-$ 或 CD25$^-$ Foxp3^{Low} 不同;②外周 Treg 细胞(pTreg cell)是由抗原刺激诱导外周淋巴组织(如肠道相关淋巴组织)中的 naïve T 细胞而来;③体外诱导的 Treg 细胞(iTreg cell)是由 IL-2 和 TGF-β 联合抗 CD3 抗体诱导 naïve CD4$^+$T 细胞分化而来。其中 Foxp3 的表达对调节性 T 细胞的抑制功能至关重要。Treg 细胞主要通过两种方式负性调控免疫应答,一种为直接接触抑制靶细胞活化;另一种为分泌 TGF-β 和 IL-10 等细胞因子抑制免疫应答。Treg 细胞在免疫耐受、自身免疫病、感染性疾病、器官移植和肿瘤等多种疾病中发挥重要作用。

细胞毒性 T 淋巴细胞(CTL)即 CD8$^+$T 细胞,是适应性免疫系统的关键组成部分,在免疫防御细胞内病原体如病毒、细菌和肿瘤中发挥重要作用。CTL 特异性识别内源性抗原肽-MHCI 类分子,进而杀伤病原体感染的细胞或者肿瘤细胞。CTL 主要有两种杀伤机制,一种为分泌穿孔素、颗粒酶、粒溶素及淋巴毒素-α 等物质直接杀伤靶细胞;另一种为与淋巴细胞和受感染靶细胞上的 Fas 受体和 Fas 配体结合,从而诱导细胞凋亡。

在骨髓中,CLP 分化为 B 细胞前体细胞(CD127$^+$ 细胞),进一步变成 pro-B 细胞(CD19$^+$ 细胞),pro-B 细胞内部依次发生重链 D-J 重组和 V-DJ 重组,当 pro-B 细胞开始表达重链时,进一步分化为 pre-B 细胞。pre-B 完成轻链 V-J 重组并在表面表达 IgM,成为不成熟 B 细胞(immature B cell),不成熟 B 细胞表面的 IgM 受体一旦与骨髓中自身抗原结合,便会触发凋亡或失活信号,不能发育为成熟 B 细胞(mature B cell)。幸存的 B 细胞表面表达 IgD,离开骨髓的不成熟 B 细胞表面会同时表达 IgM 和 IgD(主要通过 RNA 可变剪切),随着 B 细胞成熟,IgD 的比例会逐渐增加。B 细胞离开骨髓后,进入血液和次级淋巴组织,受到 CD4$^+$T 细胞和树突状细胞刺激并发育成熟。在经历了一系列突变、筛选和扩增过程后,成熟的 B 细胞分化为分泌抗体的浆细胞(plasma cell)或记忆 B 细胞(memory B cell)。在 T-B 细胞交界处,抗原激活的 CD4$^+$ T 细胞与具有高抗原亲和力的 B 细胞相互作用,分泌细胞因子刺激 B 细胞,后者迁移回到 B 细胞区并大量增殖,形成 GC。GC 是一个具有高度竞争压力的场所,分裂产生的 B 细胞必须与滤泡辅助性 T 细胞相互作用,高亲和力的 B

细胞被 T 细胞选择而幸存,低亲和力 B 细胞发生凋亡而淘汰。只有对抗原有较高亲和力的 B 细胞才能在明区(light zone)与更多滤泡区树突状细胞(follicular dendritic cell,FDC)上的抗原相互作用,摄取抗原并将其呈递到 MHC Ⅱ表面,进而被 T 细胞识别,成功幸存的 B 细胞回到暗区(dark zone),继续分裂和发生体细胞高频突变(somatic hyper mutation,SHM),接受下一轮筛选,直到产生极高亲和力的抗体。这一过程大约需要 2~3 周的时间。完成分化的 B 细胞离开 GC,成为记忆 B 细胞和长寿浆细胞(long-lived plasma cell)。

自然杀伤细胞(natural killer cell,NK cell),是除 T 细胞、B 细胞之外的第三大类淋巴细胞,不仅与抗肿瘤、抗病毒感染和免疫调节有关,还参与超敏反应和自身免疫病的发生。NK 细胞属于固有免疫系统的核心细胞,主要分布于外周血、肝脏和脾脏。在人体内 NK 细胞主要特征为 $CD3^-$ $CD56^+$ 淋巴细胞群。根据 NK 细胞表面受体结构的不同,可分为免疫球蛋白超家族与 C 型凝集素超家族;根据功能的不同,NK 细胞表面受体可分为杀伤细胞活化受体和杀伤细胞抑制受体。NK 细胞表面表达的抑制性受体可维持 NK 细胞对宿主自身正常组织细胞的耐受,NK 细胞表面表达的活化性受体可与靶细胞表面相应配体结合,激发 NK 细胞产生杀伤作用。活化性受体和抑制性受体所介导的信号平衡将影响 NK 细胞对肿瘤细胞的杀伤活性。NK 细胞不但可以直接杀死肿瘤细胞,而且可以迅速表达多种细胞因子和趋化因子,募集其他免疫细胞和促进 T 细胞和 B 细胞的适应性免疫应答。NK 细胞可以被 IgG 抗体激活,产生抗体依赖性细胞介导的细胞毒作用(antibody dependent cell-mediated cytotoxicity,ADCC)。此外,它很少激发自身免疫反应,反而可以促进免疫平衡,对抗自身免疫病。NK 细胞的多种有益特征让它们成为免疫疗法的理想靶标。

固有淋巴细胞(innate lymphoid cell,ILC)是近年来新发现的一类固有免疫细胞亚群,它们缺少适应性抗原受体,主要定位于黏膜屏障,具有增强免疫反应、维持黏膜完整性和促进淋巴器官形成等功能。在感染之后的数小时之内,ILC 就能够活化产生保护性的效应。根据细胞因子表达谱的不同,ILC 分为三大类群:ILC1、ILC2 和 ILC3,其中 ILC1 类似于 Th1 细胞,主要分泌 IFN-γ,这类细胞主要针对胞内细菌感染;ILC2 和 Th2 细胞类似,分泌 IL-4、IL-5 及 IL-13 等细胞因子,能够对寄生虫感染及过敏反应产生有效的保护作用;ILC3 分泌 IL-17A 与 IL-22,参与肠道的细菌感染等反应。

在造血过程中,CMP 产生以下终末分化的骨髓细胞类型:单核细胞在外周血循环长达 3 天后迁移到组织,并在其中分化成巨噬细胞和树突状细胞,发挥抗原呈递作用、产生细胞因子而参与适应性免疫应答;巨噬细胞识别抗原,通过吞噬作用实现抗原呈递;树突状细胞能通过吞噬作用吞噬细胞和外来物质,并处理物质以将其作为抗原呈递给 T 细胞。因此,树突状细胞在固有免疫系统和适应性免疫系统之间传递关于病原体的信息;嗜中性粒细胞由于其细胞质中特有的颗粒而被称为粒细胞,其可以内吞真菌和细菌等病原体,脱颗粒释放毒性化合物,此外,与树突状细胞一样,还能吞噬和处理抗原以进行抗原呈递;嗜酸性粒细胞由粒细胞-巨噬细胞祖细胞(GMP)产生,主要通过循环系统被转运到胃肠道,也能被趋化至炎性部位;嗜酸性粒细胞可在寄生物和病毒感染后发挥固有免疫应答作用,还可参与调控过敏反应。

肥大细胞由 GMP 细胞产生,通过循环系统被转运到大多数组织,并在其中逐渐成熟,主要通过分泌细胞因子、释放胞内活性介质组胺、白三烯等发生 I 型超敏反应,从而防御病原体。嗜碱性粒细胞是一种粒细胞,在骨髓中成熟,之后进入循环系统,在病理环境下只迁移到外周组织,不仅在对抗蠕虫等寄生物中起到明确的保护性作用,还可以增强 B 细胞对呼吸道细菌的应答,同时也与 Th2 适应性免疫应答的启动有关。巨核细胞来源于 CMP 细胞,能复制 DNA 但不能分裂,因而呈多倍体状和粒状,成熟的巨核细胞胞体会延伸形成突起,突起断裂后形成前血小板,继而通过骨髓窦状血管进入循环。红细胞来源于 CMP 细胞,在发育过程中会经历多次快速的细胞分裂,导致细胞群大量扩增,并且细胞尺寸逐渐变小,脱除大多数细胞器,从而成为成熟的红细胞。除了为组织供氧以外,红细胞被裂解后释放的血红蛋白还可以产生有细胞毒性的活性氧簇,从而调节血管张力,发挥免疫功能。血小板是来源于巨核细胞的小型无核细胞,通过形成血小板栓子发挥止血效应。血小板还会被募集到感染部位,通过与白细胞相互作用和分泌炎性介质来调节炎性过程。

免疫分子包括细胞表面的膜分子(组织相容性分子、细胞因子受体和黏附分子等)和体液中的可溶性分子(抗体、补体和细胞因子)。抗原为能够与T、B细胞抗原受体TCR或BCR特异性结合,并能诱发免疫应答的物质,具有两种重要的免疫性能:①免疫原性,即刺激机体产生抗体及效应T细胞;②免疫反应性,即抗原与抗体或效应T细胞特异性结合。抗原中能被抗体及T、B细胞抗原受体特异性识别的部位称为表位,抗原表位决定抗原的特异性。能被BCR和抗体分子识别的部位称为B细胞表位,被MHC分子提呈并被TCR识别的肽段称为T细胞表位。B细胞接受抗原刺激后增殖分化为浆细胞产生的糖蛋白称为抗体,其通过与相应抗原特异性结合,发挥体液免疫。1968年和1972年世界卫生组织(WHO)和国际免疫学联合会的专门委员会先后决定,将具有抗体活性或化学结构与抗体相似的球蛋白称为免疫球蛋白。免疫球蛋白可分为分泌型和跨膜型,分泌型抗体主要存在于血液及组织液中,跨膜型抗体构成B细胞膜上的抗原受体(BCR)。免疫球蛋白是由四肽链分子组成的Y形结构,由两条相同的重链和两条相同的轻链通过二硫键链接而成,重链和轻链近N端1/4或1/2氨基酸序列变化较大,为可变区,其他部分氨基酸序列相对恒定,为恒定区。不同抗体的可变区氨基酸组成和排列有较大差异,并决定抗体与抗原结合的特异性。恒定区位于免疫球蛋白分子C端,占轻链1/2和重链3/4或4/5,负责补体激活、结合Fc段受体及穿过胎盘和黏膜。补体是存在于正常人或动物血清中的一组被激活后具有酶活性的球蛋白。在激活物刺激作用下,补体固有成分按一定顺序以级联酶促反应方式依次活化,发挥生物学效应。补体是一种相对独立的天然免疫防御机制,在种系进化中,依次出现旁路途径、凝集素途径、经典途径三条激活途径。通常旁路途径和凝集素途径在感染初期和早期发挥作用,经典途径有赖于特异性抗体的产生,因此补体在感染中、晚期或在感染持续过程中都发挥作用。

哺乳动物编码主要组织相容性抗原的基因位于同一染色上,称为主要组织相容性复合体(MHC),是决定移植组织是否相容、与免疫应答密切相关且紧密连锁的基因群。人类MHC称为人类白细胞抗原(human leukocyte antigen,HLA)基因复合体,编码HLA抗原;小鼠MHC称为 H-2 基因复合体,编码H-2抗原。所有脊椎动物均表达MHC,MHC是参与抗原肽提呈和T细胞激活的关键分子。MHC Ⅰ类分子共显性表达在所有有细胞核的细胞表面,识别和呈递内源性抗原,与辅助受体CD8结合,对CTL的识别起限制作用。MHC Ⅱ类分子共显性表达在抗原提呈细胞(树突状细胞、巨噬细胞、B细胞等)表面,活化T细胞和胸腺细胞,识别和提呈抗原肽,与辅助受体CD4结合,对Th细胞识别起限制作用。根据抗原是在抗原提呈细胞(antigen-presenting cell,APC)内合成的还是来自外源的可将抗原分为内源性抗原(exogenous antigen)和外源性抗原(endogenous antigen),两组抗原被抗原提呈细胞加工和提呈的机制不同,分别称为胞质溶胶途径(MHC Ⅰ类分子途径)和溶酶体途径(MHC Ⅱ类分子)。胞内合成的内源性抗原经蛋白酶体降解形成的抗原肽片段进入内质网与MHC Ⅰ类分子结合,形成抗原肽-MHC Ⅰ分子复合物,通过分泌囊泡移行至细胞膜表面,呈递给CD8$^+$T细胞,启动特异性免疫应答。外源性抗原被抗原提呈细胞通过内吞作用摄入,在内体/溶酶体中降解为含有13~18个氨基酸的肽段,胞内合成的MHC Ⅱ类分子被高尔基体转运至囊泡样腔室(MⅡC),MⅡC中MHC Ⅱ类分子-抗原肽结合结构域被CLIP占据,HLA-DM分子使CLIP与抗原肽结合结构域解离,从而形成抗原肽-MHC Ⅱ类分子复合物,供CD4$^+$T细胞识别启动特异性免疫应答。

(刘强)

第二节 自身免疫机制

一、自身免疫及自身免疫病的相关概念

免疫系统的主要功能是为了应对菌群、寄生虫等外来物质对机体的攻击,起到抗感染的作用。免疫系统对外来物和自身成分的区分,有时候并不是完全绝对的,在某些情况下,免疫系统会将自身成分错误地识别为外来物,从而发动攻击,这一过程被称为自身免疫反应。

自身免疫反应基本分为三种状态:①生理状态下的"低生理水平"的自身反应,用于进行淋巴细胞选择和免疫系统稳态的维持,此状态下,免疫系统为了维持自身稳定、清除衰老和损伤的细胞,自身机体处于免疫耐受的状态,产生的自身抗体滴度和含量低,不会造成病理性损伤;②中等水平自身反应,已经产生自身抗体,并进入体循环,可有一定程度的组织浸润,但是没有引起临床症状;③免疫系统介导的器官损伤,引起机体自身免疫耐受失衡或被破坏,即自身的免疫系统对自身成分发生了免疫应答,此时生成的自身抗体与相应的抗原亲和力较高,且含量较高,容易造成组织和器官的损伤,引起自身免疫病[1]。

自身免疫病(autoimmune disease,AD)是一种慢性、临床异质性高的疾病,患病人数约占世界人口的5%。尽管自身免疫病临床表现多样,但其具有共同的免疫致病机制和危险因素,被称为自身免疫性同义性。一种自身免疫病可能与其他一种或几种自身免疫病共存,这些疾病可能表现出多种具有不同特异性的自身抗体。自身免疫病的发病和病理机制都很复杂,其病理由宿主遗传因素和环境因素等相互作用决定。

二、自身免疫病的相关机制

免疫系统进化出了多种机制来调控自身免疫反应,其中一种或多种机制的缺陷均会导致免疫耐受的崩溃。在如此多的机制当中,机制缺陷似乎以对外周免疫耐受的影响为主,而对中枢耐受的影响较小。无论是系统性自身免疫病,还是器官特异性自身免疫病,其初始的触发因素都可能涉及对自身或外来分子(尤其是核酸)的识别。自身免疫病在人群中发病率相对较高,且以女性群体为主,在青壮年时发病,具有较高的发病率和死亡率,造成极大的家庭和社会负担。根据受累组织的情况,自身免疫病可以划分为以下类别:器官特异性自身免疫病[如1型糖尿病(T1D)、多发性硬化(MS)、炎症性肠病(IBD)],以及全身性疾病[如系统性红斑狼疮(systemic lupus erythematosus,SLE)、类风湿关节炎(RA)以及干燥综合征(Sjögren syndrome)]。而神经系统自身免疫病又可分为中枢神经系统自身免疫病和外周神经系统自身免疫病。多发性硬化(MS)和视神经脊髓炎(neuromyelitis optica,NMO)为中枢神经系统自身免疫病,外周神经系统自身免疫病以急性炎性脱髓鞘性多发性神经病(acute inflammatory demyelinating polyneuropathy,AIDP)、吉兰-巴雷综合征(Guillain-Barré syndrome,GBS)及重症肌无力(myasthenia gravis,MG)为主[2]。

(一)中枢耐受效率降低

免疫系统主要作用是进行抗原识别,消除有害病原体,同时避免发生破坏性的自身反应。T细胞的耐受中枢在胸腺,而B细胞的耐受中枢在胎肝和骨髓。然而,中枢耐受并不是完全可靠的,仍然会有一部分逃脱了自身反应的细胞参与到自身免疫病的病理过程中。

1. T细胞的中枢耐受 T细胞可以通过直接和间接的方式调控免疫反应。①间接方式:通过可溶性和膜相关的信号促进B细胞的生存、扩增和分化,B细胞进而会产生抗体,诱导体液免疫;②直接方式:T细胞通过细胞和可溶性介质直接杀死外来的感染组织的病原体。胸腺是T细胞的发育的场所,骨髓来源的CD34$^+$干细胞迁移到胸腺,他们在胸腺分化并获得TCR的表达。TCR是由TCRα和TCRβ两条链构成的异二聚体,是每个T细胞都可以表达的独特受体,并且每个T细胞都能够通过独特的、高度多样化的TCR受体来识别外界抗原,TCR识别模式可以在不破坏自身组织的情况下介导免疫反应[3]。

T细胞一般需要经过阳性选择和阴性选择,消除自身反应后才会被释放进入外周。人体内,前T细胞表面可以表达MHC类分子受体TCR,

并且与 MHC 分子结合,与 MHC Ⅰ类分子结合的 T 细胞发育为 CD4⁻CD8⁺ T SP 细胞,与 MHC Ⅱ分子结合的 T 细胞发育为 CD4⁺CD8⁻ T SP 细胞,而不能与 MHC 分子发生抗原肽结合或者结合亲和力过强的细胞均会被诱导凋亡,这一过程为阳性选择。阳性选择以后,T 细胞需要再经过阴性选择:胸腺皮质-髓质交界处的树突状细胞和巨噬细胞均高表达 MHC Ⅰ类及Ⅱ类分子,MHC Ⅰ/Ⅱ 与自身抗原肽结合形成自身抗原肽-MHC 分子复合物,进而与该复合物高亲和力结合的 T 细胞被激活而发生程序性死亡,确保外周免疫器官中的 T 细胞均为不含有针对自身抗原的 T 细胞,从而获得对自身抗原的耐受性。另外,胸腺髓质上皮细胞(mTEC)能够表达自身免疫调控因子(autoimmune regulator,AIRE)。AIRE 是一种转录激活因子,能够调控表达数千种组织限制性蛋白,其作用是对产生抗原递呈和趋化因子的基因进行调控,这些趋化因子与调节胸腺树突状细胞的密度和功能有关,并且也负责调节性 T 细胞的发育。迁移到胸腺的 B 细胞也会表达 AIRE,帮助调控 T 细胞的选择,但是,目前有一些研究发现中枢耐受并非完全安全可靠,仍然有大量的自身反应性 T 细胞在经过阳性选择和阴性选择后逃脱至外周。自身免疫性多腺体综合征Ⅰ型(antoimmune polyendocrinopathy-candiadiasis-ectodermal dystrophy,APECED)是一种罕见的常染色体隐性遗传病,是由单一基因突变引起的自身免疫疾病综合征,临床表现为艾迪生病(Addison's disease)、甲状旁腺功能减退、皮肤黏膜机会感染等。研究发现,其发病与编码 AIRE 的基因突变有关,引起自身反应性 T 细胞清除不充分,主要病理机制是 T 细胞介导的多个内分泌器官的破坏[4,5]。

此外,比较常见的自身免疫病,例如系统性红斑狼疮、1 型糖尿病、多发性硬化、炎症性肠病可以通过自身抗体或细胞毒性 T 细胞介导,但是,所有的自身免疫病都需要辅助性 T 细胞的参与。

2. B 细胞的中枢耐受　同 T 细胞一样,一些自身反应性 B 细胞也会逃脱中枢耐受。人体内 55%~75% 的早期不成熟的 B 细胞表现出自身反应性,骨髓中的不成熟 B 细胞及外周的过渡 B 细胞中有 40% 左右的细胞具有自身反应性,成熟 B 细胞中存在自身反应性比例只有 20%。这种自身反应性的比例降低发生在几个免疫检查点,从个体发育早期的受体编辑和凋亡开始,或者见在向外周迁移之前或者迁移的时候立刻发生的诱导。尽管存在免疫检查点,仍然能够在外周检测到自身反应性 B 细胞。天然的自身抗体不具有致病性,既可以作为载体处理细胞碎片,也可以阻止微生物传播到重要器官,但是一些研究认为,多特异性 B 细胞可能发生体细胞高频突变,并且产生高亲和力的 IgG 致病性自身抗体。在系统性红斑狼疮、风湿性关节炎、1 型糖尿病、干燥综合征,以及多发性硬化患者体内均可以发现这些多特异性 B 细胞。因此,逃脱了中枢耐受的自身反应性 B 细胞也是诱导自身免疫病的关键细胞类型[6]。

(二)外周耐受机制破坏

分化过程中,具有自身反应性的 T 细胞前体和 B 细胞前体分别在胸腺和骨髓中被阳性选择,而自身反应较低的前体细胞可以被释放至外周。相反,自身反应性 T 细胞能够在 AIRE 的控制下被消除或者分化为调节性 T 细胞,而自身反应性 B 细胞会被消除或者进行受体编辑。然而,中枢耐受的作用并不完全,仍有一些自身反应性 T 细胞和自身反应性 B 细胞会被释放至外周。自身反应性 B 细胞也可以经过外周的体细胞高度突变得来。这些输出到外周的细胞能够被外周耐受的机制所控制。由于中枢耐受机制的有限性,逃逸进入外周的自身反应淋巴细胞,需要外周耐受的机制确保自身耐受的维持。外周耐受由多种细胞类型和过程控制。

1. T 细胞　T 细胞的活化是免疫应答的核心,诱导 T 细胞活化、增殖及分化需要双信号刺激:第一信号即由 T 细胞受体(TCR)识别 MHC/抗原肽复合物,传递抗原特异性识别信号;第二信号也被称为协同刺激信号或共刺激信号,由抗原递呈细胞(APC)表面共刺激分子与 T 细胞表面共刺激分子受体结合、相互作用后产生。没有共刺激信号,T 细胞不能活化而丧失功能。CD28 是 T 细胞的一种表面分子,也是第一个被发现的 T 细胞共刺激受体。其与 APC 上的 B7 配体(CD80 和 CD86)结合后产生共刺激信号,介导 T 细胞存活、增殖以及产生细胞因子。阻断共刺激途径可导致T细胞不能活化而丧失功能、抗原特异性细胞凋亡、克隆失活或免疫耐受。动物模型研究表明,使用抗CD80/CD86单克隆抗体,以及细胞毒性T细胞相关蛋白4融合蛋白(CTLA-4Ig)阻断共刺激信号,可以在自身免疫病或器官移植的背景下诱导耐受。CD154-CD40、CD11A-CD54、CD18-CD54和CD2-CD58等其他共刺激通路的识别验证并扩展了T细胞激活的双信号模型。这些发现为阻断自身反应性T细胞活性和诱导长期耐受提供了新的治疗机会,而不需要持续治疗。

2. 免疫检查点 负性调节因子也称为免疫检查点,是在活化后的T细胞表面表达的分子,在控制T细胞激活方面与共刺激途径一样重要。然而,与共刺激途径不同,包括CTLA-4和程序性死亡1(PD-1)在内的检查点在与其配体结合时关闭免疫激活,从而导致主动耐受性诱导。

3. 自身反应性调节性T细胞 外周耐受的另一个关键机制是机体存在一类专门的细胞群,即调节性T细胞(Treg cell),它能够抑制针对自身组织的致病性免疫反应,包括天然存在的自然调节性T细胞(nTreg cell)和诱导产生的适应性调节T细胞(iTreg cell)。Treg细胞是自身反应性CD4$^+$T细胞一个亚群,其特征是在细胞核中主要表达转录因子FoxP3,FoxP3在免疫稳态中起着重要的作用,能够促进成熟的CD4$^+$T细胞分化为调节性T细胞亚群。FOXP3的功能紊乱会导致严重的自身免疫病,甚至死亡。

CD4$^+$CD25$^+$FOXP3$^+$ Treg细胞被认为是与固有免疫和适应性免疫的抑制作用最相关的一类细胞。Treg细胞能够识别自我多肽,激活之后可以调控具有自身反应性的致病性T细胞。在胸腺中产生的是胸腺Treg细胞(tTreg cell),即天然Treg细胞;在外周产生的是诱导Treg细胞,即外周Treg细胞(pTreg cell)。胸腺树突状细胞通过抗原递呈和生成IL-2两种方式影响胸腺Treg细胞的生成,循环至胸腺的Treg细胞也能对IL-2反馈竞争。次级淋巴组织中的Treg细胞能够与激活的自身反应性T细胞聚集,通过细胞间接触产生接触抑制作用,这种抑制作用主要通过分泌抑制分子(CTLA-4、IL-10、TGF-β和IL-35)、增加细胞溶

解、干扰细胞代谢、调节树突状细胞的成熟和功能来实现。损伤的细胞能够释放炎症因子,而Treg细胞可以通过与炎症因子反应而促进组织修复,通过介导少突胶质细胞的成熟和髓鞘修复,进而对中枢神经系统产生重塑作用。FOXP3对Treg细胞的发育和功能至关重要,Treg细胞表达的TCR比传统T细胞表达的TCR对自体肽和MHCⅡ的亲和力更强。Treg细胞具有高度自身反应性,并且AIRE能够促进高亲和力的自身反应性T细胞的生成,促进中亲和力克隆的T细胞分化为特异性的外周自身抗原的FOXP3$^+$Treg细胞。此外,围产期产生的Treg细胞会持续存在,并且在整个生命过程中可以有效抑制自身免疫反应。

4. 抗原提呈细胞 包括耐受性树突状细胞、未成熟的巨噬细胞和某些B细胞亚群,以及髓系的抑制性抗原递呈细胞(suppressor antigen-presenting cells of the myeloid lineage)。

这些细胞在多种细胞表面蛋白和可溶性因子的作用下发育,其中包括由Treg细胞分泌的细胞因子,如Treg细胞高水平表达的检查点CTLA-4,可阻断CD28介导的共刺激并传递抑制信号,使抗原提呈细胞转变为耐受性细胞;Treg细胞及其他调节细胞,通过产生细胞因子(如IL-10,IL-35,TGF-β),以及其他参与代谢的可溶性因子(如IDO-1),诱导骨髓源性抑制细胞产生并改变抗原递呈功能。

(三)自身反应性细胞的外周激活

在T细胞和B细胞表面都会有一些抑制分子(如CTLA-4、PD-1、LAG-3、TIM3、VISTA、TIGIT、FcRⅡb,以及某些Siglec蛋白),这些分子可以抑制过度的免疫反应(包括正常的免疫反应和自身反应性的免疫反应)。缺少这些分子中的某些成分,会引起自身免疫(抑制免疫反应的效应被减低),这也证明在外周的免疫细胞库中存在有自身反应性淋巴细胞。通过特异性抗体抑制这些抑制性分子的表达,可以起到抗肿瘤的作用,即"免疫检查点疗法"。但是,这也可能会引发免疫相关的副作用。

1. T细胞失能 失能T细胞是一种功能不活跃的T细胞,自身不能增殖或产生IL-2,目前认为可能对防止发生自身免疫病有作用。T细胞失

能是 T 细胞的一种获得性的功能无反应或者不活跃的状态,是在缺少共刺激信号的情况下,T 细胞抗原受体参与后的结果。从胸腺迁移入外周的细胞在没有炎症的情况下,对失能的感知可倾向性增强。有一些分子能够负向调节近端的 TCR 信号,并且这些分子可以调控失能的状态,尤其是可以在编码细胞因子 IL-2 的位点。具有不同表型和基因表达程序的失能 CD4[+] T 细胞可以转换为 Treg 细胞,而 Treg 细胞可以使致病性的 CD4[+] T 细胞失能,从而抑制自身免疫。

2. B 细胞失能 在新生的 B 细胞中,失能 B 细胞占 50% 左右,而在外周 B 细胞中大约 5%~7% 的细胞处于失能状态,这是由于失能 B 细胞的半衰期很短(只有 5 天)。由于信号转导的减少,以及细胞内基础钙离子水平的上调,受到刺激以后,失能 B 细胞的激活、增殖、抗体分泌的功能会受损。B 细胞与抗原的持续低水平的相互作用,酪氨酸激酶 LyN、酪氨酸磷酸酶 SHP-1,以及肌醇磷酸酶 SHIP-1 所介导的负反馈回路都可以诱导 B 细胞的失能,并且在小鼠模型中,以上任何一种机制的缺乏,都会引起小鼠的全身自身免疫。失能 B 细胞并不会被立即清除,还可能成为潜在的自身反应库。在 RA、SLE 及 T1D 等人类自身免疫病发生时,炎症条件下,IgM 低表达的失能 B 细胞的逆转会促进这些自身免疫病的病程。同时,在眼睛、大脑及睾丸等组织中,输出到外周的自身反应性 T 细胞和 B 细胞能够忽视这些组织中的组织特异性抗原,在正常状态下保持相对静止的状态。但在有感染因子存在或者其他原因引起组织损伤时,外周组织抗原的隔离状态会被破坏,之前忽视这些组织特异性抗原的自身反应性 B 细胞会参与识别组织特异性抗原,并且促进疾病的进展。

3. 自身反应性淋巴细胞的激活机制 逃逸至外周的自身反应性淋巴细胞的激活取决于抗原的性质、剂量、暴露次数、活化 T 细胞的频率,以及受累组织中 MHC 分子或共刺激分子的表达等多种因素。一些动物实验模型已经验证,输出到外周的自身反应性淋巴细胞可以被下列几种机制所激活:①外周可以增强对胸腺和骨髓中未充分展现的隐性决定因素的识别;②突变、翻译后修饰、化学修饰、自身多肽的共价交联形成杂交表位等方式能诱导产生新的自身抗原,而对这些抗原的识别,可以引起自身反应性淋巴细胞的激活;③如果外源抗原与自身抗原有足够的序列或者构象相似性,外源抗原可以通过分子模拟的机制引起非耐受淋巴细胞(自身反应性淋巴细胞)的激活;④外来微生物可以激活自身免疫,B 细胞通过对微生物自身抗原和病毒抗原的捕获,可以暴露自身抗原,并诱导 T 细胞参与疾病进程。

三、分子模拟

“分子模拟”一词在 1964 年由 Damian 正式提出,是感染或化学因素诱导自身免疫的主要机制之一,即外源肽和自身肽之间存在相似性,导致易感个体的外源抗原激活自身反应性 T、B 细胞,并产生针对性抗体,并且与自身组织或器官中蛋白发生交叉反应,从而促进自身免疫病的发生和发展。如患者感染 A 组链球菌后,可产生针对心脏、关节、大脑和皮肤组织蛋白反应的抗体,进而介导包括急性风湿热在内的自身免疫病。目前也已经有研究表明,当微生物和宿主决定簇的相似性可以交叉反应,但又不足以打破免疫耐受时,病毒的分子模拟机制可以诱发自身免疫性疾病。由于 “hit-and-run” 原则,免疫介导的损伤可能在免疫原去除后接着发生,即在分子模拟机制下,微生物即使被清除,针对它的免疫反应会继续攻击宿主,诱发自身免疫反应,导致组织损伤,进而释放更多的自身抗原,诱导产生更多的自身抗体。这种机制可能与重症肌无力(MG)及吉兰-巴雷综合征(GBS)的发病有关[7]。

分子模拟机制可以从以下四方面进行解释:①宿主和微生物或者环境因子的抗原表位具有相似性;②在自身免疫病患者体内能够检测到与两种表位交叉反应的抗体或 T 细胞;③暴露于环境因子或微生物与自身免疫病的发展之间存在流行病学联系;④在感染了微生物或者暴露于环境因子,适当的抗原表位致敏的动物模型中,自身免疫具有重复性[8]。

因此,自身免疫稳态的维持需要骨髓和胸腺的中枢耐受、外周耐受、淋巴细胞功能维持等多组织、多细胞、多机制的协同进行,任何一项功能或机制的缺如或损伤,均有可能引起自身免疫病。

(刘强)

参考文献

第三节 神经免疫学概论

神经免疫学对人类健康有很大影响。了解免疫系统与神经系统的双向调节,可以为诊断和治疗神经和精神疾病提供有效的策略,有助于开发诊断、检测或者患者分级的免疫生物标志物[1,2]。

一、神经免疫学的历史概述

神经免疫学结合了神经科学和免疫学的知识和技术,是研究神经系统和免疫系统的交叉学科。随着免疫学的发展,学者们对免疫应答直接参与的相关疾病理解逐渐加深,如中枢神经系统炎症性脱髓鞘疾病(多发性硬化和视神经脊髓炎谱系疾病)、周围神经系统的吉兰-巴雷综合征和神经肌肉接头的重症肌无力等。这些中枢神经系统自身免疫性疾病是由于多种原因导致产生了作用于神经系统自身抗原的自身致病性抗体。随着神经系统自身抗体认知的扩展及检测技术的进一步发展,过去十年中,研究报道了一系列致病性的自身抗体,使很多疾病的诊断和治疗得到了大大的改善。

然而,关于血-脑屏障(blood-brain barrier,BBB)的早期实验定义了大脑的免疫特权状态,这种教条的认知长期限制了该领域的发展。在过去的几十年里,越来越多的证据打破了这些早期的误解。随着技术的改进,从显微镜和组织染色技术到高分辨率非侵入性成像技术,例如正电子发射断层显像(positron emission tomography,PET),已经证明大脑中存在免疫细胞和分子。20世纪80年代,David Felten发现神经支配淋巴结和脾脏,并与淋巴细胞直接发生接触性作用。心理学家Richard Ader和免疫学家Nicholas Cohen使用环磷酰胺味

觉厌恶学习范式,证明免疫系统可以受到大脑的影响,创造了"精神神经免疫学"一词[3]。更进一步地,Ronald Glaser展示了压力等外界刺激对各种情况下免疫反应的影响,包括伤口愈合、癌症进展和对疫苗接种的响应等过程。

近年来,科学家对免疫系统不同组成部分和网络的认识不断提高,诸如揭示了T细胞和小胶质细胞的功能亚群在神经炎症疾病中的作用。这些研究也促进了针对免疫系统的新型治疗方法的开发,早期的案例包括血浆置换治疗MG,自此,人们对免疫系统参与阿尔茨海默病、创伤性脑损伤、精神分裂症,以及抑郁症等神经系统疾病和心理健康状况的认识逐步增加。

尽管神经元仍然是神经系统最重要的功能单元,但它们不应被视为神经疾病治疗的唯一对象。与神经元相比,直接和间接作用于中枢神经系统(CNS)的免疫细胞是更容易被获得并施以调控的研究对象。了解复杂的神经免疫相互作用将为开发针对免疫系统(和/或神经胶质)的新疗法铺平道路。

二、神经免疫学的进展趋势

近年来,神经免疫学领域迅速发展,其主要进展包括发现了用于清除废物的初级脑膜淋巴系统和淋巴管系统,这些进展正在改变人们对神经系统和免疫系统之间相互作用的理解。两个系统在疾病状态下的相互作用很早就得到了认可,此外,免疫系统在健康大脑发育和稳态中的作用[4,5],以及神经系统对免疫系统的调节等方面也获得越来越多的关注。

快速发展的全新技术提高了人们对神经系统和免疫系统之间紧密联系的理解。例如,一些关键进展诠释了作为脑内固有免疫细胞的小胶质细胞在大脑功能维护中发挥了重要作用,免疫细胞分泌的细胞因子可以作为神经调节剂发挥功能,以及免疫系统在调控外周神经活动中发挥了重要的作用。

另一项研究证明母体免疫激活导致后代皮质畸形,后代锥体神经元活动增强与孤独症行为有关。母体神经元被IL-17诱导的信号激活,而使用光遗传学方法沉默该神经元,能够改善后代

行为的异常。这项工作确定了大脑中存在特定区域,可通过改变其活动水平直接响应细胞因子,进而影响行为。越来越多的研究聚焦于神经-免疫环路,而非两个孤立的系统,是神经免疫学中已经出现(并且正在发展中)的范式转变。目前,神经免疫学这一个跨学科领域可大致划分为以下几个核心研究领域(图 1-3-1):①了解免疫细胞进入 CNS 的机制,以及免疫细胞与神经系统之间的病理相互作用;②研究小胶质细胞作为大脑哨兵及其在微调发育中的神经回路和维持神经突触的新作用;③定义生理条件下免疫系统和神经系统之间的相互作用及其对大脑功能的影响,包括细胞因子作为神经调节剂的新观点;④"保护性免疫"的研究,关注 CNS 损伤和神经退行性疾病中免疫浸润的益处;⑤研究神经支配次级淋巴器官的机制,CNS 对免疫活动的调节作用,以及免疫细胞及其产物反向影响周围神经信号传递机制;⑥探索肠-免疫-脑轴背后的机制。

脑实质具有有限的免疫系统(主要由小胶质细胞构成),脑膜中的免疫细胞(部分在脉络丛中)也被屏障所分隔。来自外周免疫的反应转化为脑膜和脉络丛中的免疫反应,然后可能以减弱的方式传递到脑实质,分层保护中枢神经系统免受破坏性炎症,同时仍然能够接收并响应环境刺激。外周器官也受专门的组织驻留免疫细胞保护[如肝脏中的库普弗(Kupffer)细胞]。然而,大多数器官并没有驻留免疫细胞(例如中枢神经系统中的脑膜),免疫细胞容易直接从循环中渗透。

三、神经免疫学的下一代技术

神经免疫学领域现在正处于转折点,新兴技术如质谱流式细胞仪、单细胞 RNA 测序、双光子显微镜、诱导多能干细胞(iPSC)和基因编辑技术,为研究神经免疫疾病开辟了新的方向。我国科学家将结构变化敏感的荧光蛋白嵌入人源 G 蛋白偶联受体,开发出新型可遗传编码的神经化学信号分子(如神经递质、神经肽等)荧光探针——GRAB 探针,该探针能够在生理和病理条件下,高时空分辨率地检测多种神经化学信号分子的释放[6-8]。通过人工智能、生物信息学、分子细胞生物学、遗传学、病毒学、神经生物学等多学科的联合应用,对嗜神经病毒进行改造,获得特异性的基因递送载体,可以实现介观和宏观层次网络的直接关联和对比。通过兼容膜片钳技术实现

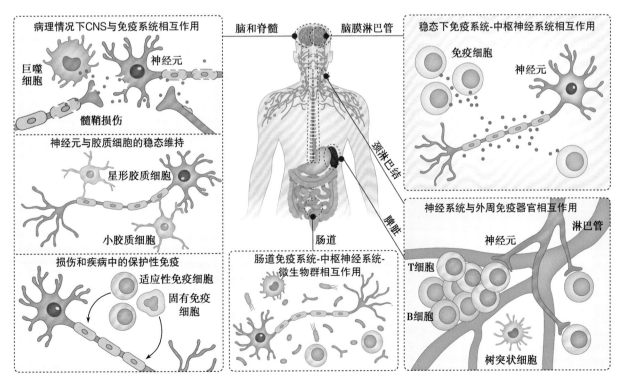

图 1-3-1 神经免疫学的核心研究领域

了活体细胞原位取样,结合毫秒级超快电泳分离技术提高质谱分析灵敏度,搭建单细胞质谱分析平台,在单个神经细胞内实现了代谢物的原位质谱解析。这些工作为未来开展神经-免疫相互作用调控的细胞代谢机制研究提供了强有力的技术手段。

虽然神经免疫学家最初专注于经典的神经炎症疾病,如多发性硬化和感染,但强有力的证据表明,免疫反应会导致遗传白质疾病、癫痫、神经退行性疾病、神经精神疾病、周围神经系统和神经肿瘤疾病,以及衰老等诸多中枢神经系统疾病(表1-3-1)。技术进步极大地帮助我们了解免疫系统在发育和衰老期间对神经系统的影响,以及这些反应如何促进疾病及再生和修复。但是,神经免疫领域仍然存在大量未解之谜。解决这些问题需要神经科学和免疫学界,乃至临床医学及物理、工程、信息等多学科交叉合作,从不同层面、不同角度研究阐明神经-免疫互作与调控,为神经-免疫互作相关的疾病提供诊疗的新靶点和新技术。

表 1-3-1 中枢神经系统疾病

疾病	临床特征	免疫参与
急性播散性脑脊髓炎(acute demyelinating encephalomyelitis)	与病毒感染或疫苗接种相关的嗜睡、视力问题、瘫痪	脱髓鞘、炎症、轴突丢失、星形胶质细胞肥大、小胶质细胞激活
肌萎缩侧索硬化(amyotrophic lateral sclerosis)	影响运动神经元,自发肌无力	免疫系统激活、小胶质细胞激活和星形胶质细胞肥大、补体沉积
阿尔茨海默病(Alzheimer's disease)	认知能力逐渐下降,淀粉样斑块、突触损失和神经纤维缠结	斑块中的小胶质细胞、星形胶质细胞、补体和细胞因子。Aβ 结合并激活小胶质细胞。血液中的 Aβ 反应性 T 细胞,脑脊液中的免疫球蛋白
自身免疫性脑炎(autoimmune encephalitis)	精神症状可能占主导地位	针对神经元表面蛋白的自身抗体,包括黏附分子、离子通道和用作疾病生物标志物的受体
慢性疲劳综合征(chronic fatigue syndrome)	慢性功能障碍,包括疲劳、头痛和认知障碍	PET 成像显示小胶质细胞活化。细胞因子谱和 T、B 细胞的免疫失调、免疫球蛋白和自然杀伤细胞的细胞毒性
中枢神经系统血管炎(central nervous system vasculitis)	疲劳、认知障碍、言语问题、癫痫发作、瘫痪	中枢神经系统血管炎症
抑郁症(depression)	焦虑、认知障碍、惊恐发作,5-羟色胺能或谷氨酸能传递的变化	T 细胞和细胞因子增加。注射炎症介质,如白细胞介素-2 和干扰素 γ 诱发抑郁症状
癫痫(epilepsy)	与认知和心理后遗症相关的癫痫发作	先天和适应性免疫。抗体沉积在 BBB 上。抗炎药控制癫痫的形成
吉兰-巴雷综合征(Guillain-Barré syndrome)	急性麻痹性神经病变,寨卡病毒感染后出现的脑脊液高蛋白水平疾病	病原体(主要是空肠弯曲杆菌)感染后,机体产生的抗体与神经节苷脂发生交叉反应,导致补体激活,最终引起髓鞘脱失
亨廷顿舞蹈症及其他多聚谷氨酰胺疾病(Huntington's disease and other polyQ diseases)	突变亨廷顿蛋白(或其他 polyQ)聚集体。壳核和尾状核的新纹状体萎缩和神经元丢失	小胶质细胞表达突变亨廷顿蛋白(或其他 polyQ),蛋白功能失调。严重萎缩相关的补体成分的表达

续表

疾病	临床特征	免疫参与
传染性疾病（infection）	脑炎、脑脊髓炎、脑膜炎	对传染性病原体的免疫反应。一些病毒（如人类免疫缺陷病毒、EB病毒、单纯疱疹病毒）诱导免疫抑制
脑白质营养不良（leukodystrophy）	例如X连锁肾上腺脑白质营养不良（X-ALD）：渐进性认知和运动功能障碍，最终完全残疾。极长链饱和性脂肪酸（VLCFA）累积	X-ALD：严重的淋巴细胞反应。VLCFA损害单核细胞，激活的小胶质细胞和星形胶质细胞变得营养不良
多发性硬化（multiple sclerosis）	复发缓解或进行性神经功能障碍。脑脊液寡克隆带	中枢神经系统脱髓鞘和轴突丢失与先天和适应性免疫细胞激活有关
重症肌无力及其他离子通道病（myasthenia gravis and other channel-opathies）	临床特征取决于抗体，如突触功能障碍、因离子通道功能抑制而导致的神经元兴奋性	抗体介导的神经肌肉接头疾病，如MG中的抗AChR抗体
视神经脊髓炎（neuromyelitis optica）	影响视神经和脊髓的炎症性疾病	抗AQP4抗体与星形胶质细胞足突上的AQP4结合，导致星形胶质细胞损伤，继发神经元脱髓鞘和轴突损伤
神经系统副肿瘤综合征（paraneoplastic neurological syndromes）	由肿瘤表达神经元抗原引发的免疫介导性疾病。临床表现取决于抗体的靶标	与神经肌肉接头、浦肯野细胞或周围神经上的抗体沉积相关的疾病
帕金森病（Parkinson's disease）	与多巴胺能神经元丢失相关的渐进运动障碍	小胶质细胞和星形胶质细胞的激活与神经元丢失有关。IL-1β基因多态性与早期发病相关。动物模型中存在CD4$^+$和CD8$^+$T细胞
系统性红斑狼疮（systemic lupus erythematosus，SLE）、原发性干燥综合征（primary Sjögren syndrome，PSS）、谷蛋白共济失调（gluten ataxia）	SLE：认知衰退、抑郁、癫痫发作、舞蹈症。PSS：视神经炎、血管炎、导致神经综合征。谷蛋白共济失调：小脑性共济失调和萎缩	SLE：血管炎、自身抗体、免疫复合物；PSS：与MS的炎症相似；谷蛋白共济失调：与免疫激活相关的浦肯野细胞丢失
卒中（stroke）	血管堵塞或出血剥夺了中枢神经系统的氧气	系统性和局部炎症触发
创伤性脊髓损伤（traumatic spinal cord injury）	骨折或脱位导致瘫痪或损伤水平以下功能障碍导致的挫伤和瘀伤	损伤会引发炎症，可能导致继发性组织损伤

四、神经-免疫相互作用的机制与展望

（一）神经系统和免疫系统在哪里相互作用?

描绘神经系统和免疫系统之间的解剖和功能联系对于了解这两个系统如何相互作用至关重要。最近提出的神经免疫细胞单元（neuro-immune cell unit，NICU）解决了这个问题，NICU是指机体特定解剖学部位的神经元突起和免疫细胞共定位，并依赖神经肽、神经递质、细胞因子及其他分子传送产生联系，最终形成功能上的双向相互作用。机体多个组织包括骨髓、胸腺、脾、肺、皮肤、肠及脑等均分布有神经免疫单元。

免疫系统和神经系统之间的已知相似之处表明，这些系统之间的复杂相互作用可能会整合环境因素并协调生理过程。最近，对NICU作为组织稳态和生理学关键调节剂的阐述揭示了比最初理解的要更加复杂的情况[9]。NICU的复杂性反映在它们所在的组织、结合的神经元、免疫细胞类型的多样性、整合的神经元回路，以及调节的生理过程的范围上。NICU感应并集成多种环境和宿主源信号，并协调神经免疫通信途径，以协调组织

稳态。因此,这些协调的神经免疫调节反应可能在进化上得以保留,以确保整个进化过程中的生物体内平衡。

未来研究的挑战包括 NICU 通信的区域和系统神经元和免疫回路。为靶向体内神经元活动而开发的最先进的工具,如光遗传学和化学遗传学,可能有助于了解其中一些机制。此外,探索 NICU 是否能够作为神经免疫疾病的治疗靶点,深入解析神经-免疫互作的分子机制也是未来的研究挑战,有可能为治疗炎症性疾病和自身免疫病指明新方向。

(二)哪些细胞和分子介导神经-免疫相互作用?

确定外周哪些免疫细胞影响 CNS 是研发基于免疫的神经系统疾病治疗的关键。同样,了解哪些神经元影响免疫细胞,并确定介导此类相互作用的细胞因子和神经递质也很重要。在大脑中,我们需要了解小胶质细胞在大脑区域的异质性及其如何随着时间的推移而变化,还需要了解小胶质细胞功能,并与外周的免疫细胞进行比较。例如,不同脑区的小胶质细胞对衰老的反应不同,基于小胶质细胞的免疫调节治疗可用于受神经退行性疾病影响的脑区。除了神经元和小胶质细胞外,免疫系统的细胞与胶质细胞相互作用的研究也很重要,包括少突胶质细胞和星形胶质细胞,以及上皮细胞,因为这些细胞对 CNS 功能至关重要。了解哪些细胞和分子介导稳态中的神经-免疫相互作用是研究疾病过程中变化的基础。

(三)神经系统如何影响免疫系统的功能,反之如何?

在中枢神经系统,神经元活动会影响脑内的免疫反应(包括驻留在脑内的免疫细胞或周围浸润的免疫细胞)。脑的边界组织,如脉络丛、脑膜、室周器官、血脑屏障等,都受神经支配。因此,神经电活动可以影响脑膜和脉络丛中免疫效应分子的分泌,改变血脑屏障的通透性,并影响室周器官上皮细胞的活动。脑内的小胶质细胞,直接受到神经元活动的影响。小胶质细胞表达许多神经递质(如去甲肾上腺素、乙酰胆碱、血清素、谷氨酸等)的受体,这些受体的激活会影响小胶质细胞的功能。除小胶质细胞外,其他细胞如星形胶质细胞、少突胶质细胞甚至神经元也表达免疫相关受体,可对细胞因子产生反应。

在外周器官中,迷走神经提供了气道的大部分感觉和胆碱能神经支配。肺部过敏性炎症刺激产生 2 型细胞因子 IL-5,直接刺激感觉神经元释放血管活性肠肽。血管活性肠肽招募并激活 II 型固有淋巴细胞和 CD4$^+$ T 细胞,进一步加剧气道炎症。来自背根神经节的感觉纤维支配着大部分皮肤,这些感觉纤维可以与皮肤驻留和浸润的免疫细胞进行互作。肠道由感觉纤维和自主神经系统支配,自主神经系统由肠神经元、交感神经和副交感神经纤维组成。肠神经系统纤维释放粒细胞集落刺激因子,促进肌层巨噬细胞的维持。交感神经纤维释放的去甲肾上腺素在感染期间能够促进巨噬细胞诱导的神经元保护,并通过 β2 肾上腺素能受体发出信号。除此之外,肠道产生的大量神经活性分子、肠道微生物的代谢物等,可以直接影响中枢神经系统的活动或者通过调节神经-免疫互作间接影响中枢神经系统,参与多种神经系统疾病的发生。

神经系统与免疫系统互相影响,两个系统在机体感受刺激和保持稳态过程中发挥着主导作用。然而,我们对这些复杂相互作用的理解在各个层面上都存在重大差距,包括 CNS 感知信号的性质、CNS 对它们的处理、CNS 输出信号类型,以及它们如何根据具体情况做出应答。同样的,为应对这些广泛而复杂的挑战,需要多学科的交叉合作,通过汇集不同的专业知识和学科来解决问题。

（刘强）

参考文献

Clinical
Neuroimmunology

临床神经免疫学

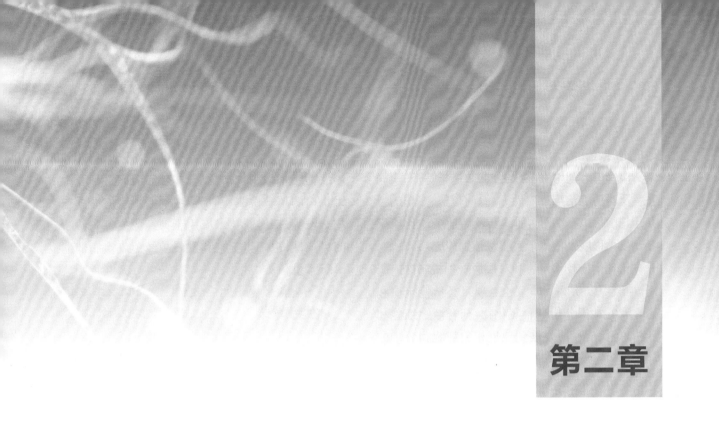

2

第二章

神经免疫疾病的
实验室检查

第一节　概述

神经免疫疾病是以自体免疫细胞、免疫分子等攻击神经系统为主要致病机制的自身免疫病。该类疾病患者通常在临床表现、影像学特征、疾病进展及对药物治疗反应性方面具有复杂多样的特点,因此早期患者的鉴别诊断及后期个体化疾病管理很大程度上依赖于实验室辅助检查。

随着生物技术发展和对疾病病理机制深入研究,神经免疫疾病实验室检查项目已从传统血和脑脊液的常规分析(糖、氯化物、脑脊液中细胞和蛋白总量分析等)发展到免疫相关细胞和分子的定性、定量分析(IgG 指数、寡克隆区带、免疫细胞亚型分析等),以及特异性神经抗体检测[抗水通道蛋白 4(AQP4)抗体、髓鞘糖蛋白抗体、自身免疫性脑炎抗体等],检查项目逐步向多样化和精细化发展。这些检查指标可在不同层面帮助临床医生解读疾病:脑脊液常规蛋白和细胞分析有助于对疾病的初步判断,尤其对中枢神经系统感染性疾病诊断有重要价值;寡克隆区带及 IgG 含量分析是定性和定量检测鞘内免疫球蛋白合成的关键指标,有助于多发性硬化的诊断;神经抗体的检查对自身抗体介导的神经免疫疾病早期鉴别诊断及精准分型具有重要提示作用;神经和肌肉组织活检是周围神经疾病和肌肉疾病较常用的检查,有助于明确病因。总之,实验室的辅助检查对神经免疫疾病的临床诊治具有不可替代的价值。

但神经免疫检查项目迅猛发展,特别是近年来自身抗体检查的开展,也给临床医生带来诸多挑战:如何依据病情精准选择合适的检查指标,以及检查结果如何准确判读等是临床医生在日常疾病诊治过程中常面临的问题。"广撒网"式的检查不仅增加患者经济负担,且非致病性指标的异常结果,反而会为诊断增加困难。因此,了解每个检查指标的临床意义、特异性、风险因素和成本等尤为重要。临床医生只有了解不同检查方法的优缺点及模式选择,才会实现对结果的准确解读,有利于疾病诊断。

本章节立足理论和临床实践,概述当前神经免疫疾病相关实验室检查的方法理论、指示范围、结果解读,以及可能影响检测结果的关键因素等,以期提高临床医生和实验室医学工作者准确选择相关检测方法和正确解读检测结果的能力,使实验室检查更好服务于临床神经免疫疾病诊治与疾病的长期管理。此外,本章结合近年来创新性的体液标志物检测技术发展,如外周血微量神经组织蛋白的超敏检测、基于多组学的新型体液标志物开发等,探讨新技术应用于神经免疫疾病诊断的可能性,进一步丰富和发展神经免疫疾病辅助诊断体系。

(李敏淑)

第二节　神经免疫疾病检测项目与主要指标

一、脑脊液检查

神经免疫疾病多为少见病或罕见病,其临床诊断较困难,经常需要与中枢神经系统其他疾病,如感染性疾病、肿瘤性疾病、变性疾病、遗传疾病等其他疾病进行鉴别诊断。由于脑脊液(cerebrospinal fluid,CSF)直接和脑、脊髓相联系,其成分分析可为神经免疫疾病的早期诊断提供重要的参考。

CSF 是存在于脑室、蛛网膜下腔和脊髓中央管内的一种流动性的无色透明液体,对脑和脊髓具有保护、支持和营养作用。CSF 主要成分(约80%)是血浆的超滤液,由循环血液经各脑室脉络丛和脑内毛细血管内皮细胞滤过形成;CSF 也含有脉络丛主动分泌和脑部组织来源的成分,因此 CSF 与血浆成分并不完全相同[1]。临床上采用腰椎穿刺术获取 CSF,该方法相对容易操作,是神经科常用的辅助检查手段。常用的 CSF 检查项目除了常规外观、性状的分析、细胞计数及分类、蛋白含量测定、电解质变化、病原学的检测(包括抗酸染色、墨汁染色在内的特殊染色、病毒核酸检测、细菌混合真菌培养、结核分枝杆菌检测等)以外,还有需要一定技术平台和技术要求的诊断及鉴别诊断检查项目,如鞘内免疫球蛋白分析、细胞学检查(免疫细胞分析)、病原微生物检查(宏基因组学二代测序),以及自身抗体检测等,这些检查对神经免疫疾病的诊断至关重要,以下将对其进行详细讨论。

(一) CSF 蛋白含量分析

1. 总蛋白量分析 正常人 CSF 蛋白含量会随年龄和解剖位置不同存在差异。新生儿 CSF 蛋白含量较高,在出生后一年内其含量逐步下降[2]。正常成年人 CSF 蛋白含量在 0.15~0.45g/L,并沿神经轴有浓度梯度变化:脑室 0.05~0.15g/L、基底池 0.01~0.25g/L、腰池<0.45g/L。各种原因导致的血-脑脊液屏障(blood-cerebrospinal fluid barrier,BCB)和血-脑屏障(blood-brain barrier,BBB)的破坏都会使血浆或脑实质中的蛋白进入 CSF,造成 CSF 总蛋白含量升高,如脑部炎症、肿瘤、脑血管病等。

不同疾病造成的 CSF 蛋白含量改变具有相对特异性,有助于神经免疫疾病的初步诊断:①多数中枢神经系统脱髓鞘疾病患者和自身免疫性脑炎患者,CSF 蛋白含量正常或轻度升高。②大部分细菌性、隐球菌性和结核性脑膜炎患者 CSF 总蛋白显著升高[3-5]。与其他多种炎性疾病相比,若以 CSF 蛋白含量>1.5g/L 作为临界值,鉴别细菌性脑膜炎的特异度为 99%,灵敏度为 45%[6]。③病毒性脑炎患者 CSF 蛋白含量轻度增加(0.5~0.95g/L),但约 50% 单纯疱疹脑炎患者在发病第 1 周 CSF 蛋白水平正常[7]。④一般情况下 CSF 中蛋白含量与细胞数量呈一定的相关性,但在吉兰-巴雷综合征(Guillain-Barré syndrome,GBS)患者中 CSF 蛋白升高而细胞数量正常(蛋白细胞分离)[8],该现象有助于 GBS 的鉴别诊断。⑤伴有细胞数量增加的非病原微生物感染造成的 CSF 蛋白含量升高,常见于蛛网膜下腔出血、中枢神经系统(central nervous system,CNS)血管炎和 CNS 肿瘤等。

CSF 蛋白成分包括白蛋白和球蛋白(含 IgG、IgA、IgM 等),分别约占 67% 和 33%。正常生理状态下,白蛋白和球蛋白在 CSF 和血液中的含量比较见表 2-2-1。由于白蛋白仅在外周由肝脏合成,因此如果 CSF 中白蛋白增高,常提示 BBB 损伤,见于 GBS、脑炎、脑膜炎等疾病。而球蛋白升高提示鞘内有抗体存在,如多发性硬化、神经梅毒和亚急性硬化性全脑炎等。如为中枢神经系统肿瘤,白蛋白和球蛋白均升高。值得注意的是,总蛋白

表 2-2-1 正常生理状态下,白蛋白和球蛋白在 CSF 和血液中的含量比较

成分	脑脊液中的均值范围/(mg·L^{-1})	血液中的均值范围/(g·L^{-1})	脑脊液/血液
总蛋白	200~500	60~80	
白蛋白	150~350	35~55	<8×10^{-3}
IgG	<40	7~16	<6×10^{-3}
IgA	<6	0.7~4.0	<4×10^{-3}
IgM	<1	0.4~2.3	<1.8×10^{-3}

通常不是特异性的 CSF 检测指标,应与其他 CSF 检查联合以增加诊断的特异性,如蛋白细胞分离对 GBS 的鉴别诊断等。

2. 鞘内免疫球蛋白合成 正常生理状态下,CSF 中免疫球蛋白(immunoglobulin,Ig)含量较低(占 CSF 总蛋白的 3%~12%)。但当 CNS 内发生炎症,并存在持续抗原刺激时,CNS 局部会有 B 细胞克隆活化,产生针对神经抗原的自身抗体(IgG、IgA、IgM),对神经组织造成损伤,其中 IgG 是研究最广泛和深入的一种免疫球蛋白。研究表明多种神经系统疾病,如多发性硬化、吉兰-巴雷综合征、播散性脑脊髓炎等患者 CSF 中 IgG 水平增加。因此,确定鞘内是否有 IgG 合成及 IgG 含量分析对于临床诊断神经免疫疾病具有重要的价值。IgG 鞘内合成检测方法包括定性和定量检测。

(1)定性分析鞘内 IgG 合成:在免疫病理条件下,抗原特异的 B 细胞会发生异常增生并分化为浆细胞,从而产生免疫球蛋白。这些免疫球蛋白在电泳实验中,会在 γ 球蛋白区域形成不均一的、狭长而不连续的蛋白区带,称为寡克隆区带(oligoclonal band,OCB)。OCB 是定性检测鞘内 IgG 合成的"金标准",目前采用灵敏度高的等电聚焦电泳联合免疫固定方法检测,即在电泳介质中加入两性电解质,在施加直流电的情况下,两性电解质形成 pH 逐步递增的梯度体系。由于不同蛋白质具有不同的等电点,免疫球蛋白将移动到或聚焦于与其相当的等电点位置上,在 γ 球蛋白区域(靠近阴极端 2cm 范围内)形成一个狭的区带,得以分离。之后将其转移到尼龙膜或其他载体膜上,并应用标记有酶分子的抗人 IgG 抗体

进行孵育及后续显色,从而实现对鞘内 IgG 合成的检测。OCB 检测在多发性硬化(MS)诊断和鉴别诊断中起着重要作用[9,10]。需要注意的是,由于 CSF 是血浆超滤液,含有从血浆中被动转移至 CSF 的 IgG,即所有外周血浆中产生的 IgG 也会在 CSF 中存在。因此,在进行鞘内 OCB 分析时必须使用配对的血清和脑脊液样本,用以区分血清和鞘内合成的 IgG。由于 BBB 渗漏程度不同,与血清中 OCB 相比,CSF 中 OCB 表现形式有 5 种类型,每种类型描述和临床意义见图 2-2-1。

OCB 检查对于 MS 的诊疗具有重要指导意义,研究表明脑脊液 OCB 合成会早于临床影像病灶出现,是早期鉴别诊断 MS 和其他 CNS 脱髓鞘病的重要依据。除了辅助诊断,OCB 也具有监测疾病活动度和评估预后的潜能,如预测临床孤立综合征(clinically isolated syndrome,CIS)向 MS 转归的价值[11]。一般来说,OCB 阳性的 MS 患者较 OCB 阴性的患者疾病残疾程度更高,在复发缓解型 MS 中,OCB 阳性患者转变为进展型 MS 的概率也更高,且疾病早期 OCB 条带数量与 MS 患者长期预后相关[12]。但鞘内 IgG OCB 合成并不是 MS 特异性指标,在多种疾病中都可出现,如其他炎性或非炎性疾病[11],见图 2-2-2。因此,如果患者 OCB 阳性,需要结合临床症状做进一步分析。

(2)定量分析鞘内 IgG 合成:CSF 中 IgG 来源由两部分组成,即从血清中扩散到 CSF 中的 IgG,以及中枢神经系统内源性合成的 IgG(鞘内合成 IgG)。因此过去采用的 CSF 中 IgG 绝对浓度、

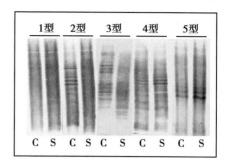

图 2-2-1 5 种类型寡克隆区带(OCB)示意

C 代表脑脊液(CSF);S 代表血清(serum)。OCB 阳性判定标准为≥2 个条带。

1 型(C−S−):CSF 和血清样本无条带,见于健康人或其他非炎症性神经系统疾病患者;

2 型(C+S−):CSF 中存在 OCB,血清中未见明显异常,提示鞘内 IgG 合成,常见于多发性硬化、神经梅毒等;

3 型(C+>S+):CSF 和血清中均有 OCB,但 CSF 中存在与配对血清不同的条带,提示血-脑屏障损伤及 IgG 鞘内合成,见于多发性硬化、系统性红斑狼疮、神经结节病等;

4 型(C+S+):CSF 和血清中有相同的 OCB,不提示鞘内合成,可能是全身性免疫反应被动扩散入 CSF 所致,见于 GBS、急性播散性脑脊髓炎、系统性感染;

5 型:CSF 和血清中有相同的单克隆区带,提示病变来源于中枢神经系统之外,见于多发性骨髓瘤和单克隆免疫球蛋白病。

IgG 与总蛋白的含量比值等指标均不能真实反映鞘内 IgG 的合成情况。此外,不同疾病中 BCB 通透性、血清中 IgG 含量等多种因素的变化,均可增加测量鞘内 IgG 合成的难度。为解决上述问题,研究者基于实践经验和理论基础相继引入了白蛋白商、IgG 指数、IgG 合成率和 Reiber 方程式等概

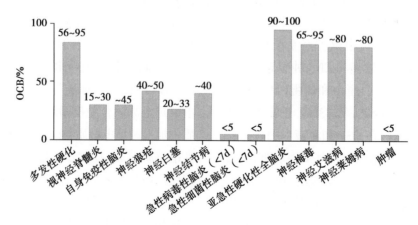

图 2-2-2 中枢神经系统疾病中 OCB 阳性率

由于不同研究组间入组患者及 OCB 阳性条带数界定存在差异(>1 条或≥2 条),致使 OCB 在同一疾病中报道的阳性比例存在不一致[13-17]。

念,不断优化计算公式,最终实现相对真实地计算出鞘内 IgG 合成含量。

1)白蛋白商(Q_{Alb}):计算鞘内 IgG 合成,需要排除 BCB 功能异常的影响。白蛋白仅在外周肝脏合成,浓度相对恒定,其本身分子大小适中,对 BCB 渗透性好,因此白蛋白成为评估 BCB 完整性最合适的候选蛋白。1970 年 Tourtellotte 等首先提出了用 Q_{Alb},即 CSF 和血清中白蛋白比值指示 BCB 功能完整性[18]。正常生理状态下,成年人 Q_{Alb} 的值为约 8×10^{-3}。研究表明各种炎症性和非炎症性神经系统疾病均存在血-脑屏障功能障碍,出现 Q_{Alb} 异常升高[19],见表 2-2-2。Q_{Alb} 轻~中度升高[$(8~25) \times 10^{-3}$]见于糖尿病、免疫介导的多发性神经病、病毒性脑膜炎、椎间盘病变等多种疾病;Q_{Alb} 中~重度升高($>25 \times 10^{-3}$)与化脓性脑膜炎、急性神经莱姆病、神经结核、免疫介导的多发性神经根炎、脊髓炎或重度椎管狭窄有关。由于 Q_{Alb} 不受鞘内 IgG 合成的影响,可校正血浆白蛋白的浓度,因此 Q_{Alb} 是计算鞘内 IgG 合成公式中重要组成部分。

表 2-2-2　伴有 Q_{Alb} 轻度、中度及重度升高的神经系统疾病谱

异常 Q_{Alb} 范围	神经系统疾病
$<12.5 \times 10^{-3}$	特发性面神经麻痹(贝尔麻痹)、痴呆、抑郁症、偏头痛、视神经炎、精神分裂症、紧张性头痛
$<15 \times 10^{-3}$	肌萎缩侧索硬化、糖尿病多发性神经病、发作性癫痫、缺血性卒中、轻度椎管狭窄、正常压力脑积水、横贯性脊髓炎、病毒性脑膜炎
$<20 \times 10^{-3}$	脑肿瘤、中度椎管狭窄、病毒性脑炎
$<35 \times 10^{-3}$	吉兰-巴雷综合征、慢性炎性脱髓鞘性多发性神经病(CIDP)、单纯疱疹病毒性脑炎
$(25~100) \times 10^{-3}$	神经莱姆病、神经结核、化脓性脑膜炎、重度椎管狭窄、蜱媒脑炎

2)IgG 指数(IgG index):1974 年 Ganrot 等研究发现 Q_{Alb} 与 Q_{IgG}[SF 和血清(Serum)中 IgG 比值]呈高度正相关,并证实其对于区分鞘内和外周血来源的 IgG 具有很重要的参考价值[20]。1977 年 Link 等研究者在 CSF 中 IgG 浓度与 Q_{Alb} 呈线性

关系的基础上提出 IgG 指数,并将其标准化后应用于临床检测[21]。IgG 指数计算公式为:

IgG 指数=(CSF-IgG/Serum-IgG)/(CSF-Alb/Serum-Alb)

或,IgG 指数=Q_{IgG}/Q_{Alb}

通常,IgG 指数≤0.58 为正常;>0.7 为异常,提示鞘内有 B 细胞反应及 IgG 鞘内合成增加。约 70%以上的 MS 患者该指数增高。需要强调的是,判定 IgG 鞘内合成前提是 Q_{Alb} 值处于正常范围(约 8×10^{-3}),即 BCB 的功能正常。实际临床应用中发现当 BCB 严重破坏时,得到的结果并不理想。

3)IgG 24 小时合成率(IgG synthesis rate):考虑到 IgG 和 Alb 对 BCB 具有不同透过率,以及其分子大小对实际透过量也存在影响,1980 年 Tourtellotte 提出了 IgG 24 小时合成率[22]。其理论基础也是建立在 Q_{IgG} 与 Q_{Alb} 呈线性关系的基础上,即 BCB 功能完整或轻微受损。IgG 24 小时合成率的临床意义和 IgG 指数相同,计算公式为:

鞘内 IgG24 小时合成率(mg/dl)=[(CSF-IgG–Serum-IgG/369)–(CSF-Alb–Serum-Alb/230)× (Serum-IgG/Serum-Alb)×0.43]×5

该公式中,浓度单位为 mg/dl,369 和 230 分别为正常情况下血清和脑脊液中 IgG 和 Alb 的平均比率,0.43 表示 Alb/IgG 分子质量比,5 表示每日 CSF 生成量(以 5dl 计算)。

4)Reiber 方程式和 Reiber 坐标图:当 BCB 功能异常时,脑脊液中 IgG 和 Alb 变化存在非线性关系,难以根据以往公式计算鞘内 IgG 合成量。考虑到 CSF 中蛋白含量不仅受其迁移到蛛网膜下腔的屏障结构的影响,而且与 CSF 流量变化以及 CNS 内蛋白浓度密切相关。1994 年 Reiber 提出 CSF 流率理论用以描述 CSF 流量和 CSF 蛋白浓度之间的关系,该理论认为 CSF 中某种蛋白浓度与 CSF 流率相关,而与 BCD 屏障相关的结构及分子大小依赖的选择性无关[23],并据此提出 Reiber 双曲线方程:$(Q_{IgG}+c)^2/a^2 - Q_{Alb}^2/b^2)=1$,该方程中 a、b、c 为常数,其与血脑屏障的通透性及不同类型的 Ig 相关。Reiber 双曲线方程考虑到 BCB 功能损伤对评估神经免疫疾病鞘内 IgG 合成的影响,最大程度反映病理情况下鞘内 IgG 的合成,临床认可度高。并据此设计了 Reiber 坐标图,可根据

Qalb 和 QIgG 数值计算出鞘内 IgG、IgA、IgM 的合成率。图 2-2-3 为临床报告单中定量分析脑脊液 Ig 合成检测报告解读。

分析鞘内 Ig 合成需要注意的是：①利用 IgG 指数及 IgG24 小时合成率的公式计算鞘内 Ig 合成，具有一定的局限性及误差，其未考虑血-脑屏障的破坏对鞘内 IgG 含量的影响，因此，该公式仅适用于无或仅有轻微血-脑屏障破坏的患者。②在诊断特异度和灵敏度方面，鞘内 OCB 检测优于 IgG 指数和非线性公式计算方法。研究报道约 95%MS 患者 CSF 可检测到 OCB，但只有 60%MS 患者出现鞘内 IgG 升高[24]。③除 IgG 外，鞘内 IgM 和 IgA 合成率的检查也有助于神经免疫疾病的诊断，如 MS 患者中鞘内 IgM 合成与疾病活动度和不良预后相关[25,26]，IgM 也是预测 CIS 向 MS 转归的独立风险因素[27]。鞘内 IgA 合成常出现在细菌性脑膜炎包括神经结核，也有报道鞘内 IgA 合成与髓鞘损伤和 MS 死亡率负相关[28,29]。考虑到 IgM 和 IgA 分子大小，鞘内 IgM 和 IgA 合成的计算方法选择非线性公式（Reiber 双曲公式或扩展指数）优于线性 IgA 和 IgM 指数公式。

（二）细胞学检查

正常生理状态下，腰椎穿刺获取的 CSF 中白细胞数量为（0~5）×10^6/L，并含少量处于静息态的淋巴细胞（约 70%）和单核细胞，偶见室管膜细胞。病理情况下，CSF 会有不同程度的细胞种类和数量的增加，以及形态的改变，因此 CSF 细胞学检查可以为神经免疫疾病鉴别诊断提供重要的参考，特别是在与 CNS 感染性脑膜炎/脑炎、脑膜癌病、胶质瘤、脑膜白血病/淋巴瘤等疾病鉴别诊断时。临床上一般定义 CSF 细胞数在（10~50）×10^6/L 为轻度增加，（50~200）×10^6/L 为中度增加，>200×10^6/L 为重度增加。

1. 样本获取　CSF 标本采集主要通过腰椎穿刺术获得，为减少外周血混入对 CSF 标本质量的影响，一般采用腰椎穿刺中后段 CSF 用于细胞学检查。标本量为 1~2ml。原则上，CSF 采集后应立即送检，一般不超过 1 小时，并避免高温、冷冻和震荡。

2. 检验分析　采用玻片离心法或细胞自然

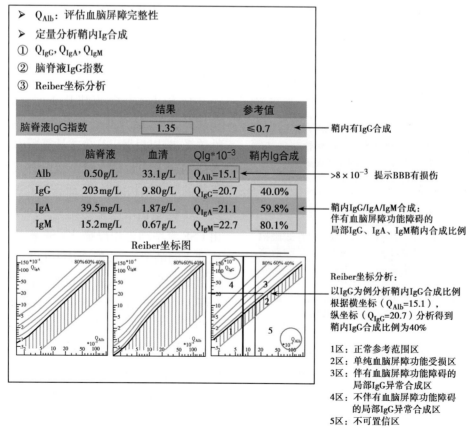

图 2-2-3　定量分析脑脊液 Ig 合成检测报告解读

沉淀法进行细胞及其他有形成分收集。瑞氏-吉姆萨染色为 CSF 常规细胞形态学染色方法，如需进一步分析可增加其他染色方法，包括改良的抗酸染色、革兰氏染色、墨汁染色、普鲁士蓝染色。

3. 细胞学分析　包括细胞总数、红细胞计数、有核细胞总数及有核细胞分类等。有核细胞包括淋巴细胞（小淋巴细胞、转化型淋巴细胞、淋巴样细胞、浆细胞）、单核-吞噬细胞（单核样细胞、激活型单核样细胞、巨噬细胞）、多核粒细胞（中性粒细胞、嗜酸性粒细胞、嗜碱性粒细胞）、脑脊液腔壁细胞（脉络丛细胞、室管膜细胞、蛛网膜细胞）和肿瘤细胞等[30]。

4. 临床提示

（1）CNS 炎性疾病：造成中枢神经系统炎性细胞改变的疾病类型大致可分为感染和非感染类，患者 CSF 中常伴随淋巴细胞、单核细胞和粒细胞成分改变。①在神经免疫性疾病（如 MS、自身免疫性脑炎）、病毒性脑炎或莱姆病中，CSF 细胞数量轻~中度增高（$<100 \times 10^6/L$），细胞成分的变化主要为淋巴细胞炎性改变，也可见单核细胞、吞噬细胞或粒细胞。淋巴细胞炎性改变特点为细胞体积变大，胞质嗜碱性，出现中间型激活的淋巴细胞，即淋巴样细胞，该细胞为核中央定位的大细胞。淋巴样细胞进一步激活为浆细胞，细胞体积减小，胞质碱性增强，伴有偏心核和核周晕，是产生抗体的细胞。CSF 中出现激活型淋巴细胞（包括淋巴样细胞、浆细胞等）常提示抗原-抗体反应，主要见于病毒性脑膜炎、神经梅毒、多发性硬化及脱髓鞘疾病。②中枢神经系统感染疾病的急性期，如结核性脑膜炎、化脓性脑膜炎等。表现为 CSF 细胞数量显著增加，以中性粒细胞反应为主，亚急性增生期为淋巴样细胞反应，修复期为单核-巨噬细胞反应。③淋巴细胞，粒细胞和单核-巨噬细胞混合性细胞反应常见于李斯特菌病、肺结核或真菌感染发生的数天到几周的亚急性期。④在炎症和感染性细胞成分中，有时可以发现噬白细胞（含有淋巴细胞或粒细胞的巨噬细胞）。

（2）其他神经系统疾病：如脑血管疾病，可见大量红细胞及中性粒细胞反应，吸收期可见含铁血黄素吞噬细胞；CNS 肿瘤患者的 CSF 中常可检出肿瘤细胞，其中最常见的是恶性上皮源肿瘤软

脑膜转移，即脑膜癌病。主要特征是核质比例失调，胞核和核仁增大增多，可见有丝分裂象。此外，某些 CNS 原发性肿瘤如髓母细胞瘤、生殖细胞瘤和胶质病等，易累及脑膜并经 CSF 传播，CSF 中可见肿瘤细胞；中枢神经系统白血病及淋巴瘤，可见 CSF 白细胞数量增加，淋巴细胞出现明显核仁，常见有丝分裂象、胞质出现空泡等恶性细胞征象。

（三）病原微生物检查

神经免疫疾病，尤其是自身免疫性脑炎、急性播散性脑脊髓炎等疾病，常需要与中枢神经系统感染性疾病相鉴别。病原微生物检查是有效鉴别中枢神经系统感染性和非感染性疾病引发的脑炎、脑膜炎和脊髓炎等最为重要的辅助检查手段。实验室检查包括常规的细菌培养、病原体特殊染色、病原菌特异抗原/抗体检查、病原微生物 DNA 检查［聚合酶链式反应（PCR）］，以及近年来发展起来，可同时检测病毒（含 DNA 和 RNA）、寄生虫、真菌和细菌等多种病原微生物的无偏倚的宏基因组学二代测序（metagenomic next gerenation sequencing，mNGS）检查。由于方法学的不同，各种检测方法的灵敏度和特异度存在差异。研究表明 mNGS 与常规检测（即培养、抗原检测、免疫原性检测）相比，阳性符合率为 80%，阴性符合率达到了 98%[31]。

临床医生应根据实际需求选择合适的检测方法。如临床高度怀疑患者为感染性疾病，且临床经验提示患者可能感染已知病原体，如结核分枝杆菌、隐球菌、单纯疱疹病毒或巨细胞病毒等，可选择传统的 CSF 细菌培养、病原体特殊染色及针对该病原体的 PCR 或特异性抗原/抗体检测。但针对非典型、易被忽视或罕见的病原微生物，或难以确诊的疑难患者，可选择高通量 mNGS，一次性识别几乎所有神经系统感染性病原体（朊病毒除外），避免多次靶向的特定病原体检测，帮助临床医生及时诊断神经系统感染性疾病。因此，mNGS 也有助于排除中枢神经系统感染，实现对自身免疫性脑炎的快速诊断。

但 mNGS 也存在一些不足：①mNGS 覆盖病原体范围广（含上万种），难以定制病原体检测范围，导致检查价格昂贵；②mNGS 检测步骤复杂，

包括核酸提取、建库、测序等过程,易受多方面因素影响,因此整个过程需要严格无菌,否则容易造成假阳性;③对于急性病毒性脑炎患者(如感染西尼罗病毒),病毒可能只在发病的前几个小时或几天内出现在 CSF 中[32,33],如果采样时间不合适,常会造成样本中病原体载量低,易造成假阴性;④在 CSF 低滴度感染(<100 拷贝数)或高人源 DNA/RNA 背景感染的情况下,mNGS 检测灵敏度不高;⑤mNGS 应用于 CSF 临床辅助检查时间较短,合格样本的采集、有效的数据分析和准确的结果解读需要临床医生和医学检验工作者更深入地临床应用研究与经验积累,不断优化各个环节,才能使其更好辅助临床诊疗。总之,CSF 病原学微生物检查手段多样,要求临床医生根据实际情况综合考虑,选择合适的检测方法。

二、神经抗体检查

自身抗体是介导神经系统自身免疫病的重要分子,其通过与特异性靶抗原结合,引发后续的补体激活、细胞杀伤、靶受体与抗原交联、内化或阻断蛋白功能等过程,引起神经系统细胞损伤或功能异常[34,35]。神经抗体的发现极大促进了我们对神经免疫疾病的病理机制的理解及对疾病的精细分型,抗体检查在神经免疫疾病鉴别诊断、药效评估、肿瘤排查及用药指导等方面发挥重要的作用,有效提高了临床对神经免疫疾病的诊治水平。

(一)神经抗体分类

根据自身抗体攻击靶细胞/组织的分布,可将抗体分为中枢神经系统抗体和周围神经系统抗体。也可根据自身抗体攻击的靶抗原在细胞中的定位分为抗细胞表面抗原抗体和抗细胞内抗原抗体。图 2-2-4 总结了神经免疫疾病检查中主要自身抗体攻击的靶抗原及相关疾病类型。

(二)抗体检测的临床意义

1. 鉴别诊断　疾病高度特异性抗体如抗 AQP4 抗体、抗 AChR 抗体、抗 NMDAR 抗体,以及经典的副肿瘤综合征相关抗体(如抗 Hu、Yo、Ri 抗体等)已分别成为视神经炎谱系疾病(neuromyelitis optica spectrum disorder,NMOSD)、重症肌无力(myasthenia gravis,MG)、NMDAR 脑炎及神经系统副肿瘤综合征(paraneoplastic neurologic syndrome,PNS)确诊的重要依据。2015 年提出的 NMOSD 诊断标准以 AQP4 抗体阳性和阴性进行分层诊断。抗 AQP4 抗体阳性患者只需具备 6 个核心特征中的 1 个即可确诊,而对于抗 AQP4 抗体阴性患者,则需要具备 2 个核心特征,同时提出严格的磁共振成像(magnetic resonance imaging,MRI)附加条件作为支持诊断[36];部分国家和地区将 AChR 自身抗体检测作为 MG 疑似患者辅助诊断的首选检查指标[37,38];而抗 NMDAR 抗体已成为确诊 NMDAR 自身免疫性脑炎重要支持条件[39]。PNS 鉴别诊断较广,需要与感染、自身免

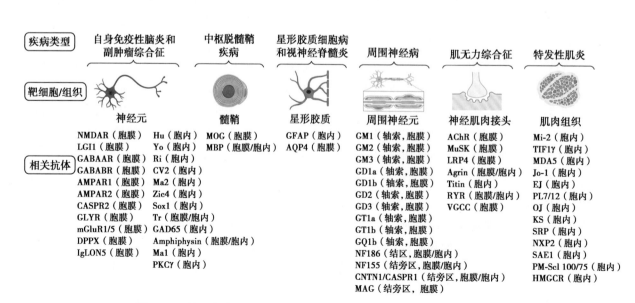

图 2-2-4　神经免疫疾病检查中主要自身抗体攻击的靶抗原及相关疾病类型

疫性非副肿瘤性疾病、肿瘤、神经退行性疾病和中毒性/代谢性疾病等相鉴别,副肿瘤综合征抗体对于 PNS 的诊断和鉴别诊断至关重要[40]。

2. 肿瘤相关 免疫介导的 PNS 相关抗体阳性与潜在肿瘤密切相关[41-44]。经典的 PNS 抗体如抗 Hu 抗体阳性与小细胞肺癌之间具有明显的相关性,常出现在肺癌的前期或潜伏期,且抗 Hu 抗体阳性的小细胞肺癌患者预后较差[45,46];抗 Yo 抗体阳性的小脑性共济失调者最终被检测出肿瘤的比例高达到 90% 以上,大部分肿瘤是乳腺癌或卵巢癌,偶见肺癌和霍奇金病等[47,48]。此外,自

身免疫性脑炎患者相关抗体阳性也常合并肿瘤,如 18~45 岁的女性抗 NMDAR 脑炎患者中,合并卵巢畸胎瘤者达到 58%[49];抗 GABA$_B$R 抗体和抗 AMPAR 抗体阳性患者合并小细胞肺癌比例显著增加[50]。抗 VGCC 和肌连蛋白(titin)抗体分别在 LEMS 肌无力综合征和 MG 疾病中常合并小细胞肺癌和胸腺瘤[51]。表 2-2-3 总结了临床上常见的神经系统自身抗体合并肿瘤的情况和相关的神经系统表型。一些新型抗体如抗 PKCγ 抗体、抗 KCTD16 抗体、抗神经元中间丝、抗 ANNA-3 抗体等阳性也常合并肿瘤,但这些抗体缺乏大样本研

表 2-2-3 常见的神经系统自身抗体合并肿瘤情况和相关的神经系统表型

抗体	神经系统表型	肿瘤出现率/%	常见肿瘤
抗 Hu(ANNA-1)抗体	SNN、慢性心胃肠道假性梗阻、EM、LE	85	SCLC、神经母细胞瘤
抗 Yo(PCA-1)抗体	快速进展性小脑综合征	>90	卵巢癌、乳腺癌
抗 Ri(ANNA-2)抗体	脑干/小脑综合征、OMS	>70	SCLC、乳腺癌、膀胱癌
抗 CV2/CRMP5 抗体	EM、SNN	>80	SCLC、胸腺瘤
抗 SOX1 抗体	LEMS 伴或不伴快速进展性小脑综合征	>90	SCLC
抗 PCA2(MAP1B)抗体	感觉运动神经病、快速进展性小脑综合征、EM	80	SCLC、NSCLC、乳腺癌
抗双载蛋白(amphiphysin)抗体	多发性神经根神经病、SNN、EM、SPS	80	SCLC、乳腺癌
抗 Ma1 抗体	脑干脑炎、LE	>75	精原细胞癌、肺癌、乳腺癌
抗 Ma2 抗体	LE、间脑炎和脑干脑炎	>75	睾丸生殖细胞癌、NSCLC
抗 Tr(DNER)抗体	快速进展性小脑综合征	90	霍奇金淋巴瘤
抗 KLHL11 抗体	脑干/小脑综合征	80	睾丸癌
抗 ZIC4 抗体	副肿瘤性小脑变性	92	SCLC、霍奇金淋巴瘤
抗 titin 抗体	重症肌无力	49~95	胸腺瘤
抗 VGCC 抗体	LEMS	50~60	SCLC
抗 NMDAR 抗体	多阶段性神经综合征,伴有精神异常、失眠、记忆和行为障碍、癫痫发作	40~58	畸胎瘤,18~45 岁女性易发生
抗 GABA$_B$R 抗体	边缘性脑炎伴早期癫痫发作	50	SCLC
抗 AMPAR 抗体	LE	65	胸腺瘤、SCLC 或乳腺癌
抗 CASPR2 抗体	莫旺综合征、LE	20~50	胸腺瘤
抗 GABA$_A$R 抗体	快速进展性脑病、癫痫持续状态	25~40	胸腺瘤

注:LE,边缘性脑炎;EM,脑脊髓炎;LEMS,兰伯特-伊顿(Lambert-Eaton)肌无力综合征;SCLC,小细胞肺癌;NSCLC,非小细胞肺癌;OMS,斜视性眼肌阵挛-肌阵挛综合征;SNN,感觉神经元病;SPS,僵人综合征。

究,需要更多的数据证实新抗体的临床表型和肿瘤相关性。由于肿瘤治疗对于该类疾病神经系统症状的改善至关重要,因此对于具有典型的神经表型且伴高风险抗体阳性患者,建议进行肿瘤筛查,如初次肿瘤筛查阴性,应每4~6个月进行复查,持续2~3年[40]。

3. 指导临床诊疗 部分神经系统自身抗体属于IgG4分型,由该类型抗体介导的神经系统疾病称为IgG4抗体介导的神经系统疾病(IgG4-ND),包括抗MuSK抗体介导的MG,以及抗郎飞结/结旁NF-155抗体、抗CASPR-1抗体介导的慢性炎性脱髓鞘性多发性神经病(CIDP),抗LGI1抗体和抗CASPR2抗体介导的边缘性脑炎,莫旺综合征或神经肌强直,以及部分抗IgLON5抗体和抗DPPX抗体介导的CNS疾病等[52-55]。不同于IgG1~IgG3,IgG4抗体不引发炎性过程或补体介导的免疫反应,主要是通过阻断酶活性或蛋白之间相互作用,从而抑制信号通路传导发挥功能。因此,传统的抗炎治疗特别是静脉注射免疫球蛋白(IVIG)、免疫抑制剂和血浆置换治疗对于IgG4-ND类患者治疗效果不佳,而选择性靶向清除产生IgG4抗体的浆细胞对该类疾病治疗有效[56-58]。此外,抗AChR抗体和抗MuSK抗体检测对于MG患者是否进行胸腺切除治疗也具有重要的指导意义[59,60],如抗AChR抗体阳性的MG成人患者,若合并胸腺瘤,应尽快进行手术切除,若未合并胸腺异常依然推荐切除胸腺,长期获益在于减少后续免疫抑制剂总体用量,而对于抗MuSK抗体阳性的MG患者,暂无胸腺病理相关研究,因此不推荐在非胸腺异常时行切除术。

(三)抗体检测原理、方法及判读标准

详见本章第三节内容。

(四)如何有效利用抗体检查

随着研究者对疾病的深入研究,越来越多的自身抗体被发现,但不同抗体的特异性、临床特征及抗体阳性率存在差异,如何根据患者病情选择合适的抗体检测种类是临床医生面临的一大困惑。此外,由于神经免疫疾病的复杂性,不同疾病类型的抗体会叠加出现,如何正确解读抗体检测结果是临床医生面临的又一挑战。这要求临床医生及医学工作者对抗体辅助检查有明确的认识。

1. 面对多种多样的抗体检测套餐,临床医生需要明确各个抗体的阳性发病率,临床症状和磁共振影像特点,根据患者具体病情选择合适的检测套餐,减轻患者经济负担。

2. 考虑到抗体本身的特异性、检测方法局限性、疾病复杂性等问题,临床医生应合理看待抗体检测结果。抗体检查只是辅助临床诊断,并不能单纯依据抗体结果进行疾病诊断,需结合临床症状及其他检查综合判断。

3. 抗体滴度和疾病程度不一定相关,如不同患者抗AChR抗体滴度与肌无力严重程度无明显关系;但同一患者抗体滴度与疾病的临床表现相关,抗体水平降低50%时,临床表现有显著改善[61]。

4. 由于不同抗体产生的部位(外周或中枢)不同,因此对于送检样本(血清或脑脊液)需要有明确的认识,对于中枢神经系统疾病如PNS、脑炎、中枢脱髓鞘等疾病,抗体检查时需要同时检测血清和脑脊液样本。需要强调的是,血液和脑脊液抗体检测结果在诊断中参考价值需要根据具体抗体进行解读。如不同亚型的自身免疫性脑炎相关抗体在血清和脑脊液中检测的灵敏度不同。抗NMDAR抗体、抗GABA$_B$R抗体和抗AMPAR抗体通常存在较高的鞘内合成,在脑脊液中检测灵敏度更高,因此脑脊液抗体阳性比血清抗体阳性更具有诊断价值。而抗LGI1抗体、抗CASPR2抗体等抗体一般以血液样本判读,且滴度需大于1:32才具有参考价值。

5. 由于临床疾病的复杂性,不同神经抗体可能会同时存在,如抗NMDAR抗体与抗MOG抗体或抗AQP4抗体并存;抗AChR抗体和自身免疫性脑炎相关抗体共存等。因此,应区分责任抗体和伴随抗体,在进行有效干预治疗时均需临床医生充分了解病史,结合患者的当前主要临床症状进行判断。

6. 抗体检测方法多样,且不同的检测方法其灵敏度和特异度存在差异。优选抗体检测方法需要多中心、大数据的临床样本数据对比验证。此外,临床医生要了解各种检测方法的方法学优缺点,才能对结果做出合理和谨慎的解读。

总之,如何将抗体检查更好地服务于临床疾

病诊治,是临床医生、实验室检测人员和科研工作者共同努力的方向。

三、活检

(一)脑组织活检

神经免疫疾病,如炎性假瘤等脱髓鞘疾病及散发性脑炎等,时常在临床症状及影像学上无法完全进行鉴别诊断,传统地通过腰椎穿刺进行脑脊液细胞学检查也无法明确病因。此时,病理学检查往往是"金标准",通过脑组织活检可有效鉴别诊断炎性病变、病原体感染、胶质增生或恶性肿瘤等。

脑组织可通过立体定向穿刺或开颅手术获取。立体定向穿刺活检创伤小,适用于病变部位在脑深部及功能区。开颅手术活检适用于表浅部位病变如额叶、颞叶和顶叶等。需要注意的是,医生应根据患者临床资料和影像学检查拟诊的疾病类型决定取材的组织大小、深浅及组织成分。

收集到的脑组织标本常会根据临床拟诊分成若干部分,分别用于神经病理学分析及细菌、病毒或寄生虫等病原微生物分析。若组织量足够,术中可进行紧急的神经病理学检查(如组织涂片),有助于肿瘤、炎性疾病和感染性疾病的初步诊断。进入病理实验室的组织样本将按照如下流程进行处理:①部分组织行冰冻切片进行分子诊断,用于明确感染源、肿瘤细胞突变或淋巴细胞异常克隆增生等。②为缩短检测时间,保证30小时内获得初步的结果,脑组织样本在石蜡包埋前进行短暂的固定。③基于临床信息和先期涂片结果(在涂片没有肿瘤的情况下),进行一线染色,包括革兰氏染色、过碘酸希夫染色(periodic acid-Schiff staining,PAS)和六胺银染色(Grocott-Gömöri's methenamine silver staining,GMS)和齐-内(Ziehl-Neelsen)抗酸染色,以检测感染性病原体类型;苏木精-伊红(hematoxylin and eosin,HE)染色并结合特异性的免疫细胞表面分子如CD68、CD3、CD20、CD38及细胞增殖标志物Ki67染色,以评估组织炎性改变、潜在的淋巴增生和小胶质细胞的激活;苏木精-伊红染色并结合胶质纤维酸性蛋白(GFAP)、异柠檬酸脱氢酶-1(IDH-1)、P53和Ki67免疫组织化学染色有助于鉴别胶质瘤和

胶质增生。④免疫缺陷患者还需要行弓形虫检测和JC病毒免疫标记检测。⑤如需要进行深入分析,可基于一线染色结果,进行快速的二线染色,如在大B淋巴细胞存在情况下,进行EB病毒杂交,或者有潜在脱髓鞘病变的情况下,采用快蓝和髓鞘碱性蛋白结合神经丝蛋白的双重免疫标记评估髓鞘和轴索损伤情况。⑥对于脑炎患者,如果一线和二线分析结果都为阴性,样本可以使用宏基因组学二代测序检测,以进一步确定病因。

脑活检是一种侵入性的手术,由于脑部丰富的血管和神经,极易造成出血或脑功能区损伤,造成不可逆的功能障碍。脑活检在非肿瘤性神经系统疾病诊断中的作用尚存争议。2000年以前报告脑活检对于不明病因的神经退行性疾病及严重神经系统疾病诊断率较低,为20%~30%,并伴随有较高的并发症[62]。近期证据表明在成人和儿童中行脑组织活检,其诊断率达到69.4%~83.1%[63],因此需要重新评估脑活检对于病因未明的神经系统疾病诊断和治疗管理中的作用,但需要注意的是穿刺活检获取的是局部少量组织,可能会出现真正病变部位未取到的情况,造成假阴性的结果,因此需要权衡利弊。

(二)周围神经组织活检

周围神经组织活检在临床上有助于判断周围神经疾病的性质和病变程度,以及进行病因诊断。常用的活检组织为腓肠神经。神经组织取材后可根据诊断要求行常规组织学染色、免疫组织化学染色及电镜观察。

获取的神经组织可根据如下流程进行处理:①取部分组织,经甲醛固定后,行横切和纵切石蜡包埋,切片后根据诊断需要进行染色。常规染色包括苏木精-伊红染色、改良的嗜银(Gomori)染色(观察组织形态和炎性浸润)、快蓝染色(观察髓鞘)、刚果红染色(观察淀粉样物质沉积)、锇酸染色(观察髓鞘是否完整);②取部分组织用0.2%戊二醛固定,铅、铀染色用于电镜观察细胞质内超微结构,如线粒体、溶酶体、糖原、脂滴的数量及分布等,这是分析轴索内部结构变化所必需的,有助于病因学诊断。需注意的是,神经活检部位一般是腓肠神经,属于感觉神经,对于运动神经损害为主的周围神经病诊断意义有限。此外,由代谢、中毒

及遗传所致的周围神经病因缺乏特异的病理改变。因此,周围神经病的诊断仍需结合临床和其他辅助检查(如神经节苷脂抗体和神经束抗体检测等)。

(三)肌肉组织活检

免疫相关的肌炎往往需要与遗传性疾病、代谢性疾病进行鉴别,除了临床常规的肌电图检查外,肌肉组织病理活检可以提供更高级别的证据,是临床上较常用的检查手段。肌肉组织病理活检可用于多种肌肉病的诊断及鉴别诊断(如炎性肌病、进行性肌营养不良、先天性肌营养不良、先天性肌病、代谢性肌病等),肌肉源性或神经源性肌损伤的鉴别,以及鉴别系统病变伴有肌无力患者是否存在肌肉受累等。

骨骼肌活检术是通过微创手术获取一小块肌肉组织标本进行病理检查的方法,肌肉组织标本大小约为 0.5cm×1.0cm×0.5cm。骨骼肌活检时,应选取轻至中度肌无力、肌萎缩的部位进行,多从肌肉含量丰富、神经血管分布较少的肱二头肌、三角肌、股四头肌、腓肠肌等部位获取标本。冰冻切片凭借可以获得更好的肌纤维形态及诊断信息的优势,正在逐步替代石蜡切片。肌肉活检标本可根据诊断要求进行染色,通过光镜或电镜观察。常规染色包括苏木精-伊红染色、改良的 Gomori 染色,以及 NADH-TR、COX、SDH、PAS、ORO、ATP酶等染色,可观察到骨骼肌标本内肌纤维、血管、结缔组织等的形态学、酶学变化及是否伴有异常沉积物等病理改变,为炎性肌病、代谢性肌病、先天性肌病及进行性肌营养不良的诊断和鉴别诊断提供病理学依据。此外,根据病情需要,在常规染色基础上,可进一步进行免疫组织化学染色,包括抗 CD3、CD4、CD8、CD20、CD68 等染色,进一步对炎性细胞分型、表达强度进行分析,有助于多发性肌炎、皮肌炎等常见炎性肌病的鉴别诊断。抗肌萎缩蛋白(dystrophin)染色、抗 dysferlin 染色等可在分子病理水平检测缺陷蛋白,为进行性肌营养不良的鉴别诊断提供重要的参考价值。肌肉组织活检虽然可以为临床诊断提供重要诊断价值,但其受取材和方法学的限制,仍有一定的局限性,需要与临床表现、电生理、实验室检查、基因分析相结合进行综合分析。

四、个体化体液标志物检查

随着生物技术的发展及神经免疫疾病病理机制的揭示,神经免疫疾病的检测诊断水平不断提升。具体体现在:①新技术开发应用,如超灵敏单分子检测技术和微流控技术,提高了体液标志物的检测灵敏度、特异度和检测通量;②更多潜在的体液标志物的发现等。这些进展促使神经免疫实验室检查项目逐步扩展到个体化、精准化服务。如单克隆抗体类药物临床试验开展,需要考虑应用有效的体液标志物监测患者对药物的响应程度和疗效评估,用于个体化用药管理及指导调整治疗方案,如利用流式细胞术监测疾病免疫活动度、超灵敏检测技术实现无创的血清神经损伤标志物监测,以及新的免疫标志物的检查等。考虑到 MS 的基础研究和诊疗方法在神经免疫疾病研究中的快速进展,本节将以 MS 为切入点,概述当前神经免疫疾病诊疗过程中个体化体液标志物检测的进展。

(一)无创的神经损伤标志物检查

1. 神经丝轻链蛋白(neurofilament light chain,NFL) NFL 是一种轴突骨架蛋白,神经轴突受损后会释放到脑脊液和外周血,因此可以在脑脊液和血清中检测到 NFL。研究发现脑脊液或血清中轴索损伤分子标志物 NFL 含量能够反映 MS 疾病活动、进展和疗效评估。复发型 MS 患者血清中 NFL(sNFL)水平与 MRI 脑部病灶大小和脑萎缩相关,对 sNFL 的定期检查有助于评估患者的临床疾病活动度和脑容积降低的程度,以及预测残疾进展的风险[64-67]。此外,sNFL 动态含量改变与药物治疗存在相关性。不同疾病修饰类药物,如芬戈莫德治疗复发缓解 MS 和米托蒽醌、利妥昔单抗、那他利珠单抗治疗进展型 MS 的研究显示,治疗后患者 sNFL 含量明显降低,提示 sNFL 可以作为药物疗效评估的指标[68,69]。这些结果提示 sNFL 可作为一个灵敏度高和临床应用价值较好的血液标志物,用以反映 MS 神经组织损伤和进行药物疗效评估。值得注意的是,NFL 不是一个特异性诊断指标,神经退行性疾病、创伤、脑卒中等疾病,以及心血管危险因素(吸烟、高血压)和衰老都可能引起 CSF 或血清中 NFL 含量升高。

因此,建立我国正常衰老人群 sNFL 参考值,对于 NFL 研究和临床应用将提供重要参考[70]。

2. 胶质纤维酸性蛋白(glial gibrillary acid protein,GFAP)　GFAP 是一种组成星形胶质细胞骨架的中间丝蛋白。星形胶质细胞损伤后,GFAP 可释放到 CSF 和血清,因此检测 CSF 和血清中的 GFAP 可用于指示星形胶质细胞损伤。研究显示,与非炎性神经疾病相比,MS 患者血清中 GFAP 含量显著升高,且与临床症状和 MRI 影像学上病灶数目相关,该种情况在 MS 进展阶段尤为明显[71,72]。此外,血清中 GFAP 增加也见于急性期 NMOSD 复发阶段,与患者残疾程度和药物治疗相关[73]。这些研究提示血清中 GFAP 的含量检测可作为评估疾病预后的潜在标志物。

3. 神经损伤标志物检测方法　NFL 和 GFAP 蛋白含量检测都是基于双抗夹心法。脑脊液中 NFL 和 GFAP 含量较高,应用传统的 ELISA 和电化学发光即可检测,但外周血中 GFAP 和 NFL 含量极低(fg 到 pg 级别),传统方法难以检测。超

灵敏生物标志物检测技术,如单分子微阵列检测(SIMOA)技术的开发与应用,实现了血浆低丰度蛋白的超敏检测(图 2-2-5)。研究还发现血清与脑脊液中 NFL 含量有较强的相关性[64],揭示血液中神经损伤标志物可以在一定程度上反映脑脊液中蛋白含量的改变。

（二）免疫细胞和免疫分子检测

神经免疫疾病的发生、发展与机体免疫反应息息相关。正常生理状态下,人体外周血中免疫细胞种类和数量相对稳定,当神经系统发生感染或自身免疫病时,免疫细胞异常活化增殖,产生细胞毒性分子或抗体,从而造成神经细胞损伤。因此,通过对免疫细胞或相关因子检测可以评估机体发生免疫反应的程度,用于监测疾病活动度及预测复发等。此外,在临床探索新药物治疗策略时,如应用单克隆抗体清除 B 细胞(抗 CD19、CD20 等)治疗神经免疫疾病,需要对 B 细胞亚群和整体免疫功能进行监测。一方面评估清除效果,另一方面需要关注患者的免疫功能,防止感

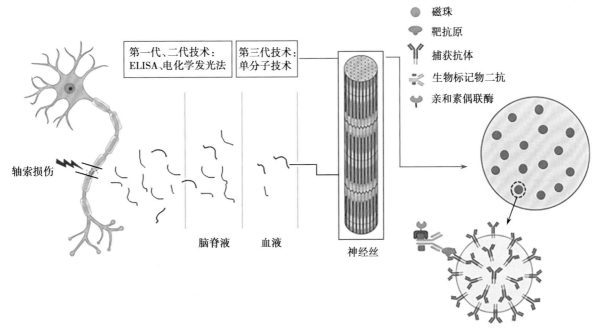

图 2-2-5　神经丝轻链蛋白(NFL)结构及检测技术

神经元轴突损伤后,NFL 释放到脑脊液和外周血中。CSF 中 NFL 含量高,利用第一代蛋白检测技术如 ELISA 和电化学发光技术(ECL)即可。但由于外周血中 NFL 含量低,需要通过第三代超灵敏单分子技术完成。超灵敏的单分子微阵列检测(SIMOA)技术是通过将磁珠-抗原抗体复合物加到刻满微孔的光盘上,通过控制微孔的尺寸,可以保证每个微孔只含有一个磁珠-抗原抗体复合物,根据图像上每个微孔是否发出荧光进行计数。该技术结合了荧光检测、单分子和数字化分析技术,具有超高灵敏度、特异度、全自动化、支持多重检测等性能,从而提高了低丰度蛋白的检测灵敏度,实现了单分子水平检测。研究报道,三种方法检测 NFL 的下限分别为 SIMOA:0.62pg/ml,ECL:15.6pg/ml,ELISA:78.0pg/ml[74]。

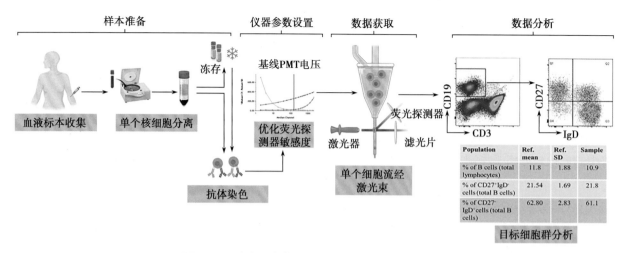

样本准备　　　　仪器参数设置　　数据获取　　　　　数据分析

Population	Ref. mean	Ref. SD	Sample
% of B cells (total lymphocytes)	11.8	1.88	10.9
% of CD27⁺IgD⁻ cells (total B cells)	21.54	1.69	21.8
% of CD27⁻ IgD⁺cells (total B cells)	62.80	2.83	61.1

目标细胞群分析

图 2-2-6　流式细胞术分析外周血 B 细胞数量及表型

获取患者外周血样本后,通过加入淋巴细胞分离液并进行密度梯度离心后,分离单个核细胞。获得的单个核细胞行特异性抗体染色(或冻存),通过流式细胞术进行细胞群落分析。数据在获取前,需要通过调节电压及不同荧光之间的补偿值设置,保证获取真正的阳性信号。最后根据目标细胞的分子标志物进行细胞群落分析,如 B 细胞亚群(CD3⁻CD19⁺)、初始B 细胞(CD3⁻CD19⁺CD27⁻IgD⁺)和记忆 B 细胞(CD3⁻CD19⁺CD27⁺IgD⁻)。

染发生。这些检测指标在个体化用药管理,指导调整治疗方案等方面发挥重要作用。血常规检测主要用于免疫细胞亚群分析,如需对特定免疫细胞进行更精细的亚型分析,需要借助流式细胞术。以 B 细胞为例,利用流式细胞术检测可分析初始 B 细胞、记忆 B 细胞、浆细胞等各亚群在药物治疗后细胞数量和比例变化,图 2-2-6 展示了利用外周血检测 B 细胞亚群的整个操作过程,包括样本准备、仪器参数设置、数据获取和数据分析等环节。

随着对疾病深入研究,不断涌现出了新的免疫分子标志物,包括黏附分子、细胞因子、细胞因子受体、趋化因子等,它们能够从一定程度上反映疾病活动情况和疾病修饰治疗药物(disease-modifying therapy,DMT)的有效性。CXCL13 作为B 细胞趋化因子,在 MS 患者 CSF 中会增加,能够反映疾病活动度[75]。当患者由一线 DMT 治疗如IFN-β、醋酸格拉替雷或特立氟胺,转换为芬戈莫德或那他珠单抗治疗时,患者 CSF 中 CXCL13 含量降低[76,77]。MS 患者在接受芬戈莫德和米托蒽醌治疗后 CSF 中多糖酶 3 样蛋白 1(CHI3L1)含量降低[78,79]。这些结果提示,CXCL13 和 CHI3L1

分子可以作为药物治疗反应性标志物。与此同时,有研究显示可溶性 CD27(sCD27)在进展型MS 患者脑脊液中升高[80],提示 sCD27 作为炎性标志物,可成为那他珠单抗和甲泼尼龙药物反应的潜在敏感分子[81]。此外,kappa 游离轻链(KFLC)在 MS 早期诊断及 CIS 向 MS 转归预测方面也具有重要的应用价值[82]。需要指出的是,上述分子标志物目前处于临床研究阶段,其灵敏度和特异度有待大型临床试验进一步验证。总之,异常的免疫应答是造成 MS 疾病发生和进展的关键因素,绘制 MS 疾病免疫特征图谱,寻找潜在的治疗靶点和生物标志物能够真正促进临床转化。同时希望 MS 领域的研究经验可扩展到其他神经免疫疾病,促进神经免疫疾病的诊治水平不断提高。

(李敏淑)

参考文献

第三节　神经免疫疾病抗体的检测方法、判读与质量控制

抗体相关的神经系统自身免疫病山 B 细胞介导,通过产生特异性自身反应性抗体,攻击中枢或外周神经系统、神经肌肉接头,以及肌肉组织等,最终造成组织病理损伤和功能缺失。不同神经免疫疾病具有相对特异性抗体,因此开展神经抗体检测对于疾病鉴别诊断、病理机制揭示、药效评估、肿瘤排查等具有重要的指导意义。抗体检测方法主要包括放射免疫分析法(radioimmunoassay,RIA)、酶联免疫吸附测定(enzyme-linked immunosorbent assay,ELISA)、细胞免疫荧光(cell-based assay,CBA)、组织切片染色法(tissue-based assay,TBA)和免疫印迹膜条法(line immunoassay,LIA)。尽管这些检测方法都基于免疫反应,但在具体机制上又有所区别,具有不同的优缺点,比如:RIA 灵敏度高,可定量,但实验材料具有放射性,对实验室资质要求高;ELISA 能够定量,操作简便,但是不适合抗膜蛋白抗体的检测;LIA 操作方便,但存在假阳性与假阴性的问题;CBA 灵敏度和特异度高,但是操作相对烦琐;TBA 组织切片包含所有的天然靶抗原,但是不同神经抗体的荧光模式纷繁复杂,结果判读难度较

高,灵敏度有限。因此详细了解各种检测方法的原理及优缺点,有助于临床医生更好地开展神经抗体检测及正确解读检测结果。

一、放射免疫分析法

(一)放射免疫分析法原理及简介

放射免疫分析法(radioimmunoassay,RIA)于20 世纪 60 年代由美国化学家耶洛和贝尔森开发[1]。其原理是使用放射性标记抗原和未标记抗原(待测物)与不足量的特异性抗体竞争性结合,利用二抗沉淀抗原和抗体形成的抗原抗体复合物,洗涤去除未结合的抗原,通过同位素分析仪测定这些抗体的放射信号数值。放射值与样品中无放射性的抗原的量成反比,因而可以推算出样品中无放射性的抗原量(图 2-3-1)。该方法几乎可以测定生物体内任何物质,以往不易测定的物质也可测定,包括分泌的各种激素、患者口服或注射的各种药物,以及一些病毒抗原等。耶洛也因此在 1977 年获得了诺贝尔生理学或医学奖。

(二)RIA 在神经免疫疾病检测中的应用

自发明以来,RIA 在生物标志物的检测中大放异彩,在神经系统自身免疫病的检测中也不例外。1977 年 Jon Lindstrom 将 RIA 用于重症肌无力患者抗 AChR 抗体的检测。他开发了一种使

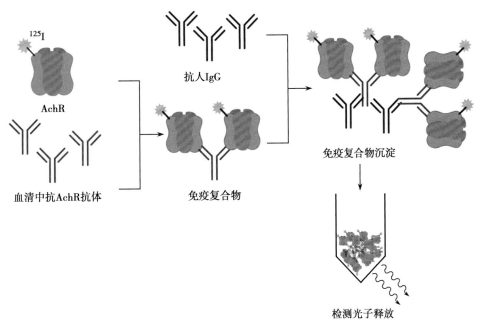

图 2-3-1　RIA 原理示意
AchR,乙酰胆碱受体。

用 ^{125}I 标记的 aBGT-AChR 作为抗原的检测方法。(^{125}I）aBGT 能够与 AChR 发生不可逆的高亲和性结合，(^{125}I）aBGT-AChR 与血清样品中的 AChR 抗体结合形成复合物，加入抗人 IgG 的二抗后，(^{125}I）aBGT-AChR 与 AChR 的抗体复合物被充分沉淀下来。通过检测沉淀物的放射值，结合标准品生成的标准曲线，可推算出样品中的 AChR 抗体浓度。沉淀物的放射量与样本中抗体水平正相关。如果样本中 AChR 抗体滴度过高，可以进一步稀释，使放射信号值在标准曲线的线性范围内[2]。

1989 年 Sher 等首次使用标记的 ^{125}I-ωCTx（VGCC 配体）和提纯的 VGCC 抗原蛋白，对抗 VGCC 抗体进行 RIA 测定，结果显示利用该方法在 11 个兰伯特-伊顿肌无力综合征（Lambert-Eaton myasthenic syndrome，LES）患者血清中检测到抗 VGCC 抗体[3]。2004 年，Ian Matthews 等报道了一种用于检测抗 MuSK 抗体的 RIA 技术。研究者通过表达 MuSK 蛋白的胞外区，应用氯胺 T 标记法将 MuSK 抗原标记放射性同位素 ^{125}I，进而利用 RIA 检测抗 MuSK 抗体浓度。利用此方法对 50 个健康志愿者进行检测，结果均为抗体阴性，临床特异度达到 100%；对 33 例已诊断为抗乙酰胆碱受体抗体阴性的重症无力患者进行血清检测，其中 8 例（24%）诊断出抗 MuSK 抗体阳性[4]。

《中国重症肌无力诊断和治疗指南（2020版）》指出，RIA 是抗 AChR 抗体的标准检测方法，可进行定量检测。

（三）RIA 的优缺点

放射性物质通常比较稳定，能够持续发出射线，结合性能优越的伽马计数器，使得 RIA 成为了一种高灵敏度的免疫分析方法，其最低检测浓度能到 1pg/ml。另外 RIA 能将放射值换算成浓度，是一种精确定量的测量方法。但是 RIA 操作需要特殊的健康防护措施及专业的人员，操作时必须谨慎小心，操作结束后还需要对放射性废物进行特殊处理和处置。此外，由于放射性衰变，放射标记分子的保质期一般不会太长，同时放射性信号采集仪器的成本较高。由此可见 RIA 的缺点非常明显，大大制约了 RIA 的推广和使用。因此，人们逐渐开发出其他更加安全的标记技术，例

如酶联免疫吸附测定、荧光分子探针、化学发光底物等，其中酶联免疫吸附测定已成为目前最广泛使用的标记技术，RIA 在很大程度上也被其取代。

二、酶联免疫吸附测定

（一）酶联免疫吸附测定的原理及简介

酶联免疫吸附测定（enzyme-linked immuno-sorbent assay，ELISA）是以免疫学反应为基础，将抗原、抗体的特异性反应与酶对底物的高效催化作用相结合的一种实验技术。其主要原理为将抗原或抗体吸附在固相载体表面，通过免疫反应结合样品中的特异性物质，利用酶标记（偶联）的抗体或抗原与之孵育，加入底物显色，通过酶标仪测定待测物颜色与标准物颜色的数值，绘制出标准曲线得出待测物浓度[5,6]。ELISA 具有操作简单、可进行定性定量分析等优势，目前已被广泛应用于中枢神经系统免疫性疾病的相关抗体检测，为重症肌无力、视神经脊髓炎谱系病、慢性炎性脱髓鞘性多发性神经根神经病、副肿瘤综合征等疾病提供重要的诊断依据。

（二）常用的 ELISA 检测方法

1. 直接法　直接 ELISA 在 1970 年由 Engvall 和 Perlmann 等开发，是其他 ELISA 方法的先驱。直接 ELISA 是将抗体或抗原固定于微孔板内，然后用酶标记的抗原或抗体直接检测。相比于其他 ELISA 方法，直接 ELISA 实验步骤少，检测速度快，不需要二抗，避免了交叉反应。但是由于直接 ELISA 的抗原或者抗体不是特异性固定的，所用样本的所有蛋白都会固定到微孔板上，导致实验背景较高。而且直接 ELISA 每种靶蛋白都需要准备酶标的抗体或抗原，实验不太灵活。此外，由于没有用到二抗的信号放大作用，所以检测的灵敏度较低。该方法通常用于样本中抗原的分析测定[7]。

2. 间接法　间接 ELISA 是先将抗原包被于微孔板内，随后分两步进行检测：首先加入待测抗体与抗原特异性结合，随后加入过氧化物酶或碱性磷酸酶标记的二抗检测并利用底物显色。与直接 ELISA 相比，间接 ELISA 使用酶标二抗，具有更高的灵敏度。不同的一抗能够与标记的二抗一同使用，具有更大的灵活性。但是间接 ELISA 的

缺点是存在交叉反应的可能性(酶标二抗直接与抗原结合),导致信噪比降低[8]。该方法常用于分析生物样品中的抗体含量。

3. 夹心法 又称二明治法,可根据检测样本中目标抗体或抗原的不同,分为双抗原夹心法和双抗体夹心法[9]。以双抗原夹心法为例,夹心法需要用到一对抗原(捕获抗原和检测抗原),其实验原理是将捕获抗原结合到ELISA微孔板内,通过捕获抗原特异性吸附分析样品中的抗体,随后加入检测抗原。如果检测抗原是酶标抗原,则可直接与底物反应显色;如果检测抗原不带有标记,则还需要使用酶标复合物与检测抗原结合。最重要的是夹心ELISA实验应对配对抗原进行验证,确保配对抗原能够同时与抗体结合。双抗体夹心法与双抗原夹心原理相似,不同的是需要用到配对的捕获抗体和检测抗体去检测样本中抗原含量。夹心法相比于直接法和间接法,因为使用了两次抗原抗体结合,所以具有更高的灵敏度和特异度。夹心ELISA的缺点是对配对的抗原/抗体要求很高,既要兼具反应性,又要降低自身的交叉反应。

4. 竞争法 竞争性ELISA是最复杂的方法,上述三种ELISA类型都适用竞争性ELISA的形式。竞争性ELISA主要通过检测预期信号输出的改变从而测量样品中抗原或抗体的浓度[10]。在竞争性ELISA检测中,样品中的抗原或抗体竞争性结合固定数量的酶标抗体或抗原。样品中抗原浓度越高,输出信号越弱,信号输出与样品中抗原的量成反比。竞争性ELISA重复性好,灵活

性高,可基于直接、间接或夹心法,对样品稀释和样品的基质效应的敏感性低于其他ELISA方法。此方法的缺点是操作烦琐耗时。

(三)ELISA在神经免疫疾病检测中的应用

目前ELISA广泛应用于神经系统免疫疾病的诊断,《中国视神经脊髓炎谱系疾病诊断与治疗指南(2021版)》指出,尽管不推荐ELISA作为AQP4-IgG确诊的检测方法,但是可进行纵向检测抗体滴定度,用于疾病进展和治疗效果的评估。以抗AQP4抗体检测为例,采用双抗原夹心法测定血清和脑脊液中抗AQP4抗体的浓度,待测样本中的特异性抗体可同时与包被在微孔板中的AQP4抗原和生物素标记的AQP4抗原发生特异性结合,通过酶联显色反应可检测出样品中抗AQP4抗体的浓度(图2-3-2)。

在重症肌无力和副肿瘤综合征等疾病中,ELISA也可用于自身免疫抗体的筛查和治疗评估。《中国重症肌无力诊断和治疗指南(2020版)》推荐ELISA作为抗横纹肌抗体,包括抗Titin抗体、抗RyR1抗体和抗MuSK抗体的检测方法[11]。尽管指南不推荐ELISA代替放射免疫分析法进行抗AChR抗体的检测,但由于后者的放射性污染风险,临床检测中仍以ELISA为主。商品化的ELISA试剂盒结合了双抗体夹心法及竞争法。其原理是基于人类血清中的抗AChR抗体与各种抗AChR单克隆抗体均可结合于乙酰胆碱受体的相似位点上,这些单克隆抗体包括MAb1(包被于微孔板)和MAb2/MAb3(被生物素标记)。先将含有抗AChR抗体的血清样本与AChR抗原孵育,

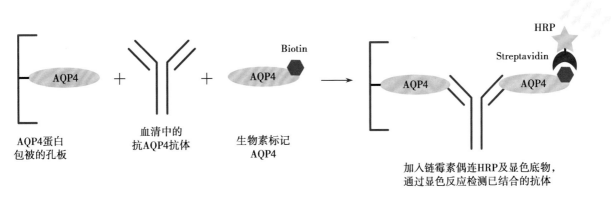

图 2-3-2　AQP4 双抗原夹心 ELISA 示意

AQP4,水通道蛋白4;Biotin,生物素;HRP,辣根过氧化物酶;Streptavidin,链霉亲和素。

然后利用已形成的抗原抗体复合物与固相的抗AChR 抗体 MAb1 结合,最后与偶联生物素的抗AChR 抗体 MAb2/MAb3 及辣根过氧化物酶标记的链霉亲和素(SA-POD)反应,形成 MAb1-AChR-MAb2/Mab3-SA-POD 多元复合物,通过 TMB 底物与固定的 SA-POD 酶促催化产生显色反应,所测得的显色信号强度与样品中存在的抗 AChR 抗体浓度负相关。此方法可协助重症肌无力的临床诊断。

(四)ELISA 的优缺点

ELISA 优点突出,方法灵活,使用方便,适用性广,可用于各种样品(血清和脑脊液)、各种生物分子(抗原、抗体和细胞因子)的检测,操作安全性高、风险低;能够在短时间内分析多个样本,高通量,成本低;可定量分析,稳定性好。ELISA 也广泛用于抗 Titin 抗体和抗 RyR1 抗体的检测,但它对于抗膜蛋白如 AChR、AQP4,以及膜分布的自身免疫性脑炎相关抗体检测等应用受限,原因为:①膜蛋白抗原的纯化比较困难,不易表达、纯化获取足量的蛋白;②抗膜蛋白抗体通常会识别空间构象,蛋白变性后空间表位被破坏,只保留线性表位,使得抗体检测灵敏度降低。基于以上情况,神经系统自身免疫病的抗体检测主要以能够维持抗原空间构象的细胞免疫荧光法(cell-based assay,CBA)为主,此方法对膜蛋白具有更高的灵敏度和特异度。

三、细胞免疫荧光法

(一)细胞免疫荧光法简介

细胞免疫荧光法(cell-based assay,CBA)是检测细胞表面抗原和某些突触蛋白相关自身抗体的首选方法。该方法基于抗原-抗体反应,在哺乳动物细胞中转染目标抗原过表达质粒,使得目标抗原在细胞膜或细胞质内表达。表达有抗原的细胞与患者的血清或者脑脊液孵育,然后应用抗人免疫球蛋白(IgG1、IgG2、IgG3、IgG4、IgM)的荧光二抗进行信号放大和标记,通过荧光显微镜或流式细胞仪读取结果(图 2-3-3)。如患者的血清或脑脊液样本中存在针对目标抗原的特异性抗体,抗体则与细胞膜或细胞质抗原蛋白结合,经过荧光二抗标记,在荧光显微镜或流式细胞仪相应波段激光照射下发出荧光,从而指示患者样本中存在某种抗体。

(二)细胞免疫荧光法在神经免疫疾病抗体检测中的应用

《中国自身免疫性脑炎诊治专家共识(2017年版)》将应用 CBA 检测抗神经元表面抗原的自身抗体试验阳性作为疾病确诊条件[12]。《中国视神经脊髓炎谱系疾病诊断与治疗指南(2021版)》推荐采用特异度和灵敏度均较高的 CBA 和流式细胞术,对血清和脑脊液中的抗 AQP4 抗体进行检测[13]。2021 年神经系统副肿瘤综合征

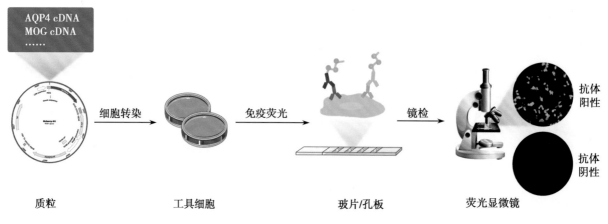

图 2-3-3　CBA 抗体检测示意

（paraneoplastic neurologic syndrome，PNS）国际专家小组也推荐将 CBA 作为 PNS 抗体检测的补充方法。

1976 年 Lindstrom 首次报道抗 AChR 抗体与 MG 的患病率和临床表现具有相关性，并且在 MG 的诊断中具有应用价值。在后续的 40 余年内，抗 AQP4、NMDAR、MOG、AMPAR1、AMPAR2、LGI1、CASPR2、GABA$_B$R、IgLON5、NF155、NF186 等一系列神经元细胞表面或者突触蛋白，以及 GFAP、Titin、MBP 等胞内蛋白的自身抗体陆续被发现[14-17]。膜蛋白抗原具有跨膜结构及特异的空间构象。CBA 利用细胞表达抗原蛋白全长，完成蛋白折叠等蛋白修饰，能够最大程度保持抗原天然空间构象，有利于抗原-抗体反应，因此 CBA 的灵敏度、特异度明显高于其他检测方法。目前国际及国内的诊断共识或指南优先推荐 CBA 用于自身免疫抗体的检测。在自身免疫抗体检测中，由于表达细胞系、固定方法及抗原本身性质的不同，产生各种不同类型的荧光模式。图 2-3-4 展示了部分自身免疫性脑炎相关抗体、郎飞结相关抗体、中枢神经脱髓鞘疾病相关抗体阳性患者的 CBA 检测结果。此外，为提高 CBA 检测的灵敏度和准确率，将抗原与荧光标签蛋白共表达，可以排除染料非特异性结合导致的假阳性，发现容易被忽略的低滴度阳性患者，为结果的解读提供有效保障（图 2-3-5）。

CBA 除了可应用荧光显微镜进行细胞形态和信号观察外，也可利用流式细胞仪对细胞荧光信号进行检测。利用流式细胞仪，可以高速分析上万个细胞，通过流式细胞术记录每个样本的荧光信号值，荧光信号的强度值指示抗体滴度。具有速度快、客观度和准确率高的优点。

CBA 可以利用活细胞状态和固定状态进行检测，其中利用活细胞检测可以避免细胞固定对膜蛋白抗原的破坏，提高抗体的检出率，从而可以最大程度地防止假阴性、假阳性，进而更快速、更

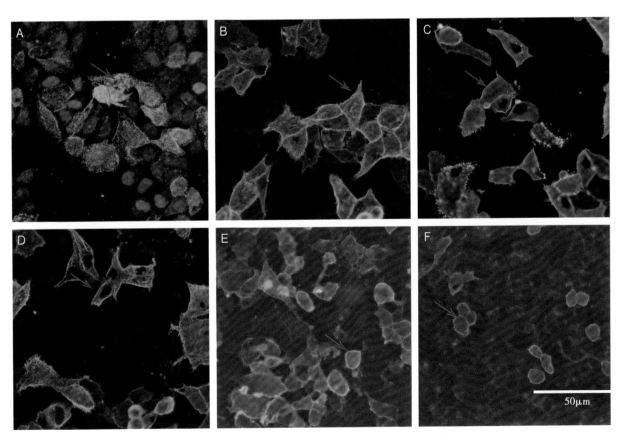

图 2-3-4　部分自身免疫性脑炎、郎飞结、中枢神经脱髓鞘相关抗体阳性患者的 CBA 检测结果

A. 抗 NMDAR 抗体阳性荧光图，×200；B. 抗 LGI1 抗体阳性荧光图，×200；C. 抗 CNTN1 抗体阳性荧光图，×200；D. 抗 NF155 抗体阳性荧光图，×200；E. 抗 AQP4 抗体阳性荧光图，×200；F. 抗 MOG 抗体阳性荧光图，×200。

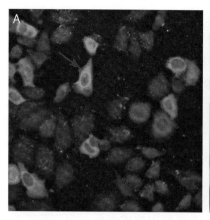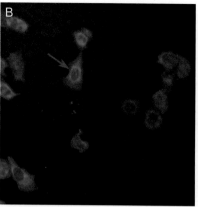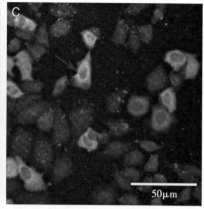

50μm

图 2-3-5　带荧光标签蛋白抗原在细胞表达及与样本孵育后的荧光图

A. 抗 Titin 抗体阳性荧光图，×200；B. 转染细胞中 Titin 标签蛋白分布荧光图，×200；C. 图 A 与图 B 合并。

准确地诊断和治疗疾病。总之，CBA 在自身免疫疾病诊断、评估患者治疗效果及预后方面正在发挥越来越大的作用。

（三）CBA 的优缺点

CBA 利用哺乳动物细胞系高效表达抗原蛋白，使得抗原在细胞基质中保持天然的构象和分子识别特性，减少了蛋白提取等步骤对抗原蛋白构象的破坏，有利于抗原抗体识别反应的发生。CBA 对于由多亚基组成的抗原蛋白具有独特的优势。以 AChR 抗原为例，其由 α、β、δ、ε/γ 亚基组成，需 rapsyn 协助形成聚集性 AChR，而 CBA 可以在细胞中同时转染 6 个亚基质粒，实现在细胞中组装 AChR，最大限度维持其天然构象。研究显示，CBA 法检测 AChR 抗体的检出率比放射免疫分析法提高 21%~56%[18-20]。此外，CBA 既可以检测抗膜蛋白抗体，也可以通过破膜，检测抗胞质蛋白或抗核蛋白抗体，几乎涵盖所有的抗体检测项目。

尽管 CBA 已被广泛认可，但其应用仍有一定局限性。例如，CBA 只能实现半定量检测，得到抗体的滴度（即样本得到阳性信号的最大稀释比），不能实现抗体浓度定量检测；CBA 检测受细胞状态影响大，当细胞状态不好时可出现非特异性染色，本底背景高；结果判读受读片人员主观影响大；只能检测已知抗原蛋白的抗体，不能用于筛查未知抗体。

鉴于 CBA 的优缺点，同时开展组织切片染色（tissue-based assay，TBA）与 CBA 是一个很好的相互验证方案，TBA 采用的组织切片包含所有的天然靶抗原，具有完整的抗原谱，对于神经系统自身抗体的检测是一个很好的补充。

四、组织切片染色

（一）组织切片染色简介

组织切片染色（tissue-based assay，TBA）是采用间接免疫荧光法（indirect immunofluorescence assay，IIF）进行抗体检测的一种方法，主要采用动物的组织切片（冰冻切片或石蜡切片）为抗原底物，与检测样本（脑脊液或血清）中的抗体进行抗原-抗体反应，根据特异的荧光模式筛查已知/未知的神经抗体。TBA 采用的组织基质具有完整的抗原谱，可同时进行多种抗体检测，检测效率较高，适用于需要在同一种生物基质上同时进行多种抗体的检测。

《中国自身免疫性脑炎诊治专家共识（2017年版）》将 TBA 检测抗神经元表面抗原的自身抗体阳性实验作为疾病确诊试验之一[12]。2021 年 PNS 国际专家小组将 TBA 检测作为 PNS 抗体检测的金标准检测方法之一，并明确提出用商业化试剂盒或 CBA 检测出的阳性结果需要 TBA 证实[21]。同时由于 TBA 可提供全抗原谱，也可用于初筛确定抗体靶抗原的位置，通过特异性荧光模式进行未知神经特异性抗体的探索，是发现未知抗体的有力工具[22,23]。

（二）TBA 检测方法

TBA 以动物的组织切片为抗原底物，选用的组织来源包括大鼠、小鼠及猴等灵长类动物，所用组织切片主要为脑组织，主要应用部位涉及海马、杏仁核、小脑、脑干、基底节等部位。将组织切片与患者稀释后的血清或脑脊液进行抗原-抗体反应,使用荧光素标记的抗IgG标记,最后通过荧光显微镜观察组织切片的荧光染色情况,并进行检测结果观察和判读(图2-3-6)。若无荧光染色则为阴性;若荧光较强,但不能清晰区分荧光模式则可判为结果可疑;若有荧光染色并可辨荧光类型则判为阳性(图2-3-7)。此外,除了可以使用不同部位脑组织进行联合检测外,还可以联合使用其他部位组织(如小肠、肾脏、胰腺等)进行检测,有助于鉴别非器官特异性抗体,同时更好地鉴别特异性荧光模式[23,24]。

（三）TBA与其他检测方法的联合应用

TBA应用的组织切片包含所有天然靶抗原,不同神经抗体的荧光模式纷繁复杂,部分抗体差别细微,因此TBA的结果判读难度较高,且某些神经抗体(如抗LGI1抗体、抗CASPR2抗体)在组织基质上灵敏度也有限,因此可通过联合应用其他特异性检测方法(如CBA、免疫印迹法等),提高检测的准确率并减少漏诊。此外,其他检测方法也可能存在类似的局限性问题,Ruiz-García R等研究发现,在副肿瘤综合征(PNS)抗体检测中,商业化试剂盒检测出现52%的假阳性结果,而TBA检测仅有9%的结果可能为假阳性,这一发现强调了在PNS诊断中联合使用TBA检测的重要性[25]。

TBA联合多种特异性检测技术,有助于不明原因疾病的确诊及罕见抗体的发现。以视神经脊髓炎谱系疾病(neuromyelitis optica spectrum disorders,NMOSD)中抗AQP4抗体的发现为例,2004年Lennon等采用TBA在视神经脊髓炎(neuromyelitis optica,NMO)患者血清中发现了一种可与脑组织中病变的微血管、软脑膜、软脑膜下,以及Virchow-Robin间隙等部位特异性结合的抗体,随后结合其他检测研究证明该抗体的靶抗原为AQP4。随后,鉴于抗AQP4抗体对NMO诊断的高度特异性使其成为了一种独立的疾病[26]。任海涛教授团队利用TBA检测出1例罕见的抗蛋白激酶C-γ(protein kinase C gamma,PKCγ)抗体相关的副肿瘤性小脑变性(paraneoplastic cerebellar degeneration,PCD)[27],这是继2006年抗PKCγ抗体被发现以来全世界报道的第3例

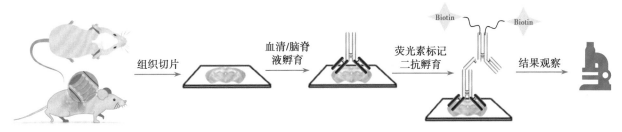

图2-3-6　TBA检测流程
Biotin,生物素。

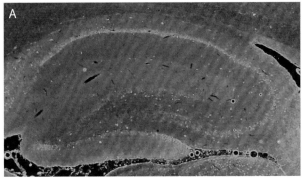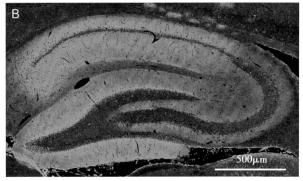

图2-3-7　患者脑脊液与小鼠脑组织切片中NMDAR1抗原结合的荧光模式
A.阴性对照,×40;B.NMDAR1抗体阳性模式,×40。

抗 PKCγ 抗体引起的 PCD[28]。Nikolaus 等对既往 254 例未知病因的神经系统疾病患儿(排除脑炎)脑脊液进行回顾性分析,并通过 TBA、CBA 寻找对神经元表面抗原的反应性。结果显示,TBA 检测发现有 4%(10 例)的患者脑脊液显示出强的抗神经元抗体的免疫反应性,而 CBA 未检测出相关抗体。但这些抗神经元自身抗体暂未明确,需要进一步地研究来识别靶抗原。鉴于 TBA 在罕见抗体及未知抗体的检测上具有明显的优势,Nikolaus 等建议在 CBA 无法检出阳性结果时可用 TBA 进一步筛选,两者可相结合作为标准的诊断方法[29]。

(四)TBA 的困境

TBA 在神经系统自身免疫病的实验室诊断中应用较广,其作为一种初筛方法,常用于对疑似患者的筛查。但由于组织基质的抗原谱广,各种抗体荧光模式复杂,对于 TBA 特异性结果的判读将大多数依赖于检测者的经验。因此检测人员专业知识水平、实验室及检测方法的差异都可能影响最终结果。故检测实验室应建立标准化检测流程,检测人员须经过专业知识培训,通过对大量临床确诊样本的荧光模式判读来训练并提升判读能力。

五、免疫印迹膜条法

(一)免疫印迹膜条法简介

随着重组蛋白表达技术的推广,在传统免疫印迹法的基础上,免疫印迹膜条法(line immunoassay,LIA)被提出并开始应用于抗原/抗体诊断中。免疫印迹膜条法利用基因重组技术,表达抗原蛋白,经过亲和层析纯化得到高纯度的蛋白,使用喷膜仪将蛋白稀释液在硝酸纤维素膜(nitrocellulose membrane,NC)或聚偏二氟乙烯膜(polyvinylidene fluoride,PVDF)上画线或喷点,每一条线或点代表一种蛋白,封闭干燥后,切成条形的膜条,配合酶标抗体及显色底物制成检测试剂盒。

染色步骤为:将生物样本与膜条进行孵育,血清中一抗和膜条上的抗原结合,再经偶联碱性磷酸酶或辣根过氧物酶的抗人二抗孵育,并经底物反应产生有色产物进行标记,根据出现显色条带

或斑点的位置判断样本中是否含有特异性抗体,并根据显色条带的强弱指示抗体的浓度水平(图2-3-8)。

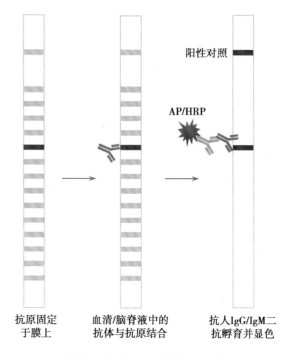

图 2-3-8　免疫印迹膜条法示意

(二)免疫印迹膜条法在神经免疫疾病中的应用

在神经系统自身免疫病的抗体筛查中,免疫印迹膜条法由于操作便捷,稳定性好,检测效率高的特点,已经得到了市场的肯定,目前是自身免疫介导的神经系统副肿瘤综合征[30,31]和周围神经病[32,33]主要的实验室检测方法。2021 年 PNS 国际专家小组推荐免疫印迹膜条法作为 PNS 抗体初筛的方法[21]。

神经副肿瘤相关的抗原主要包括 Hu、Yo、Ri、CV2、Ma1、Ma2、双载蛋白(amphiphysin)、恢复蛋白(recoverin)、SOX1、肌巨蛋白(titin)、Zic4、GAD65、Tr(DNER)或神经节苷脂抗原如 GM1、GM2、GM3、GM4、GD1a、GD1b、GD2、GD3、GT1a、GT1b、GQ1b 和硫脑苷脂(sulfatide)等,将上述抗原配制成相应的稀释液,利用喷膜仪将蛋白或脂类在 NC 或 PVDF 膜上画线或喷点,每一条线/个点代表一个抗原,不同的线或点在一个膜条上组合成一个套餐项目。

（三）免疫印迹膜条法的优缺点

免疫印迹膜条法有以下优点：①只需少量生物样本便可同时检测多个指标，所需检测时间较短；②每条蛋白线或点对应一种高纯度的浓缩抗原，因此具有高度的特异度和灵敏度；③可按照疾病检测的需求定制检测谱，同时进行多指标检测；④操作简便，结果肉眼可以解读，也可配备全自动免疫印迹分析仪实现全自动结果判读，并给出一个参考的数值；⑤膜条产品可在4℃环境稳定保存一年甚至更久。得益于以上优点，免疫印迹膜条法现已广泛应用于分子生物学和医学领域。

免疫印迹膜条法也有一定的局限性：①抗原在提取纯化和制备膜条的干燥过程中会发生蛋白变性，并非所有抗体均能与变性抗原决定簇反应，对于依赖构象表位的抗体易造成漏检，降低了检测的灵敏度；②膜条法检测结果虽然可以通过扫描PVDF或NC膜阳性反应条带强弱并赋予数值，但由于没有针对每一个指标的质控或标准品，只有整条膜条质控，所以此种方法只能相对定量，获得粗略的数据来比较抗体浓度的高低；③即使在相同实验条件下同一膜上，包被不同性质的靶抗原，其亲和能力及抗原构象也存在差异，想要使每一个自身抗体得到满意检测结果比较困难；④如果抗原纯度不够或者蛋白降解，也易导致免疫膜条法出现假阳性、假阴性的结果。由于以上缺点，免疫印迹法几乎不用于神经表面蛋白抗体的检测。

综上所述，虽然免疫印迹膜条法能够有效节约时间和样本，但同样也存在自身检测的局限性，因此仍需要不断改善产品性能，或者和其他检测方法联合使用来扩大其应用范围，例如在2021年副肿瘤神经综合征的最新诊断标准中提倡免疫印迹膜条法可以和TBA及CBA联合使用以提高其生物标志物检测准确性[21]。

（柴国梁）

参考文献

第四节　神经免疫疾病实验室检查的思考与展望

一、现状

神经免疫谱系疾病具有病因复杂、种类多样、致残性高等多个特点。该类疾病的诊断和治疗很大程度上依赖于实验室的精准检查，特别是针对自身抗体及免疫相关分子的检查，进而明确疾病类型和评估疾病的活动程度。因此，实验室的精准诊断对于该类疾病的早期发现、鉴别诊断、治疗监测及效果评价都具有重要的临床意义。

随着国家对于科技创新和临床转化的重视，以及国内检测行业的发展，神经免疫疾病的实验室检测已在部分国内医院和第三方检测公司开展，极大推动了国内神经免疫疾病的诊断和治疗[1]。但是，我国神经免疫疾病实验室检测仍存在若干问题：①不同医院和公司开展神经免疫疾病检测尚缺乏统一标准，如技术路线、实验材料、检测方法及指标、操作规范、人员培训等；②行业内缺乏统一、专业的神经免疫疾病检查结果判读标准和专家共识；③不同实验室的检测结果缺乏参比性，很难做到检测结果的互信和统一，国内也没有针对该类检测的室间质评项目；④临床医生和检测实验机构也存在一定的沟通不畅，对于实验结果与临床表征不符合的情况，可能会导致不能及时解决或者错误诊断。因此，如何规范目前神经免疫疾病的实验室检测，建立一套能被大家公认的检测标准、细则、专家共识和行业指南；如何加强临床和检测实验室之间的沟通，及时发现和解决问题，提高神经免疫实验室检测的效率和准确性是该领域亟待解决的问题。

针对在神经免疫疾病实验室检测中应用最广泛的自身免疫抗体检测，探讨如何在检测环节中建立标准和共识。

1. 检测抗原的标准化　不管是基于细胞间接免疫荧光法（CBA）还是免疫印迹膜条法，抗体检测的源头都是生产出特异性的抗原，且抗原很大程度上决定了检测的成败和效价。如抗原选用完整的蛋白序列还是具有代表性的片段（例如MGT30），同一基因选择哪种剪切体，偶联的标签插入的位置等,这些因素都会对抗原的表达和性质产生不同的影响,并可能导致不同的检测结果。

2. 检测技术的确定　目前 CBA 既可以采用细胞孔板/玻片法,也可以使用流式细胞法。采用不同的检测手段,其检测结果的灵敏度和稳定性可能会不一致。因此,需要通过大量样本的实验,对不同技术路线的检测结果进行精细比对,最终确定针对某一个特异指标更为有效和准确的技术路线。

3. 辅助检测手段的采用　一些检测实验室为了提高检测灵敏度,对传统的检测方法进行了升级改造,如采取二抗酪酰胺信号放大技术或基于杂交链式反应信号放大技术。这些信号放大技术需要更多实验样本的结果进行验证。

4. 结果的判读　实验室完成检测之后,如何科学上报结果也很重要。一方面需要进一步加强检测与研发人员和临床医生的沟通,将检测结果和患者病情联系起来,争取每份报告的结果都经得起推敲。另一方面,对于实验室检测结果有疑义的案例,也需要积极开展多种方法的复测。在结果判读过程中也要谨慎对待临床表征可疑的患者出现"抗体阴性"或者阳性患者出现"两个或多个抗体阳性"的诊断结果。

5. 新致病抗体和抗原的发现　目前该类疾病已知的致病抗体及诊断标志物主要来源于欧美的相关研究,虽然过去的研究已经发现了一系列致病抗体和抗原,但是目前临床实践中仍存在患者已知抗体检测均为阴性,而临床表现为神经受累自身免疫病的情况。这些都暗示了有可能存在未知的新型致病抗体和抗原,需要进一步的研究来发掘。

总之,神经免疫疾病实验室检测的标准化还需要在以上方面做大量的测试和探索,也有必要通过大规模样本的实验数据与统计来明确结论,以供实验室检测人员与医生借鉴和验证。未来也需要加强医院与检测实验室或企业之间的沟通和交流,组成一个涵盖更多医院、实验室、企业的多中心交流平台或者协会组织,互通有无,相互借鉴学习,求同存异,达成广泛的专家共识,制定出适合行业内的"金标准",促进国内神经免疫疾病实验室检查标准化和规范化。

二、新技术在新抗体和新型生物标志物发现中的应用

回顾神经免疫疾病自身抗体和生物标志物的发现历史,我们不难发现技术的推广和应用起到了至关重要的作用。如在 20 世纪 80 年代,利用免疫印迹实验和免疫组织化学染色,研究者发现在神经系统副肿瘤综合征患者的生物样本(血清、脑脊液或纯化免疫球蛋白等)中存在可以和人或大鼠的神经肿瘤组织或者细胞中的某些蛋白发生特异结合的抗体,并逐渐发现这些自身抗体在神经系统副肿瘤综合征中发挥重要作用[2,3]。之后,人们也采用类似技术和 CBA 染色,陆续发现其他新的自身反应抗体,包括 NMOSD 的抗 AQP4 抗体和自身免疫性脑炎中抗 NMDAR 抗体等[4,5]。

此外,对于上述方法难以明确靶抗原的患者样本,人们也尝试利用免疫沉淀和蛋白质谱策略筛查新的抗体。比如针对 TBA 有特异染色的患者生物样本,可将其与细胞或组织裂解液反应,然后使用蛋白 A/G 磁珠进行免疫沉淀并进行蛋白凝胶分离和染色。通过与正常免疫球蛋白对照组进行比对,寻找患者样本中特异出现的条带,并对其切胶回收并进行质谱分析,通过蛋白多肽序列比对预测潜在抗原蛋白。除此之外,基于噬菌体展示技术筛选也是另一种筛选自身抗体靶抗原的策略。最后,可进一步通过 CBA、ELISA 等方法来进行验证。

以上寻找自身抗体或生物标志物的方法往往要求其在患者生物样本中具有高丰度,以便在免疫染色或免疫印迹中获得较好的信噪比结果。但对于某些疾病,如多发性硬化,其自身抗体复杂多样,丰度较低,传统技术方法并不适用[6]。因此,新技术的开发和应用有望解决这一问题,并有望发现更多的新型自身抗体和疾病生物标志物。

最近十年内开发的多项新技术,比如蛋白微阵列技术、单细胞测序、多组学(基因组、蛋白组、代谢组等)、Olink 超微量精准蛋白质组学等,都有望在未来为神经免疫疾病新抗体和生物标志物的发现提供帮助。如单细胞免疫组库测序技术在揭示复杂抗体疾病中免疫细胞和抗体类型发挥重要作用[7]。通过收集神经免疫疾病患者的脑脊液,分离免疫细胞,利用单细胞测序技术获得 B 细胞、

浆细胞表面 B 细胞受体序列,之后通过分子克隆表达纯化单克隆抗体,然后通过 TBA 染色、免疫沉淀、蛋白质谱测序来寻找靶抗原。此种方法可有效鉴定样本中含量较少的抗体,避免样本中其他抗体和成分的干扰。值得指出的是,用上述方法发现的新自身反应抗体仍需要多种方法,如 CBA、ELISA、TBA 对抗体的识别抗原在多个患者中进行验证。无论是新抗体的发现还是验证,均需要依赖于系统的临床及生物数据库支持,使之有足够的样本以支持新自身抗体在此类疾病中复现性、证实诊断的可靠性。我们有理由相信随着单细胞测序技术的成熟,免疫组库研究的日益进步,有望在未来发现更多的新致病抗体,从而为神经免疫谱系疾病提供更精准的诊断和治疗方案。

此外,超微量精准蛋白质组学技术的开发应用也在发现疾病新型生物标志物方面显示出独特的优势。比如基于 Olink 超灵敏和高通量蛋白质测量技术,可以对微量的患者生物体液进行超过 1 000 种大规模蛋白质组学分析,从而鉴定出新的生物标志物。这一技术已经成功应用在肿瘤、心脑血管、感染疾病、阿尔茨海默病中,未来也有望为神经免疫疾病新型生物标志物的发现提供支持[8,9]。

三、展望

我们正处于生物医学急速发展的历史潮流中,新技术和新发现必然会不断推动人们对于神经免疫疾病的认识,也将促进神经免疫疾病实验室检测指标和技术的不断发展与更新。展望未来,神经免疫实验室检测将不断丰富进步,进一步帮助疾病确诊、病程监测和治疗效果评估。

神经免疫疾病病因复杂,其发病原因与环境和遗传因素都相关[10]。目前神经免疫实验室检查仍然以自身抗体和抗原为主,但是该类疾病遗传因素也发挥重要的作用。一些基于人群的基因组关联分析和基于家系的遗传变异分析鉴定出多个与多发性硬化和重症肌无力发病相关的遗传风险基因[11,12]。这些基因变异在促进疾病发生发展中的机制尚不完全清楚。临床上绝大多数患者并未获得遗传诊断及咨询,即使是具有明显遗传倾向的神经免疫疾病家系,绝大多数情况下其致病遗传变异也得不到明确鉴定。既往遗传风险因

子的相关性研究多基于欧美人群队列,而我国患者在临床表型及遗传背景方面与欧美患者相比具有较大的异质性,如我国多发性硬化的发病率远远低于欧美人群[13]。因此,未来需要建立基于我国的多中心、大型人群神经免疫疾病患者遗传队列,通过全基因组测序和关联分析,来发现与神经系统自身免疫病发病风险相关的遗传因素,并研究风险基因和环境因素对于该类疾病发生发展机制,从而为该类疾病早期预警和干预提供参考。

目前临床中仍有大量该类疾病患者致病抗体或抗原尚未明确。未来基于多组学的研究有望发现新的自身抗体和生物标志物。比如,利用单细胞测序、B 细胞受体或 T 细胞受体靶向扩增测序、蛋白组学和代谢组学等构建患者免疫和代谢组库,将有望揭示新的神经系统自身免疫病致病抗体和抗体类生物标志物,发现若干新的疾病类型,丰富扩展实验室检查指标,为临床诊断和干预提供新策略。

随着人们对于神经免疫疾病的发现和认识不断增加,通过临床医生与检测实验室的紧密合作,我国神经免疫疾病实验室检测的一致性、可靠性,以及检测指标与范围将得到进一步提高和完善;国产替代产品质量也正在逐渐赶上国际一流产品;对于复杂类型的神经免疫疾病,摸索和发展基于多方法学、多指标联合的检测策略也正在不断发展。未来也将出台基于大样本、多中心且充分论证的神经免疫疾病实验室检测行业标准和指南,对不同类型神经免疫疾病的送检内容、检测最佳方法和结果判读等进行标准化管理和规范,对于实验室检测从业人员和软硬件也有必要进行行业规范化培训和引入准入检查机制。总之,通过临床与实验室的紧密合作和不懈努力,百家争鸣,集思广益,神经免疫实验室检测定会为我国神经免疫疾病早期预警、精准诊断、治疗监测和效果评估发挥更大的作用。

(柴国梁)

参考文献

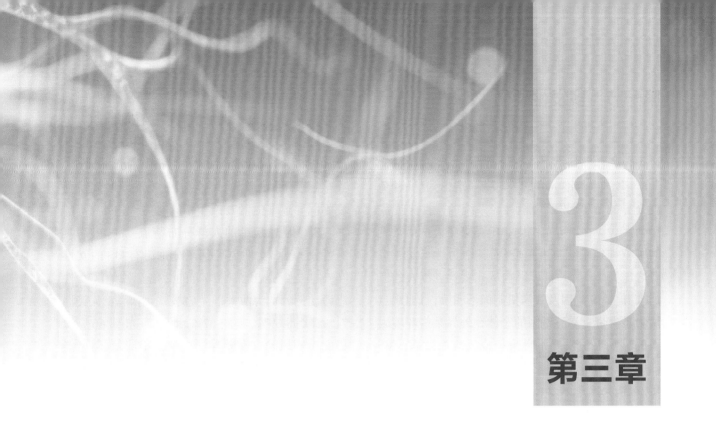

3

第三章

中枢神经系统
炎性脱髓鞘疾病

第一节 多发性硬化

一、流行病学

多发性硬化（multiple sclerosis，MS）是一种免疫介导的，主要累及中枢神经系统的慢性炎性脱髓鞘疾病。在世界范围内，MS是青年人群最常见的中枢神经系统自身免疫病，其中男性与女性患者之比为1：2，并且可影响从儿童到老年人的广泛人群。MS病因及致病机制尚不明确，目前观点认为是携带有易感基因的个体在外界某些环境因素的影响下引发异常自身免疫反应而致病。MS临床特点为症状体征空间多发性，以及病程时间多发性。MS患病个体症状体征及病程均有很强异质性，预期寿命减少5~10年[1]，这表明许多患者长时间生活在严重残疾中，近1/3的MS患者需要照料。除了对健康造成负担外，MS也带来沉重的经济负担。

1. MS患病率 根据MS国际联盟数据显示，在全球范围内，MS患病人数估计为280万人，患病率为36/100 000，这相当于世界上每3 000人中就有1人患有MS。在患病率最高的国家，每300人中就有1人患有MS[2]。MS在全球范围均有发病，但存在显著地理分布差异。Kurfzke将全球范围内MS患病率划分为三个等级：高患病率（>30/100 000），如在欧洲北部和北美；中等水平患病率［（5~30）/100 000］，如南欧和美国南部；低患病率（<5/100 000），主要在亚洲和南美洲。Kurtzke认为这种地理分布的区域性集中现象结合当地种族及人口流动情况，是研究MS致病原因的突破口[3,4]。MS国际联盟联合世界卫生组织（WHO）于2020年发布的第3版MS地图集数据显示，MS各地区平均患病率为欧洲133/100 000、美洲112/100 000、地中海东部30/100 000、东南亚9/100 000、非洲5/100 000、西太平洋5/100 000。

2. MS患病率的地区分布特点 近年来随着对MS认识的增加，亚洲、拉丁美洲等地区关于MS流行病学研究逐渐增多，MS患病率存在明显的地区差异。以白种人为主的北欧和北美仍然占据最高的患病率；中欧、东欧、巴尔干地区、澳大利亚及新西兰患病率稍低；亚洲、中东和非洲最

低[5]，与Kurfzke的区域划分基本符合。MS患病率的纬度梯度也一直是学者们关注的问题。早期研究提出MS的患病率和发病率存在明显的纬度梯度效应，纬度越高，患病率和发病率越高[6]。MS患病率纬度差异，可能与人种、光照时间及强度不同导致维生素D产生不同有关[5]。

3. MS患病率的人群分布特点 MS患病具有性别差异，女性更易感。全球患有MS的女性（69%）至少是男性（31%）的2倍。各地区女性患者比例分别为西太平洋78%、东南亚76%、美洲71%、欧洲69%、非洲67%、地中海东部66%[2]。男女患病风险存在差异的原因尚不清楚，但可能受多种因素影响，如激素[7]、基因[8]，以及不同性别之间社会、生活方式和环境暴露的不同。

大多数患者在20~40岁时被诊断为MS[9]。少数患者在50岁后被诊断为MS，称为晚发型MS（late-onset MS，LOMS），60岁后发病称为极晚发型MS（very-late-onset MS，VLOMS）。目前，LOMS及VLOMS病例逐渐增多[10,11]。由于老年患者更易出现心血管病、其他自身免疫病、骨骼肌肉病等共病，而年龄相关的共病、疾病相关的共病与疾病本身之间存在相互影响，可形成错综复杂联系[12,13]，这给老年MS患者的治疗管理提出了挑战，同时共病的症状也经常导致MS诊断延迟[14]。此外，当前MS的疾病修饰治疗（disease-modifying therapy，DMT）试验都排除了老年患者，导致DMT药物在这一特定人群中的安全性和有效性的信息是缺乏的，能否启动治疗，何时停止治疗，都是存在争议的话题。大约2%~10%的MS患者首次发病是在儿童时期[15]。全球估计至少有3万名18岁以下的儿童和青少年MS患者（在曾报告儿童患病率数据的国家中，占MS患者总人数的1.5%）。

4. MS患病率的时间变化趋势 来自西欧及北美的几项研究发现MS患病率呈上升趋势[16,17]。MS国际联盟联合世界卫生组织（WHO）发布的MS地图集数据显示，2008年全球MS患病人数为210万，2013年为230万，2020年增加至280万。2016年全球疾病负担研究显示，全球MS患病数增长了88%，MS年龄标化患病率增长了10%[18]。MS患病率上升可能是人口增长、患者生存期延

长、MS发病率增加[19,20]、诊治手段进步,以及MS监测及报告体系建立[19]等多个因素综合影响所致。

二、遗传学

已确定的MS危险因素多种多样,包括遗传因素(约占风险的25%)和环境因素等,如女性、生活在高纬度地区、吸烟、肥胖、低维生素D水平和EB病毒暴露等[21-23]。遗传因素和环境因素常常相互影响,本节将重点介绍MS的遗传学相关特点。

目前,MS遗传风险评估主要来自MS的家族研究,研究人群包括同卵双胞胎、异卵双胞胎、非双胞胎的兄弟姐妹、同父异母的兄弟姐妹、被收养者,以及配偶。研究内容包括发病年龄、性别、围产期环境、生活环境,以及全基因组分析。在不同的研究中家族性MS的发病率从3%到23%不等,一级亲属(兄弟姐妹、孩子、父母)发生MS的风险会增加3%~5%[24],在同卵双胞胎中,风险将显著增至25%~30%[24-26]。一项丹麦人群的研究纳入了8 205例MS患者,发现在一级亲属中MS的终生相对风险增加了7倍[27]。在异卵双胞胎研究中,异卵双胞胎发生MS的风险与普通兄弟姐妹相同(3%~5%)。然而,同卵双胞胎发生MS的风险至少为20%,最高可能接近39%[28]。Heltberg和Holm在加拿大开展的全人口纵向研究是MS双胞胎早期研究之一,该研究指出在同卵双胞胎中MS的发病风险为25%,与异卵双胞胎相比,MS发病风险增加了1倍[26],并确定了MS的遗传因素占所有疾病总体风险因素的1/4。同时,考虑到异卵双胞胎和非双胞胎的兄弟姐妹拥有共同的遗传物质,但前者具有更早的环境暴露,包括子宫内环境,该研究提出环境因素可能会影响家系中MS的发病率。然而,结合其他在同父异母的兄弟姐妹、被收养者和配偶中开展的MS风险研究,目前的观点认为MS在家系中发病风险的影响因素主要来自遗传因素,而非幼儿期和成年期的环境因素[29,30]。因此,在具有MS遗传因素的家系中,MS发病具有聚集性,并且最高的发病风险表现在同卵双胞胎中。在另两项分别发表在 Brain 和 Neurology 的家族研究发现,在兄弟姐妹中,MS的发病年龄通常是一致的,即不同年龄的兄弟姐妹往往在较接近的年龄发病,该研究表明遗传因素是比共同生活环境更强大的患病预测因子[31,32]。2015年一篇荟萃分析总结了8项不同地区(包括法国、英国、丹麦、北美、意大利、芬兰和瑞典)的双胞胎研究,通过多人群分析,发现遗传易感性对疾病发生的影响占比接近50%,而环境因素仅占21%,一些特殊的环境因素占比稍高,平均为29%,如在儿童MS的研究中,围产期环境因素被证明与发病相关[33,34]。

越来越多的数据表明,MS的易感性受患病父母性别影响[35-40]。大多数(但并非所有)研究提出了母系亲源效应,即来自母系的遗传物质在MS发病中可能发挥更重要的作用[35,36,39]。但由于全基因组分析通常不包含性染色体,性染色体对于发病率的影响仍需进一步探究。近期国际多发性硬化基因学联盟(International MS Genetics Consortium,IMSGC)开展的大样本研究发现,通过全基因组关联分析,X染色体上的rs2807267位点与MS的发病具有的统计学关联[41],但其病理生理相关性仍有待明确。一些涉及线粒体DNA的研究补充证实了母系遗传的易感性,因为线粒体DNA仅由母亲传给孩子[42,43]。虽然既往线粒体功能障碍多被认为与神经退行性病相关,但通过动物实验证明,线粒体DNA的损伤可以引起小鼠的慢性脱髓鞘和轴突受损。然而相反地,针对MS亲子对的研究发现,父系遗传影响大于或等于母系遗传[37,38,40]。造成两种研究结果差异的原因尚不清楚,可能源于多种复杂因素,包括遗传机制的多样性、研究方法的差异、样本群体的不同以及环境因素与遗传因素的相互作用,也包括表观遗传学机制的参与,如DNA修饰等[44]。

随着IMSGC全基因组关联研究规模的增加,有超过100 000人次的MS数据被纳入风险基因分析中,提高了检测风险等位基因的能力,一些对MS易感性影响较小的风险等位基因也可纳入检测。2019年的一份报告显示,与MS发病风险相关的遗传变异数量>200个[41],MS的遗传易感性与人白细胞抗原(human leukocyte antigen,HLA)的30个基因位点和非 HLA 的200多个基因位点相关。其中关联最强是,主要组织相容性复合物

（major histocompatibility complex，MHC）的某些 I 类和 II 类等位基因，尤其是 *HLA-DRB1* 位点[45-51]。同时，越来越多的证据表明，MS 发病风险与多个中度效应的非 MHC 易感基因（如 *CD6*、*CLEC16A*、*IL2RA*、*IL7R*、*IRF8* 和 *TNFRSF1A*）相关[47,48,52-54]。此外，研究还发现，*IL7R* 基因的多态性可能会略微增加 MS 的发病风险[50,55,56]。尽管这些变异基因的确切功能效应大多是未知的，但与免疫功能相关的基因编码区域相比，它们在调控区表达过高，并且许多变异也与其他自身免疫病相关[57]。一项在撒丁岛人群中开展的全基因组关联研究发现，该人群 MS 和系统性红斑狼疮呈现高患病率，编码 B 细胞激活因子（B-cell activating factor，BAFF）的 *TNFSF13B* 基因变异与 MS 和系统性红斑狼疮相关。该研究所提出的机制是 *TFFSF13B* 突变导致可溶性 BAFF 的产生增加，进而引起体液免疫增强和自身免疫风险增加[58]。

研究表明许多（但不是全部）*HLA-DRB1* 等位基因的启动子区域存在维生素 D 反应元件（vitamin D response element，VDRE），这表明维生素 D 的环境差异可能与 *HLA-DRB1* 相互作用，进而影响 MS 的发病风险[59]。然而，与 *HLA-DR* 对维生素 D 的影响相比，与 *HLA* 变异相关的其他因素可能对 MS 风险的影响更大。一项针对澳大利亚白种人的研究纳入了 466 例 MS 病例和 498 例对照组，结果发现由于 *HLA-DRB1* 等位基因类型的不同和启动子区相关序列的变异，MS 发病风险的变化超过 10 倍[60]。*DRB1*04*、*DRB1*07* 和 *DRB1*09*（DR53 组）等位基因具有保护作用，而 *HLA-DRB1*15*、*HLA-DRB1*16*（DR51 组）和 *HLA-*08*（DR8 组）与高发病风险相关。然而，VDRE 序列变异本身与 MS 发病风险并不独立相关。大多数 *HLA-DRB1* 等位基因表达功能性 VDRE 序列，包括对 MS 发病风险没有明显影响的等位基因。在 MS 患病率较高的撒丁岛人群中开展的一项研究显示，发病风险相关的几种 *HLA-DRB1* 变异相关，这几种变异与 VDRE 序列相关，这里 VDRE 序列通常是突变的和无功能的[61]。这些结果表明，至少在撒丁岛，由 VDRE 介导的维生素 D 对 *HLA-DRB1* 表达的影响是相当有限的。

三、病因学与免疫病理学

（一）病因学

目前认为，多发性硬化是遗传与多种环境危险因素交互作用的结果[62]，MS 环境危险因素具有时间选择性，易在青少年时期影响 MS 的发生[63]。在各种环境危险因素中，EB 病毒（EBV）感染是与 MS 最相关且被广泛研究证明的危险因素，在青少年时期患 EBV 导致的传染性单核细胞增多症同样是 MS 的风险因素。一项横断面研究显示携带 *HLA-DRB1*1501* 的人群在青少年时期感染 EBV 后，其 MS 发病风险可增加 5 倍。一项美国纵向研究发现，EBV 感染可导致 MS 的发病率提高 32 倍，同时还发现在具有遗传易感性的患者中平均在感染 EBV 7.5 年后被确诊为 MS[64]。另一项针对 MS 患者脑脊液 B 细胞受体组库研究显示，在患者脑脊液里存在产生交叉靶向 EBV 蛋白 EBNA1，以及自身胶质细胞表面胶质细胞黏附分子（glial cell adhesion molecule，GlialCAM）的抗体[65]。EBV 可长期潜伏感染 B 细胞[66]。MS 患者中 EBV 肽段及 B 细胞/中枢神经表达的自身蛋白 RASGRP2 肽段均可被 HLA-DR15 分子呈递于反应性 T 细胞[67]。以上研究均提示 EBV 与 *HLA-DRB1*15* 基因型存在交互作用，EBV 来源的蛋白可作为交叉抗原被 B 细胞提呈于适应性免疫系统，从而诱导自身免疫反应。其他与 MS 相关的病原体包括人类疱疹病毒 6 型（HHV-6）、肺炎衣原体、毛首鞭形线虫等，但其与疾病相关性仍需进一步证实。

日照时间与体内维生素 D 水平与 MS 的发病呈负相关。日照时间中紫外线照射时间决定了内源性维生素 D 的水平。维生素 D 对 MS 的保护作用可能与其对免疫的调节作用有关，这也解释了 MS 发病率呈纬度变化的部分原因[68]。

青少年及成年肥胖与 MS 发病呈正相关[69]。肥胖对 MS 的影响可能归因于营养失衡对肠道菌群及人体免疫系统的作用；高糖分摄入及肠道菌群紊乱可促使自身反应性 T 细胞的产生及激活；短链脂肪酸、色氨酸的代谢物、植物雌激素或间歇性禁食对 MS 有缓解的作用。

吸烟与 MS 呈剂量相关性，被动吸烟同样会提高 MS 的易感性。烟草毒性成分造成的系统性损伤，以及免疫系统对此类损伤的应答可能是吸烟对 MS 产生影响的原因。

其他与 MS 相关的环境因素还包括压力应激、经济状况、疫苗接种等。

（二）病理学

MS 广泛累及脑与脊髓的灰质与白质。多数 MS 患者典型的病程包括复发缓解阶段及继发进展阶段，并以此分为复发缓解型 MS（relapsing remitting MS，RRMS）和继发进展型 MS（secondary progressive MS，SPMS），两者具有不同的病理变化。RRMS 最主要的病理变化为髓鞘破坏脱失与外周免疫细胞浸润、胶质细胞活化增生。而 SPMS 阶段病情复发炎症浸润逐渐减少或消失，此时最主要特征是进行性神经退行性病变。MS 两个病程阶段的转变是一个连续的过程，RRMS 诊断一年之后便可发现与复发不相关的持续性残疾进展[70]。两个阶段各种病理变化在疾病过程中可同时渐进出现。但总的变化趋势为从炎性脱髓鞘逐渐变为以神经退行为主导。

人体 RRMS 标本中最显著的特点是发生在白质的、呈特定形式散在的炎性脱髓鞘病灶。这些病灶主要由外周免疫细胞穿越血-脑屏障引起自身免疫反应和炎症反应导致。MS 白质病灶根据炎症的活动、髓鞘破坏及重髓鞘化的程度有多个分类方法。本文仅介绍 MS 病理研究中常用分类方法[71,72]，该方法将 MS 白质病灶主要分为四个类型。①活动性（active）病灶：又分为早期活动性病灶和晚期活动性病灶。早期活动性病灶病理可见髓鞘标志物染色（PLP、MBP、MOG、MAG 等），以及快蓝染色（髓鞘脂质染色）稀疏，明显的淋巴细胞浸润（人类 MS 主要为 CD8[+] T 细胞和 CD20[+] B 细胞，CD4[+] T 细胞相对较少），小胶质细胞活化及巨噬细胞浸润（主要分布于病灶边缘，可见胞内髓鞘碎片），活化的星形胶质细胞（多核星形胶质细胞出现）。晚期活动性病灶与早期活动病灶类似，不同的是巨噬细胞内只含有中枢丰度较高的髓鞘蛋白（PLP、MBP），无 MOG、MAG 丰度较低的髓鞘蛋白。开始出现"泡沫"细胞，CD4[+] T 细胞逐渐增多。②"阴燃"（smoldering）病灶：又称为缓慢扩增病灶，病灶中心髓鞘破坏较活动性病灶明

显，淋巴细胞浸润减少，边缘围绕活化的小胶质细胞或"泡沫"细胞，形成小胶质细胞结节，胞内基本无髓鞘成分。此类病灶在 MRI T_1、T_2 像上均逐渐扩大（T_1 像病灶位于 T_2 像病灶范围之内）[73]。③修复（shadows）病灶：可见病灶内完全或部分重新髓鞘化，极少有淋巴细胞及巨噬细胞浸润，病灶周围可见明显的纤维胶质增生，使病灶与周围组织边界明显，小胶细胞内无髓鞘成分。④不活动（inactive）病灶：与周围白质脑组织界限明显，病灶内髓鞘完全消失，细胞明显减少，病灶周围出现星形胶质细胞及小胶质细胞增生（无巨噬细胞），淋巴细胞浸润较少，髓鞘完全缺失导致的寡细胞区在 MRI T_1 像上可见明显的低信号，又称为"黑洞征"。疾病随时间推移，可以发现在 MS 中活动性病灶逐渐减少，而不活动病灶及"阴燃"病灶逐渐增多[71]。白质病灶周围大体上正常表现脑组织（normal appearing white matter，NAWM）也可发现弥漫性炎症细胞浸润（淋巴细胞、巨噬细胞）、小胶质细胞活化、神经轴索损伤及退行变，这种变化在 SPMS 阶段更加明显[74,75]。

MS 患者早期即可出现皮质脱髓鞘病灶[76]，皮质病灶经常发生在前额叶及小脑，也可发生在脑深部核团灰质及脊髓灰质（相对较少）。皮质（灰质）病灶相较于白质病灶更加广泛且散在（尤其在 SPMS 阶段），但相较于白质病灶，常规 MRI 序列很难发现[77]。根据病灶部位的不同，皮质病灶可分为以下几类：Ⅰ型病灶为白质皮质型，位于皮质与皮质下白质交界处，同时累及灰质和白质。一般认为该病灶由白质病灶扩展累及而来。Ⅱ型为皮质内部型，位于皮质内穿支静脉旁小病灶，不累及白质及脑膜下皮质，炎症表现偏轻。Ⅲ型为脑膜下型，最为常见，病灶沿脑膜下皮质分布，累及脑表面及深部沟回，为 MS 皮质受累的特征性病灶，此类病灶主要和脑膜炎性浸润有关，向下延伸一般不会累及到皮质Ⅲ/Ⅳ层。Ⅳ型病灶累及皮质全层但不累及白质[78,79]。皮质病灶病理与白质病灶类似，但是炎症水平相对较低，体现在血-脑屏障破坏较少，水肿较轻，小胶质细胞及活化巨噬细胞浸润偏少，髓鞘更易修复。但皮质富含神经元胞体，因此皮质病灶更易出现神经元凋亡，神经纤维断裂，突触数目减少等[74,80]。在Ⅲ型病灶

中可见脑膜下淋巴细胞随病程进展积累而形成淋巴滤泡样结构,在磁共振影像上可见软脑膜线性增强[72,81,82],这种脑膜下淋巴滤泡样结构形成可能源于脑脊液不同于脑实质的环境及炎症因子水平[83]。皮质病灶,尤其是脑膜下病灶与脑膜炎性浸润和脑脊液中鞘内合成及寡克隆区带出现有关[84]。部分患者仅表现为显著的脊髓及大脑皮质病灶,而白质很少受累,被称为脊髓皮质型 MS,其机制与典型 MS 的区别仍未完全阐明[85]。

在 SPMS 阶段,患者复发频率、外周细胞浸润及颅内炎性逐渐降低,血-脑屏障相对完整[86,87]。而神经元进行性退化、凋亡,轴突及突触减少将成为最明显的疾病病理特征。神经退行性变性涉及多种机制,主要包括慢性扩张性病灶累积、弥漫性小胶质细胞活化[71,74]、神经元线粒体功能障碍[88]、铁沉积[89]、组织内活性氧增多[90]、淀粉样蛋白沉积[88,90]、髓鞘修复受阻[91]等。神经退行性病理改变独立于脱髓鞘病灶出现[92,93],同时疾病早期便可出现与残疾进程相关的皮质萎缩,将皮质萎缩作为预测 MS 患者疾病阶段及预后的工具仍在研究中[94,95]。

(三)细胞免疫学

中枢神经系统是相对的免疫豁免区域,当中枢神经损伤、免疫系统过度反应时,中枢抗原释放引流至颈部淋巴结,将诱导靶向中枢的自身免疫反应[96]。适应性免疫和固有免疫系统中的多种免疫细胞都参与了 MS 的复发与慢性进展。浸润的免疫细胞与中枢神经系统常驻细胞及其释放的炎性因子构成了中枢神经系统炎症疾病独特的区域免疫特征[69]。

在适应性免疫细胞中,CD4+ Th 细胞是 MS 复发性病灶的核心细胞,尤其是释放 IFN-γ、IL-2 的 Th1 细胞和释放 IL-17 的 Th17 细胞[97,98]。在 MS 患者脑脊液中发现存在针对髓鞘抗原如 MBP、MOG、PLP 的自身反应性 CD4+ T 细胞[99]。而针对神经元 α-突触核蛋白(α-synuclein)反应的 CD4+ T 细胞可以直接进入灰质引起神经元损伤[100]。单细胞研究显示表达 GM-CSF、CXCR4 的一群 Th1 细胞同时也高表达整联蛋白-α4(integrin-α4),整联蛋白-α4 与中枢血管内皮表达的 VCAM-4 结合从而促使 Th1 进入中枢神经系统[101]。同时

很多研究提示 MS 致病性 CD4+ T 细胞可能来源于肠道,这些细胞表达肠道归巢趋化因子受体 CCR9[102]。在动物 EAE 模型中发现,来源于肠系膜淋巴组织的 P2RX7+ T 细胞更易于进入白质,而来源于腹股沟淋巴结 CXCR6+ T 细胞更易同时进入灰质和白质[103]。Th1 细胞进入中枢后可促进自身免疫环境的形成,激活其他免疫细胞如小胶质细胞、单核-巨噬细胞等[104]。CD4+CD25+FOXP3+ Treg 细胞在 MS 的相关研究中意义仍不明确,释放 IL-10 的 I 型 Treg 细胞可能有助于减轻 MS 患者的疾病活动性[105]。CD8+ T 细胞是病灶浸润最多的 T 细胞(占 76% CD3+ T 细胞),浸润的 CD8+ T 细胞主要表现为组织驻留的记忆 T 细胞类型[72]。CD8+ T 细胞被认为具有靶向的细胞毒性,可直接造成髓鞘裂解,但目前仍未明确 CD8+ T 细胞识别反应的中枢抗原或肽段[106]。虽然过去认为 MS 是以 T 细胞自身免疫主导的疾病,但由于 B 细胞清除疗法在 MS 治疗中的成功应用,使 B 细胞在 MS 中的作用获得了越来越多的关注[107]。识别抗原的 B 细胞可分化为成熟的浆细胞或记忆 B 细胞,脑脊液内浆细胞存在克隆扩增,但它们产生的抗体大多针对与疾病无关的胞内抗原,可能的原因是中枢神经元及髓鞘损伤释放蛋白后被 B 细胞识别并产生非致病的二次抗体,这些抗体为脑脊液特异性寡克隆区带的主要成分[65,108]。部分 B 细胞被证明可释放针对 EB 病毒核抗原 1(EBV-encoded nuclear antigen-1,EBNA1)的抗体,这些抗体可与 GlialCAM 交叉反应[65]。随着疾病进展,MS 患者 CSF 中增高的 CXCL13 可募集表达 CXCR5 的 Tfh 和初始(naïve)B 细胞进入中枢,参与脑膜下异位淋巴滤泡形成,使 B 细胞源源不断分化为记忆 B 细胞及浆细胞,并在鞘内合成产生自身反应抗体[109],此类 B 细胞释放的可溶性因子在体外实验中能直接对少突胶质细胞造成损伤[110]。

在固有免疫系统中,神经系统常驻免疫细胞——小胶质细胞在外周浸润细胞的刺激下激活增殖,在与多种细胞交流的过程中,其分化方向对炎症加剧或缓解起到重要作用。由于基因的多态性,小胶质细胞的极化状态有很大的个体差异性[111]。通过单细胞测序技术,目前发现了

至少 3 种与 MS 相关的小胶质细胞亚群[112]。虽然 3 类细胞在疾病不同时期及不同的脑区含量均有不同,但它们都存在髓系细胞活化的标志物如 ApoE、MAFD、MHC Ⅱ 等,稳态小胶质细胞标志物如 TMEM119、P2RY12 等均有下调。活化的小胶质细胞相较于稳态小胶质细胞呈现出分支状的形态,更倾向于阿米巴样形态,并表现更强的吞噬活性、抗原提呈功能和炎症因子分泌[113]。一方面,促进炎症的小胶质细胞分化亚群可以协同中枢反应性 T 细胞共同放大颅内炎症[114,115]。另一方面,有抑制炎症倾向的小胶质细胞亚群可以促进少突胶质细胞的再生与分化,促进髓鞘再生,同时分泌的 TGF-β 可促进 Treg 细胞生成,从而缓解颅内炎症[116,117]。在疾病后期,对小胶质细胞活化的体内显像标志物 TSPO 进行 PET 追踪可发现全脑小胶质细胞弥漫性激活,对炎症的慢性进展起到重要作用[75]。除了小胶质细胞以外,单核-巨噬细胞是 MS 及 EAE 模型病灶中最常见的浸润细胞。循环中的单核细胞在疾病早期进入中枢分化为巨噬细胞及树突状细胞,与小胶质细胞作用类似,可以发挥分泌促炎因子如 IL-12,以及吞噬髓鞘碎片的作用[118]。单核-巨噬细胞系也可以分化为不同的亚型,对 EAE 模型中的单核细胞系进行单细胞测序发现了一群表达血清淀粉样蛋白 A3(serum amyloid A3,SAA3)、分泌 IL-1β 和 CXCL10 的单核细胞亚群,此类细胞对于表达 CXCR3 的 T 细胞和 NK 细胞中枢浸润起到重要作用[119],反过来,CXCL10+ 单核细胞的产生和激活也依赖于 T 细胞、NK 细胞释放的 GM-CSF 和 IFN-γ[120,121],单核细胞也可分化为树突状细胞,树突状细胞表达 CCR5 和 CCR7,在 CCL19 和 CCL21 等的趋化下进入中枢,树突状细胞高表达 MHC Ⅱ,在 MS 病程早期相较于小胶质细胞,单核-巨噬细胞及 B 细胞更多地承担向 CD4+ T 细胞呈递中枢抗原的作用[122]。另一类中枢常驻细胞——星形胶质细胞,约占人类胶质细胞的 20%(小胶质细胞约占 5%)[123]。在 MS 导致的颅内炎症病灶中,活化星形胶质细胞呈现形态、分泌等功能的变化[124]。星形胶质细胞主要被小胶质细胞活化,同时可以广泛地与小胶质细胞及 T 细胞交流[125,126]。大体上,活化的星形胶质细胞可分为神经毒性 A1 型和神经保护的 A2 型[127],活化的 A1 型星形胶质细胞可以分泌多种炎症因子,募集并活化病灶内淋巴细胞、单核细胞、小胶质细胞等,同时活化的星形胶质细胞失去了营养支持神经元、维持血-脑屏障的作用,进一步加剧了炎症损伤及神经元退行[128,129]。

其他细胞如固有样淋巴细胞(γδ T 细胞、黏膜相关淋巴细胞等)、固有淋巴细胞、NK 细胞、髓系来源的免疫抑制细胞等相关研究较少,占免疫细胞比例也较少,在 MS 中发挥作用尚无定论,一般当作病情预后相关的标志物,本文不再叙述。

四、疾病自然史

比较规范的 MS 自然史研究开始于 20 世纪 40 年代。MS 病程长,临床表现多样,患病地区及人群差异性大,因此,针对 MS 自然史的研究结果异质性较大。本部分将就 MS 临床病程及 MS 自然史变化进行叙述。

(一)临床病程

从发病开始,MS 患者平均预期寿命估计在 30~40 年,较未患 MS 人群减少 5~10 年,MS 患病人群较未患 MS 人群死亡风险增加 2~3 倍[13,130,131]。为了能够相对标准、一致地描述 MS 患者临床病程特点,美国多发性硬化协会多发性硬化新药临床试验咨询委员会于 1996 年首次对 MS 的临床病程分型进行分类及定义[132];2013 年,MS 的临床病程分型进行了更新[133],将 MS 病程分为复发缓解型(relapsing-remitting multiple sclerosis,RRMS)、继发进展型(secondary-progressive multiple sclerosis,SPMS)、原发进展型(primary-progressive multiple sclerosis,PPMS)。此外,根据疾病凶险程度及结局,MS 还可分为良性型 MS 和恶性型 MS,这与 MS 典型临床病程分型有部分交叉。

1. 复发缓解型 MS(RRMS) RRMS 是 MS 最常见的类型,80%~85% 的 MS 患者为此类型。RRMS 病程中表现为明显的复发和缓解过程。一般来说,RRMS 诊断初期,疾病复发比较频繁,随病程进展,复发频率降低[134,135],每 5 年病程,复发率降低 17%[134],RRMS 一般持续 20 年左右而演变为 SPMS[136-139]。

RRMS 平均发病年龄为 28~30 岁[140-142]。RRMS

患者的残疾程度进展至扩展残疾状况评分量表（Expanded Disability Status Scale，EDSS）评分为3.0分的平均年龄为43岁[143]，进展到EDSS评分为6.0分的平均年龄为50~56岁[143-146]。起病年龄越晚，达到上述评分的年龄越大[144,147]。RRMS患者的残疾程度进展至EDSS评分为3分的平均时间为8~30年[140,148-150]，进展至EDSS评分为6.0分的平均时间为15~23.1年[140,141,151,152]（图3-1-1）。

2. 继发进展型MS（SPMS） 随时间进展，约50%的RRMS患者疾病性质由以炎性脱髓鞘为主演变为以神经变性为主，相应地，病程由缓解复发演变为残疾进展而不再缓解，即由RRMS进展为SPMS。几项MS自然史研究显示，从诊断RRMS进展至SPMS的时间为18.9~20.0年，这个时间与RRMS的发病年龄相关[134,138,144,149]，患者发病年龄越小，进展为SPMS越慢，所需时间越长。此外，女性所需时间（约20年）比男性（约15年）更长[134,138,149]。RRMS进展至SPMS的平均年龄为40~49岁，男性患者及运动系统受累的RRMS患者转变至SPMS时的年龄更小[138,143,144,147,151,153,154]。

3. 原发进展型MS（primary progressive MS，PPMS） PPMS指发病后1年内残疾呈现持续进展，且残疾进展和复发无关。10%~15%的MS为此类型。PPMS平均发病年龄为39~41岁[151,155]，进展到EDSS评分为6.0分的年龄为48~58岁[143,145,146,155]，均比SPMS晚。PPMS患者残疾进展到EDSS评分为6.0分的平均时间为3~14年[140,148,149,152,155,156]，短于RRMS进展到EDSS评分为6.0分的时间（图3-1-1）。

4. 良性型MS（benign MS）和恶性型MS（malignant MS） 根据MS患者的起病形式及预后情况，可分为两类少见的临床病程类型，即良性型MS和恶性型MS。少数MS患者起病后复发较少，残疾进展非常缓慢或者无任何神经系统残留症状和体征，生活和工作无明显影响，此类患者被划分为良性型MS[157]。良性型MS为回顾性分类，目前一些常用于MS疾病预测的指标并不能用于预测是否为良性型MS[158-160]。另有一部分MS患者呈爆发性起病，被称为爆发型MS（fulminant onset MS）或恶性型MS，此类患者病情在短时间达到高峰，神经功能严重受损甚至可导致死亡[157]。

部分MS患者在儿童期起病（第一次临床发作发生在18岁之前），称为儿童MS（pediatric-onset

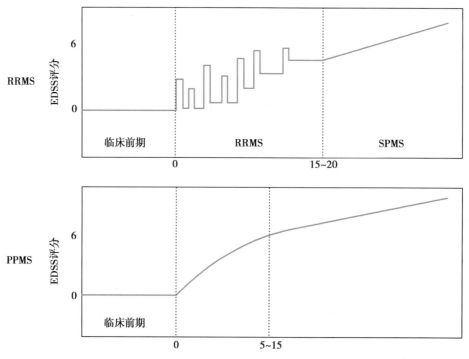

图 3-1-1 RRMS 与 PPMS 临床病程比较

RRMS，复发缓解型 MS；PPMS，原发进展型 MS；SPMS，继发进展型 MS；EDSS，扩展残疾状况评分量表（Expanded Disability Status Scale）。

MS，POMS）[161-164]。根据目前 MS 的诊断标准和专家共识，放射学孤立综合征（radiologically isolated syndrome，RIS）[165-176]和临床孤立综合征（clinically isolated syndrome，CIS）[177-189]不符合 MS 诊断，但这两种疾病综合征均可进展、转变为 MS。POMS、RIS 及 CIS 在本节诊断与鉴别诊断部分做详细介绍。

（二）自然史变化

近 10 余年来，多项研究发现 MS 自然史逐渐发生变化：复发率降低、残疾进展变慢、生存时间延长等[190,191]。MS 自然史变化与 MS 诊断标准的更新、DMT 药物的使用、生活方式及环境因素改变等多种因素相关。

MS 的 McDonald 诊断标准经历了三次修订，最新的版本为 2017 版 McDonald 诊断标准，诊断标准的修订提高了 MS 诊断的灵敏度，使得部分患者得到早期诊断。研究发现 2017 版 McDonald 诊断标准较 2010 版标准可提前 5 个月诊断 MS，在 CIS 后 2.3 个月即可诊断 MS[192]。研究还发现，部分原来诊断为 CIS 的患者，在使用新的诊断标准后，被诊断为 MS，这使得处于疾病病程早期、临床症状较轻的一部分患者被更灵敏地筛查出来，从而 MS 病情进展呈现减缓趋势[193]。

近 20 年来，数十种 DMT 药物被批准应用于 MS 临床治疗。多项研究表明，接受 DMT 治疗的患者发生 SPMS 的风险大大降低，且转化为 SPMS 的时间延迟[194-196]。此外，应用 DMT 药物还可延长进展到严重残疾程度的时间[195,197]。

五、临床表现

MS 好发于 20~30 岁青壮年，女性较男性常见，两者患病比例约为（2~3）：1[5]。85%~90% 的 MS 患者首次发病表现为临床孤立综合征，随后呈现复发缓解过程，病情逐渐进展；其他 10%~15% 的患者起病隐匿，病情呈现持续进展加重过程。MS 的临床表现具有高度异质性，主要取决于中枢神经系统脱髓鞘病变累及的部位和严重程度，视神经、脊髓、脑干、小脑及大脑半球等部位均可受累，常表现为视神经炎、部分性脊髓炎、感觉异常、脑干和小脑综合征，以及大脑半球综合征等[62]。神经系统体格检查可以发现传入性瞳孔反射异常、感觉障碍、肢体无力、共济失调，以及反射亢进所致的步态异常等客观体征。

1. 视神经炎　大约 25% 的多发性硬化患者首发表现为视神经炎，在整个疾病过程中大约有 70% 的 MS 患者会出现视神经炎，欧美等 MS 高发地区出现视神经炎比例相对较高[198-201]，而 MS 低风险地区临床资料相对欠缺，中国、日本等亚洲国家报道视神经炎更多见于视神经脊髓炎[202,203]。典型的多发性硬化相关视神经炎（MS-associated optic neuritis，MS-ON）通常表现为数小时至数天内亚急性或慢性起病，单侧部分或完全视力下降，常伴有视野缺损、视觉对比敏感度下降、色盲，常有轻度眼眶痛并在眼球运动时加重。除视力下降外，常伴有传入性瞳孔反射异常、眼肌麻痹、水平或旋转眼震、复视等。眼底检查视盘（又称视乳头）可以表现正常（如球后视神经炎时），也可见视盘水肿（大约 1/3 患者表现为视盘炎时）[198]。对于没有视力异常主诉的疑似多发性硬化患者应当对瞳孔反射、眼球运动、眼震等异常体征进行更细微的体格检查，并通过视觉诱发电位、OCT、MRI 等方法进行临床测验和评估[62]。

2. 感觉异常　大约 43% 的多发性硬化患者首发症状为感觉异常，主要由脊髓炎或脑干受累引起[204]。常见有四肢和躯干针刺麻木感，表现为麻木、刺痛、针扎感、束缚感、发冷和/或肿胀感。被动曲颈时会诱发刺痛感或闪电样感觉，从颈部放射至背部，称为莱尔米特征（Lhermitte sign）。此外，还可出现振动和关节位置觉障碍、触觉感知下降。大约 43% 的患者有疼痛主诉，包括三叉神经痛、感觉异常性疼痛、内脏痛，以及痛性强直痉挛，关节、肌肉及肢体远端疼痛比较常见，部分患者还可能由于姿势和步态异常导致颈背部疼痛。以上症状随着体温升高可短暂加重，称为 Uhthoff 现象（Uhthoff phenomenon），这是 MS 的特征性表现[62,205]，其原因可能与体温升高导致受损髓鞘传导阻滞有关，并不属于复发。

3. 运动障碍　大约 30%~40% 的多发性硬化患者首发症状为运动障碍，一般下肢较上肢受累多见，几乎所有患者都会在病程中出现运动障碍。运动障碍主要表现为锥体束受累体征［包括巴宾斯基征（Babinski sign）阳性、反射亢进、阵挛］、肢体不对称瘫痪和痉挛。高达 70% 的 MS 患者存在脑干和小脑功能损害,出现单侧或双侧核间性眼肌麻痹、眼震、眼球运动障碍、眩晕、构音障碍、吞咽困难、共济失调和步态不稳、辨距不良,以及复杂运动协调障碍等。部分患者病程晚期可出现典型的 Charcot 三主征,即眼球震颤、意向性震颤、吟诗样语言。

4. 自主神经功能障碍　括约肌功能障碍和性功能障碍常伴随于肢体感觉障碍和运动障碍出现,提示脊髓受累,症状严重程度与下肢运动障碍程度近似,病程晚期可持续存在,累及 34%~99%的 MS 患者[206]。膀胱功能障碍通常表现为尿急、尿频、夜尿增多,以及急迫性尿失禁,严重者可影响患者出行、社会交往等日常活动。直肠功能障碍常与膀胱功能障碍合并存在,便秘较便失禁更常见。男女性均可表现为性欲降低,男性患者常有勃起功能障碍。

5. 认知功能障碍　大约 40%~70% 多发性硬化患者存在认知功能障碍,认知功能下降在病程早期阶段即可出现[207]。认知功能障碍可用于预测临床孤立综合征患者转化为临床确诊的多发性硬化,并且更多见于慢性进展型多发性硬化[208]。认知功能障碍随时间加重,逐步影响患者日常生活能力。常见的认知障碍主要为信息处理速度、情景记忆、注意力、信息处理效率和执行功能受损,出现反应迟钝、近记忆力下降、注意力不集中、判断力和执行力下降,以及抽象思维能力减退等多个认知领域功能损害[209]。

6. 疲劳　是多发性硬化患者最常见的致残性表现之一,研究显示大约 50%~90% 的多发性硬化患者存在疲劳症状[210,211]。虽然目前仍缺乏统一明确的对于疲劳的定义,但认为其主要包含主观报告的疲劳感和客观表现的易疲劳性两方面。疲劳通常在 MS 发病早期阶段就已存在,也可与疾病复发有关,可以持续伴随于患者日常生活中,不同程度地影响患者生活质量和工作能力[212]。目前观点认为疲劳可能反映多发性硬化患者在体力、认知及社会心理等多个维度的功能受损。现有证据支持皮质-皮质下回路功能障碍导致多发性硬化相关疲劳的假设,该假设认为疲劳主要是额叶-顶叶和基底节结构损伤所致[213]。

7. 其他症状　多达 2/3 的多发性硬化患者存在情感和精神障碍,主要表现为抑郁、焦虑、强哭强笑,以及双相情感障碍等[214,215],有系统综述显示,抑郁是多发性硬化患者最常见的共病。严重的情感和精神障碍可明显影响患者生活质量,降低患者治疗的依从性。此外,大约 54% 的 MS 患者存在失眠、阻塞性睡眠呼吸暂停和不宁腿综合征等睡眠障碍,研究认为睡眠障碍可能促进疲劳的发生[216,217]。

在对疑似多发性硬化的患者进行评估时,明确发病时间和症状发展、仔细辨别既往出现的神经系统症状,有助于识别早期未被发现的临床发作,以及明确诊断和临床分型。而神经系统体格检查对于定位神经系统受累部位、发现潜在病变所致异常体征具有重要作用[218]。

六、辅助检查

(一) 实验室检查

明确或排除 MS 诊断的实验室检测指标主要包含 CSF 常规指标、反映鞘内免疫激活的指标、疾病活动及进展指标及相关自身免疫抗体。

1. 脑脊液常规指标　MS 患者 CSF 细胞数通常正常,较高的白细胞计数只发生在 1%~2% 的患者中,显著的白细胞升高(超过 50×10^6/L)应考虑其他诊断[219],特别是中枢神经系统感染性疾病,以及以 B 细胞免疫异常为主的脱髓鞘疾病(NMOSD 和 MOGAD)。在 CSF 的细胞分类方面,淋巴细胞占主导地位(占 90% 以上),其中 90% 是 T 细胞,10% 是 B 细胞[220]。MS 患者 CSF 与血清的葡萄糖比值多数正常[221]。总蛋白或白蛋白值在绝大多数患者中是正常的[219,222]。

2. 反映鞘内免疫激活指标　MS 典型的 CSF 变化是鞘内免疫球蛋白的合成增加[223],包括 IgG 指数和寡克隆区带(oligoclonal band,OCB)。研究发现 60% 的 MS 患者 IgG 升高,而 95% 的患者 OCB 阳性[224,225]。OCB 被认为是 MS 诊断最灵敏和具有特异性的实验室检测指标,OCB 的诊断特异度在 61%~93%[226]。进行这两种分析时都必须使用配对的血清和 CSF 样本,用以区分血清和鞘内合成的 IgG。MS 常见的 OCB 类型为 2 型,即 CSF 中存在 OCB,血清中未见明显异常,提示鞘内

IgG 合成。OCB 为 3 型,即血清和 CSF 中有 OCB,但 CSF 中出现与血清不同的条带,则提示血-脑屏障损伤及 IgG 鞘内合成。除了诊断作用外,OCB 能够评估 CIS 患者的预后,文献表明预测 CIS 转为临床明确的 MS 的危险比为 2.18[227]。2017 版 McDonald 诊断标准界定 OCB 可为时间多发的替代指标,空间多发的 CIS 如果 OCB 阳性即可诊断为 MS。

关于鞘内免疫激活情况的研究还包括检测游离轻链,特别是 κ 游离轻链,其在 MS 中对克隆扩增的灵敏度和特异度与检测 OCB 相同[228]。检测游离轻链的优点是方法简单,可通过仪器测量浓度,这与 OCB 通过目测来判读不同。

3. 反映疾病活动及进展的指标 MS 患者 CSF 中一些细胞因子、趋化因子和白细胞介素的浓度也增加,如 CXCL13、IL-6、IL-8 和 IL-10[229]。轴突损伤标志物——神经丝轻链(neurofilament light chain,NfL)在 CSF 的浓度增加反映了所有类型 MS 的疾病活动和进展[230],并且 NfL 的浓度会随着复发和治疗而发生动态变化[231],这表明 NfL 可以用来监测 DMT 治疗效果。最近的超灵敏检测技术能够检测血液(血清或血浆)中的生物标志物,并且显示出与 CSF 具有良好的相关性[232]。但 CSF 和血液 NfL 的一个局限性是,该标志物对任何诊断都没有特异性,因为它是轴索损伤的标志物,在所有涉及轴突损伤的神经系统疾病中都会增加[230]。

4. 相关自身免疫抗体 排除其他诊断的检查有多种,主要是检测与视神经脊髓炎谱系疾病相关的抗水通道蛋白 4 抗体(AQP4-IgG)、MOG 抗体相关疾病的抗髓鞘少突胶质细胞糖蛋白抗体(MOG-IgG),以及系统性自身免疫病(如白塞综合征)或系统性红斑狼疮等相关性自身抗体。

(二)影像学检查

1. MRI 检查 由于 MRI 对于检测白质病变非常敏感,并且仅在特定位置的 2 个病灶就足以符合 MS 的诊断标准,因此确定"典型"MS 病变至关重要。典型的 MS 病灶呈圆形、卵圆形,直径从几毫米到 2cm 不等。通常,病灶的长轴应至少为 3mm,但也与病灶位置有关,例如,位于第四脑室底部 <3mm 的病变也应视为异常,因为该部位很少发生病变和伪影。同时,至少在 2 个连续的层面上能够看到病变。MS 病变通常影响特定的白质区域,其中包括脑室旁、近皮质下白质、胼胝体、幕下结构(尤其脑桥和小脑)、脊髓。2017 版诊断标准中空间多发的 MRI 证据包括脑室旁、皮质或皮质下、幕下和脊髓中至少 2 个区域受累。

(1)脑室旁病变:脑室旁病变通常是指与侧脑室直接接触的 T_2 高信号的脑白质病变,包括毗邻(接触)脑室并位于胼胝体的病变(图 3-1-2)。

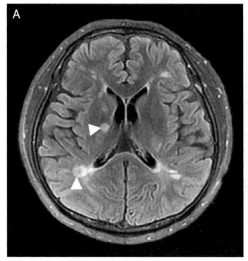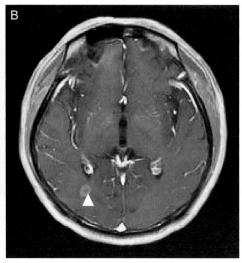

图 3-1-2 MS 患者颅内病灶

MS 患者,53 岁男性,颅脑 MRI 检查轴位。A. T_2-FLAIR 序列显示双侧基底节区、侧脑室旁白质病变;B. 轴位 T_1WI+C 序列示右侧侧脑室三角区病变呈环形强化。

脑室旁病灶通常沿髓质深静脉(血管周围)分布，因此其主轴垂直于侧脑室。它们在轴位平面上呈卵圆形，通常被定义为"直角脱髓鞘征(Dawson finger sign)"。T_2 加权液体抑制反转恢复(T_2 fluid attenuated inversion recovery，T_2-FLAIR)序列对检测脑室周围病变和区分病变与扩大的血管周围间隙具有较高的灵敏度[233]。位于侧脑室周围的病变也可见于其他神经系统疾病，包括偏头痛[234,235]、缺血性脑小血管病[233]、视神经脊髓炎谱系疾病[236,237]和 MOG 抗体相关疾病[236]。一般来说，在这些疾病中，病灶不会紧邻脑室，也不会垂直于脑室或胼胝体的长轴方向。

(2)皮质下/皮质病灶：2017 版诊断标准将皮质与皮质下的病灶归为一类。在 MS 中，皮质下病灶通常累及 U 型纤维，可出现在所有脑叶及小脑中[238]。通常使用 T_2-FLAIR 序列对皮质下/皮质病灶进行评估，但特殊序列更容易显示皮质下/皮质病灶，包括双反转恢复序列(double inversion recovery，DIR)、相位敏感反转恢复序列(phase sensitive inversion recovery，PSIR)[239,240]等。此外，MRI 场强的提高可增加灵敏度，提高皮质病灶的发现率，使得更多的患者满足空间多发性的诊断标准，从而明确诊断。目前，由于技术手段的局限性及皮质病变特异性的病理特征，皮质病变的 MRI 成像仍具有挑战性。

(3)幕下病灶：幕下病变靠近中线的部位通常呈卵圆形/圆形，例如沿着三叉神经束。脑干病灶一般位于脑桥中脑的周边部位，靠近并侵及大脑脚，病灶多偏于一侧。MS 病变可发生在小脑白质和小脑脚的任何部位，常累及小脑中、上脚。虽然幕下病变只占总病变的不到 5%，但它们占所有假阳性结果的 80%[241]。

(4)脊髓病灶：MS 的脊髓病变通常是多发的、累及较短的脊髓节段，可累及整个脊髓(颈、胸、腰)，更常见于颈段[242](图 3-1-3)。MS 脊髓病变通常较小，不超过 2 个椎体节段，横截面通常不到脊髓区域的一半[242]。在轴位图像上，大多数病灶位于脊髓侧索或后索，偏心性，但也可以影响前部白质和中央灰质[242,243]。仅累及脊髓灰质的局灶性病变在 MS 中不常见。

增强 MRI 在评估疑似 MS 患者中起着重要作用。新发的炎性脱髓鞘病变的钆强化一般持续 2~8 周，但通常短于 4 周，因此可以将新病变与旧病变区分开来[244]。钆强化超过 3 个月的病变应考虑其他疾病的可能性，包括结节病或血管异常，如发育性静脉异常或毛细血管扩张[245]。MS 病灶强化通常为结节状强化，但较大的病灶可为环状强化，尤其是靠近脑室或皮质的病变，也可见"开环"强化(向靠近脑室的一侧或灰质开放)，这有助于与肿瘤性病变或脓肿鉴别；然而，一些大的病

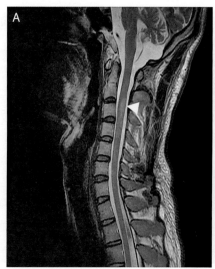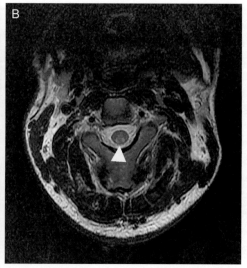

图 3-1-3　MS 患者颈髓病灶

MS 患者，41 岁女性。A. 颈髓 MRI 检查 T_2 序列示矢状位 C_6~C_7 椎体水平髓内异常信号；
B. 示轴位脊髓后索异常信号。

变可能有闭环强化。

（5）其他 MRI 特征

1）视神经病变:MAGNIMS 建议将视神经受累纳入首次临床发作患者的空间多发性标准中[246],然而,专家组认为目前的证据不足以将视神经作为新增的中枢神经区域,因此未将其纳入 2017 版标准[247]。MS 患者的视神经病变通常为短节段,常为单侧受累,靠近视神经前部,急性期表现为眼眶内视神经水肿伴强化。

2）中央静脉征:中央静脉征是指在 MRI 病灶中心发现小静脉的存在,主要表现为 T_2WI 和 T_2-FLAIR 序列病灶中心低信号,此表现在脑室旁病灶、脑深部白质病灶中容易出现[248]。在 3.0T 和 1.5T 时可以看到中央静脉征,但在超高场强（7.0T 以上）时可以很好地显示病灶和小静脉之间的关系[249,250]。对铁高度敏感的序列（相位成像、T_2^*、定量磁化率绘图）,可用于证明 T_2 高信号病变中存在中央静脉。研究发现 MS 的病灶中约 78% 有中央静脉,90% 的脑室旁病灶中可见中央静脉征,其次可见于 84% 的深部白质病变,在皮质和脊髓病灶中很少出现[251]。

3）阴燃病灶(慢性活动性病灶):MS 慢性炎症的神经病理学特征之一为慢性活动性病变或阴燃病灶。病理定义的阴燃病灶在进展型 MS 患者中更明显（占总病灶的 12%~28%）[252,253],可能是由含铁小胶质细胞/巨噬细胞边缘驱动的持续炎症过程的结果。磁敏感加权成像（susceptibility weighted imaging,SWI）序列可以发现在 MS 白质病灶的低信号边缘,其特征是随着时间的推移出现病灶的明显增大[254]。研究表明阴燃病灶所占病灶的比例与 9 年后的 MS 进展相关。严重的阴燃病灶微结构异常可独立预测 EDSS 恶化和进展至继发进展型 MS 的风险[255]。

4）脑萎缩:全脑容积的改变在 MS 中得到了广泛研究,研究表明 MS 患者的全脑萎缩率为平均每年全脑容积减少 0.7%,是正常人的 3 倍[256]。在 MS 中,全脑容积减少与几个临床终点事件相关,包括行走能力[257]、认知功能[207]和生活质量[258]。DMT 药物可以显著减缓全脑萎缩的速度,现在已经将全脑容积减少作为评估 DMT 临床试验的次级或第三评估终点[259]。

2. PET 检查　虽然 MRI 在 MS 临床实践和研究中是一种必不可少的工具,但它也有局限性。除了 MS 的白质病变外,MRI 可能无法检测到“其他”类型的炎症,例如小胶质细胞激活,并且 MRI 无法可靠地检测到看似正常的脑白质病变（normal appearing white matter,NAWM）和/或皮质灰质中的弥漫性病理改变。此外,由于 MRI 在病理学上无特异性,因此其测量髓鞘再生的能力有限。而正电子发射断层显像（positron emission computed tomography,PET）可以弥补 MRI 的局限性,显示 MRI 无法体现的 MS 病变,并利用示踪剂提高特异性。

（1）活化的小胶质细胞:小胶质细胞是中枢神经系统固有免疫的关键组成部分,在慢性炎症中被激活[260]。MS 组织病理学显示,激活的小胶质细胞见于慢性活动性/阴燃病灶的边缘[261]。阴燃病灶发生时,血-脑屏障未破坏,不易被常规检查发现,但可以通过针对激活的小胶质细胞的 PET 示踪剂检测到。转运蛋白（translocator protein,TSPO）是一种分子量为 18kDa 的蛋白,主要表达于活化的小胶质细胞的线粒体外膜,是研究 MS 小胶质细胞活化最常用的放射示踪靶点。TSPO 还可表达于血液来源的巨噬细胞、反应性星形胶质细胞、血管内皮细胞和平滑肌细胞[260]。在 MS 复发期,一些病灶的 TSPO 示踪剂摄取增加(图 3-1-4),与慢性活动性病灶中病理描述的阴燃病灶一致[262,263]。MS 患者皮质、皮质下病变、深部灰质和 NAWM 中的 TSPO 摄取增加也与临床残疾更严重、认知功能更差和 MRI 表现为更多的皮质变薄有关[264]。

（2）髓鞘再生:髓鞘成像是 PET 成像在 MS 辅助检查中最有前景的技术之一。慢性脱髓鞘的轴突更容易受到炎症损伤,最终导致神经退化,而髓鞘再生不仅可以在短期内改善脱髓鞘损伤后的功能,还可以长期保护轴突[265]。与用于此目的的 MRI 检查方法（如磁化转移率、扩散张量成像、髓鞘水成像）相比,PET 可提供更直接和更具体的髓鞘测量,因此具有很好的应用前景。β 淀粉样 PET 示踪剂,如匹兹堡化合物 B（Pittsburgh compound B,PiB）可与髓鞘结合,是在动物和人类研究中测量白质完整性和潜在髓磷脂完整性

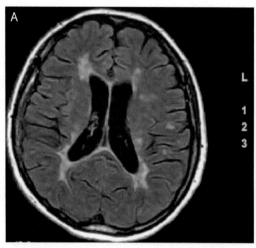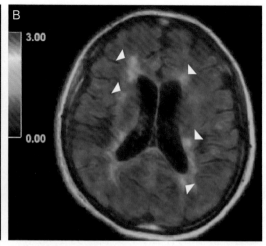

图 3-1-4　MS 患者 PET/MRI 显示颅内炎症病灶

MS 患者,38 岁女性,颅脑 PET/MRI 检查轴位。A. T_2-FLAIR 序列显示双侧侧脑室旁异常信号;B. PET 图像显示靶向 TSPO 的第二代示踪剂 ^{18}F-DPA714 在部分病灶中摄取增加,表明病灶中存在活化的小胶质细胞。

的敏感和可靠的成像标志物[266]。此外,β 淀粉样 PET 示踪剂的摄取在脱髓鞘病变中减少,而在继发的髓鞘再生病变中增加[267,268],这使得使用分子成像作为潜在的髓鞘再生治疗的生物标志物成为可能。在 MS 患者中,β 淀粉样 PET 示踪剂的摄取变化也与临床残疾量表评分[266]和认知表现[269]密切相关。因此,在针对 MS 髓鞘完整性的临床试验中,β 淀粉样 PET 示踪剂的摄取可以作为 MRI 的完美补充指标。但是,PET 是一项昂贵的检查手段,数据分析/信号量化具有挑战性,以及辐射暴露也是 PET 检查应关注的问题,特别是在纵向研究中。

(三) 眼科检查

大约 50% 的 MS 患者在发病过程中会出现视神经炎(optic neuritis,ON),更多患者会出现视网膜神经节细胞损伤的亚临床表现[270]。

在急性 ON 中最常见的视野缺损是弥漫性中心暗点[271]。在急性脱髓鞘 ON 期间,视觉诱发电位(visual evoked potential,VEP)中的 P100 潜伏期延长(通常>125ms),峰值振幅降低;随着 ON 的恢复,VEP 振幅恢复,但其潜伏期可能在几周到两年内缓慢恢复[272]。VEP P100 潜伏期在病程的前 3~6 个月恢复最为明显,表明炎症减轻,推测与早期髓鞘再生有关。关于 MS 的光学相干断层成像(optical coherence tomography,OCT)研究主要集

中在黄斑神经节细胞内丛状层复合体带(ganglion cell layer and inner plexiform layer,GCIPL)和视盘周围视网膜神经纤维层(peripapillary retinal nerve fiber layer,pRNFL)。通常在急性 ON 发病的第 1 个月内,GCIPL 会迅速变薄,pRNFL 由于水肿会出现厚度增加[273,274]。即使在没有临床 ON 受累眼中,pRNFL 和 GCIPL 的厚度也低于健康人群,但 ON 受累眼的变薄更为明显[275]。

七、诊断与鉴别诊断

(一) MS 诊断标准的变迁

人类对 MS 的认识已走过近两个世纪的历程。1868 年,Jean Martin Charcot 观察到这一具有独特病理特征的疾病可伴随多种多样的神经系统症状,提出"Charcot 三联征"——眼球震颤,共济失调和构音障碍,这一描述确定了该疾病临床特征,是建立 MS 诊断标准的基础[276]。20 世纪 60—70 年代,多个 MS 诊断标准被提出,并广泛用于临床实践,其中包括 Allison-Millar[277]、Schumacher[278]、Poser[279]等主要基于临床表现的标准。1954 年,Sydney Allison 和 Harold Millar 提出了 Allison-Millar 标准,确立了时间多发性(disseminated in time,DIT)和空间多发性(disseminated in space,DIS)是诊断 MS 的基础,并将 MS 分为早期的、很可能的和可能的播散性硬化[277]。1965 年,Broman 等人描述

了 MS 的发病年龄、MS 损伤的多样性、发病次数，以及 MS 发病的家族聚集性等特征，这为后来提出的诊断标准奠定了基础。Broman 等明确地指出了"播散"的双重原则，包括时间上和空间上的播散性，直到现在这仍然是 MS 诊断的基本标准[280]。随后，Schumacher 等人发布了一个较严谨的 MS 诊断标准，其核心内容是"2 次以上发作，2 个以上病灶，排除 CNS 的 3 种常见疾病"，提出了 MS 临床病程中有两种不同的过程：复发缓解或逐渐进展[278]。1977 年，McDonald 和 Halliday 将 MS 分类和病程进展的概念结合起来，定义了 5 个诊断类别，包括：临床确诊（clinically definite）、早期或潜伏（early probably or latent）、很可能进展（progressive probable）、可能进展（progressive possible），以及可疑的（suspected）[281]。其中，临床确诊的 MS 包括以下 6 个标准：①客观的神经系统异常；②根据病史及神经系统检查确定的中枢神经系统（CNS）的 2 个或 2 个以上的病灶；③反映白质受累的客观证据；④病情进展；⑤发病年龄在 10 岁至 50 岁之间；⑥这些表现不能用其他疾病来解释。

1983 年，Poser 等提出了包括临床、亚临床（诱发电位、影像学）和脑脊液证据组成的 MS 诊断标准[279]。根据诊断的确定性程度分类，MS 的诊断包括：临床确诊 MS（clinical definite MS，CDMS）、实验室检查支持确诊 MS（laboratory-supported definite MS，LSDMS）、临床很可能 MS（clinical probable MS，CPMS）、实验室检查支持很可能 MS（laboratory-supported probable MS，LSPMS）。Poser 标准整合了临床和辅助检查证据，特异度高，不易导致误诊；但其灵敏度较低，并且要求在第 2 次临床发作才能确诊 MS。随着临床研究的不断深入，以及新兴技术尤其是影像学技术的发展，综合临床、影像学和实验室证据的 MS 诊断标准不断得到更新。2000 年 7 月国际多发性硬化诊断专家组在英国伦敦召开会议并提出多发性硬化 McDonald 诊断标准[282]，该诊断标准首次将 MRI 用于 MS 的诊断，明确定义了时间多发性（disseminated in time，DIT）和空间多发性（disseminated in space，DIS）的 MRI 诊断标准，提高了诊断标准的灵敏度，在第 2 次临床发作之前

即可以作出早期诊断。并将多发性硬化的诊断分为肯定多发性硬化、可能多发性硬化和非多发性硬化，简化了 Poser 标准中复杂的诊断分类，具体为：如果患者临床表现和/或辅助检查符合诊断标准，并且排除了其他可能的诊断则诊断"肯定多发性硬化"；如果怀疑为多发性硬化但不能完全符合诊断标准则诊断为"可能多发性硬化"；如经充分评估不符合诊断标准并且另一个诊断能更好解释整个临床表现则诊断为"非多发性硬化"。国际 MS 诊断小组分别于 2005 年[283]、2010 年[284]，以及 2017 年[247]更新 McDonald 诊断标准，从 MS 诊断标准的发展过程来看，发展趋势是早期诊断，推进了疾病的早诊早治。

（二）相关术语定义

1. 复发（发作）的定义　1965 年，Schumacher 首次定义了"复发"这个概念[278]，即 MS 复发（发作）是指典型 MS 症状持续至少 24 小时，可凭患者记忆或临床受累的客观证据判断，凭记忆判断时最好有病历记录支持，且临床稳定或改善期至少持续 30 天。1977 年 McDonald 和 Halliday 继续使用了这个概念[281]。1983 年，Poser 标准也使用了这个基本定义，并进一步明确两次发作累及 CNS 不同部位，对于发作次数的判断，要求两次发作间隔至少 30 天，每次发作持续 24 小时[279]。同时，承认有些临床症状持续的时间较短，特别是 Lhermitte 征或眩晕[279]。与 Poser 标准相似，2010 版 McDonald 诊断标准[284]将 MS 一次发作（复发）定义为：由患者报告的或客观观察到的，在没有发热或感染的情况下发生在当前或过去，持续 24 小时以上的一次典型的急性 CNS 脱髓鞘事件。并指出确定 MS 诊断之前，需要确定至少有一次必须由以下 3 种证据之一所证实的发作：①神经系统检查的客观发现；②自诉先前有视力障碍患者的阳性视觉诱发电位（VEP）结果；③MRI 检查发现的脱髓鞘病灶与既往神经系统症状所提示的 CNS 脱髓鞘区域一致[284]。2017 版 McDonald 诊断标准明确了复发（relapse）、发作（attack）和恶化（exacerbation）是同义词[247]：出现 MS 典型的患者自诉症状及客观发现的单相临床病程，反映一次中枢神经系统局灶性或多灶性炎性脱髓鞘性事件，可急性或亚急性进展，至少持续 24 小时，伴或

不伴恢复且不伴发热或感染。用于表示 MS 的首次临床发作时,术语"临床孤立综合征(clinically isolated syndrome,CIS)"也是同义词,CIS 类似于典型的 MS 复发,但当发生于未确诊有 MS 的患者时,是指患者出现中枢神经系统局灶性或多灶性炎性脱髓鞘病灶相关的症状或客观体征,且为单相临床病程,可急性或亚急性起病,至少持续 24 小时,伴或不伴病情恢复,无发热或感染;与典型 MS 的一次复发(或发作/加重)相类似,但既往无 MS 病史。因此若患者今后被诊断为 MS,那么首次发作即为 CIS。CIS 可为单病灶或多病灶的,根据病灶的解剖部位不同可有多种特殊临床表现,包括不对称的视神经炎、局灶性幕上综合征、局灶性脑干或小脑综合征或部分性脊髓病变;不典型表现包括双侧视神经炎、完全性眼肌麻痹、完全性脊髓病变、脑病、头痛、意识改变、脑膜刺激征或孤立性无力。对于复发(发作)定义的细化使人们更好地理解了临床上复发的构成,有助于区分复发、症状波动、伪复发及进展。

2. 进展的定义 虽然 1954 年 Millar 和 Allison 标准首次提到"进展"这个概念,但与"复发"相比,"进展"更难被定义。Schumacher 标准[278]认为"进展"是 MS 的一个临床特征,并讨论了定量监测神经功能的方法。随后,1955 年,Kurtzke 制定了可用于评估 MS 神经功能恶化的量表——残疾状况评分量表(Disability Status Scale,DSS),随后该量表经过多次修改,更名为扩展残疾状况评分量表(Expanded Disability Status Scale,EDSS)[185],更准确地反映 MS 的残疾程度。2013 年 Lublin 等人重新修订了 MS 的临床分型[5],"进展"的概念也被纳入了 MS 临床分型的定义中。"进展"(定义为神经功能障碍加重)是一个与复发独立的量变过程,是原发和继发进展型 MS 的特征。新的临床分型需要通过临床复发、影像学等其他客观临床资料综合评估 MS 的"疾病活动性"和"疾病进展性"。此外,通过评估疾病活动度变化和疾病进展可对这些表型进行修正[285]。2017 版 McDonald 诊断标准中"进展型病程"的定义是指以逐步增加客观的神经功能损害,且不伴缓解为特征的 MS 病程,可出现波动、稳定期、叠加的复发[247]。然而,进展型 MS 的病情并非

都按一致的方式演变,有可能在一个时期内保持稳定,因此,通过客观指标进行评估显得非常重要。疾病进展可衡量残疾情况,是一个与复发无关的量变过程,因此,未来研究的重点是开发神经功能检测的定量评估手段,如多发性硬化功能复合量表(Multiple Sclerosis Functional Composite,MSFC)[286]。EDSS 评分和 MSFC 评分广泛用于 MS 药物临床试验和观察性研究中,但这些评分量表尚未正式纳入诊断标准。

3. 时间多发性(disseminated in time,DIT) DIT 是指随着时间的推移,新的 CNS 损害的发展或出现[247]。这个概念在 1957 年由 McAlpine 首次提出[287],他详细描述了数个典型的 MS 临床症状,包括急性球后视神经炎、感觉异常、肢体无力、括约肌功能障碍,以及脑干损害症状等,强调了临床病史的重要性。直到 1965 年,Schumacher 标准正式将 DIT 列为 MS 的诊断依据[278],要求有 CNS 中至少 2 个不同部位受累的客观证据及至少 2 次发作。Poser 标准[279]使用了类似的概念,对于临床确诊多发性硬化(clinical definite MS,CDMS),要求病程中 2 次发作和 2 个分离病灶临床证据或者病程中 2 次发作,一处病变临床证据和另一部位病变亚临床证据。2001 版 McDonald 诊断标准[282]首次将 MRI 用于 MS 的诊断,首次明确定义了 DIT 的 MRI 诊断标准。2005 版 McDonald 诊断标准[283]中 DIT MRI 诊断标准是基于临床症状出现至少 30 天后进行的 MRI 扫描。但临床工作中,常常不允许把第 1 次 MRI 扫描推迟到发病 30 天后,这会导致为了确诊而进行额外的 MRI 检查。因此,2010 版 McDonald 诊断标准[284]再次对 DIT 的影像学诊断标准进行了简化,提出新出现的 T_2 病灶可以证实 DIT,而不考虑进行基线 MRI 扫描的时间;基线 MRI 同时出现钆增强和无增强病灶,可以代替随访 MRI 证明 DIT。在最新的 2017 版 McDonald 诊断标准中[247],时间多发证据指符合如下 3 项证据中任一项:①等待临床再次发作;②MRI DIT 证据系指任何时间的 MRI 检查发现同时存在钆增强和非增强病灶,或者无论基线 MRI 检查的时间,与基线期相比,随访 MRI 检查发现新发的 T_2 加权像高信号病灶或钆增强病灶;③具有 CSF 脑脊液特异性寡克隆区带阳性的

证据。表 3-1-1 总结了 McDonald 诊断标准关于 DIT 的 MRI 证据的演变。

4. 空间多发性(disseminated in space,DIS) DIS 是指 CNS 内不同解剖部位病变的发展,即 CNS 多灶性病变。Schumacher 标准首先要求神经系统损害累及两个或更多 CNS 部位,这也是 DIS 概念的起源[278]。在 Poser 标准之前,DIS 是一个基于临床症状的定义。Poser 标准允许 CSF 存在独特的寡克隆带或免疫球蛋白 IgG 升高作为 DIS 的证据。与 DIT 一样,McDonald 诊断标准更加强调 MRI 病灶在 DIS 上的重要性。2001 版 McDonald 诊断标准[282]中 MRI 空间多发性的标准需满足以下 4 项中的 3 项:至少 1 个增强病灶或 9 个 T$_2$ 高信号病灶、至少 1 个幕下病灶、至少 1 个近皮质病灶、至少 3 个脑室旁病灶。此外,规定"1 个脊髓病灶可替代 1 个脑部病灶",肯定了脊髓 MRI 在 MS 诊断中的作用。2010 版 McDonald 诊断标准对 DIS 和 DIT 的影像学诊断标准再次进行了简化[284],认为 DIS 只需要符合:在 McDonald 诊断标准指定的 4 个 MS 特征性部位(脑室旁、近皮质、幕下或脊髓)中,至少 2 个部位存在 1 个或更多 T$_2$ 病灶;对于有脑干或脊髓症状的患者,诊断时不考虑该责任病灶。2016 版 MAGNIMS 标准[288]对 2010 版 McDonald 诊断标准进行了修订,明确 MS 空间多发的 MRI 标准,空间多发性至少包括以下 5 项中的 3 项:至少 3 个脑室周病灶、至少 1 个幕下病灶、至少 1 个脊髓病灶、至少 1 个视神经病灶、至少 1 个皮质/近皮质病灶。在最新 2017 版 McDonald 诊断标准中[247],空间多发证据指符合以下 2 项证据中的任一项:①累及不同部位的临床再次发作;②空间多发的 MRI 证据,即 4 个中枢神经区域(脑室周围、皮质或近皮质、幕下脑区、脊髓)中至少 2 个区域有 ≥1 个具有 MS 特征的 T$_2$ 加权像高信号病灶。与 2010 版诊断标准相比:①不再区分有症状病灶及无症状 MRI 病灶,症状性病灶亦可作为空间和时间多发性证据;②皮质病灶可作为空间多发性证据。表 3-1-2 总结了 McDonald 诊断标准关于 DIS 的 MRI 证据的演变。

(三)MS 诊断标准:2017 版 McDonald 诊断标准

目前国际上普遍推荐的 MS 诊断标准是 2017 版 McDonald 诊断标准(表 3-1-3)[247]。2017 版 McDonald 诊断标准在保证诊断灵敏度与特异度的同时实现了诊断流程的简化。在符合中枢神经系统脱髓鞘疾病特征的患者中,基于这些修订和

表 3-1-1 McDonald 诊断标准关于 DIT 的 MRI 证据的演变

2001 版 McDonald 诊断标准[282]	2005 版 McDonald 诊断标准[283]	2010 版和 2017 版 McDonald 诊断标准[247,284]
如果第 1 次扫描在临床症状出现后 3 个月或以上进行,1 个钆增强病灶就足以诊断"时间多发"DIT(如果该病灶不是原责任病灶)。如果没有钆增强病灶,则要用 MRI 扫描进行随访(随访时间推荐 3 个月)。在随访期间,出现 1 个新的 T$_2$ 相病灶或 1 个新的钆增强病灶也可诊断为"时间多发"DIT。 如果第 1 次扫描在临床症状出现 3 个月内进行,第 2 次扫描在临床症状出现后 3 个月或以上进行,如果发现 1 个新的钆增强病灶就足以诊断"时间多发"DIT。但如果第 2 次扫描没有发现钆增强病灶,在第 1 次扫描后 3 个月或以上进行再次扫描,如果发现 1 个新的 T$_2$ 病灶或者 1 个钆增强病灶也可诊断"时间多发"DIT	临床发作后至少 30 天,与基线扫描相比出现 T$_2$WI 新病灶。 第 1 次临床症状出现后至少 3 个月或以上 MRI 出现新的钆增强病灶	任何时候同时存在钆增强和非增强病灶与基线 MRI 的时间无关。 与基线扫描相比,随访 MRI 上发现新的 T$_2$ 高信号病灶或钆增强病灶 补充:2017 版 McDonald 诊断标准症状性(视神经炎除外)和无症状性 MRI 病灶均可作为 DIT 证据

表 3-1-2　McDonald 诊断标准关于 DIS 的 MRI 证据的演变

2001 版 McDonald 诊断标准[282]	2005 版 McDonald 诊断标准[283]	2010 版 McDonald 诊断标准[284]	2017 版 McDonald 诊断标准[247]
满足以下 4 项中的 3 项：至少 1 个增强病灶或 9 个 T_2 高信号病灶；至少 1 个幕下病灶；至少 1 个近皮质病灶；至少 3 个脑室旁病灶	2001 版 McDonald 诊断标准基础上，进一步明确 1 个脊髓病灶相当于 1 个幕下病灶，1 个脊髓钆增强病灶等同于 1 个增强的脑部病灶，脊髓病灶和脑部病灶数量可相加以满足 T_2 病灶的数量要求	在 4 个中枢神经区域（脑室旁、近皮质、幕下和脊髓），至少 2 个区域有 ≥1 个具有 MS 特征的 T_2 加权像高信号病灶	2010 年 McDonald 诊断标准基础上，增加皮质病灶可作为空间多发性证据。症状性（视神经炎除外）和无症状性 MRI 病灶均可作为 DIS 证据

表 3-1-3　多发性硬化 2017 版 McDonald 诊断标准

发作类型	有客观临床证据的病变数量	诊断多发性硬化需要的附加数据
≥2 次临床发作	≥2	无[a]
≥2 次临床发作	1（并且有明确的历史证据证明以往的发作累及不同解剖部位的 1 个病灶[c]）	无[a]
≥2 次临床发作	1	通过不同 CNS 部位的额外临床发作或 MRI 检查证明了 DIS[b]
1 次临床发作	≥2	通过额外的临床发作或 MRI 检查证明了 DIT 或具有脑脊液寡克隆带的证据[c]
1 次临床发作	1	通过不同 CNS 部位的额外临床发作或 MRI 检查证明了 DIS[b]，并且通过额外的临床发作或 MRI 检查证明了 DIT，或具有脑脊液寡克隆带的证据[c]

注：[a] 不需要额外检测来证明空间和时间多发性。除非患者无法应用 MRI，所有考虑诊断为 MS 的患者均应该接受头颅 MRI 检查；如果完成影像学或其他检查（如脑脊液）且结果为阴性，则在作出 MS 诊断之前须谨慎，并且应该考虑其他可替代的诊断。

[b] DIS 证据：①累及不同部位的临床再次发作；②空间多发的 MRI 证据，即 4 个中枢神经区域（脑室旁、皮质或近皮质、幕下和脊髓）中至少 2 个区域有 ≥1 个具有 MS 特征的 T_2 加权像高信号病灶。

[c] DIT 证据指符合如下 3 项证据中任一项：①累及不同部位的临床再次发作；②MRI 时间多发证据系指任何时间的 MRI 检查发现同时存在钆增强和非增强病灶，或者无论基线 MRI 检查的时间，与基线期相比，随访 MRI 检查发现新发的 T_2 加权像高信号病灶或钆增强病灶；③脑脊液特异的寡克隆区带阳性。

更新的标准，可诊断为肯定的或可能的 MS。如果患者满足 2017 版 McDonald 诊断标准，并且临床表现没有更符合其他疾病诊断的解释，则可诊断为 MS；如因临床孤立综合征怀疑为 MS，但并不完全满足 2017 版 McDonald 诊断标准，则诊断为可能的 MS；如果在疾病评估中出现其他可以更好地解释患者临床表现的诊断，则排除 MS。此外，2017 版 McDonald 诊断标准建议：一旦 MS 诊断成立，应根据既往病史，标明可能的疾病病程（复发缓解、原发进展、继发进展），以及病程是否处于活动期（根据最近的临床复发或 MRI 病灶的活动性）和进展期（基于残疾的临床评估），并根据不断积累的信息，定期进行重新评估。具备 MS 相关经验的临床医师应结合病史、体征、影像学和实验室检查结果进行 MS 的诊断，这依然是诊断 MS 或其他疾病最可靠的基础。

2017 版 McDonald 诊断标准的空间多发证据和时间多发证据与 2010 版基本一致，2017 版指出在幕上和幕下病灶或脊髓综合征患者中，症状性（视神经炎除外）和无症状性 MRI 病灶均可作为空间或时间多发证据；皮质病变等同于近皮质病灶，可用于满足 MRI 空间多发的证据；CSF 特异的寡克隆区带阳性替代时间多发证据。2017 版 McDonald 诊断标准重新强调 CSF 检查的诊断价值，提高了典型 CSF 表现在 MS 诊断中的地位。表 3-1-4 比较了 2001 版、2005 版、2010 版和 2017

表 3-1-4　McDonald 诊断标准的演变

标准内容	2001 版 McDonald 诊断标准[282]	2005 版 McDonald 诊断标准[283]	2010 版 McDonald 诊断标准[284]	2017 版 McDonald 诊断标准[247]
2 次或者 2 次以上发作 客观临床证据提示 2 个或 2 个以上 CNS 不同部位的病灶或提示 1 个病灶并有 1 次先前发作的合理证据	无需附加证据,临床证据充分	无需附加证据,临床证据充分	无需附加证据,临床证据充分	无需附加证据,临床证据充分
2 次或者 2 次以上发作 客观临床证据提示 1 个病灶	MRI 证实病灶的空间多发性,或 1 项脑脊液指标阳性及≥2 个符合 MS 的 MRI 病灶,或 累及不同部位的再次临床发作	空间多发性符合以下 3 项中任何一项:①MRI 证实病灶的空间多发性;②≥2 个符合 MS 临床表现的 MRI 病灶及脑脊液检测 OB 阳性;③累及不同部位的再次临床发作	空间多发性符合以下 2 项中任何一项:①MRI 证实空间多发性;②等待累及 CNS 不同部位的再次临床发作	空间多发性符合以下 2 项中任何一项:①MRI 证实空间多发性;②等待累及 CNS 不同部位的再次临床发作
1 次发作 客观临床证据提示 2 个或 2 个以上 CNS 不同部位的病灶	MRI 证实时间多发性,或 再次临床发作	时间多发性符合以下 2 项中任何一项:①MRI 证实时间多发性或;②再次临床发作	时间多发性符合以下 2 项中任何一项:①MRI 显示时间多发性;②等待再次临床发作;	• 时间多发性符合以下 3 项中任何一项:①MRI 显示时间多发性;②等待再次临床发作;③具有脑脊液 CSF 特异性寡克隆区带的证据
1 次发作 客观临床证据提示 1 个病灶 (临床孤立综合征)	MRI 显示病灶在时间及空间多发性,或 1 项脑脊液指标阳性及≥2 个符合 MS 的 MRI 病灶,或 再次临床发作	空间多发性符合以下 2 项中任何一项:①MRI 检查证实空间多发性;②≥2 个符合 MS 临床表现的 MRI 病灶及脑脊液检测 OB 阳性 时间多发性符合以下 2 项中任何一项:①MRI 证实时间多发性;②再次临床发作	空间多发性符合以下 2 项中任何一项:①MRI 检查证实空间多发性;②通过不同 CNS 部位的额外临床发作 时间多发性符合以下 2 项中任何一项:①MRI 证实时间多发性;②等待累及 CNS 不同部位的再次临床发作	• 空间多发性符合以下 2 项中任何一项:①MRI 检查证实空间多发性;②通过不同 CNS 部位的额外临床发作

注:*2017 版 McDonald 诊断标准将症状性 MRI 病灶和皮质病灶纳入空间多发证据中。

版 McDonald 诊断标准演变。

不同诊断标准关于"MRI 证实空间多发性"和"MRI 证实时间多发性"的标准见表 3-1-1 和 3-1-2。

此外,McDonald 诊断标准主要针对"发作型"MS 制定,即从临床孤立综合征开始诊断 MS。在诊断标准的整个演变过程中,认为 MS 从发病开始就有进展,但直到 2001 年才制定出 PPMS 的正式诊断标准[12]。表 3-1-5 总结了原发进展型

MS 诊断标准的变迁。

（四）MS 临床分型的评估

MS 诊断一旦成立,应结合既往病史对病程进行分型,MS 的临床分型对 MS 患者的治疗选择和预后评估均具有重要意义。1996 年,美国全国多发性硬化协会（US National Multiple Sclerosis Society,NMSS）的临床试验建议委员会确立了 MS 基于病程的临床分型,把 MS 分为复发缓解型 MS（relapsing-remitting multiple sclerosis,

表 3-1-5　原发进展型 MS 诊断标准的变迁

2000 版 Thompson 诊断标准[289]和 2001 版 McDonald 诊断标准[282]	2005 版 McDonald 诊断标准[7]	2010 版 McDonald 诊断标准和 2017 版 McDonald 诊断标准[247]
• 脑脊液检查结果阳性 • 病灶在空间上呈多发性： ①9 个或更多颅内 T_2 病灶； ②2 个或更多脊髓病灶； ③4~8 个颅内病灶和 1 个脊髓病灶 ④诱发电位阳性，且 4~8 个颅内病灶； ⑤诱发电位阳性，且小于 4 个脑部病灶外加 1 个脊髓病灶 • MRI 显示病灶的时间多发性或持续进展至少 1 年	• 独立于临床复发的残疾进展 1 年（回顾性或前瞻性确定） • 满足下列 3 项中的 2 项： ①阳性脑部 MRI 结果（9 个 T_2 病变；或者 4 个及 4 个以上 T_2 病变伴有 VEP 阳性-VEP 潜伏期延长）； ②阳性脊髓 MRI 结果（2 个 T_2 病变）； ③阳性脑脊液结果（标准方法发现脑脊液中出现与血清中不一致的寡克隆区带或 IgG 指数增加）	• 独立于临床复发的残疾进展 1 年（回顾性或前瞻性确定） • 加上以下标准的其中 2 项： ①1 个或多个 MS 特征性 T_2 高信号病变在以下 1 个或多个脑区（脑室旁、皮质或皮质下或幕下）； ②脊髓中的 2 个或多个 T_2 高信号病变； ③脑脊液存在特异性寡克隆区带 *

注：*2017 版 McDonald 诊断标准将症状性 MRI 病灶和皮质病灶纳入空间多发证据中。

RRMS）、继发进展型 MS（secondary-progressive multiple sclerosis，SPMS）、原发进展型 MS（primary-progressive multiple sclerosis，PPMS）和进展复发型（progressive relapsing multiple sclerosis，PRMS）四种类型。同时根据 MS 的发病情况及预后提出了 2 种与国际通用临床分型存在一定交叉的少见临床类型，即良性型 MS 和恶性型 MS。该分类法迅速应用于临床实践，并在几乎所有随后的 MS 临床研究中成为入选标准。随着对 MS 和其病理学认识的不断深入，2013 年 Lublin 教授等人等重新修订了 MS 的病程分类[290]，分成 RRMS、SPMS 和 PPMS。新的 MS 临床分型需要通过临床复发、影像学等其他客观临床资料综合评估 MS 的"疾病活动性"和"疾病进展性"。当引入"疾病活动性"的概念后，既往 PRMS 的分型不复存在：有急性发作的 PPMS（既往的 PRMS）可被纳入"活动性 PPMS"；而无急性发作的 PPMS 患者纳入"非活动性 PPMS"。对 MS 病情进行评估时，需要评估疾病是否活动（MRI 出现增强病灶或者新的 T_2 病灶，或者出现临床复发）及残疾是否进展（EDSS 评分增加）。定期（6 个月或 1 年）对患者随访及病情评估，根据病情评估结果，从而判断是否需要对患者临床病程分型进行调整。新的分型标准可以反映疾病的炎性（疾病活动性）和变性（疾病进展性）进程，有利于辅助疾病的治疗决策和预后判断。

（五）MS 的特殊类型

1. 临床孤立综合征（clinically isolated syndrome，CIS）　CIS 指患者首次出现的具有 MS 特征的中枢神经系统 CNS 炎性脱髓鞘事件，引起的相关症状和客观体征至少持续 24 小时，且为单相临床病程，类似于 MS 的一次典型临床发作，但尚不能诊断为 MS[187]。如果患者随后被诊断为 MS（符合空间和时间多发性，并排除其他诊断），CIS 就是该患者的第一次发作。临床上典型的 CIS 可表现为幕上、幕下（脑干或小脑）、脊髓或视神经受累所引起的临床症候，可以是单部位受累，也可多部位受累[218]。MRI 检查在 CIS 的诊断中至关重要，可以提供时间多发性和空间多发性的证据以判断 CIS 是否达到 MS 的诊断标准，也可通过病灶分布及病灶特点与其他疾病鉴别诊断。

2017 版 McDonald 多发性硬化诊断标准[247]中对于典型的临床孤立综合征患者，如已有临床或 MRI 的空间多发证据，且 CSF 特异的寡克隆区带阳性，即允许 MS 诊断成立。CIS 的 MRI 空间多发性证据包括在中枢神经系统的 4 个多发性硬化典型区域（脑室周围、皮质或近皮质、幕下、脊髓）中至少有 2 个区域有≥1 个 T_2 病灶；时间多发性证据包括在任何时间同时存在无症状的钆增强与非增强病变；或无论基线磁共振成像的时间如何，与基线相比，随访磁共振成像检查可见新的 T_2 和/或钆增强病灶。与 2010 版 McDonald 诊断标准不同，不要求区分有症状和无症状磁共振成像病灶，此项标准缩短了 CIS 确诊为 MS 的时间。当 CIS 被确诊后，临床医生应关注患者是否会发展为 MS 或其他脱髓鞘疾病。

2. 放射学孤立综合征（radiologically isolated syndrome,RIS） RIS 是指患者没有临床症状,但有高度提示 MS 的 MRI 表现。RIS 诊断完全依赖于 MRI 表现的解读[291]。RIS 诊断标准要求证实病灶的空间多发性,即 MS 的 4 个 CNS 典型病灶区域（脑室周围、皮质或近皮质、幕下和脊髓）中至少 2 个区域有 ≥1 个 T$_2$ 高信号病灶[291]。如果根据既往症状和/或客观体征发现提示 MS 的神经功能障碍临床证据,则可排除 RIS。如果任何其他病程可以解释 MRI 异常,也可排除 RIS,需要特别关注衰老或血管相关异常,以及毒素或药物暴露。约 1/3 的 RIS 在 5 年内被诊断为 MS,大部分为复发缓解型,极少数为原发进展型。对 RIS 患者诊断 MS 的条件是 MRI 显示时间多发性证据（钆增强病灶和/或新发 T$_2$ 病灶）,且后续发生有客观临床证据的、符合 CNS 脱髓鞘的神经系统事件[291]。预测随后发生 MS 的危险因素包括:年龄 <35 岁、男性、MRI 发现颈段或胸段脊髓病灶、MRI 证实时间多发性（钆增强和/或新的 T$_2$ 病灶）、MRI 显示 T$_2$ 病灶负荷较高、MRI 发现皮质和/或近皮质病灶、脑脊液中存在 OCB、视觉诱发电位异常等。

3. 进行性孤立性硬化（progressive solitary sclerosis,PSS） PSS 是指脑白质、延颈髓交界或脊髓的炎性病灶,在临床上表现为进行性残疾,可以出现 CSF 寡克隆区带阳性,但无临床或放射学新病灶证据[292]。孤立性硬化的概念最早于 1990 年提出,Weinshenker 报道 4 例表现为慢性颈髓脱髓鞘病的临床和病理特征,其中 3 例患者脑脊液 OB 阳性,病程 6~25 年。该研究首次证实,孤立脱髓鞘病变可导致慢性进展性脊髓病,而无病变扩散的病理证据,因此认为孤立性硬化可能是 MS 的变异型[293]。2016 年,Keegan 等人报告了 30 例 PSS 患者,纳入标准包括:由一个累及皮质脊髓束的 CNS 脱髓鞘病灶引起的一年以上的进行性运动障碍,缺乏 CNS 其他脱髓鞘病灶,没有累及 CNS 其他部位的复发病史。这些患者临床主要表现为锥体束损害导致的痉挛性瘫痪,可伴有尿便障碍、感觉缺失、Lhermitte 征、共济失调等症状;影像学方面,最易受累的部位是颈髓或者颈髓延髓交界,<3 个椎体节段,其中 50% 患者脑脊液 OB 阳性,13% 患者一级亲属罹患 MS,支持病因为脱

髓鞘性,免疫治疗效果欠佳。该研究进一步拓宽了对 PSS 的认识,病灶不仅局限于颈髓,也可累及幕上、脑干、胸髓[292]。目前尚不清楚这些单一病灶的患者发展为进行性功能障碍的原因,而其他与之有影像学类似病灶的患者没有出现病情进展。因缺乏空间多发证据,PSS 不符合现有的 MS McDonald 诊断标准。

（六）特殊人群诊断

1. 儿童 MS 儿童多发性硬化是指 18 岁前发病的 MS。18 岁前发病的 MS 占所有 MS 患者的至少 5%,10 岁前发病所占比例低于 1%。儿童 MS 的临床表现一般与成人 MS 相似,97%~99% 的儿童 MS 最初表现为 RRMS。对于 <11 岁、具有脑病和多灶性神经功能障碍等急性播散性脑脊髓炎（acute disseminated encephalomyelitis,ADEM）相关症状的儿童,将初始 MRI 结果应用于 McDonald 空间和时间多发性标准是不恰当的,需要对临床表现和 MRI 结果进行持续随访,且需要再次出现 MS 发作才可诊断 MS。2010 版 McDonald 诊断标准应用于 ≥11 岁且无 ADEM 特点的儿童时,诊断儿童 MS 的灵敏度和特异度较高。对于血清抗 AQP4 抗体阴性且伴有视神经炎症状的儿童、ADEM 出现视神经炎儿童、慢性复发性炎症性视神经病变儿童,需要进一步检测髓鞘少突胶质细胞糖蛋白（MOG）抗体。

2. 老年 MS 尽管多发性硬化通常在 20~50 岁发病,但约 0~5% 的成年人患者在 60 岁以上发病[294]。老年人在发病时更易表现为进展性病程,偶尔也会出现急性发作。与年龄有关的血管性白质病变可分布于脑室旁,寻找符合 MS 形态特征的室周病变时应谨慎鉴别;老年患者诊断 MS 时需要行脊髓 MRI 和 CSF 检查。鉴于上述情况,专家组认为 2010 版 McDonald 诊断标准可能更适用于老年患者,并建议进一步验证 2017 版 McDonald 诊断标准在这一人群中的有效性[247]。

3. 对特殊人群的适用性 McDonald 诊断标准自提出以来,已在世界范围内广泛应用。然而,该标准最初制定和修订主要基于欧美高加索人群,能否应用于其他人群仍需探讨。一些研究表明,该标准适用于包括加拿大[295]、意大利[296]、荷兰[297]、西班牙[298]、俄罗斯[299]在内的不同国家

人群。2019 年以来，一些研究也评估了 2010 版 McDonald 诊断标准在亚洲[300-302]、中东[303,304] 和拉丁美洲[305,306] 的适用性。尽管这些研究规模较小，但这些数据未提供 2010 版 McDonald 诊断标准不能适用于这些人群的证据。然而，仍然需要警惕和排除其他诊断，特别是在亚洲和拉丁美洲人群 NMO 疾病谱发病率高的情况下。亚洲或拉丁美洲的 MS 和白种人群的典型 MS 没有本质上的区别，建议可疑的 NMO 或 NMO 疾病谱患者应行 NMO-IgG 检测。

（七）早期诊断，避免误诊

早期诊断，避免误诊是几十年来人们一直关注的问题。McAlpine 在 1957 年首次讨论了 "MS 的早期诊断" 这个问题，指出大多数 MS 患者直到在患病的第 4 或第 5 年才被诊断出来，提出早期诊断的重要性[287]。之后，人们一直在努力简化诊断标准，以便在临床实践中使用，并促进早期诊断。然而，在临床工作中，MS 误诊依然是临床实践中的重要问题。MS 临床及影像学表现的异质性、诊断手段的欠特征性，以及明确诊断的迫切性等，均增加了误诊风险。最容易被误诊为括视神经脊髓炎谱系疾病（neuromyelitis optica spectrum disorder，NMOSD）、偏头痛等。

临床医师应警惕那些提示其他诊断的临床特征或检查结果，即所谓的临床 "红旗征"，包括：①除 MS 外的其他神经系统疾病家族史；②非特异性神经系统症状和/或不易定位于 CNS 的神经系统检查发现（如单纯疲劳）；③超急性表现（即数分钟到数小时功能障碍达到高峰）；④短暂性症状（即持续数分钟到数小时）；⑤软脑膜疾病；⑥脑膜刺激征和/或头痛；⑦脑病；⑧突出的皮质特征，如失语或忽视综合征；⑨进行性共济失调或认知功能障碍；⑩重度视神经炎且恢复差；⑪同时或近乎同时出现双侧视神经炎；⑫完全性或波动性眼肌麻痹；⑬多发性颅神经病或听力损失；⑭MRI 示完全性横贯性脊髓炎和/或长节段脊髓病灶；⑮病变脊髓节段明确，没有枕骨大孔以上的病变；⑯持久且显著的背痛；⑰可归因于一个解剖部位的复发症状和体征；⑱迅速进展的疾病；⑲早期未能缓解；⑳全身性疾病的症状，如体重减轻、发热和盗汗。以上这些特征可提醒医生可能存在非 MS 疾病。

（八）MS 的鉴别诊断

MS 的诊断标准是基于充分排除其他疾病的前提下，针对高度怀疑 MS 的疾病表现进行确诊而设计的。因此，MS 在确诊前还需要与其他在症状、体征或影像学上同样具有 DIS 和 DIT 的疾病进行鉴别诊断。根据 VITAMIN 原则，需要与 MS 鉴别的疾病包括：其他 CNS 特发性炎性脱髓鞘疾病、脑血管病、遗传代谢性、感染性、肿瘤性，以及功能性疾病鉴别（表 3-1-6）。表 3-1-7 重点阐述了 MS 与其他 CNS 特发性炎性脱髓鞘疾病，包括视神经脊髓炎谱系疾病（neuromyelitis optica spectrum disorders，NMOSD）、抗髓鞘少突胶质细胞糖蛋白免疫球蛋白 G 抗体相关疾病（anti-myelin oligodendrocyte glycoprotein-IgG associated disorders，MOGAD）的鉴别诊断要点。表 3-1-8、表 3-1-9 分别重点阐述了与复发缓解型 MS 与原发进展型 MS 重点鉴别的疾病及鉴别要点。

表 3-1-6　MS 鉴别诊断的疾病谱

疾病类别	具体疾病
其他 CNS 特发性炎性脱髓鞘疾病	NMOSD、MOGAD
脑血管病	多发性腔隙性脑梗死、烟雾病、血管畸形、伴皮质下梗死和白质脑病的常染色体显性遗传性脑动脉病（CADASIL）
感染性疾病	莱姆病、神经梅毒、脑囊虫病、艾滋病等
结缔组织病	系统性红斑狼疮、神经白塞综合征、干燥综合征、血管炎
遗传代谢疾病	维生素 B_{12} 缺乏、肾上腺白质营养不良
功能性疾病	焦虑症
肉芽肿性疾病	结节病、韦格纳（Wegner）肉芽肿、淋巴瘤样肉芽肿
肿瘤	胶质瘤、淋巴瘤

注：CNS，中枢神经系统；NMOSD，视神经脊髓炎谱系疾病；MOGAD，抗髓鞘少突胶质细胞糖蛋白抗体相关疾病。

表 3-1-7 MS 与 NMOSD 和 MOGAD 的鉴别诊断要点

疾病	性别比例(女:男)	好发年龄	病程	临床表现	生物学标志物	头颅 MRI	脊髓 MRI	视神经 MRI	CSF 白细胞增多	治疗	预后
MS	2:1	中位年龄 29 岁,儿童和 50 岁以上少见	复发缓解型或慢性进展型	视神经炎、脊髓炎、脑干或小脑症状、认知功能障碍和累及其他 MS 典型脑区的症状	CSF 寡克隆区带阳性	脑室旁(毗邻侧脑室的大脑白质病变、直角征)、皮质旁皮质(大脑皮质质内的病灶/大脑白质病变)、幕下(脑干病灶通常靠近表面,小脑脚或小脑)圆形,类圆形病变	短节段病灶;偏侧	短节段病灶	中度(<50% 的患者)	免疫调节剂	致残率高,与疾病进展相关
NMOSD	(8~9):1	中位年龄 39 岁,任何年龄均可,壮年多发	单相型;复发型(多见)	视神经炎、脊髓炎、极后区综合征、脑干综合征、嗜睡或急性间脑综合征,伴 NMOSD 典型脑部病灶的脑部症状	血 AQP4-IgG 阳性	延髓最后区、第三和第四脑室周围、下丘脑、丘脑病变、皮质下或深部较大融合的白质病变、胼胝体病变较长较弥散(>1/2 胼胝体),沿锥体束走行对称较长病灶	长节段病灶(纵向延伸超过 3 个椎体节段);中央	长病灶(长于视神经的 1/2)、视神经后段或视交叉病灶	常见(>70% 的患者)	免疫抑制剂	致残率高,与高复发率和发作时恢复不良相关
MOGAD	(1~2):1	中位年龄 31 岁,儿童期和较成人常见	单相型;复发型(常表现为视神经炎)	急性播散性脑脊髓炎样型(儿童多见),或视神经-脊髓表型(成人多见)或脑干脑炎	血清 MOG-IgG 阳性	多发或单发白质病灶、斑片状、可伴有丘脑、海马、皮质近皮质病变、大病灶肿瘤样,可见软脑膜受累	长或短节段病灶、横断面可见于中央或周边,皮质近皮质病变、累及腰髓及圆锥为相对特异性表现	长病灶(长于视神经的 1/2)、视神经前段病灶	常见(>70% 的患者)	免疫抑制剂	致残率低,发作后恢复较好;部分患者初次发作恢复差

注:MS,多发性硬化;CSF,脑脊液;NMOSD,视神经脊髓炎谱系疾病;MOGAD,抗髓鞘少突胶质细胞糖蛋白抗体相关疾病。

表 3-1-8 与 RRMS 鉴别的疾病及鉴别要点

疾病	临床表现	头颅 MRI	CSF	其他
CADASIL	缺血性发作，认知缺陷，有先兆偏头痛，精神障碍，急性期可逆性脑病	T_2 加权序列上可见颞叶前部（颞极）白质高信号，皮质下腔隙性病灶，脑微出血，脑萎缩	不出现 OCB	NOTCH3 基因突变检测；皮肤活检
神经系统结节病	视神经病变和脊髓病、面瘫、停药后早期复发、合并或不合并系统性免疫疾病	脑膜强化、视神经鞘增强、病灶内持续结节状强化、泪腺肿大	有时存在 OCB；CSF ACE 升高（不敏感或神经节病专用）	血清 ACE 浓度；胸部 X 线检查，HRCT，肺功能检查；CT/PET 扫描，裂隙灯检查；组织活检
中枢神经系统血管炎（原发性或继发性）	头痛，急性中枢神经系统综合征，包括偏瘫，共济失调，早期认知障碍，有或无系统性血管炎的症状和体征	灰质和白质点状或较大病变，常增强，有时扩散受限，有微出血迹象	有时存在 OCB	血清 ANCA（全身性血管炎）；全身部位组织活检或脑活检
Susac 综合征	脑病，视网膜分支动脉闭塞和听力损伤三联征	MRI T_2 加权像显示胼胝体存在高信号病灶	OCB 通常不存在	荧光素血管造影检查；光学相干断层扫描；听力检测
结缔组织病：系统性红斑狼疮、干燥综合征、抗磷脂综合征	视神经炎，纵向延伸横贯性脊髓炎；其他系统受累；反复流产，血栓形成（抗磷脂综合征）	多样的	OCB 通常不存在	血清学检测：ANA，ENA，抗磷脂抗体，AQP4-IgG
白塞（Behçet）综合征	脑干综合征；脊髓病（罕见）；口腔和生殖器溃疡；眼部病变	中脑、丘脑和囊肿块样强化病变	绝大多数患者 CSF 检查异常，细胞数轻度增高，以淋巴细胞为主；OCB 通常不存在	HLA 分型
CLIPPERS	复发缓解型复视、步态共济失调、构音障碍和面部感觉异常[307]	MRI 上散布于整个脑桥的点状、曲线状轧增强病灶且伴不同程度的延髓、脑桥臂、小脑、中脑和脊髓受累	有时存在 OCB	脑活检
莱伯（Leber）遗传性视神经病变	双眼同时或先后急性或亚急性无痛性视力减退，同时可伴有中心视野缺失及色觉障碍；男性比女性更常见	正常或白质病变	不出现 OCB	遗传检测

注：RRMS，复发缓解型多发性硬化；CSF，脑脊液；CADASIL，伴皮质下梗死和白质脑病的常染色体显性遗传性脑动脉病；OCB，寡克隆区带；ACE，血管紧张素转换酶；ANCA，抗中性粒细胞胞质抗体；ANA，抗核抗体；ENA，可提取核抗原；CLIPPERS，类固醇激素反应性慢性淋巴细胞炎症反应性脑桥周围血管强化症；HLA，人类白细胞抗原。

表 3-1-9 与 PPMS 重点鉴别的疾病及鉴别要点

疾病	临床表现	MRI	脑脊液	其他
HTLV-1 感染相关脊髓病	双下肢逐渐出现痉挛性瘫痪,病理征阳性,对称性双下肢振动觉消失等;来自疾病流行地区人群(如近赤道地区、日本南部和部分的美国南部地区)	脊髓萎缩(胸段较颈段更常见);一些患者头颅 MRI 是 T_2 高信号灶	有时存在 OCB	CSF HTLV-1 抗体检测
亚急性联合变性	亚急性或慢性起病,神经系统症状主要为脊髓后索、皮质脊髓束和周围神经损害表现,也可有视神经损害;可伴平均红细胞体积增加,血红蛋白降低等	颈、胸段后索或索对称性 T_2WI 高信号,矢状位多表现为垂直方向上节段异常信号	不出现 OCB	血常规及骨髓涂片;血清维生素 B_{12} 检测
原发性侧索硬化	痉挛性四肢瘫或偏瘫;有无延髓受累;有无下运动神经元损害体征	MRI 正常或皮质脊髓束 T_2 高信号	不出现 OCB	肌电图示下运动神经元损害
脑白质营养不良:肾上腺脑白质营养不良;克拉伯(Krabbe)病;亚历山大(Alexander)病;遗传性弥漫性脑白质病并轴索球样变(HDLS)	进行性脊髓病变(肾上腺脑白质病变;延髓症状;共济失调(Alexander 病);早期认知功能损害(HDLS)等	多种多样;弥漫、对称的 T_2 高信号,双侧脑室后部白质病变为主	不出现 OCB	超长链脂肪酸鉴定(肾上腺脑白质营养不良等);基因检测
遗传性痉挛性截瘫(特别是 SPG5)	双下肢肌张力增高,腱反射活跃亢进,病理反射阳性,呈剪刀步态;家族史	颈段或胸段脊髓 MRI 可显示脊髓萎缩	不出现 OCB	遗传检测
脊髓小脑性共济失调	进行性小脑性共济失调,有或无其他神经症状和家族史	小脑萎缩,有时可见脑干萎缩	不出现 OCB	遗传检测

注:原发进展型 MS(primary-progressive multiple sclerosis,PPMS);HTLV-1,人类嗜 T 细胞病毒-1;OCB,寡克隆区带。

八、治疗

多发性硬化的治疗应在遵循循证医学证据的基础上,结合患者的经济条件和意愿,进行早期、合理的治疗[308]。多发性硬化的治疗主要分为急性发作期治疗、缓解期治疗、对症治疗和康复治疗。

(一)急性发作期治疗

多发性硬化的急性发作期治疗以减轻恶化期症状、缩短病程、改善残疾程度和防治并发症为主要目标。多发性硬化患者出现轻微的感觉症状通常无需特殊治疗,一般休息或对症处理后可缓解。在临床实践中,多发性硬化患者在感染、体温升高(Uhthoff现象)、压力或疲劳状态下可出现神经系统异常症状(临床症状持续时间一般小于24小时),神经系统查体和影像学检查通常无新的体征和客观病灶,消除引起假性复发的诱因后,症状可缓解。多发性硬化患者一旦出现客观神经缺损证据的功能残疾症状,如视力下降、运动障碍、小脑或脑干症状等需要及时干预治疗。

1. 大剂量甲泼尼龙冲击治疗 糖皮质激素(以下简称"激素")具有抗炎和平衡调节机体的免疫功能的作用,可促进血-脑屏障恢复和减轻水肿。急性发作期多发性硬化的激素治疗原则是大剂量和短疗程。大剂量甲泼尼龙冲击治疗可以促进多发性硬化患者急性发作的早期恢复,而延长激素用药时间对神经功能恢复无长期获益。

具体用法如下:成人多发性硬化患者给予甲泼尼龙1 000mg/d,静脉滴注3~4小时,连用3~5天,如临床神经功能缺损明显恢复可直接停用。国内也有给予多发性硬化患者地塞米松或促肾上腺皮质激素的报道,尽管疗效与甲泼尼龙无显著差异,但综合比较使用的便捷性和不良反应,目前临床上仍首选大剂量甲泼尼龙冲击治疗。如临床神经功能缺损恢复不明显,可改为口服泼尼松或泼尼松龙60~80mg,每天1次,每2天减量5~10mg,直至减停,原则上激素总疗程不超过4周。既往研究结果提示糖皮质激素受体α与多发性硬化患者的激素反应性之间存在密切联系,反复应用激素后可导致糖皮质激素受体α表达量下降,激素治疗多发性硬化有效组(此研究将

治疗后EDSS评分下降至少1分定义为治疗有效组)的糖皮质激素受体α表达量显著高于治疗无效组,这提示监测糖皮质激素受体α表达量可能对多发性硬化患者的激素治疗反应性有预测价值[309]。儿童多发性硬化患者急性发作期按照20~30mg/(kg·d)给予静脉滴注甲泼尼龙治疗,连用3~5天,如临床神经功能缺损明显恢复可直接停用;如临床神经功能缺损恢复不明显,可改为口服泼尼松或泼尼松龙1mg/(kg·d),每2天减量5~10mg,直至减停[310]。若在激素减量的过程中病情明确再次加重或出现新的神经系统体征或影像学病灶,可再次给予甲泼尼龙冲击治疗或改用二线治疗。目前国内各级医疗机构激素冲击治疗的具体方案并不规范和统一,尤其是激素冲击治疗后的减量方案存在较大异质性[311]。在临床实践中,改善多发性硬化患者急性期症状所需激素治疗的总剂量具有个体差异性。

激素治疗的常见不良反应包括电解质紊乱、低钾血症、血脂异常、水钠潴留、诱发或加重消化道溃疡、失眠、骨质疏松和股骨头坏死等。规范化激素治疗方案可以最大限度地发挥其疗效,同时减少相关不良反应的发生。

2. 静脉注射免疫球蛋白(IVIG) 健康人血浆中分离得到的免疫球蛋白的主要成分是IgG。IVIG可通过多方面实现免疫调节的作用,如IgG的Fc段与多种Fc段γ受体(FcγR)结合可调控炎症反应,IgG的Fab段可中和多种抗原和其他分子,以及抑制补体激活并阻止攻膜复合物形成、抑制炎性细胞因子等,目前用于治疗多种自身免疫病。IVIG可用于妊娠或哺乳期妇女的成人患者或对激素治疗无效的儿童多发性硬化患者[308]。IVIG在MS急性期的具体用法如下:静脉滴注0.4g/(kg·d),连续用3~5天为1个疗程,5天后如无效,则不建议继续使用;如果有效但疗效不是特别满意,则可继续每周用1天,连用3~4周[308]。

国内外小样本临床研究提示IVIG可短期改善复发缓解型多发性硬化患者的临床症状并降低复发次数[312]。但是多中心、随机、双盲、安慰剂对照的PRIVIG研究结果提示使用IVIG每4周0.2g/kg或0.4g/kg,48周后无复发患者的比例和影像学活动病灶的数量与对照组相比均无显著

差异[313]。目前 IVIG 在多发性硬化患者中的应用缺乏高质量循证医学证据,我们须慎重看待既往 IVIG 治疗多发性硬化临床研究的结论,如纳入研究患者的异质性,观察终点事件的不同和 IVIG 剂量、治疗时间窗和用药时长的差异性。

3. 血浆置换 通常采用单膜血浆分离置换方法,使用正常健康血浆替代患者血浆,将各种代谢毒物、异常抗体等物质清除,并可通过改变淋巴细胞数量及其分布、改变抑制性 T 细胞功能和辅助性 T 细胞表型发挥免疫调节功能。急性重症或对激素治疗无效的多发性硬化患者可于起病 2~3 周内应用 5~7 天的血浆置换[308]。治疗过程中可能出现过敏反应、低血压、电解质紊乱、凝血功能障碍、穿刺部位感染或出血,应及时予以对症处理。

4. 免疫吸附治疗 免疫吸附治疗是一种通过体外循环方式进行相关致病因子清除的血液净化技术。免疫吸附治疗可快速降低异常免疫球蛋白及其免疫复合物浓度,诱导全身抗体重分布及可能的免疫调节作用,且不依赖于血浆供应,与血浆置换等效且有更高的安全性[314]。

《中国神经免疫病免疫吸附治疗临床应用指南》推荐免疫吸附技术可用于难治性或激素不耐受的多发性硬化患者的急性发作期治疗[315]。具体用法为:可与激素联合使用,每天或隔天 1 次,5~7 次为 1 个疗程,每次净化再生血浆量约为 1~3 倍血浆量。

(一) 缓解期治疗

多发性硬化的缓解期治疗以减少复发和控制疾病进展为主要目标,国内外多发性硬化专家共识和诊治指南均推荐早期启动疾病修饰治疗(disease-modifying therapy,DMT)[316]。多发性硬化患者早期不仅有神经炎症,同时也可出现神经退行性改变[317,318]。因此,尽早开始 DMT 治疗有助于最大程度地减少早期炎症和轴突损伤。病程早期(诊断后 6 个月内)开始 DMT 治疗的患者比延迟治疗的患者具有更好的长期预后[319,320]和社会工作能力[321]。截至 2022 年底,国际上已经批准上市的 DMT 药物有 20 余种,美国 FDA 批准的多发性硬化 DMT 药物见图 3-1-5,作用靶点和机制见图 3-1-6,药物概述见表 3-1-10,用法、不良反应和监测见表 3-1-11[322-326]。按照不同作用机制,DMT 药物主要分为四类:①广谱免疫调节剂,包括干扰素和醋酸格拉替雷(醋酸格列默);②影响淋巴细胞迁移的药物,包括鞘氨醇-1-磷酸(sphingosine-1-phosphate,S1P)受体调节剂芬戈莫德、西尼莫德、奥扎莫德、珀奈莫德,以及 α4 整合素单克隆抗体那他珠单抗(α4 整合素是一种选

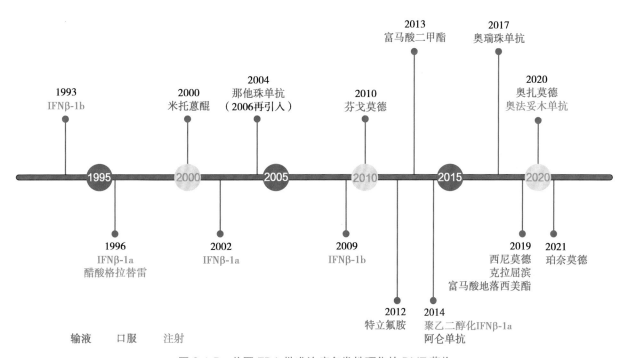

图 3-1-5 美国 FDA 批准治疗多发性硬化的 DMT 药物

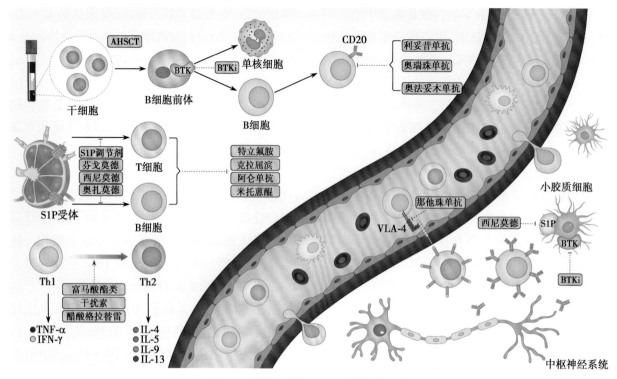

图 3-1-6　多发性硬化 DMT 药物的作用机制

择性黏附分子,其与在血-脑屏障内皮细胞上的配体血管细胞黏附分子 1 结合后,外周淋巴细胞方可迁移至中枢神经系统内);③淋巴细胞抑制剂,包括特立氟胺和富马酸二甲酯等;④淋巴细胞耗竭剂,包括抗 CD20 单克隆抗体奥法妥木单抗和抗 CD52 单克隆抗体阿仑单抗(细胞表面糖蛋白 CD52 表达在 T 细胞与 B 细胞表面)等。DMT 药物的有效性依机制的不同而有所区别,目前以降低年复发率大于 50% 的药物为高效药物,药物有效性见图 3-1-7[327]。

截至 2022 年,国家药品监督管理局已经批准国内上市的 DMT 药物有注射用重组人干扰素 β-1b、特立氟胺、芬戈莫德、西尼莫德、富马酸二甲酯和奥法妥木单抗。本节将重点介绍国内应用的 DMT 药物,以及治疗方法。

1. 注射用重组人干扰素 β-1b　注射用重组人干扰素 β-1b 为 DMT 中的一线治疗药物,最早于 1993 年在美国上市,也是我国第一个批准用于治疗多发性硬化的 DMT 药物。注射用重组人干扰素 β-1b 主要作用机制包括抑制促炎细胞因子的生成,下调抗原提呈细胞 MHC Ⅱ表达,诱导 T 细胞产生抗炎因子 IL-10,以及阻滞金属蛋白酶和

黏附分子 VLA-4,进而抑制外周 T 细胞向血-脑屏障穿透迁移至中枢神经系统[328]。国际多中心、随机、双盲、安慰剂对照 BENEFIT 临床试验结果表明:与安慰剂组(延迟治疗)相比,早期应用 β-1b 干扰素可有效降低临床孤立综合征演变为临床确诊多发性硬化的比例,显著减少影像学 MRI 活动病灶数目和病灶容积[329],研究结论在随后的 BENEFIT 开放标签研究[330]和 BENEFIT 后续 11 年长期随访研究[331]中得到进一步证实。此外,对 2011—2014 年我国北方地区接受 β-1b 干扰素治疗的 385 例多发性硬化患者进行回顾性研究显示,β-1b 干扰素可减少我国临床孤立综合征和复发缓解型多发性硬化患者临床复发和 MRI 病灶活动,改善复发缓解型多发性硬化患者残疾程度,且安全性较好[332]。

重组人干扰素 β-1b 具体用法:推荐剂量 250μg,隔天 1 次,皮下注射;起始剂量为 62.5μg,隔天 1 次,以后每注射 2 次后,可增加 62.5μg,直至推荐剂量。适应证:有可能发展为多发性硬化的高危临床孤立综合征,或已确诊的复发缓解型多发性硬化或仍有复发的继发进展型多发性硬化[308]。其不良反应以流感样症状和注射部位反

表 3-1-10 DMT 药物概述表

DMT 分类	药品名称	作用机制	半衰期	获批年份（欧盟/美国）	适应证（MS 分型）欧盟	美国	降低 MS 年复发率	
干扰素	干扰素 β-1a	调节免疫	69±37h（皮下注射）	1998/1996	RRMS、CIS、SPMS+R	CIS、RRMS、SPMS+R	-32% vs. 安慰剂	低/中效
	聚乙二醇干扰素 β-1a	调节免疫	10h（肌内注射）	1997/1996	RRMS、CIS、SPMS+R	CIS、RRMS、SPMS+R	-32% vs. 安慰剂	低/中效
	干扰素 β-1b	调节免疫	78h	2014/2014	RRMS	CIS、RRMS、SPMS+R	-36% vs. 安慰剂	低/中效
		调节免疫	8min~4.3h	1995/1993	RRMS、CIS、SPMS+R	CIS、RRMS、SPMS+R	-34% vs. 安慰剂	低/中效
醋酸格拉替雷	醋酸格拉替雷	调节免疫		2004/1996	CIS、RRMS、SPMS+R*	CIS、RRMS、SPMS+R	-30% vs. 安慰剂	低/中效
口服免疫调节剂	富马酸二甲酯	调节免疫	1h	2014/2013	RRMS	CIS、RRMS、SPMS+R	-45/-53%（不同临床试验结果）vs. 安慰剂	中/高效
	富马酸地洛西美酯	调节免疫	1h	2021/2019	RRMS	CIS、RRMS、SPMS+R		中/高效
	富马酸单甲酯	调节免疫	0.5h	尚未获批/2020		CIS、RRMS、SPMS+R		中/高效
	特立氟胺	DHODH 抑制剂	19d	2013/2012	RRMS	CIS、RRMS、SPMS+R	-31/-36% vs. 安慰剂	低/中效
细胞迁移调节剂	芬戈莫德	S1P 调节剂	6-9d	2011/2010	POMS、RRMS，高活动性或二线治疗	POMS、CIS、RRMS、SPMS+R	-48~-60%（不同临床试验结果）vs. 安慰剂 -39% vs. 干扰素	中/高效
	奥扎尼莫德	S1P 调节剂	21h~11d	2020/2020	RRMS	CIS、RRMS、SPMS+R	-39/-49%（不同临床试验结果）vs. 干扰素	中/高效
	西尼莫德	S1P 调节剂	30h	2020/2019	SPMS+R	CIS、RRMS、SPMS+R	-21% vs. 安慰剂（SPMS）	中/高效
	那他珠单抗	抗 VLA4 单克隆抗体	11±4d	2006/2004	RRMS，高活动性或二线治疗	RRMS、SPMS+R，二线治疗	-69% vs. 安慰剂	高效

续表

DMT 分类	药品名称	作用机制	半衰期	获批年份（欧盟/美国）	适应证（MS 分型）		降低 MS 年复发率	
					欧盟	美国		
细胞耗竭剂	阿仑单抗	抗 CD52 单克隆抗体	14d	2013/2014	RRMS、高活动性或二线治疗	RRMS、SPMS+R、三线治疗	-50/-54%（不同临床试验结果）vs. 干扰素	高效
	克拉屈滨	嘌呤类似物	21h	2017/2019	高活动性 RRMS、SPMS+R	RRMS、SPMS+R、二线治疗	-58% vs. 安慰剂	高效
	米托蒽醌	细胞毒性化学治疗	α:6~12min; β:1~3h; γ:23~215h; 中位数 75h	1998/1998	RRMS、SPMS+R、高活动性和恶化	SPMS、恶化 RRMS		高效
	奥瑞珠单抗	抗 CD20 单克隆抗体	26d	20182020	RRMS、PPMS、SPMS+R	CIS、RRMS、SPMS+R、PPMS	-45% vs. 干扰素 -24% vs. 安慰剂（PPMS）	高效
	奥法妥木单抗	抗 CD20 单克隆抗体	16d	2021/2020	RRMS、SPMS+R	CIS、RRMS、SPMS+R	-50/-60%（不同临床试验结果）vs. 特立氟胺	高效

注：* 未经欧洲药品管理局集中程序批准，非集中程序批准的适应证。DHODH，二氢乳清酸脱氢酶；S1P，鞘氨醇-1-磷酸；VLA4，非常晚抗原 4；RRMS，复发缓解型多发性硬化；CIS，临床孤立综合征；SPMS+R，有复发的继发进展型多发性硬化；SPMS-R，无复发的继发进展型多发性硬化；PPMS，原发进展型多发性硬化；POMS，儿童多发性硬化。

表 3-1-11 DMT 药物的用法、不良反应和监测

药名	给药途径	剂量及频次	不良反应应用药风险	用药监测指标
干扰素 β-1a	皮下注射	22/44μg 每周 3 次	免疫系统：淋巴结肿大，白细胞增多，白细胞减少，血小板减少；其他：肝功异常，注射部位反应，抑郁；很少有甲状腺功能障碍	治疗前：查血常规，肝肾功，关注疫苗接种情况，有 3 个月内的 MRI；治疗期间：治疗 1 个月后查血常规，肝肾功能，之后每 3 个月复查。若白细胞<3×10^9/L 或血小板<75×10^9/L，则停药；若转氨酶>5 倍正常值上限，二则停药。每年复查 MRI
聚乙二醇干扰素 β-1a	肌内注射	30μg 每周 1 次		
聚乙二醇干扰素 β-1a	皮下注射	125μg 每 2 周 1 次		
干扰素 β-1b	皮下注射	250μg 隔天 1 次		
醋酸格拉替雷	皮下注射	20mg 每天 1 次 或 40mg 每周 3 次	免疫系统：脑脊液 CD4/CD8 比值降低，轻度白细胞增多，进行性多灶性白质脑病，感染风险轻微增加，疫苗接种应答轻微降低，很少立即发生注射部位反应或潮红；肝功能异常	治疗前：查血常规，肝肾功，关注疫苗接种情况，有 3 个月内的 MRI；治疗期间：第 1 年每 3 个月查 1 次血常规，肝肾功能。每年复查 MRI
富马酸二甲酯	口服	滴定至 240mg 每天 2 次维持治疗	免疫系统：白细胞减少，淋巴细胞减少，中性粒细胞减少罕见，感染风险；其他：潮红，胃肠道不良反应，肝功能异常	治疗前：查血常规，电解质，感染状态（HBV,HCV,HIV,VZV，必要时查结核），肝肾功能，CRP，有 3 个月内的 MRI；治疗期间：治疗第 1 年每 6~8 周查 1 次血常规，之后每 3~6 个月查 1 次，建议定期复查其他实验室检查。如果淋巴细胞<0.5×10^9/L 或白细胞<3×10^9/L，则停药；若淋巴细胞在 (0.5~0.8)×10^9/L，需谨慎。每年复查 MRI
富马酸地洛西美酯	口服	滴定至 462mg 每天 2 次维持治疗		
富马酸单甲酯	口服	滴定至 190mg 每天 2 次维持治疗		
特立氟胺	口服	7mg 或 14mg 每天 1 次	免疫系统：淋巴细胞减少，中性粒细胞减少，疫苗接种应答略差，很少有全血细胞减少或细胞减少；其他：肝功能异常，毛发稀疏，周围神经病变，急性肾功能不全	治疗前：关注血压和疫苗接种情况，查血常规，肝肾功能，妊娠试验，HCV,HIV,VZV,梅毒,结核），CRP,妊娠试验（查结核），肾功能，尿常规，有 3 个月内的 MRI；治疗期间：治疗 6 个月内每 4 周查 1 次肝功能，每 2 个月查 1 次血常规，之后每 2 个月查 1 次血常规。若转氨酶>3 倍正常值上限，则停药。门诊复查时查胰酶。每年复查 MRI。必要时进行肺部相关检查
芬戈莫德	口服	0.5mg 每天 1 次（体重 <40kg 患者 0.25mg 每天 1 次），首剂观察	免疫系统：淋巴细胞减少，疱疹病毒感染，VZV 再激活，黄斑水肿，隐球菌性脑膜炎，进行性多灶性白质脑病和基底细胞癌的发生风险略有降低；其他：首次给药时心脏传导异常；肝功能异常，黄斑水肿，孤立性皮肤肿瘤，高血压，肺弥散功能降低，高胆固醇血症	治疗前：查血常规，心电图，感染状态（HBV,HCV,HIV,梅毒,VZV 潜伏结核），妊娠试验，肝转氨酶，血清胆红素，肾功能，CRP；眼科检查，必要时应行皮肤检查和腹部检查；有 3 个月内的 MRI；治疗期间：首次给药时行心脏监测；肝功能：用药 2~4 周时复查，之后每 3~6 个月查 1 次，若转氨酶>3 倍正常值上限伴胆红素升高，或>5 倍正常值上限且不伴胆红素升高，则停药。血常规：用药 2 周，4 周后复查，之后每 3 个月复查 1 次，若淋巴细胞<0.2×10^9/L，则停药，可在淋巴细胞恢复至 0.6×10^9/L 后重启治疗。每年复查 MRI

续表

药名	给药途径	剂量及频次	不良反应/用药风险	用药监测指标
奥扎尼莫德	口服	滴定至0.92mg,每天1次维持治疗	免疫系统:白细胞减少淋巴细胞减少,进行性多灶性白质脑病的发生风险有增加(无淋巴细胞减少的病例),与芬戈莫德相似;其他:首次给药时心脏传导异常;肝功能异常,黄斑水肿,孤立性皮肤肿瘤,高血压,肺弥散功能降低,高胆固醇血症	治疗前:查血常规,心电图,感染状态(HBV、HCV、HIV、梅毒、VZV、潜伏结核),妊娠试验,肝功能,血清胆红素,肾功能,CRP;眼科检查,必要时应进行皮肤检查和腹部检查;有3个月内的MRI;治疗期间:仅在已知或发现心电图异常的情况下进行心脏监测。肝功能:用药2~4周时复查,之后每3~6个月1次,若转氨酶升高>3倍正常值上限伴胆红素升高,或>5倍正常值上限(不伴胆红素升高,则停药。血常规:用药2周,4周后复查至$0.6×10^9$/L后每3个月复查1次,若淋巴细胞恢复<$0.2×10^9$/L,则停药,淋巴细胞恢复至$0.6×10^9$/L时可重启治疗。建议在治疗3个月后进行眼科检查。每年可重启眼科检查MRI
西尼莫德	口服	滴定至2mg,每天1次维持治疗	免疫系统:淋巴细胞减少,疱疹病毒感染,VZV再激活,黄斑水肿,隐球菌脑膜炎,进行性多灶性白质脑病的发生风险有降低)和基底细胞癌)进行性多灶性白质脑病的发生风险略增加(与芬戈莫德)略增加;其他:首次给药时心脏传导异常;肝功能异常,黄斑水肿,孤立性皮肤肿瘤,高血压,肺弥散功能降低,高胆固醇血症	治疗前:查CYP2C9基因分型,血常规,心电图,感染状态(HBV、HCV、HIV、梅毒、VZV、结核),血清胆红素,感染状态,妊娠试验,尿常规,CRP,眼底检查,关注疫苗接种情况。眼科检查,必要时应进行皮肤检查和腹部检查的MRI;治疗期间:仅在已知或新发现心电图异常的情况下进行心脏监测。肝功能:用药2~4周时复查,之后每3~6个月1次,若转氨酶升高>3倍正常值上限伴胆红素升高,则停药。血常规:用药2周,4周后复查至$0.2×10^9$/L,皮肤检查及控制痤疮。血常规:用药2周,4周后复查,之后每3个月复查1次,若淋巴细胞<$0.2×10^9$/L,则停药,用药剂量为2mg,若淋巴细胞减少至1mg;用药剂量为1mg,则剂量恢复复复至$0.6×10^9$/L后重启治疗
那他珠单抗	静脉注射	300mg,4~6周1次	免疫系统:白细胞减少淋巴细胞减少,二抗介导的自身免疫损害;输液反应,二抗介导的自身免疫(甲状腺,免疫性血小板减少症,肾脏),感染易感性,疫苗接种应答降低,进行性多灶性白质脑病风险高;其他:肝功能异常	治疗前:查血常规,肝肾功能,有3个月内头颅增强MRI,建议查感染状态(HBV、HCV、HIV、梅毒、VZV、结核),尿常规,CRP,并关注疫苗接种情况;治疗期间:血常规:用药3~6个月复查1次。治疗3个月后,6个月后复查肝功能,若转氨酶>3倍正常值上限,暂停用药;若转氨酶>5倍正常值上限,则终止用药。抗体阴性者每6个月复查JCV抗体,必要时在随访时检测JCV指数和CD62L。每6个月复查MRI
阿仑单抗	静脉注射	第1周期:12mg,每天1次,连用5d;第2周期:第1周期结束1年后12mg每天1次连用3d	免疫系统:白细胞减少淋巴细胞减少,感染风险;中性粒细胞减少,感染风险;其他:自身免疫病,心血管疾病异常	治疗前:查血常规,肝肾功能,感染状态(HBV、HCV、HIV、梅毒、VZV、结核),妊娠试验,尿常规,CRP,关注疫苗接种情况,有3个月内头颅增强MRI;治疗期间:每月复查血常规,肾功能指标(肌酐),尿常规,CRP,肝功能,监测至少5年。每3个月查1次TSH;女性患者每年进行HPV筛查。每年复查MRI

续表

药名	给药途径	剂量及频次	不良反应/用药风险	用药监测指标
克拉屈滨	口服	2年累积剂量3.5mg/kg,分2个疗程,每疗程2个周期,每天最多20mg	免疫系统:白细胞减少/淋巴细胞减少,贫血,感染风险轻微增加;其他:在关键性试验中,治疗组的癌症发病率高于安慰剂组	每2~3个月查血常规,转氨酶,γ-GT,胆红素,CRP,尿常规。对3级或4级淋巴细胞减少症,考虑预防感染;若淋巴细胞水平低于$0.8×10^9$/L,则在第2年停止用药。每个治疗周期前进行妊娠试验。每年复查MRI
米托蒽醌	静脉注射	$12mg/m^2$ 每3个月1次,最大累积剂量$140mg/m^2$	免疫系统:中性粒细胞减少,淋巴细胞减少,血清IgM降低;其他:恶心,脱发,心脏毒性(剂量依赖性),白血病风险(非剂量依赖性),不孕症,黄疸	治疗前:查血常规,肝肾功能,感染状态(HBV、HCV、HIV、梅毒、VZV、结核),妊娠试验,尿常规,CRP,关注疫苗接种情况。有3个月内的头颅增强MRI;治疗期间:每次给药前和给药后4周内每查血常规。若中性粒细胞<1 500/ml,则停止治疗;若白细胞<2 000/ml 或血小板<50 000/ml,则调整剂量。定期复查肝肾功能CRP,尿常规,心电图,经食管超声心动图。每年复查MRI
奥瑞珠单抗	静脉注射	首剂300mg(d1)+300mg(d14),以后600mg每6个月1次	免疫系统:B细胞减少,血清IgM和潜在的IgG降低,上呼吸道感染,鼻咽炎,流行性感冒,疱疹病毒感染	治疗前:查血常规,血清IgG和IgM,肝肾功能,感染状态(HBV、HCV、HIV、梅毒、VZV、结核),妊娠试验,尿常规,CRP,推荐查免疫状态,关注包括肺炎球菌疫苗在内的疫苗接种情况。有3个月内的头颅增强MRI;治疗期间:在输注期间及注射后1小时内监测输液反应;每3个月复查血常规;第一次用药后3个月查免疫状态,之后建议每6个月查1次;每6个月复查血清IgG和肝肾功能;每年复查MRI
奥法妥木单抗	皮下注射	第0、1、2周20mg,从第4周平始20mg 每月1次	免疫系统:B细胞减少,血清IgM降低,T细胞减少;感染风险增加(上呼吸道,尿路,口腔疱疹),HBV再激活,进行性多灶性脑病;其他:注射相关反应	治疗前:查血常规,免疫状态,血清IgG和IgM,感染状态(HBV、HCV、HIV、梅毒、VZV、结核),妊娠试验,尿常规,CRP,关注包括肺炎球菌疫苗在内无论疫苗接种情况。有3个月内的头颅增强MRI;治疗期间:3月后查血常规,免疫状态,之后每6~12个月复查1次;每6个月复查血清IgG,肝肾功能;每年复查MRI

注:HBV,乙型肝炎病毒;HCV,丙型肝炎病毒;HIV,人类免疫缺陷病毒;VZV,水痘-带状疱疹病毒;CRP,C-反应蛋白;γ-GT,γ-谷氨酰转肽酶;TSH,促甲状腺素;HPV,人乳头瘤病毒;JCV,JC病毒。

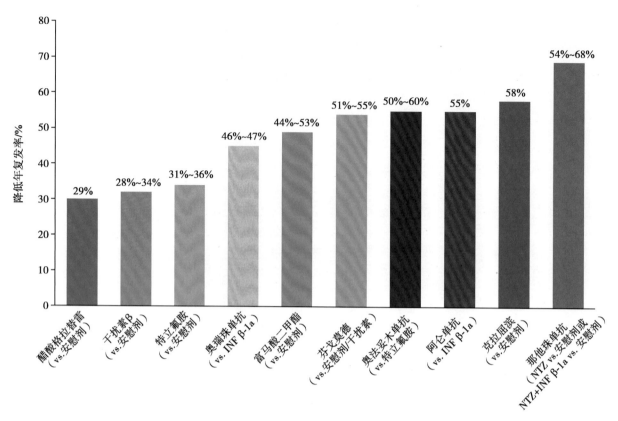

图 3-1-7　DMT 药物有效性

应最为常见，部分患者可出现肝功能异常、白细胞减少或甲状腺功能异常，多数症状轻微可自行缓解，少数严重不良反应可于减量后继续使用或停用。

2. 特立氟胺　特立氟胺为 DMT 中的一线治疗药物，是我国第一个批准用于治疗多发性硬化的口服 DMT 药物。特立氟胺的作用机制主要是可逆性抑制线粒体二氢乳清酸脱氢酶（嘧啶从头合成的限速酶），使细胞周期停滞在 G_1 期，进而抑制自身反应性 B 细胞和 T 细胞的增殖[333]。国际多中心、随机、双盲、安慰剂对照 TOWER 临床试验结果表明：与安慰剂相比，特立氟胺 7mg/d 和 14mg/d 均可有效降低复发缓解型多发性硬化的年复发率，14mg/d 特立氟胺治疗组还可有效延迟 12 周残疾进展[334]。TOWER 临床试验后续的亚组分析结果为特立氟胺在更为广泛的复发性多发性硬化患者中的积极作用提供了证据，包括既往使用或停用 DMT 的患者[335]、不同年龄患者[336]，以及我国多发性硬化患者[337]。我国共 32 家医院参与了 TOWER 临床试验，共入组 148 例复发缓解型多发性硬化患者（占全球入组人数的

12.7%），与安慰剂相比，特立氟胺 14mg/d 显著降低我国复发缓解型多发性硬化患者的年复发率，延迟了持续 12 周残疾进展的发生时间，残疾进展风险率相对降低 68.1%[337]。国内一项前瞻性、观察性队列研究共纳入 217 名接受特立氟胺治疗的复发缓解型多发性硬化患者（其中 192 名持续使用特立氟胺至少 3 个月），进一步验证了特立氟胺对我国既往未接受 DMT 的复发缓解型多发性硬化患者的疗效和耐受性，其中女性患者、治疗前复发次数较少和残疾累积程度较轻的患者最有可能从中受益[338]。国产特立氟胺片通过了与原研药物的一致性评价，已于近期上市销售，其改变了目前国内多发性硬化 DMT 药物过度依赖进口的局面，将提高我国多发性硬化患者 DMT 用药的可及性。

具体用法：特立氟胺 7mg 或 14mg，口服，每天 1 次。适应证：成人复发型多发性硬化，包括临床孤立综合征、复发缓解型多发性硬化和活动性的继发进展型多发性硬化。药物常见不良反应包括腹泻、呕吐、头发稀疏和肝功能异常等。轻度肝损伤患者可减量特立氟胺（或隔天 1 次）和应用保护

肝脏药物后继续使用,重度肝损伤患者停用特立氟胺。开始治疗后,应每月监测谷丙转氨酶水平,至少持续 6 个月。因特立氟胺具有潜在致畸性,因此,妊娠或正在计划妊娠患者禁用特立氟胺。开始治疗后发现妊娠的患者或配偶计划妊娠的男性患者应停用特立氟胺,并连续 11 天应用考来烯胺或活性炭粉加速药物在体内的清除。

3. 芬戈莫德 芬戈莫德是一种 S1P 受体调节剂,在体内经鞘氨醇激酶 2 催化磷酸化后与淋巴细胞表面的 S1P 受体结合,改变淋巴细胞的迁移并阻止其离开淋巴组织进入中枢神经系统,进而达到免疫抑制的效果[339]。国际多中心、随机、双盲、安慰剂对照 FREEDOMS 临床试验结果表明:芬戈莫德 0.5mg 和 1.25mg 两个治疗剂量组显著降低了复发缓解型多发性硬化患者 24 个月的残疾进展风险(HR 分别为 0.70 和 0.68; P=0.02),以及 MRI 影像学新的或扩大的 T_2 病灶和钆增强病灶数量(P<0.001)[340]。FREEDOMS 临床试验后续的亚组分析结果为芬戈莫德在更为广泛的复发性多发性硬化患者中的应用提供了证据[341,342]。

具体用法:0.5mg,口服,每天 1 次。适应证:用于 10 岁及以上且体重超过 40kg 的儿童复发型多发性硬化患者。药物常见不良反应包括首次剂量后心率和/或房室传导减慢、黄斑水肿和肝功能异常等。芬戈莫德可能增加感染的风险,有活动性急性或慢性感染患者暂不给予芬戈莫德治疗。

4. 西尼莫德 西尼莫德是第二代 S1P 受体调节剂,是以芬戈莫德作为先导化合物优化而成。西尼莫德的分子结构优化了亲脂基团,增强了药物穿过细胞膜磷脂双分子层的能力,更易于透过血-脑屏障作用于中枢神经系统。西尼莫德也提高了药物分子对 S1P1(在星形胶质细胞和小胶质细胞高表达)和 S1P5 受体(在成熟少突胶质细胞上高表达)的选择性。西尼莫德穿透血-脑屏障进入中枢后与 S1P1 受体结合,使 S1P1 受体下调从而减轻胶质细胞介导的中枢神经系统炎症[343]。另外,西尼莫德也可与少突胶质细胞 S1P5 受体结合促进神经髓鞘再生与修复[344]。在Ⅱ期 BOLD 研究中,2mg 西尼莫德治疗复发缓解型多发性硬化 6 个月后,治疗组的年复发率较安慰剂组明显

下降,且影像学改善呈剂量依赖性。在 BOLD 拓展期的研究中,西尼莫德仍能持续延缓多发性硬化疾病的复发[345,346]。Ⅲ期 EXPAND 国际临床试验研究结果提示,西尼莫德可以显著降低继发进展型多发性硬化患者的炎性活动,降低残疾进展风险和认知恶化速度,降低患者复发率、累积残疾及影像病灶活动性。长期使用可使患者持续获益,连续接受西尼莫德治疗(早期开始)的患者比从安慰剂转换为西尼莫德治疗(晚期开始)的患者有更好的结局,且长期治疗耐受性良好[347,348]。

具体用法:需要根据患者的 *CYP2C9* 基因型选择药物滴定方法及维持剂量(1mg 或 2mg,口服,每天 1 次)。适应证:成人复发型多发性硬化,包括临床孤立综合征、复发缓解型疾病和活动性继发进展型疾病。禁用于 *CYP2C9*3*3* 基因型的患者。常见不良反应包括头痛、血压升高、心率减慢或房室传导阻滞、肝脏损害、黄斑水肿、感染风险(带状疱疹、支气管炎、上呼吸道感染等)、呼吸功能降低、停止治疗后加重等。

5. 富马酸二甲酯 富马酸二甲酯及其代谢产物富马酸单甲酯对神经元、星形胶质细胞和外周血单核细胞具有保护作用,主要是通过激活 Nrf2 依赖的抗氧化反应通路,起到细胞保护和抗炎的作用[349]。富马酸二甲酯通过调节不同类型淋巴细胞的数量和功能,来调节外周免疫系统[350]。富马酸二甲酯的活性代谢产物富马酸单甲酯终末半衰期约为 1 小时,停药时无需洗脱。从长期治疗来看,无论是新诊断多发性硬化患者还是转药患者,其年复发率均明显降低,且影像学活动病灶数量明显下降[351,352]。富马酸二甲酯在儿童期起病的多发性硬化中降低年复发率优于干扰素 β-1a,且显示出良好的安全性[353]。

具体用法:起始剂量为 120mg,口服,每天 2 次。7 天后,剂量增加至维持剂量 240mg,每天 2 次。若对维持剂量不耐受,可考虑剂量暂时减少至 120mg,每天 2 次。在 4 周内恢复至 240mg,每天 2 次。若恢复至维持剂量仍无法耐受,应考虑停药。适应证:成人复发型多发性硬化,包括临床孤立综合征、复发缓解型多发性硬化和活动性继发进展型多发性硬化。常见不良反应包括潮红、消化道症状(腹痛、腹泻、恶心、呕吐)、Ⅰ型

超敏反应和血管性水肿、淋巴细胞减少症、肝损伤、进行性多灶性白质脑病（progressive multifocal leukoencephalopathy，PML）、带状疱疹和其他严重机会性感染。随餐服用可降低潮红的发生率。

6. 奥法妥木单抗　奥法妥木单抗是全人源化抗 CD20 单克隆抗体，可特异性地与 CD20 小分子和 CD20 细胞胞外段结合。ASCLEPIOS Ⅰ、Ⅱ、Ⅲ期研究结果提示，与特立氟胺相比，奥法妥木单抗降低了早期初治和早期非初治多发性硬化患者的年复发率和影像学活动病灶的数量，延缓了患者的残疾进展[354]，并证明，多发性硬化患者接受长达 30 个月的奥法妥木单抗治疗具有良好的安全性和耐受性，未发现新的安全性风险[355]。长期疗效结果显示，奥法妥木单抗组年复发率降低至 0.05%，相当于每 20 年复发 1 次。奥法妥木单抗是首个可通过患者居家自行管理的每月 1 次的 B 细胞靶向疗法。

具体用法：奥法妥木单抗皮下注射，每次 20mg，起始期：0、1、2 周，每周 1 次；维持期：第 4 周开始，每 4 周 1 次。适应证：成人复发型多发性硬化，包括临床孤立综合征、复发缓解型多发性硬化和活动性继发进展型多发性硬化。奥法妥木单抗有可能增加感染风险，包括严重细菌、真菌和新发或再激活的病毒感染，禁用于活动性乙肝患者。

7. 利妥昔单抗　利妥昔单抗是一种人鼠嵌合性单克隆抗体，能特异性地与跨膜抗原 CD20 结合，通过补体依赖的细胞毒作用和抗体依赖的细胞毒作用介导 B 细胞溶解的免疫反应，可抑制 B 细胞向产生抗体的成熟 B 细胞转化，继而发挥免疫调节作用[356,357]。目前利妥昔单抗作为早期高效治疗多发性硬化（超说明书用药）的 DMT 在发达国家得到广泛应用[358-361]。来自瑞典的一项研究共纳入 494 例多发性硬化患者，结果显示与芬戈莫德和那他珠单抗组相比，接受利妥昔单抗治疗的复发缓解型多发性硬化患者的复发率和影像学活动病灶减少，但差异无统计学意义；与接受注射类药物或富马酸二甲酯治疗的患者相比，接受利妥昔单抗治疗的患者表现出更少的临床复发次数和影像学活动病灶，这提示利妥昔单抗治疗复发缓解型多发性硬化具有较好的临床疗效和耐受性[362]。CD19+ 或 CD20+B 细胞占总循环淋巴细胞总数的 12%~22%。CD27 在记忆 B 细胞和某些其他免疫细胞类型中表达，CD19 和 CD27 的组合特定于记忆 B 细胞[363]。在反复暴露于抗原后，能够快速分化为高亲和力浆细胞的长寿命 B 细胞亚群可能是治疗神经免疫性疾病的重要靶点[364]。

使用方法：利妥昔单抗在多发性硬化中还没有公认的用药方案，不同文献推荐不一致。可按体表面积 375mg/m² 静脉滴注，通常每 6 个月定期进行 1 次重复给药。但患者达到 B 细胞耗竭所需的初始利妥昔单抗剂量和 B 细胞重新形成的时间上有很大的个体差异，有必要根据 B 细胞的增殖情况进行监测和重复给药。可应用流式细胞术监测外周血 CD19+ B 细胞或 CD19+CD27+ 记忆 B 细胞的变化，当检测到 CD19+B 细胞计数占总循环淋巴细胞计数的 1% 以上时，可以考虑再次应用利妥昔单抗治疗[363]。此外，利妥昔单抗也有 500mg，每半年 1 次；每周 375mg/m²，连用 4 周；每 2 周 375mg/m²，连用 2 周；100mg/周，连用 4 周等用法的报道。利妥昔单抗治疗后临床反应与 B 细胞清除程度有关，与所用的利妥昔单抗剂量无关。也有专家学者建议小剂量利妥昔单抗可以应用在医疗条件欠发达地区多发性硬化患者的治疗中[365,366]。

其常见副作用包括引发过敏反应（利妥昔单抗是一种人鼠嵌合性单克隆抗体，异种蛋白可导致Ⅰ型超敏反应；轻者表现为荨麻疹、颜面潮红、咽喉刺激和震颤，重者出现支气管痉挛、呼吸困难和喉头水肿等）、机会性感染、感染再激活（如结核病或乙型肝炎）等。在开始利妥昔单抗治疗前，应考虑进行乙型肝炎病毒筛查、结核菌素试验、γ-干扰素释放试验或肺 CT 等检查，密切监测乙型肝炎病毒活动性感染的临床体征和实验室指标。推荐乙型肝炎患者在使用利妥昔单抗前进行抗病毒治疗；一旦发现患者属结核感染高危患者，则需要预防性抗结核或正规抗结核治疗。长期反复使用利妥昔单抗还有发生 PML 的风险。目前国内该药用于治疗多发性硬化属于超说明书用药，应向患者详细交代该药物使用的获益及风险，履行知情同意程序。

8. 米托蒽醌　米托蒽醌是一种细胞周期非特异性蒽醌类抗肿瘤药物，可使增殖细胞与非增殖细胞受到抑制,是第一个被 FDA 批准用于治疗多发性硬化的免疫抑制剂[308]。既往临床研究结果提示,米托蒽醌可以降低复发缓解型多发性硬化患者的复发率,减少 MRI 炎性病灶活动和延缓疾病进展[367]。但米托蒽醌可能出现严重的心脏毒性、骨髓抑制或血液系统疾病等副作用,限制了其在多发性硬化患者中的应用。FDA 批准用于恶化的 RRMS 或 SPMS 患者。

使用方法:按体表面积 12mg/m^2 静脉滴注,可分 3~5 天给予,每次溶于 250ml 生理盐水或 5% 葡萄糖注射液中静脉滴注,每 3 个月应用 1 次,共 2 年,总剂量不超过 140mg/m^2。与其他 DMT 药物相比,米托蒽醌治疗成本较低。国内自主研发的米托蒽醌脂质体,使血液循环过程中大部分米托蒽醌包封在脂质体内,降低游离药物的毒副作用,同时其聚乙二醇修饰的脂质体表面含有的亲水基团,经水合相互交叠形成致密构象,可以降低网状内皮系统对脂质体的摄取。米托蒽醌脂质体已获得国家药监局颁发的药品注册批件并进行复发性多发性硬化的多中心临床试验(NCT05496894)。

9. 自体造血干细胞移植 在使用化疗药物抑制免疫系统前收集和储存患者血液来源的造血干细胞,并在药物治疗后重新引入体内。新的干细胞随着时间的推移重新构建体内的免疫系统,发挥免疫调节和神经修复功能。此方法作为治疗难治性多发性硬化的潜在新手段获得了广泛的关注。既往长期观察研究结果提示自体造血干细胞移植可延缓多发性硬化患者 10 年内出现残疾恶化[368]。国内部分医院开展了自体造血干细胞移植技术治疗难治性多发性硬化,也取得了较好的效果。

(三)放射学孤立综合征和临床孤立综合征患者的治疗选择

多发性硬化的疾病活动在出现明显临床症状前就已经开始。通过影像学 MRI 偶然发现病灶高度提示多发性硬化(不能用其他疾病来解释),被定义为放射学孤立综合征[165]。国外前瞻性临床研究提示 34% 的放射学孤立综合征患者 5 年内被诊断为多发性硬化,约 50% 放射学孤立综合征患者 10 年内会经历一次临床事件,其中年龄小于 37 岁、男性和脊髓受累是放射学孤立综合征演

变为多发性硬化重要的独立预测因素[166,169]。放射学孤立综合征患者远期的疾病进展程度和是否会出现病理性脑容积丢失等科学问题目前尚不清楚。《多发性硬化诊断和治疗中国专家共识(2018版)》没有对放射学孤立综合征提出具体的治疗建议[308]。最近 *Annals of Neurology* 杂志刊登了美国的一项随机对照试验的结果,证明在影像孤立综合征患者中应用富马酸二甲酯可以有效预防首次临床脱髓鞘事件的发生,该试验为 DMT 用于影像孤立综合征患者的首个随机对照试验[369]。在临床实践中,对放射学孤立综合征患者应进行密切观察随访,以助于后续鉴别诊断和制定治疗策略。

诊断临床孤立综合征应充分结合临床和亚临床证据,相关症状和客观体征至少持续 24 小时,且为单相临床病程,类似于多发性硬化的一次典型临床发作,但尚不能诊断为多发性硬化[370]。相关研究结果提示 60%~70% 临床孤立综合征患者会在后期演变为多发性硬化。临床孤立综合征患者基线上出现大脑网络功能连接降低可预测未来出现认知功能下降[371]。因此,临床医生需要对临床孤立综合征患者进行转归预测,进一步将临床孤立综合征患者进行风险分层(图 3-1-8),有助于对患者进行早期个体化治疗,最大限度减少复发、延缓其进展为多发性硬化并改善预后(图 3-1-9)。《临床孤立综合征的诊断与治疗中国专家共识(2021 版)》提出有可能演变为多发性硬化的高危临床孤立综合征的风险因素主要包括青年女性、维生素 D 缺乏、吸烟、*HLADRB1*1501* 基因型、儿童期或青春期的感染、来自多发性硬化高发区域和基线 MRI 异常等[370]。对高风险的患者进行 DMT 是必要的[372]。目前,我国获批的 DMT 药物中,注射用重组人干扰素 β-1b、特立氟胺、西尼莫德和富马酸二甲酯具有临床孤立综合征的适应证。

(四)复发型多发性硬化初始治疗的选择、策略和监测换药

我国多发性硬化的诊治临床实践经历了从最初无药可用到现在如何选药的演变过程。近年来,多发性硬化的治疗目标是无疾病活动(no evidence of disease activity,NEDA),该指标包括多个参数的信息,能够对多发性硬化的疾病活动度

危险因素	低危	中危	高危	
表现为典型的临床综合征	√	√	√	√
具有典型的符合 MS 病灶特征的 MRI 病灶	√	√	√	√
MRI 显示病灶同时累及多个典型部位			√	
脑室旁病灶≥3 个		√		
脑脊液 OCB 阳性				√

图 3-1-8　临床孤立综合征患者分层管理

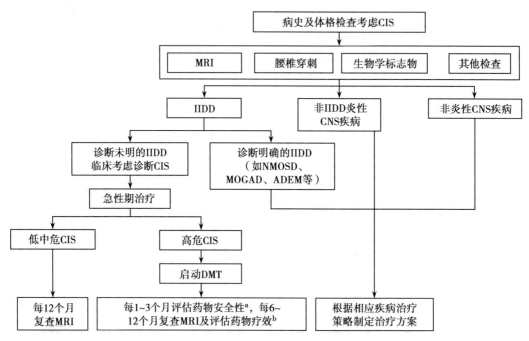

图 3-1-9　临床孤立综合征（CIS）的诊疗及随访

IIDD,特发性炎性脱髓鞘疾病;CNS,中枢神经系统;NMOSD,视神经脊髓谱系疾病;MOGAD,抗髓鞘少突胶质细胞糖蛋白抗体相关疾病;ADEM,急性播散性脑脊髓炎;DMT,疾病修饰治疗。

进行多维度的评估,对患者远期无残疾进展具有较高的预测价值[373-375]。随着对疾病研究的不断深入,NEDA 内涵指标逐渐扩展。NEDA-1(无复发)、NEDA-2(无残疾进展)、NEDA-3(无复发,无确认的残疾进展,无 MRI 活动病灶)比较关注疾病的神经炎症状态,可能无法敏感识别导致残疾的早期神经变性改变。2016 年研究者提出在 NEDA-3 基础上增加每年脑容量丢失 <0.4% 的目标,形成 NEDA-4。与 NEDA-3 相比,NEDA-4 能更准确地预测多发性硬化患者长期疾病进展[376]。之后,在 NEDA-4 基础上,增加神经丝轻链 NfL 水平,形成 NEDA-5,在 NEDA-5 基础上,增加认知功能指标,形成 NEDA-6,以更加全面地控制病情的进展

并实现更多维的治疗目标[377,378]。为实现 NEDA 的治疗目标,目前国内外常见的 DMT 治疗策略包括进阶治疗、早期高效治疗和诱导治疗[379,380](图 3-1-10)。

进阶治疗指早期应用相对安全的低中效 DMT,后续疾病炎性活动控制不佳时可升级使用高效 DMT 的策略。进阶治疗利用安全性较好的药物对疾病进行有效的控制,让很多多发性硬化患者无需升级使用风险更高的治疗方法,适用于大多数多发性硬化患者。进阶治疗策略的提出时间较早,经过了长时间的疗效验证[380]。早期高效治疗策略最早于 2018 年被提出,是指为满足 NEDA-4/5 的治疗目标早期对确认的多发性硬

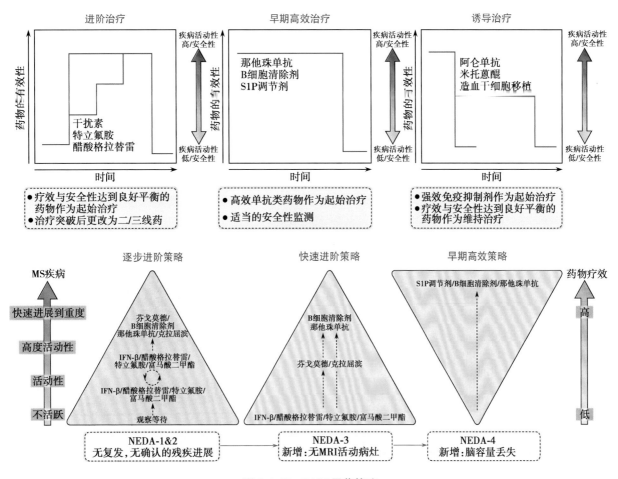

图 3-1-10 DMT 用药策略

MS,多发性硬化;NEDA,无疾病活动。

患者启动高效 DMT[379]。近年来,高效 DMT 的应用显著改善了多发性硬化患者的残疾进展和预后。一项基于瑞典全国多发性硬化队列回顾性研究结果显示,过去十年中,随着早期高效 DMT 的临床应用,瑞典复发缓解型多发性硬化患者达到 EDSS 评分 3.0(HR=0.97,95%CI 0.96~0.97)、4.0(HR=0.94,95%CI 0.93~0.95)和 6.0(HR=0.93,95%CI 0.91~0.94),风险均显著降低[381]。诱导治疗的本质是免疫重建(清除原来具有自身免疫反应的免疫系统,重新建立新的免疫系统),药物包括阿仑单抗、克拉屈滨和米托蒽醌等,目前国内临床实践应用较少,自体造血干细胞移植被认为是最有效的免疫重建治疗。目前在治疗策略的选择上尚存在争议,一部分观点认为应早期即给予多发性硬化患者高效治疗;一部分则认为应追求疗效和安全性的平衡,早期对患者起始进阶治疗策略。但目前大部分真实世界临床研究终点并未

纳入 NEDA-4/5 指标,未来仍需 DMT 药物长期疗效与安全性的证据进一步评估两种治疗策略的优劣。

对于复发缓解型 MS 的患者采取何种治疗策略需要根据其严重程度和临床预后评估而定,预后是个性化治疗的基础,可以根据人口统计学和环境特点、临床特征、MRI 表现和生物标志物这四个方面(图 3-1-11)对患者进行综合评估,在此基础上制定个体化治疗方案[327],具体策略见图 3-1-12。

初始治疗启动后,应监测疾病是否得到控制,监测的临床参数有:复发率、残疾程度(EDSS)、MRI 活动性(T_2 新增和扩大病灶,新的 T_1 强化病灶)和 NEDA[322]。具体操作:启动治疗后每 3 个月评估 EDSS,3~6 个月和 12 个月复查头颅 MRI 平扫加增强,之后每年复查头颅 MRI;治疗无效的评估时间最早在启动治疗后 6~9 个月(克拉屈滨

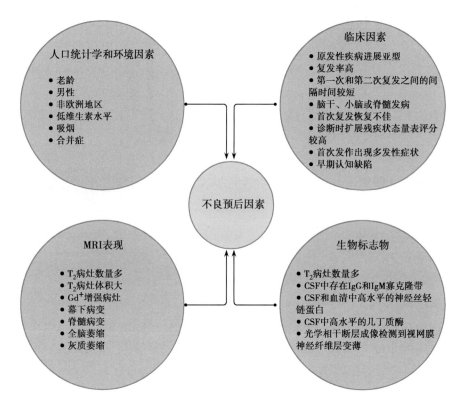

图 3-1-11 多发性硬化不良预后的风险因素

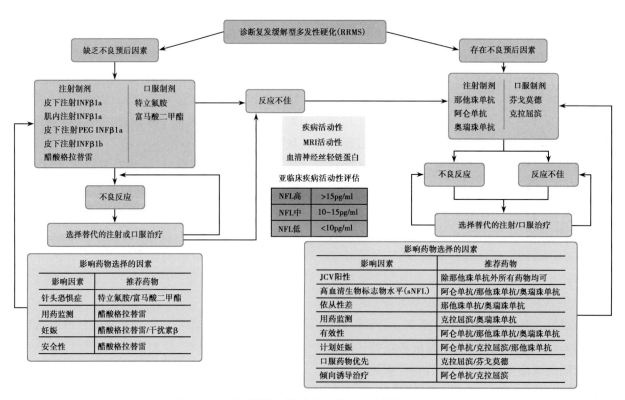

图 3-1-12 复发缓解型多发性硬化患者个体化治疗方案

和阿仑单抗除外）。在随访评估过程中若发现残疾相关复发、快速残疾进展，或严重不良反应（安全性、耐受性），应考虑换药（升级换药和同级换药）。升级换药的指征包括：1 年内≥1 次复发，或1 年内≥2 个新的或者扩大的 MRI 病灶，或 1 年内 EDSS 评分增加≥0.5 或 1 分（3~6 个月确认，基线 EDSS 评分≤5.5 分、增加≥1.0 分，或基线 EDSS>5.5 分、增加≥0.5 分）。同级换药的指征包括：出现耐受性和安全性问题，或者轻度的疾病活动。

（五）进展型多发性硬化的治疗

进展型多发性硬化（progressive MS，PMS）分为继发进展型 MS（SPMS）和原发进展型 MS（PPMS），SPMS 又分成有复发的 SPMS（SPMS+R）和无复发的 SPMS（SPMS-R）。对于 SPMS+R，美国 FDA 批准的药物和治疗 RRMS 的药物类似[326]（见表 3-1-10），并增加了奥瑞珠单抗（ocrelizumab）；对于 SPMS-R，FDA 仅批准了米托蒽醌。在欧洲，β 干扰素、醋酸格拉替雷、珀奈莫德、西尼莫德、克拉屈滨、米托蒽醌、奥法妥木单抗和奥瑞珠单抗批准用于 SPMS+R。

PPMS 患者疾病呈缓慢进行性加重，无明显的复发缓解过程且预后较差。奥瑞珠单抗是一种人源化 CD20 单克隆抗体，可选择性地耗竭表达 CD20 的 B 细胞，并保留 B 细胞重建和体液免疫能力。国际多中心临床试验共纳入 732 例原发进展型多发性硬化患者，结果表明接受奥瑞珠单抗治疗后，患者 12 周残疾进展率低于安慰剂组（32.9% vs. 39.3%，P=0.03），随访至 120 周时 38.9% 的奥瑞珠单抗组患者和 55.1% 的安慰剂组患者 25 英尺（7.62 米）计时行走测试较基线有加重（P=0.04），影像学病灶容积在奥瑞珠单抗组减少 3.4% 而在对照组增加 7.4%，副作用方面两组无统计学差异[382]。近期，奥瑞珠单抗被 FDA 批准用于治疗原发性进展型多发性硬化成年患者，有望进一步满足原发进展型多发性硬化治疗的医疗需求。奥瑞珠单抗起始剂量为 600mg，分 2 次给药，每周 1 次 300mg，之后治疗剂量为 600mg，每半年 1 次。

（六）多发性硬化患者的长期治疗与停药

多发性硬化是一种慢性终身性疾病，有些患者长期服用 DMT 后可达到稳定状态（没有临床和影像学提示病灶活动）。一项系统综述和荟萃分析结果提示，多发性硬化患者长期（随访 3.9~17.8 年）应用 DMT 可延长其认到 EDSS 评分 6.0 的生存时间中位数和延缓其向继发进展型多发性硬化演变[383]。国内外多发性硬化专家共识和诊治指南均建议长期给予 DMT 控制疾病进展，但没有具体说明 DMT 用药年限或运用何种策略确保疾病复发风险降到最低。有研究者提出，对于年龄较大患者（大于 50 岁），至少 4~5 年没有临床复发和 MRI 新发病灶的多发性硬化患者可考虑停药[380]。未来仍需要开放标签扩展临床研究和真实世界研究进一步探索和权衡多发性硬化患者长期应用 DMT 的获益与风险[384]。

各种原因的停药（包括无法忍受治疗、计划怀孕、对治疗反应不满意等）可能会增加多发性硬化患者的复发次数和残疾进展风险。研究表明，即使长期未复发的患者停用 DMT 后也可能增加残疾进展的风险[385]。MS 的自然病程会随着年龄和疾病持续时间而变化，在年轻患者中，中枢神经系统内的病理改变以适应性免疫反应为主，但随着时间的推移，特别是在老年人和进展型多发性硬化患者，这种病理特征会变成局限于中枢区隔化的神经炎症。一些老年患者逐渐发展为缓慢进展的残疾，而急性复发和影像学病灶活动减少[386]。对于复发缓解型多发性硬化患者发展为继发进展型多发性硬化是否应该停用 DMT 的问题，目前尚未达成共识。大多数观察性研究表明，DMT 停用前 NEDA 证据及高龄是 DMT 停药后继续维持稳定的预测因子，但目前尚不能确定这些参数的阈值。另外，一些 DMT 药物如芬戈莫德等可能存在停药后疾病反弹的风险，这类患者须缓慢停药，避免病情反弹。

（七）特殊人群用药

1. 儿童多发性硬化 儿童多发性硬化患者疾病早期活动度较成人高，复发更为频繁，神经系统功能障碍逐渐累积[387]。最近一项研究结果提示，与成年多发性硬化患者相比，儿童期多发性硬化（发病年龄小于 18 岁）认知功能下降得更为明显[388]。因此，一旦确诊需要尽早开始疾病修正治疗，以改善长期预后。对于儿童多发性硬化患者，目前获批药物较少,注射用干扰素和芬戈莫德已获批儿童多发性硬化患者的适应证。在一项国际Ⅲ期临床试验中,给予每天口服芬戈莫德0.5mg治疗(对于体重≤40kg的患者,每天0.25mg)或每周30μg干扰素β-1a肌内注射给药治疗(1∶1的比例将10~17岁的复发性多发性硬化患者随机分组),治疗长达2年,主要终点为年复发率。该研究结果提示,与干扰素β-1a相比,使用芬戈莫德的患者在2年间有较低的复发率和较少的MRI病变,但有较高的严重不良事件发生率,因此需要更长时间的研究来确定芬戈莫德用于儿童多发性硬化的疗效持久性和安全性[389]。国内也有应用利妥昔单抗治疗儿童多发性硬化的尝试,但纳入研究的受试者数量少、随访时间短,其在我国儿童多发性硬化患者中的有效性和安全性尚需进一步验证[390]。

2. 妊娠期和哺乳期用药 育龄多发性硬化患者在开始使用DMT或换药时应考虑今后妊娠的可能性,建议所有希望怀孕的女性提前计划妊娠。对于需要高效DMT药物治疗的疾病活动度高的多发性硬化备孕患者,应权衡妊娠期间疾病活动复发风险与特定DMT药物相关风险。轻中度疾病活动性的患者(前1年内复发≤1次)在疾病稳定1年后可考虑妊娠,高疾病活动性的患者(前1年内复发≥2次)在疾病充分控制1~2年后可考虑妊娠[391]。一项基于德国多发性硬化与妊娠登记库的队列研究结果表明,孕早期多发性硬化患者使用醋酸格拉替雷是相对安全的[392]。《多发性硬化诊断和治疗中国专家共识(2018版)》及国外研究指出应向患者告知除了醋酸格拉替雷外,任何DMT药物均不建议在妊娠期使用[308,393]。另外,为了防止芬戈莫德等药物停药后怀孕期间疾病活动反跳,可以考虑在备孕前将芬戈莫德更换为B细胞耗竭药物(如利妥昔单抗)[394]。育龄多发性硬化患者在利妥昔单抗最后一次给药后的1个月内应避免妊娠,并在确认妊娠后避免继续给药。如果患者在妊娠中后期使用过利妥昔单抗,应检查新生儿的B细胞水平,如有计划接种减毒活疫苗,应在确认B细胞数恢复之后进行疫苗接种[395]。孕早期复发使用激素治疗对胎儿有潜在致畸风险(如口唇裂和出生体重下降等),仅建议在有严重神经功能缺损时短期使用[396]。DMT药物在孕前、妊娠期,以及哺乳期的使用注意事项见表3-1-12[391,397,398]。育龄多发性硬化患者妊娠全流程的管理和实践建议见图3-1-13[399,400]。

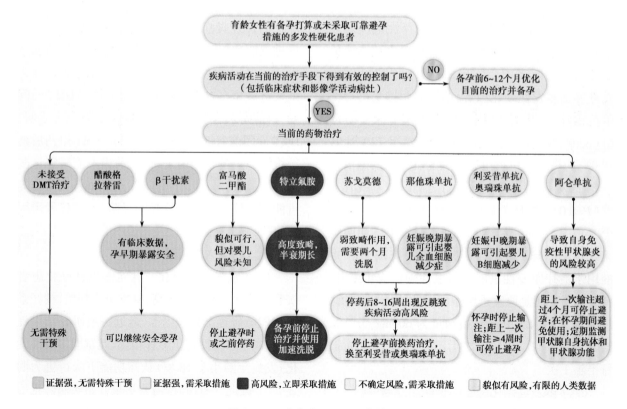

图 3-1-13 妊娠期 DMT 用药策略

表 3-1-12 妊娠前、妊娠期及哺乳期 DMT 用药推荐

DMT	妊娠前注意事项	妊娠期使用	妊娠早期暴露	洗脱期	母乳喂养及产后注意事项	特殊注意事项
干扰素 β 醋酸格拉替雷	可继续使用至受孕时	尽管在专门登记中妊娠期暴露的数量有限,但一般认为在妊娠期间使用是安全的	自然流产或先天性异常的风险无升高	不需要	母乳喂养期间可使用	需 3 个月达到完全疗效(如果在妊娠期停用,对预防产后复发的作用有限)
富马酸二甲酯	没有证据表明在怀孕前使用会增加自然流产或先天性重大畸形风险。半衰期短,可继续使用至尝试怀孕时	妊娠期间继续使用的病例很少	自然流产和先天性异常的风险(富马酸地酯西美酯)未升高;自然流产和先天性异常的风险尚不清楚,但可能与富马酸二甲酯相近)	不需要	极少口服 DMT 进入母乳,但很可能转移给婴儿	注意胃肠道不适影响口服避孕药的使用而导致意外怀孕
芬戈莫德	开始治疗前需行妊娠试验阴性;治疗期间必须采取有效的避孕措施;必须停用至少 2 个月方可尝试怀孕	已知致畸剂;妊娠期间绝对禁忌;妊娠期间复发的风险增加(可能继发于反弹)	主要先天性异常(先天性心脏病、肾脏、肌肉骨骼异常)风险增加 2 倍	6~8 周	口服 DMT 进入母乳,很可能转移给婴儿	胎儿发生严重先天畸形的风险增加 2 倍;停药后有反弹风险
西尼莫德 奥扎尼莫德	没有相关数据;致畸作用可能同芬戈莫德	可能的致畸物;妊娠期间禁忌	先天性异常风险尚不清楚,但可能与芬戈莫德相近	西尼莫德 10 天;奥扎尼莫德 3 个月	口服 DMT 进入母乳,很可能转移给婴儿	西尼莫德半衰期较短,洗脱期也较短
特立氟胺	动物实验中存在致畸性和胚胎致死性;尝试怀孕前采用加速清除程序降低血药浓度至 0.02mg/L 以下	妊娠期间禁忌(可能的致畸物);队列数据中严重先天畸形没有增加,但仅限于妊娠早期暴露	先天性异常风险无升高	采用加速清除程序降低血药浓度至 0.02mg/L 以下	口服 DMT 进入母乳,很可能转移给婴儿	如果计划怀孕,FDA 建议男性和女性均应加速清除,EMA(医洲药品管理局)只建议女性加速清除
那他珠单抗	可继续使用至怀孕时;考虑转换为其他高效的 DMT	自然流产、严重先天畸形的发生率无增加;妊娠晚期暴露与新生儿血液学异常相关;妊娠期停药后可能出现复发和反弹	自然流产和先天性异常风险不能升高	不需要	在母乳中检测到的水平很低(远低于相对婴儿剂量的 10%);理论上应关注累积剂量	考虑将妊娠期间的给药间隔延长至 6~8 周,妊娠期最后一天使用(妊娠期 40 周)34 周左右(妊娠期 40 周)

续表

DMT	妊娠前注意事项	妊娠期使用	妊娠早期暴露	洗脱期	母乳喂养及产后注意事项	特殊注意事项
利妥昔单抗奥瑞珠单抗	每2年给药1次；可在给药1~3个月后尝试怀孕，如果未怀孕，可于6~9个月后再次用药	对高危人群，妊娠期间继续使用，但有新生儿B细胞耗竭风险	妊娠期使用利妥普单抗治疗，新生儿B细胞计数减少；自然流产和先天性异常的风险可能不升高；奥瑞珠单抗可能不增加自然流产风险	奥瑞珠单抗：欧盟12个月；美国6个月	在母乳中检测到的水平很低（远低于相对婴儿剂量的10%）	注意B细胞减少的母体在妊娠期间的感染风险
克拉屈滨	动物实验中存在在雄性和雌性动物胚胎致死性和致畸性；男性和女性在克拉屈滨治疗后6个月内不应尝试怀孕	在妊娠期间不应使用	先天性异常风险尚不清楚	最后1个疗程后6个月	在母乳中可检测到的时间短，在治疗期间，最后一次注射后至少7天内，暂停母乳喂养	可在治疗期间无暴露妊娠
阿仑单抗	可在用药4个月后尝试怀孕，延迟再次使用	不应该在妊娠期间使用；在怀孕期间需继续监测，特别是血常规和甲状腺功能	不能排除轻微增加自然流产的风险	最后1个疗程后4个月	没有相关数据（可能转移至母乳有限，但担心暴露的影响）	如果无立即怀孕需要，则有助于对疾病的治疗

哺乳期患者由于失去了雌激素的保护性作用,复发风险可能增大,产后应该尽早开始DMT[308]。母体的IgG可进入乳汁,在患者接受了B细胞耗竭药物治疗的情况下,婴儿因母乳IgG减低而导致感染风险高于正常婴儿,且婴儿血液中B细胞也相应减少,建议推迟减毒活疫苗的接种[394]。

(八) 新型冠状病毒与DMT治疗

国外相关研究结果提示,多发性硬化患者较非多发性硬化患者总体感染风险要高,特别是需要住院的多发性硬化患者[401]。在新型冠状病毒(severe acute respiratory syndrome coronavirus 2,SARS-CoV-2)大流行期间,多发性硬化患者感染风险、疫苗接种安全性及有效性逐渐引起关注。现有国内外数据表明,MS患者总体感染新型冠状病毒的风险较普通人群无显著升高,但具有下述特征的MS患者感染后转化为重症的风险较高:男性、高龄(≥60岁)、进展型MS、较高的残疾程度(如EDSS评分≥6分)、肥胖(体重指数≥30)、合并糖尿病、合并心肺疾病、接受某些特定治疗(如利妥昔单抗、奥瑞珠单抗)或近期(1个月内)接受过糖皮质激素治疗[402]。《多发性硬化与视神经脊髓炎谱系疾病患者新型冠状病毒疫苗接种中国专家共识》指出,尚无充分证据表明新型冠状病毒疫苗会加重多发性硬化,或直接导致疾病复发。因此,在知情同意的前提下,经接种风险预评估后,应建议病情控制稳定的多发性硬化患者接种新型冠状病毒疫苗,加速构建新型冠状病毒免疫屏障[402]。

综上所述,新型冠状病毒流行期间启动DMT应严谨评估患者疾病进展风险、感染风险及疫苗接种有效性等,选用合适的DMT药物。综合分析各种DMT药物的作用机制和国外相关临床研究数据,《多发性硬化与视神经脊髓炎谱系疾病患者新型冠状病毒疫苗接种中国专家共识》指出,使用特立氟胺和富马酸二甲酯患者无需因新型冠状病毒疫苗接种而推迟药物启动时间、中断治疗或调整治疗方案[402]。使用芬戈莫德、西尼莫德或抗CD20单抗患者接种新型冠状病毒疫苗的有效性可能有所下降,新型冠状病毒疫苗接种应考虑在开始使用芬戈莫德、西尼莫德或抗CD20单抗

前至少2~4周完成[402]。在新型冠状病毒大流行期间或局部散发时,稳定期多发性硬化患者可以考虑延长抗CD20单抗的给药时间间隔或减少单次给药剂量[402]。新型冠状病毒流行期间DMT治疗的注意事项见表3-1-13[403]。

(九) 对症治疗

痛性痉挛:可应用卡马西平、替扎尼定、加巴喷丁、巴氯芬等药物治疗。慢性疼痛、感觉异常等:可应用阿米替林、普瑞巴林、选择性5-羟色胺/去甲肾上腺素再摄取抑制剂、去甲肾上腺素能与特异性5-羟色胺能抗抑郁药物类药物。抑郁焦虑:可应用选择性5-羟色胺再摄取抑制剂、去甲肾上腺素再摄取抑制剂、特异性5-羟色胺能抗抑郁药物类药物,以及心理辅导治疗。乏力、疲劳(多发性硬化患者较明显的症状):可用莫达非尼、金刚烷胺治疗。震颤:可应用盐酸苯海索、盐酸阿罗洛尔等药物治疗。膀胱直肠功能障碍:配合药物治疗或借助导尿等处理。性功能障碍:可应用改善性功能药物等治疗。认知障碍:可应用胆碱酯酶抑制剂等治疗[308]。

(十) 康复治疗

多发性硬化患者的康复治疗同样重要。对伴有肢体、语言、吞咽等功能障碍的患者,应早期在专业医生的指导下进行相应的功能康复训练。应耐心对患者及亲属进行宣教指导,强调早期干预、早期治疗的必要性,合理交代病情及预后,增加患者治疗疾病的信心,提高治疗的依从性。医务工作者还应在遗传、婚姻、妊娠、饮食、心理及用药等生活的各个方面提供合理建议,包括避免预防接种、避免过热的热水澡、强烈阳光下高温暴晒、保持心情愉快、不吸烟、作息规律、适量运动和补充维生素D等[308]。研究结果提示3周的康复训练也可以改善中至重度行走障碍的多发性硬化患者的行走能力[404]。

九、预后

在过去的十几年里,随着早期诊断的实现,以及DMT药物不断更新和发展,多发性硬化患者的预后有了很大的改善。2022年丹麦一项针对MS预后的研究[405],纳入了全国范围内13 562例MS患者,该研究将MS分成每5年发病的分

表 3-1-13　新型冠状病毒流行期间 DMT 治疗的注意事项

DMT	对新型冠状病毒感染风险的可能影响	对新型冠状病毒患者的可能益处	对未来接种新型冠状病毒疫苗的可能影响	在新型冠状病毒大流行期间是否需要中断	在新型冠状病毒流行期间作为新的治疗方法使用	新型冠状病毒感染患者是否需要中断	其他风险缓解策略
干扰素β	增加感染风险的可能性小	可能有抗病毒作用	对未来接种病毒蛋白或灭活疫苗产生的可能性小;与活疫苗的相容性未知	无需中断,可继续治疗	安全	无需中断,可继续治疗	
醋酸格拉替雷	增加感染风险的可能性小		可能对保护性免疫反应产生负面影响;与活疫苗的相容性未知	无需中断,可继续治疗	安全	无需中断,可继续治疗	
特立氟胺	可能增加易感性	可能有抗病毒作用	对未来接种病毒蛋白或灭活疫苗产生的可能性小;不推荐接种活疫苗	无需中断,可继续治疗	安全	对无症状或轻度感染者可能安全而无需中断	
富马酸酯类	可能会增加严重淋巴细胞减少患者的易感性		对未来接种病毒蛋白或灭活疫苗的可能性小;与活疫苗的相容性未知	淋巴细胞绝对计数<0.8×10⁹/L 时考虑中断治疗	安全,但须监测淋巴细胞绝对计数	淋巴细胞绝对计<0.8×10⁹/L 或重度感染者考虑中断治疗	
S1P 调节剂	可能增加易感性	可能减轻细胞因子风暴	可能降低细胞免疫和体液免疫对未来病毒蛋白或灭活疫苗产生的保护反应;与活疫苗不相容	淋巴细胞绝对计数<0.2×10⁹/L 时考虑中断治疗	相对安全	淋巴细胞绝对计数<0.2×10⁹/L 时考虑中断治疗	检测疫苗接种前后的血清学
那他珠单抗	增加易感性的可能性小	可能通过其作用于整合素而对感染者产生有利影响	对未来接种病毒蛋白或灭活疫苗的可能性小;与活疫苗的相容性未知	无需中断,可继续治疗	对 JCV 抗体阴性患者安全	可继续治疗,但须警惕脑炎	考虑延长给药间隔以降低暴露风险
奥瑞珠单抗	可能增加易感性和再感染风险		可能降低体液免疫和体液免疫对未来病毒蛋白或灭活疫苗产生的保护反应;与活疫苗不相容	无需中断,可继续治疗	评估获益与风险;高活性 RMS(特别是 JCV 抗体阴性者),早期 PPMS 患者可使用	中断治疗,在感染期间不再使用	根据 CD19 计数,考虑间断注射给药;免疫球蛋白缺乏患者考虑丙种球蛋白治疗;检测疫苗接种后的血清学
阿仑单抗	可能增加易感性和再感染风险		可能降低细胞免疫和体液免疫对未来病毒蛋白或灭活疫苗产生的保护反应;与活疫苗不相容	中断治疗	不推荐	中断治疗,在感染期间不再使用	
克拉屈滨	可能增加易感性和再感染风险		可能降低细胞免疫和体液免疫对未来病毒蛋白或灭活疫苗产生的保护反应;与活疫苗不相容	中断治疗	不推荐	中断治疗,在感染期间不再使用	

层队列,2001—2005 年队列 EDSS 评分 4 分的风险比是 0.85,EDSS 评分 6 分的风险比是 0.76;而 2006—2010 年队列 EDSS 评分 4 分的风险比是 0.70,EDSS 评分 6 分的风险比是 0.60。通过早期诊断、早期治疗,以及及早将治疗效果不佳时换为更高效的药物,MS 患者达到相同残疾程度(相同的 EDSS 评分)的时间明显延长。一项超过 16 年的回顾性研究显示[195],在积极治疗的 517 例 MS 患者中,18.1% 的 RRMS 患者进展为 SPMS,10.7% 的患者残疾累积到需要助行器的程度,这比 MS 的自然史数据要好很多(54% 的 RMS 患者发病 19 年时进展为 SPMS;50% 的患者病程 15 到 16 年时 EDSS 达到 6 分)[149]。RRMS 向 SPMS 进展相关的危险因素包括发病年龄较大、男性、疾病早期高复发频率、疾病持续时间较长、较高的基线残疾评分、较高的影像学病变负担、脊髓受累和脑萎缩;与疾病进展相关的可改变的危险因素是低维生素 D 水平和吸烟;不可改变的危险因素见表 3-1-14[247,406];尽管 RRMS 治疗取得了进展,但进展型患者的选择仍然有限。

表 3-1-14 多发性硬化早期临床和影像特征对预后的影响

预后良好	预后不良
以视神经炎或孤立性感觉异常为首发症状	发病 2~5 年复发率高
首次发作后完全恢复	发病 5 年后存在严重残疾
首次发作与第二次发作间隔时间长	初始 MRI 病变负荷较大
发病 5 年后无残疾	MRI 提示幕下或脊髓病变
初始 MRI 正常	

多发性硬化是慢性进展性致残性疾病,在一定程度上影响患者的生活质量和寿命。澳大利亚的研究发现每名患者估计损失 13.1 个质量调整生命年[407]。一项来自瑞典的多发性硬化注册登记研究,分析了 1964—2012 年间多发性硬化患者的死亡变化趋势。该研究纳入了 29 617 名 MS 患者,结果提示,1964 年到 2012 年间瑞典多发性硬化患者死亡风险呈现出下降趋势,1968—1980 年全因死亡风险比为 6.52(95%CI 5.79~7.34),2001—2012 年为 2.08(95%CI 1.95~2.22)。在整个研究期间,多发性硬化患者的全因死亡风险比为 2.92(95%CI 2.86~2.99),与非多发性硬化人群相比,多发性硬化患者死于呼吸系统疾病(HR=5.07,95%CI 4.87~5.26)和感染(HR=4.07,95%CI 3.70~4.47)的风险显著升高[408]。

（郝峻巍 刘峥）

参考文献

第二节　视神经脊髓炎谱系疾病

视神经脊髓炎谱系疾病(neuromyelitis optica spectrum disorders,NMOSD),又称为视神经脊髓炎(neuromyelitis optica,NMO),是一组主要累及视神经和脊髓的中枢神经系统(central nerval system,CNS)自身免疫病,其发病主要与靶向水通道蛋白 4(aquaporin-4,AQP4)的自身抗体——AQP4-IgG 相关,是不同于 MS 的独立疾病实体。NMOSD 临床上多以严重的视神经炎(optic neuritis,ON)和纵向广泛性横贯性脊髓炎(longitudinally extensive transverse myelitis,LETM)为典型表现,常于青壮年起病,女性居多,复发率及致残率高[1-3]。

既往认为本病是同时发生视神经炎和横贯性脊髓炎的单时相疾病,又称为 Devic 病。但临床研究发现,80%~90% 的 NMO 患者呈多时相复发型病程。尤其是在 2004 年,美国 Vanda A Lennon 教授等在 NMOSD 患者的血清中发现了高度特异性自身抗体 AQP4-IgG,其靶抗原是 CNS 内星形胶质细胞足突上的 AQP4,而 MS 患者体内没有这种抗体,由此开启了对 NMO 的全新认识。2006 年,Wingerchuk 等首次制定了 NMO 的诊断标准。随着研究的深入,还发现一组临床上伴或不伴 AQP4-IgG、尚不能满足 NMO 诊断标准的局限形式的脱髓鞘疾病,如单发或复发性 ON(ON/r-ON)、单发或复发性 LETM(LETM/r-LETM)、伴有风湿免疫疾病或相关自身免疫抗体阳性的 ON 或 LETM 等,它们具有与 NMO 相同或类似的发病机制,部分最终演变为 NMO。因此，2007 年 Wingerchuk 等把上述疾病统一命名为 NMOSD。近年来研究发现，NMO 和 NMOSD 患者没有显著的生物学差异，它们的免疫治疗策略是相同的。因此，2015 年国际 NMOSD 诊断工作组（International Panel for NMOSD Diagnosis，IPND）以 AQP4-IgG 为核心制定了新的 NMOSD 诊断标准，取消了 NMOSD 的单独定义，将 NMOSD 和 NMO 统一命名为 NMOSD，并根据血清学特性分为 AQP4-IgG 阳性和阴性两种类型，并制定了相应的诊断标准。

一、流行病学与人口特点

NMOSD 在世界各地和所有种族均有发生，但其发病率和患病率有着显著的地区差异，非白种人的发病率和患病率较高[4-6]。这一发现提示遗传或环境因素可能在 NMOSD 的发病中起重要作用。例如，一项基于人群的研究发现，位于北美洲加勒比地区的马提尼克岛（其中 90% 的居民是黑种人）的 NMOSD 患病率是美国明尼苏达州欧姆斯特郡（其中 82% 的居民是白种人）的 2.6 倍[5]。在英国，非白种人人群中 NMOSD 患病率远远高于白种人人群。同一国家不同族裔间也存在显著差异。例如，澳大利亚和新西兰的一项研究发现亚裔患者的患病率比非亚裔患者高 3 倍。整体来看，NMOSD 患者在 CNS 炎性脱髓鞘疾病患者中的比例，在不同种族和地区之间存在显著差异。在成年白种人炎性脱髓鞘疾病患者中，绝大部分为 MS 患者，只有 1%~2% 的患者为 AQP4-IgG 或 MOG-IgG 抗体相关的炎性脱髓鞘疾病。但在亚洲的一些研究中，这些抗体相关疾病的患者占所有成年炎性脱髓鞘疾病患者的 25%~45%[7-9]。

欧美地区 NMOSD 患病率约为（0.7~4.4）/10 万，亚洲地区 NMOSD 的患病率约为（2.6~4.1）/10 万，其中 AQP4-IgG 阳性患者的患病率为 3.2/10 万，AQP4-IgG 阴性及 AQP4-IgG 状态不明的患病率为 0.9/10 万。NMOSD 在日本人群中患病率与白种人人群相似，低于非白种人人群。2020 年，我国的一项全国性研究首次揭示了中国 NMOSD 发病率的数据[10]。该研究利用全国病历质控系统，收集了 2016—2018 年，17 416 名 NMOSD 确诊患者和 33 489 例住院病例，其中 11 973 例新

诊断为 NMOSD 的患者。经年龄和性别调整后，我国 NMOSD 的发病率约为 0.278/10 万，儿童为 0.075/10 万，成人为 0.347/10 万。

NMOSD 可以发生在任何年龄段。据研究总结，AQP4-IgG 阳性患者的发病年龄中位数为 40 岁，稍晚于 MOG-IgG 阳性患者的发病年龄中位数 31 岁。但亚洲患者和黑种人 AQP4-IgG 阳性患者的发病年龄可能较低。在性别差异上，NMOSD 在女性中比在男性中更常见，特别是在 AQP4-IgG 阳性的患者中［男女比例 1∶（9~10）］[11-13]。在血清阴性的 NMOSD 患者中，并没有很显著的性别差异。

随着对 NMOSD 的认识和研究的深入，尤其是血清特异性抗体的检测有助于与其他相似疾病鉴别，从而大幅提高诊断的准确度，预计 NMOSD 的发病率和患病率将在未来增加。除了遗传和环境因素之外，各研究之间存在的患病率和发病率估计的异质性，也可能在一定程度上反映了数据来源、病例确认、诊断标准和所使用的抗体测定方法的差异。

二、病因学与免疫病理学

（一）AQP4 的结构和功能

AQP4 蛋白是一个双向的、渗透驱动的水通道，是哺乳动物 CNS 中的主要水通道，主要位于星形胶质细胞的足突和脑室内壁的室管膜细胞中[14]。AQP4 对阴离子和甘油不渗透，在血管周围星形胶质细胞内膜中的分布最密集，它们与内皮基底层直接接触。AQP4 也存在于外胚层细胞膜中，但不存在于少突胶质细胞、神经元或脉络膜上皮细胞中。AQP4 也是细胞毒性水肿过程中水通过完整的血-脑屏障进入大脑和脊髓的主要途径，以及在血管源性水肿和脑积水中去除多余脑脊液的途径。除了在维持脑水平衡中的核心作用外，AQP4 还参与神经兴奋的传导和神经胶质细胞的迁移[15]。

AQP4 由 3 个细胞外环、2 个细胞内环和位于胞内的 N 端和 C 端区域组成，构成 6 个跨膜的 α-螺旋和 2 个孔隙螺旋（图 3-2-1）。由于其编码基因具有 4 个外显子导致转录起始位点不同，而形成不同的异构体 AQP4 蛋白。目前已报道

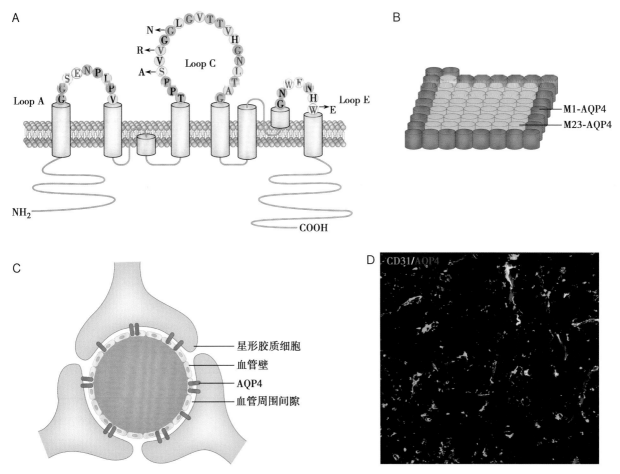

图 3-2-1 星形胶质细胞膜表面水通道蛋白 4（AQP4）的正交粒子阵列（OAP）组装阵列模式及分布

A. AQP4 的一级序列；B. 具有 M23-AQP4 富集核心和 M1-AQP4 外设的 OAP 示意图；C. 中枢神经系统中 AQP4 的分布，AQP4 位于脑组织和血-脑屏障血管周围的星形胶质细胞端足突内；D. 免疫荧光共定位小鼠脑组织内 AQP4 与表达 CD31 的血管内皮细胞。

了 AQP4 的 5 种异构体，但目前还不清楚是否所有的异构体都在人类中表达。与人类有关的 2 种异构体是 a 异构体（M1-AQP4）和 c 异构体（M23-AQP4），它们的前 22 个氨基酸不同[16,17]。AQP4 M1 和 M23 单体可在膜上形成异四聚体和同型四聚体，每个单体都含有一个选择性的水通道。M23 同型四聚体和 M1/M23 异四聚体进一步组装成超分子聚集体-正交粒子阵列（OAP）[18]。仅当在质膜表面形成 AQP4 聚集体的超分子结构时，AQP4-IgG 才能选择性识别。来自 NMOSD 患者的重组 AQP4-IgG 与水通道的细胞外环结合，这一过程需要 C 环和 E 环的特定保守氨基酸残基来完成[19]。

（二）NMOSD 的病因学

多项研究发现，人类白细胞抗原（HLA）等位基因与 NMOSD 之间存在显著关联。来自荷兰、西班牙、墨西哥、印度、巴西等国的研究显示，AQP4-IgG 阳性的患者均与 HLA-DRB1*03 密切相关[20]。值得注意的是，在一些人群中也报道了不同的 HLA 相关性，例如 HLA-A*01 和 HLA-B*08 与荷兰患者相关，HLA-DRB1*10 与西班牙患者相关，HLA-DPB1*0501 与中国南方汉族患者相关，HLA-DPB1*0501 和 HLA-DRB1*1602 与日本患者相关，但在欧洲患者中未发现与 HLA-DPB1*0501 相关。而在阿拉伯国家的 NMOSD 患者中，HLA-DRB1*07 和 HLA-DQB1*02:02 与 AQP4-IgG 阳性 NMOSD 呈强烈的负相关。

NMOSD 还有其他一些危险或保护因素，如 IL-17A 的多态性可能与发病有关。多项研究发现 NMOSD 患者的血清维生素 D 水平较低，其水平与发作严重程度、疾病进展和/或治疗反应之间存在负相关,但尚存在争议。在 AQP4-IgG 阳性患者中,有相当多的病例在急性发作(包括初次发作)之前有感染事件发生,其中主要是呼吸道感染。但是没有任何特定的感染与 NMOSD 的发生或复发有切实的联系。有一些关于 NMOSD 在疫苗接种后发病的报告,但总体发病率很低[21,22]。

(三) NMOSD 的组织病理学

AQP4-IgG 阳性 NMOSD 的病变特点是血管周围出现显著的 IgG 和 IgM 沉积,这与 AQP4 在星形胶质细胞的高表达相对应[23-25]。同时伴有补体沉积和由巨噬细胞/小胶质细胞、中性粒细胞、嗜酸性粒细胞、B 细胞和少数 T 细胞组成的细胞浸润(图 3-2-2)。诊断性组织病理学特征包括星形胶质细胞大量丢失,少突胶质细胞和神经元相对保留或继发丢失,后两者取决于病变阶段和发作的严重程度。神经元和少突胶质细胞的继发性丢失是由于星形胶质细胞功能紊乱和/或炎症性损害。

在一些病变中,AQP4 被破坏但其他星形胶质细胞标志物,如胶质纤维酸性蛋白仍然可以被检测到,这表明 AQP4 的损失先于星形胶质细胞的丢失,可能是 AQP4 内化和溶酶体降解的结果。一项研究报告称,在没有补体激活的情况下,视网膜上的米勒细胞(Müller cell)的 AQP4 反应性丧失。在严重的病例中,可能会出现大面积的组织坏死和空洞。

AQP4-IgG 阳性患者的病变分布和严重程度

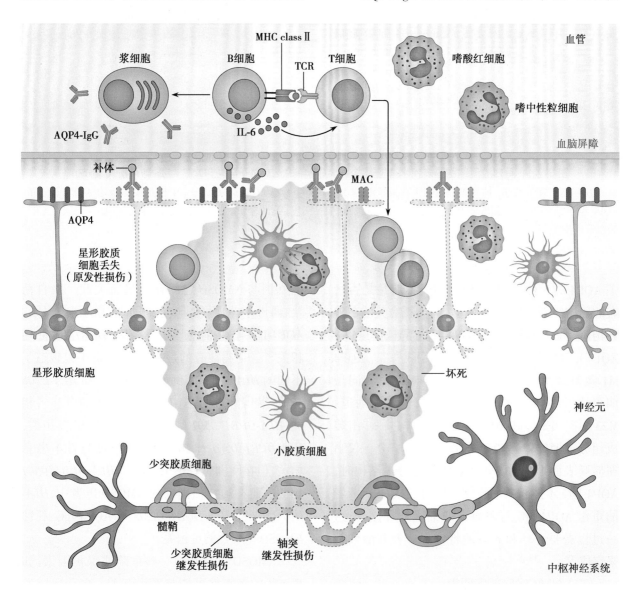

图 3-2-2 AQP4-IgG 患者的疾病机制

可能反映了 AQP4 表达水平的差异（视神经、脊髓、间脑和极后区的表达高于 CNS 其他区域）、不同大脑区域之间超分子 AQP4 聚集体的比例（脊髓和视神经更高[26]）和血-脑屏障的通透性（包括极后区在内的室周器官的通透性更大）。尽管 AQP4 在一些组织和器官（如肾脏）中高表达，但在 CNS 外的炎症相对缺少，研究认为部分原因是补体激活调节因子（即 CD46、CD55 和 CD59）在外周的表达高于在 CNS 的表达[27-29]。此外，已经有研究进行了 AQP4 和补体激活调节因子与人类星形胶质细胞共培养，但在与内皮细胞接触的星形胶质细胞终足、在细胞培养和正常人脑和脊髓中，基本上没有观察到上述调节因子，使接触血-脑屏障的星形细胞终足容易受到补体介导的损害。补体激活调节因子的表达依赖于星形胶质细胞-内皮细胞的接触，这也可以解释在动物模型中观察到的较轻的病理现象，即在极后区相对缺乏正常的血-脑屏障[30]，星形胶质细胞-内皮细胞的接触相对较少，在此部位引起的补体依赖的炎症反应较轻，可以解释一些研究中发现的 AQP4-IgG 阳性 NMOSD 患者可逆性极后区病变引起的顽固性恶心、呕吐或呃逆（极后区综合征）[31]。

AQP4-IgG 相关的 NMOSD 的病变特点是 IgG 和补体沉积，主要发生在星形胶质细胞的足突上，同时伴有星形胶质细胞的丢失，而且往往是继发性少突胶质细胞和神经元的丢失。补体沉积包括 C9neo，这表明补体途径末端通路的激活，导致攻膜复合物（MAC）的形成。各种类型的浸润性免疫细胞，如巨噬细胞/小胶质细胞、中性粒细胞、嗜酸性粒细胞、B 细胞和 T 细胞，都存在于病变内。严重的炎症可能导致坏死、空洞。

（四）NMOSD 的免疫病理生理学

AQP4-IgG 的存在对 NMOSD 有高度的特异性，AQP4-IgG 的血清水平及产生 AQP4-IgG 的浆细胞数量与 NMOSD 的疾病活动密切相关[32]。事实上，血清 AQP4-IgG 水平通常在复发前不久及急性发作期升高，在缓解期下降。高 AQP4-IgG 抗体血清滴度与 ON 完全失明和 MRI 上广泛的脑部病变有关，AQP4-IgG 滴度与 MRI 上脊髓病变长度呈正相关。值得注意的是，复发期间 AQP4-IgG 水平的增加并不伴随其他自身免疫性抗体的增加。因此，AQP4-IgG 的存在可以预测未来的复发。

支持 AQP4-IgG 致病作用的进一步证据是，它们属于补体激活 IgG1 亚类[33]，在临床发作期间，它们的存在伴随着脑脊液中补体 C5a 浓度的增加[34]。此外，清除 AQP4-IgG 的治疗（如血浆置换或免疫吸附），以及靶向 B 细胞和浆细胞的治疗，和抑制补体级联反应的治疗对 AQP4-IgG 阳性的 NMOSD 是有效的。此外，用利妥昔单抗治疗的 NMOSD 患者中，B 细胞再生与 AQP4-IgG 水平升高、疾病复发有关。AQP4-IgG 的致病作用更直接的证据来自动物实验，静脉或腹腔转移或脑内注射患者 AQP4-IgG 和人类补体可引起 AQP4 表达下降，随后出现星形胶质细胞丢失、补体沉积、脱髓鞘和坏死，上述改变可以通过补体抑制剂来阻止。同样，AQP4-IgG 阳性患者的血清与人类补体一起应用，可在体外破坏原代小鼠星形胶质细胞和 AQP4 转染的人类细胞，并可在野生型小鼠的脊髓切片培养物中重现 NMOSD 典型病理改变，但在 AQP4 缺失小鼠的脊髓切片不能重现。在体外阻断 AQP4-IgG 和 AQP4 之间的相互作用或预先用工程非致病性 AQP4 抗体进行培养，可以抑制 AQP4-IgG 转染的细胞、体外脊髓切片模型和小鼠模型的致病过程[35]。研究发现，AQP4-IgG 抗体之间的表位差异可能会导致 C1q 结合或激活的差异，从而导致不同程度的补体依赖性细胞毒性。其他因素，如血-脑屏障功能和抗体亲和力，也可能在这一过程中起作用，这有助于解释为什么低 AQP4-IgG 滴度可在一些患者中诱发急性发作，而在其他患者中却不能。这也提示监测 AQP4-IgG 亚群而不是总 IgG 滴度，可能是一种可靠的预测复发手段[36]。

由 AQP4-IgG 激活的补体可通过血-脑屏障而吸引粒细胞，中性粒细胞和嗜酸性粒细胞在 NMOSD 患者的脑脊液中都有所增加[25,37,38]。此外，星形胶质细胞结合的 AQP4-IgG Fc 区可以激活巨噬细胞、中性粒细胞和嗜酸性粒细胞。在动物模型中，粒细胞抑制剂和嗜酸性粒细胞耗竭可减轻病变严重程度[25]，而高嗜酸性粒细胞或用粒细胞集落刺激因子干预则导致疾病加重，这些均支持粒细胞的致病作用。中性粒细胞被认为是通过分泌中性粒细胞弹性蛋白酶来加重疾病,而嗜酸性粒细胞则是通过促进抗体或补体依赖的细胞毒性来促进疾病。嗜酸性粒细胞分泌 IL-4,促进 Th2 细胞反应,从而有利于自身抗体的合成。

参与 NMOSD 发病机制的其他细胞类型是 B 细胞和浆细胞,CSF 中 BAFF、APRIL 和 CXCL13 水平的增加促进了 B 细胞的存活,这可能是大脑中星形胶质细胞和免疫细胞激活的结果[39,40],而 Th 细胞是 B 细胞同种型转换和亲和力成熟所需的。缺乏调节性 B 细胞或 IL-10 的表达减少导致 B 细胞调节功能受损,同时激活的鞘内 B 细胞占优势。同样,由于免疫细胞和星形胶质细胞产生过多的 IL-6,FOXP3$^+$ 调节性 T 细胞的生成可能受到干扰,这可能促进 Th17 细胞增殖,从而有助于中性粒细胞的招募。此外,AQP4 反应性 T 细胞足以在小鼠模型中诱发 NMOSD 表型。这些模型还表明,对 AQP4 的耐受性丧失是针对这种自体蛋白的自身免疫病发展中的一个关键步骤[41]。

CNS 抗原特异性 T 细胞也可以支持 AQP4-IgG 通过开放的血-脑屏障进入 CNS。研究发现,AQP4-IgG 只有在有 CNS 抗原特异性 T 细胞存在的情况下才能诱发 CNS 损伤[30,42]。然而,也有研究表明,在没有致病性 T 细胞的情况下,用弗氏完全佐剂预处理后也可形成 NMOSD 样病变。虽然通过完整的血-脑屏障进入 CNS 的 AQP4-IgG 数量相对较少,可能不会诱发重大的组织损伤,但考虑到作为 AQP4-IgG 主要目标的星形胶质细胞末梢是形成血-脑屏障的重要结构,AQP4-IgG 可引起血-脑屏障破坏。因此,当使用具有高亲和力和致病性的特异性重组 AQP4-IgG 抗体,并给予足够的刺激时间时,不需要 CNS 抗原特异性 T 细胞,即可诱导 NMOSD 病灶形成。

其他可能参与 NMOSD 的发病机制包括谷氨酸介导的兴奋性毒性,以及由于 AQP4 内化而被阻断或丧失而导致的水平衡紊乱[43-45]。主要的效应机制可能在不同的脑区之间有所不同,取决于局部 M1-AQP4 和 M23-AQP4 比例的差异。这可以部分解释 AQP4-IgG 阳性 NMOSD 的不同病理特征,也可以解释为什么尽管有证据表明虽有脑膜炎症、皮质小胶质细胞激活和皮质神经元丢失,但没有脱髓鞘病变[46]。

一项研究表明,AQP4-IgG 阳性 NMOSD 的中枢和外周 B 细胞耐受检查点的缺陷导致自身反应性的过渡性和成熟的幼稚 B 细胞过多,这在重症肌无力、系统性红斑狼疮和其他自身免疫病中也可见。这些细胞可能提供了一个更容易发生抗原驱动的 B 细胞体细胞突变的细胞库,产生 AQP4 反应性 B 细胞,并将解释 AQP4-IgG 阳性 NMOSD 的两个基本方面:抗原特异性 AQP4-IgG 的存在和系统性自身免疫的过度激活[47]。

三、临床表现

NMOSD 多为急性或亚急性起病,前驱感染症状较为少见,典型的临床过程多在数天至数周内发生,随后数周或数月内可有不同程度的恢复[48]。90%~95% 的患者呈多时相病程[49]。各国报道的年复发率(ARR)在 0.3~1.4 之间不等,中国 NMOSD 患者的平均年复发率为 0.7 左右[50-52]。未应用免疫抑制剂的患者约有 61% 在首次发病后 1 年内复发,81% 在 2 年内复发,首次复发的中位时间约为 14 个月[53,54]。疾病发作的时间分布不均匀,分为丛集性发作期(临床复发密集分布,发作间隔时间小于 12 个月)和间歇发作期(发作时间不聚集,间隔超过 12 个月),且丛集性发作的临床表现可类似[55]。NMOSD 每次发作均会造成较为严重且难以逆转的神经系统损伤,长期后遗症较多,而与临床发作无关的神经功能障碍累积或残疾进展较为少见[56,57]。

NMOSD 为一组发病机制相似而临床表型多样的疾病谱,其核心临床特征、非神经系统表现及伴发疾病均存在异质性。

(一)核心临床特征

NMOSD 有六组核心临床特征:视神经炎、急性脊髓炎、极后区综合征、急性脑干综合征、急性间脑综合征,以及大脑综合征。其中以视神经炎和急性脊髓炎最为常见,且多为首发临床表现,急性间脑综合征和大脑综合征相对少见[50]。

1. 视神经炎 约 40% 的 NMOSD 患者以视神经炎起病,高达 70%~80% 的患者病程中发生视神经炎,且为较年轻患者疾病复发的最常见表现[51-53,58]。可单侧、双侧视神经同时或相继(间隔数小时、数天或数周)发病,多起病急且进展迅速,主要症状为不同程度的中心视力下降,尤其是造成严重视力下降(视力表测得视力≤0.1)或致盲的视神经炎对 NMOSD 有提示意义。当视神经的球后部分受累时,常伴有眼球胀痛及眼球转动时疼痛。交替性光照试验常见相对性瞳孔传入障碍,即一侧瞳孔传入障碍而另一侧正常,或双眼瞳孔传入障碍程度不对称,亦称 Marcus Gunn 瞳孔。还可出现视野缺损,包括中心暗点、水平性偏盲(以水平中线为界的视野上部或下部缺损)、弓形暗点、向心性视野缩小、生理盲点扩大,以及不规则的视野缺损,视交叉受累时可出现双眼颞侧偏盲、同向性偏盲或象限盲[59]。NMOSD 的视盘炎相对少见,多为长病灶(>50% 的视神经)的球后视神经炎,因此急性期较少见视盘水肿、视网膜静脉迂曲、扩张及视盘周围渗出,急性期后多出现视神经萎缩、视盘苍白。眼底也可观察到视盘周围血管减少和小动脉狭窄,可能是由 AQP4-IgG 直接介导的血管炎性反应所致[60]。视功能检查可发现色觉和对比敏感度等静态视功能异常,以及持续的运动感知缺陷,即对运动物体的快速视觉识别和处理障碍,反映视觉信息的快速传输能力受损,与视觉通路的神经轴突受损、髓鞘脱失和动态识别过程中的皮质激活缺陷有关[61,62]。

2. 急性脊髓炎　急性横贯性脊髓炎为 NMOSD 最常见的复发形式,且在年龄较大的患者中发生频率更高[58]。主要表现为损伤平面以下的运动、感觉和自主神经功能障碍。运动障碍严重者表现为对称性双下肢瘫痪或四肢瘫,上颈段病变者可出现呼吸肌麻痹[63]。早期常出现脊髓休克,后逐渐过渡为痉挛性瘫痪。约半数患者在脊髓炎急性期或恢复期出现肌张力增高、腱反射亢进、肌阵挛或短暂的肌肉痉挛发作等痉挛相关表现[64,65]。痛性强直性痉挛是 NMOSD 相对特异的症状,常发生于首次脊髓炎发作后恢复期,表现为一个或多个肢体的阵发性、刻板的肌肉强直性收缩伴疼痛,可由突然的运动、感觉刺激或过度换气触发,持续数秒至 5 分钟不等[66-68]。NMOSD 脊髓炎的感觉障碍包括疼痛、麻木感、感觉过敏或感觉减退等。病变位于上胸段者,脊髓炎后更易出现严重的慢性疼痛[69,70]。疼痛症状,尤其是神经性疼痛,与 NMOSD 患者日常生活活动的减少、生活质量的下

降,以及抑郁状态的发生密切相关[70-73]。若病变累及脊髓后角,刺激瘙痒特异性投射神经元或初级传入纤维,可出现阵发性或顽固性神经性瘙痒,通常位于受累脊髓节段支配的皮节,可伴有其他类型的感觉障碍。皮肤瘙痒在 NMOSD 患者中的发生率高于 MS,可能与脊髓后角传导瘙痒信号的神经元高表达 AQP4 有关。值得注意的是,瘙痒症状可先于其他神经功能障碍出现,对 NMOSD 患者脊髓炎的发作或复发有提示意义[74-80]。若病变累及颈髓后索,可出现莱尔米特(Lhermitte)征,即颈部前屈时,产生沿脊柱向下或向四肢放射的短暂性电击样感觉异常[81]。NMOSD 脊髓炎相关的自主神经功能障碍主要表现为膀胱功能障碍(尿潴留、尿失禁、尿急、夜间尿频、并发尿路感染等)[82-84]、肠道功能障碍(便秘、大便失禁)[83,85]和性功能障碍[83,86,87]。T_6 及以上节段的脊髓病变可出现自主神经反射异常,表现为体位性低血压、突发性高血压、心动过缓、头痛、面色潮红、出汗增多等[88]。另外,由于 AQP4 可在中枢神经系统(central nervous system,CNS)和周围神经系统间的过渡区域,如脊神经根和马尾中表达,NMOSD 中偶见脊髓病变累及脊神经根,并发周围神经病变,呈弛缓性瘫痪,也有罕见病例仅存在脊神经根病变而无脊髓受累[89-92]。

3. 极后区综合征　延髓极后区,因位于第四脑室底,AQP4 高表达且血-脑屏障通透性高,是常见的 AQP4-IgG 靶向损伤部位[93,94]。NMOSD 累及极后区时,刺激呕吐的化学感受器触发区,典型表现为顽固性恶心、呕吐、呃逆,症状通常持续 48 小时以上,严重者可出现厌食、体重减轻。极后区病变并非 NMOSD 所独有,但顽固性恶心、呕吐和呃逆症状对于 NMOSD 具有高度特异性,可出现于视神经炎或脊髓炎发作之前,也可独立出现[94-99]。极后区的病理改变与视神经和脊髓的破坏性轴索损伤和脱髓鞘不同,仅为 AQP4 的破坏和炎症浸润,而无显著的细胞损伤。因此,部分患者的极后区症状可自发恢复。

4. 急性脑干综合征　除极后区外,NMOSD 还可累及脑干其他部位,临床表现多样,其中以动眼神经功能障碍最为常见,出现眼球运动异常和复视[100-103]。其他表现包括三叉神经痛、面瘫、

味觉减退、听力障碍、眩晕、眼球震颤、前庭性共济失调、构音障碍、吞咽困难等[104-108]。脑干三叉神经脊束核或导水管周围灰质的病变可能引起神经性瘙痒，其机制可能与瘙痒相关的脑干下行调节通路的星形胶质细胞及抑制性神经元的损伤有关[74,75]。NMOSD的延髓病变若累及心血管运动调节区域，可导致交感神经过度激活，引发Takotsubo心肌病，表现为以左室功能障碍为主的可逆性急性心力衰竭和心肌损伤[109]。

5. 急性间脑综合征　NMOSD可导致第三脑室室管膜周围的间脑损害。下丘脑病变常表现为非发作性嗜睡或发作性睡病，以及抗利尿激素分泌异常所致的低钠血症[110-118]，也可出现高催乳素血症/继发性闭经/溢乳、体温调节紊乱（低体温、持续高热）、自主神经功能调节异常（低血压、心动过缓）、摄食障碍（厌食而体重减轻，贪食而肥胖）和行为改变等[119-124]。丘脑参与NMOSD患者感觉异常症状的调节，丘脑总灰质体积及丘脑腹后核体积的缩小与患者的神经性疼痛相关[125,126]。丘脑萎缩也与NMOSD患者的认知障碍和疲劳症状有关。部分NMOSD患者的间脑病变不引起任何临床症状。

6. 大脑综合征　NMOSD最常见的大脑病变多为白质的非特异性小病灶，通常无症状[119,127]。AQP4富集的脑室系统的室管膜周围是较为典型的白质损害部位。大脑半球广泛或融合的皮质下白质或深部白质病变也不少见，可引起明显的临床症状，如偏瘫、头痛、意识模糊、精神行为异常、癫痫发作等，甚至可作为NMOSD的首发表现[97,128-132]。NMOSD的脑白质损害较广泛，常规磁共振成像（magnetic resonance imaging，MRI）上未发现异常的白质也存在纤维束的隐匿性损伤[133-136]。相比之下，NMOSD的皮质损伤较少见[137,138]。然而随着疾病持续时间的延长，大脑皮质、深部灰质和白质出现广泛萎缩，侧脑室和第三脑室扩大[125,139-142]。皮质及深部灰质神经元的大量变性、丢失，尤其是海马和内侧前额叶皮质等部位的萎缩，使患者出现认知障碍，主要表现为注意力、记忆、言语流畅性、信息处理速度、执行功能等认知域受损[143-150]。除灰质萎缩外，疼痛、睡眠障碍及抑郁等因素也可能与患者的认知功能下降有

关[145,151-155]。此外，少数NMOSD患者也可出现其他非典型脑部症状。嗅球病变、嗅觉皮质萎缩或嗅觉功能网络损伤可致嗅觉减退甚至丧失[156-161]；AQP4破坏后导水管的瘢痕形成、狭窄、闭塞或顺应性降低，以及室管膜、软脑膜和脉络丛的水运输障碍，导致脑积水的发生[162-164]；软脑膜受累时，可出现与细菌性脑膜炎或脑膜脑炎类似的发热、头痛、呕吐、脑膜刺激征阳性等表现，多见于首次发病或复发的早期阶段[165-169]。

（二）非神经系统表现

除神经系统外，AQP4在肾脏、肺、胃、骨骼肌、胎盘、内耳、泪腺及唾液腺中均有表达，但NMOSD很少引起以上组织器官的严重损伤，可能与补体调节蛋白对外周组织细胞的保护作用有关[170]。仅少数患者出现急性肾病综合征、短暂性肺间质病变、无症状性肌酸激酶血症、肌病等非神经系统表现[170-173]。

（三）伴发疾病

半数以上的NMOSD患者伴发其他疾病，其中以自身免疫病、心理疾病和肿瘤较多见[170,174]。可与NMOSD并存的非神经系统自身免疫病包括干燥综合征（Sjögren syndrome，SS）、系统性红斑狼疮（systemic lupus erythematosus，SLE）、自身免疫性甲状腺疾病（autoimmune thyroid disease，AITD）、类风湿关节炎（rheumatoid arthritis，RA）、多发性肌炎（polymyositis，PM）、强直性脊柱炎（ankylosing spondylitis，AS）、系统性硬化（systemic sclerosis，SSc）、雷诺综合征（Raynaud syndrome，RS）等；合并的神经系统自身免疫病包括重症肌无力（myasthenia gravis，MG）、抗N-甲基-D-天冬氨酸受体（anti-N-methyl-D-aspartate receptor，NMDAR）脑炎等[175-190]。另外，患者血清中可见抗甲状腺球蛋白、抗甲状腺过氧化物酶抗体、抗核抗体等自身抗体谱检测异常，但无相关临床症候[176,178,191]。与NMOSD同时存在的心理疾病以抑郁症、焦虑症最为常见[174]。

NMOSD患者可伴发乳腺癌、肺癌、泌尿生殖系统肿瘤、消化系统肿瘤和淋巴瘤等肿瘤性疾病[191-199]。肿瘤与NMOSD的发生是否存在因果关系往往难以确定。在部分患者的肿瘤细胞中可检测到AQP4的表达，其NMOSD的发作与肿瘤

复发或转移直接相关,肿瘤治疗后血清 AQP4-IgG 转阴或 NMOSD 不再发作,提示 NMOSD 的副肿瘤性机制[194,196,200-207]。NMOSD 偶见与其他非自身免疫性 CNS 疾病合并存在,如偏头痛、烟雾病、脊髓亚急性联合变性等,这些疾病与 NMOSD 间的内在关联尚不明确[174,208,209]。

(四) 特殊类型

1. 血清阴性 大约 20% 的 NMOSD 患者血清中缺乏针对 AQP4 的自身抗体[191,210]。当前对于血清学阴性 NMOSD 的发病机制知之甚少,其临床特点也未被充分描述。个别研究指出,与 AQP4-IgG 阳性的患者相比,抗体阴性的 NMOSD 患者中女性的性别优势较小,更常表现为单相病程,脑干症状相对少见,较少伴发其他自身免疫病或血清中较少存在其他自身抗体[211-214]。AQP4-IgG 之外的其他免疫机制可能参与了血清阴性 NMOSD 的发病,导致不同 AQP4-IgG 血清状态患者临床特征的差异。在病程中,血清 AQP4-IgG 转阴并不一定意味着复发风险降低、预后更好,但 AQP4-IgG 转阴后再阳性的患者需要警惕疾病的复发[214]。

2. 妊娠 AQP4-IgG 血清阳性的女性患者可出现性激素紊乱,且生育能力受影响[215,216]。对于妊娠患者,AQP4 在胎盘中的表达可能使 AQP4-IgG 介导胎盘炎症和损伤,加之 AQP4-IgG 对母体自身的攻击,导致不良的妊娠和母婴结局,如流产、先兆子痫和新生儿疾病。疾病活动度较高时妊娠的流产风险较高,合并其他多种自身免疫病的患者发生先兆子痫的风险较高[217-222]。但对于 NMOSD 患者的流产率是否高于一般人群的问题,目前仍存在争议[219,223-225]。妊娠期 NMOSD 的发病及复发率较妊娠前的变化尚无定论,而分娩或流产后的前 3 个月复发风险明显增加[218,223,225-231]。外源性补充孕激素的女性 NMOSD 患者发病和复发风险也增加,支持雌激素和孕激素的变化是疾病发生和复发的重要因素[232,233]。针对中国患者 136 次妊娠的多中心研究发现,分娩/流产年龄小、AQP4-IgG 滴度高、妊娠期间及分娩/流产后治疗不充分是妊娠相关发作的独立危险因素[223]。妊娠相关发作常导致分娩或流产后患者的残疾程度较妊娠前加重[225,230]。

3. 男性 NMOSD 患者中男性仅占 10%~20%,男性患者的发病年龄偏大,AQP4-IgG 及其他自身抗体的血清阳性率较低,病程中更易发生视神经炎,而脊髓或脑干病变的发生概率较低[234-236]。

4. 儿童 NMOSD 患者中儿童约占 3%,平均发病年龄为 10~12 岁[237]。儿童患者中女性的性别优势较小,且单相病程的比例较高。与成人患者相比,儿童纵向广泛性横贯性脊髓炎(longitudinally extensive transverse myelitis,LETM)对 NMOSD 的诊断特异性较低,儿童 MS 和 ADEM 也可能表现为 LETM[49,238]。儿童 NMOSD 更易出现脑部受累;首次复发的时间间隔更短;视神经炎和脊髓炎发作时病情更重;视力预后较差但运动功能恢复较好[52,239,240]。

5. 晚发型 以发病年龄 50 岁为界,可将 NMOSD 分为早发型和晚发型。晚发型患者发作时病情较重,且运动障碍的发生率和总体死亡率更高。发病年龄与患者短期和长期残疾程度呈正相关,发病年龄 >50 岁是患者 5 年内死亡的独立预测因素。而晚发型和早发型患者的发病表型、复发率、首次复发时间等临床特点的异同存在较多分歧[241-249]。此外,老年患者的 NMOSD 更应考虑副肿瘤机制的可能,重视肿瘤的筛查[250]。

四、辅助检查

(一) 实验室检查和抗体检测

1. AQP4-IgG 检测 目前检测中枢神经系统自身抗体的方法有基于细胞的检测(CBA)和酶联免疫吸附测定法(ELISA)等。其中 CBA 方法(图 3-2-3)可以保留抗原构象及蛋白修饰等优点,更真实地反映抗原抗体结合的特性,且其灵敏度(70% 以上)和特异度(97%~100%)均高于上述其他检测方法,适于临床辅助检测。CBA 采用倍比稀释的方法对于靶抗体滴度进行半定量检测,即分别采用 1∶10、1∶32、1∶100、1∶1 000。

我国约 70%~80% 的 NMOSD 患者 AQP4-IgG 阳性,西方国家超过 80% 的 NMOSD 患者 AQP4-IgG 阳性。AQP4-IgG 阳性的 NMOSD 患者比 AQP4-IgG 阴性的患者复发风险较高。血清 AQP4-IgG 滴度与患者的疾病活动度无关,但可提示疾病在发作期的严重程度。在急性期使用免疫治疗后其

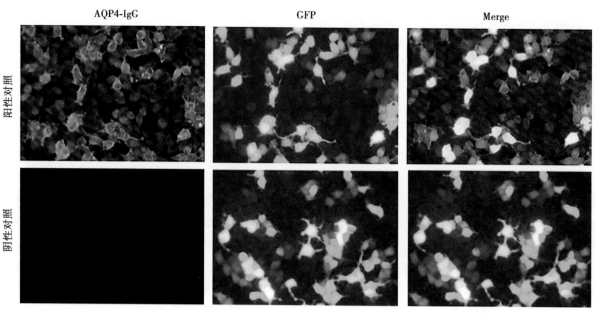

图 3-2-3 AQP4-IgG 检测

该图为 AQP4-IgG 阴性及阳性标本检测结果典型图。多数阴性血清染色未见阳性信号,背景荧光信号较均一。阳性患者血清有较明显的红色荧光信号,绿色荧光蛋白(GFP)作为标记特异性表达目的抗原的内参。Merge 为红色和绿色荧光信号相融合后的染色结果。

滴度可能会降低,但不能作为复发的预测指标。如果发现患者临床症状符合 NMOSD,但 AQP4-IgG 阴性时,需要注意疾病的复杂性,以及检测方法的局限性等因素影响。应结合临床综合考虑进行诊断。对于早期或临床及影像特征不典型的病例,应该充分完善实验室及其他相关检查,同时与可能的疾病相鉴别,并进行动态随访复测抗体,查找相关支持或排除证据。

2. 脑脊液 脑脊液压力多数正常;急性期白细胞多大于 $10 \times 10^6/L$,约 1/3 患者大于 $50 \times 10^6/L$,少数病例可达 $500 \times 10^6/L$;可见中性粒细胞及嗜酸性粒细胞增多。急性期生化指标蛋白多明显增高,可大于 1g/L,复发型 NMOSD 患者 CSF 蛋白含量显著高于单相病程患者。糖及氯化物多正常;约 20% 患者 CSF 特异性寡克隆区带阳性,IgG 指数多为正常。

3. MOG-IgG MOG-IgG 是 MOGAD 的生物诊断标志物,较少见到 MOG-IgG 与 AQP4-IgG 同时阳性,具有重要鉴别诊断价值。推荐采用 CBA 对血清及 CSF MOG-IgG 进行检测。需要注意的是,一些疾病急性期可表现为一过性 MOG-IgG 阳性,需结合临床进行解读。

4. 其他自身免疫抗体 近 50%AQP4-IgG 阳性 NMOSD 患者合并其他自身免疫抗体阳性,常见有血清抗核抗体(ANA)、抗 SSA 抗体、抗 SSB 抗体、甲状腺过氧化酶抗体(TPO)阳性等。

5. 神经丝轻链(neurofilament light chain, NfL) 血清 NfL 作为神经元损伤的生物标志物可在多种疾病中被观察到。尽管其特异度不高,但在动态反映神经元损伤程度上被认为是较好的生物学指标,有利于观察疾病的进展及不可逆性损伤,可以作为 NMOSD 残障进展和治疗评价的生物学指标,同时需要综合如高血压、糖尿病、脑梗死等合并症因素的共同影响。

6. 胶质纤维酸性蛋白(Glial fibrillary acid protein, GFAP) GFAP 是一种形成星形胶质细胞骨架的中间丝状蛋白,在星形胶质细胞损伤后可泄漏到脑脊液。通过高通量检测手段检测的血清 GFAP 与脑脊液 GFAP 显著相关。NMOSD 急性复发时 GFAP 明显升高,可能反映星形细胞损伤。GFAP 水平的增加可能与 AQP4-IgG 阳性 NMOSD 患者的疾病活动和残疾恶化相关。

(二)眼科检查

除临床表现中所述的视力下降、各种形式

视野缺损及眼底检查所见的视神经萎缩、视盘苍白等改变外,客观的眼科学检查,如视觉诱发电位(visual evoked potential,VEP)和光学相干断层成像(optical coherence tomography,OCT)能够为NMOSD视神经炎的诊断和评估提供重要依据。

1. VEP 一半以上患者可出现VEP异常。VEP中的P100波形为主要观察指标。P100的波幅下降或波形离散反映视神经轴索损伤的程度,P100潜伏期的延长主要提示髓鞘脱失的情况。NMOSD的病理改变以严重的轴索损伤为主,继发不同程度的髓鞘脱失,因此VEP表现为显著的P100波幅降低或波形离散,其程度重于MS,严重者P100波形缺失(图3-2-4)。此外,NMOSD的潜伏期延长较MS程度轻,重度潜伏期延长(>150毫秒)少见[251-253]。NMOSD的P100潜伏期时长与患病时间呈正相关,且无视神经炎的NMOSD患者也可能出现进行性的P100潜伏期延长,提示NMOSD中存在亚临床并逐渐进展的视觉纤维脱髓鞘[254-256]。

2. OCT OCT是一种无创且便捷的成像技术,可用于定性和定量分析视网膜各层结构,为NMOSD的诊断、鉴别诊断提供有价值的信息,并有助于监测疾病进展,预测长期视功能损害结果[257](图3-2-5)。急性视神经炎发作后,NMOSD的OCT改变包括视盘周围视网膜神经纤维层(peripapillary retinal nerve fiber layer,pRNFL)、黄斑区神经节细胞-内丛状层(combined ganglion cell and inner plexiform layer,GCIPL)、外核层(outer nuclear layer,ONL)及黄斑中心凹变薄[60,258,259],黄斑中心凹三维形态更为宽平[260]。NMOSD患者的视网膜内核层(inner nuclear layer,INL)厚度增加,可能与炎症反应和微囊性黄斑水肿(microcystic macular edema,MME)有关[261],约13%的NMOSD视神经炎后出现MME,而MS视神经炎中MME的发生率较低,为2%~5%,MOGAD与NMOSD患者MME的发生率无显著差异[261]。NMOSD患者视力相关的生活质量降低与视网膜结构损伤——pRNFL、GCIPL变薄,以及INL增厚相关[262]。pRNFL变薄与疾病活动相关,而无复发的NMOSD患者也可出现GCIPL进行性萎缩[263]。光学相干断层成像血管造影(OCT-A)可对视网膜微血管系统进行无创性高分辨率成

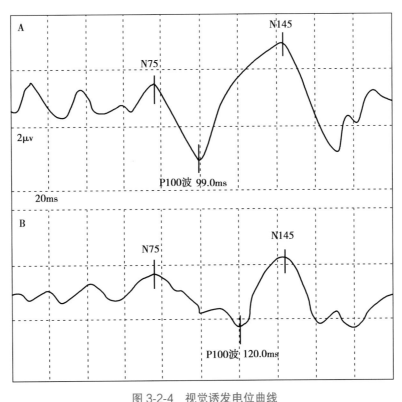

图 3-2-4 视觉诱发电位曲线

A. 正常人 VEP 曲线;B. NMOSD 患者 VEP 曲线,P100 潜伏期延长、波幅下降。

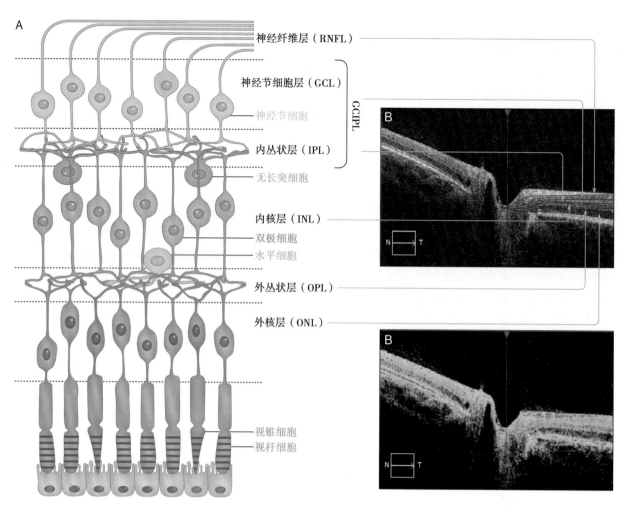

图 3-2-5　视网膜结构和光学相干断层成像示意
A. 视网膜的细胞组成和分层；B. OCT 图像。

像，NMOSD 患者可观察到黄斑及视盘周围微血管密度减低，并且与视网膜 pRNFL、GCIPL 的厚度减少及视力下降相关[60,264-269]。OCT 可见 NMOSD 的视网膜损害较 MS 更重，NMOSD 视神经炎的 pRNFL 和 GCIPL 的变薄程度分别是 MS 视神经炎的 2 倍和 1.5 倍，首次发作视神经炎后的 pRNFL 厚度 <78.9μm 鉴别 NMOSD 和 MS 的特异度可达 93.9%[261,270,271]。此外，AQP4-IgG 阳性 NMOSD 患者也存在独立于视神经炎的视网膜结构改变，如黄斑中心凹变薄、视网膜神经节细胞丢失、黄斑微血管损伤等，其发生机制尚无定论，可能为视觉通路轴突损伤引起的逆行性跨突触变性继发了视网膜病变，抑或是 AQP4-IgG 介导了原发性视网膜星形胶质细胞和米勒（Müller）细胞损伤[261,265,266,272-278]。

VEP 与 OCT 分别从功能和结构角度评估 NMOSD 视觉通路轴索损伤，一致性较好。患侧

眼 RNFL 和 GCIPL 的变薄程度与 VEP 波幅降低程度具有较强的正相关关系，表明视网膜神经节细胞和神经轴突的丢失与整个视觉通路的轴索损伤具有良好的相关性[251]。联合应用 VEP 和 OCT 评估视神经损伤的模式，对于 NMOSD 和 MS 视神经炎的鉴别诊断准确率较高[252]。

3. 经眶超声　经眶超声是无创测量视神经直径和视神经鞘直径的一种快速简便的影像学方法。一项前瞻性研究队列发现，视神经直径和视神经鞘直径与疾病持续时间呈负相关[279]。目前无足够证据支持经眶超声作为评估 NMOSD 视神经损伤的可靠工具。

（三）神经影像学检查

MRI 是 NMOSD 诊断、监测和预后评估的最重要的影像学检查手段。患者的视神经、脊髓、颅脑存在较为特异的 MRI 影像改变。

1. 视神经　视神经 MRI 典型的改变为急性

期视神经肿胀增粗,T₂加权像(T₂ weighted image, T₂WI)呈高信号,伴有T₁加权像(T₁ weighted image, T₁WI)钆增强信号,慢性期可见视神经萎缩。通常是纵向广泛的视神经叉累,范围往往大于视神经长度的一半(图3-2-6)。双侧视神经受累对NMOSD的提示意义更大。增强病变长度总和越长,越支持NMOSD的诊断。当双侧视神经增强病变长度总和为17.6mm时,诊断NMOSD的灵敏度为80.8%,特异度为76.9%[280]。I类证据支持,在首次视神经炎发作急性期,MRI测量的视神经病变长度可作为预测长期视力障碍和视网膜神经轴突损失程度的影像学标志物[281]。与MS和MOGAD的视神经炎相比,NMOSD更倾向于损害视神经后段、视交叉及视束[282-284]。也有观点认为,AQP4-IgG相关视神经炎与MOG-

IgG相关视神经炎的视交叉受累总体频率相似,但AQP4-IgG阳性患者更易出现孤立的视交叉病变[285]。NMOSD与MS、MOGAD视神经受累特点见表3-2-1[284,286-288]。

2. 脊髓　典型的NMOSD脊髓病变为LETM,脊髓MRI中多为单一病变,病变长度超过3个连续的椎体节段。LETM对于NMOSD的诊断有较高的灵敏度和特异度,且急性期的脊髓病变长度是患者残疾程度的主要影响因素之一[289-291]。急性期病灶T₁WI呈低信号,T₂WI呈高信号。在轴位像上,病变主要累及脊髓中央灰质,靠近中央管,对应AQP4高表达部位,部分呈H形,并从中央灰质向外放射,可达脊髓横截面的一半,可伴有明显脊髓肿胀[288,292,293]。此外,NMOSD的脊髓病变可出现T₂序列"亮点征",即轴位呈明亮斑点

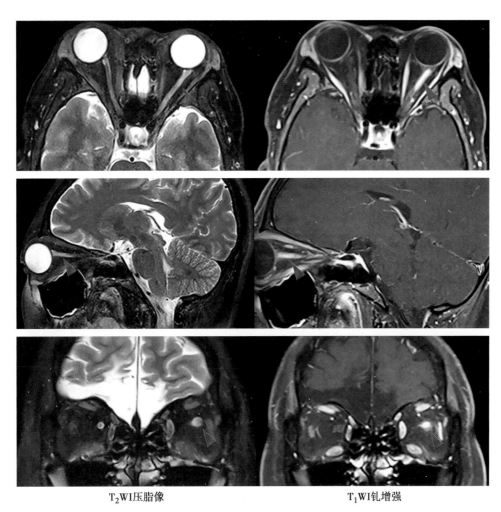

T₂WI压脂像　　　　　　　　　　T₁WI钆增强

图3-2-6　急性期视神经MRI表现
左侧视神经前部增粗,T₂WI信号增高,增强扫描明显强化。

表 3-2-1　NMOSD 与 MS、MOGAD 视神经受累特点

视神经 MRI 特点	NMOSD	MOGAD	MS
双侧受累	+++	+++	+
单侧受累	++	++	+++
周围组织受累	+	++	+
纵向广泛受累	+++	+++	+
局灶性受累	+	+	+++
视神经乳头受累	+	+++	++
视交叉受累	+++	+	+
视束受累	+++	+	+
前视觉通路受累	++	+++	++
后视觉通路受累	+++	+	+

注:+,发生频率较低;++,发生频率中等;+++,发生频率较高。

样高信号,被认为是具有高度特异性的 NMOSD 影像学征象[294]。在急性期,NMOSD 脊髓病变强化模式常呈斑片状,还可表现为与 MS 类似的环形强化[295]。急性期脊髓 MRI 的特点见图 3-2-7。严重及反复发作的脊髓损伤所引起的显著脊髓萎缩是 NMOSD 脊髓炎的另一特点(图 3-2-8),同时也是患者 EDSS 评分更高的预测因素。然而,没有脊髓炎临床病史或 MRI 上无任何脊髓损伤表现的 NMOSD 患者也可发现脊髓萎缩,或许为短暂或亚临床的脊髓损害所致,也可能存在与破坏性炎症事件无关的潜在弥漫性神经元丢失[296]。近年来发现,短节段脊髓炎(病变短于 3 个椎体

节段)在 NMOSD 中并不少见,约占初次发作脊髓炎的 20%,这可能与疾病初期受损病变尚局限有关,随后的复发可转变为 LETM[297]。当脑干病变向下延伸,也可在颈髓成像上表现为短节段病变[297];在 NMOSD 缓解期或治疗后,最初表现为纵向延伸的长节段病变也可转变为不连续的短节段病变,甚至病变消失[298]。

3. 脑　NMOSD 最常见的脑 MRI 改变主要是皮质下及深部白质非特异性或小(<3mm)的无症状性损伤,在 T$_2$ 或液体抑制反转恢复序列(fluid attenuated inversion recovery,FLAIR)呈点状高信号[127]。部分患者可见典型的脑 MRI 改变,即 T$_2$WI/FLAIR 成像上 AQP4 富集区(软脑膜下区、间脑、胼胝体、导水管周围、第三/四脑室室管膜周围、脑干和极后区)的高信号(图 3-2-9)[299]。NMOSD 还可导致单侧或双侧皮质脊髓束的纵向广泛病变,从大脑半球深部白质经内囊后肢延伸至中脑或脑桥[119,300]。最常见的增强模式为不均匀、边界不清晰的云雾状增强[301]。此外,在 NMOSD 中也可观察到软脑膜强化,与 NMOSD 病理过程中血-脑屏障的破坏有关[138]。

4. 新型影像学技术　常规 MRI 无法进行定量分析,对微损伤灵敏度较差。近年来一些新的成像技术应用于 NMOSD,通过精准地定性或定量分析,揭示疾病的病理改变及微损伤。

(1)磁共振波谱(magnetic resonance spectroscopy,MRS):MRS 成像通过对组织代谢物的定量分析,揭示了 NMOSD 与 MS 之间病理改变的差异。

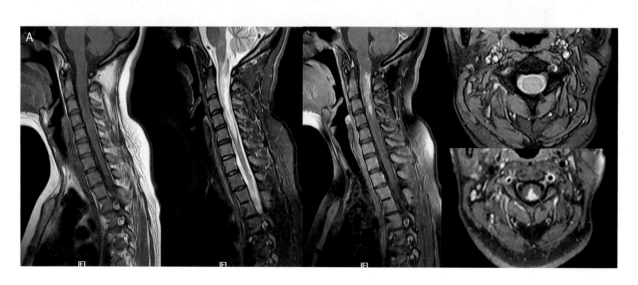

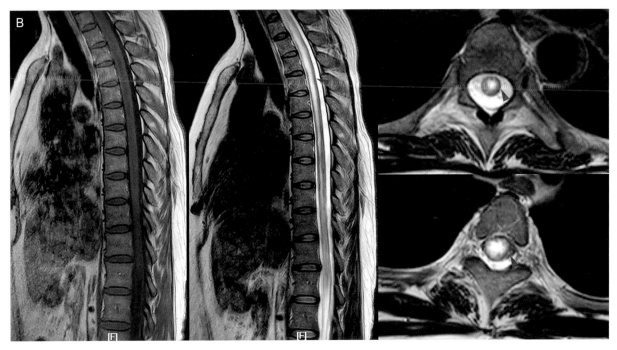

图 3-2-7　急性期脊髓 MRI 表现

A. 颈髓内长节段：C_1~C_5 水平脊髓明显肿胀，其内见纵行条片状横贯性异常信号，T_1WI 呈稍低信号，T_2WI 呈高信号，增强扫描可见斑片状强化；B. 胸髓内长节段：T_1~T_{12} 椎体水平脊髓内见弥漫条状异常信号，部分节段呈横贯性，T_1WI 呈低信号，T_2WI 呈高信号（"亮点征"）。

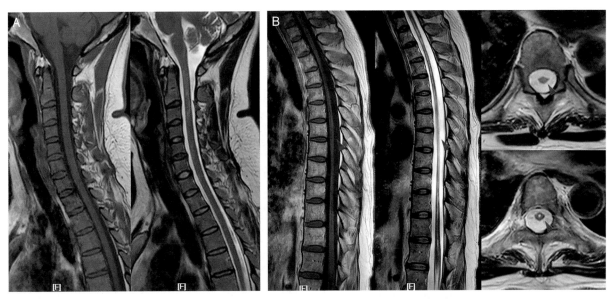

图 3-2-8　缓解期脊髓 MRI 表现

A. C_2~C_6 椎体水平脊髓内见条片状异常信号，T_1WI 呈稍低信号，T_2WI 呈高信号，可见轻度脊髓萎缩；B. T_1~T_{12} 椎体水平脊髓明显萎缩。

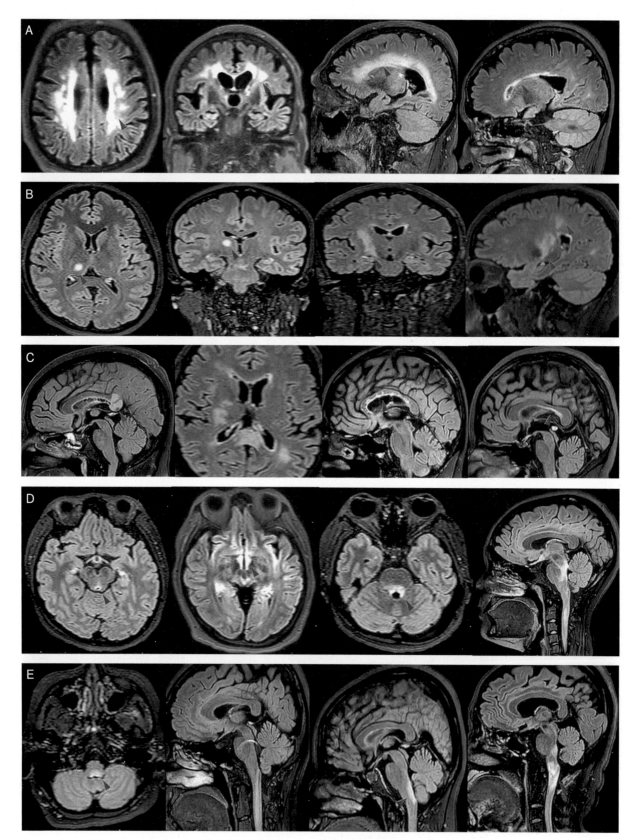

图 3-2-9 特征性脑 MRI 表现（FLAIR 高信号）

A. 室管膜周（斑片状、线状）；B. 右侧丘脑、右侧皮质脊髓束（斑片状）；C. 胼胝体（矢状位呈大理石状、轴位呈拱桥状；斑点状、线状）；D. 中脑导水管周围、第三及第四脑室周围（斑点状、斑片状）；E. 延髓极后区（"线样征"、斑片状）。

NMOSD 中与神经元变性有关的 *N*-乙酰天冬氨酸、与胶质增生有关的肌醇、与炎症有关的胆碱变化均不显著,而 MS 中 *N*-乙酰天冬氨酸显著下降,伴有肌醇和胆碱增加[302,303]。

（2）弥散张量成像（diffusion tensor imaging,DTI）:DTI 是一项用于研究水分子弥散特性的 MRI 技术,通过水分子在大脑内扩散运动量化指标来判断脑白质纤维束微观结构的完整性。NMOSD 中,无论患者是否存在视觉功能障碍或脑损伤表现,视神经、白质部位都可存在隐匿性损伤,但 NMOSD 的隐匿性白质损害程度不如 MS 严重[134,277,304]。

（3）髓鞘水成像（myelin water imaging,MWI）:MWI 能够特异性地测量脑和脊髓中髓鞘的含量。NMOSD 病变的髓鞘丢失程度较 MS 轻,且病变区域以外无显著的继发性脱髓鞘[305,306]。

（4）高分辨三维 T_1WI 成像:可半定量测量视觉通路相关精细解剖结构的体积或相应层面的面积,评估视觉通路的神经退行性变,以及大脑灰质或脊髓的萎缩情况,可作为判断 NMOSD 预后的影像学手段[307-311]。

（5）静息态功能 MRI（resting-state functional MRI,rs-fMRI）:rs-fMRI 可以评估不同大脑区域间的功能性连接,反映神经功能网络障碍。NMOSD 患者的视觉和嗅觉功能连接性发生改变,感觉运动网络、丘脑、小脑,以及额叶的大脑半球间连接也可出现异常,但以上功能连接的改变与 NMOSD 患者临床特征的关联尚不明确[54,158,312-317]。

各种新型成像技术在 NMOSD 中的应用价值尚无充分的证据支持,仍需进一步证实。

五、诊断与鉴别诊断

（一）诊断原则及标准

NMOSD 的诊断以 AQP4-IgG 作为分层,以病史、核心临床症候和影像特征为基本依据,并参考其他亚临床及免疫学证据作出诊断,此外还需要排除其他疾病可能。2015 年,国际 NMO 诊断小组 [International Panel for Neuromyelitis Optica (NMO) Diagnosis,IPND] 重新定义了 NMOSD 并制定了 *International consensus diagnostic criteria for neuromyelitis optica spectrum disorders*（视神经脊髓炎谱系疾病诊断标准的国际共识）（表 3-2-2）[49]。

对于无症状的 AQP4-IgG 阳性患者,不轻易诊断为 NMOSD。2016 年,中国专家根据国际诊断标准及 NMOSD 的中国现况制定出《中国视神经脊髓炎谱系疾病诊断与治疗指南》[318],并于 2021 年对指南进行了更新[319],新版指南中仍采用国际诊断标准（2015 年版）对 NMOSD 进行诊断,但对一些主要临床症候进行细微调整,比如对于极后区综合征的最低要求由临床表现+MRI 特征改为仅需 MRI 特征。近年来,随着对 MOGAD 认识的更新及 MOGAD 国内外诊断标准的出台,有必要重新考虑 NMOSD 的诊断标准。

表 3-2-2 NMOSD 诊断标准（IPND,2015）

AQP4-IgG 阳性的 NMOSD 诊断标准:
（1）至少 1 项核心临床特征
（2）用可靠的方法检测 AQP4-IgG 阳性（推荐 CBA）
（3）排除其他诊断

AQP4-IgG 阴性或 AQP4-IgG 未知状态的 NMOSD 诊断标准:
（1）在 1 次或多次临床发作中,至少 2 项核心临床特征并满足下列全部条件
  A. 至少 1 项临床核心特征为视神经炎、急性 LETM 或极后区综合征
  B. 空间多发（2 个或以上不同的临床核心特征）
  C. 满足 MRI 附加条件
（2）用可靠的方法检测 AQP4-IgG 阴性或未检测
（3）排除其他诊断

核心临床特征:
（1）视神经炎
（2）急性脊髓炎
（3）极后区综合征,无其他原因能解释的发作性呃逆、恶心、呕吐
（4）急性脑干综合征
（5）症状性发作性睡病、间脑综合征,脑 MRI 有 NMOSD 特征性间脑病变
（6）大脑综合征伴有 NMOSD 特征性大脑病变

AQP4-IgG 阴性或未知状态下的 MRI 附加条件:
（1）急性视神经炎:脑 MRI 有下列之一表现
  A. 脑 MRI 正常或仅有非特异性白质病变
  B. 视神经长 T_2 信号或 T_1 增强信号≥1/2 视神经长度,或病变累及视交叉
（2）急性脊髓炎:长脊髓病变≥3 个连续椎体节段,或有脊髓炎病史的患者相应脊髓萎缩≥3 个连续椎体节段
（3）极后区综合征:延髓背侧/最后区病变
（4）急性脑干综合征:脑干室管膜周围病变

注:NMOSD,视神经脊髓炎谱系疾病;AQP4,水通道蛋白 4;LETM,纵向广泛性横贯性脊髓炎。

（二）鉴别诊断

AQP4-IgG 的检测显著提高了 NMOSD 确诊率，但仍有患者因为检测方法不恰当、抗体滴度过低、经历急性期治疗等因素，不能明确 AQP4-IgG 情况或 AQP4-IgG 阴性，对于这部分患者需要综合临床表现和其他辅助检查结果与其他疾病进行鉴别。

1. CNS 特发性炎性脱髓鞘疾病　NMOSD 需要重点与其他 CNS 特发性炎性脱髓鞘疾病相鉴别，尤其是 MOGAD 和 MS。三者的鉴别诊断见表 3-2-3。

2. 视神经炎鉴别诊断　以视神经炎起病

表 3-2-3　NMOSD 与 MOGAD、MS 的鉴别诊断

鉴别点	NMOSD	MOGAD	MS
前驱感染或预防接种史	多无	可有	多有，可诱发
发病年龄	中位年龄 39 岁，任何年龄，壮年多发	中位年龄 31 岁，儿童期较成人常见	中位年龄 29 岁，儿童和 50 岁以上少见
性别（女：男）	（8~9）：1	（1~2）：1	2：1
临床病程	>90% 为复发型，少数为单时相型。可丛集性发作	单相型；复发型（常表现为视神经炎）	85% 为复发缓解型，最后大多发展为继发进展型，约 10% 为原发进展型
临床表现	视神经炎、急性脊髓炎、极后区综合征、急性间脑综合征、急性脑干综合征、大脑综合征	视神经炎、脑膜脑炎、脑干脑炎、脊髓炎和其他特殊表型	视神经炎、脊髓炎、脑炎或脑干综合征
发病遗留障碍	可致盲或严重视力障碍。约半数患者发病 5 年后不能独立行走	致残率低，发作后恢复较好，视神经炎经常复发	不致盲，残疾与疾病进展相关
合并系统免疫性疾病	相对较多	较少	较少
特异性抗体	80% 患者血清 AQP4-IgG 阳性	血清或脑脊液 MOG-IgG 阳性	阴性
脑脊液细胞	白细胞多 >5/μl，少数患者白细胞 >50/μl；中性粒细胞较常见，甚至可见嗜酸性粒细胞	>70% 患者白细胞增多，脑膜脑炎型白细胞可超过 100/μl	多数正常，白细胞一般 <50/μl，以淋巴细胞为主
脑脊液寡克隆带	约 20% 阳性	约 10% 阳性	约 85% 阳性
视神经 MRI	单侧或双侧受累，可超过全长 1/2，可累及视神经后部，视交叉和视束；视通路中轴强化具有特征性	单侧或双侧受累，可超过全长 1/2，很少累及视交叉；球后段（视神经前部）受累，视神经鞘及周围脂肪组织强化具有特征性	多单侧、短节段受累；以视神经中段受累为主
脊髓 MRI	主要在颈、胸段，长脊髓病灶，通常 >3 个椎体节段；可有脊髓肿胀；轴位像多位于脊髓中央或同时位于中央和周围，且累及 50% 以上的脊髓区域，可强化	累及胸腰段及圆锥，长或短脊髓病灶，灰质受累，矢状位"线样征"，轴位上表现不典型，但通常位于中央或中央和周围，可强化	颈段最常受累，长度 <2 个连续椎体；多个离散病灶，边界清楚，直径大于 3mm；主要位于脊髓外周，中央灰质多不受累
脑 MRI	脑室周围 AQP4 富集区及皮质脊髓束受累；延髓背外侧（极后区）"线样征"；皮质下和深部白质非特异性病变；云雾样强化	基底神经节、丘脑和四脑室周围、小脑中脚；大片弥漫病灶，肿瘤样、ADEM 样改变	侧脑室旁、胼胝体、胼胝体-透明隔区、皮质/近皮质、幕下多发不对称白质病灶；侧脑室直角脱髓鞘征；近皮质累及 U 型纤维

的 NMOSD，尚需与前部缺血性视神经病变、莱伯（Leber）遗传性视神经病变、感染性视神经炎等疾病鉴别[320]。前部缺血性视神经病变通常发生于 50 岁以上人群，急性期视盘苍白水肿明显，视野缺损严重；若为巨细胞动脉炎所致缺血性视神经病变，可出现剧烈颞部头痛、咀嚼肌无力，以及肌痛、贫血等全身症状，血液学检查发现红细胞沉降率和 C 反应蛋白增高，颞浅动脉超声可见颞浅动脉管壁不同程度增厚。莱伯遗传性视神经病变由线粒体 DNA 突变引起，多发生于男性，有家族史，为双侧同时或单侧继发双侧的无痛性中心暗点，在数周或数月内进展为视力丧失，视神经 MRI 无增强。莱姆病、梅毒、结核病，以及人类免疫缺陷病毒（human immunodeficiency virus，HIV）、EB 病毒（Epstein-Barr virus，EBV）、巨细胞病毒感染等均可导致感染性视神经炎，可根据各种病原体特征性的临床表现和病原学检测同 NMOSD 相关的视神经炎加以区分。此外，还需排除中毒性（如甲醇中毒）、营养性（如维生素 B_{12} 缺乏）视神经病变[320]。

3. 脊髓炎鉴别诊断 对于表现为脊髓炎，尤其是 LETM 的可疑 NMOSD，还需要考虑与 ADEM、生物素酶缺乏症、脊髓硬脊膜动静脉瘘、急性脊髓梗死、神经结节病、神经白塞综合征、脊髓亚急性联合变性、感染、肿瘤性疾病等相鉴别。对于存在神经根病变的患者，还需鉴别吉兰-巴雷综合征和慢性炎性脱髓鞘性多发性神经根神经病。

（1）ADEM 通常有多灶性、弥漫性 CNS 病变，颅内同时出现广泛两侧不对称的白质受损，常累及深部灰质，尤其是丘脑和壳核，以意识障碍或行为改变等脑病表现为主，多单相病程，儿童患者较多，发病前 4 周内多有感染或预防接种史。

（2）当儿童或青少年患者表现为 LETM 时，尚需与生物素酶缺乏症（biotinidase deficiency，BTDD）相鉴别，该病为一种常染色体隐性遗传代谢疾病，常见表现为癫痫发作、肌张力减退、生长迟缓，并可能出现结膜炎、双侧视觉和听觉障碍，实验室检查可见尿液中有机酸异常、代谢性酸中毒、血液中乳酸和丙酮酸水平升高、生物素酶活性降低、脑脊液乳酸水平增高，其 LETM 为亚急性起

病，长节段病变可从脑干一直延伸至脊髓圆锥，脑 MRI 可见乳头体高信号[321-323]。行生物素酶基因突变检测，发现 2 个等位基因致病突变具有确诊价值。生物素有较好的治疗效果，早期治疗的患者预后良好。

（3）脊髓硬脊膜动静脉瘘多发生于中老年男性，多为亚急性发作、进行性发展，运动或长时间站立后症状可急性恶化，脊髓 MRI 可见 T_2 成像上硬膜内静脉异常扩张（血管流空）和/或 T_1 增强成像的蛇形迂曲的增强血管结构，脊髓血管造影可明确血管畸形。

（4）急性脊髓梗死起病急骤，首发表现多为病变水平相应部位突发根性疼痛或弛缓性瘫痪，症状在数分钟至数小时内达高峰；患者多为中老年，可有血管病危险因素，以脊髓前动脉病变最常见，引起脊髓前 2/3 区域梗死，多位于中段和下段胸髓；脊髓 MRI 轴位显示前部灰质呈"猫头鹰眼"或"蛇眼"样，矢状位显示典型的条带状强化，病灶处弥散受限，DWI 可显示高信号影。

（5）神经结节病 LETM 的脊髓病灶常伴有中央管强化和背侧软脊膜下强化，轴位像呈"三叉戟征"；也可表现为双侧广泛的视神经受累，MRI 显示视神经和视交叉增厚和结节状强化；除 LETM 和视神经炎外，神经结节病还可导致面神经等多组颅神经、脑实质或脑膜的肉芽肿性病变，脑 MRI 可有软脑膜增强、肿瘤样病变、颅神经增强和脑积水等征象；双侧肺门淋巴结肿大、结节性红斑、葡萄膜炎或黄斑/丘疹皮肤病变等全身表现作为诊断线索，组织学活检为诊断的金标准。

（6）神经白塞综合征可表现为脑或脊髓实质损害、脑静脉血栓形成、脑动脉炎、无菌性脑膜脑炎等，早期最常见症状为头痛；脊髓 MRI 可有特征性的"面包圈征"（T_2WI 轴位像呈中间低信号围绕环形高信号的病灶，伴或不伴强化）或"运动神经元征"（T_2WI 轴位呈前角细胞对称性受累，无强化）；脑部典型病变为基底神经节-间脑-脑干"瀑布样"延伸的病变；具有白塞综合征的特征性临床表现，如反复口腔溃疡、会阴部溃疡和皮肤病变等。

（7）脊髓亚急性联合变性起病隐匿、缓慢进展，患者多有贫血、胃肠道疾病史，病变主要选择

性地累及脊髓侧索和后索,也可有脑白质和周围神经损伤表现。

(8)水痘-带状疱疹病毒、巨细胞病毒、EBV、HIV、登革病毒、甲型肝炎病毒、肺炎支原体结核分枝杆菌、梅毒螺旋体、血吸虫等感染,可引起LETM,若能找到病原学证据,则能与NMOSD相区分。

(9)肿瘤或肿瘤相关性病变也可表现为LETM。椎管内肿瘤,如淋巴瘤、室管膜瘤、星形细胞瘤,以及转移瘤多生长缓慢,脊髓症状逐渐加重,脑脊液细胞学、正电子发射计算机断层显像(positron emission tomography-computer tomography,PET/CT)或组织活检有助于诊断和鉴别[324,325]。CV2/CRMP5抗体阳性的副肿瘤综合征可发生LETM和视神经炎,对于老年患者,可利用肿瘤标志物、副肿瘤抗体检测及PET/CT筛查监测肿瘤,以与NMOSD区分[326]。

4. 颅内病变鉴别诊断　存在颅内病变的疑似NMOSD,需要与脑小血管病、CNS原发性血管炎、进行性多灶性白质脑病、肾上腺脑白质营养不良、韦尼克脑病(Wernicke encephalopathy)、自身免疫性GFAP星形细胞病、原发性中枢神经系统淋巴瘤等相鉴别。

(1)脑小血管病患者多为中老年,有吸烟、高血压等脑血管病的危险因素,急性期脑MRI呈多发性白质损害,皮质下、脑室旁、深部灰质病灶或对称性中央脑桥病灶,为弥散加权成像(diffusion-weighted imaging,DWI)高信号,FLAIR成像侧脑室角帽状或线状对称性高信号,磁敏感加权成像(susceptibility weighted imaging,SWI)常见微出血。

(2)CNS原发性血管炎常表现为头痛、认知障碍,以及持续性局灶神经功能缺损,颅内出血和皮质/皮质下梗死,以及DSA脑血管串珠样节段性狭窄的改变,具有鉴别价值[327]。

(3)进行性多灶性白质脑病易发生于免疫功能低下的患者,其皮质脊髓束损害一般无占位效应、血管源性水肿和强化,T_2加权像上呈"银河"样病变,且弥散受限。

(4)肾上腺脑白质营养不良均见于男性,多于儿童期发病,可有皮肤、黏膜色素沉着等肾上腺皮质功能不全表现,颅内常为双侧顶枕叶白质异

常,累及胼胝体压部和内囊后肢。

(5)韦尼克脑病患者可有酗酒病史,典型临床表现为眼肌麻痹、精神状态改变和躯干共济失调,其脑室周围病变可与NMOSD相似,若乳头体呈T_2WI高信号和强化,则有助于与NMOSD鉴别[328]。

(6)自身免疫性GFAP星形细胞病可表现为脑炎、脑膜脑炎或LETM,颅内病灶特征性表现为垂直于脑室的白质血管周围放射状强化,脊髓病灶边缘更不清且肿胀相对较少,有点状强化、沿中央管的线样强化或软脊膜强化,血液和脑脊液中还可能发现其他自身抗体,包括AQP4-IgG、NMDAR-IgG等,可能与卵巢畸胎瘤等肿瘤有关[329,330]。

(7)原发性中枢神经系统淋巴瘤多见于免疫缺陷的老年人,可发生于CNS的任何部位,幕上多见,分布于额、顶叶白质、脑室周围或基底节区,也可位于脊髓;最常见的临床表现为颅内压增高引起的头痛、恶心、呕吐;脑脊液蛋白量通常高于NMOSD,部分患者脑脊液中可找到淋巴瘤细胞;CT平扫可见深部脑白质等密度或高密度结节或肿块,密度均匀,边界清楚,周围有轻、中度水肿,钙化、出血及囊变罕见;MRI显示病灶T_2WI呈等或低信号,表观弥散系数(apparent diffusion coefficient,ADC)值显著降低,DWI呈高信号;增强扫描显示病灶呈边界清晰的均匀团块状或结节状持续强化;MRS可见病灶内胆碱和乳酸增高、N-乙酰天冬氨酸和肌酸降低,反映淋巴瘤组织的高能量代谢水平;PET显示病灶呈现^{18}F-脱氧葡萄糖的高摄取,脑立体定向活检有利于明确病理诊断[331]。对于高度怀疑原发性中枢神经系统淋巴瘤的患者,通常在活检前避免使用皮质类固醇治疗,否则可能会掩盖组织病理学结果。

5. 系统性自身免疫病鉴别诊断　系统性自身免疫病可出现与NMOSD类似的CNS症状。SS可导致双侧复发性视神经炎和LETM。CNS狼疮患者的常见症状与NMOSD不同,多表现为头痛、癫痫发作、偏瘫或记忆障碍,少数患者出现视神经炎或脊髓炎。由于无CNS受累的系统性自身免疫病患者几乎从未检测到AQP4-IgG,当满足其他自身免疫病的诊断标准且AQP4-IgG检测呈阳性时,考虑为两种疾病并存,其类似NMOSD的症状

归因于 AQP4-IgG 所致的 CNS 损害,而不是系统性自身免疫病的 CNS 受累表现[324]。

六、治疗与预后

NMOSD 的治疗主要包括急性发作期治疗、缓解期预防复发治疗和对症治疗。

(一)急性发作期治疗

由于 NMOSD 的神经功能缺损主要是由发作所累积的后遗症造成的,所以急性期治疗是管理的一个极其重要的方面。

1. 首选大剂量甲泼尼龙冲击(IVMP)疗法。一般从 1g/d 开始,静脉滴注,每天 1 次,连用 3~5 天;之后剂量阶梯依次减半,每个剂量用 3 天;至 120mg 以下,可改为口服 60~80mg/d;之后激素减量过程要慢,可每周减 5mg,至维持量 15~20mg/d,可长期维持[332]。

值得注意的是,开始治疗的时间很重要;在发病的≤4 天内用 IVMP 治疗 AQP4-ON 可以增加视力完全恢复的机会,而在发病后≥7 天治疗则视力恢复不佳的风险较高。此外,在一项研究中,早期开始大剂量 IVMP 治疗对减少 NMOSD 相关 ON 的轴突损失至关重要。虽然缺乏系统的数据,但当恢复不完全或缓慢时,口服类固醇减量 2~6 个月可能是有益的,并可能有助于防止早期复发。

2. 对 IVMP 治疗无效的患者,升级或抢救治疗包括血浆置换(PLEX)/免疫吸附(IA)和静脉注射免疫球蛋白(IVIG)。

(1)血浆置换和免疫吸附:对激素反应差的 NMOSD 患者用血浆置换疗法可能有效。通过去除血浆中的抗体、免疫复合物及激活的补体,可能减少了 CNS 的炎性反应。特别是早期应用,在进行 2 次血浆置换即有明显改善。一般建议置换 5~7 次,每次用血浆 2~3L。

PLEX 是应用较广泛的升级疗法,而 IA 的研究数据较少。早期启动 PLEX,一般在发病后 5 天内启动,可能比后期启动有更好的临床效果。值得注意的是,这类抗体清除疗法作为一线治疗是患者完全康复的预测因素。因此,对于既往对 PLEX 或 IA 反应良好的严重发作患者,特别是孤立的横贯性脊髓炎患者,一线 PLEX/IA 可能是一种选择,但需要足够的循证医学证据加以确认。

(2)静脉注射大剂量免疫球蛋白:一般用法为 0.4g/(kg·d),连用 5 天。据报道,在一项对 5 名患者的 11 次急性发作的回顾性研究中,IVIG 是有效的,反应率为 45%,但 IVIG 或细胞耗竭疗法的有效性和作用需要更多研究。多用于对糖皮质激素治疗不耐受或处于妊娠或产后阶段的患者。

(二)缓解期治疗

NMOSD 复发率较高,需长期免疫调节治疗,控制疾病复发、延缓残疾累积。主要包括传统的免疫抑制剂,如硫唑嘌呤、吗替麦考酚酯、环磷酰胺、甲氨蝶呤、米托蒽醌等,以及生物制剂,如消除 B 细胞的抗 CD20(利妥昔单抗)和抗 CD19 单抗(伊奈利珠单抗)、IL-6R 单抗(托珠单抗和萨特利珠单抗)、补体抑制类单抗(依库珠单抗)等。定期 IVIG 也可用于 NMOSD 的预防性治疗,适用于不宜应用免疫抑制剂者,如妊娠期患者。

虽然传统的免疫抑制剂较为广泛地应用于 NMOSD 患者,但多为经验性用药,缺乏高质量的随机对照研究和较高的循证医学证据,因此至今仍没有被正式批准用于 NMOSD 的防治。2019 年以来,先后有 3 种新型的药物(依库珠单抗、萨特利珠单抗、伊奈利珠单抗)获得美国 FDA 的批准,主要用于治疗 AQP4-IgG 阳性的 NMOSD 患者。

1. 硫唑嘌呤(azathioprine,AZA) 硫唑嘌呤是一种免疫抑制剂,可以干扰嘌呤的代谢,一般剂量为 2~3mg/(kg·d)。1998 年,一个非对照的系列研究发现,7 名 NMOSD 患者在接受硫唑嘌呤治疗 18 个月后没有发作,并且神经功能有了很大的改善,这可能与他们疾病的稳定性有关[333]。基于这些数据,硫唑嘌呤成为十多年来的主要治疗手段,但是,使用硫唑嘌呤会增加患淋巴增生性疾病和其他恶性疾病的风险。值得注意的是,由于作用的潜伏期,硫唑嘌呤通常在治疗的前 4~6 个月与口服类固醇联合使用。

支持使用硫唑嘌呤治疗 NMOSD 的数据来自一个病例系列,其中 37% 的治疗患者在随访 2 年后仍然没有复发,在治疗≥1 年的患者中,60% 以上的患者残疾评分稳定或改善,不过停药率为 38%。在一项回顾性研究中也发现了类似的结果,61% 的患者在时间中位数 18 个月后仍然没有复发,复发率中位数从每年 1.5 次减少到 0 次;然而,由于不良事件(62% 的病例)、死亡或持续的疾病活动(34% 的病例),停药率为 46%。两项回顾性研究和一项对照性临床试验表明利妥昔单抗比硫唑嘌呤更有优势,但需要更大规模的研究来证明。

2. 吗替麦考酚酯(mycophenolate mofetil,MMF) MMF 已经部分取代了硫唑嘌呤,因为它有更好的疗效和耐受性[334],一般推荐剂量为 1~3g/d,分 2 次服用。至少有五项观察和对照试验支持使用 MMF 预防 NMOSD 复发;据报道,与治疗前相比,治疗后复发的风险降低了 70%~93%。一项荟萃分析表明,MMF 的总体耐受性可能优于硫唑嘌呤和环磷酰胺。但是,MMF 与流产和致畸有关,而且需要数周或数月才能达到绝对淋巴细胞计数下降的要求,在此期间患者仍有复发的风险。为了在这个脆弱的窗口期防止复发,MMF 常常与低剂量口服类固醇联合使用。

3. 米托蒽醌 一般按体表面积(10~12)mg/m^2 静脉滴注,每个月 1 次,共 3 个月,后每 3 个月 1 次再用 3 次,总量不超过 100mg/m^2。对于反复发作而其他方法治疗效果不佳者可选用。需要严密注意其心脏毒性和治疗相关的白血病。3 项关于米托蒽醌的研究报告称,与开始治疗前 1~2 年的复发率相比,治疗后 NMOSD 复发率明显降低,其中大部分患者的 AQP4-IgG 呈阳性,在队列的一个亚组中 EDSS 评分得到改善或稳定;然而,一项回顾性队列研究没有发现米托蒽醌与干扰素-β(IFN-β)相比可使复发率降低。由于米托蒽醌可能有严重的心脏毒性和骨髓毒性,而且有多种替代疗法,一般不鼓励使用。只有少数 MOG-IgG 阳性患者用米托蒽醌治疗的报道,在预防复发方面没有取得令人信服的效果。

4. 环磷酰胺 通常 600mg 静脉滴注,每 2 周 1 次,连续 5 个月;600mg 静脉滴注,每个月 1 次,共 12 个月。年总负荷剂量不超过 10~15g。主要副作用有白细胞减少、恶心、呕吐、感染、脱发、性腺抑制、月经不调、停经和出血性膀胱炎等。一般只在其他药物不可用或失败时考虑作为一种备用治疗。

5. 甲氨蝶呤 价格较低,耐受性和依从性较好,适用于不能耐受硫唑嘌呤的副作用及经济条件不能承担其他免疫抑制剂的患者。推荐 15mg/周,单用或与小剂量泼尼松合用。关于甲氨蝶呤治疗 NMOSD 的数据也不多。三项回顾性研究报告了对 NMOSD 患者的复发率和疾病稳定的有利影响。此外,在一项研究中,甲氨蝶呤也使一些 MOG-IgG 阳性患者获益,但在另一项研究中却发现其不能改善复发率。

6. 利妥昔单抗(rituximab,RTX) 50 多项回顾性和前瞻性研究证明利妥昔单抗能降低 NMOSD 患者的复发率;只要维持 B 细胞耗竭,60%~80% 的患者将避免复发[335]。在利妥昔单抗治疗失败的患者中,大约有一半人的 B 细胞被重新补足,原因是早期的再增殖没有被预料到,或者是重新给药,这些因素可以通过调整给药时间来纠正。然而,另外一半的病例在复发时没有检测到循环 B 细胞,这些患者应该改用其他疗法。利妥昔单抗的疗效在第一个随机、双盲、安慰剂对照(但入组患者的样本量相对较小)的试验(RIN-1)中得到证实。利妥昔单抗对 MOG-IgG 阳性患者也可能是有效的;然而,在一些患者中也有复发的报道。

最常用的治疗方案为 1 000mg/次,首次给药间隔 2 周,之后每半年输注一次。利妥昔单抗通过补体介导和抗体介导的机制在数小时内即可耗尽几乎所有的循环 B 细胞。第二次给药可耗尽初次给药后进入循环的 B 细胞,此后循环 B 细胞将保持耗尽平均 6~9 个月。每 6 个月或在 B 细胞补充后重复输注与最佳结果有关。不良事件除了最初的血清病和偶尔的过敏反应外,还可出现 IgG 水平降低(发生在约 20% 的 NMOSD 患者身上),严重者可导致免疫抑制状态,在极少数情况下,可导致早期或延迟的中性粒细胞减少。与其他免疫抑制剂一样,使用利妥昔单抗治疗期间可能发生感染。在开始治疗前需要排除乙肝、活动性肺结核和其他严重感染。在怀孕和哺乳期应用利妥昔单抗治疗是相对安全的。

7. 托珠单抗(tocilizumab) 关于在 AQP4-IgG 阳性患者中使用托珠单抗(一种 IL-6 受体的人源化单克隆抗体)治疗,目前已经发表了 3 个病例系列研究,所有的研究都报告了复发率的下降,其中两项研究的 EDSS 评分下降。此外,一项前瞻性、多中心、随机、开放标签的Ⅱ期研究显示，与硫唑嘌呤相比，托珠单抗可使NMOSD复发风险降低76%，而且使用托珠单抗的患者的残疾进展风险降低71%。托珠单抗较硫唑嘌呤在控制NMOSD病情活动上具有显著优势。用法为8mg/kg，静脉滴注，每4周1次。主要不良反应包括肝功能异常、呼吸道和泌尿系感染等。

8. 依库珠单抗（Eculizumab）　依库珠单抗是一种人源化的、抑制末端补体级联的单克隆抗体，它能阻止C5的裂解，从而减少炎症并抑制细胞溶解攻膜复合物的形成。在一项全球Ⅲ期研究（PREVENT）中，依库珠单抗对降低NMOSD患者的复发风险非常有效[336]。因此，2019年6月在美国被批准用于治疗AQP4-IgG阳性的NMOSD成年患者，此后不久在欧盟和日本被批准。依库珠单抗的不良反应包括对感染增加，特别是对有荚膜细菌的感染，以及上呼吸道感染。在一项研究中，一名NMOSD患者出现了脑膜炎球菌败血症。因此患者必须进行脑膜炎球菌疫苗的免疫接种。疫苗接种必须在首次使用依库珠单抗前至少2周进行。除非延迟治疗所带来的风险超过了发生脑膜炎球菌感染的风险，否则必须在第一次使用依库珠单抗之前进行接种。如果作为例外，在接种疫苗后不到2周就开始治疗，则需要在治疗期间仔细监测脑膜炎球菌感染的早期症状，并且患者应接受适当的抗生素预防治疗，直到接种疫苗后2周。此外，在Ⅲ期研究中，依库珠单抗组有一人死于肺水肿（胸膜腔的脓液堆积）。

9. 萨特利珠单抗（Satralizumab）　萨特利珠单抗是一种人源化的抗IL-6受体单克隆抗体，它的半衰期比托珠单抗长，通过皮下注射给药。两项Ⅲ期研究评估了萨特利珠单抗作为附加治疗或单药治疗的有效性和安全性。单一疗法显示，AQP4-IgG阳性NMOSD患者的复发风险显著降低。NMOSD基于这些研究结果，FDA于2020年8月批准该药物用于治疗AQP4-IgG阳性的NMOSD成年患者。在两项研究中，治疗组和对照组出现严重不良事件的患者比例相似，没有过敏反应和死亡报告。

10. 伊奈利珠单抗（Inebilizumab）　伊奈利珠单抗是一种耗竭CD19$^+$ B细胞的人源化单克隆抗体，也针对浆细胞，因为它们是AQP4-IgG的主要来源。一项全球范围内的大型Ⅲ期研究（N-MOmentum）结果表明，在AQP4-IgG阳性亚组中，使用伊奈利珠单抗治疗后，复发风险明显降低。伊奈利珠单抗在AQP4-IgG血清阴性患者中的疗效不太明显，但由于缺乏有效的证据，所以无法得出明确的结论。伊奈利珠单抗于2020年6月被FDA批准用于治疗成人AQP4-IgG阳性NMOSD。

（三）治疗的持续时间

免疫治疗需要维持的时长尚不清楚。没有数据表明在何种情况下可以安全地中断或停止AQP4-IgG阳性NMOSD患者的维持治疗。相比之下，有报道称用利妥昔单抗治疗的患者在停止治疗后或治疗间隔过长后，B细胞再增殖后迅速复发。同样，在停止其他药物如依库珠单抗或托珠单抗的治疗后也有复发的报道。

大多数被批准用于MS的疾病修饰治疗的药物都没有在NMOSD中进行系统的测试，因此在治疗NMOSD时应该避免使用。在符合2015年和2006年Wingerchuk标准的两个回顾性评估队列中，醋酸格拉替雷并不影响复发率。之后不断有研究发现，IFN-β对疾病过程存在不利影响，也有经治疗后NMOSD病情加重的报道。有报道称，在使用芬戈莫德、那他珠单抗、阿伦珠单抗、富马酸二甲酯和自体造血干细胞移植治疗后NMOSD病情加重。如上所述，有限的数据表明，米托蒽醌可能在某种程度上是有效的；因为存在其他安全性更好的治疗方案，所以在NMOSD中应该避免使用这种药物。

（四）对症治疗

中枢神经痛没有公认的护理标准，但最经常使用的药物包括抗癫痫药、抗抑郁药和非甾体抗炎药。然而，这些药物并不完全有效，并导致频繁使用阿片类药物。对于痛性强直性痉挛，建议使用卡马西平或托吡酯。使用氨吡啶或缓释氨吡啶阻断钾通道对一些TM患者是有益的，可以改善行走能力。脊髓炎后遗留的膀胱功能障碍在NMOSD患者中很常见，可以用抗胆碱能、α-阻断剂和解痉剂、5-羟色胺/去甲肾上腺素再摄取抑制剂、β3-肾上腺素受体激动剂、大麻素、肉毒毒素和去氨加压素治疗,通常与间歇性自我导尿同时进行,这取决于神经源性膀胱障碍的类型。疲劳往往是多因素造成的。疲劳的药物和/或心理治疗必须考虑到同时存在的痉挛、与无法控制的疼痛或排尿有关的睡眠障碍,以及对症治疗和其他治疗的不利影响。痉挛的治疗方法是单独使用口服抗痉挛药物或与大麻素联合使用,有病灶时使用肉毒毒素。在严重的痉挛病例中,可能需要持续的鞘内巴氯芬给药或间歇性地给予曲安奈德。

(五)治疗预后

普遍认为,NMOSD 临床表现较 MS 严重,MS 患者发作后常进入缓解期,而 NMOSD 患者多因一连串的发作而残疾加重。复发型 NMOSD 预后更差,大多数复发型患者表现阶梯式进展。若不及时治疗,在明确诊断 5 年内,患者可发生全盲或截瘫等严重残疾,1/3 患者死于呼吸衰竭,这在 MS 中均不常见。

尽管 NMOSD 对运动和视觉功能有严重影响,但疼痛是最普遍的症状之一。62%~91% 的 NMOSD 患者会出现中枢神经疼痛,这种疼痛可以是普遍的、严重的和难以治疗的[337,338]。中枢神经痛常为面部、手臂、躯干和腿部令人痛苦的烧灼感、射击感、刺痛感或挤压感等。NMOSD 在脊髓中的病变特点是长而严重,NMOSD 的疼痛比其他大多数神经系统疾病更普遍、更严重。关于 NMOSD 患者持续疼痛对生活质量(quality of life,QOL)的影响的研究发现,一半以上的重度疼痛患者会出现严重的抑郁症,有临床意义的抑郁症患者的疼痛评分更高,慢性神经性疼痛与生活乐趣的减少和行走困难有关。

由于人们对多药联用的危险性的认识不断提高,探索可与药物疗法结合使用的非药物干预措施拓宽了中枢神经痛治疗的选择。在 NMOSD 中,标签外药物的不良反应,特别是高剂量的药物,与反应时间变慢和疲劳独立相关。NMOSD 患者的中枢神经性疼痛往往是难治性的,因此,NMOSD 的疼痛治疗仍然是一个巨大的未满足的需求领域。虽然疼痛可能是 QOL 降低最强的独立预测因素,但其他常见的症状,特别是运动和视觉残疾、疲劳、抑郁、焦虑、肠道和膀胱功能障碍,都与 QOL 的降低相关。然而,像抑郁症这样的症状却

没有得到充分的认识和治疗。此外,对治疗方案的不满意和经济负担也与较差的 QOL 相关[339]。

(施福东　张超　金涛)

参考文献

第三节　髓鞘少突胶质细胞糖蛋白抗体相关疾病

中枢神经系统(CNS)特发性炎性脱髓鞘疾病(idiopathic inflammatory demyelinating disease,IIDD)是一类针对中枢神经系统髓鞘的自身免疫病,包括多发性硬化(multiple sclerosis,MS)、视神经脊髓炎谱系疾病(neuromyelitisoptica spectrum disorders,NMOSD)、急性播散性脑脊髓炎(acute disseminated encephalomyelitis,ADEM)等。在抗髓鞘少突胶质细胞糖蛋白抗体(MOG-IgG)发现之初,曾一度认为 MOG-IgG 阳性的 MOG 抗体相关疾病(MOG-IgG associated disease,MOGAD)是 AQP-4 抗体阴性的 NMOSD 的一组临床亚型[1],但随后研究发现仅有不足 1/3 的血清 MOG-IgG 阳性患者符合 NMOSD 的诊断标准[2]。而且,研究发现 MOG-IgG 可出现于更多的临床表型中,如 ADEM、视神经炎(ON)、孤立性脊髓炎、脑炎等。MOG-IgG 直接致病性的免疫学研究和队列研究表明,MOGAD 具有独特的病理学特征,MOGAD 在临床表现、治疗反应和预后等方面与其他脱髓鞘疾病具有明显的差别[3,4]。因此,2018 年 MOGAD 被定义为一种独立疾病[5,6]。目前认为 MOGAD 是一种单相或者复发性、不符合典型 MS 或其他已知炎症性神经疾病、CBA(cell-based assay)检测血清 MOG-IgG 阳性的中枢神经系统炎性脱髓鞘病[5],是一种独立于 MS 和 AQP4-IgG 阳性 NMOSD 的疾病实体。

一、髓鞘少突胶质细胞糖蛋白的结构和功能

髓鞘少突胶质细胞糖蛋白(myelin oligodendrocyte

glycoprotein，MOG）是形成中枢神经系统髓鞘的少突胶质细胞产生的一种糖蛋白，与其他蛋白如髓鞘碱性蛋白（myelin basic protein，MBP）、结合脂蛋白（proteolipid protein，PLP）、髓鞘相关糖蛋白（myelin-associated glycoprotein，MAG）等一起形成中枢神经系统髓鞘（图 3-3-1）。MOG 虽然仅占髓鞘蛋白的 0.05%，但它是髓鞘表面的重要组分，具有调节少突胶质细胞微管稳定性的功能，通过黏附特性维持髓鞘结构的完整性，具有强免疫原性，并介导髓鞘与免疫系统的相互作用[7]。

　　20 世纪 70 年代末，人们首次发现了 MOG。一项研究表明，中枢神经系统髓鞘中除 MBP 与 PLP 之外，还有一种名为 M2 的成分，它可以诱导免疫反应从而导致豚鼠 CNS 脱髓鞘[8]。在其他研究中，该成分被鉴定为大鼠小脑糖蛋白，可以和小鼠单抗 8-18C5 反应，后来证明 M2 实际上与 MOG 相同[9,10]。人类成熟的 MOG 是一种包含 29 个氨基酸的信号肽和 218 个成熟氨基酸的糖蛋白[11]，它仅在氨基酸序列高度保守（>90%）的哺乳动物中表达，表明它具有重要的生物学作用。MOG 属于免疫球蛋白超家族，由细胞外免疫球蛋白可变区（IgV）结构域、跨膜疏水结构域、胞质短环、膜双分子层内的第二疏水区和胞质末端组成。这种结构很独特，因为这个超家族的其他成员或者只有一个跨膜结构域，或者通过糖脂锚定附着在膜表面[12]。与其他糖蛋白相比，MOG 在髓鞘中含量较少，但它的结构（胞外 IgV 结构域）及其位于髓鞘外表面的特殊位置，使其更容易接触到潜在的抗体和参与 T 细胞反应。而对于其他髓鞘成分，这些相互作用要困难得多。PLP 也是一种跨膜蛋白，但具有极强的疏水性，隐藏在致密的多层髓鞘内；MBP 附着于细胞膜的内表面，主要位于细胞质中；MAG 位于髓鞘的最内层，与轴突膜紧密接触[13-15]。

　　MOG 的表达始于髓鞘形成，这表明它可能是少突胶质细胞成熟的分化标志物[13]。人们也因此提出了 MOG 的功能，即调节少突胶质细胞微管的稳定性，通过黏附特性与髓鞘和免疫系统之间的相互作用来维持髓鞘结构的稳定和完整性。细胞骨架形成与微管的稳定有赖于 MOG 与 MBP 的相互作用[16]。研究表明，MOG-IgG 可诱导髓鞘内中性蛋白酶介导的 MBP 的显著丢失；相反，这些抗体作用于外周髓鞘及髓鞘组成部分（比如 MBP 和 MAG）时，并不能有效诱导脱失[17]。与来自 MOG-IgG 阳性患者的纯化 IgG 共同孵育的少突胶质细胞显示出薄纤维组织和微管细胞骨架的显著丧失，而这些结构对于髓鞘的正确形成至关重要[18]。髓鞘的组成和功能依赖于一种黏附机制，它主要由神经系统细胞上表达的人类自然杀伤细胞-1（HNK-1）表位介导。研究表明，少突胶质细胞中的一部分 MOG（连同 MAG）与 HNK-1 表位糖基化有关[19]，MOG 可能在相邻有髓纤维之间的黏附中发挥作用。

　　MOG 在髓鞘外板层和少突胶质细胞膜表面

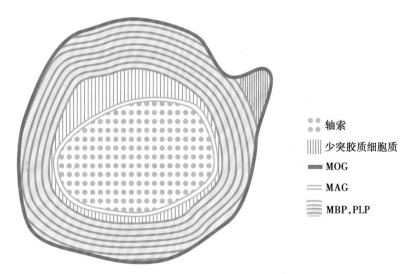

　　图 3-3-1　MOG 和其他髓鞘蛋白在中枢神经系统内少突胶质细胞上的位置

的定位,并不是该蛋白参与与免疫系统的相互作用和炎性脱髓鞘疾病的病理生理学的唯一提示。在人类和啮齿动物中,编码 MOG 的基因定位于人类编码 MHC 的区域,这个区域编码的分子存在于细胞表面,参与抗原提呈、炎症调节、补体系统反应、固有免疫系统反应和适应性免疫系统反应,而且该基因与 B7-CD28 超家族的结构有一定相似性——编码的蛋白质在抗原提呈细胞表面表达[20]。

MOG 可以直接激活补体经典通路。研究表明 MOG 与 C1q 和 C3d 补体复合物的结合可以激活补体系统,MOG 在补体级联反应中的潜在作用可能有助于深入了解 MOG 在脱髓鞘过程中的作用[21]。MOG 在中枢神经系统免疫异常研究中的实质性进展是通过在啮齿动物中开发的几种动物模型——MOG EAE(MOG 相关实验性自身免疫性脑脊髓炎)实现的。重组的 MOG 可以诱导自身免疫性脱髓鞘模型,从而得以研究 EAE 的 T 细胞致病机制和抗体依赖的免疫异常[22,23]。

二、免疫机制与病理表现

MOG-IgG 产生的触发机制尚不清楚,目前认为它的自身免疫诱导发生在外周免疫系统。感染等可能是触发免疫异常的原因,但目前还没有发现疾病特异性病原体。感染等触发因素引起免疫异常的潜在机制包括分子模拟、旁位活化、表位扩展、B 细胞受体介导的抗原共捕获和 B 细胞的多克隆激活等,它们可单独作用,也可联合发生作用。在 MOG 相关的免疫病理过程中,除 MOG-IgG 和产生 MOG-IgG 的细胞(B 细胞[24]和浆细胞)介导体液免疫损伤之外,抗原特异性滤泡辅助 T 细胞(Tfh cell)也可能参与其中。由于人类 MOG-IgG 主要为 IgG1 表型,Tfh 细胞是 B 细胞分化为产生 MOG-IgG 的浆细胞所必需的。另外,MOG 特异性效应 T 细胞(Teff cell)启动免疫异常反应,募集淋巴细胞、产生炎性因子、破坏血-脑屏障(BBB),B 细胞、浆细胞和自身抗体穿过血-脑屏障,其中 MOG-IgG 与 Fc 受体相结合并从内皮细胞释放进入中枢神经系统,之后与表达在髓鞘的 MOG 相结合,B 细胞、CD4+ T 细胞、巨噬细胞等在病灶周围浸润,发生依赖抗体的细胞毒性

(ADCC)和少许的补体依赖的细胞毒性(CDC),最终导致髓鞘损伤和随后的脱髓鞘[25,26]。与此同时,MOG-IgG 和浆细胞在中枢神经系统中还可激活 MOG 同源的特异性 CD4+ T 细胞、MBP 特异性效应 T 细胞和巨噬细胞[27],这些炎性细胞释放相应的炎性因子导致髓鞘损伤。与健康对照组的脑脊液相比,在 MOG-IgG 阳性病例的脑脊液中,促炎细胞因子(IL-6、IL-17、G-CSF 和 TNFα)与 B 细胞因子(BAFF、APRIL),趋化因子(CXCL13 和 CCL19)的表达水平增加[25]。MOGAD 的免疫病理机制的模式图见图 3-3-2。

关于 MOGAD 的病理改变,2020 年梅奥诊所和日本的研究具有代表性[28]。梅奥诊所的研究包括 22 例活检和 2 例尸检,活检病例平均 10 岁(1~66 岁),活检病例中 12 例为儿童,由于发病到活检平均时间为 7 个月(0~516 个月),所以观察到多个阶段(早期活动性、晚期活动性和非活动性)脱髓鞘改变,均可见病灶内淋巴细胞聚集。与 MS 不同,MOGAD 以 CD4+ T 细胞为主,有少量的粒细胞;脱髓鞘的免疫损伤模式为 MS Ⅱ 型[29],巨噬细胞内和髓鞘上补体沉积,部分病例包括少突胶质细胞凋亡为主的 MS Ⅲ 型脱髓鞘模式;静脉周围脱髓鞘和大范围融合病灶见于 50% 病例,64% 病例有皮质内的脱髓鞘,显著高于 MS,皮质病变常伴有脑膜炎症;未见阴燃病灶(病灶周边激活的小胶质细胞聚集),星形胶质细胞未见萎缩,有不同程度的少突胶质细胞和轴突损伤。日本的研究有 11 例活检,平均 29 岁(9~64 岁),活检均在发病 1 个月内,多数没有经过治疗干预。活检共包括 167 个脱髓鞘病灶,153 个为静脉周围脱髓鞘,11 个为皮髓交界区脱髓鞘,3 个为大的融合病灶;60 个为早期脱髓鞘病灶,表现为 MOG 为主的髓鞘损伤,而非其他类型髓鞘蛋白(如 MBP)脱失,少突胶质细胞相对保留,这一点与 NMOSD 截然不同。脱髓鞘病变位于皮髓交界、皮质内和脑白质,软膜下的区域可见髓鞘缺失,脑膜可有 T 细胞为主的炎细胞浸润。静脉周围脱髓鞘病灶边界不清,轴索保留,在血管周围间隙和脱髓鞘病灶区域可见充满 MOG 的 CD68+ 吞噬细胞、CD20+ B 细胞及以 CD4+ 为主的 T 细胞,它们围绕在血管周围形成套袖样改变。血管周围激活的补体和免疫球

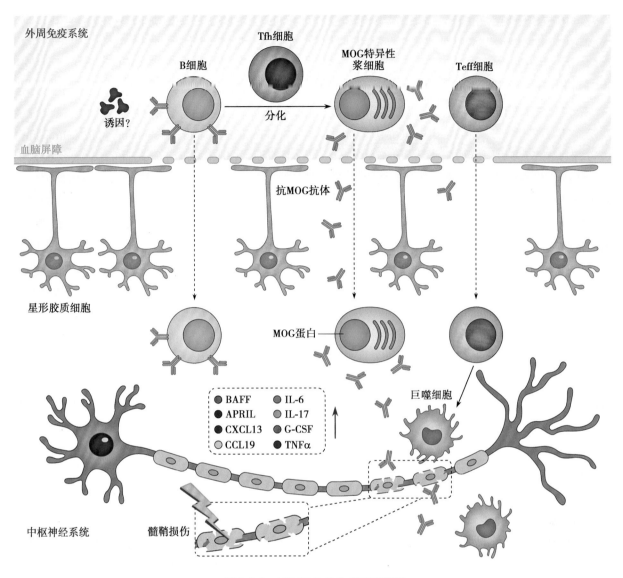

图 3-3-2　MOGAD 的免疫病理机制

蛋白沉积这些体液免疫标志物在部分 MOGAD 患者可见,但远远不及 AQP4-IgG 阳性的 NMOSD 患者。日本的研究表明 ADEM 样的静脉周围炎性脱髓鞘伴有 MOG 为主的髓鞘损伤是 MOGAD 的典型特征,与 MS 和 AQP4-IgG 阳性的 NMOSD 显著不同,提示 MOGAD 是独立的自身免疫性脱髓鞘疾病实体。

三、临床表现与分型

MOGAD 在儿童较成人常见,男女比例为 1:(1~2),大约占成人中枢神经系统脱髓鞘疾病的 1.2%~6.5%[30,31]。来自欧洲、北美和澳大利亚的多个国家的研究表明,18 岁以下的儿童和青少年的第一次急性脱髓鞘事件中,MOG-IgG 的阳性率

可达 40% 左右[32-34]。MOGAD 起病前可有感染或疫苗接种等诱因,数天至数周后发病,呈单相或复发病程,复发者可出现频繁发作。病灶可广泛累及 CNS,临床表现多样,暂无特征性的临床症状可以直接提示 MOGAD 诊断。MOGAD 的主要临床表型包括 ON、急性播散性脑脊髓炎、脑膜脑炎、脑干脑炎、脊髓炎和特殊类型等,可为单一表型或上述多种表型组合。

MOGAD 的发生率具有表型依赖。64% 的儿童 ADEM 病例 MOG-IgG 阳性[35],若 ADEM 复发,则几乎 100% 为 MOG-IgG 阳性[36];33%~43% 的儿童 ON 病例 MOG-IgG 阳性;仅 6% 的儿童脊髓炎病例 MOG-IgG 阳性[37]。与 NMOSD 更多见于非高加索人不同,MOGAD 似乎没有明显的种族差

异性。10 岁以下男女发病率相似，在青少年和成人病例中女性发病率略高[38]。没有肯定的证据支持 MOGAD 与其他自身免疫病或者肿瘤相关，也没有发现特殊的 *HLA* 相关性。相比青少年和成人，幼儿更容易有脑部受累[39]。与 MS 类似，复发的严重程度和恢复与年龄相关，儿童患者症状更重，但是恢复多更快、更完全[40]。成人 MOGAD 的 2 年内复发率约为 40%，而儿童复发风险较低，多数为单相型[33]。

队列研究和个案报道表明 MOGAD 的病程具有异质性。临床复发的次数不能精确地解释个体水平的残疾积累，这可能与个体髓鞘损伤的易感性，以及髓鞘再生、修复机制的差异有关。比如，9 岁以下的儿童患者更容易出现严重的脑部症状，在传统影像上表现出更多的病灶负荷，但是他们比年长儿童和成人恢复更快，这种情况不具有疾病特异性。在儿童和成人 MS 患者中比较其恢复程度时也有类似发现，年龄每增加 10 岁，EDSS 评分少恢复 0.15 分[41]。大约 60% 的成人 MOGAD 发生持久的神经系统功能障碍，包括运动障碍和视力症状[42]，50% 的复发性脑部受累的儿童病例认知功能受影响[39]。早期的研究表明，高 MOG-IgG 滴度可预测临床复发事件[32]，但是近来的研究发现多年血清学阳性患者没有临床复发，而 MOG-IgG 转阴患者也可仍然复发[33]。抗体滴度，即使是纵向长期测定，亦没有明确提示与功能障碍结局相关[43]。同样，基线 MRI 参数对复发或残疾也没有预测功能[38]。

（一）视神经炎

MOGAD 最常见的损害部位是视神经，超过 80% 的病例在起病时或者病程中有 ON 的表现，表现为中心视力的明显下降，伴球后疼痛或眼球转动时疼痛，常合并眼眶痛，其他表现有视野缺损、色觉异常或周边视力下降。双侧同时受累者约占 40%，易累及视神经前部（视盘炎），眼底检查可见视盘水肿、视盘周围出血，表明炎性反应易累及视神经前段，但是 MRI 研究发现多为长段视神经受累，且可累及视神经通路全程（视束、视放射、枕叶白质）[44]。MOGAD 视神经炎常合并眼眶结缔组织受累，导致视神经周围炎[45]。MOGAD 视神经炎对激素的反应优于 AQP4-IgG 阳性的

NMOSD 和 MS，第一次发作 75% 视力下降可逆，20% 左右遗留永久性视力下降，1% 出现严重视力受损。MOGAD 视神经炎的另一特点是复发率高，复发周期短[46,47]，所以在复发性 ON 中 MOG-IgG 阳性常见。另外，在慢性复发性炎性视神经病（chronic relapsing inflammatory optic neuropathy，CRION）中也有 MOG-IgG 阳性的病例，这被认为是 MOGAD 视神经炎的特殊表现。一项韩国研究回顾了 2011—2017 年三个 MS 和 NMOSD 中心的 615 例中枢神经系统炎性脱髓鞘病患者的数据，发现 64 例患者无视神经之外的中枢神经系统症状，符合特发性视神经炎（idiopathic inflammatory optic neuritis，iON），而不符合 MS、NMOSD 和 ADEM 的诊断，其中有 12 例符合 CRION 的诊断标准[48]，11 例患者 MOG-IgG 阳性，与 MOGAD 视神经炎类似，临床上有眼球转动时疼痛、视盘水肿、视力下降程度类似、视神经周围组织强化，均为视神经前部受累明显、激素治疗效果较好（多数）；区别在于，复发型 ON 多次复发后 OCT 视网膜纤维层厚度明显变薄，提示 CRION 是 MOGAD 的特殊临床表现形式之一[49]。

（二）脊髓炎

MOGAD 另一常见表现是急性脊髓炎，文献报道 MOGAD 病例中出现脊髓症状者约占 50%，首发症状为脊髓炎者约占 30%[50]。MOGAD 的脊髓炎可为长节段性横贯性脊髓炎，也可为短节段性脊髓炎，短节段脊髓损害约占 40%[50]。脊髓受累的主要症状包括肢体无力、感觉障碍和二便障碍等。有研究指出 MOGAD 脊髓炎病例中，多发脊髓病变、腰髓和圆锥受累较 NMOSD 常见[6,51]。低位脊髓受累患者，炎症可波及马尾神经根，表现为腰骶神经根病[52]。MOGAD 脊髓炎的磁共振影像可见异常信号多位于灰质，轴位上为"H"形，矢状位为线样，治疗后随访脊髓病灶可完全消失，另外疾病初期约 10% 病例脊髓磁共振可正常[53]。激素治疗反应优于 AQP4-IgG 阳性 NMOSD 和 MS，治疗后 60% 的年轻患者（<18 岁）预后良好（几乎完全恢复），约 20% 患者在发病后 2 年仍有持续的运动功能障碍（EDSS 评分>3.0）。尽管运动功能多数恢复良好，但是持续的尿便障碍、勃起障碍也很常见[38]。

（三）急性播散性脑脊髓炎

急性播散性脑脊髓炎（ADEM）是儿童（<18岁）MOGAD 最常见的症状，而成人仅 5% 出现[33]。儿童以 ADEM 起病的 MOGAD 首发症状约 40% 是癫痫。磁共振影像多表现为大片的云雾样、边界欠清晰非对称的双侧病变，深部灰质可受累（丘脑病变常见），胼胝体、脑干、小脑可受累，脊髓受累很常见，病灶多显著强化。治疗后随访病灶可完全消失。ADEM 样 MOGAD 约有 50% 复发，表现为多相型或复发型 ADEM，少数在 3 个月内复发。行为和认知功能障碍在复发的病例中多见，约 10% 的儿童病例（多<7 岁）可出现伴有大的融合病灶且伴有显著强化的白质脑病样表型，后期可出现脑萎缩[54]。

（四）脑炎样 MOGAD

2017 年，日本首先报道了 MOG-IgG 相关性良性单侧脑皮质脑炎伴癫痫[55]，4 例成年男性（23~39 岁）主要表现为癫痫大发作伴或不伴行为和意识障碍，1 例之前有视神经炎，1 例后来出现视神经炎，头 MR 影像显示单侧皮质肿胀（3 例SPECT 检查提示血流增多），自身免疫性脑炎抗体和 AQP4-IgG 等均阴性，经大剂量激素和抗癫痫治疗（激素在 12~24 个月内减停）后随访 23~72个月，癫痫未再复发、影像学恢复正常。2018 年，英国一项研究对比了 MOGAD 和 NMOSD 中癫痫和脑炎样表现的发生情况[56]，34 例 MOGAD 中有 5 例以癫痫为首发症状，其中 4 例出现脑炎样表现，MRI 均表现为脑皮质炎性病灶，5 例均有复发，4 例应用免疫抑制剂，3 例长期服用抗癫痫药；而 100 例 NMOSD 中仅 1 例出现复杂部分性发作，数年后出现视神经和脊髓症状，未出现脑炎样表现，MRI 也未发现皮质、皮质下和基底节病变。2019 年，加拿大学者总结了 20 例脑炎样表现伴癫痫的 MOGAD，发现不仅可有单侧皮质受累，部分病例可以出现双侧皮质受累，提出这是 MOGAD 的新表型，并归纳为 MOGAD 独特的临床影像综合征——FLAIR 序列皮质高信号伴癫痫的脑炎样 MOGAD（cortical FLAIR-hyperintense Lesions in Anti-MOG-associated Encephalitis with Seizures，FLAMES）。2019 年，复旦大学附属华山医院报道了 18 例脑炎样 MOGAD，其中 5 例重叠

了抗 NMDAR 抗体[57]。2020 年，西班牙报道了全国多中心的儿童非 ADEM 的脑炎样 MOGAD[58]，共收集 116 例 MOGAD，其中 46 例 ADEM 样表现，22 例脑炎样表现，扩大了儿童 MOGAD 的表型。2021 年，首都医科大学宣武医院报道了 13 例脑炎样 MOGAD[59]，其中有 4 例慢性进展性病程病例尤其值得关注，结合 Hacohen 等的报道[54]和该研究病例的 MRI 表现，将脑炎样 MOGAD 的 MRI表现分为 4 型：I 型为多灶的模糊或边界不清的病灶，同时累及白质和灰质；II 型为广泛的脑室周围白质受累，类似"脑白质营养不良样"表现；III 型为皮质脑炎伴脑膜强化或脑萎缩；IV 型为假瘤样脱髓鞘病灶。作者提出慢性进展性脑炎可能是 MOGAD 新的临床表型之一。因此，近年来的研究表明脑炎样 MOGAD 是独立于 ADEM 样表型的一种 MOGAD 相对常见表型，在脑炎的鉴别诊断中值得重视。

（五）脑干脑炎

约 10%~22% 的 MOGAD 病例可表现为脑干脑炎[50,60]，主要症状包括呼吸功能衰竭、顽固性恶心和呕吐、构音障碍、吞咽困难、咳嗽反射受损、动眼神经麻痹、眼球震颤、核间性眼肌麻痹、面神经麻痹、三叉神经感觉迟钝、眩晕、听力丧失、平衡障碍、步态和肢体共济失调等。脑干受累也可以无症状，Jarius 报道 50 例 MOG 抗体病中 22%（11 例）累及脑干，其中 5 例无症状，1 例 MOGAD 脑干脑炎伴有畸胎瘤，甲泼尼龙冲击治疗后多恢复良好，但是部分病例即使应用免疫调节药物仍有复发（1 例患者利妥昔单抗治疗 4 个月后复发）。

（六）其他表型

脑膜炎样 MOGAD：在 MOGAD 患者中，头痛相比其他脱髓鞘疾病发生率高，推测有脑膜损害的可能。2019 年日本报道一例头痛、脑脊液白细胞升高（190/mm³）的女性患者，头痛 3 周后出现视神经炎，血清学检测 MOG-IgG 阳性，研究者提出无菌性脑膜炎可作为 MOGAD 的初始症状出现[61]。2021 年 Gombolay 等总结了 11 例（11~37 岁）无菌性脑膜炎为始发症状的 MOGAD[62]，头痛、发热为主要表现，可伴有视神经炎、癫痫、失语、麻木无力等局灶体征，其中 5 例在最初 MRI 没有发现脱髓鞘病灶，只有软脑膜强化，其中 4 例后续出现

脱髓鞘病灶,经激素或人免疫球蛋白治疗好转,激素停用后复发,其中出现局灶脱髓鞘症候的6例患者在1~10个月内出现复发。2019年我国的一项研究显示,约12%的MOGAD患者出现不同程度的脑膜受累表现[63],这些临床症状和体征包括头痛、恶心、呕吐和脑膜刺激征等,患者可合并颅内压升高、脑脊液白细胞可超过100×10^6/L,并伴随脑脊液总蛋白水平上升。因此,脑膜炎可以为MOGAD的前哨症状,后续多出现其他脱髓鞘表现。

脱髓鞘假瘤:是一种影像学表现相对特殊的免疫介导的中枢神经系统炎性脱髓鞘病变。已有关于我国炎性脱髓鞘假瘤表现的MOGAD病例报道。根据假瘤累及的部位,患者可出现多种不同的临床表现,脑组织活检显示T细胞、巨噬细胞和补体介导的脱髓鞘等特异性病理改变。

重叠综合征:MOG-IgG在其他炎症性疾病中也可被检测到,如与抗NMDAR抗体共阳性[64],这类MOG-IgG阳性的抗NMDAR脑炎患者对激素和免疫球蛋白治疗反应良好。MOGAD患者脑脊液抗NMDAR抗体阳性患者屡见不鲜,由于MOGAD可以有皮质脱髓鞘的MRI表现,而抗NMDAR脑炎也可以有脑白质脱髓鞘病变,所以患者可同时符合这两种疾病的诊断标准[59]。另外,MOG-IgG和抗CASPR2抗体并存、MOG-IgG与GFAP抗体并存也有相关病例报道。

此外,不到10%的儿童MOGAD患者(典型者<7岁)可表现为白质脑病样表型,MRI表现为大的融合显著强化的白质病变,随着时间推移出现显著的脑萎缩[54]。这些患儿预后欠佳,伴有持续的认知和运动残障。

四、辅助检查

(一)实验室检查

1. MOG-IgG检测 MOG-IgG是MOGAD的诊断生物学标志物。目前国际推荐的MOG-IgG检测方法是基于细胞的检测法(CBA),见图3-3-3。抗原必须使用全长度的人MOG,同时建议使用Fc特异性二抗,以避免与IgM和IgA抗体发生交叉反应。因MOG-IgG在外周血产生,故血清是首选的检测样品,CSF检测仅提供补充信息[5,6]。

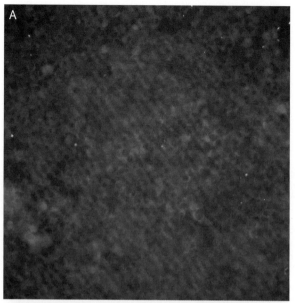

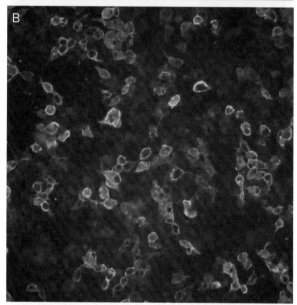

图3-3-3 用CBA检测MOG-IgG
A. 阴性对照;B. MOG-IgG阳性。

目前认为,MOG-IgG阳性的临床意义应结合患者临床表现进行解读。如患者不符合MOGAD常见临床表型,建议使用不同的CBA检测方法对阳性血清样品进行重复检测,以降低检测方法假阳性的风险[6,65]。此外,鉴于NMOSD与MOGAD临床症状的相似性,推荐对所有AQP4-IgG阴性的NMOSD患者进行血清MOG-IgG检测。

血清MOG-IgG滴度与疾病活动性相关,疾病急性期滴度高于缓解期;此外,血清MOG-IgG滴度也与治疗状态相关,经免疫抑制或血浆置换治疗后滴度下降。部分MOGAD为单相病程,其中约 67% 的病例血清 MOG-IgG 持续阳性,33% 的病例 MOG-IgG 转阴[66];在复发病例中约 60% 的病例血清 MOG-IgG 持续阳性,40% 的病例 MOG-IgG 转阴,转阴病例中有 30% 没有再复发[66],提示 MOG-IgG 可以多年呈阳性但并没有临床复发,反之 MOG-IgG 转阴后仍有复发的可能。因此,对于临床高度怀疑 MOGAD 而 MOG-IgG 检测为阴性患者,建议在急性发作期、未治疗的间隔期或血浆置换治疗后 1~3 个月重新检测。

2. CSF 检查 MOGAD 患者 CSF 常规检查指标可正常,50% 病例 CSF 中白细胞计数 >5×10⁶/L,可见淋巴细胞、单核细胞和中性粒细胞,嗜酸性粒细胞和嗜碱性粒细胞非常少见。44% 病例 CSF 总蛋白水平可升高(范围 45.3~176mg/dl),10% 左右的 MOGAD 病例脑脊液 IgG 寡克隆区带阳性,8% 病例 IgG 指数升高[6,65,67-69]。

在鉴别诊断过程中,CSF 分析是非常有价值的。表 3-3-1 总结了 MOGAD、NMOSD 和 MS 患者 CSF 中的细胞数量、蛋白浓度和免疫球蛋白等详细信息[6,65,67-69]。

抗体指数(antibody index,AI)是反映鞘内异常体液免疫反应的重要指标,是鞘内免疫合成的定量抗体检测。计算公式为 $AI=Q_{IgG-spec}/Q_{IgG-total}$,其中 $Q_{IgG-spec}$ 为 CSF 特异性抗体滴度/血清特异性抗体滴度;$Q_{IgG-total}$ 为 CSF IgG 水平/血清 IgG 水平。AI 正常参考范围为 0.6~1.3;AI≥1.5 表示中枢神经系统中有局部特异性抗体合成。AI 是定量评价鞘内 IgG 合成的一种常用方法,也是反映血-脑屏障功能状态的良好指标[70]。

只有部分 MOGAD 病例在 CSF 中可检测到 MOG-IgG,鞘内寡克隆区带和 IgG 指数阳性也比较少见[70]。日本一项研究发现,AQP4-IgG 阳性的 NMOSD 患者,其血清 AQP4-IgG 水平与 CSF AQP4-IgG 水平具有相关性;然而,MOG-IgG 阳性的 MOGAD 中,80% 病例具有更高的 CSF 抗体水平。MOGAD 的 CSF 抗体指数显著高于 NMOSD。大多数 CSF MOG-IgG 是鞘内合成的,而 CSF AQP4-IgG 多由血液转移到 CSF 中[70]。临床上 CSF MOG-IgG 及 AI 非常规检测,因此鼓励常规进行 CSF 和血清 MOG-IgG 检测[70],从而得出更具有普遍性的脑脊液 MOG-IgG 数据。

(二)影像学检查

CT 对 MOGAD 诊断价值有限,临床上推荐进行 MRI 检查。与 MS 及 NMOSD 比较,MOGAD 缺乏病理特异性的影像表现。表 3-3-2 列举了 MOGAD、NMOSD 和 MS 病灶的 MRI 解剖位置[71,72]。

1. 视神经 ON 是 MOGAD 最常见的临床表现之一,所以视神经成像在诊断中必不可少。ON 的 MRI 表现包括伴有明显视盘肿胀和球后神经节段损伤的前路病变,在 MOGAD 病例中具有高度可重复性。视交叉和视束通常不受累。MOGAD 的 MRI 特征是双侧和纵向广泛的 ON,视神经增粗明显,边缘模糊,可有显著且均匀的强化[73,74](图 3-3-4)。

表 3-3-1 MOGAD、NMOSD 和 MS 患者的脑脊液分析

比较点	NMOSD	MS	MOGAD
寡克隆区带（OCB）	典型无 OCB（大约 15%~30% 病例可短暂出现）	约 85%~90% 阳性（在病程中或治疗后不会消失或改变）	13.2% 病例 CSF 的 OCB 阳性
IgG 指数	通常升高	约 70% 升高 >0.7（典型 >1.7），类固醇治疗后减低	8% 病例 IgG 指数升高
总蛋白	约 25%~30% 病例升高（100~500mg/dl）	在正常范围内或大约 15% 病例 >40mg/dl	44% 病例 CSF 总蛋白水平可升高（范围 45.3~176mg/dl）
细胞数增多	>50/mm³（约 30%~80% 病例在发作时出现）	约 30% 病例 >5/mm³（极少数超过 50/mm³）	57% 病例中至少出现一次脑脊液细胞数增多，约 19% 病例 >50/mm³
细胞类型	以中性粒细胞为主的细胞质增多，伴有嗜酸性粒细胞的存在	单核细胞、淋巴细胞为主	至少 43% 病例有淋巴细胞和单核细胞、中性粒细胞出现;嗜酸性粒细胞和嗜碱性粒细胞罕见

表 3-3-2　MOGAD、NMOSD 和 MS 病灶的 MRI 解剖位置

解剖位置	MOGAD	APQ4+NMOSD	MS
大脑			
脑部病灶的出现率	54%	61%	97%
深部白质	47%~64%	43%	96%
皮质/近皮质白质	57%~68%	26%	81%
脑室周围白质	35.7%~58%	52%	96%
胼胝体	16%~43%	17%	53%
基底节	14.2%~21%	22%	33%
丘脑	5%	17%	19%
内囊	21%	17%	22%
脑干	32%	30%	42%
中脑	26%~43%	22%	8%
脑桥	11%~57%	9%	31%
延髓	16%~43%	17%	11%
小脑	0~43%	0	17%
小脑脚	5%	4%	17%
脊髓			
脊髓中央病灶	80%		
脊髓周围病灶	50%		
脊髓扩张	60%		
亮斑	50%		
T_1 低信号	40%		
增强	60%		
脊髓萎缩	10%		
NMOSD 特异性病灶	11%	17%	3%
第三脑室室管膜周围表面	0	4%	0
第四脑室室管膜周围表面	11%	13%	3%
极后区	5%~7%	4%	0
MS 特异性病灶			
毗邻侧脑室旁和下颞叶的病灶	0	0	39%
直角脱髓鞘征（道森手指征）	0	4%	36%
"S" 或 "U" 型病灶	11%	13%	31%

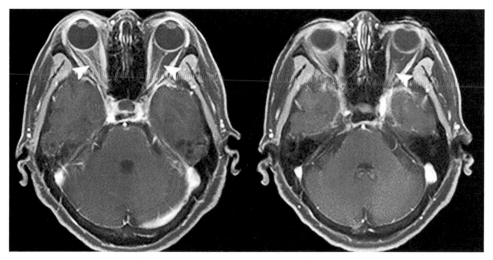

图 3-3-4 MOGAD 视神经病变的 MRI 增强表现

MOGAD 患者,63 岁女性,眼眶 MRI 检查轴位 T_1WI+C 序列示双侧视神经异常强化(箭头所示)。

2. 脊髓 MOGAD 脊髓炎的 MRI 影像呈现两种不同的损伤表现。第一种表现是长节段横贯性脊髓炎,其特征是脊髓广泛受累,至少 3 个相邻椎体节段内 T_2 异常高信号,并且超过 50% 的脊髓轴向切面伴有肿胀。该表现也可以在 NMOSD 中出现,但在 MOGAD 中病变倾向局限于灰质,表现为矢状位线样征和轴位的"H"征[51]。第二种表现是小于 2 个椎体节段的 T_2 高信号改变,病变在脊髓各段可见,可为多发短脊髓病变(图 3-3-5),脊髓圆锥的病变对 MOGAD 的诊断具有一定特异性[60,74]。表 3-3-3[53]和图 3-3-6 总结了 NMOSD、MOGAD、MS 脊髓病灶的演变。

3. 脑 大约一半 MOGAD 的头颅 MRI 是异常的,与年龄高度相关。儿童 MOGAD 病例中 40%~50% 可见典型的 ADEM 样影像表现[75],包括广泛分布的幕上和幕下、不对称的弥漫性白质 T_2 高信

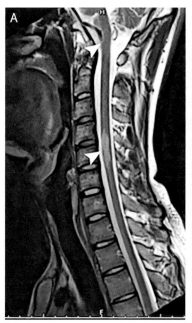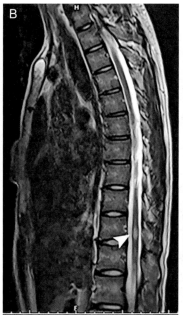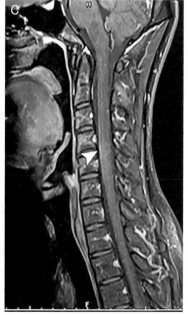

图 3-3-5 MOGAD 脊髓病变的 MRI 平扫及增强表现

MOGAD 患者,21 岁男性,脊髓 MRI 检查,矢状 T_2 加权成像可见颈、胸段的多个高强度、界限不清的病灶(A,B),颈髓病灶可见轻度强化(C)。

表 3-3-3　NMOSD、MOGAD、MS 脑部和脊髓病灶的演变

位置	MOGAD	NMOSD	MS
头颅	幕上幕下病灶均可消失	幕上幕下病变病灶均显著变小,但仍有残留	急性 T_2 病灶在随访中显著变小,仍有病变清晰可见
脊髓	长节段脊髓病变可完全消失	病灶显著缩小,但可见局灶病灶和脊髓萎缩	病灶轻度缩小

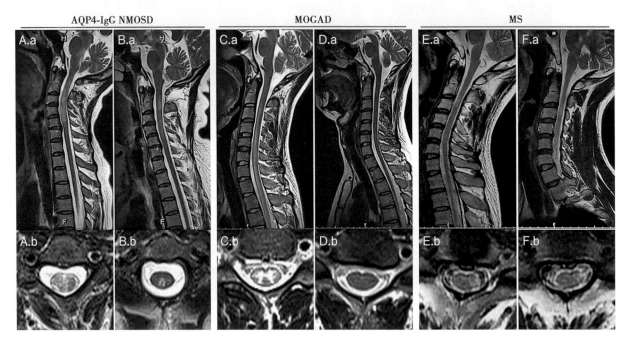

图 3-3-6　AQP4-IgG NMOSD、MOGAD 与 MS 的脊髓病变 MRI 演变

AQP4-IgG NMOSD 患者 MRI 示纵向长节段脊髓异常高信号伴脊髓肿胀(A.a)和脊髓横贯性广泛异常信号[A.b(C_4 椎体水平)],随访 MRI 示病灶体积显著缩小,但仍可检测到,可伴有局灶性脊髓萎缩[B.a,B.b(C_4 椎体水平)]。MOGAD 患者 MRI 示颈、胸髓长节段受累(C.a),轴位示灰质弥漫受累[C.b(C_6 椎体水平)],随访可见 MRI 异常信号完全消失[D.a,D.b(C_6 椎体水平)]。MS 患者急性期 MRI 示脊髓短节段异常高信号[E.a,E.b(C_2~C_3 椎体水平)],随访可见病灶有适度的体积缩小[F.a,F.b(C_2~C_3 椎体水平)],此时在轴向图像上[F.b(C_2~C_3 椎体水平)]可较好地识别脊髓周围(左侧)。

号病变[76,77]。儿童 MOG-IgG 阳性病例中 80% 以上发现双侧丘脑病变,而 MOG-IgG 阴性病例中仅为 10%[44]。

成人 MOGAD 头颅 MRI 病变较少,表现为幕下或者皮质病变[78,79];但也有类似于 ADEM 的大的、融合的 T_2 高信号病变[80];在具有 ADEM 表现的 MOGAD 病例中,T_2 加权和液体抑制反转恢复(FLAIR)序列显示典型的非特异性图像,表现为双侧、边界模糊和广泛的病变,累及近侧皮质白质、深部灰质[77](图 3-3-7 和图 3-3-8)。约 1/3 的 MOGAD 有无症状病灶,可见近皮质蓬松、斑片状分布的白质病变[81];也有可能出现炎性

假瘤样病灶,表现为靠近侧脑室后角的大片肿胀病灶,伴有中线移位,病灶强化不规则,大剂量激素冲击后病灶缩小[81]。在 MOGAD 具有皮质表现(癫痫发作)的病例中,MRI 图像显示单侧皮质 T_2-FLAIR 高信号改变,而不涉及邻近皮质旁白质,它们被称为"火焰征"(FLAIR-hyperintense lesions in anti-MOG-associated encephalitis with seizures,FLAMES)[79](图 3-3-9),有时可见软脑膜强化,呈现"FUEL 征"(FLAIR-variable unilateral enhancement of the leptomeninges)[82,83]。

高达 30% 的成年 MOGAD 可出现脑干病变[43,60],通常界限不清,位于第四脑室周围的脑桥

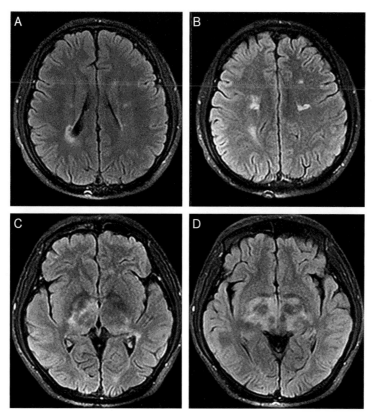

图 3-3-7 MOGAD 脑白质及丘脑病变的 MRI 表现

MOGAD 患者,33 岁男性,轴位 T$_2$-FLAIR MRI 序列显示双侧白质(A,B)和深部灰质丘脑(C,D)病变。

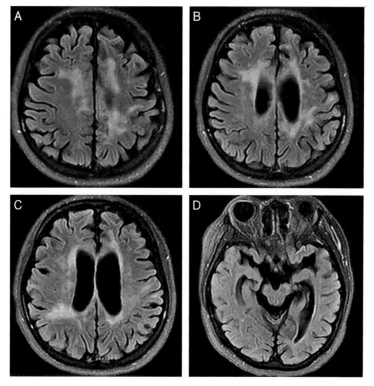

图 3-3-8 MOGAD 弥漫性非特异性脑白质病变的 MRI 表现

MOGAD 患者,27 岁女性,轴位 FLAIR 像示双半球弥漫性非特异性白质高信号,半卵圆中心(A)、胼胝体及侧脑室周围病灶(B,C),双侧海马萎缩(D)。

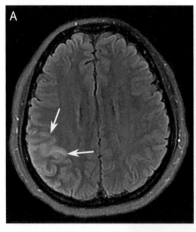 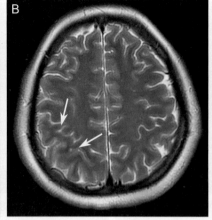 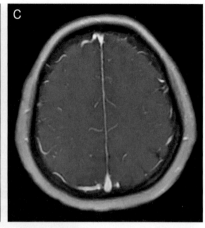

图 3-3-9　MOG 抗体相关性脑炎伴癫痫发作（FLAMES）的 MRI 表现

MOGAD 患者，40 岁女性，单侧皮质 FLAIR 高信号病变的脑磁共振成像。轴位 T_2-FLAIR 图像钆增强前，可见右侧颞顶叶皮质肿胀及邻近脑沟的高信号（A）。轴向 T_2 加权像（B）显示皮质轻微肿胀。轴位 T_1 加权图像增强后，未见相应部位的软脑膜增强（C）。

或小脑，随着时间推移逐渐消失[78]。表 3-3-3 列举了 NMOSD、MOGAD、MS 脑部和脊髓病灶的演变。

（三）眼科检查

1. 眼底检查　MOGAD 急性期可发现显著视盘水肿，而视盘表现正常的球后 ON 型少见。水肿发展迅速且严重的患者会出现视盘线状出血，随病程进展水肿消退，大多数患者可观察到视盘苍白或视神经萎缩，视神经纤维厚度变薄明显[84]。

2. 视野　MOGAD 患者急性期视野缩小，如治疗及时多恢复较好，甚至完全无视野损伤。如为重症或治疗不及时会遗留视野缺损[85]。

3. 视觉诱发电位（visual evoked potential，VEP）　由于受 ON 的影响，急性期和恢复期 VEP 均有异常表现，P100 波潜伏期延迟，振幅降低程度与视神经受累的严重程度相关[67,86]。

4. 光学相干断层成像（optical coherence tomography，OCT）　利用 OCT 技术，可以在接近细胞分辨率的情况下对视网膜随时间的变化进行定量和定性评估[87]（参见图 3-2-5）。精确到 3.9μm 的分辨率可以测量视网膜神经节细胞的损失，评估视网膜黄斑神经节细胞层-内丛状层复合体带（combined macular ganglion cell layer and inner plexiform layers，mGCIPL）的体积及其轴突，测量视盘周围视网膜神经纤维层（peripapillary retinal nerve fiber layer，pRNFL）的厚

度。已经证明这些 OCT 指标与 MOGAD 视觉功能，以及发生在 NMOSD 和 MS 患者中的损伤有良好的相关性[88,89]。因此，OCT 是监测许多神经眼科和神经系统疾病（包括 NMOSD 和 MOGAD）的重要工具[87,90,91]。

MOGAD 的急性 ON 通常是双侧和局限于视神经前方，导致严重和特征性的视网膜水肿。MOGAD-ON 患者急性发作后，pRNFL 及 mGCIPL 最初被水肿覆盖，导致增厚，后期明显变薄。此外，由于 MOGAD-ON 的复发率高，随着复发次数的增加，pRNFL 有变薄趋势[46]。OCT 研究发现，在没有新的临床发作时，受累眼的 pRNFL 减低，但 mGCIPL 没有减少；而在未受累眼，可出现亚临床神经轴索性视网膜损伤，伴随神经节细胞和内丛状层厚度减少[92,93]。

从 MOGAD 儿童和成人的临床表现来看，尽管 MOGAD 存在高复发率和严重的神经轴突变性，但与 AQP4-IgG 血清阳性的 NMOSD 相比，MOGAD 患者的视力却可以较好地保持。然而，由于 ON 的高复发率，MOGAD 患者在未能及时诊断和预防性应用免疫治疗的情况下，存在不可逆转的视力损害的风险[46,94,95]。

五、诊断与鉴别诊断

1. 诊断标准　2023 年 *Lancet Neurology* 发表的国际 MOGAD 小组提出的诊断标准见表 3-3-

$4^{[96]}$。MOGAD 的核心临床脱髓鞘事件包括视神经炎、脊髓炎、急性播散性脑脊髓炎、脑部单灶或多灶性神经功能缺损、脑干或小脑受累和大脑皮质脑炎(常伴发癫痫发作)。患者有一项核心症状,且通过固定细胞 CBA(fixed-CBA)或活细胞 CBA(live-CBA)证实血清 MOG-IgG 明确阳性,并排除其他疾病,则可诊断为 MOGAD。血清 MOG-IgG 明确阳性:固定细胞 CBA 法 MOG-IgG 滴度≥1∶100,采用标准化方法的活细胞 CBA 检测结果明确阳性由各自实验室确定,目前商业化检测的 MOG-IgG 均为固定细胞 CBA 法。

具有 MOGAD 核心临床症状之一的患者在出现下列任何一种情况时,仍需至少一项支持性临床或 MRI 特征方能诊断为 MOGAD:固定细胞 CBA 法或活细胞 CBA 法检测血清 MOG-IgG 结果呈弱阳性,固定细胞 CBA 法 MOG-IgG 滴度≥1∶10,但<1∶100 为弱阳性;固定细胞 CBA 法

或活细胞 CBA 法检测血清 MOG-IgG 阳性但无滴度;血清 MOG-IgG 阴性但 CSF 检测结果明确阳性。

2. 鉴别诊断　首先需要重点与其他中枢神经系统特发性炎性脱髓鞘疾病相鉴别,如 MS 和 NMOSD,三者比较见表 3-3-5$^{[68,97]}$。

在鉴别诊断前需了解 MOGAD 的红旗征,如慢性进行性病程(多见于 SPMS 和 PPMS),突发起病数小时达高峰(多见于缺血性疾病),与侧脑室相邻圆形或者卵圆形病灶、直角脱髓鞘征(道森手指征)样病灶、下颞叶白质病变(多见于 MS),发作间期出现头颅磁共振"静止"病灶增加(多见于 MS),低 MOG-IgG 滴度且临床症状不典型,AQP4-IgG 和 MOG-IgG 双阳性(罕见,需要重复检测),联合中枢和外周脱髓鞘(MOG 在周围神经系统无表达)。上述情况的出现需警惕是否为其他疾病的可能。

另外,临床上经常需要在尚无血清学检查结

表 3-3-4　2023 *Lancet Neurology* 的 MOGAD 诊断标准

MOGAD 的诊断(需同时满足 A、B、C)			
A. 核心临床脱髓鞘事件	视神经炎 脊髓炎 急性播散性脑脊髓炎 脑部单灶或多灶性神经功能缺损 脑干或小脑受累 大脑皮质脑炎(常伴发癫痫发作)		
B. MOG-IgG 检测	CBA 法:血清	明确阳性	无需额外支持性特征
		弱阳性	满足 AQP4-IgG 血清阴性和≥1 个支持性临床或 MRI 特征
		阳性(无滴度报告)	
		血清阴性但脑脊液阳性	
支持性临床或 MRI 特征	视神经炎	双侧同时临床受累 视神经纵向广泛受累(>视神经长度的 50%) 视神经周围视神经鞘强化 视盘水肿	
	脊髓炎	纵向广泛性脊髓炎 脊髓中央病变或可见"H"征 脊髓圆锥病变	
	大脑、脑干或小脑综合征	多发边界不清的 T_2 高信号病变累及幕上和幕下(常见)白质 深部灰质受累 累及脑桥、小脑中脚或延髓的边界不清的 T_2 高信号病变 皮质病变伴或不伴病灶本身及其上脑膜强化	
C. 排除其他疾病(除外包括多发性硬化在内的更合适的诊断)			

表 3-3-5 MOGAD 与 MS 和 NMOSD 的鉴别诊断

鉴别点	MS	AQP4-IgG 阳性 NMOSD	MOGAD
生物标志物	寡克隆区带阳性(>85% 的患者)	AQP4-IgG 阳性	MOG-IgG 阳性
病理	脱髓鞘、轴突损伤和星形胶质增生	星形细胞损伤,少突胶质细胞损伤	少突胶质细胞轻度损伤,皮质内脱髓鞘常见,可累及脑膜
女:男	(2~3):1	(8~9):1	(1~2):1
发病年龄	20~30 岁	20~40 岁	年龄跨度大,儿童期较成人常见
病程	复发缓解型或慢性进展型	单相型;复发型(多见)	单相型;复发型(多见)
临床表现	视神经炎、脊髓炎、认知功能障碍,颅内症状与累及部位有关	视神经炎、脊髓炎、极后区综合征、嗜睡或急性间脑综合征,脑干或大脑综合征与病变部位有关	ADEM 样、视神经炎,脑炎、脊髓炎或脑干脑炎,颅内症状与病灶部位有关
视神经炎	单侧多见	双侧或单侧,严重,经常复发	双侧或单侧,很少累及视交叉,经常复发
MRI			
脑部	多发白质病灶(脑室旁、近皮质、幕下),直角脱髓鞘征(道森手指征),U 纤维病灶常见;可有皮质病灶,卵圆形或(开)环形强化	无脑部病灶,或病灶围绕脑室系统的室管膜周围,U 纤维很少受累,可有大脑半球肿瘤样病灶、锥体束病灶,不符合 MS 特征,云雾样强化病灶	双侧或单侧白质蓬松病灶,斑片状,可伴有丘脑、桥脑、皮质/近皮质病灶,大病灶肿瘤样,可见软脑膜强化
脊髓	短节段病灶;偏侧	长节段病灶(纵向延伸超过 3 个椎体节段);中心/灰质受累;急性病变 T_1 常呈低信号	长节段病灶(约占 3/4),横断面中央受累>50%,轴位 T_2 "H" 型,矢状位线型,强化少见,腰髓/圆锥可受累
视神经	单侧多见,短节段病灶	双侧多见,长病灶(大于 1/2 视神经),视神经后段或视交叉病灶,急性期视盘大致正常	双侧多见,长病灶(大于 1/2 视神经),视神经前段病灶,视神经鞘和视神经周围炎,视盘水肿多见
脑脊液细胞	中度(<50% 患者)	常见(>70% 患者)	常见(>70% 患者)
脑脊液 OB	常见(>85%)	罕见(<10%)	罕见(<10%)
治疗	免疫调节剂	免疫抑制剂	免疫抑制剂
预后	致残率高,与疾病进展相关;幕下病灶、MRI 黑洞、发病时括约肌受累,第一次发作恢复不完全,第一次和第二次发作间隔时间短是预后差的因素	致残率高,与高复发率和发作时恢复不良有关;视力和运动障碍比 MOGAD 严重	致残率低,恢复较好;频繁复发者较差

果情况下,对首次发生的脱髓鞘事件进行定性,也就是对脊髓病、脑干综合征、视神经炎等分别进行鉴别诊断。对于急性或者亚急性脊髓病,除了需要掌握 MS、NMOSD 和 MOGAD 脊髓损伤的各自特点外,应考虑鉴别系统性疾病的脊髓损伤,如神经结节病(常有超过 3 个月的脊膜脊髓强化)、神经白塞综合征[注意询问有无反复口腔溃疡、葡萄膜炎(色素膜炎)以及其他眼炎、反复会阴部溃疡等],神经精神性狼疮、干燥综合征的脊髓损害等;如果患者脑脊液白细胞数增高,还需要和病

毒、结核分枝杆菌、梅毒螺旋体、伯氏疏螺旋体(引起莱姆病)、布鲁氏菌、弓形虫等病原体感染引起的感染性脊髓病相鉴别;某些患者病史较长又进行性加重者需和脊髓肿瘤(尤其淋巴瘤)、硬脊膜动静脉瘘(静脉高压性脊髓病,脊髓 MRI 多呈均匀长 T_2,脊膜可见异常流空血管影)、代谢性脊髓病(病灶多对称)等鉴别;起病急骤者需和脊髓梗死和脊髓出血鉴别。

如果患者以脑干病变首发,除 MS(桥臂多见,延髓少见)、NMOSD(第四脑室、第三脑室和导水管周围多见)和 MOGAD(可病灶大而症状轻,病灶缺乏 MS 和 NMOSD 的部位特征)具备各自脑干病变特点外,神经白塞综合征(中脑和间脑多见)、神经结节病[病灶可有由外向里("outside-in")的特点]、系统性红斑狼疮等均可累及脑干;自身免疫性脑炎可有孤立的脑干病变,如抗 CASPR2 抗体相关脑干脑炎[98],Bickerstaff 脑干脑炎尚有 30% 的 MRI 异常,抗 Ma2、Yo、Tr 抗体阳性的副肿瘤综合征也可以有单纯的脑干异常表现,李斯特菌、结核分枝杆菌、EB 病毒、弓形虫等感染性脑干脑炎、脑干肿瘤等均需要与脑干症候起病的 MOGAD 相鉴别。

以 ON 首发症状的 MOGAD 在鉴别诊断中要关注起病年龄、起病形式、症状达峰时间,是否伴有眼痛或眼球转动疼痛,以及是否合并其他疾病,除 MS-ON、NMOSD-ON、MOGAD-ON 等视神经炎性病变需要鉴别外(表 3-3-5),缺血性视神经病变也需要引起重视,尤其是非动脉炎性前部缺血性视神经病(non-arteritic anterior ischemic neuropathy,NAAION)和巨细胞动脉炎。NAAION 多 50 岁以上发病,可有高血压、动脉粥样硬化等高危因素,视力骤然减退,多为中等程度减退,无眼球运动疼痛,视盘肿胀呈现缺血样灰白色;巨细胞动脉炎 50 岁以上女性多见,颞部头痛,为无痛性视力骤降,可数小时达高峰,可致盲,视盘水肿(可为双侧),红细胞沉降率(ESR)快,全身乏力,肌痛,下颌间歇性无力,而眼底荧光造影对这两种疾病诊断有帮助;缺血性视神经病尚包括颈内动脉闭塞导致的眼动脉缺血和视网膜中央动脉阻塞,颈动脉超声和眼底检查有相应提示;另外还需要注意中毒或代谢性视神经病变,进行性、无痛

性双眼视力丧失可能继发于酒精中毒、乙胺丁醇治疗、营养不良、重金属中毒或贫血等疾病;莱伯(Leber)遗传性视神经病变为线粒体病,青年男性无痛性视力下降,可累及双眼;颅内高压引起的继发性视神经损害多病史较长;梅毒、莱姆病、猫抓病,以及 EBV、CMV 感染等可引起感染性视神经病;另外,还有 CV2 抗体介导的副肿瘤综合征可以有突发的视力下降[99,100]。

以颅内多发病变首发的 MOGAD 需要鉴别原发中枢神经系统血管炎、病毒性和结核性脑膜脑炎、自身免疫性脑炎、系统性疾病的脑损害,如神经精神性狼疮,应激或者能量需求高时发病者需与代谢性脑病如线粒体脑病等鉴别,年龄大、亚急性进展的患者尚需鉴别淋巴瘤、多中心胶质瘤等。

六、治疗

MOGAD 是近年新认识的、发病率低、临床表现多样且依年龄不同而有差异的罕见中枢神经系统脱髓鞘病,目前尚没有多中心大规模的临床试验数据。因此,急性期和缓解期治疗缺乏循证医学的指南,治疗推荐仅来自一些小样本、回顾性研究,同时参考其他炎性脱髓鞘疾病(如 NMOSD)的治疗经验。

1. 急性期治疗 急性期治疗包括糖皮质激素(以下简称"激素",静脉冲击甲泼尼龙)、血浆置换和静脉注射免疫球蛋白(IVIG)。如果激素冲击效果欠佳,症状严重的 MOGAD 可考虑早期应用血浆置换(或者免疫吸附)、静脉注射免疫球蛋白,或者血浆置换后再用免疫球蛋白[50]。部分儿童和成人 MOGAD 为难治性的,急性期存在应用两轮激素冲击和/或两轮 IVIG 的治疗选择[101]。主要药物及用法如下。

(1)激素:成人甲泼尼龙 1g/d 静脉滴注,共 3~5 天,之后改为泼尼松 1mg/(kg·d)口服,之后序贯减量。应用激素的时间长短和减量方式依患者的年龄、体重、病情严重程度、受累部位、是否合并其他疾病等有个体差异,总的原则是大剂量冲击,缓慢序贯减量,小剂量维持。较长的激素口服序贯治疗时间,可以减轻炎症、防止复发。英国的临床试验表明,口服激素超过 3 个月时,复发风险降至 25% 左右;而口服激素短于 3 个月的患者,

复发风险为47%[60]。另外,依据后续免疫抑制剂作用时效快慢调整激素减量速度,口服免疫抑制剂如吗替麦考酚酯和硫唑嘌呤都需要3个月以上逐渐起效,所以二者需要重叠应用数月(称作桥接治疗[102])。英国牛津大学的经验是到发病6个月时激素减到10~15mg[103],每天1次,减量的方式可以先快后慢,例如体重70kg患者,可以选择在50mg以上时每周减1片,50~30mg之间每周减半片,30mg以后每周减1/4片,至10mg维持。儿童起始剂量20~30mg/(kg·d),参考成人方案依次阶梯减量。部分重症MOGAD对激素有一定依赖性,可延长冲击时间到7天,或者观察1~2周后,如果病情无改善可进行第二轮冲击治疗。长期服用糖皮质激素可引起食量增加、体重增加、向心性肥胖、血压升高、血糖升高、白内障、青光眼、内分泌功能紊乱、精神障碍、骨质疏松、股骨头坏死、消化道症状等,应引起高度重视。应及时补充钙剂和双膦酸盐类药物可预防或减轻骨质疏松,使用抑酸药可预防胃肠道并发症。

(2)血浆置换(plasma exchange,PE):血浆置换是急性期激素治疗效果欠佳的升级治疗。在一些小样本病例对照研究中,对激素治疗无效的MOGAD患者经血浆置换后可获得良好的预后[104],与AQP4-IgG阳性的NMOSD治疗效果类似,推测急性期应用血浆置换的时机与患者的远期预后有关[105]。建议血浆置换5~7次,隔天应用,每次置换血浆1~2L。副作用包括血钙降低、低血压、继发性感染、出血和局部深静脉血栓形成等。

(3)静脉注射免疫球蛋白(intravenous immunoglobulin,IVIG):参考NMOSD和其他系统性自身免疫病的治疗措施,对大剂量激素冲击治疗疗效差的MOGAD患者,若无血浆置换的条件或考虑到应用的便利性,可试用IVIG治疗。剂量为0.4g/(kg·d),连续用5天为1个疗程。副作用包括头痛、无菌性脑膜炎、血液黏滞度升高、流感样症状和肾功能损害等,已有肾功能损害者禁用。

2. 缓解期治疗 对于已出现复发的MOGAD患者应进行缓解期预防复发的治疗,建议在激素冲击后,若无肝肾功能异常及合并感染等情况尽早应用免疫抑制剂,确保在口服泼尼松减量到

10~20mg之前起效,避免因衔接不当复发。

对于首次发作的MOGAD是否需要长期免疫调节治疗,可参考3~6个月时复查MOG-IgG的结果,再综合患者的个体情况进行评估。若复查MOG-IgG阴性可暂时不加免疫抑制剂,激素用药一年左右逐渐减停;若阳性,鉴于成人MOGAD复发率近50%[103],可根据受累部位、首次发作的严重性、首次发作的治疗反应、MOG-IgG滴度等情况综合评价[50],建议首次发作症状残留严重者(3~6个月复查MOG-IgG时,EDSS评分≥3或视力VA≤0.3)加用免疫抑制剂[103],同时激素需长期维持(若体重>40kg,10mg泼尼松维持,若体重<40kg,5mg维持[106])。70%的儿童MOGAD为单相病程[33],因此首次发作的儿童MOGAD是否加免疫抑制剂与成人相比更具争议。需要说明的是,虽然MOG-IgG的滴度高者容易复发,但随着对MOGAD病例积累和疾病认识程度的增加,发现存在阳性多年并不复发的患者,也有MOG-IgG转阴后仍复发的患者[33,66]。鉴于没有更好的预测复发的生物标志物,目前仍应用MOG-IgG检测协助评估用药和随访。

常用免疫抑制剂包括硫唑嘌呤、吗替麦考酚酯、利妥昔单抗和甲氨蝶呤等。对MS有效的疾病修饰治疗(disease-modifying therapy,DMT),如干扰素-β、醋酸格拉替雷和那他珠单抗等可能对MOGAD无效甚至有害[39,67,107]。

(1)吗替麦考酚酯(MMF):霉酚酸(MPA)的前体,活性代谢产物MPA,是次黄嘌呤单核苷酸脱氢酶(IMPDH)抑制剂,可抑制鸟嘌呤核苷酸的经典合成途径,具有抑制淋巴细胞增殖的作用。有效剂量750~2 000mg/d。吗替麦考酚酯不可与其他免疫抑制剂同时使用。常见不良反应为恶心、呕吐、腹泻、腹痛等胃肠道反应,以及白细胞减低、泌尿系统感染及病毒感染等。MMF具有致畸性,备孕或怀孕妇女禁用。

(2)硫唑嘌呤:6-巯基嘌呤的咪唑衍生物,为具有免疫抑制作用的抗代谢剂。可产生烷基化作用,抑制核酸的生物合成,防止细胞的增生,并可引起DNA的损害。常用剂量为2~3mg/(kg·d)。主要副作用包括骨髓抑制(白细胞减少、贫血、血小板减少)、肝功损害、脱发、流感样症状及消化道

症状等,多出现于启动治疗的 6 周左右。注意硫嘌呤甲基转移酶(*TPMT*)基因检测,防止严重副作用发生。

(3)利妥昔单抗(RTX):尽管小样本研究提示利妥昔单抗对防止 MOGAD 复发有效[39,106];但最近的研究表明,尽管利妥昔单抗达到了生物疗效(外周血记忆 B 细胞<0.05%),B 细胞被清除,但是有将近 1/3 的 MOGAD 仍然复发[108,109],这与 AQP4-IgG 阳性的 NMOSD 的治疗效果不同,推测可能与产生抗体的长寿命浆细胞有关,长寿命浆细胞可以不依赖记忆 B 细胞而存活多年,对清除 B 细胞的治疗耐受。短寿命和长寿命浆细胞在不同疾病的分布不同可能决定了 RTX 的效果[110]。例如 RTX 在治疗天疱疮时能快速有效地降低抗桥粒斑蛋白 3 抗体并显著改善临床症状,提示短寿命浆细胞在天疱疮患者抗体分泌中起主要作用;而 RTX 对干燥综合征患者的临床活动性和抗体滴度改善有限,提示可能长寿命浆细胞在抗 SSA/SSB 抗体分泌中发挥主要作用。

RTX 目前的用法是参考淋巴瘤的治疗方案,按体表面积 375mg/m^2 静脉滴注,每周 1 次,连用 4 周;或 1 000mg 每 2 周 1 次,共 2 次。根据 B 细胞计数和疗效决定使用疗程和间隔时间,大部分病例治疗后可维持 B 细胞消减 6~9 个月,若 CD19$^+$ B 细胞与淋巴细胞的比值>1% 则考虑再次应用利妥昔单抗。RTX 的主要副作用包括发热、寒战、支气管痉挛、白细胞减少、血小板减少等。

(4)其他药物

1)托珠单抗:有 3 项研究共 4 例 MOGAD 患者应用托珠单抗的个案报道,2 例静脉滴注[111,112],2 例皮下注射[113]。静脉用药者,一例病史 3 年复发 8 次,之前用过那他珠单抗、利妥昔单抗、环磷酰胺,另一例尽管用过吗替麦考酚酯、硫唑嘌呤、利妥昔单抗,但是泼尼松只要减到 20mg/d 以下就复发,2 例患者均在规律输注托珠单抗后持续 18 个月以上无发作(第二例泼尼松减到了 5mg/d);皮下注射用药者,分别有 65 个月和 44 个月无复发。根据上述个案研究经验,托珠单抗可用于顽固性复发的病例,添加治疗或者单药治疗,静脉滴注或皮下注射每 1~2 周 162mg,或静脉滴注每 4 周 8mg/kg 一次。副作用包括淋巴细胞减少、贫血

和转氨酶升高。

2)环磷酰胺:梅奥诊所报道 3 例儿科患者接受静脉注射环磷酰胺治疗[114],有 2 例患者环磷酰胺作为一线防止复发药物,其中 1 例复发改用利妥昔单抗后病情稳定。澳大利亚有 2 例患者应用环磷酰胺,1 例复发[106]。可见环磷酰胺对 MOGAD 预防复发效果有限,儿童使用应慎重。副作用包括白细胞减少、脱发、恶心、呕吐、腹泻、出血性膀胱炎、骨髓抑制、致畸,以及远期肿瘤风险等。每次使用前均需要复查血常规和肝肾功能。

3)甲氨蝶呤:澳大利亚有 2 例患者试用甲氨蝶呤治疗,尽管剂量和维持时间充分,2 例患者都经历了复发[106]。甲氨蝶呤用法:15mg/周单用,或与小剂量激素合用。副作用包括胃肠道反应及肝功能异常,可伴发口腔炎、皮疹、肺纤维化、白细胞减低。甲氨蝶呤有生殖致畸性,怀孕或备孕妇女禁用。

4)IVIG:一项梅奥诊所 MOGAD 的队列研究中,分别有 5 例儿童和 5 例成人接受 IVIG 治疗,80% 无复发[114]。通过对比发现,IVIG 防止复发的能力优于吗替麦考酚酯、硫唑嘌呤、和 RTX。用法:首次用药 0.4g/(kg·d),连续使用 5 天,3~4 周重复应用,重复应用可剂量减半。尽管疗效较好,但价格因素限制了 IVIG 的长期应用。

(刘峥)

参考文献

第四节　急性播散性脑脊髓炎

急性播散性脑脊髓炎(acute disseminated encephalomyelitis,ADEM)是一类急性或亚急性起病、大范围累及大脑及脊髓的炎性脱髓鞘疾病[1]。ADEM 的起病由免疫反应介导,具有单相病程、多发病灶、病程发展快速等特点。起病前多有前驱感染史或疫苗接种史,部分病例也可无前

驱病史。18 世纪首次报道接种天花疫苗可引发脑脊髓炎,19 世纪末期发现注射狂犬病疫苗亦可引发脑脊髓炎,被称为神经性麻痹意外事件。而对疫苗成分的改造(制作中避免涉及神经组织)降低了发病率。Tselis 报告疫苗接种后发病率为 1/20 000~1/1 000,以麻疹疫苗接种后发病率为最高[2]。接种白喉-百日咳-破伤风减毒活疫苗、流行性乙型脑炎疫苗、流行性感冒疫苗及试验性治疗阿尔茨海默病的 β 淀粉样蛋白 42 等也报道可发生 ADEM。ADEM 患者临床表现差异大,有时直到尸检及神经活检病理,通过其特征的病理表现才能明确诊断。欧美国家 ADEM 年发病率为 (0.07~0.6)/10 万,我国 ADEM 年发病率为 0.054/10 万,其中儿童为 0.134/10 万,成人为 0.038/10 万。各年龄段均可发病,以儿童和青少年多见,中位起病年龄 5~8 岁,男性占多数[3]。ADEM 多为单相病程,病情进展迅速,平均约 4.5 天恶化至病情高峰。ADEM 临床表现多样,与病灶部位及严重程度相关,可出现发热、头痛、恶心呕吐等非特异性症状,亦可表现为视神经炎、惊厥、癫痫、脊髓炎等神经功能缺损症状。ADEM 作为一种自身免疫病,免疫调节治疗是目前的标准疗法,对其发病机制的研究将有助于指导免疫调节治疗,使患者从中获益。

一、病因

1. 感染 ADEM 最常见于感染后,也被称为感染后脑脊髓炎。该类型由麻疹、风疹、腮腺炎、水痘、流行性感冒病毒、A 组 β 型溶血链球菌、支原体、立克次体、疟原虫等各种病原微生物感染而引起[4]。2020 年国外报道了新型冠状病毒(severe acute respiratory syndrome coronavirus 2,SARS-CoV-2)感染引起 ADEM 的个案[5]。前驱感染后发病的潜伏期是 2~30 天,甚至更久,目前国内外尚无定论。

2. 疫苗接种 少数人在接种疫苗后会出现 ADEM,也被称为疫苗接种后脑脊髓炎。曾有报道指出在接种狂犬病、结核、麻疹、流行性乙型脑炎、百日咳-白喉-破伤风、流行性感冒、风疹、脊髓灰质炎、乙型肝炎及人乳头状瘤病毒等疫苗后有出现脑脊髓炎的案例[6]。国外研究报道接种疫苗

后 14~30 天内且年龄小于 50 岁的人群发生中枢神经系统脱髓鞘疾病的风险较大。有研究总结了疫苗接种后脑脊髓炎发病率较高的主要疫苗,分别是狂犬病、流行性乙型脑炎、麻疹、乙型肝炎、流行性脑脊髓膜炎等,而其他疫苗所占比例不到 5%[7]。但也有研究结果否认了接种乙型肝炎、流行性感冒等疫苗与 ADEM 患病风险之间的关联,同时提出以往病例报道中接种其余疫苗后不久出现 ADEM 的情况可能仅为巧合,而无因果关系[8]。

3. 原因不明 一些患者在起病前从未接受过疫苗接种,也没有感染前驱病史,无法找到确切原因,所以被称为特发性急性播散性脑脊髓炎。

二、疾病相关的重要分子的结构和功能

近年来,随着致病性自身抗体的检出,越来越多的抗体被证实与神经系统脱髓鞘疾病相关。髓鞘少突胶质细胞糖蛋白(myelin oligodendrocyte glycoprotein,MOG),长期作为自身抗原,被应用于中枢神经系统脱髓鞘疾病动物模型的建立,其抗体在儿童 ADEM 患者中被检出,并证实与疾病的发生发展相关[9]。

MOG 属于免疫球蛋白超家族成员,物种之间高度保守,编码 MOG 的基因(*MOG*)定位于人类和啮齿动物编码主要组织相容性复合体的区域。在所有髓鞘成分中,MOG 的表达丰度仅占不到 0.05%。MOG 为细胞膜上的糖蛋白,由 218 个氨基酸组成(分子量 26~28kDa),包含胞外 IgV 样结构域(MOG^{IgV})、跨膜区及包含疏水结构的胞内段,MOG 特异性表达于中枢神经系统少突胶质细胞表面及髓鞘最外层,这使得 MOG^{IgV} 较其他中枢神经系统髓鞘抗原更易接触到自身抗体,而 MOG^{IgV} 是目前唯一能同时引起自身反应性 T、B 细胞活化,产生局部炎症及脱髓鞘自身抗体的抗原[10]。

目前关于 MOG 的生物学功能尚不明确。对于人类,出生时即能在胼胝体中检测到 MOG,2 岁前其基因及蛋白量的表达逐渐增加。MOG 的表达较其他髓鞘蛋白晚,这提示 MOG 或能作为少突胶质细胞成熟及髓鞘形成的标志。一些研究发现 MOG 蛋白可能具有维持髓鞘结构稳定、调控细胞骨架及结合 C1q 激活经典补体途径等作用。

MOG 的表达可能使细胞更易遭受风疹病毒攻击。但敲除 *MOG* 基因的小鼠却并未出现临床症状或组织学异常。

三、免疫机制与免疫病理

目前认为免疫因素与 ADEM 的发病有很大的相关性,外界环境及遗传相关易感性等因素引起 B 细胞及 T 细胞自身免疫耐受破坏而致病,发生中枢神经病理改变。

(一) 发病机制

ADEM 确切的免疫机制目前尚未明确,现有的证据认为 ADEM 是由 T 细胞激活导致的针对髓鞘或其他自身抗原的短暂性免疫反应。在脑脊髓炎的动物模型中,实验性自身免疫脑炎(experimental autoimmune encephalomyelitis,EAE)和泰勒氏鼠脑脊髓炎模型长期以来用作多发性硬化的发病机制及病理学研究,而这两个模型可能更贴近于 ADEM 的发病机制。在 EAE 模型中,皮下注射髓磷脂相关抗原或弗氏完全佐剂乳化抗原对大鼠、小鼠等诱导自身免疫反应,从而导致单相病程的中枢神经系统脱髓鞘反应。而用泰勒氏鼠脑脊髓炎病毒(Theile's murine encephalomyelitis virus,TMEV)感染鼠,可引起广泛的中枢神经系统脱髓鞘,TMEV 诱导的模型更能模拟感染、疫苗接种后的 ADEM。对这些动物模型及人群 ADEM 的转化研究提示以下两个学说可能在 ADEM 的发病中扮演主要作用:一是分子模拟假说;二是炎症级联反应假说。

1. 分子模拟假说 研究表明多数病原微生物的抗原和人体的髓鞘蛋白存在着同源的片段,它可以刺激自身机体产生免疫反应性 T 细胞。B 细胞或树突状细胞等抗原提呈细胞在被病原体侵袭时对病原微生物进行加工致使 T 细胞被激活,激活的 T 细胞又会反向刺激抗原特异性 B 细胞,被激活的 T 细胞和 B 细胞随后进入中枢神经系统进行常规免疫监视。即使病原微生物被清除,抗原特异性细胞在中枢神经系统正常免疫监视仍可以损害中枢神经系统髓鞘蛋白,发生免疫反应引起脱髓鞘病变,形成多发的播散性小病灶;也可能经过局部抗原呈递细胞(如小胶质细胞)再被激活,导致抗假异体抗原免疫反应,以致最开始的

生理免疫成为损害机体的自身免疫,也或者是由一个或多个病灶彼此相融合在中枢神经系统脑白质中构成较大病灶,小静脉周边炎性反应相关细胞围绕构成袖套状浸润的病理改变。一些髓鞘蛋白的序列与病毒序列的相似性支持了分子模拟假说。目前已证实能够与髓鞘碱性蛋白(myelin basic protein,MBP)发生交互 T 细胞反应的病毒包括 HHV-6、冠状病毒、流行性感冒病毒及 EB 病毒等。

2. 炎症级联反应假说(旁路激活途径) 该学说认为,当人体中枢神经系统被外界病原微生物侵犯后刺激自身机体产生免疫性反应,人体存在的正常血-脑脊液屏障遭受损害,本身为人体中枢神经系统中特有的自身抗原物质从受损的血-脑屏障中释放出来进入血液,再经过自身淋巴器官等的加工与处理,诱发自身机体中的 T 细胞爆发变态反应,继而损害中枢神经系统。TMEV 感染中枢神经系统后,轴索破坏引起髓鞘抗原的释放,诱导针对髓鞘抗原的自身免疫应答,从而导致广泛的中枢神经系统炎性脱髓鞘。在 TMEV 感染早期能够检测到 TMEV 特异的 $CD4^+$ 和 $CD8^+$ 的 T 细胞,而在慢性期则能检测到与宿主抗原反应的 T 细胞。

3. 趋化因子和细胞因子 ADEM 患者体内的多种趋化因子及细胞因子,如肿瘤坏死因子(tumor necrosis factor,TNF)-α 和干扰素-γ(interferon gamma,IFN-γ),白细胞介素(interleukin,IL)-4、IL-5、IL-6 等也有部分研究报道,结果显示这些趋化因子及细胞因子在血液或脑脊液含量显著增高。一些细胞因子被证明在 ADEM 的发病中发挥重要作用,在恢复期 ADEM 患者血清中发现与 MBP 相互作用的 T 细胞较正常人高出约 10 倍。而另一项对急性期患者的研究中发现,T 细胞分泌的细胞因子显著升高,且以 IFN-γ 为主。一些研究在 ADEM 患者的脑脊液中发现 IL-6、IL-10 及 TNF-α 水平升高。另一项研究在 14 名儿童 ADEM 患者的脑脊液中发现以 Th1 细胞分泌的细胞因子为主,而由 $CD4^+$ T 细胞分泌的 IL-17 水平明显下降,而在多发性硬化患者中,IL-17 在脑脊液中的表达显著升高。此外,基质金属蛋白酶(matrix metalloproteinase,MMP)-9 和 MMP-1 组织

抑制剂在 ADEM 的发病中也发挥作用,MMP-9 与血-脑屏障的破坏相关。

4. 自身抗体 近些年来,有许多抗体被证实与 ADEM 及神经系统急性脱髓鞘疾病有关,其中 MOG-IgG 与儿童 ADEM 的相关性得到证明。Duignan 等研究报道约 64.3% 的 ADEM 患儿血清 MOG-IgG 阳性,而在病情复发的 ADEM 儿童患者中,血清 MOG-IgG 阳性率可达到 95% 以上,表明 ADEM 复发的危险因素有可能与 MOG-IgG 有一定关联[11]。有研究提示儿童患者在影像学及疾病预后方面的特征与体内是否存在 MOG-IgG 之间并无明显相关性。如疾病早期 MOG-IgG 能被检出,则当疾病逐渐进展时,抗体滴度下降往往预示较好的临床预后,但在成人型 ADEM 中是否成立目前未见相关研究资料。有研究表明,视神经炎、脊髓炎与脑干脑炎与抗全长构象完整的人类 MOG-IgG 之间有着紧密的联系。有研究报道一些既往确诊为 ADEM 的患者,假如其体内 MOG-IgG 一直存在,可能发展为多发性硬化[12]。有报道显示在极少数 ADEM 患者体内检测到了 AQP4-IgG 和自身免疫性脑炎特异性抗 N-甲基-D-天冬氨酸受体(N-methyl-D-aspartate receptor,NMDAR)抗体,而上述两种抗体在 ADEM 中呈阳性的具体意义并不十分明确。

5. 遗传基因 遗传易感性可能也在 ADEM 的发生发展中发挥作用,一项俄罗斯的研究发现主要组织相容性复合体二类基因人类白细胞抗原(human leukocyte antigen,HLA)-DRB*01 和 HLA-DRB*03(017)与 ADEM 相关[13]。另一项韩国的研究发现在儿童 ADEM 患者中 HLA-DRB*15 水平升高[14]。巴西的一项研究发现 ADEM 的易感性与 HLA-DQB1*0602、HLA-DRB1*1501 和 HLA-DRB1*1503 显著相关[15]。遗传因素在 ADEM 的发病中发挥的作用尚需更多的研究。

(二)病理表现

ADEM 的病理特征为静脉周围炎伴局灶髓鞘脱失,病灶以小静脉为中心,可见小静脉周围淋巴细胞及巨噬细胞浸润,即血管"袖套",静脉周围白质肿胀伴髓鞘脱失,而动脉几乎不受累。不同于 MS 的病灶斑块多在不同时期形成,即同时存在活动性及非活动性病灶,ADEM 病灶多处于同

一组织学阶段。ADEM 可出现急性轴索损伤,重症可见大面积的髓鞘脱失,为多数小病灶融合形成。此外,在 ADEM 中可见累及皮质的病灶,包括软脑膜下的脱髓鞘病灶及皮质内病灶,大脑皮质大量小胶质细胞活化聚集,而不伴有脱髓鞘改变,这种病理表现被认为可能与患者的意识水平下降相关。

目前关于急性出血性白质脑病(acute hemorrhagic leukoencephalopathy,AHL)是一种独立的疾病还是 ADEM 的严重亚型尚存在争论。AHL 的病理特征为出血、血管纤维素样坏死、血管周围渗出、水肿及粒细胞浸润,同时伴有血管周围脱髓鞘,在疾病后期可见典型的星形细胞增生。

四、临床表现与临床分型

(一)临床表现

ADEM 通常在发病前 2 天到 4 周内有前驱感染史,如感冒、发热、发疹等,以及疫苗接种史。患者多为儿童和青年。急性或亚急性起病,症状 2~5 天达高峰,多为散发,无明显季节性,病情严重者病程可持续数周或数月。

ADEM 临床症状复杂多变,且轻重程度不一,与病变侵害的部位和严重程度有关,由累及皮质和白质的广泛病灶引起,表现为多灶性神经功能缺损症状。ADEM 患者临床症状起初不具有特征性,有头痛、呕吐、发热等表现,随着病情越来越严重,中枢神经损害症状越来越显著,临床可出现精神异常、认知障碍及意识状态改变,轻症表现为易激惹或嗜睡,重症者出现昏迷[16]。此外,ADEM 患者还可出现癫痫、视力障碍(视神经炎)、语言障碍或失语、急性偏瘫、偏身感觉障碍、锥体束征及共济失调等[17]。约 1/4 的病例出现脊髓损伤的表现,肌张力异常等锥体外系受累表现常见于 A 组链球菌感染后的 ADEM 患者。

ADEM 病情严重程度不一,临床表现异质性大。ADEM 患者可以同时出现中枢神经系统和周围神经系统脱髓鞘表现,类似急性炎性脱髓鞘性多发性神经病或表现为上升性瘫痪,此型预后较差,须仔细与其他自身免疫病及遗传代谢相关白质脑病相鉴别,如线粒体脑病、球形细胞脑白质营养不良[克拉伯(Krabbe)病]、X 染色体连锁腓骨

肌萎缩症。6%~11% 的 ADEM 患者可因脑干/颈髓受累或严重的意识障碍导致呼吸衰竭。

AHL 发病前常有上呼吸道感染史,起病急骤,病程迅速进展至高峰,引起中枢神经系统白质广泛的炎性出血性脱髓鞘,伴病灶周围大面积水肿。常见一周内因严重的脑水肿导致死亡。部分早期多种治疗方法联用的患者预后相对较好。

(二)临床分型

目前对于 ADEM 的临床分型尚存在争议,根据其病程可分为单相病程 ADEM、复发型 ADEM 和多相型 ADEM[18]。

1. 单相病程 ADEM 即仅有一次发作,可持续长达 3 个月,3 个月内的新发症状或症状波动均认为是一次发作。在服用激素治疗中或激素治疗后 1 个月内的症状也被认为属于单相病程。复发和多相型 ADEM 定义为首次发作 3 个月后或激素治疗完成 1 个月后的新发。

2. 复发型 ADEM 定义为再次的发作与首次发作的症状相同。MRI 可见与首次发作相似的病灶,或仅有原先病灶的扩大。

3. 多相型 ADEM 定义为不同于首次发作的中枢神经系统脱髓鞘事件,脑病的表现是必要条件,症状与影像学发现与首次发作不同,磁共振上可见新旧病灶同时存在。

针对 ADEM 儿童患者的随访研究发现仅 1.7%~3.8% 的患者出现多相型 ADEM 表现。因此,

2013 年,国际儿童多发性硬化研究组(International Pediatric Multiple Sclerosis Study Group,IPMSSG)建议删除复发型 ADEM 的诊断,并修改多相型 ADEM 的定义为:间隔 3 个月以上的 2 次 ADEM 发作,第 2 次的发作与第 1 次在临床表现和 MRI 发现方面可相同或不同。大于 2 次发作的 ADEM 不再归于复发型 ADEM,更倾向于一种慢性的疾病,最终发展为多发性硬化或视神经脊髓炎[19]。

五、辅助检查

1. 实验室检查 血常规显示外周血白细胞增多,血沉加快;腰椎穿刺显示脑脊液压力增高或正常,脑脊液单核细胞增多,急性坏死性、出血性脑脊髓炎则以多核细胞为主,红细胞常见,蛋白轻度至中度增高,以 IgG 增高为主,糖正常,60% 的患者髓鞘碱性蛋白含量增高,可发现寡克隆区带阳性。

2. 影像学检查 头颅 CT 检查可正常,可表现为白质内弥漫性、多灶性、大片或斑片状低密度影,急性期可见局限或弥漫性皮质增强。头颅 MRI 检查以长 T_1、长 T_2 异常信号影为主要特征,病变呈多发的、不对称的病灶,多分布于皮质下白质、脑室周围、脑干、小脑、丘脑等部位[20]。脊髓白质也可出现病灶,脊髓受累率为 11%~28%,以累及颈髓与胸髓为主;病灶一般可增强,但环状增强罕见[21]。ADEM 病灶分布见图 3-4-1。

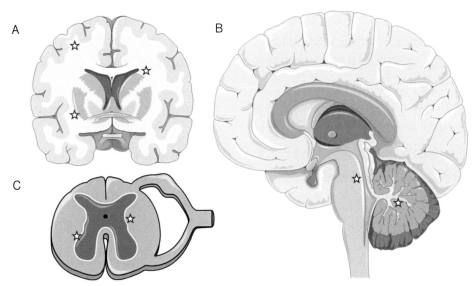

图 3-4-1 ADEM 病灶分布示意图
A. 皮质下白质与侧脑室旁病灶;B. 脑干与小脑病灶;C. 脊髓白质病灶。

3. 眼科相关检查　ADEM 患者眼科检查（如眼底、OCT 等）无特殊改变。

4. 电生理检查　脑电图（electroencephalogram, EEG）常见弥漫的 θ 波和 δ 波，或见棘波和棘慢复合波，可见轻度到严重弥散性 4~6Hz 高电压慢波，无特异性。

六、诊断标准与鉴别诊断

（一）诊断标准

目前尚无针对成人的 ADEM 诊断标准，一般还是排他性诊断。国内外专家推荐使用 2013 年更新的儿童 ADEM 诊断标准[19]。2007 年，IPMSSG 提出了 ADEM 的诊断标准，并于 2013 年进行了更新，儿童 ADEM 诊断需要条件如下：①首次多灶性中枢神经系统炎症性脱髓鞘临床事件；②存在不能用发热解释的脑病；③发病 3 个月后或更长时间未出现新的临床症状和 MRI 表现；④急性期（3 个月内）脑 MRI 异常；⑤典型脑 MRI 表现：弥漫性、边界不清、大（>2cm）的病变，主要累及脑白质；可存在深部灰质病变（例如丘脑或基底节）。

根据 ADEM 诊断标准，脑病常见症状包括意识障碍和精神行为异常是其诊断的必要条件。但近年来关于 ADEM 是否必须具备脑病的表现及脑病具体表现如何明确界定的争议越来越多。在成人型 ADEM 中，临床特征表现为长节段脊髓炎的所占比例较多（83%），但存在脑病症状的患者只占一部分（22%~54%），以上数据见于国外的文献报道[22]。而目前国内并没有相关的统计结果，根据临床资料，成人型 ADEM 中不伴脑病症状的患者不多见。图 3-4-2 为 ADEM 诊断流程。

一项多中心大样本研究中，将无脑病但有其他典型 ADEM 表现的患者纳入分析，发现符合 IPMSSG 诊断标准的儿童患者仅占 70%[23]。有研究回顾性分析了 2008—2015 年按照丹麦实施的临床 ADEM 诊断标准（脑病及多灶性神经功能障碍并不是诊断 ADEM 的先决条件）被确认 ADEM 的丹麦患者，共 52 例，平均随访 4.5 年，和 IPMSSG 的诊疗规范相比较而言，发现仅 71% 的患者有脑病，50% 的患者有中枢神经系统多发病灶，而完全符合 IPMSSG 诊断标准的患者仅占

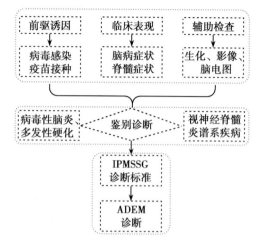

图 3-4-2　ADEM 诊断流程

35%[24]。因此，该研究人员认为当今阶段 IPMSSG 制定的关于 ADEM 的诊断标准太过严苛，当 MRI 及其他临床特征符合 ADEM 时，脑病及多灶性神经系统损害可支持诊断，但并不是必需的。

（二）鉴别诊断

疾病初期，ADEM 的鉴别诊断极为广泛，除了典型的脱髓鞘综合征（例如 MS 和 NMOSD）和已知抗体（例如 AQP4-IgG 和 MOG-IgG）外，还有很多种其他可能性。自身免疫性脑炎可与 ADEM 有明显重叠，应予以考虑。在儿童中，须考虑遗传性疾病，包括脑白质营养不良/脑白质病和线粒体疾病。在成人和儿童中，须考虑肿瘤的不常见表现，慢性感染和风湿疾病（狼疮、白塞综合征、神经结节病、硬皮病、血管炎等）的罕见表现。

按照头颅 MRI 的影像学特征对 ADEM 的鉴别诊断予以分类：①ADEM 脑组织影像学为多灶性病变时，需要与多发性硬化、视神经脊髓炎谱系疾病、原发性中枢神经系统血管炎、系统性红斑狼疮、白塞综合征、桥本脑病、线粒体脑病、病毒性脑炎等鉴别；②ADEM 影像学表现为双侧丘脑或纹状体病灶，需要鉴别静脉窦血栓形成、急性坏死性脑病、EB 病毒性脑炎等；③ADEM 表现为双侧弥漫性脑白质损害时，应该与脑白质营养不良、大脑胶质瘤等鉴别；④ADEM 影像学出现瘤样脱髓鞘病变的特征时应该与星形细胞瘤鉴别。

临床常见鉴别诊断疾病如下。

1. 病毒性脑炎　临床症状方面，两种疾病都会有发热、头痛、意识障碍和精神行为异常等相同的临床表现，不同之处在于病毒性脑炎是脑实

质组织受到病原体微生物的直接性攻击,会产生更严重、更显著的脑实质受损的症状。实验室检查方面,主要是脑脊液病毒核酸的检测,发现相关病毒抗体滴度增高。病原体检测的方法有聚合酶链反应(polymerase chain reaction,PCR)检测与二代测序(next-generation sequencing,NGS),传统从脑脊液分离病毒的诊断方法对病毒性脑炎的灵敏度非常低,而 NGS 技术可以在没有显著临床症状的情况下检测样本中的所有病原体,并且具有很高的灵敏度,因此,目前 NGS 已成为一种快速、精确的病毒性脑炎临床诊断与鉴别诊断方法。影像学检查方面,头颅 MRI 以脑皮质损害为主。而 ADEM 不仅存在上述脑组织病变,还可以有其他部位受累,包括视神经、脊髓和周围神经等,头颅 MRI 上会出现以脑白质受损为主的弥漫性、多发病灶的长 T_1、长 T_2 异常信号灶。治疗方面,病毒性脑炎和 ADEM 两种疾病对药物治疗的疗效反应也有差别,前者较后者不仅治疗的时间更长,且很容易出现认知功能异常的后遗症,而应用糖皮质激素来治疗 ADEM 则治疗整体效果较好,绝大部分患者预后恢复较好。

2. 多发性硬化　ADEM 与第一次发病的多发性硬化很难相互区分。ADEM 发病在儿童及青少年中占比较多,成年人亦可出现此病症;多有明确的前驱感染或疫苗接种史;可出现癫痫发作、脑病表现等症状体征;单相病程常见;头颅 MRI 可见大范围灰质、白质受累的征象,病灶越大提示病情越严重,反之病灶越小提示病情越轻;脑脊液细胞计数正常或小幅度增多,一般缺少寡克隆区带;糖皮质激素疗效多数较好。多发性硬化的发病群体主要为成年人,女性发病率高于男性;不一定有前驱病史;癫痫发作不多见;病程特点上会有时间的多发性;脑脊液细胞计数一般不会多于 $50 \times 10^6/L$,多数可以检测出寡克隆区带;肾上腺皮质激素治疗多发性硬化的效果不明显。

3. 视神经脊髓炎谱系疾病　该病的病灶部位主要在丘脑、间脑、第三、四脑室及侧脑室旁,当损伤病灶出现在间脑或丘脑时会呈现出认知功能异常及意识障碍等症状。所以,初次起病的视神经脊髓炎谱系疾病在临床上常会出现上述两个部位被侵犯的症状特征。而当脑白质出现弥漫性病灶时则难以准确地与 ADEM 界定。ADEM 累及的病变范围主要在脑皮质区域及灰白质相交部分,为散发、多灶性,体内多检测不到 AQP4-IgG 的存在;而水通道蛋白周围脑室—导水管—中央管旁组织是视神经脊髓炎主要被侵犯而受到攻击区域,AQP4-IgG 在大多数患者为阳性。

ADEM 与多发性硬化、视神经脊髓炎谱系疾病的鉴别要点见表 3-4-1。

4. 原发性中枢神经系统血管炎　该病的特

表 3-4-1　ADEM 与多发性硬化、视神经脊髓炎谱系疾病的鉴别要点

临床特点	ADEM	MS	NMOSD
性别(女:男)	无差异	3:1	(8~9):1
前驱诱因	病毒感染	不一定有	不一定有
颅脑症状	常见	疾病早期很少	脑干、视神经症状
发病次数	单次或多次,少数为复发型或多相型	多次	单次或多次,复发多见
MRI 病灶	大脑、脑干、小脑和脊髓的灰质和白质大片病灶	侧脑室周围病灶,直角脱髓鞘征(道森手指征),S 或 U 型纤维,增强明显	脑室周围分布,其他非典型病灶
MRI 随访	病灶可消失或仅有少许后遗症	有复发和新病灶出现	有复发和新病灶出现
CSF 白细胞数	不同程度增多	很少见(若有,不多于 $50 \times 10^6/L$)	不常见
CSF 寡克隆区带	多为一过性阳性	经常阳性	不常见
糖皮质激素反应	非常好	很好	一般

点表现为血管炎病变只侵犯中枢神经系统血管，而其他部位的血管并不会产生炎症性改变。头痛是最常见的症状，可出现局灶性、多灶性或弥漫性脑部损害临床表现，大部分患者起病方式为急性或亚急性，也可为缓慢进展。当出现病因不明的后天继发性神经系统损害的临床表现，如发病特点以脑膜炎或脑卒中样发病的青年患者，则该病的可能性大。进行脑血管造影及脑组织活检可为该病的确诊提供可靠依据。

临床上 ADEM 的症状表现变化多端，所以当前国内外还没有准确一致的诊疗标准，临床上出现误诊、误治也是常有之事。

七、治疗

（一）急性期治疗

ADEM 急性期一线治疗仍为大剂量类固醇激素，最常用为甲泼尼龙 30mg/（kg·d），持续 3~5 天（最大剂量每天 1 000mg）。口服类固醇激素逐渐减量时间 >3 周可降低早期复发率，通常持续 4~6 周。静脉注射免疫球蛋白（intravenous immunoglobulin，IVIG）和血浆置换已用于难治性病例，并取得了一些成功。由于大部分 ADEM 是单相发病的，大多数情况下仅建议在急性期治疗。可在 3 个月时复查影像学，以确定未来复发性脱髓鞘的基线。检测 MOG-IgG，可以更好地预测复发，且 MOG-IgG 的存在与否在管理策略中也可发挥作用。

（二）缓解期治疗/恢复期治疗/DMT 治疗

近期有证据表明，在 MOG-IgG 阳性的复发性脱髓鞘患者中，免疫抑制治疗可降低复发率。如果某些患者罕见复发或轻度复发，可以不进行免疫治疗。用于 MS 的传统疾病修饰治疗（disease-modifying therapy，DMT）研究来自澳大利亚和英国。

1. 英国 DMT 研究[25]　一项来自英国、涉及 102 例复发性 MOG 抗体相关疾病患儿的研究表明，服用硫唑嘌呤可使中位年复发率（annualized relapse rate，ARR）从 1.8 降低至 1（$n=20$），而服用吗替麦考酚酯（mycophenolate mofetil，MMF）可使 ARR 从 1.79 降低至 0.52（$n=15$），利妥昔单抗则使 ARR 从 2.12 降低至 0.67（$n=9$）。在接受维

持性 IVIG 输注治疗的 12 例患者中，也可观察到 ARR 从 2.16 降至 0.51。IVIG 是唯一可以改善平均扩展残疾状态量表（EDSS）评分的治疗方法（从 2.2 分至 1.2 分）。单独口服泼尼松龙治疗的 8 例患者中有 5 例在接受治疗时出现复发。

2. 澳大利亚 DMT 研究[26]　澳大利亚队列纳入 33 例儿童和 26 例成人。在免疫治疗之前和免疫治疗时评估了 ARR。本研究包括的免疫治疗包括口服泼尼松、利妥昔单抗、MMF 或仅维持 IVIG。本研究中所有药物组治疗前 ARR 均有显著降低，从 1.4~2 至 0（MMF 组接近 0）。该研究中的许多患者同时联用类固醇激素与另一种药物。值得注意的是，在该研究中，单独口服泼尼松治疗的失败率最低。根据目前的证据，似乎每个月行 IVIG 单药治疗可能成为一种相对安全的有效策略。IVIG 在 MOG 小鼠模型中对抗体介导的中枢神经系统脱髓鞘的剂量依赖性保护作用进一步支持这一初步证据。

八、预后

单相 ADEM 患者多预后良好，在数周或数月之内即可"显著康复"。少部分患者可遗留运动障碍或癫痫发作症状。儿童 ADEM 急性期死亡率高达 3%，成人 ADEM 急性期死亡率 >10%。对儿童的最新研究还表明，即使在单相 ADEM 之后，MRI 也会有持续性的结构改变。一项对 83 例儿童患者的研究分别在 3 个月、6 个月和 12 个月时进行了前瞻性和纵向扫描，此后每年进行一次复查，长达 8 年，发现单相 ADEM 后脑发育和脑容量均低于预期年龄[27]。神经心理学研究表明，经历过 ADEM 的儿童有更高比率的认知和社交障碍。最近的研究显示有 1/4 的患者存在"病理性"评分改变，其中注意力最常受损。在急性期之外，成人起病的 ADEM 的长期影响仅在小样本中进行了研究，现有的结果表明，成人 ADEM 更容易出现持续性运动缺陷和永久性残疾。

ADEM 后复发性脱髓鞘通常比单相疾病有更糟糕的结局，且在很大程度上取决于最终的病理。后续诊断为 MS 的患者预后较差，但 MOG-IgG 的存在会使得最终诊断为 MS 的可能性降低。我们对于 ADEM 后 MOG-IgG 阴性的复发性脱髓鞘患

者仍知之甚少，可能存在异质性，目前很难进一步预测其预后。

九、结语

目前对于 ADEM 的病因及发病机制没有确切论断，仍需要进一步研究探讨。ADEM 在中枢神经系统脱髓鞘疾病中常见，当患者存在急性脑病症状及多灶性神经功能障碍，则须高度怀疑此病的可能。但当不具有典型脑病，而具有其他 ADEM 的典型表现是否可诊断为 ADEM 还需要进一步探讨。其临床诊断标准仍需经过更多的研究和长期的随访。未来，在国内外学者的共同努力下，ADEM 的诊治有望取得突破性进展。

（管阳太）

参考文献

第五节　脊髓炎

脊髓炎（myelitis）是指感染和非感染性因素引起的脊膜和脊髓灰质、白质病变。临床上分为感染性脊髓炎和非感染性脊髓炎，前者包括病毒、细菌、真菌和寄生虫等引起的脊髓炎，后者包括感染后及疫苗接种后自身免疫性脊髓炎。特发性横贯性脊髓炎的概念于 2002 年提出，当时诊断标准[1]为：4 小时至 21 天内发展的脊髓功能障碍（感觉、运动或自主神经），伴双侧（可不对称）症状/体征，有炎症证据（病变强化或脑脊液细胞增多/IgG指数升高），并排除其他病因。随着神经免疫学的重大进展，包括神经自身抗体（如 AQP4-IgG 和 MOG-IgG）的发现，使以前归类为特发性横贯性脊髓炎的很多病因得以明确。

自身免疫性脊髓炎是一组具有广泛鉴别诊断的异质性脊髓疾病谱，有着不同的病因和疾病机制。一般来说，首先包括 T 细胞免疫介导为主的脊髓疾病，如多发性硬化（MS）；其次包括与特异性自身抗体相关的脊髓疾病，这种疾病可能

是一种特发性自身免疫现象或对肿瘤的反应，如 AQP4-IgG/MOG-IgG 相关脊髓炎和副肿瘤性脊髓炎等。相对于感染性脊髓炎，自身免疫性脊髓炎是指单纯由病理免疫反应导致的脊髓损伤。

本节主要概述目前对自身免疫性脊髓炎的认识，包括病理、发病机制、临床表现、诊断、鉴别诊断、急性治疗、长期治疗策略和预后。

一、病理与免疫病理机制

一般认为自身免疫性脊髓炎是一种脱髓鞘状态，免疫机制可能各不相同，可以累及白质和灰质、神经元和胶质细胞、髓鞘和轴突。

特发性横贯性脊髓炎的组织病理学特征目前尚不清楚，表现为胶质细胞增生、反应性淋巴细胞增多和脱髓鞘。另有研究发现脑脊液细胞因子水平（如 IL-6）的升高与疾病严重程度及预后残疾程度有关[2]。

视神经脊髓炎谱病（NMOSD）的 AQP4-IgG 在血-脑屏障、软脑膜和室管膜下区域的星形胶质细胞足突表达。NMOSD 实质损害的病理表现为血管周围免疫球蛋白沉积和补体激活导致 AQP4 丢失[3]，而髓磷脂和神经元损伤继发于星形细胞病变和免疫激活。

MS 的病理标志是髓鞘脱失，轴突不同程度地保存。MS 病变的组织学呈现免疫病理异质性，包括 T 细胞和/或抗体介导的胶质细胞增生和炎症，累及白质和灰质。鞘内抗体的产生，如脑脊液特异性寡克隆区带和 IgG 指数升高，支持 MS 诊断[4,5]。

二、流行病学

由于病因多种多样，具体量化发病率有一定难度。人口统计学特征如性别和年龄偏好因潜在病因而异。总体来说，免疫介导性脊髓炎在女性中更常见，可影响所有年龄。特发性横贯性脊髓炎无显著性别及种族差异，所有年龄均可发病，没有明显的群体偏倚。相比之下，MS 引起的脊髓炎倾向于影响女性［男女比例为（1∶1.4）~2.3］，平均发病年龄为 28~31 岁[6]；AQP4-IgG 阳性 NMOSD 所致的脊髓炎倾向于女性发病［男女比例为（1∶5）~10］，平均发病年龄 32~41 岁[7]。

MOG-IgG 相关脊髓炎经常是 ADEM 的组成部分,高达 50%ADEM 病例 MOG-IgG 血清阳性,在儿童更常见[8];与肠病毒暴发相关的急性弛缓脊髓炎也主要发生在儿童;副肿瘤性脊髓炎在老年人中更常见[9]。另外,种族也是很重要的相关因素,神经系统结节病在非裔美国人中更常见,AQP4-IgG 血清阳性 NMOSD 病例在亚洲人、西班牙人、印第安人及非洲人发生率似乎更高,而 MS 则在白种人和远离赤道的区域更常见[10]。

三、临床表现与分型

横贯性脊髓炎联盟将急性横贯性脊髓炎[1]定义为累及双侧肢体伴有明确的感觉平面,但无力和感觉障碍的程度取决于脊髓炎症的部位和广度。运动症状通常包括迅速进展的截瘫或四肢瘫,感觉症状包括疼痛、麻木和感觉障碍/感觉异常。急性期可能出现肌张力减低和反射减弱,在数天至数周内发展为痉挛性瘫痪。自主神经系统功能障碍发生在病变水平以下,表现为膀胱、直肠功能及性功能障碍。从症状出现到功能障碍达到顶峰的时间通常为 4 小时到 21 天,数日内达到顶峰是最典型的表现。病程超过 21 天往往提示其他病因,如脊髓型颈椎病、硬脊膜动静

脉瘘、代谢性脊髓病、脊髓肿瘤或原发进展性 MS 等[11]。另外,伴胶质纤维酸性蛋白(GFAP)抗体或甘氨酸受体抗体阳性的脑脊髓炎通常临床进展超过 21 天[12]。

临床上最常见的自身免疫性脊髓炎包括 MS、NMOSD,以及 MOG-IgG 相关的脑脊髓炎等。下面将回顾这些疾病的一些不同特点。表 3-5-1 总结了自身免疫性脊髓炎 MRI、脑脊液和其他检查的特点,表 3-5-2 回顾了非炎症性脊髓病 MRI 和其他检查特点。

(一)继发于 MS 的脊髓炎

脊髓炎是 MS 发作最常见的临床表现形式之一,多达 85% 的 MS 患者在疾病的某个阶段会有脊髓受累,而 20%~40%MS 患者以脊髓炎为首发临床事件。MS 的脊髓病变通常较短(1~2 个椎体节段),仅累及脊髓横截面的后索或侧索,呈楔形。高场强成像时,病灶在 T_1 加权像呈低信号,增强扫描通常呈均匀(75%)或环形强化(6%~25%),95% 的病灶强化会在 8 周内消退。复发 MS 患者矢状位 MRI 如出现多个短病灶,可融合模拟长节段横贯性脊髓炎(如 NMOSD)。脊髓病变部位在急性期可见肿胀(程度较轻),恢复期可见局部萎缩。

表 3-5-1　自身免疫性脊髓炎 MRI、脑脊液和其他检查的特点

疾病	脊髓 MRI 表现	CSF 表现	其他检查
MS	卵圆形病变,好发于颈髓、背侧	OB 阳性,IgG 指数升高	头颅 MRI 可见近皮质和侧脑室旁病变
AQP4-IgG 阳性 NMOSD	LETM	OB 少见,AQP-4 阳性	血清学 AQP4-IgG 阳性
MOG-IgG 相关脊髓炎	LETM,灰质和白质受累	OB 少见,IgG 指数可以升高	血清学 MOG-IgG 阳性
GFAP-IgG 相关的脑脊髓炎	LETM,灰质受累	白细胞增多($>50 \times 10^6$/L);蛋白升高(>1g/L)	GFAP-IgG 滴度 CSF 高于血清
副肿瘤性脊髓炎	LETM,侧索受累常见	白细胞增多,蛋白升高	血清学抗双载蛋白(amphiphysin)或抗 CRMP5/CV2 抗体阳性
神经结节病	LETM,好发于颈胸段,不均匀和/或软脊膜强化,"三叉戟征"	淋巴细胞增多,糖降低 OB 少见	胸部 CT
系统性红斑狼疮	LETM,脊髓肿胀,灰质和白质受累	白细胞增多,OB 少见	ANA,dsDNA,抗 Sm 抗体
特发性横贯性脊髓炎	LETM,累及脊髓横截面 2/3	蛋白升高,OB 可见	排除感染和其他炎性病因

注:LETM,纵向广泛性横贯性脊髓炎;OB,寡克隆区带。

表 3-5-2 非炎性脊髓病 MRI 和其他检查

疾病	脊髓 MRI 表现	其他检查
亚急性联合变性	脊髓后索和锥体束受累	维生素 B_{12}、铜、维生素 E 检测
脊髓梅毒	后索、背根受累	梅毒抗体检测
脊髓前动脉综合征	脊髓中央信号，无增强	脊髓血管造影，脊髓 MRA
脊髓压迫	"煎饼征"强化	MRI，CT，脊髓 CT 造影
硬脊膜动静脉瘘	"虫噬样"强化	脊髓血管造影，脊髓 MRA、CTA

除了脊髓影像的特点外，脑成像对 MS 的诊断有很大帮助。脑室周围、近皮质和脑干部位出现两个或多个典型病变，高度提示 MS。鞘内免疫球蛋白合成（IgG 指数升高）和特异性脑脊液寡克隆区带（与血清相比）的存在也为 MS 诊断提供了额外的支持[13]。

（二）继发于 AQP4 相关视神经脊髓炎谱病的脊髓炎

NMOSD 相关性脊髓炎通常累及 3 个或更多椎体节段，但也偶有较短病变的个案报道[12]。T_2-FLAIR 像病变呈高信号，多位于脊髓中央。在炎症最严重部位有时 T_1 像呈低信号。脊髓病变急性期呈环形或斑片状强化，颈髓和胸髓是最常受累部位。神经功能障碍达到顶峰时间平均为 9 天[14]，超过 4 周不常见[15]，疼痛和阵发性强直痉挛在 AQP4-IgG 血清阳性的 NMOSD 比 MS 更常见。

目前认为包括脑干和脑受累在内的许多其他综合征也是 NMOSD 的一部分。极后区和间脑也是炎症的常见靶点，分别引起顽固性呕吐、呃逆，以及体温过低和嗜睡。瘙痒、顽固性呕吐/呃逆有助提示 NMOSD 诊断[11]。AQP4-IgG 阳性的一次临床发作足以帮助确诊 NMOSD，并开启慢性免疫抑制治疗，NMOSD 的复发往往提示预后不良。AQP4-IgG 血清阳性的 NMOSD 可与系统性红斑狼疮和干燥综合征共病。

（三）继发于 MOG-IgG 相关疾病的脊髓炎

近年来，我们对 MOG-IgG 相关疾病的认识有了很大进展。最初应用 ELISA 方法进行 MOG 检测的灵敏度和特异度较差，人们曾对 MOG-IgG 的临床相关性产生怀疑。通过改进的基于细胞学的检测方法（cell-based assay，CBA），研究人员先后在急性播散性脑脊髓炎（ADEM）、视神经炎和横贯性脊髓炎儿童人群中发现 MOG-IgG 血清阳性。其他包括类似脑白质营养不良的白质异常伴癫痫发作的皮质脑炎也有报道[16,17]。

由于部分患者满足 NMOSD 的标准，而且两者都是抗体介导的，曾有研究者认为 MOG-IgG 相关疾病是一种血清阴性的 NMOSD。但研究发现，二者在分子靶点、流行病学、免疫病理和临床症状、治疗转归等方面是有所不同的，MOG-IgG 相关疾病是一个独立疾病实体[18]。尤其在流行病学特征上的差异，MOG-IgG 相关疾病发病年龄较轻、女性发病率较低、高加索人群发病率较高等。另外，MOG-IgG 相关疾病与视神经炎，尤其是双侧视神经炎有更强的相关性。1/3~1/2 的 MOG-IgG 相关脊髓炎患者会出现一个或多个短病灶，呈轻度或无强化，MOG-IgG 相关疾病脊髓病灶的强化发生率（低于 50%）远低于 NMOSD 和 MS，长节段居中病灶有助于其与 MS 相鉴别。与 AQP4-IgG 阳性的 NMOSD 相比，MOG-IgG 相关疾病累及圆锥的频率更高，但极少引起脊髓坏死和空洞化[19]，大部分病灶恢复期完全消失。目前，MOG-IgG 相关疾病复发率尚不清楚，但 MOG-IgG 阳性持续 6~12 个月与复发风险增加相关[20]。

（四）自身免疫性胶质纤维酸性蛋白星形细胞病

自身免疫性胶质纤维酸性蛋白（glial fibrillary acidic protein，GFAP）星形细胞病是由自身免疫介导的主要累及脑膜、脑、脊髓和视神经的一种中枢神经系统疾病[21]。主要表现为急性或亚急性的脑膜炎、脑炎、脊髓炎或上述炎症的组合，以脑膜脑炎最为常见，临床上孤立性脊髓炎罕见。脊髓 MRI 显示边界不清的 T_2 高信号病变，约 20% 的病例可见中央管增强，50% 患者头部 MRI 增强扫描显示垂直于脑室的脑白质内血管周围放射样线样征,被认为是 GFAP 星形细胞病的特异性影像学表现[22],并可经治疗减轻和消失。GFAP-IgG 的 CSF 检测较血清学具有更高的灵敏度和特异度[23,24]。GFAP-IgG 偶尔与 AQP4-IgG 或抗 NMDA 受体抗体共存,1/4 的 GFAP 星形细胞病患者伴发肿瘤。GFAP 星形细胞病的临床症状及脑脊液常规指标无明显特异性,其与 NMOSD 都属于自身免疫性星形细胞病,且都可伴有视力异常和长节段脊髓炎的表现,故需要相鉴别。另外,部分患者临床表现为发热、头痛、脑脊液白细胞数增高、蛋白增高、糖含量降低及颅内压升高,符合结核性脑膜炎的特征,也易造成误诊。目前,国内外缺乏 GFAP 星形细胞病与之类似其他疾病对比的临床研究。

(五)继发于结缔组织病的脊髓炎

包括系统性红斑狼疮(SLE)和干燥综合征(Sjögrens syndrome)在内的结缔组织病与长节段横贯性脊髓炎有关,脊髓损害可作为系统性结缔组织病的损害之一而出现。当长节段横贯性脊髓炎伴有结缔组织病(如 SLE),而同时血清学 AQP4-IgG 阳性,通常考虑诊断为 NMOSD 与结缔组织病并存,而不考虑为结缔组织病引起的脊髓炎[25]。环磷酰胺等治疗对 SLE 所致的脊髓炎有显著疗效。

(六)继发于结节病的脊髓炎

只有 5%~10% 的结节病患者出现神经功能障碍,更少情况下可发展为孤立性脊髓炎。与其他免疫介导性脊髓炎相比,结节病继发脊髓炎的病程通常较长,疾病发展较为缓慢,其显著的特征包括颅神经受累和脑膜强化。脊髓 MRI 可见中央管和后索软膜下强化,即所谓的"三叉戟征",是神经系统结节病相对特征性的影像学改变[26,27]。

(七)特发性横贯性脊髓炎

特发性横贯性脊髓炎(idiopathic transverse myelitis,ITM)诊断的前提是经过适当和完备的检查仍未发现明确的病因。由于 30%~60% 的病例有近期呼吸道、胃肠道疾病史,故推测其为类感染或感染后免疫反应。通常认为是一个单向的自身免疫过程,只有 10%~30% 的患者后期发展为多发性硬化。虽然一般认为 ITM 是非遗传性的,但有报道两姐妹发生单时相 ITM,并且共有一个罕见的错义突变,提示可能存在遗传易感性[28]。

(八)感染后/疫苗接种后脊髓炎

感染后/疫苗接种后脊髓炎是一种发生在中枢神经系统内或外的微生物感染后 4 周内的延迟免疫介导反应,可能与下列病理生理学相关,如分子模拟、旁观者激活和超级抗原,它们触发了免疫介导的对脊髓组织的攻击。约 1/3 的 ADEM 患者累及脊髓,极少数 ADEM 患者后期可诊断为 NMOSD。25%~40% 儿童 ADEM 患者 MOG-IgG 阳性,其中 90% 表现为长节段脊髓病。疫苗接种后发生的 ADEM 一般为单时相,而 MOG-IgG 阳性的疫苗接种后 ADEM 多为复发性。

(九)副肿瘤性脊髓炎

副肿瘤性脊髓炎免疫靶点通常在细胞内,尽管有罕见的急性坏死性副肿瘤脊髓病的病例报告,绝大部分病例呈亚急性或隐匿性起病。脑脊液常表现为轻度淋巴细胞增多,伴有蛋白升高。2/3 病例脊髓 MRI 异常,经常表现为长节段病变,最常受累部位是侧索,但也有后索和灰质受累的报道,T_1 增强像呈现"束样"对称性强化具有一定特异性[29]。最常关联的副肿瘤抗体是抗双载蛋白(amphiphysin)抗体和抗 CRMP5/CV2 抗体[9]。

四、辅助检查

(一)MRI

增强或平扫 MRI 是评估脊髓炎的首选成像方法。急性期典型的脊髓 MRI 表现为 T_2-FLAIR 异常信号,累及 1 个或多个椎体节段,常伴有水肿。特发性横贯性脊髓炎通常会累及脊髓横截面的 2/3 或更多,延伸超过 2 个椎体节段,并好发于胸髓。相反,MS 相关脊髓炎的病变长度多小于 2 个椎体节段,多位于脊髓背侧或外侧。NMOSD 通常与长节段脊髓炎相关,急性期通常伴明显的脊髓肿胀和强化。免疫介导性脊髓炎 MRI 病变强化通常不会超过 2 个月,超过 3 个月持续强化往往强烈提示非炎性病因,包括肿瘤或硬脊膜动静脉瘘[11]。另外,部分 MOG-IgG 相关的脊髓炎初期 MRI 可能是阴性的,需要复查。

除了脊髓外,不同疾病头颅 MRI 也具有相应的特征。MS 颅内病变常见于脑干周边、颞下极、侧脑室周围（卵圆形），呈环形或开环强化，视神经受累长度通常小于50%；AQP4-IgG血清阳性NMOSD的颅内病变倾向发生于近第三脑室/第四脑室周边、延髓最后区、内囊和胼胝体压部，视神经病变常累及视交叉；MOG-IgG相关疾病的头颅MRI可表现为ADEM样病变，包括多灶性白质病变、深部灰质病变、绒毛样（松软）脑干病变，可伴轻度脑膜强化，视神经病变位于前视路，视交叉不受累；GFAP抗体相关的脑脊髓炎的头颅MRI经典表现为脑室旁白质内血管周围放射状线样增强[21]。

（二）神经和非神经自身抗体

血清和脑脊液生物标志物有助于了解自身免疫性脊髓炎的发病机制和疾病诊断。50%的LETM患者和90%的复发性LETM病例血清中可发现AQP4-IgG阳性，LETM可以与视神经炎或极后区综合征同时或之前发生[30]。MOG-IgG相关疾病的脊髓炎可单独发生，或与视神经炎同时发生。AQP4-IgG和MOG-IgG血清学检测的灵敏度和特异度较CSF更强，细胞法最可靠。临床上须谨慎看待MOG-IgG弱阳性结果，注意假阳性可能，尤其在临床和影像学不典型情况下，MOG-IgG检测结果阳性不能完全替代临床判断。AQP4-IgG酶联免疫吸附试验（ELISA）法在低滴度时也可出现假阳性，但细胞法检测出现假阳性极为罕见。MOG-IgG脑脊液阳性的病例在免疫治疗（如血浆置换）前进行检测，能很大程度降低假阴性出现。AQP4-IgG与MOG-IgG共存极为罕见（0.06%）[31]，而MOG-IgG与抗NMDA受体抗体的共存概率相对较高。GFAP-IgG是脑膜脑脊髓炎的重要标志物之一，CSF检测的灵敏度和特异度明显优于血清学。甘氨酸受体α1亚基（GlyRα1）-IgG和GAD65-IgG通常CSF检测特异度更高。最常见的副肿瘤性脊髓炎相关抗体是抗双载蛋白（amphiphysin）抗体和抗CRMP-5/CV2抗体[32]。

疑似脊髓炎患者实验室检测还应包括血清抗核抗体、双链DNA抗体、SSA/SSB抗体、细胞质中性粒细胞胞质抗体（c-ANCA）和核周抗中性粒细胞胞质抗体（p-ANCA）、可提取核抗原的其他抗体、补体C3/C4、抗心磷脂抗体、β2糖蛋白-1自身抗体、狼疮抗凝物等。

（三）脑脊液

多数自身免疫性脊髓炎脑脊液白细胞数增高，细胞数不高者需要考虑其他脊髓病，如缺血性脊髓病等。MS脊髓炎白细胞一般小于50/μl，85%病例OB阳性/IgG指数升高；MOG-IgG相关疾病、AQP4-IgG血清阳性的NMOSD及GFAP-IgG相关的脑脊髓炎的患者脑脊液白细胞范围较大（0~1 000/μl）。大多数脑脊液淋巴细胞优势，AQP4-IgG血清阳性NMOSD可与嗜中性粒细胞或嗜酸性粒细胞优势相关，而嗜中性粒细胞优势与白塞综合征也相关。脑脊液特异性寡克隆区带在AQP4-IgG血清阳性的NMOSD患者不常见（30%），在MOG-IgG相关疾病患者罕见（10%）[11]。脊髓结节病均伴脑脊液白细胞计数升高，如果同时脑脊液糖降低提示并发结节性脑膜炎。

脑脊液聚合酶链反应（PCR）对检测感染性脊髓炎相关病原体意义重大。感染原包括西尼罗病毒（WNV）、水痘-带状疱疹病毒（VZV）、单纯疱疹病毒（HSV）、人类嗜T淋巴细胞病毒-1（HTLV-1）、人类免疫缺陷病毒（HIV）和寨卡病毒，其中HTLV和HIV多与慢性进行性脊髓病相关，其他感染原包括支原体、伯氏疏螺旋体、苍白密螺旋体和单核细胞增多李斯特菌等。

（四）其他

在临床疑诊的基础上可以考虑进一步的影像学检查。例如，疑诊副肿瘤性脊髓炎的病例，应进行胸部、腹部和骨盆的计算机断层扫描（CT）评估；考虑系统性结节病者，需要行胸部影像学检查，包括胸部CT、镓扫描和氟脱氧葡萄糖-正电子发射断层显像（FDG-PET）[33]。视觉诱发电位和光学相干断层成像（OCT）有助于发现和明确亚临床病变，对MS或NMOSD诊断具有辅助作用。

五、诊断与鉴别诊断

对于免疫介导性脊髓炎，没有完美的灵敏度/特异度诊断试验，临床医生必须结合临床、影像学和实验室检查来确定诊断。不同病因的急性脊髓炎，如MS、NMOSD、MOG-IgG相关疾病等引起的脊髓炎，以及特发性横贯性脊髓炎，在临床和影像学经常有大量交叉重叠。而明确病因对选择恰当的治疗方法及改善预后至关重要。

自身免疫性脊髓炎的鉴别诊断包括压迫性、血管性、肿瘤性、感染性、营养代谢性及遗传性等病因。急性或亚急性疾病进程支持免疫介导性病因,而超急性或慢性病程则需要考虑非免疫病因,如血管性、代谢性和肿瘤性等。自身免疫性脊髓炎常见鉴别疾病如下。

(一)脊髓血管病

1. 脊髓缺血 较急性脊髓炎起病快,一般症状达峰时间小于 12 小时,脑脊液呈非炎性改变,出现下列特异性脊髓 MRI 影像表现之一支持诊断:①DWI 像上脊髓病变呈高信号;②毗邻椎体梗死;③毗邻动脉闭塞或夹层[34]。

2. 脊髓出血 起病急骤,常见于动脉瘤或海绵状血管瘤出血。前者伴有剧烈背痛或腰痛,腰穿可见血性脑脊液,脊髓 MRI 和全脊髓血管造影有助于诊断;后者脊髓 MRI 急性期可见长节段脊髓长 T_2 信号和出血部位混杂信号,亚急性期和慢性期呈典型"牛眼征"。

3. 硬脊膜动静脉瘘 多呈慢性病程,可在瓦尔萨尔瓦(Valsalva)动作、腰穿、硬膜外注射、激素治疗后急性发病或加重,脊髓 MRI 增强扫描可见脊髓边缘"虫噬样"强化,脊髓血管造影可以明确诊断。

(二)脊髓压迫症

常继发于外伤、脊柱结核或转移癌所引起的压缩性椎体破坏。脊柱脊髓影像学可见椎体破坏及脊髓明显受压。脊柱结核常见椎间隙变窄或椎旁冷脓肿。

(三)急性炎性脱髓鞘性多发性神经病

急性炎性脱髓鞘性多发性神经病(acute inflammatory demyelinating polyneuropathy,AIDP)应与脊髓炎休克期相鉴别,病前也常有前驱感染史或疫苗接种史,多表现为弛缓性瘫痪(腱反射减低、病理征阴性),但瘫痪程度远端重于近端,呈末梢型感觉障碍,可伴有颅神经损害,脑脊液的蛋白细胞分离及肌电图检查有助于诊断。

(四)亚急性坏死性脊髓炎

亚急性坏死性脊髓炎(subacutenecroticmyelitis)多是脊髓血供障碍造成的进行性脊髓损伤,可能源于脊髓血栓性静脉炎。多见于 50 岁以上男性,表现为缓慢进行性加重的双下肢无力、病变平面以下感觉减退和尿便障碍。脊髓碘油造影可见脊髓表面扩张的血管,脊髓血管造影可明确诊断。

(五)感染性脊髓炎

多由特殊类型感染所继发,如病毒(如 HIV)、布鲁氏菌、结核分枝杆菌等。脑脊液的常规生化检查、相关特异性抗体,以及病原体 PCR 检查有助于诊断。

(六)脊髓肿瘤

起病缓慢,呈进行性脊髓受压症状,与受压脊髓节段相对应。造成椎管梗阻时脑脊液可呈淡黄色,MRI 增强扫描发现病灶长时间持续强化有助于鉴别诊断。

六、治疗

自身免疫性脊髓炎可能导致显著的运动、感觉和自主神经功能损害,及时恰当的治疗对改善预后至关重要。

(一)急性期治疗

目前尚没有任何大规模的前瞻性随机临床试验证明脊髓炎急性期治疗的疗效。根据美国神经学会(AAN)指南,只有Ⅳ级证据支持使用皮质类固醇。考虑到副作用[35]及风险很小,如果疑诊脊髓炎通常会使用类固醇。根据专家意见和共识,大剂量糖皮质激素静脉滴注通常用于一线治疗,常规的成人剂量每天 1 000mg(1g)甲泼尼龙或地塞米松每天 200mg,持续 3~5 天;儿童用量为每天 30mg/kg(最多 1 000mg)甲泼尼龙。

血浆置换(PLEX)是一种有效的治疗方法,特别是体液免疫介导的脊髓炎,如 AQP4-IgG 阳性 NMOSD 和 MOG-IgG 相关疾病。PLEX 的适应证包括严重的运动障碍、双侧和/或严重的视力丧失。经典疗程为每隔一天进行 1 次,共 5~7 次。

一项回顾性研究[36]表明,对比单独接受糖皮质激素治疗,糖皮质激素联合 PLEX 治疗的 ITM 患者的扩展残疾状态量表(EDSS)获得两倍改善。考虑到清除致病性抗体和补体的机制,使用 PLEX 治疗 AQP4-IgG 阳性 NMOSD 似乎更合理。临床实践中,NMOSD 患者早期开始 PLEX 治疗似乎能改善预后[37]。因此,对于症状严重及既往发作对糖皮质激素反应较差的病例,建议同时联合

PLEX 治疗[38]。研究表明 PLEX 对 MS 相关的脊髓炎也有效,特别是在以显著的免疫球蛋白沉积和补体激活为特征的Ⅱ型病变中[39]。

其他的急性期治疗包括静脉注射免疫球蛋白(IVIG),但根据 AAN 指南[40]不推荐使用。脉冲剂量 800~1 200mg/m² 静脉注射环磷酰胺也可能有效,特别是对严重的长节段横贯性脊髓炎和继发于结缔组织疾病,如系统性红斑狼疮(SLE)的脊髓炎。

(二)长期治疗和预后

迄今为止,尚无关于特发性横贯性脊髓炎的大型研究报道,尽管大多数脊髓炎病例经治疗都有一定程度的康复,但高达 40% 病例遗留残疾。根据临床损害严重程度进行评估,通常 MS 为轻度,而 AQP4-IgG 血清阳性 NMOSD 和 MOG-IgG 相关疾病为中度至重度(通常需要步行辅助);而与 AQP4-IgG 血清阳性 NMOSD 相比,MOG-IgG 相关疾病的恢复相对更好;少数情况下,MOG-IgG 相关疾病或 AQP4-IgG 血清阳性 NMOSD 累及颈髓可能导致呼吸衰竭。

对于特发性长节段横贯性脊髓炎(LETM),一项来自法国的多中心回顾性研究提示,首次发生、AQP4-IgG 和 MOG-IgG 均阴性的 LETM 多与严重的不良预后相关,且随访 18 个月发现有较高的复发率,因此可考虑早期的免疫抑制剂治疗[41]。

神经功能障碍的康复非常重要,不良预后通常与症状的迅速出现,以及伴脊髓休克的完全截瘫有关。对于确定为继发于自身免疫病的脊髓炎病例,应考虑进行长期免疫调节治疗,以降低疾病复发的风险。考虑到 NMOSD 相关神经功能损伤的严重性及预后恢复差的特点,建议一经确诊即应启动免疫治疗。

七、总结和未来方向

随着近年脊髓炎病因学的研究进展,对于自身免疫性脊髓炎的认识,已从局限于脱髓鞘进程的观点发展到涉及不同程度白质和灰质参与的理解。以了解自身免疫性脊髓炎病因和病理机制为目标的研究将有助于增进未来对这些疾病的认识和治疗。此外,以小分子、单克隆抗体和细胞学为基础的脊髓损伤修复疗法的研究也有望进一步改善患者的预后[42,43]。

(矫黎东)

参考文献

第六节　Marburg 型多发性硬化

Marburg 型多发性硬化(Marburg's variant of multiple sclerosis),也称恶性多发性硬化。该病罕见、起病急,发展迅速,病程通常呈持续性进展,导致严重的残疾或死亡。1906 年,奥地利神经病学家 Otto Marburg 首次报道了伴有中枢神经系统(central nervous system,CNS)巨大病变的严重 MS 病例,随后命名为 Marburg 型 MS。该病发病机制独特,常表现为急性神经功能恶化,诊断和治疗困难,患者常因脑干受累在数周或数月内死亡。

一、发病机制

Marburg 型 MS 发病机制复杂,其髓鞘碱性蛋白(myelin basic protein,MBP)分子量与正常人及普通 MS 存在区别,在 Marburg 型 MS 患者白质中分离出的 MBP 分子量高于在正常人及慢性期 MS 患者中分离出的 MBP,与婴儿的 MBP 分子量相似。其 MBP 构成也较为特殊,在该病患者 MBP 内的 19 个精氨酸中 18 个被瓜氨酸化,即多数带正电荷的精氨酸修饰为不带电荷的瓜氨酸,致 MBP 所带正电荷减少,瓜氨酸化的 MBP 与脂质囊泡结合和聚集的能力降低,更易暴露于蛋白质-脂质复合物中,更容易被组织蛋白酶 D(一种在 MS 中与病变产生有关的酶)消化,整体构象更易受损[1,2]。Marburg 型 MS 患者的 MBP 分子结构的改变使该病患者不能形成正常的髓鞘多层结构,使髓磷脂更容易衰变,这可能与这种特殊类型的 MS 发病机制有关[3]。Marburg 型 MS 病情的严重性与精氨酸丧失程度呈正相关,因此认为 MBP 的瓜氨酸化水平可作为 Marburg 型 MS 严重性的标志。

二、病理

Marburg 型 MS 的病理改变类似于 MS，脱髓鞘病灶分布与经典 MS 分布类似，通常从大脑半球及脑干开始，可累及脑室旁、脑桥及延髓，但 Marburg 型 MS 的病灶更具破坏性，病灶类型与经典 MS 急性期病灶类似，为严重的、弥漫性炎症，特征为伴有大量 T 细胞、巨噬细胞及 B 细胞浸润的病变。

肉眼观察：整体大脑外形无明显特征，有的切面可见多个清晰的白质病变，病灶周围水肿明显，在延髓及颈段脊髓可见外形增粗肿胀，切面脱髓鞘病灶边界不清[4]。

显微镜观察：髓鞘快蓝染色（Luxol fast blue，LFB）可见不规则严重的脱髓鞘区，分布广泛，可汇合成片。神经丝蛋白免疫染色示脱髓鞘区轴突相对保留。苏木精-伊红染色（Hematoxylin-eosin staining，HE）可见泡沫样巨噬细胞布满整个病灶，且大多数巨噬细胞中含有髓鞘降解物；血管周围和脑实质显著的炎性浸润，炎性细胞以 CD4[+]、CD8[+] T 细胞为主，还可见 B 细胞或浆细胞，血管周围形成炎细胞袖套。目前还不清楚 CNS 血管炎性改变是否是 Marburg 型 MS 病理的一部分，如果是，其可能不是 MS 变异型，而是一个完全独立的实体[5]。在脱髓鞘斑块明显胶质增生的背景下有少突胶质细胞明显减少，小胶质细胞增生，散在星形胶质细胞以巨大多核的星形胶质细胞为主，随着病程进展肥胖型逐渐向纤维型过渡[4]。

三、临床表现

Marburg 型 MS 是一种罕见的恶性多发性硬化类型，占 MS 总发病率的 4% 以下，主要见于青少年和成年早期，偶有少数中老年病例报道，可以由普通 MS 发展而来。Marburg 型 MS 比普通 MS 进展迅速，多数为既往无神经系统疾患的年轻患者，首次起病急，少数患者经治疗后可出现典型 MS 复发缓解的过程，但大多数该病患者病程为单相病程，且对治疗反应差，通常在数周至数月内死亡，在疾病急性期幸存下来的患者有时会发展出典型的复发缓解病程[6]。

通常为急性或亚急性起病，临床表现与病灶位置相关，典型表现为癫痫发作、头痛、呕吐、双侧视神经炎、步态障碍、偏瘫或四肢瘫。可有假性脑（脊）膜炎表现，数周出现昏睡、昏迷、去皮质状态，伴大脑、脑干、脊髓和颅神经受损症状和体征，神经功能损害（如精神障碍），多灶性认知障碍综合征（如失语症和失用症等）。

四、辅助检查

1. 脑脊液　脑脊液蛋白可升高，细胞数轻度升高或正常，脑脊液单个核细胞（CSF-MNC）正常，约 1/3 病例呈轻中度增高，通常数量低于 50×10^6/L，偶有寡克隆区带阳性。

2. 影像学检测　典型的 MRI 病变为大脑半球半卵圆中心多发大块的瘤样脱髓鞘病灶，有的同时合并幕下病灶；通常显示典型 MS 的多灶性脱髓鞘病变，可累及脑室周围、皮质旁、深部白质及脑干、小脑和脊髓，但范围更广，病灶在 T_2WI 像高信号，钆增强呈团块样强化。病灶可累及整个半球，病灶强化与急性播散性脑脊髓炎类似，病灶周围常有严重水肿，数日内病变可迅速增大，伴严重脑水肿、坏死，甚至小脑扁桃体疝和颞叶钩回疝[7]。磁共振波谱分析（magnetic resonance spectroscopy，MRS）显示脱髓鞘区胆碱（Cho）峰值增加和 N-乙酰基天冬氨酸（NAA）峰值减少。这对鉴别脱髓鞘病和肿瘤很有价值，肿瘤的 Cho/NAA 比值通常大于 2。

3. 组织病理学活检　镜下可见炎性脱髓鞘，伴血管周围的淋巴细胞浸润，内含髓鞘破坏产物的巨噬细胞，星形胶质细胞增生和轴索相对保留[1]。脑组织活检为损伤性侵入性检查，在影像学技术日趋成熟的背景下一般不作为首选。

五、诊断与鉴别诊断

（一）诊断

目前暂无 Marburg 型 MS 的统一诊断标准，诊断主要根据患者临床表现，结合辅助检查，排除其他疾病后可作出诊断。

（二）鉴别诊断

主要与其他中枢神经系统脱髓鞘疾病、中枢神经系统血管炎性病变及颅内多发性肿瘤相鉴别，如 Balό 同心圆性硬化、Schilder 弥漫性硬化

（Schilder 病）、急性播散性脑脊髓炎、脑肿瘤等。

1. Baló 同心圆性硬化　具有典型的组织学特征,髓鞘脱失区域和髓鞘相对保留区域形成交替层,头颅 MRI 显示大脑白质病灶呈"洋葱样"同心圆改变,T_1WI 可见交替出现的等信号和低信号同心圆环,T_2WI 可见围绕类圆形高信号中心和周围较高信号的"漩涡样"分层病灶,DWI 显示病灶边缘可呈高信号,提示细胞毒性水肿和缺血。

2. 弥漫性硬化　是一种罕见的儿童疾病,MRI 显示一个或两个大的病灶,通常累及半卵圆中心,T_2WI 像高信号,T_1WI 像低信号的大病灶,常为双侧性,伴或不伴轻度占位效应,规则或不规则环状增强和囊性变。

3. 急性播散性脑脊髓炎　是一种急性暴发性起病的脱髓鞘疾病,多呈单相病程,儿童和青年人多见,通常发生于感染、出疹及疫苗接种后,故可被称为感染后、出疹后、疫苗接种后脑脊髓炎。病理学活检一般无广泛、分散的静脉周围炎症和脱髓鞘的小病灶,也没有出血。

4. 原发性中枢神经系统血管炎（primary angiitis of the central nervous system,PACNS）　是一种脑膜和中枢神经系统实质内纤维素样坏死的血管炎,多累及直径小于 $200\mu m$ 的小动脉和静脉。临床表现通常为头痛、癫痫、脑膜刺激征,以及由缺血性或出血性病变引起的局灶性神经功能缺损。MRI 可出现进行性融合的白质病灶,有时难以鉴别。可结合患者临床症状,颅内血管检查鉴别,必要时可行组织病理学活检鉴别。

5. 瘤样脱髓鞘病（tumefactive demyelinating lesions,TDL）或瘤样炎性脱髓鞘病（tummor-like inflammatory demyelinating disease,TIDD）　为一种特发的、非特异性的慢性增殖性炎症,影像学表现类似肿瘤,以占位效应、水肿及开环强化为特征。该病较为少见,病因尚不清楚,多认为是一种免疫反应性疾病。

6. 原发性中枢神经系统淋巴瘤（primary central nervous system lymphoma,PCNSL）　是一种罕见的结外非霍奇金淋巴瘤亚型,病灶往往局限于脑、眼、脊髓及软脑膜,多无全身其他系统受累。PCNSL 临床表现多变,进展快,常于数周出现神经受累症状;MRI 显示病灶常位于大脑半球、基底节、胼胝体、脑室旁和小脑等位置,病灶在 T_1WI 像呈低信号,T_2WI 像与周围水肿相比呈相对低信号,增强后呈明显均匀强化,边界清楚,ADC 呈低信号,DWI 上弥散受限,呈高信号。对 Marburg 型 MS 在短时间内频繁地重复 MRI 检查,可看到类固醇治疗后病灶缩小,或新病灶的出现,可以与肿瘤鉴别,必要时可采用脑组织活检进行鉴别。

六、治疗

目前尚无公认的有效治疗方式,有研究认为某些患者经糖皮质激素或免疫抑制剂治疗后临床症状有所缓解甚至可维持数年,因此主张积极治疗。

1. 肾上腺糖皮质激素　可作为急性期治疗的首选,肾上腺糖皮质激素可减轻小静脉周围淋巴细胞浸润,但无法快速缓解或改变临床进程,也有研究学者认为大剂量糖皮质激素对缓解病情作用不大。

2. 血浆置换　可用于经大剂量糖皮质激素治疗后无好转的 Marburg 型 MS 患者,可明显缓解其神经系统症状,血浆置换在 Marburg 型 MS 患者中的具体作用机制尚不清楚。一般认为其与去除少突胶质细胞或髓鞘的可溶性因子、毒素、代谢物有关。

3. 米托蒽醌　有研究报道米托蒽醌可通过多种不同的作用机制减少疾病进展,抑制 T 细胞、B 细胞和巨噬细胞的增殖、功能和抗体产生,损害抗原呈递、促炎细胞因子的分泌和最终由巨噬细胞介导的髓鞘降解。但由于米托蒽醌潜在的严重心血管副作用,不能作为长期治疗。

4. 自体干细胞移植　自体干细胞移植可成功抑制疾病的快速恶化进程,且作用持久。有研究报道称其可完全消除 MRI 检测出的活动性病灶,因此认为自体干细胞移植是治疗快速进展的、常规治疗无效的 Marburg 型 MS 的一种有效方法。自体干细胞移植的死亡危险性约为 5%~10%,因此,该治疗首先应该用于预后不良的患者[8]。

同时,还有一些研究表明,静脉注射免疫球蛋白、环磷酰胺、阿仑单抗、奥瑞珠单抗等可能有效[9]。

七、预后

以往研究表明，Marburg 型 MS 在发病 1 年内具有高死亡率，预后不良。死因通常是脑干受累或与颅内压升高有关的脑干脑疝。急性期早期治疗和早期护理尤为重要，随着重症监护室综合诊疗的实施，此类患者预后/存活率大大改善，文献中报告的病例尽管伴严重的残疾，但部分患者可存活并达到临床稳定。

（楚兰）

参考文献

第七节　Baló 同心圆性硬化

Baló 同心圆性硬化（Balo's concentric sclerosis），又称 Baló 同心圆性硬化症，是一种罕见的大脑白质脱髓鞘疾病，1906 年 Otto Marburg 首次将其描述为"轴突周围硬化性脑脊髓炎（encephalomyelitis periaxialis scleroticans）"；1928 年 Josef Baló 报道了一例相似的病例，并强调了其病变呈同心圆样改变，将其命名为"同心圆性轴周性脑炎（encephalitis periaxialis concentrica）"，随后以其名字命名[1]。同心圆硬化的临床表现与病理改变与多发性硬化（multiple scelrosis，MS）类似，多数学者认为它可能是 MS 的一种变异类型。

一、病因与发病机制

Baló 同心圆性硬化发病机制不清，其病理学特征表现为"洋葱球样"同心圆分层病变，直径约 2~5cm。镜下可见脑白质少突胶质细胞丢失和脱髓鞘，灰质保留，髓鞘脱失区域与髓鞘相对保留区域交替排列，形成同心圆状分层，髓鞘脱失区域髓鞘崩解、丢失，病灶周围少突胶质细胞丢失，但是轴突保存相对完整；髓鞘保留区域少突胶质细胞和髓鞘相关蛋白减少，表明髓鞘保留区域并非正常，而是存在轻度或部分脱髓鞘，导致脱髓鞘持续

存在。炎症反应主要由小胶质细胞、巨大多核的星形胶质细胞、充满脂质的泡沫状巨噬细胞和不同数量的 CD20+ B 细胞构成，小静脉周围较多淋巴细胞和少量浆细胞浸润，并形成血管袖套[2]。

同心圆病灶可能是由于静脉周围活化的小胶质细胞产生如细胞因子、氧自由基或其他神经化学因子等脱髓鞘介质通过缺血缺氧诱导脱髓鞘作用，如抑制氧化呼吸链复合物Ⅳ及其催化生成的细胞色素 C 氧化酶-1 等导致髓鞘脱失区形成。脱髓鞘发生后缺血缺氧损伤呈放射状进展，缺氧诱导因子（如缺氧诱导因子 1α、热休克蛋白 70）又影响病灶周围少突胶质细胞，产生部分神经保护作用，从而在髓鞘脱失区之间形成髓鞘相对保留区[3]。

此外，在与少突胶质细胞和髓鞘相关的区域发现星形胶质细胞水通道蛋白 4（aquaporin-4 water channel，AQP-4）和连接蛋白（如 Cx43、Cx32、Cx47）显著减少，提示星形胶质细胞与少突胶质细胞相互作用可能与脱髓鞘病灶相关[4]。

二、临床表现

好发于青壮年，男女发病比例约 1:2，平均发病年龄为 34 岁，常见于东亚国家，其中我国南方汉族、台湾地区发病率较高[2]。同心圆硬化常见三种不同的临床表现类型，包括急性自限型、复发缓解型和原发快速进展型，多见单时相病程。根据起病方式，可表现为急性或亚急性起病[5]。

同心圆硬化与 MS 临床表现相似，可出现共济失调、感觉障碍、乏力、复视等症状，但相较于典型的 MS，其皮质功能障碍更明显，包括失语、认知及行为功能障碍、癫痫发作等症状，且有可能作为首发症状出现[6]。部分患者可能会出现前驱症状，包括全身不适感、头痛和低热等。此外，部分患者可出现类似卒中的急性神经功能缺失如轻偏瘫等症状，少数患者可能无明显症状，查体可见锥体束征和假性延髓麻痹等。

三、辅助检查

既往同心圆硬化诊断主要依靠尸检病理报告确诊，随着 MRI 的出现，同心圆硬化可通过脑脊液、MRI 和临床表现进行诊断。

1. 脑脊液　通常显示单核细胞炎性浸润、蛋白轻度升高,偶有寡克隆区带阳性表达。

2. 脑电图　可见中高波幅慢波,但无特异性。

3. 影像学检查　MRI 是最常用的诊断工具,头颅 MRI 显示大脑白质病灶呈"洋葱球样"同心圆改变,T_1WI 像可见交替出现的等信号和低信号同心圆环,T_2WI 像可见围绕类圆形高信号中心和周围较高信号的"漩涡样"分层病灶,DWI 病灶边缘可呈高信号,提示细胞毒性水肿和缺血。此外,病灶周围明显强化,有时可呈现与 T_2WI 像高信号层数相关的多层强化(图 3-7-1)。病灶常为多发,多见于幕上区,即双侧大脑半球脑白质、额叶、顶叶和半卵圆中心是其好发部位,其次为额叶、枕叶及脑室周围,偶可累及脊髓、视神经、视交叉等。不同于典型的 MS,同心圆硬化往往不累及灰质和皮质下 U 型纤维。目前对于确诊同心圆硬化需要病灶出现的同心圆环层数没有明确的定义,一些文献建议将诊断同心圆硬化所需的同心圆环层数定义为≥2 个交替环[7]。同心圆病灶的磁共振波谱分析(magnetic resonance spectroscopy,MRS)显示急性同心圆硬化具有特征性波谱模式,包括 N-乙酰基天冬氨酸(NAA)峰值降低(反应神经元丢失)、乳酸峰值增高(提示有氧代谢受损)、胆碱和脂质峰值增高(炎症和胶质增生)[8]。磁转化

成像(magnetization transfer imaging,MTI)显示同心圆病灶中心磁转化率明显下降,而病灶周围下降并不明显,随病程进展,病灶周围的磁转化率变化较病灶中心更大,提示病灶周围的脱髓鞘比中心更为严重[3]。不同于其他急性脱髓鞘疾病和颅内肿瘤,氟脱氧葡萄糖-正电子发射断层显像(fluorodeoxyglucose-positron emission tomography,FDG-PET)中同心圆硬化呈现低代谢状态,可能有助于同心圆硬化与其他急性脱髓鞘疾病和肿瘤的鉴别[9]。

4. 组织病理学活检　组织病理学活检是诊断同心圆硬化的金标准,其作为侵入性检查,损伤较大,不作为诊断首选,与影像学特征相似,组织病理学显示有髓神经纤维和脱髓鞘神经纤维交替出现,分别代表少突胶质细胞缺失、轴突保留和髓鞘相对保留区域。

四、诊断与鉴别诊断

(一) 诊断

可根据临床表现及 MRI 提示大脑白质多个 T_1WI 低信号、T_2WI 高信号病灶,且呈同心圆环改变可考虑诊断该病。

(二) 鉴别诊断

在疾病早期阶段同心圆硬化可能缺乏典型的同心圆环病灶,而更类似于急性播散性脑脊髓炎、

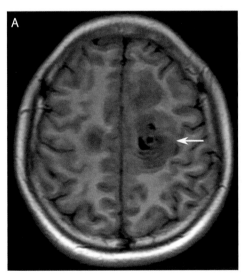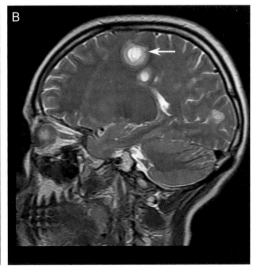

图 3-7-1　同心圆硬化

A. 水平位 T_1WI 像可见"洋葱环样"同心圆分层病灶(箭头处);B. 矢状位 T_2WI 像可见类圆形同心圆病灶(箭头处)。

脑肿瘤或脑脓肿。因此,临床上主要与急性播散性脑脊髓炎、病毒性脑炎、脑肿瘤等相鉴别。

1. 急性播散性脑脊髓炎 多见于儿童,多有明确的前驱感染史或疫苗接种史,MRI 表现为同时期的大面积两侧不对称的白质受损,常累及深部灰质。

2. 病毒性脑炎 大多数脑炎具有特征性表现,如乙型脑炎发病具有明显季节性;单纯疱疹脑炎可有高热、抽搐等症状。MRI 显示脑白质和灰质均受累,灰质受累明显,无同心圆病灶,脑脊液相关病毒学抗体检测可有助于二者鉴别诊断。

3. 肿瘤样炎性脱髓鞘疾病 多见于中青年男性患者,亚急性或慢性隐匿起病,可有明显颅内压增高表现,MRI 显示明显的脑水肿和占位效应,病灶可明显强化,脑脊液寡克隆区带可为阳性。

4. 脑肿瘤 包括转移瘤、原发性中枢神经系统淋巴瘤(primary central nervous system lymphoma,PCNSL)等,转移瘤常发生于皮质与白质交界处,多为双侧,病变水肿明显,颅内压增高显著,CT 和 MRI 有强化。PCNSL 可为单发或多发,侵犯深部脑白质如基底节、脑室周围、小脑及脑干等,患者常先有人格、行为和智力改变,常见头痛,颅内压增高症状显著。必要时可行组织病理学活检鉴别。

五、治疗

目前尚无公认的特异性治疗方式,肾上腺糖皮质激素可作为急性期治疗的一线药物,大剂量甲泼尼龙冲击治疗,连续使用 5~7 天,随后改为口服泼尼松,逐渐减量并维持。如激素无效,可选择免疫吸附性血浆置换[2]。此外,一些文献研究表明免疫球蛋白、环磷酰胺、免疫抑制剂、单克隆抗体也可作为备选治疗方案。同时,如同心圆硬化发展到时间及空间多发并符合复发缓解型多发性硬化诊断标准时,可考虑使用多发性硬化疾病修饰治疗(disease-modifying therapy,DMT)[3]。

六、预后

以往认为同心圆硬化起病急,与 Marburg 型 MS、Schilder 弥漫性硬化一样是 MS 的变异类型,病程快速进展导致死亡,多数病例仅存活数周或

数月,但随着近年诊断方法的发展,促进了同心圆硬化的早期诊断,从而可及早干预、改善预后。目前同心圆硬化的国内外报道均为非致死性,进展缓慢,部分病例呈现自限性病程,预后较好。但仍有少数暴发性同心圆硬化亚型有较高死亡率,值得引起重视。

(楚兰)

参考文献

第八节 Schilder 弥漫性硬化

弥漫性硬化(diffuse sclerosis)是一种呈亚急性或慢性起病,有广泛脑白质脱髓鞘病变的中枢神经系统脱髓鞘疾病。由保罗·费迪南德·席尔德(Paul Ferdinand Schilder)于 1912 年首先以弥漫性轴周性脑炎报告,故又称为 Schilder 病、Schilder 弥漫性硬化,也被称为髓鞘增生性弥漫性硬化(myelinoclastic diffuse sclerosis,MDS)。该病罕见,多发生于 5~14 岁儿童。多数观点认为 Schilder 弥漫性硬化是多发性硬化(multiple sclerosis,MS)的一种变异型。

一、病因与病理

1. 病因 本病的病因迄今未明确。儿童多见,多呈单相病程。该病表现为脱髓鞘病灶内血管周围有淋巴细胞浸润,脑脊液(cerebrospinal fluid,CSF)通常缺乏特异的寡克隆区带(oligoclonal band,OB),约半数多的患者脑脊液 IgG 升高,少数血清中有 EB 病毒感染,部分患者对皮质类固醇及环磷酰胺治疗有效,因此认为本病属于自身免疫病,有研究者认为 Schilder 弥漫性硬化是 MS 的特殊变异型[1]。

2. 病理 本病的病理特征为脑白质广泛脱髓鞘,病变多累及大脑半球半卵圆中心的一侧或两侧,两侧病变常不对称,多以一侧枕叶为主,界限分明,可为单一的大片状广泛脱髓鞘区,也可

对称性受累,可经胼胝体延伸至对侧,影响对侧半球;或为多数散在的病灶;视神经、脑干和脊髓也可发现与 MS 相似的脱髓鞘病灶。病理学显示以脱髓鞘病变为主,在新鲜病灶中可见血管周围淋巴细胞浸润,巨噬细胞内有髓鞘分解颗粒。晚期可出现胶质细胞增生,以及明显的组织坏死和囊性变等[2]。

二、临床表现

大多幼儿或青少年时期发病,成人也可发病,男性较多,无家族性。多呈亚急性、慢性进行性恶化病程,部分起病隐匿,多数患者在数月至数年死亡,但也有存活十余年的罕见病例。病程呈进行性发展或持续无缓解,也可有迅速恶化的发作,病程停顿多年或某段时间内症状改善者较少见。

本病的临床表现缺乏异质性,最常见的是偏瘫、记忆障碍、性格改变和痴呆。患者可早期出现视力障碍如视野缺损、同向性偏盲及皮质盲等;也常表现为精神障碍、皮质聋和假性延髓麻痹等;可有癫痫发作、共济失调、锥体束征、视盘水肿、眼肌麻痹或核间性眼肌麻痹、眼球震颤、面瘫、失语症和尿便失禁等。病变进展较快是因为大片脱髓鞘伴脑水肿导致颅内压增高。

三、辅助检查

1. 脑脊液 细胞数正常或轻度增多,蛋白轻度增高,一般不出现寡克隆区带。部分患者脑脊液 IgG 指数及髓鞘碱性蛋白(myelin basic protein, MBP)增高。急性期可出现颅内压增高[3]。

2. 血液生化检查 既往研究显示,少数患者的血清中可检出 EB 病毒抗体,但 2019 年的一项研究显示,纳入研究的 Schilder 弥漫性硬化患者血清缺乏 EB 病毒抗体,因此该病中 EB 病毒抗体可能不具特异性。

3. 脑电图 可表现轻度至重度异常,为非特异性改变,仅反映脑组织病变部位和范围。可出现进行性节律失调,可出现特有的周期性发作高波幅慢波或棘慢波,周期 4~20 秒,也可见阵发性棘波。

4. 视觉诱发电位(visual evoked potential, VEP) 采用模式翻转 VEP 检查发现,皮质盲患者 VEP 异常与患者的视野及主观视敏度缺陷一致;而 MS 患者 VEP 异常多提示视神经受损,具有一定的鉴别意义。

5. 神经传导速度(nerve conduction velocity, NCV) 因弥漫性硬化不累及周围神经,所以 NCV 正常,而肾上腺脑白质营养不良(adrenoleukodystrophy, ALD)常累及周围神经,可与之鉴别。

6. CT 多表现为大脑半球白质内成片的低密度区,以枕、顶和颞区为主,累及一侧或两侧半球,多不对称,可累及胼胝体。急性期病变边缘可有轻度强化。与肿瘤或脑脓肿相比,相对缺乏严重水肿、肿胀等占位效应;进展期病变可有囊性变,数月后形成局限性脑萎缩。

7. MRI 常表现为双侧大脑半球白质的巨大病灶,病变在 T_1WI 为低信号,T_2WI 为高信号弥漫性病变,灶周水肿反应轻重不等,增强扫描可见病灶周边强化。MRI 检查可以直观反映脑白质状态及病灶,不仅为脑白质病变的确诊提供重要依据,而且能客观地评价治疗效果[4]。

四、诊断与鉴别诊断

(一)诊断

目前 Schilder 弥漫性硬化尚无统一诊断标准,主要根据病史、病程、临床表现及辅助检查尤其是 MRI 等综合判定,且没有特异性指标,这也导致统计地区发病率及患病率困难。该病多见于儿童或青少年发病,成人也可以发病,多为单相病程,也会出现复发病程、进行性发展或间歇加重病程。临床上多表现为视力障碍、智能障碍、精神障碍及运动障碍等脑白质广泛受损的表现,影像学上多为脑白质,尤其是单侧枕叶的大片状脱髓鞘改变,根据这些病史、病程及特征性临床表现,并结合神经影像学、脑脊液、脑电图等辅助检查综合判定,可作出临床诊断。

Poser 等[5]于 1986 年推荐的诊断标准包括:①双侧脑白质大面积脱髓鞘至少 3cm×2cm;②无病毒、支原体感染或接种疫苗史等,无其他颅内病灶,周围神经无损害;③肾上腺功能及血清极长链脂肪酸正常;④临床症状和体征在早期通常不典型;⑤脑脊液正常或异常。随着神经放射学的进步,Bacigaluppi 等人[6]于 2009 年提出如果满足 Poser 的标准,并满足以下条件,可考虑诊断为 Schilder 弥漫性硬化:CT/MRI 无颅内压增高征象,1~2 个皮质下囊肿样病变,呈开环征,经经典神经放射学方法排除缺血、脓肿和转移瘤,灌注 MRI 排除原发肿瘤,短回波时间磁共振波谱分析（magnetic resonance spectroscopy, MRS）示谷氨酸/谷氨酰胺异常升高。

（二）鉴别诊断

1. 肾上腺脑白质营养不良（ALD） ALD 为性连锁遗传,仅累及男性,肾上腺萎缩伴周围神经受累及神经传导速度（NCV）异常,血清极长链脂肪酸（VLCFA）含量增高。CT 或 MRI 特点为伴有脑萎缩的病灶位于双侧枕叶、常跨越胼胝体底部双侧相连,可向前后发展,且有病变沿传导束扩张和分布的特点。

2. 急性播散性脑脊髓炎（acute disseminated encephalomyelitis, ADEM） 两者均多见于儿童,但 Schilder 弥漫性硬化比 ADEM 更罕见。ADEM 常急性起病,有病毒感染、疫苗接种史,平均潜伏期 7~14 天,而 Schilder 弥漫性硬化没有明确前驱因素;Schilder 弥漫性硬化患者的病灶在 MRI 上有特征性,往往从枕叶皮质下白质开始,呈对称或不对称分布,病灶可累及额叶的白质,累及脑干和脊髓的少见,而 ADEM 的病灶常累及大脑皮质的灰质及基底节,累及脑干和脊髓病灶多见。

3. 进行性多灶性白质脑病（progressive multifocal leukoencephalopathy, PML） PML 为乳头多瘤空泡病毒感染所致进行性脱髓鞘病,患者多为免疫功能低下者,男性多见。CT 早期可无改变,MRI 示 T_1WI 低信号、T_2WI 高信号,较少出现强化,无占位效应,病灶为双侧对称性的大脑半球皮质下白质局灶或融合成片状灶,以顶枕叶及额叶多见。二代测序（next-generation sequencing, NGS）可检测出高拷贝数的 JC 病毒（JC virus, JCV）。

4. 脑肿瘤 多于成年期隐袭或慢性起病,病程取决于肿瘤组织病理学特征及其部位,临床症状和体征由肿瘤大小、部位和病理学特性决定,多有头痛、呕吐和视盘水肿等颅内压增高症状和体征。MRI 特别是 MRS、增强和灌注检查有助于诊断。

5. 脑脓肿 多急性起病,全身有发热、寒战等感染征象,常合并全身免疫低下疾病史,临床表现为头痛、恶心呕吐、癫痫、局灶性定位体征,严重者可发生意识障碍、脑疝。血液及脑脊液提示细胞数增高,降钙素原、IL-6 等感染指标增高。影像学可见伴有明显水肿及环形强化,弥散受限。

五、治疗

Schilder 弥漫性硬化目前尚无有效的治疗方法。可使用大剂量皮质类固醇,且有研究建议在大剂量皮质类固醇治疗前可进行静脉注射免疫球蛋白治疗[7]。同时,有文献报告环磷酰胺等免疫抑制剂可使临床症状有所缓解[8]。有个案报告使用利妥昔单抗治疗有效,也有个案报告 β-干扰素可使复发性 Schilder 弥漫性硬化得到长期缓解[9],疾病修饰治疗（disease-modifying therapy, DMT）应用于 Schilder 弥漫性硬化的报道很少,是否可以使用及何时使用仍有待研究。

六、预后

本病预后很差,多数患者会经历快速病程和严重的病变,可能在几周或几个月内死亡,无明显缓解期,平均病程 6.2 年。但少数病例可有改善,甚至缓解。

（楚兰）

参考文献

第九节 瘤样脱髓鞘病

瘤样脱髓鞘病［（tumefactive demyelinating lesion, TDL）或（tumor-like demyelinating disease, TIDD）］,又称为脱髓鞘性假瘤（demyelinating pseudotumor）,是中枢神经系统（central nervous system, CNS）的一种特殊类型的炎性脱髓鞘病。临床表现主要取决于病变累及的部位及范围,活动期症状可逐渐增多或加重,但很少仅表现癫痫发作,以头痛、言语不清、肢体力弱起病多见[1]。部分患者早期可仅表现为记忆力下降、反应迟钝、淡漠等精神认知障碍症候，行头颅MRI检查可发现颅内病变体积较大，甚至伴有周边水肿，且具有占位效应和/或增强的占位样影像病灶，常常首先被诊断为肿瘤（如原发性中枢神经系统淋巴瘤或高级别胶质瘤）。随着病情进展，症状可逐渐增多或加重，也可有视力下降。当TDL病变较弥漫或多发时，可影响认知功能，部分出现尿便障碍。虽然TDL是CNS炎性脱髓鞘疾病的少见类型，但与之相鉴别疾病较多，因此，总体TDL与肿瘤相互双向误诊相关情况在神经内科、神经外科及影像专科也可发生。TDL的最终诊断往往依赖病理诊断。

1993年Kepes等报告31例经病理证实的脑内TDL，当时推测该病是介于MS与感染或疫苗接种后播散性脑脊髓炎（disseminated encephalomyelitis, DEM）之间的一种独立疾病实体[2]。近年来，国内外若干临床研究发现，TDL可能是一组相对独立的疾病实体，但它不是单一的某个疾病，也可能是某种脱髓鞘病早期或罕见的表现，如多发性硬化（multiple sclerosis, MS）及其变异型、急性播散性脑脊髓炎（acute disseminated encephalomyelitis, ADEM）、视神经脊髓炎谱系疾病（neuromyelitis optica spectrum disorder, NMOSD）、髓鞘少突胶质细胞糖蛋白抗体相关疾病（myelin oligodendrocyte glycoprotein antibody-associated disease, MOGAD）、临床孤立综合征（clinically isolated syndrome, CIS）或副肿瘤性脱髓鞘病变[3-5]。因此，掌握好TDL的临床影像特点有助于与肿瘤相鉴别，以减少不必要的创伤性手术与放射治疗。

一、流行病学

TDL的发病率及患病率等流行病学资料缺如。男女患者比例基本相当，各年龄段均可发病，以中青年为多。国内报道的平均年龄约35岁[1]，国外有的报道发病年龄稍大，如Kim报道的15例TDL平均为42岁[6]。

二、发病机制与病理

（一）发病机制

TDL的明确发病机制尚未完全清楚。早期

曾认为TDL是介于MS与ADEM的中间类型[2]，Poser等[7]提出TDL是MS的一种变异型。TDL多为单时相病程，少数呈复发缓解，部分最终演变为MS、NMOSD、MOGAD或ADEM[8]。公认的推测是炎细胞的浸润、小胶质细胞和星形胶质细胞活化促进了髓鞘脱失[9,10]。而在经典模型实验性自身免疫性脑脊髓炎（experimentally allergic encephalomyelitis, EAE）动物病理研究中也发现在脱髓鞘病灶病理改变初期并无明显炎症细胞浸润，仅观察到少突胶质细胞凋亡，这可能是对髓鞘抗原的自身反应的触发点，促进炎症级联反应和中枢神经系统脱髓鞘[11-13]。究竟是炎症反应造成髓鞘脱失还是髓鞘脱失促进了炎症反应，仍在进一步探索中。在孕产妇TDL的文献报道中还提到其可能与炎性静脉血栓形成有关[14]，认为妊娠期的高凝状态促进了静脉血栓的形成，而凝血具有相当大的促炎和免疫调节作用，从而激活了母体免疫反应，介导和促进了炎症级联反应，造成脱髓鞘。

（二）病理

TDL病变以白质受累为主，还可累及皮质及皮质下白质。TDL的病理学特征如下。

1. HE和髓鞘染色显示病变区域组织结构破坏，髓鞘脱失。

2. 轴索染色和免疫组织化学标记神经丝蛋白可显示，髓鞘脱失区域轴索相对保留。

3. HE和CD68染色可见病变区域内有大量吞噬髓鞘碎片的格子细胞；急性期快蓝（Luxol fast blue）髓鞘染色可见格子细胞胞质内充满蓝染的髓鞘碎片。

4. 病变及周围区域组织内可见血管周围"套袖样"淋巴细胞浸润（图3-9-1），以T淋巴细胞为主。

5. HE和GFAP染色可见病变组织内不同程度反应性增生的星形胶质细胞。

6. 多数可见散在分布的Creutzfeuldt细胞（怪异的肥胖型星形细胞）（图3-9-2），其特征为细胞质丰富、淡染，核膜消失，染色质变为不规则染色体形式，称之为"流产型核分裂"，易误诊为胶质瘤，该细胞对TDL诊断虽不具有特异性，但结合其他改变可高度提示诊断。

7. TDL病理学改变会随病程而发生相应变化[15]。病理表现分期与病程分期不完全对应,病程急性期(起病≤3周)、亚急性期(起病4~7周)病灶病理表现常以急性或慢性活动期表现为主,而病程慢性期(起病≥7周或1.5个月以上)病灶病理表现常以阴燃性活动期或非活动期表现为主。

急性活动期:病灶处于激烈的炎症反应中,可见大量吞噬细胞和炎细胞浸润,髓鞘大量脱失,轴索也可见不同程度肿胀损伤,少突胶质细胞罕见。

慢性活动期:病灶边缘清晰,轴索相对保留,炎性反应持续存在,血管周围可见淋巴袖套形成,其炎性细胞较急性活动期减少,含有髓鞘降解物的巨噬细胞呈放射状聚集在病灶边缘。病灶中心为非活动病灶,其范围较阴燃性活动期和非活动期小。肥胖型胶质细胞逐渐减少,纤维型胶质细胞增多。

阴燃性活动期:病灶髓鞘部分再生。病灶中心为非活动性的,细胞数很少,周围环绕着巨噬细胞和小胶质细胞,但这些细胞内几乎不含髓鞘降解物。炎性T细胞反应极弱。

非活动期:病灶中髓鞘脱失区逐渐修复,在髓鞘再生初期可见纤细的髓鞘轴索密集出现,部分髓鞘再生完全后髓鞘染色镜下可见一块块阴影样的区域,称为影斑区(shadow plaque)。影斑区与髓鞘缺失区域界线十分清晰,且其再生的髓鞘较薄,不像成熟髓鞘一样成比例出现。再生髓鞘逐渐成熟,厚度接近于正常髓鞘,此时再生髓鞘与正

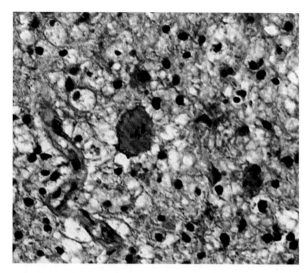

图 3-9-2　提示 TDL 的 Creutzfeldt 细胞(HE 染色,×400)

常髓鞘难以区分。少突胶质细胞逐渐增多,病灶周围可见小胶质细胞、巨噬细胞和淋巴细胞少量浸润。

三、临床表现

TDL亚急性和慢性起病略多,少数急性起病,鲜有前驱感染症候,个别发病前有疫苗接种及感冒受凉史。TDL绝大多数脑内受累,少数脊髓也可受累。与脑胶质瘤相比,多数TDL受损的临床症候要显著一些,少数亦可表现为影像病灶大、临床症候相对较轻特点,与胶质瘤类似。

患者临床症状和体征多样,取决于病变部位和累及的范围。

1. 局灶性神经功能障碍　①病变本身或水肿导致头痛等颅内高压症状,以头痛首发的患者占34.6%[16];②锥体束受累,出现肢体无力、中枢性面瘫等;③双侧皮质延髓束受累,出现饮水呛、吞咽困难、强哭强笑、强握摸索等假性球麻痹症状;④下丘脑受累,可见闭经、水钠潴留等电解质紊乱;⑤Ⅲ、Ⅳ、Ⅵ、Ⅶ等颅神经受累,可见眼运动障碍、复视及周围性面瘫等,视神经炎可导致视力下降、眼底改变、视野向心性缩小等;⑥大脑皮质受累,可出现失读、失写、偏盲及体像障碍等,或出现意识障碍及尿便失禁。

2. 皮质受累　常见轻中度认知功能障碍[6],如记忆减退、视空间障碍、错语及重复语言;部分患者出现癫痫发作;可伴淡漠、少语、烦躁、精神恍

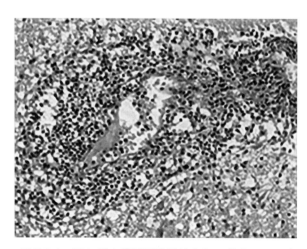

图 3-9-1　TDL 的血管周围淋巴袖套(HE 染色,×200)

惚等情感障碍。

3. 脊髓受累 较少见,起病较缓慢,症状因病变累及的节段及部位而异,如束带感、肢体麻木或无力、尿便障碍等,查体可见病变以下深浅感觉障碍及自主神经功能障碍等,症状一般较急性脊髓炎轻,影像学表现与临床症状不平行。

4. 放射性孤立综合征(radiologically isolated syndrome, RIS) 指没有明显临床症状,但 MRI 提示脱髓鞘病变[17],考虑为临床前期表现。有文献报道过无症状的 TDL 病例[18],认为 CNS 缓慢脱髓鞘影响神经细胞功能,在超过阈值时出现明显症状[19]。但对于 RIS 是否真的无症状,学界一直存在争议,一些研究显示 20%~30% 的 RIS 患者存在认知障碍,包括注意力、信息处理速度、记忆和执行功能[17],这些方面或许临床医师未注意评估。

四、辅助检查

(一)影像学检查

TDL 以白质受累为主,还可累及皮质及皮质下白质。病灶可为单发或多发,病变双侧受累较为常见,极少数可同时累及脊髓。累及额叶最为多见,其次为颞叶、顶叶,基底节区与胼胝体及半卵圆中心受累也较常见[20,21]。

TDL 影像学形态[22]可见(图 3-9-3):①弥漫浸润样病灶(diffuse infiltrating lesion)较多见,病灶较大,T_2WI 显示病变边界较清,可呈不均匀强化,犹如弥漫浸润样生长;②环样病灶(ring-like lesion),病灶中等大小,形态为类圆形,可呈现开环形强化(多见)和闭环强化(少见);③囊样病灶

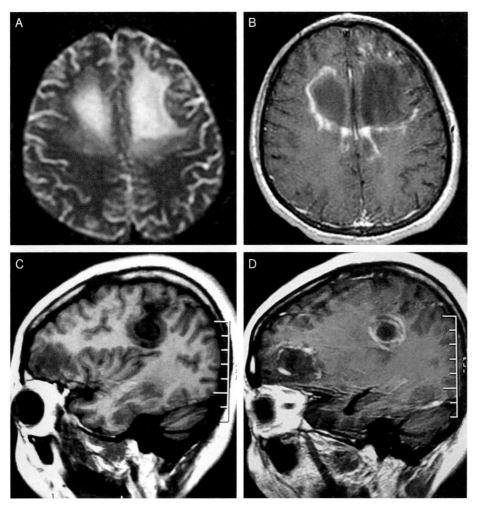

图 3-9-3 三种不同形态学类型的 TDL

A、B. 弥漫浸润样病灶,散在强化;C、D. Baló 样病灶,T_1 低信号,强化可见前一病灶散在边缘强化,后一病变外周呈"双轨征"或"盘香灰样",中间为黑洞。

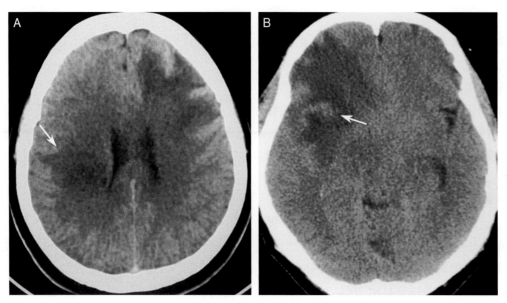

图 3-9-4 TDL 病灶密度

A. 低密度病灶(箭头所指);B. 低密度病灶中可见等密度影(箭头所指)。

(megacystic lesion)较少见,病灶较小,T_1WI、T_2WI 分别显示病灶呈低、高信号,边界很清楚,可呈环形强化。

1. CT 检查 TDL 在 CT 平扫时绝大多数为边界较清楚的低密度影(图 3-9-4A),个别可为等密度(图 3-9-4B),CT 强化多不显著。头颅 CT 显示高密度病灶或周围有高密度环基本可除外 TDL 诊断[6]。

2. MRI 检查

(1) MRI 平扫:TDL 在头颅 MRI 显示的病灶常比 CT 的范围要大,水肿也更明显,T_1WI、T_2WI 多为高信号,其中,70%~100% 的患者 T_2WI 为高信号,边界较清楚,部分伴 T_2 低信号边缘。TDL 多有占位效应(图 3-9-5A,图 3-9-6),但其程度多不及脑肿瘤,病灶周围多可见水肿带。急性或亚急性期,以细胞源性水肿为主,弥散加权成

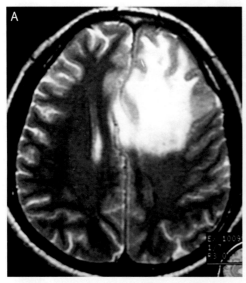
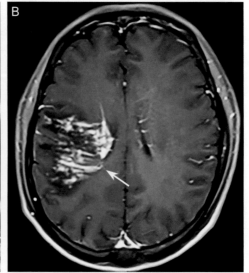

图 3-9-5 TDL 病灶占位效应

A. 左侧额叶皮质下团块状长 T_2 异常信号,占位效应明显,病灶周围指压状水肿显著;B. T_1WI 增强示右侧病灶呈多发线状及结节样强化,病灶内扩张的静脉血管呈长轴垂直于侧脑室的"梳齿状"强化(箭头所指)。

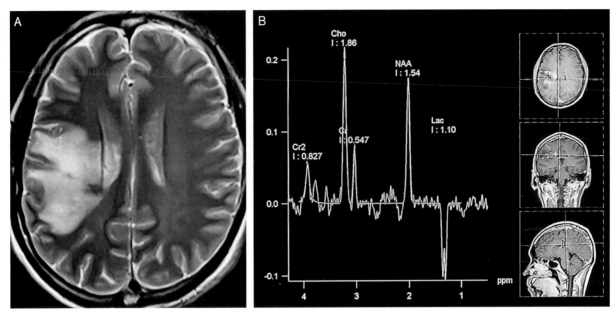

图 3-9-6 TDL "云片状" 病灶
A. 右侧额颞顶交界区云片状长 T_2 异常信号。B. MRS 显示 Cho 峰升高,NAA 峰轻度降低。

像(diffusion weighted imaging,DWI)多为高信号,经激素规范治疗后,病灶多在数周内逐渐缩小或消散。

(2)MRI 增强:因血-脑屏障的破坏,TDL 急性期与亚急性期在钆喷酸葡胺(Gd-DTPA)增强时,表现为结节样、开环样、闭环样、火焰状等不同形式的强化。其中,"开环样"强化(又称"C"形强化,图 3-9-7)最具特征,即"C"或开环形强化。另外,部分 TDL 的 MRI 增强扫描可见垂直于脑室的扩张的静脉影,呈"梳齿样"(comb-like)结

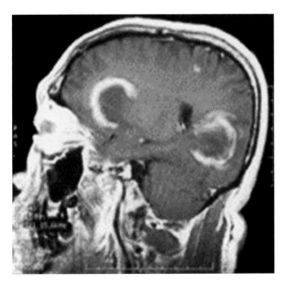

图 3-9-7 TDL 病灶 "C" 形或反 "C" 形强化

构[16](见图 3-9-5B),急性期与亚急性期多见,该特点对于 TDL 的诊断具有一定特异性,脑肿瘤无此特点。

(3)磁共振波谱(magnetic resonance spectroscopy,MRS):MRS 可反映病变组织的代谢情况,对 TDL 与脑胶质瘤、原发性中枢神经系统淋巴瘤(primary central nervous system lymphoma,PCNSL)的鉴别具有一定的临床价值。TDL 的 MRS 主要表现为:胆碱(Cho)峰升高、N-乙酰天冬氨酸(NAA)峰降低(见图 3-9-6B),多数还伴有一定程度乳酸(Lac)峰升高。炎性条件下[23]:①神经元及胶质细胞崩溃,NAA/Cr 降低;②髓鞘膜磷脂的崩解致 Cho/Cr 升高;③Lac 的升高可能与大量巨噬细胞浸润有关,巨噬细胞产生乳酸,这些特点有助于与肿瘤鉴别;④大量星形细胞反应性增生,致 Glu 与 Gln 堆积,进而 β、γ-Glx 峰升高,该代谢产物的升高在脑性肿瘤中非常少见,故 β、γ-Glx 峰升高对于 TDL 与肿瘤的鉴别具有一定相对特异性,当常规检查无法鉴别肿瘤与 TDL 时,MRS 也是一个不错的选择。

(4)灌注加权成像(perfusion weighted imaging,PWI):可用来评价病灶内血流灌注情况,主要有两种方法:①需静脉团注外源性对比剂(如 Gd-DTPA)的动态磁敏感对比增强(dynamic susceptibility contrast-enhanced,DSC）方法；②完全无创动脉自旋标记（arterial spin labeling,ASL）方法。胶质瘤（图 3-9-8A）新生血管多,往往呈高灌注（图 3-9-8B）,而 TDL（图 3-9-8C）一般不出现高灌注表现（图 3-9-8D）。

（二）实验室相关检查

颅内压多数正常,少数轻度增高,多数脑脊液（cerebrospinal fluid,CSF）蛋白水平正常,少数轻、中度增高,细胞数多为正常。个别患者 CSF 寡克隆区带（oligoclonal band,OB）呈弱阳性或阳性。部分患者的髓鞘碱性蛋白（myelin basic protein,MBP）或 IgG 合成率有不同程度增高。动态观察若 OB 持续呈阳性,要注意其向 MS 转化的可能。

血清学免疫相关检查:少数 TDL 血清抗水通道蛋白 4（aquaporin 4,AQP4）抗体阳性;伴有可提取核抗原（extractable nuclear antigen,ENA）部分抗体阳性者更易复发。

五、诊断与鉴别诊断

（一）诊断

目前,对 TDL 诊断仍主要依靠临床与影像特点。

中青年多见,亚急性起病,头痛常见,病情程度与影像学平行对应。临床症候持续>24 小时,并渐进性加重。

主要累及白质,头颅 MRI 示颅内单发或多发病灶,至少有一个病灶具有轻中度占位效应,有

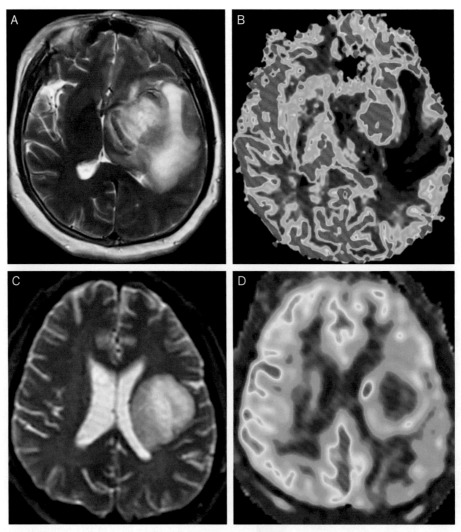

图 3-9-8　胶质母细胞瘤和瘤样脱髓鞘病（TDL）的表现

A、B 为胶质母细胞瘤病例,轴位 T_1WI 增强示:左侧基底节区可见占位样病灶（A）,ASL 像病变中心显著高灌注（B）;C、D 为 TDL 病例,急性起病,轴位 T_2 示左侧侧脑室旁白质可见大片融合病灶（C）,侧脑室受挤压,ASL 像病灶中心处呈低灌注（D）。

或无不同程度水肿带,且通常病灶最长径≥2cm。也有研究表明 TDL 病灶 2cm 的 cut-off 值是基于活检病理的,临床中有部分 TDL 病灶大小 <2cm,但却具有与病灶≥2cm 的 TDL 相似的影像学和临床表现及演变过程[3]。其增强 MRI 特点按一定规律动态演变:同一病灶具有从"结节样"或"斑片样"强化向"环形"(或"开环样""花环样""火焰状")强化逐渐消退演变特点,有的可

见"梳齿征"[20]。

头颅 CT 平扫示病灶为低密度或稍等密度。其他颅内占位性疾病不能更好解释患者的临床症候、实验室及影像学指标。

根据患者临床症候、实验室指标、影像学,以及病理学活检结果,将 TDL 诊断分为[1]:病理确诊的 TDL、临床确诊的 TDL 和临床可能的 TDL。TDL 临床诊断流程[24]见图 3-9-9。

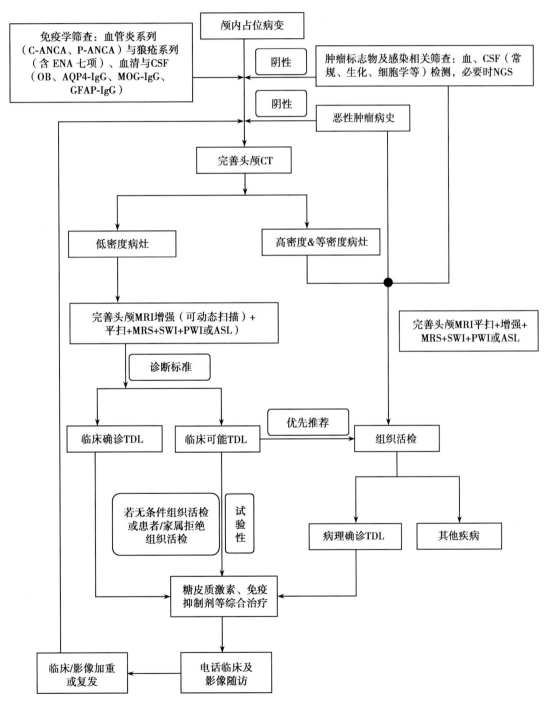

图 3-9-9　TDL 诊断治疗操作流程

（二）鉴别诊断

TDL 起病相对较缓慢,临床表现有轻有重,为单时相病程,无明显缓解复发过程,影像上病灶可以孤立或多发,病灶可有较显著的肿瘤样占位效应。正是由于 TDL 的临床和影像学均不典型,常常被误诊为肉芽肿、感染、血管炎和 CNS 肿瘤（如神经胶质瘤和 PCNSL）[6,8]。有时个别 TDL 局部病理或细胞形态特殊也易与肿瘤相混淆。MRI 灌注扫描可用于区分脱髓鞘病变和肿瘤,TDL 病灶平均相对脑血容量低于脑肿瘤,然而,该技术无法区分 TDL 和 PCNSL[8]。此外,肿瘤在 MRS 中Cho/NAA 比值增加[1]。因此,掌握 TDL 的影像特点以及与脑肿瘤相区分的要点具有重要的临床意义。

CT 高密度、MRI 病灶边缘模糊更提示脑肿瘤可能性大;MRI 增强"梳齿征""C"型或环形强化、双层强化及 DWI 病灶随病程变化等特征更提示 TDL 的诊断;临床症候轻而影像重则提示脑肿瘤可能性大。TDL 与脑肿瘤的临床及影像学鉴别见表 3-9-1。

1. 脑星形细胞瘤 一般表现为影像学占位显著而临床症候相对轻的特点,可能与瘤细胞沿神经纤维之间弥漫生长,很少破坏神经纤维及神经元有关[25,26]。至少 20% 的脑星形细胞瘤患者以癫痫起病,TDL 则少有癫痫起病的报道[27]。随着病程的进展几乎所有的星形细胞瘤病灶 CT 呈高密度,而绝大多数 TDL 均为低密度灶,少数为等密度病灶,这对鉴别具有重大意义。星形细胞瘤病灶边界 T_2 像上多模糊不清（图 3-9-10A）,占位效应更为显著,有时尽管病灶不大,却能观察到显著的灶周水肿及中线移位。胶质母细胞瘤有时可见高大脂质（Lip）峰,其 Cho/NAA 比值多≥2

表 3-9-1 瘤样脱髓鞘病（TDL）与脑肿瘤的临床及影像学鉴别

鉴别点	TDL	星形细胞瘤	PCNSL
临床特点			
发病年龄	平均年龄 36 岁	发病年龄较大	发病年龄较大
起病过程	1/4~1/3 起病急,多数缓慢	起病隐匿或缓慢,极少数急发	起病隐匿或缓慢,极少数急发
临床症状	起病初期症状较轻,但比肿瘤要明显,累及锥体束时运动障碍较明显	相对较轻,运动受累缓慢,即使累及运动通路,首发症状以癫痫为多	相对较轻,运动受累缓慢,即使累及运动通路,首发症状以癫痫为多
首发症状	主要是情感淡漠、头痛、偏身肢体无力及视力下降	头痛、癫痫	主要是认知功能减退和记忆力下降,也可有头痛与视力下降
受累部位	常见白质受累,也可累及皮质及皮质下白质;可单发或多发,多数病灶不相连,胼胝体一般不增厚	多单发病变,白质或皮质下为主,弥漫病灶多相连,中线结构易移位,更易出现出血、坏死	更易累及丘脑、脑干、胼胝体及侧脑室三角区等中线结构,双侧半球受累常见
脑脊液	压力多正常,蛋白正常或增高,MBP 增高	压力多正常,蛋白正常,MBP 正常或轻度增高	压力多正常,蛋白正常,MBP 正常或轻度增高,部分 IL-6、IL-10 升高,尤其比值
激素试验治疗	可使病灶减小或消失,症状持续改善,一般无明显后遗症	治疗早期水肿及症状减轻,病灶不减小	可能明显减小或消失[即鬼影细胞（ghost cell）],但有的患者其他部位可出现新病灶
影像学检查			
CT	低信号病灶,多无强化	低与高混杂信号病灶,可强化	发病初期可能为低信号或等信号,随着病程进展发展为高信号,增强可类球型强化

续表

鉴别点	TDL	星形细胞瘤	PCNSL
MRI	T_1WI低信号,T_2WI高信号,病灶边界较清,急性期或亚急性期常见环形或"C"形增强,少数团块强化;随时间推移强化越来越不显著;脊髓病变若3个月以上则强化更明显不考虑TDL;急性期或亚急性期DWI多为高信号,随时间推移高信号逐渐减低;SWI一般无微出血;病灶灌注扫描呈低灌注	T_1WI低信号,T_2WI高信号,可有等信号,有的病灶边界不清;低级别胶质瘤可不强化,高级别或胶质母细胞瘤明显强化,多中心或团块强化,环形强化少;DWI早期多为低或等信号,随时间推移信号可能逐渐增高;胶质分级越高,坏死发生时SWI微出血明显;病灶灌注扫描为高灌注	淋巴细胞瘤强化明显,随时间推移强化越显著,表现为"握拳样""缺口征",很少出现"环形"或"半环形"强化,有时病变累及皮质下"U"型纤维,沿皮质形态蔓延,可出现"半环形"强化,有时发生囊变坏死时,DWI可呈"环形",但强化往往仍为均匀或混杂的显著实性强化;DWI早期多为低或等信号,随时间推移信号可能逐渐增高;SWI少数可见微出血;病灶灌注扫描呈高灌注

(图3-9-10B),若显著升高则肿瘤可能性更大,病理可见肿瘤细胞增生(图3-9-10C)。增强MRI的"梳齿征"对于TDL的诊断有相对特异性;脑桥的"基底动脉包绕征"高度提示星形细胞瘤[28]。

2. PCNSL PCNSL以认知功能减退与记忆力显著下降为首发症状较多见,部分患者还可出现双眼视力下降,而TDL则以头痛首发多见,仅

少数可伴视力下降。PCNSL在DWI上多为高信号,且随时间呈越来越高趋势;MRI增强扫描多表现为相对均匀显著的片状或球形强化,有些患者可见"缺口征""尖角征""肾形",有些呈"雨滴"样表现,有别于TDL增强扫描的"梳齿征"及其动态演变特点[15](图3-9-11);与TDL相比,PCNSL的Cho/NAA多≥2(图3-9-12B),且常见高

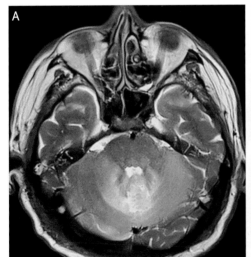

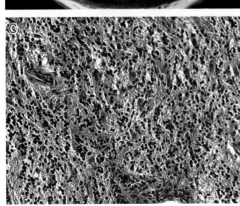

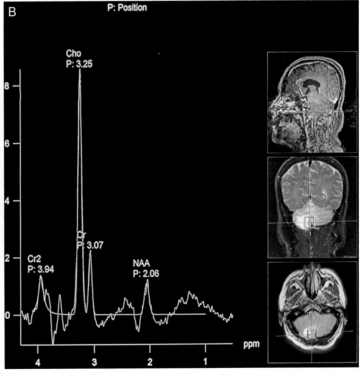

图3-9-10 弥漫星形胶质瘤的影像学表现
A. T_2病灶边界不清楚,呈"雾霭征";B. MRS可见Cho/NAA>5;C. 病理可见满视野异型性星形胶质细胞,提示胶质瘤。

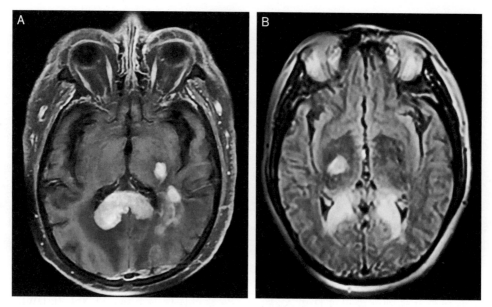

图 3-9-11 容易误诊的 TDL 和 PCNSL 的影像学表现
A. PCNSL 增强病灶形态；B. TDL 增强病灶形态与 PCNSL 相似。

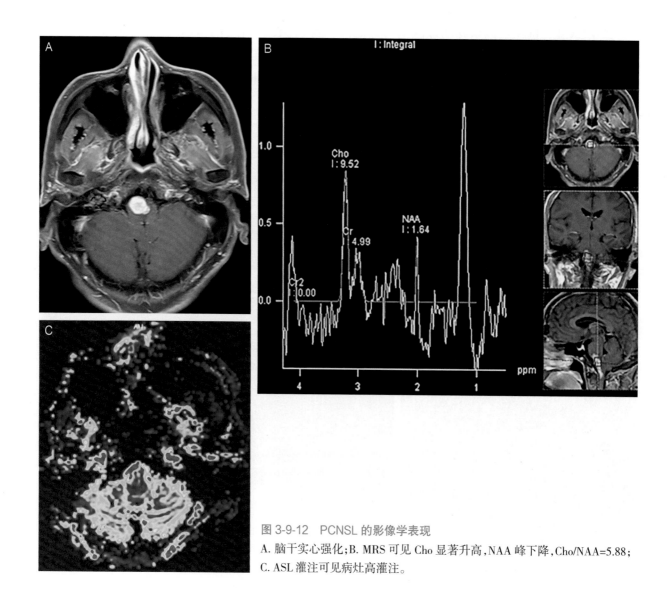

图 3-9-12 PCNSL 的影像学表现
A. 脑干实心强化；B. MRS 可见 Cho 显著升高，NAA 峰下降，Cho/NAA=5.88；
C. ASL 灌注可见病灶高灌注。

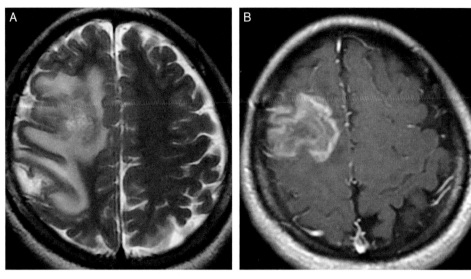

图 3-9-13　PACNS 的影像学表现

A.病灶靠近皮质,长 T_2 病灶中夹杂着短 T_2 信号,提示有微出血;B.增强可见脑回样强化。

大的 Lip 峰。

3. 原发性中枢神经系统血管炎(primary angiitis of central nervous system,PACNS) PACNS 为原发于 CNS 的以特发性小血管为主的炎性病变,可表现为颅内多发占位病变[29-31],其临床、影像与 TDL 极相似,易相互误诊,部分 PACNS 脑活检病理缺乏典型表现,易误诊为 TDL。但与 TDL 相比,PACNS 临床起病相对较急,病灶更靠近皮质,可表现为癫痫发作[32];以皮质受累多见,增强 MRI 可呈脑回样强化,部分累及中线结构,常分布于双侧;病灶周围水肿及占位效应多不及 TDL 显著(图 3-9-13);少数患者还可出现 p-ANCA、c-ANCA 阳性,有一定鉴别价值;部分病例在急性期与亚急性期期可因病灶坏死而合并出血;对激素治疗反应相对较慢,往往在使用激素后增强 MRI 病灶很少快速消减;依据病理学特点可分为淋巴细胞浸润型、肉芽肿型、急性坏死型,显微镜下可见血管壁炎细胞浸润或坏死,部分可见受累血管闭塞,可与 TDL 相鉴别。

4. 瘤样 ADEM ADEM 是特发性中枢神经系统脱髓鞘病的一种,儿童多见,但亦可发生于任何年龄。70%~93% 的患者发病数周前有感染或疫苗接种史,而 TDL 的病因尚不清楚。ADEM 可见弥漫性大病灶,类似肿瘤样,伴有周边水肿和占位效应[33](图 3-9-14),病灶累及广泛,包括皮质下、半卵圆中心、双侧半球的灰白交界、小脑、脑干

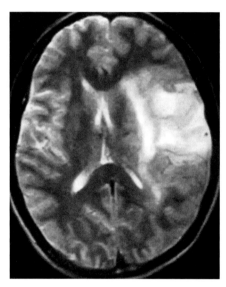

图 3-9-14　瘤样 ADEM 的影像学表现

头颅 MRI 可见左侧颞顶叶长 T_2 占位样病灶。

和脊髓。丘脑和基底节常受累,病灶多不对称。TDL 病灶的边界相对清晰,而 ADEM 病灶边界稍模糊。ADEM 主要病理改变为以小静脉为中心的脱髓鞘改变,可见血管周围炎性细胞从小血管周围放射状延伸,而 TDL 血管周围炎性细胞多不连续;且 ADEM 的吞噬细胞围绕在小血管周围,而 TDL 的吞噬细胞围绕在髓鞘脱失区;随着疾病进展,TDL 病灶可见星形胶质细胞增生且逐渐纤维化,而 ADEM 无此表现。

5. 其他 CT 高密度病灶多见于脑肿瘤,且脑肿瘤也有各自独特的影像学表现,如生殖细胞

瘤在基底节区占位时表现为同侧大脑脚萎缩及同侧侧脑室前角的负占位效应，与 TDL 患者相比，生殖细胞瘤一般发病年龄小。脑转移瘤（多继发于肺癌、乳腺癌等）病灶常位于皮质下血流较为丰富的区域，也可出现环形强化，部分呈囊状，易与 TDL 的环形强化相混淆，需结合患者病史鉴别。

六、治疗

根据 TDL 诊断标准中的诊断级别，分别推荐相应处置：①病理确诊与临床确诊的 TDL，可直接启动 TDL 相关治疗。②临床可能的 TDL，应根据受累部位，充分评估手术风险后，进行相应诊疗决策。评估方法推荐组织活检，若病理学表现缺乏特异性，无法确诊，分析原因后可行再次活检，根据病理结果进行相应诊疗决策。③对组织活检仍无法确诊且暂无再次活检计划的，或因各种原因无法行活检术的，除外禁忌后，均推荐激素试验性治疗[34]，治疗后行增强 MRI 扫描进行影像学评估，对于增强完全消失或大部分消退的可基本除外胶质瘤的可能，应进行密切随访，若于半年内复发或病情再次加重的，应注意淋巴瘤的可能性。

TDL 多为单时相病程，少数可复发。治疗方面主要可分：急性期治疗、缓解期治疗［疾病修饰治疗（disease-modifying therapy，DMT）］、神经营养治疗、对症治疗、康复治疗及生活指导。因绝大多数 TDL 为单时相病程，复发较少，且病灶体积相对较大，故激素的治疗方法既不同于 NMOSD 的"小剂量长期维持"，也不同于 MS 的"短疗程"，而是有其自身特点[35]。对于 TDL 复发的患者，应首先检测血清 AQP4-IgG，阳性结果高度提示患者存在向 NMOSD 转变的可能，且复发率可能较高、神经功能残障相对显著，急性期和/或缓解期治疗均可参考 2021 年《中国视神经脊髓炎谱系疾病诊断与治疗指南》进行规范治疗；若血清 AQP4-IgG 阴性，则仍按 TDL 治疗。相关推荐治疗建议如下。

（一）急性期治疗

治疗目标为减轻急性期临床症状、缩短病程、改善神经功能缺损程度，使颅内占位病灶体积缩小至消退，达到影像学缓解或治愈，预防并发症。

1. 激素治疗　可作为首选方案。TDL 对激素治疗多数较敏感，但因 TDL 的病灶体积相对

较大，病情多较 MS 重，故其激素冲击治疗之后的阶梯减量往往应较 MS 慢，以免病情反复或加重。在激素减量过程中，若出现新发症状或症状反弹，可再次激素冲击治疗或给予 1 个疗程静脉大剂量免疫球蛋白治疗（具体方法见下文）。

2. 激素联合免疫抑制剂　适用于激素冲击效果不佳者，主要包括：硫唑嘌呤、环磷酰胺、吗替麦考酚酯、甲氨蝶呤、他克莫司等。此方法尚缺乏 TDL 相关的循证医学证据。

3. 静脉注射大剂量免疫球蛋白（intravenous immunoglobulin，IVIG）　尚缺乏有效证据，适用于血清 AQP4-IgG 阳性的患者，也可用于不适合激素治疗或激素治疗无效的，且又不适合使用免疫抑制剂的特殊人群，如妊娠或哺乳期妇女、儿童。推荐用法为 0.4g/（kg·d），静脉滴注，连用 5 天为 1 个疗程。

（二）复发型 TDL 缓解期的治疗

治疗目标是控制疾病进展，预防复发。符合 MS 时间与空间多发特点的 TDL 可按 MS 进行免疫抑制剂或 DMT（《多发性硬化诊断和治疗中国专家共识（2018 版）》）；不符合 MS 及 NMOSD 诊断的 TDL 亦可予免疫抑制剂治疗，但尚缺乏循证医学证据。

免疫抑制治疗：对于不符合 MS 与 NMOSD 的 TDL 可作为一线药物进行选择使用，常用的有硫唑嘌呤、环磷酰胺、吗替麦考酚酯等，具体使用方法及注意事项，可参考 2021 年《中国视神经脊髓炎谱系疾病诊断与治疗指南》。

（三）神经修复治疗

推荐使用多种 B 族维生素，如维生素 B₁、甲钴胺、复合维生素 B、叶酸等，常规剂量即可。另外，还可使用神经生长因子、单唾液酸四己糖神经节苷脂钠、胞磷胆碱等。

（四）康复治疗及生活指导

TDL 在急性期后往往遗留一些功能障碍，因此，后期康复锻炼较为重要。应早期在康复师的指导下，对伴有肢体、语言、吞咽等功能障碍的患者，进行相应功能康复训练。

七、预后

TDL 一般预后良好，国外尚缺乏大样本随访

数据,刘建国等[16]对 60 例 TDL 经 3~6 年的随访发现,绝大多数的 TDL 预后良好,仅 2 例死亡,且死因均与 TDL 无显著相关性;多为单病程,也可复发,可转化为 MS 及其变异型、ADEM、NMOSD、MOGAD 或副肿瘤性脱髓鞘病变。所不同之处在于,TDL 复发的频率明显较 MS 与 NMOSD 低,上述随访数据中,复发次数最高仅 3 次,复发的形式以多发斑片状异常信号为主(呈 MS)。

在随访中发现,部分经病理活检诊断为 TDL 的患者在治疗缓解后,病情反复并加重,后经开颅手术证实为脑胶质瘤或 PCNSL(其中部分患者尽管早期头颅 CT 显示低密度病灶,但后期可转变为高密度)。因此,推荐随访意见如下:①对所有 TDL 患者均应进行电话随访(3 年内,病例确诊的 TDL 至少每年一次,临床确诊的 TDL 至少每半年一次,临床可能的 TDL 至少每季度一次);②对于临床有复发的 TDL,均应在复发后每 3~6 个月进行一次头颅增强 MRI 检查;③对于随访中病灶再次出现或有增大趋势者可行头颅 CT 检查,必要时再次脑活检检查。

(戚晓昆　孙辰婧)

参考文献

自身免疫性脑炎

第一节 概述

脑炎（encephalitis）是指脑实质发生炎症导致神经系统功能障碍的一类疾病，其在世界范围内均具有较高的致死率及致残率。根据病因，脑炎主要分为直接感染性（direct infectious）、感染后性（post infectious）及非感染性（noninfectious）三大类。在感染后及非感染性脑炎中，自身免疫性脑炎（autoimmune encephalitis，AE）占全部临床拟诊脑炎患者的 20% 左右。2010 年一项基于人群的前瞻性、多中心研究显示，AE 发病率仅次于病毒性脑炎和急性播散性脑脊髓炎（ADEM）[1]。其中，抗 N-甲基-D-天冬氨酸受体（抗 NMDAR）抗体脑炎的发病率在青年人中已超过任意单一种类的病毒性脑炎。美国加州脑炎计划发现，在 30 岁以下的患者中，近半数为抗 NMDAR 脑炎。而荷兰一项回顾性研究显示抗 LGI1 抗体相关脑炎的发病率约为 8.3/10 万[2]。随着对 AE 认识普及和研究深入，其总体发病率约 13.7/10 万。

目前，AE 泛指由于免疫系统与脑实质相互作用而导致的急性或亚急性起病的一类炎性疾病，其临床上符合脑炎的主要表现，病理上表现为以淋巴细胞为主的炎性细胞浸润脑实质，并在血管周围形成"套袖样"结构，可伴有小胶质细胞激活及浆细胞脑膜浸润，同时缺乏病原体感染证据。相当一部分 AE 的起病形式、临床表现，以及对治疗的反应与患者体内 AE 相关抗体密切相关。根据靶抗原部位，AE 抗体分为抗细胞表面抗原抗体（antibodies against cell surface antigens，CSAab）、抗突触抗原抗体（antibodies against synaptic antigens，SYAab）和抗神经元内抗原抗体（antibodies against intraneuronal antigens，INAab），后者既往又被称为肿瘤神经抗体（onconeural antibodies）。

一、病因与发病机制

目前 AE 病因包括：①特发性（部分 AE 易感性与人类白细胞共同抗原等位基因相关）；②副肿瘤性（肿瘤远隔效应导致）；③感染后性（如病毒性脑炎后出现 AE，以抗 NMDAR 脑炎为代表）；④医源性（如应用免疫检查点抑制剂后）。

按照发病机制，AE 可分为细胞免疫介导型及体液免疫介导型。其中，细胞免疫介导型 AE 中抗体多为 INAab 和部分 SYAab［如双载蛋白（amphiphysin）抗体］，常提示合并某种肿瘤而其本身并不致病。体液免疫介导型 AE 中抗体多为 CSAab，其靶抗原是参与神经元信号转导和突触延展性的细胞表面蛋白。多项动物实验发现，通过基因改造或者药物拮抗剂改变抗原蛋白功能所产生的综合征和 CSAab 介导 AE 患者表现的临床综合征非常相似。

CSAab 可能致病机制包括：①抗 NMDAR 抗体使神经元表面 NMDAR 交联并内化；②抗富含亮氨酸胶质瘤失活蛋白 1（leucine-rich glioma-inactivated protein 1，LGI1）抗体阻断蛋白-蛋白相互作用，影响电压门控钾通道，致使 α 氨基-3-羟基-5-甲基-4-异唑酸受体（α-amino-3-hydroxy-5-methyl-4-isoxazolepropionic acid receptor，AMPAR）水平下降，进而影响神经元功能；③抗 γ-氨基丁酸 B 型受体（γ-amino butyric acid type B receptor，$GABA_BR$）抗体直接阻断受体 B1 亚单位。此外，CSAab 还能促进补体沉积和自然杀伤细胞激活，从而导致细胞死亡。SYAab 往往通过影响神经递质释放而产生症状。

二、临床表现与具体分类

AE 可根据累及的解剖部位和对应临床症状分类，具体包括：①累及边缘系统，出现认知下降、精神症状、癫痫发作；②累及皮质/皮质下，出现认知下降、癫痫发作；③累及纹状体，出现运动障碍；④累及间脑，出现自主神经功能异常、睡眠障碍；⑤累及脑干，出现认知下降、癫痫发作、球部症状；⑥累及小脑，出现共济失调；⑦累及脑膜及脑实质，出现认知下降、癫痫发作、脑膜刺激征；⑧累及脑及脊髓，出现脊髓症状、视神经脊髓症状、运动障碍（伴强直及肌阵挛的进行性脑脊髓炎、僵人综合征）。AE 患者还可出现自主神经功能障碍如血压异常、心动过速和通气不足；胃肠症状如腹泻、胃轻瘫和便秘；周围神经兴奋性增高等。此外，部分症状可能与特定抗体和潜在肿瘤相关[3]（图 4-1-1）。

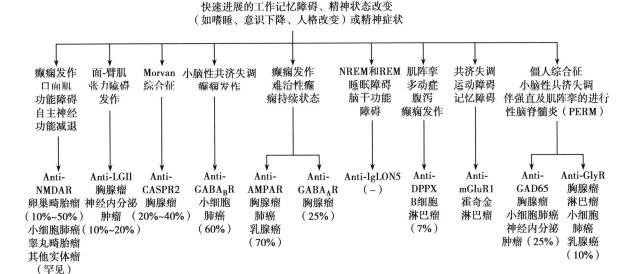

图 4-1-1　常见 CSAab 及部分 SYAab 所致自身免疫性脑炎症状及合并肿瘤情况
NREM，non-rapid eye movement，非快速眼动睡眠；REM，rapid eye movement，快速眼动睡眠。

三、临床诊断与抗体检测

1. 临床诊断　AE 的临床诊断条件包括临床表现、辅助检查、确诊实验与排除其他病因 4 个方面[4]。分为包括可能的 AE 与确诊的 AE。可能的 AE 符合下述临床表现、辅助检查、排除其他病因 3 个诊断条件。确诊的 AE 应符合下述临床表现、辅助检查、确诊实验与排除其他病因 4 个诊断条件。

（1）临床表现：急性或者亚急性起病（<3 个月），具备以下 1 个或者多个神经与精神症状或者临床综合征。①边缘系统症状：近事记忆减退、癫痫发作、精神行为异常，3 个症状中的 1 个或者多个；②脑炎综合征：弥漫性或者多灶性脑损害的临床表现；③基底节和/或间脑/下丘脑受累的临床表现；④精神障碍，且精神心理专科认为不符合非器质性疾病。

（2）辅助检查：具有以下 1 个或者多个辅助检查发现，或者合并相关肿瘤。①脑脊液异常：脑脊液白细胞增多（>5×10⁶/L），或者脑脊液细胞学呈淋巴细胞性炎症，或者特异性寡克隆区带阳性。②神经影像学或者电生理异常：边缘系统 MRI T₂ 或者液体抑制反转恢复序列（fluid attenuated inversion recovery，FLAIR）异常信号，单侧或者双侧，或者其他区域 T₂ 或者 FLAIR 异常信号（除外非特异性白质改变和卒中）；或者边缘系统正电子

发射体层成像（positron emission tomography，PET）呈高代谢改变，或者多发的皮质和/或基底节的高代谢。脑电图异常，表现为局灶性癫痫或者癫痫样放电（位于颞叶或者颞叶以外），或者弥漫/多灶分布的慢波节律。成年抗 NMADR 脑炎患者出现异常 δ 刷状波（extreme delta brush）与住院时间延长及不良预后相关。③与 AE 相关的特定类型肿瘤，如边缘性脑炎合并小细胞肺癌，抗 NMDAR 脑炎合并卵巢畸胎瘤。

（3）确诊实验：抗神经细胞抗体阳性。其中，CSAab 和部分 SYAab（如抗 GAD65 抗体）检测主要采用间接免疫荧光法（indirect immunofluorescence assay，IIF）。根据抗原底物，IIF 分为基于细胞底物的实验（cell based assay，CBA）与基于组织底物的实验（tissue based assay，TBA）两种。CBA 采用表达神经元细胞表面抗原的转染细胞，TBA 采用动物的脑组织切片为抗原底物。CBA 具有较高的特异度和灵敏度。应尽量同时对患者的脑脊液与血清标本进行检测，脑脊液与血清的起始稀释滴度分别为 1∶1 与 1∶10。INAab 和部分 SYAab［如双载蛋白（amphiphysin）抗体］检测主要采用免疫印迹方法，但其假阳性或假阴性问题不容忽视，因此必要时需要结合临床并通过 TBA 或 CBA 予以验证。

（4）合理排除其他病因。

2. AE 相关抗体检测的注意事项 由于在某些 AE 患者(如抗 NMDAR 脑炎)中,抗体可能只在脑脊液中阳性,而在部分抗 LGI1 抗体及抗 GABA_BR 抗体相关脑炎患者中,抗体可能只在血清中检出,因此应尽量对脑脊液与血清标本进行配对检测。解读检测结果时需要注意以下几方面:①血清检测背景反应导致假阳性可能;②应用 CBA 检测方法,在精神分裂症、克-雅病、抑郁症、帕金森病和健康人血清中发现了 IgA 和 IgM 亚类的抗 NMDAR 抗体,其临床意义仍有待阐明;③CBA 及免疫印迹膜条法阴性,不应简单归为抗体阴性自身免疫脑炎或可除外自身免疫性脑炎,应完善 TBA 检测,必要时应用原代培养海马神经元进行间接免疫荧光检测以完成最终筛查;④抗体的诊断价值通常大于其随访价值,即患者临床症状好转乃至痊愈,但其抗体可能仍持续阳性,所以临床医生应该把重点放在患者的治疗上,而不是抗体滴度上;⑤送检前经验性免疫治疗,如激素和丙种球蛋白可能会对抗体检测结果造成影响。

3. AE 抗体在特定人群中出现频率及叠加情况 妙佑国际医疗(梅奥诊所)神经免疫实验室自 2018 年 1 月—2019 年 12 月两年间对 42 032 例患者样本(28 121 例血清和 23 881 例脑脊液)进行的大规模神经抗体检测,结果提示:①成人血清及脑脊液 AE 抗体阳性率排名前三位为抗 NMDAR 抗体、抗 GAD65 抗体及抗 LGI1 抗体,最常见的血清 AE 抗体叠加情况为抗 LGI1 抗体合并抗 CASPR2 抗体;②儿童血清 AE 抗体阳性率排名前三位为抗 NMDAR 抗体、抗 MOG 抗体及抗 GAD65 抗体;③儿童脑脊液 AE 抗体阳性率排名前两位为抗 NMDAR 抗体及抗 GAD65 抗体;④20 岁以下青少年抗体阳性率前两位为抗 NMDAR 抗体及抗 MOG 抗体;⑤65 岁以上老年患者 AE 抗体阳性率依次为抗 GABA_BR 抗体、抗 LGI1 抗体及抗 CASPR2 抗体;⑥女性在抗 NMDAR 抗体及抗 GAD65 抗体阳性队列中占比高;⑦男性在抗 LGI1 抗体阳性队列中占比高;⑧20 岁以下女性最常见阳性抗体为抗 NMDAR 抗体[5]。

四、自身免疫性脑炎的鉴别诊断[6,7]

1. 中枢神经系统感染 病毒、细菌、螺旋体、真菌和寄生虫所致的中枢神经系统感染,以及朊粒病。

2. 代谢性与中毒性脑病 韦尼克(Wernicke)脑病、肝性脑病、肺性脑病、抗生素、化疗药物或者免疫抑制剂等引起的中毒性脑病,以及放射性脑病等。

3. 中枢神经系统肿瘤 尤其是弥漫性或者多灶性脑肿瘤,如大脑胶质瘤病、大脑淋巴瘤病及转移癌。

4. 血管性疾病 硬脑膜动静脉瘘、脑淀粉样血管病相关炎症(cerebral amyloid angiopathy related inflammation,CAA-RI)等。

5. 遗传性疾病 线粒体脑病、甲基丙二酸血症、肾上腺脑白质营养不良等。

6. 神经系统变性病 路易体痴呆、多系统萎缩和遗传性小脑变性等。

五、AE 治疗

AE 治疗主要包括:①免疫治疗;②对癫痫发作和精神症状等症状的治疗;③支持治疗;④对合并肿瘤者进行抗肿瘤治疗;⑤康复治疗。其中,作为核心的免疫治疗又分为一线免疫治疗、二线免疫治疗、长程免疫治疗、升级免疫治疗及添加免疫治疗。具体内容相关章节将详细阐述。

六、AE 相关基础及临床研究

在本章中,对 AE 新型生物学标志物、基因易感性(主要是 HLA 等位基因相关性)、被动免疫与主动免疫动物模型建立等研究均有介绍。对于 AE,特别是抗 NMDAR 脑炎预后因素的研究日渐增多。最近一篇系统综述提示,抗 NMDAR 脑炎的预后因素与其他种类 AE 存在较大差异[8]。意识改变、未应用免疫治疗及收治 ICU 与抗 NMDAR 脑炎不良预后不同程度相关;延误免疫治疗与各类 AE 不良预后存在不同程度的相关性;高龄、性别因素、癫痫持续状态、脑脊液指标异常及 MRI 改变似乎不具备显著的预后预测价值;抗体滴度、自主神经功能障碍及潜在肿瘤与对预后的影响尚不清楚。

AE 是如今临床神经免疫学中进展最快的领域之一,与神经感染、癫痫、认知、睡眠、运动障碍、神经心理及精神疾病等亚专业存在广泛的交叉,未来仍需要神经内科、影像科和重症医学科等多学科协助,积极探索适合我国 AE 患者的诊断和治疗策略。

(王佳伟　刘磊)

参考文献

第二节　常见的自身免疫性脑炎

一、抗 N-甲基-D-天冬氨酸受体（NMDAR）脑炎

抗 N-甲 基-D-天 冬 氨 酸 受 体（N-methyl-D-aspartate receptor,NMDAR）脑炎是自身免疫性脑炎（autoimmune encephalitis,AE）的最常见类型。抗 NMDAR 脑炎的发病率约为 0.6/10 万。中位发病年龄为 21 岁,37% 的患者为 18 岁以下,仅 5% 的抗 NMDAR 脑炎患者的年龄在 45 岁以上。国外研究表明,80% 的抗 NMDAR 脑炎患者为女性,但在 12 岁以下和 45 岁以上年龄组中男性患者更为常见。在我国抗 NMDAR 脑炎患者中男性患者比例更高。目前认为,单纯疱疹 1 型病毒（HSV-1）导致的单纯疱疹脑炎（herpes simplex virus encephalitis,HSE）是抗 NMDAR 脑炎的诱因之一。

NMDAR 是分布在突触后膜表面的电压门控离子型谷氨酸受体,由两个必需亚基 GluN1（NR1）、两个调节亚基 GluN2（又称 NR2）或 GluN3（NR3）构成的异四聚体。抗 NMDAR 抗体通过识别并结合 GluN1 细胞外 N368/G369 结构域,从而破坏 NMDAR 和肝配蛋白（ephrin）B2 受体相互作用,导致细胞膜表面 NMDAR 内化。NR1 表达降低的转基因小鼠表现出类似精神分裂症的行为异常。目前有关抗 NMDAR 脑炎的基础及机制研究包括:①动物模型构建和行为学评估;②通过检测脑脊液（cerebrospinal fluid,CSF）中的细胞因子、趋化因子等生物标志物评估疾病发生、发展及预后。

（一）抗 NMDAR 脑炎的动物模型

1. 脑室输注抗 NMDAR 抗体的被动免疫模型　2015 年,Planagum 等最早构建了抗 NMDAR 脑炎被动免疫动物模型[1]。他们收集了 25 例抗 NMDAR 脑炎患者的脑脊液（滴度均 >1∶320）和 25 例对照者的脑脊液,用无菌磷酸盐缓冲液（phosphate buffer saline,PBS）稀释后使得两组脑脊液的总 IgG 浓度一致。向渗透泵分别注入 100ml 来自抗 NMDAR 脑炎组的脑脊液或来自对照组脑脊液,并连接 1 个 0.28mm 内径的聚乙烯管,在 37℃的 PBS 中过夜。次日将麻醉后的 C57BL/6 小鼠置于立体定向注射框架内,将连接泵的导管于前囟前侧 0.02mm、外侧 1.00mm、深度 0.22mm 处插入小鼠侧脑室并固定,将渗透泵植入小鼠背部皮下。两组脑脊液通过以 0.25ml/h 流速,持续输注 14 天,使小鼠被动获得抗 NMDAR 抗体。之后研究者进行了一系列行为学研究,包括:用于评估记忆的旷场实验和新物体识别实验;用于评估嗜好行为的蔗糖偏爱测试;用于评估抑郁状态的悬尾和强迫游泳实验;用于评估焦虑情况的高架十字迷宫测试;用于评估攻击性的入侵者测试,以及用于评估运动情况的水平和垂直活动。为了确定患者抗体对小鼠大脑的影响,留取小鼠大脑并将一半脑组织矢状位切片,通过组织免疫荧光染色和共聚焦显微镜观察抗原抗体的结合情况,另一半脑组织用于分离海马和小脑以提取 IgG 和蛋白质。第 18 天获得的脑组织海马 CA 区评估细胞凋亡、淋巴细胞浸润和补体沉积情况。这一研究首次构建了抗 NMDAR 脑炎的被动免疫小鼠模型,并观察到输注来自抗 NMDAR 脑炎患者的脑脊液后的小鼠出现认知和行为障碍,在脑片的免疫组织化学检查中也观察到明显的受体与抗体的点状结合,以及 NMDAR 密度降低。本研究不足之处在于并未完全模拟抗 NMDAR 脑炎患者的全部临床症状,也没有在海马 CA 区观察到明显的细胞凋亡、淋巴细胞浸润和补体沉积情况,对于脑组织切片也未进行进一步的电生理研究。后续研究小组通过类似被动免疫模型证实,抗体使得大鼠海马齿状回颗粒细胞上 NMDAR 介导兴奋性突触后电位（excitatory postsynaptic potential,EPSP）振幅显著降低,并且大鼠海马齿状回产生的长时程增强（long-term potentiation，LTP）明显降低，行为学结果也提示 NMDAR 功能降低的大鼠学习和记忆能力受损。另有被动免疫研究提示持续暴露于抗体对于诱发癫痫发作具有重要意义。

2. 单纯疱疹脑炎（HSE）继发抗 NMDAR 脑炎模型 Linnoila[2]等对 HSV-1 导致的 HSE 后继发抗 NMDAR 脑炎机制进行了研究。应用 HSV-1 对 BALB/c 小鼠进行鼻部接种，并通过腹膜注射阿昔洛韦治疗 2 周，完全模拟 HSE 患者的临床过程。在患病第 3、6 和 8 周采集小鼠血清，使用转染 GluN1 的人胚胎肾 293 细胞检测，证实小鼠血清中存在抗 NMDAR 抗体。在接种后第 8 周处死小鼠并取脑组织，切片进行免疫组织化学染色，取海马组织通过匀浆处理进行蛋白质印迹分析。结果显示经鼻部接种 HSV-1 的小鼠产生了血清抗 NMDAR 抗体，且这些抗体与海马 NMDAR 减少有关。

（二）抗 NMDAR 脑炎相关趋化因子、细胞因子及生物标志物研究

抗 NMDAR 脑炎疾病活动期，脑脊液趋化因子 CXCL13 水平较对照组明显升高，证实 CXCL13 与本病有相关性[3]。此外，70% 的患者急性期脑脊液中 CXCL13 水平明显高于恢复期，且当疾病复发时，CXCL13 水平再次升高[4]。脑组织活检发现，CXCL13 在巨噬细胞、单核细胞聚集的血管周围大量表达。以上研究表明，CXCL13 不仅参与抗 NMDAR 脑炎的发生，而且与该脑炎活动性和预后相关，可作为潜在的预测疾病复发及预后的生物标志物。流式细胞学检测发现，急性期抗 NMDAR 脑炎患者外周血单个核细胞中滤泡辅助性 T 细胞（$CD4^+PD-1^+CXCR5^+$）的比例明显增高，CXCR5 作为受体可能通过与 CXCL13 特异性结合，促进 B 细胞免疫应答反应和抗体的分泌，引起组织损伤和炎细胞浸润[5]。

B 细胞活化因子（B cell activating factor，BAFF）是一种 B 细胞激活因子，其在抗 NMDAR 脑炎患者脑脊液中水平明显升高，且与疾病活动性及疾病预后相关。抗 NMDAR 脑炎急性期和缓解期脑脊液 BAFF 水平变化也有显著的差异。BAFF/增殖诱导配体（APRIL）系统可能通过影响 B 细胞发育、分化及免疫球蛋白分泌，参与抗 NMDAR 脑炎发生、发展，以及疾病活动[6]。

抗 NMDAR 脑炎患者脑脊液中 IL-6、IL-17、CD40L、正五聚蛋白 3（pentraxin3，PTX3）水平显著升高，且与疾病预后关系密切。PTX3 可以通过上调 NF-κB 的表达，促进 IL-6 的分泌，从而促进 B 细胞的分化和抗体的分泌。CD40L 是 CD40 的配体，CD40 与配体 CD40L 结合则促进了炎症反应的进行。抗 NMDAR 脑炎患者脑脊液中 Th17 细胞大量聚集，Th17 细胞可能通过激活信号转导因子和转录激活因子 3（activator of transcription3，STAT3）信号通路来分泌 IL-17，从而引起炎症级联反应，脑脊液高水平 IL-17 是预测疾病严重程度和复发的一个重要生物标志物[7]。

高迁移率蛋白（high-mobility group box 1，HMGB1）是一种促炎性细胞因子，它不仅可以通过活化巨噬细胞来促进 IL-6 分泌，还可以通过下调细胞毒性 T 细胞相关抗原（cytotoxic T lymphocyte associated antigen-4，CTLA4）和叉头框转录因子 3（forkhead box transcription factor-3，Foxp3）来抑制 IL-10 的表达，从而抑制调节性 T 细胞的免疫调节作用。IL-6 也可通过促进甲壳素酶-3 样蛋白-l（chitinase-3 like protein-1，CHI3L1）的分泌，进一步发挥促炎作用[8]。

抗 NMDAR 脑炎患者脑脊液中核苷酸结合寡聚化结构域样受体蛋白 3（NOD-like receptor 3，NLRP3）炎性小体、IL-1β、IL-6 和 IL-17 水平均升高，且 NLRP3 炎性小体水平与上述细胞因子水平，以及病程中最高改良 Rankin（mRS）评分正相关，随访 6 个月后 mRS 评分降低程度与脑脊液 NLRP3 炎性小体下降程度正相关，提示脑脊液 NLRP3 炎性小体水平可作为反映抗 NMDAR 脑炎严重程度及预后的潜在生物标志物。NLRP3 炎性小体可能通过激活下游的 IL-13 及其他炎性因子进而促进炎症反应。IL-1β 在 Th17 的分化过程中发挥重要作用，Th17 细胞可产生 IL-6 和 IL-17，进而调节 Th17 细胞与调节性 T 细胞间的平衡，最终导致大脑损伤并产生神经精神症状。IL-6 和 IL-17 的共激活与抗 NMDAR 脑炎鞘内抗体的产生密切相关，提示 NLRP3 炎性小体可能参与了抗 NMDAR 脑炎鞘内炎症反应[9]。

(三) 抗 NMDAR 脑炎的临床表现、辅助检查及诊断标准

1. 临床表现 发病前 2 周,大约 70% 的患者出现发热、头痛、恶心、呕吐和流感样的前驱症状。抗 NMDAR 脑炎早期表现为行为异常、妄想、幻觉和偏执,伴有记忆缺陷和语言障碍。最常见的运动障碍是口面部运动障碍、舞蹈症和肌张力障碍。部分患者可能会进展为紧张症或缄默症,随后出现意识障碍和自主神经功能障碍。

总体上,儿童更常出现行为症状和运动障碍,而成人则表现为精神症状和癫痫。癫痫可表现为局灶性发作,也可能表现为癫痫持续状态。

2. 辅助检查 抗 NMDAR 脑炎患者的脑脊液压力正常或者轻度升高,脑脊液白细胞数轻度升高或者正常,少数超过 100×10^6/L,脑脊液细胞学多呈淋巴细胞性炎症,可见浆细胞。脑脊液蛋白轻度升高,寡克隆区带可呈阳性,抗 NMDAR 抗体阳性。

头 MRI 可无明显异常;或仅有散在皮质、皮质下点片状 FLAIR 高信号;或局限于边缘系统 FLAIR 高信号;部分病例病灶分布超出边缘系统范围;少数病例兼有中枢神经系统炎性脱髓鞘病的影像学特点。正电子发射体层成像(positron emission tomography,PET)可见双侧枕叶代谢明显减低,伴额叶与基底节代谢升高。脑电图呈弥漫或者多灶的慢波,偶尔可见癫痫波,异常 δ 刷是该病较特异性的脑电图改变,多见于重症患者。

卵巢畸胎瘤在青年女性患者中较常见,在重症患者中比例较高,卵巢超声和盆腔 CT 有助于发现卵巢畸胎瘤,卵巢微小畸胎瘤的影像学检查可为阴性。少数病例叠加抗体介导的中枢炎性脱髓鞘病变,如抗水通道蛋白 4(aquaporin 4,AQP4)抗体阳性神经脊髓炎视谱系疾病或抗髓鞘少突胶质细胞糖蛋白(myelin oligodendrocyte glycoprotein,MOG)抗体相关疾病。

3. 诊断标准 确诊抗 NMDAR 脑炎必须同时满足以下三条标准。

(1)病情在 3 个月内快速进展,满足以下 1 项或者多项:①精神行为异常或认知功能障碍;②言语功能障碍(言语减少、缄默);③癫痫发作;④运动障碍或强直/姿势异常;⑤意识水平下降;⑥自主神经功能异常或中枢性低通气。

(2)血清和/或脑脊液检出抗 NMDAR 抗体。脑脊液抗 NMDAR 抗体阴性而血清阳性时,诊断疾病应格外慎重。

(3)合理排除其他诊断。

(四) 抗 NMDAR 脑炎的发病机制研究

单纯疱疹 1 型病毒感染之后"双峰脑炎"的报道可追溯到 Wang[10] 等在 1994 年的儿童脑炎病例组报告。2012 年,Prüss[11] 等证实在 30% 的 HSE 患者病程中可出现抗 NMDAR 抗体由阴转阳的动态变化。2014 年伍妘[12] 等报道国内儿童 HSE 后继发抗 NMDAR 脑炎的病例。Armangue[13] 等进行的前瞻研究显示,27% 的 HSE 患者可在起病后 2~16 周(中位数 32 天)内继发以抗 NMDAR 脑炎为主的自身免疫性脑炎,此外,还包括抗 GABAR 抗体及未知抗原抗体相关的自身免疫性脑炎。在一些 HSE 患者中,随访期内血清或脑脊液中可检出 AE 抗体,但临床上无"双峰脑炎"的症状,仅表现为单峰脑炎病程。关鸿志[14] 等人的研究提示,该组病例多呈现典型的"双峰脑炎"病程,第一峰是以发热、精神行为异常、癫痫发作为主要症状的病毒性脑炎期,经抗病毒治疗后症状缓解;第二峰为 AE 期,以精神行为异常为最突出的表现,还包括记忆力下降,自主神经功能障碍和运动障碍等。在 AE 期,患者出现的脑炎主要症状数量多于病毒性脑炎期,这可能与抗 NMDAR 脑炎脑部广泛受累的特点有关。因此,如果病毒性脑炎患者在高峰期后陆续出现更多样的脑炎症状,要考虑到继发 AE 的可能性。AE 的症状与年龄相关,舞蹈手足徐动症为幼儿特征性临床表现,而儿童和成人则是以精神行为异常为主。因此,幼儿继发 AE 更易被识别和诊断,而儿童和成人的第二峰与第一峰在表现上相似,易误诊为 HSE 复发。少数患者因 AE 阶段轻症自限或者因缺少缓解间期而呈现单峰或假单峰病程,给 HSE 后 AE 的早期鉴别造成了挑战。除 HSE 外,流行性乙型脑炎也可继发抗 NMDAR 脑炎,常见表现包括舞蹈手足徐动症、口角抽动、烦躁、姿势异常或缄默等。2001 年 Pradhan 等报道 62 例乙脑患者中,有 6 例出现了"双峰脑炎"的病程。Ma 等报道 63 例乙脑患者中 5 例脑炎复发,其中

3 例脑脊液抗 NMDAR 抗体阳性。

目前对于病毒性脑炎后继发 AE 的发病机制有两种假说[15]：第一为分子模拟学说，即病毒蛋白序列激发的免疫抗体，错误地与 NMDAR 上结构类似的抗原决定簇发生反应。另一种可能的机制为抗原暴露，病毒感染引起边缘系统严重炎性反应，并常伴有组织坏死，边缘系统具有丰富 NMDAR，组织坏死导致 NMDAR 抗原决定簇暴露、释放，启动自身免疫反应。

（王佳伟 刘磊）

二、抗电压门控钾通道（VGKC）复合体脑炎

（一）概述与分类

抗电压门控钾通道（voltage-gated potassium channel，VGKC）抗体于 2001 年首次报道，涉及神经性肌强直、Morvan 综合征和边缘性脑炎等多种临床表型。后续研究发现抗 VGKC 复合体抗体中包含抗富亮氨酸胶质瘤失活蛋白 1（leucine-rich glioma-inactivated protein 1，LGI1）抗体和抗接触素相关蛋白样蛋白 2（contactin associated protein 2，CASPR2）抗体，分别对应不同的临床表型。

LGI1 是位于突触间隙的分泌型神经元蛋白，与突触前膜的去整合素金属蛋白酶 23（ADAM23）及 $K_v1.1$ 钾通道、突触后膜的去整合素金属蛋白酶 22（ADAM22）及 α-氨基-3-羟基-5-甲基-4-异唑酸受体（α-amino-3-hydroxy-5-methyl-4-isoxazolepropionic acid receptor，AMPAR）共同形成一个跨突触的复合体。抗 LGI1 抗体的靶抗原表位分布在 LGI1 的富亮氨酸重复序列（leucine-rich repeat，LRR）和 epitempin 重复序列（epitempin repeat，EPTP）区域，抗体阻止 LGI1 与 ADAM23 和 ADAM22 结合，同时导致突触前膜电压门控 K^+ 通道和突触后膜 AMPAR 功能障碍，最终改变突触兴奋性和可塑性。人 LGI1 基因突变导致常染色体显性遗传颞叶外侧癫痫。

CASPR2 是一种细胞黏附蛋白，属于神经连接蛋白（neurexin）家族，表达在中枢神经系统和周围神经系统的轴突。神经连接蛋白家族蛋白已被证明在神经系统发育、突触功能和神经系统疾病中发挥作用。CASPR2 与 $K_v1.1$ 和 $K_v1.2$ 共

存于有髓轴突近节侧区，与 CASPR2 相互作用，促进 K_v1 钾通道在有髓轴突近节侧区聚集。抗 CASPR2 抗体主要是 IgG4 亚型，其与 CASPR2 结合后会导致周围神经轴突上 CASPR2/$K_v1.1$/$K_v1.2$ 复合体表达下调，从而致病。

英国 Irani[16] 等研究揭示抗 LGI1 抗体相关脑炎患者中携带 HLA-DRB1*07:01 比例很高，而抗 CASPR2 抗体相关脑炎患者 HLA-DRB1*11:01 比例较高。此外，抗 LGI1 抗体相关脑炎患者重要单倍型关联包括 HLA-DRB1*07:01-DQA1*02:01-DQB1*02:02，而抗 CASPR2 抗体相关脑炎患者则与 DRB1*11:01-DQA1*05:01-DQB1*03:01 密切相关。韩国 Kim[17] 报道抗 LGI1 抗体相关脑炎与 HLA II 类基因中的 DRB1*07:01-DQB1*02:02 单倍型，以及 HLA I 类基因中的 B*44:03 和 C*07:06 有关。这些等位基因在抗 LGI1 抗体相关脑炎中的流行率明显高于癫痫对照组或健康对照组。相比之下，抗 NMDAR 脑炎与 HLA 基因型没有显著关联。洪桢[18] 等对中国汉族人群中自身免疫性脑炎是否与 HLA 的基因型有关进行了探索。研究纳入了 77 例抗 NMDAR 脑炎、11 例抗 LGI1 抗体相关脑炎、13 例抗 $GABA_BR$ 脑炎患者，以及 200 例健康对照。研究结果显示，DRB1*03:01 或 DQB1*02:01 等位基因和扩展的 DRB1*03:01-DQB1*02:01 单倍型代表了抗 LGI1 抗体相关脑炎的强易感基因组。在中国的抗 LGI1 抗体相关脑炎患者中，DRB1*03:01 等位基因的携带者中女性更多，发病更早，对免疫治疗的反应更好[19]。此外，DRB1*08:03-DQB1*06:01 或 B*08:01-C*07:02 单倍型可能与抗 LGI1 抗体相关脑炎有关。而抗 NMDAR 或抗 $GABA_BR$ 脑炎患者与健康对照组之间在 HLA 关联方面无显著差异。这些结果表明，HLA 亚型可能与抗 LGI1 抗体相关脑炎有关[18]。

既往研究认为抗 LGI1 抗体以 IgG4 亚型为主。认知障碍患者可能同时存在 IgG1 亚型，其内化 LGI1-ADAM22 复合物同时激活补体途径，导致更长临床病程。最近的研究中，Ramberger[20] 等在抗 LGI1 抗体相关脑炎血清和脑脊液中发现两种具有不同结构域结合特征的抗 LGI1 单克隆抗体，分别特异性识别 LGI1 的 N 末端亮氨酸重复序列（LRR）结构域和 C 末端表位重复序列（EPTP）

结构域。LRR 靶向单克隆抗体与 ADAM 对接的 LGI1 结合，并从细胞表面内化这两个复合物，进而诱导记忆损伤。而 EPTP 靶向单克隆抗体则不具有抗原调节功能，其通过抑制 LGI1/ADAM 相互作用而发挥作用。Ramberger 等进一步认为，目前大多数针对抗 LGI1 抗体检测的方法很容易发现针对 LRR 结构域的抗体，但可能会漏掉针对 EPTP 结构域的抗体。当患者脑脊液中仅存在 EPTP 靶向抗体时，传统检测方法将出现假阴性结果，这可能是导致脑脊液检测 LGI1 抗体敏感性较低的原因之一。此外，研究者在体外培养的神经元中发现，抗 LGI1 抗体可在不直接干扰 LGI1/ADAM 相互作用的情况下，直接增加固有细胞兴奋性和谷氨酸能传递。尽管抗 LGI1 抗体相关脑炎患者常常从血清中检出抗体，其鞘内 B 细胞激活仍可能参与自身免疫的发病机制，但抗原特异性仍有待阐明。Gadoth[21] 等研究表明，抗 LGI1 抗体相关脑炎患者脑脊液中抗 LGI1-IgG4 亚类滴度和指数升高是预测不良预后的早期生物标志物。

癫痫发作是抗 LGI1 抗体相关脑炎最常见首发症状，既往研究认为面臂肌张力障碍样发作（faciobranchial dystonia seizure，FBDS）是抗 LGI1 抗体相关脑炎患者的特征性表现。以往认为运动皮质和海马可能是抗 LGI1 抗体相关脑炎两个主要靶点。Wang 等研究表明，抗 LGI1 抗体相关脑炎通常累及包括颞叶内侧、海马和杏仁核在内的边缘系统和基底节，对应发作类型分别为颞叶内侧癫痫和 FBDS。50% 的抗 LGI1 抗体相关脑炎患者存在过度运动发作，表现为一组不连续的、非定型的，以肌阵挛、肌张力障碍或类手足徐动症为形式的痉挛性或扭转运动，可与睡眠障碍重叠。最新研究表明，部分患者以立毛运动性发作为常见的先兆症状，表现为阵发性立毛或"鸡皮疙瘩"样改变。因此，除 FBDS 外，过度运动发作或立毛运动性发作出现也高度提示抗 LGI1 抗体相关脑炎。在疾病的急性期，轻度到中度的低钠血症是抗 LGI1 抗体相关脑炎的特征性改变，被认为是抗 LGI1 抗体结合下丘脑抗利尿激素（antidiuretic hormone，ADH）分泌神经元导致抗利尿激素分泌异常综合征的结果[22]。

抗 LGI1 抗体相关脑炎患者均合并不同类型的睡眠障碍。有研究发现，57% 的抗 LGI1 抗体相关脑炎患者有复杂的夜间运动梦境行为。然而，另有研究报道 66.7% 的抗 LGI1 抗体相关脑炎患者睡眠中肢体动作较简单，与模仿梦境内容无关。除睡眠中肢体运动外，其他睡眠障碍包括失眠、白天过度困倦、说梦话和打鼾。多导睡眠图显示总睡眠时间减少，快速眼动睡眠、慢波睡眠和睡眠效率下降。经过免疫治疗后，多导睡眠图提示睡眠障碍得到改善[23]。

（二）抗 VGKC 复合体脑炎生物标志物研究

Körtvelyessy[24] 等对抗 LGI1 抗体相关脑炎及抗 CASPR2 抗体相关脑炎患者趋化因子及细胞因子水平的研究提示，与对照组相比，抗 LGI 脑炎患者的血清中仅发现 CXCL13 明显升高，而抗 CASPR2 抗体相关脑炎患者脑脊液中 CXCL13 和 sICAM1 水平显著升高，血清中 CXCL10 水平显著升高。Lin[25] 等的研究支持上述研究的发现，提示抗 LGI1 抗体相关脑炎患者血清和脑脊液中 CXCL13 水平明显高于对照组。两组之间血清和脑脊液中 IL-6、IL-10、IL-17、CXCL12、BAFF 和 HMGB1 水平没有统计学差异。Gregory[26] 等进行了一项纳入 34 例抗 NMDAR 脑炎和 11 例抗 LGI1/CASPR2 脑炎患者的研究，发现 AE 组患者与认知正常组相比，脑脊液中神经轴索损伤标志物神经丝蛋白轻链（NfL）、神经炎症标志物（YKL-40）明显升高。而神经损伤标志物（总 Tau、VILIP-1）、突触功能标志物（神经颗粒素和 SNAP-25）等指标大致相同或较低。Nissen[27] 等对抗 NMDAR 脑炎及抗 LGI1 抗体相关脑炎患者 CSF 中 NfL 水平进行了队列研究，发现抗 LGI1 抗体相关脑炎患者 CSF 中 NfL 水平高于抗 NMDAR 脑炎患者，并且 CSF 中 NfL 水平升高可能与不良预后相关。

（三）抗 VGKC 复合体脑炎的临床表现、辅助检查及诊断标准

1. 临床表现　抗 LGI1 抗体相关脑炎多见于中老年人，呈急性或者亚急性起病。其主要症状包括癫痫发作、近记忆力下降、精神行为异常等。面臂肌张力障碍发作（faciobranchial dystonic seizure，FBDS）为本病特征性发作症状，表现为单

侧手臂及面部乃至下肢的频繁、短暂的肌张力障碍样不自主动作，其发作时间短暂，一般仅数秒，发作频繁者可达每日数十次；可伴有双侧肌张力障碍样发作、感觉异常先兆、失神和意识改变等。部分患者可合并语言障碍、睡眠障碍、小脑性共济失调和抗利尿激素分泌失调综合征所致顽固性低钠血症等。

抗 CASPR2 抗体相关脑炎发病年龄中位数在 60 岁左右。临床表现为癫痫发作、精神行为异常、近记忆力下降。部分患者表现为 Morvan 综合征，即周围神经过度兴奋伴脑病，表现为肌颤搐、肌强直、神经痛、精神行为异常、失眠，以及多汗、心律失常等自主神经功能障碍和消瘦等。本病有猝死的风险。

2. 辅助检查及诊断标准　抗 LGI1 抗体相关脑炎脑脊液压力正常或者轻度升高，脑脊液白细胞数正常或者轻度升高，脑脊液寡克隆区带可呈阳性。大多数抗 LGI1 抗体相关脑炎患者头 MRI 可见单侧或者双侧颞叶内侧（杏仁体与海马）FLAIR 异常信号，部分患者可见基底节区异常信号。PET 可见内侧颞叶与基底节区呈高代谢。副肿瘤性抗 LGI1 抗体相关脑炎并不常见，但仍应常规行肺纵隔 CT 扫描，除外肺癌及胸腺瘤等。FBDS 发作期脑电图异常比例仅占 21%~30%，FBDS 发作间期脑电可表现为轻度弥漫性慢波或双侧额颞叶慢波，也可完全正常。典型临床表现结合辅助检查，排除其他病因后，血清和/或脑脊液抗 LGI1 抗体阳性可确诊抗 LGI1 抗体相关脑炎。

抗 CASPR2 抗体相关脑炎脑脊液常规、生化、细胞学与抗 LGI1 抗体相关脑炎近似。脑电图可见弥漫性慢波。神经电生理检查在放松状态下，可见自发的持续快速的二联、三联或者多联运动单位放电活动，肌颤搐电位和纤颤电位较常见。F 波检测可见后放电现象，重复神经电刺激可有后放电现象。少数患者合并肿瘤，以胸腺瘤多见。血清和/或脑脊液抗 CASPR2 抗体阳性可协助确诊，部分病例合并抗 LGI1 抗体。对于抗 LGI1 和抗 CASPR2 抗体双阴性的抗 VGKC 抗体阳性病例，抗 VGKC 抗体滴度通常很低，不建议将它们作为免疫介导发病的证据。

（四）自身免疫性周围神经过度兴奋综合征

周围神经过度兴奋综合征（peripheral nerve hyperexcitability syndrome，PNHS）是一组以肌肉抽搐、痉挛、僵硬和针极肌电图中存在自发运动电位异常放电为特点的神经系统疾病。原发性 PNHS 包括 Isaacs 综合征、Morvan 综合征和痉挛-束颤综合征（cramp-fasciculation syndrome，CFS）。

越来越多的证据表明，自身免疫机制在 PNHS 的病理生理学中占主导地位，主要通过干扰 VGKC 复合物的功能而致病。VGKC 表达于中枢和外周神经系统神经元细胞膜、轴突和神经末梢上。膜片钳研究表明，抗 VGKC 抗体不会直接阻断 VGKC，而是通过增加降解或降低 VGKC 的表达来降低通道密度。神经肌肉接头处功能性 VGKC 的减少，增加了乙酰胆碱的量子释放，从而增加动作电位的重复放电并导致神经膜过度兴奋。因此，中枢神经系统抗 VGKC 复合物抗体与丘脑和纹状体神经元靶向结合，尤其是与海马区高表达的 LGI1 结合，可导致 Morvan 综合征中的脑病症状。而周围神经系统抗 VGKC 复合物抗体可能使周围神经轴突处 CASPR2 亚基复合物下调，导致神经性肌强直、神经性疼痛和自主神经功能障碍症状。16% 的 PNHS 患者伴有肿瘤，其中胸腺瘤和小细胞肺癌是最常见的与 PNHS 相关的肿瘤。其他少见且与 PNHS 相关的恶性肿瘤有霍奇金淋巴瘤、淋巴浆细胞性淋巴瘤、IgM 副蛋白血症、膀胱癌、卵巢癌和血管母细胞瘤。推测副肿瘤性 PNHS 可能发病机制是通过肿瘤相关抗原激活免疫应答，导致与 VGKC 复合物成分发生交叉反应产生自身抗体而致病。

PNHS 患者的神经电生理发现主要包括运动神经传导和 F 波测定时可有 M 波后放电和 F 波后放电。肌电图见自发神经性肌强直放电、肌颤搐电位或呈双联或三联或多联放电、痉挛放电、束颤电位。常规感觉和运动神经传导，以及 F 波和 H 反射通常是正常的。

Morvan 综合征具有周围神经过度兴奋、自主神经功能异常和神经精神障碍特征。男性受累多于女性。Morvan 诊断标准须满足以下四项：肌肉颤搐或神经性肌强直、自主神经症状、严重睡眠障碍、波动性脑病伴生动幻觉。周围神经过度兴奋导致的持续性肌颤搐、神经性疼痛症状是其主要临床表现。自主神经功能障碍常见，几乎所有患者都有多汗症，其他自主神经功能障碍症状包括心律失常、体重减轻、严重便秘、尿失禁、过度流泪流涎。中枢神经系统症状包括失眠、谵妄、精神错乱、幻觉、记忆减退、意识模糊和癫痫发作，同时大多数患者头颅 MRI 正常。失眠较常见，其特征性的睡眠障碍为激动性失眠（agrypnia excitata），是以慢波睡眠消失、昏迷、幻觉、自动症、运动神经及自主神经过度活动为特征的全身性过度活动综合征。

Issacs 综合征临床特征包括肌肉抽搐、痉挛和僵硬、运动迟缓、肌肉肥大（主要是小腿肌肉和前臂）、肌颤搐、构音障碍、吞咽困难及自主神经功能障碍。其中肉眼可见或可触摸到的肌颤搐是 Issacs 综合征中最具特征性症状（90%），表现为波浪起伏的肌肉活动，形成皮肤下肌肉蠕虫移动样外观，常发生在四肢。可有发作性感觉异常、放电样感觉或神经性疼痛，可能是外周感觉神经过度兴奋所致，而非存在周围神经病变。其他症状如多汗症和肌肉肥大，亦被认为是持续肌纤维放电和肌肉活动增高的结果[28]。

（王佳伟　刘磊）

三、抗 GAD65 抗体相关脑炎

抗 GAD65（glutamic acid decarboxylase 65, GAD65）抗体相关脑炎的发病中位年龄为 40 岁左右，主要表现为癫痫发作、近记忆障碍和精神行为异常，部分患者以颞叶癫痫为唯一表现，呈慢性病程者对抗癫痫药物反应不佳。部分抗 GAD65 抗体相关脑炎患者可合并僵人综合征、自身免疫性小脑性共济失调，以及自身免疫性糖尿病等抗 GAD 抗体相关疾病，少数患者合并胸腺瘤。

（一）抗 GAD65 抗体相关脑炎发病机制研究

谷氨酸脱羧酶（GAD）表达于中枢神经系统抑制性神经元及胰岛 B 细胞，为谷氨酸转化为中枢神经系统主要的抑制性神经递质——γ-氨基丁酸（GABA）的关键限速酶。GAD 分布广泛，主要选择性表达于中枢及外周神经系统的 GABA 能神经元，其次还有少部分表达于内分泌腺及外周

组织，如胰岛 B 细胞、卵巢、输卵管上皮细胞、精子细胞、肾上腺嗜铬细胞、肾脏、心脏、肝脏和红细胞等[29]。GAD 包括两种亚型：GAD65（分子量为 65kDa）和 GAD67（分子量为 67kDa），分别由位于第 10 号染色体和第 2 号染色体上的单个基因编码，以同源二聚体形式存在[30]。GAD 分为三个结构域，包括一个 N 端结构域（第 1~188 位氨基酸残基），一个催化位点所在的中间结构域（第 198~473 位氨基酸残基），一个 C 端结构域（第 465~585 位氨基酸残基），两种异构体之间主要的序列差别在 N 端结构域。在神经系统中，GAD65 主要表达在 GABA 能神经元突触末梢，经翻译、修饰后在 GABA 能神经元内的突触囊泡膜内锚定，介导短期内 GABA 合成以满足紧急需求，并促进含 GABA 突触小泡从高尔基体到突触终末的运输。GAD67 主要表达于 GABA 能神经元胞体和树突，负责 GABA 的基础合成[31]。

抗 GAD65 抗体为抗 GAD 抗体的主要类型，虽然也可检测到抗 GAD67 抗体，但多认为抗 GAD67 抗体与临床症状无相关性。以往多认为抗 GAD65 抗体无法接触细胞内的 GAD，仅是作为提示该病的标志物。近年来，抗 GAD65 抗体与胞内抗原结合存在两种主要假说[32]，即抗原暴露假说和抗体内化学说。在突触前膜通过胞吐释放 GABA 过程中，镶嵌在突触小泡膜表面的 GAD65 抗原短暂暴露于突触间隙，此时抗原与抗体识别并结合，产生致病效应。其中部分抗 GAD65 抗体经胞吞作用内化进入胞质内，与胞内抗原结合。

抗 GAD65 抗体可抑制 GAD65 酶活性或阻断 GAD65 介导的囊泡转运、降低 GABA 能囊泡的释放概率，抗 GAD65 抗体还可干扰突触 GABA 神经递质传递，导致神经递质释放减少。有研究者将单克隆抗 GAD65 抗体或从抗 GAD65 抗体阳性患者的血清中获得的纯化免疫球蛋白注射到啮齿动物脑内，发现可导致脊髓兴奋性增加、僵硬样运动缺陷、焦虑样行为变化、认知功能变化，还可引起实验动物小脑运动皮质损害[33]。此外，抗 GAD65 抗体阳性的癫痫患者的血清可使培养的海马神经元网络的自发活动增加。综上所述，抗 GAD65 抗体很可能与选择性表达于 GABA 能神经元内的 GAD65 相互作用，影响 GABA 的传递和释放，

使 GABA 能神经元突触传递障碍,最终导致骨骼肌强直、痉挛、小脑共济运动受损或癫痫等症状。然而给小鼠注射确诊的抗 GAD65 抗体相关脑炎患者的血清,却不能改变海马网络中 GABA 能神经传递。同时,将含有抗 GAD65 抗体的人脑脊液注射到大鼠海马,也不能改变 GABA 能突触传递。综上所述,尽管抗 GAD65 抗体相关脑炎致病的具体环节尚存在争议,但自身免疫机制在该病发病过程中发挥了关键作用。另外,该脑炎常合并多种自身免疫病,如 1 型糖尿病、甲状腺炎等,这更凸显出自身免疫机制在其病变过程中的重要作用。关于疾病的遗传易感性,有研究发现位于 6 号染色体上的人类白细胞抗原(human leukocyte antigen,HLA)系统编码基因的不同单倍体型,可能与该病的不同神经综合征及胰岛素依赖型糖尿病(insulin-dependent diabetes mellitus,IDDM)的发生有关。

总之,自身免疫机制在抗 GAD65 抗体相关脑炎的发病过程中发挥着主导作用,该病的发生发展可能还受到遗传和环境等多种因素制约和影响,其中的具体机制尚需要更多的研究加以探索和验证。

(二)抗 GAD65 抗体相关脑炎的临床表现

1. 主要临床表现 抗 GAD65 抗体相关脑炎临床主要表现为边缘性脑炎(limbic encephalitis,LE)。抗体介导的 LE 是一组边缘结构炎性病变引起的颞叶内侧症状,临床特征包括精神行为异常、癫痫发作、记忆减退、认知障碍、异常运动、自主神经功能障碍和意识水平下降,不伴其他全身性表现。抗 GAD65 抗体相关 LE 患病率约为 1.9/10 万,临床表现以亚急性起病的癫痫、顺行性遗忘、意识混乱和行为改变为特征。伴有抗 GAD65 抗体的 LE 与潜在的肿瘤相关,常表现为副肿瘤性 LE,疾病进展迅速。高滴度的抗 GAD65 抗体可引起颞叶 LE,与抗电压门控钾通道(voltage-gated potassium channel,VGKC)抗体相关的非副肿瘤性 LE 相比,抗 GAD65 抗体相关 LE 患者中以年轻女性多见,且首发症状多为癫痫。抗 GAD65 抗体相关 LE 出现癫痫时,要注意与以癫痫为主要临床症状的其他神经元相关抗体介导的 LE 及副肿瘤性 LE 等疾病相鉴别[38]。

2. 可能伴随出现的神经系统临床综合征 抗 GAD65 抗体相关脑炎可单独表现为边缘叶脑炎,也可和抗 GAD65 抗体相关的其他临床综合征同时出现。抗 GAD65 抗体相关其他临床综合征主要包括僵人综合征(stiff-person syndrome,SPS)、小脑性共济失调(cerebellar ataxia,CA)、癫痫等。1988 年 Solimena 等报道了首例抗 GAD65 抗体阳性僵人综合征合并癫痫与 1 型糖尿病的患者[34]。人群中抗 GAD65 抗体阳性率约为 1.9/10 万,其中 14.59% 出现神经系统症状,女性占 70%~80%。最常见的临床综合征为僵人综合征,其次为小脑性共济失调。

(1)僵人综合征(stiff-person syndrome,SPS):抗 GAD65 抗体阳性患者多见于经典 SPS,主要发病年龄为 30~50 岁。经典 SPS 表现为进行性肌强直伴发作性痛性痉挛,多由声音、光线、情绪等因素触发,主要累及躯干及四肢近端肌肉。由于主动肌与拮抗肌同步收缩,导致患者出现步态异常,吞咽或构音障碍,严重者可累及呼吸肌,导致呼吸困难,应用苯二氮䓬类药物可缓解以上症状。肌电图检查发现安静状态下主动肌和拮抗肌同步的持续运动单位电位活动,具有重要诊断意义。患者血清和脑脊液抗 GAD65 抗体滴度升高,约 40% 的患者脑脊液特异性寡克隆区带(specific oligoclonal band,SOB)阳性,头颅和脊髓 MRI 通常无明显异常。一般认为,SPS 的机制是皮质抑制性神经递质 GABA 释放减少,导致神经过度兴奋,引起主动肌与拮抗肌同步收缩。Floeter 等通过 H 反射检查推测 SPS 患者存在脊髓以上中枢调控异常。其他研究者通过经颅磁刺激、磁共振波谱成像法证实 SPS 患者运动皮质中 GABA 水平下降,运动皮质兴奋性增强。

SPS 诊断标准[35]:中轴肌强直;脊柱畸形(常为腰椎前凸畸形);发作性痛性痉挛;安静状态下肌电图提示主动肌与拮抗肌同步持续的运动单位电位活动;无脑干、锥体束、锥体外系、下运动神经元相关体征,无感觉障碍,以及认知障碍;非典型病例中,应用地西泮后肌电图正常,可作为附加诊断标准。值得注意的是,抗 GAD65 抗体阳性非诊断必要条件。

鉴别诊断:因患者临床表现为中轴肌强直,

须仔细询问外伤病史与破伤风鉴别,破伤风的强直呈持续性且睡眠中无缓解,肌电图改变为 H 反射消失、潜伏期缩短及运动终板功能异常,抗破伤风治疗效果好。神经性肌强直的肌肉僵硬与痉挛多在运动或重复几次运动后发生,僵硬肌肉多在四肢,很少累及腹直肌,肌电图显示束颤电位呈双波、三波或多重波表现,应用苯妥英钠或卡马西平可缓解症状而地西泮无效。此外,由于情绪变化和外界刺激可明显诱发蜡样屈曲发作,且 SPS 患者多处于惊恐、焦虑和抑郁状态,因此本病确诊前也常被误诊为精神疾病所致的木僵状态,需要注意与精神疾病鉴别。

(2)小脑性共济失调(cerebellar ataxia,CA):Dinkel 等于 1998 年首次报道了抗 GAD65 抗体在免疫介导的小脑性共济失调中的致病作用。该病多见于 50~60 岁女性,平均 58 岁,亚急性或慢性起病,可合并 1 型糖尿病。该病主要表现为共济失调,60%~70% 的患者出现不对称肢体共济失调、辨距不良、小脑构音障碍、视物模糊或重影。一些患者还可同时伴有多灶性症状,如脑干症状(眩晕、吞咽困难、眼球震颤、眼肌麻痹和构音障碍)等,合并帕金森综合征、舞蹈症、肌张力障碍的患者比较少见,25% 的患者可同时出现僵人综合征。影像学检查可正常或仅仅表现为小脑萎缩,其中 75% 的慢性病程患者可见小脑萎缩,但亚急性病程的患者可能无小脑萎缩。CSF 细胞数和蛋白多正常,鞘内合成率升高,脑脊液 SOB 阳性[36]。

(3)癫痫:抗 GAD65 抗体相关癫痫是以颞叶为主的急性或慢性癫痫发作,是否发展为难治性癫痫与颅脑 MRI 是否已出现病灶、抗体滴度、是否伴有甲状腺功能异常等密切相关。抗 GAD65 抗体相关癫痫早期免疫治疗有效,晚期可造成不可逆脑损伤及进行性脑损伤,导致海马硬化,此时再进行免疫治疗则疗效差。对免疫治疗效果差的患者可进行癫痫外科手术切除,其疗效较其他病因所致癫痫的手术治疗疗效更差,但有报道对抗 GAD65 抗体阳性患者行迷走神经刺激术(VNS)治疗明显有效,提示 VNS 可能是抗 GAD65 抗体相关癫痫的新思路[37]。

3. 容易伴随出现的其他疾病 某些其他临床特征提示抗 GAD65 抗体阳性的可能性,例如存

在 1 型糖尿病和并发自身免疫性甲状腺疾病。超过 50% 抗 GAD65 抗体相关神经系统综合征患者存在 1 型糖尿病,30%~40% 患者同时存在甲状腺疾病和/或抗甲状腺抗体阳性,15% 患者存在白癜风,当合并上述疾病时更支持抗 GAD65 抗体存在[39]。

4. 合并肿瘤 抗 GAD65 抗体相关脑炎合并的肿瘤主要有小细胞或非小细胞肺癌、神经内分泌肿瘤、睾丸精原细胞瘤、胸腺瘤或胸腺癌、甲状腺肿瘤、乳腺癌、胃肠道和肾脏肿瘤、淋巴瘤和骨髓瘤等,在临床上应注意筛查。

(三)抗 GAD65 抗体相关脑炎辅助检查及诊断

抗 GAD65 抗体相关脑炎脑脊液白细胞数可正常,或者淋巴细胞轻度升高、蛋白水平轻度升高,脑脊液特异性寡克隆区带阳性。头颅 MRI 显示单侧或者双颞叶内侧 FLAIR 序列高信号,增强 MRI 一般无明显强化,部分患者头颅 MR 无明显异常。PET 可见颞叶内侧高代谢。脑电图可显示颞区局灶性癫痫样放电。典型临床症状结合辅助检查,在合理排除其他疾病情况下,如患者血清和脑脊液抗 GAD65 抗体阳性,尤其是高滴度脑脊液抗 GAD65 抗体阳性具有确诊意义。

(王佳伟 刘磊)

四、抗 γ-氨基丁酸 B 型受体(GABA$_B$R)抗体相关脑炎

抗 γ-氨基丁酸 B 型受体(γ-aminobutyric acid type B receptor,GABA$_B$R)抗体相关脑炎是一种抗神经元表面抗体相关的自身免疫性脑炎(autoimmune encephalitis,AE)[40],是一种少见的边缘性脑炎(limbic encephalitis,LE)。该病在 2010 年由 Lancaster 等首次报道,常表现为癫痫发作或者癫痫持续状态、近记忆减退、精神行为异常等。此外,抗 GABA$_B$R 脑炎患者也可以出现意识障碍、睡眠障碍、言语障碍、不自主运动等临床症状。老年患者多伴有肿瘤,以小细胞肺癌最常见[41]。

(一)发病机制

抗 GABA$_B$R 抗体相关脑炎的发病机制目前尚未完全阐明。研究表明,病毒感染和肿瘤是触发自身免疫性脑炎的原因[42,43]。抗 GABA$_B$R 抗

体相关脑炎属于抗细胞表面抗原抗体相关疾病。肿瘤细胞可以表达神经元细胞表面或突触蛋白，导致针对神经元表面或者突触抗体的产生。大约50%的抗$GABA_BR$抗体相关脑炎的患者最终合并肿瘤，其中90%以上为小细胞肺癌。也有研究发现在抗$GABA_BR$抗体相关脑炎合并胸腺瘤的患者的胸腺上皮细胞有$GABA_BR$的表达，提示大脑与胸腺之间存在对相同抗原的免疫反应[44]。最近的研究发现，在肠道病毒性脑炎的患者血清和脑脊液发现了抗$GABA_BR$抗体，接受免疫治疗后神经功能恢复，提示抗$GABA_BR$抗体相关脑炎可被肠道病毒触发[45]。

γ-氨基丁酸（γ-aminobutyric acid，GABA）是脑内主要的抑制性递质，抵消主要的兴奋性神经递质谷氨酸。GABA受体可以分为$GABA_A$、$GABA_B$和$GABA_C$受体三种类型。代谢型$GABA_B$受体是第一个G蛋白偶联受体（G-protein-coupled receptor，GPCR），属于C型GPCR，已被证明是专性异源二聚体。该受体具有七次跨膜结构，N端位于胞外，C端位于胞内，由两个亚基GABAB1和GABAB2组成。GABAB1亚基可与GABA或其他配体（如巴氯芬，$GABA_B$受体激动剂）结合；GABAB2亚基将受体与效应G蛋白偶联，通过激活G蛋白调控下游信号通路[46]。GABA受体的激活是由其2个亚基内部和之间的连续构象变化引起的。它通过触发具有下游效应器（如离子通道和腺苷酸环化酶）的信号转导途径，引起缓慢（数百毫秒级）和持续的活性[46]。$GABA_B$受体主要与Gi/o蛋白偶联；该作用主要是通过抑制突触前电压门控Ca^{2+}的通道、激活突触后K^+离子通道，以及抑制腺苷酸环化酶来发挥抑制的作用[47]。杏仁核中$GABA_B$型受体数量超过$GABA_A$受体，这种分布可以解释抗$GABA_BR$抗体相关脑炎出现边缘叶脑炎相关症状的原因。

（二）免疫机制与病理

$GABA_B$受体既有突触前功能，可抑制神经递质的释放，也有突触后功能，导致神经元超极化。GABA介导的突触传递功能障碍被认为是各种神经系统疾病的基础。例如，GABA能系统的活动不足与癫痫、痉挛、焦虑、压力、睡眠障碍、抑郁、成瘾和疼痛有关；相反，GABA能系统过度活动与精神分裂症有关。

$GABA_BR$主要分布在大脑皮质、丘脑、海马、小脑和杏仁核[48]。它们在神经递质传递和突触稳定中起关键作用，主要涉及学习、记忆和认知功能[49,50]。

抗$GABA_BR$抗体相关脑炎病理特征被认为是免疫介导的，包括微血管周围淋巴细胞浸润、神经元细胞丢失和边缘结构的反应性小胶质细胞增殖[51]。相应的免疫染色也证实了抗$GABA_BR$抗体相关脑炎的主要病变部位位于边缘叶。

（三）临床表现

抗$GABA_BR$抗体相关脑炎的平均发病年龄在60~70岁，亚洲患者的平均年龄相对较小，为55.2岁[52,53]。抗$GABA_BR$抗体相关脑炎的男性患者（62.3%）较女性患者多见。常急性或亚急性起病，多在数天至数周内达到高峰[54]。

最常见的首发症状是癫痫。癫痫发作的类型以全面强直阵挛发作为主，可迅速进展为癫痫持续状态，部分患者也可见复杂部分性发作、单纯部分性发作。早期出现频繁、难治的癫痫发作，以及与小细胞肺癌相关是本病显著的临床特点。

病程中多数患者发展为边缘性脑炎，即以癫痫发作、近记忆减退、精神行为异常为主要的临床表现。少数患者还可出现小脑性共济失调、语言障碍、睡眠障碍、斜视性眼阵挛-肌阵挛综合征、脑干脑炎、快速进展性痴呆等症状[55-58]。此外，有研究发现，多数抗$GABA_BR$抗体相关脑炎可能有相似的固定临床发作模式，包括三个不同的时期，即孤立性癫痫发作期、脑炎期和恢复期。

（四）辅助检查

1. 实验室检查

（1）抗体检验：血清和/或脑脊液抗$GABA_BR$抗体阳性是确诊该病的特异性指标。抗体检测主要采用间接免疫荧光法（indirect immunofluorescence assay，IIF）。根据抗原底物分为基于细胞底物的实验（cell based assay，CBA）与基于组织底物的实验（tissue based assay，TBA）两种。CBA采用表达神经元表面抗原的转染细胞，TBA采用动物的脑组织切片为抗原底物。CBA具有较高的特异度和灵敏度。应尽量对患者的配对的脑脊液与血清标本进行检测。抗$GABA_BR$抗体相关脑炎患者可合并其他的抗神经元抗体,包括抗 SOX1 抗体、抗 VGCC 抗体、抗 GABA$_A$R 抗体、抗 GAD 抗体、抗 NMDAR 抗体,以及经典的副肿瘤综合征抗体〔如 Hu、Ri、双载蛋白(amphiphysin)和 CV2 抗体等〕。抗 GABA$_B$R 抗体相关脑炎的患者也可出现重叠综合征,如合并抗 Hu 抗体,除表现边缘性脑炎的症状外,还可出现抗 Hu 抗体相关的感觉性周围神经病。

(2)脑脊液其他检验:抗 GABA$_B$R 抗体相关脑炎患者多数腰椎穿刺测脑脊液压力正常,少数压力升高;脑脊液白细胞数轻度升高或者正常,脑脊液细胞学呈淋巴细胞性炎症,脑脊液蛋白水平轻度升高或者正常,脑脊液寡克隆区带可呈阳性。即使脑脊液常规、生化、细胞学检查未发现异常,也不能排除该病。所以建议怀疑抗 GABA$_B$R 抗体相关脑炎时,应同时送检脑脊液和血清标本来筛查相关抗体,提高准确率。

2. 影像学检查

(1)磁共振检查:头颅 MRI 可作为诊断的重要依据,45%~55% 的抗 GABA$_B$R 抗体相关脑炎患者在头颅 MRI T$_2$W1 或 FLAIR 序列上可见边缘性脑炎的影像学表现,即双侧或单侧的边缘系统(海马区、杏仁体区)信号异常,少数患者增强有强化。头颅 MRI 正常并不能排除抗 GABA$_B$R 抗体相关脑炎的诊断,头颅 MRI T$_2$WI/FLAIR 序列上发现单侧或双侧颞叶内侧区域高信号对诊断抗 GABA$_B$R 抗体相关脑炎具有重要价值(图 4-2-1)。

(2)PET/CT:^{18}F-脱氧葡萄糖(fluorodeoxyglucose,FDG)-PET/CT 对抗 GABA$_B$R 抗体相关脑炎的诊断具有重要价值。与头颅 MRI 相比,其发现脑内异常更加灵敏[59]。对 AE 患者进行的 ^{18}F-FDG-PET 成像研究显示了不同脑区的代谢异常,包括额叶、颞叶和枕叶,以及基底节、小脑和脑干。与 MRI 结果相比,PET 结果与临床症状(即基底神经节受累和存在运动障碍)、疾病严重程度和治疗后的恢复有更明显的联系。

3. 脑电图 抗 GABA$_B$R 抗体相关脑炎最常见的首发症状即为癫痫,且可以出现在疾病的任

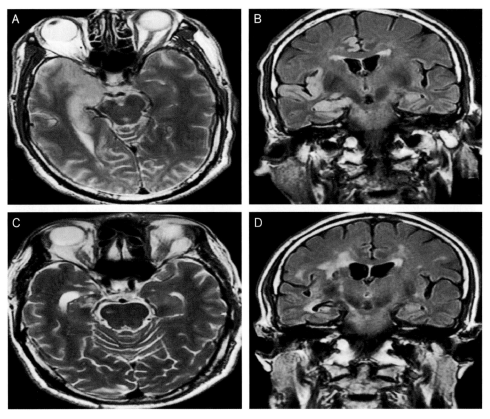

图 4-2-1 抗 GABA$_B$R 抗体相关脑炎的 MRI 表现

A. T$_2$WI 示右颞叶内侧呈片状高信号;B. FLAIR 示右颞叶内侧呈片状高信号;C、D. 免疫治疗后复查 MRI。

何阶段,脑电图对自身免疫性脑炎的诊断具有一定的价值。抗 $GABA_BR$ 抗体相关脑炎患者可见颞叶起源的癫痫放电,以及弥漫或者散在分布的慢波,但缺乏特异性脑电图表现,甚至部分患者脑电图结果正常,故脑电图正常的患者不能排除该诊断[60-64]。

4. 肿瘤筛查 约50%患者合并肿瘤,肿瘤类型主要为小细胞肺癌或者神经内分泌肿瘤。少数病例报道可合并其他肿瘤如多发性骨髓瘤、黑色素瘤、胸腺瘤、直肠癌、食管癌、胃腺癌和胸腺小细胞癌等。一旦确诊抗 $GABA_BR$ 抗体相关脑炎,应积极进行肿瘤筛查,尤其是肺部肿瘤,若肺部 CT 未见异常,建议完善 PET/CT;初筛阴性的患者,随访期间应坚持肿瘤筛查,建议出院后3~6个月随访至少1次,以后每年1次,持续4年。

(五)诊断与鉴别诊断

1. 诊断原则 目前,抗 $GABA_BR$ 抗体相关脑炎尚无明确统一的诊断标准。根据中华医学会神经病学分会《中国自身免疫性脑炎诊治专家共识(2022年版)》的指导意见,在临床诊疗过程中,抗 $GABA_BR$ 抗体相关脑炎的确诊,首先需要符合自身免疫性脑炎的诊断,继而选择相应的抗体检测进行确诊,并结合客观病史、临床表现、辅助检查,尽可能寻找其他亚临床和免疫学证据辅助诊断,排除其他疾病可能。AE 的诊断首先需要综合分析患者的临床表现、脑脊液检查、神经影像学和脑电图等结果,确定其患有脑炎,继而选择 AE 相关的抗体检测予以诊断。

2. 抗 $GABA_BR$ 抗体相关脑炎的临床特点

(1)主要见于中老年,男性多于女性。

(2)急性起病,症状多在数天至数周内达到高峰。

(3)主要症状包括癫痫发作、精神行为异常、近记忆力下降。

(4)严重且难治的癫痫发作是该病主要的特点,以全面强制阵挛性发作为主要的特点,抗癫痫药物通常无效,可迅速进展为癫痫持续状态。

(5)少数患者可以合并语言障碍、睡眠障碍和小脑性共济失调。

3. 抗 $GABA_BR$ 抗体相关脑炎的诊断要点

(1)急性起病,进行性加重。

(2)临床表现符合边缘性脑炎。

(3)脑脊液淋巴细胞轻度升高或者白细胞数正常。

(4)头颅 MRI 提示双侧或者单侧的颞叶内侧异常信号,或者未见异常。

(5)脑电图异常。

(6)血清和/或脑脊液抗 $GABA_BR$ 抗体阳性。

4. 鉴别诊断

(1)感染性疾病:如病毒、梅毒螺旋体、细菌(如结核分枝杆菌)、真菌和寄生虫所致的中枢神经系统感染。病史和临床表现、血清和脑脊液病原体检测可帮助诊断。一旦血清学和/或脑脊液检测到抗 $GABA_BR$ 抗体结果阳性,即可确定诊断。

(2)代谢性与中毒性脑病:包括代谢性脑病[如韦尼克(Wernicke)脑病、肝性脑病和肺性脑病等]、中毒性脑病(如青霉素类或者喹诺酮类等抗生素、一些化疗药物或者免疫抑制剂等),以及放射性脑病等。临床实践中根据病史、临床表现及影像学进行鉴别。中毒性和代谢性脑病常表现出一定的影像学特征和分布特点,头颅 MRI 常表现为双侧对称性病变,弥散受限,无或轻度占位效应,无强化。易感部位包括皮质灰质、深部灰质核团、丘脑、脑室周围白质和胼胝体等。

(3)桥本脑病:该病是一种对激素治疗反应敏感的脑病,其血清和脑脊液中存在高滴度抗甲状腺抗体,典型临床表现包括嗜睡、意识模糊、昏迷、震颤和肌阵挛,提示其为弥漫性皮质功能障碍而不是边缘性脑炎。CSF 检查细胞数多正常,但蛋白可升高,有时可见寡克隆区带。头颅 MRI 无特异性变现,患者约50%可出现弥漫性脑萎缩、白质异常和局灶性皮质损害。

(4)中枢神经系统肿瘤:特别是中枢神经系统淋巴瘤和神经胶质瘤,也可出现类似边缘性脑炎的临床和 MRI 表现,需要结合 CT、MRI、PET/CT、肿瘤相关筛查和抗体检测进行鉴别。

(5)遗传性疾病:包括线粒体脑病、甲基丙二酸血症、肾上腺脑白质营养不良等。病史和特征性的临床、影像学表现是鉴别的关键。

(6)神经系统变性病:包括路易体痴呆、多系统萎缩和遗传性小脑变性等。该类疾病病史较长,且病史改变多为连续性。

（7）与其他 AE 鉴别：包括抗 NMDAR 脑炎、抗 LGI1 抗体相关脑炎、抗 GABA$_A$R 抗体相关脑炎等。

（六）预后

抗 GABA$_B$R 抗体相关脑炎患者若得到及时诊断、早期行免疫治疗，多预后良好，神经功能完全恢复或得到部分改善。然而，抗 GABA$_B$R 抗体相关脑炎合并癌症者，尤其小细胞肺癌，与其他 AE 相比，对免疫治疗的反应差，预后也相对较差，死亡率较高[56,60,65]。AE 患者在症状好转或者稳定 2 个月以上而重新出现症状，或者症状加重（改良的 Rankin 评分增加 1 分及以上）则视为复发。与抗 NMDAR 脑炎、抗 LGI1 抗体相关脑炎相比，抗 GABA$_B$R 脑炎患者复发的比例较低。

（王丽华）

参考文献

第三节　罕见的自身免疫性脑炎

一、抗 γ-氨基丁酸 A 型受体（GABA$_A$R）抗体相关脑炎

抗 γ-氨基丁酸 A 型受体（γ-aminobutyric acid type A receptor，GABA$_A$R）抗体相关的自身免疫性脑炎于 2014 年首次被报道，目前全球仅报告了约 50 例。这种疾病的某些临床和神经影像学特征不同于其他抗体介导的脑炎。抗 GABA$_A$R 抗体相关脑炎是一种极其罕见的疾病，目前仍缺乏对这种疾病详细的临床和神经影像学特征描述。

抗 GABA$_A$R 抗体相关脑炎患者的平均患病年龄为 39.8~41.5 岁，其中 64% 为成人，36% 为儿童，年龄从 2.5 个月~88 岁；男性和女性均有发生，以男性占比相对较多，约占 56%。临床表现为早期出现的癫痫或癫痫持续状态，快速进行性脑病伴早期行为或认知功能改变。头颅 MRI 上可见多发皮质及皮质下病变。脑脊液检查提示白细胞增多，可伴脑脊液特异性寡克隆区带。约 30% 患者合并肿瘤，主要是胸腺瘤[1-4]。

（一）发病机制

GABA$_A$R 是配体门控氯离子通道，其激活导致氯离子流入和钾离子流出，引起突触后神经元快速超极化。因此，GABA$_A$R 介导中枢神经系统中快速抑制性突触传递。GABA$_A$R 是由 α1~6、β1~3、γ1~3、δ、ε、π、θ 和 ρ1~3 等多个亚基亚型组成的五聚体，这 19 个亚基以不同的方式结合形成功能性受体。但是在突触处，大多数 GABA$_A$R 由 2 个 α 亚基、2 个 β 亚基和 1 个 γ 亚基构成，排列方式为 γ-β-α-β-α。与突触部位的受体不同，突触周围或突触外部的受体主要由 α4 或 α6 亚基结合 β 和 δ 亚基组成，该受体的药理学或遗传改变可引起癫痫发作。在抗 GABA$_A$R 抗体相关脑炎中，人们发现 α1 和 β3 亚基的自身抗体与癫痫发作和癫痫持续状态有关，其中 α1 亚基中至少有 4 种突变与广泛性癫痫相关，每一种突变都会导致 α1 亚基功能或表达水平的显著丧失。此后，γ2 亚基也在 1 例患者中被发现是自身抗体的靶点。抗 GABA$_A$R 抗体主要是针对 GABA$_A$R 的 α1、β3 和 γ2 亚基的 IgG1，导致 GABA$_A$R 交联和抗体受体复合物的内化，这些受体弥漫性分布于中枢神经系统，这种分布可能导致了抗 GABA$_A$R 抗体相关脑炎多灶性的临床表现。同时在抑制性 GABA 能突触处选择性减少 GABA$_A$R 簇，可能引起神经网络的过度兴奋和功能障碍，从而引起临床症状[1,5-7]。

（二）临床表现

抗 GABA$_A$R 抗体相关脑炎的核心临床特征为难治性癫痫发作、认知障碍和行为障碍。癫痫是抗 GABA$_A$R 抗体相关脑炎最常见的症状，92% 的抗 GABA$_A$R 抗体相关脑炎患者出现过癫痫发作，包括局灶性和全身性惊厥发作，80% 的患者出现癫痫持续状态。约 72% 的患者至少有一种脑病的表现，包括认知障碍、意识水平下降以及与脑病相关的其他行为改变。61% 的抗 GABA$_A$R 抗体相关脑炎患者出现认知功能障碍，记忆、注意力和执行功能是最常受影响的领域。21% 的抗 GABA$_A$R 抗体相关脑炎的患者患有语言障碍（失语症、言语模糊和缄默症）。自主神经及脑干受累和运动障碍发生率较低,36% 的抗 $GABA_AR$ 抗体相关脑炎患者出现运动障碍,运动障碍包括舌肌张力异常、口面部运动障碍、舞蹈徐动症、舞蹈症、舞蹈样动作、肌阵挛和共济失调。少数抗 $GABA_AR$ 抗体相关脑炎患者也可出现运动和感觉受累,5.1% 的 $GABA_AR$ 抗体相关脑炎患者出现锥体束征,包括对称性和不对称性的无力和痉挛。10% 的抗 $GABA_AR$ 抗体相关脑炎患者中出现感觉异常。传入和传出视觉障碍也有报道,2.6% 的抗 $GABA_AR$ 抗体相关脑炎患者出现眼阵挛。自主神经和睡眠障碍也被观察到,10.3% 的抗 $GABA_AR$ 抗体相关脑炎患者报告了自主神经功能异常,3.5% 的患者出现睡眠障碍,主要表现为睡眠过度。此外,约有 36% 的患者有精神症状,72% 的精神症状表现为行为和/或性格变化(包括焦虑或抑郁),其他精神症状包括幻觉和紧张症等[1-4]。

约有 30% 的抗 $GABA_AR$ 抗体相关脑炎与肿瘤相关,最常见的肿瘤是胸腺瘤,56% 的合并胸腺瘤的抗 $GABA_AR$ 抗体相关脑炎患者是在自身免疫性脑炎评估时被首次发现,44% 的患者在抗 $GABA_AR$ 抗体相关脑炎出现时已发生胸腺瘤复发或者转移。此外,部分抗 $GABA_AR$ 抗体相关脑炎患者合并小细胞肺癌、直肠癌、多发性骨髓瘤、霍奇金淋巴瘤和非霍奇金淋巴瘤。少数病例有前驱感染或不明原因的发热,曾有两例抗 $GABA_AR$ 抗体相关脑炎发展为病毒性脑炎(病原体分别为 HSV1 和 HHV6)的报道,这两例均发生在儿童,同时伴有抗 N-甲基-D-天冬氨酸受体(N-methyl-D-aspartate receptor,NMDAR)抗体阳性[1,8]。

抗 $GABA_AR$ 抗体相关脑炎患者中,儿童更易出现全面性癫痫发作和运动障碍。可能的原因是儿童的基底节区仍处于发育阶段,可能更容易出现 $GABA_AR$ 自身抗体引起的功能障碍。但儿童合并肿瘤的可能性小[1]。

(三)辅助检查

1. 影像学检查　抗 $GABA_AR$ 抗体相关脑炎的典型神经影像学表现为多灶性脑炎。约 7.6%(3/39)的抗 $GABA_AR$ 抗体相关脑炎患者 MRI 正常[1]。另外,一项来自复旦大学附属华山医院的研究纳入了 10 名抗 $GABA_AR$ 抗体相关脑炎患者,

在脑 MRI 上,T_2-FLAIR 表现为明显的皮质和皮质下多发或融合病变,无明显的肿块效应、钆增强和弥散受限。MRS 未提示乳酸积累或 N-乙酰天冬氨酸与胆碱比例增加。所有患者均有明显的边缘叶、额叶和颞叶的多灶性斑点或融合性病变,均有双侧但不对称的扣带回病变。这些病变的影像学特征可随免疫治疗和复发而动态变化。根据病变的拓扑结构,抗 $GABA_AR$ 抗体相关脑炎可分为 2 种临床影像学类型:①融合型,可见双侧融合病变几乎全部累及边缘叶、额叶、颞叶;②斑点型,可见多发散在的小至中斑片状病变。融合型患者的预后较斑点型患者差。患者的颅脑病变多出现在边缘叶、额叶和颞叶,无小脑和脑干病变。几乎所有病变均分布于幕上区域,不分布于幕下区域。患者脑 MRI 病变分布与自身抗体的主要靶点 $GABA_AR$ 的 β3 亚基的基因表达水平正相关[2]。

2. 实验室检查

(1)脑脊液检查:一项来自西班牙的研究纳入了 26 例抗 $GABA_AR$ 抗体相关脑炎患者,约有 58% 的患者出现脑脊液异常,包括白细胞增多(6~154/mm^3)、蛋白浓度升高(0.52~0.85g/L)、寡克隆区带阳性、免疫球蛋白 G 轻度升高[9]。

(2)抗 $GABA_AR$ 抗体检测:抗 $GABA_AR$ 抗体是抗 $GABA_AR$ 抗体相关脑炎的诊断生物标志物。组织间接免疫荧光法(indirect immunofluorescence assay,IFA)和细胞法(cell based array,CBA)是检测 $GABA_AR$ 抗体的方法。IFA 在海马、齿状回、丘脑和小脑颗粒层的突触中 IgG 染色最明显,浦肯野细胞和肌间神经丛未染色[5]。在 CBA 检测中,$GABA_AR$ 的 α1、β3 和 γ2 亚基是抗 $GABA_AR$ 抗体相关脑炎的自身抗体的靶点,使用转染人 α1、β3 和 γ2 质粒的活 HEK293T 细胞来筛查患者血清和脑脊液样本中是否存在 $GABA_AR$ 自身抗体。用等量的 $GABA_AR$ 单个 α1、β3 或 γ2 亚基转染 HEK293T 细胞,或用 3 个亚基共转染 HEK293T 细胞(比例 2∶2∶1)检测自身抗体[2,10]。对于部分患者来说,血清和脑脊液的抗 $GABA_AR$ 抗体的检出率是不一致的,部分患者仅血清阳性,部分患者仅脑脊液阳性。血清和脑脊液抗 $GABA_AR$ 抗体的滴度与癫痫发作、难治性癫痫持续状态或两者兼有的严重程度相关。

3. 其他检查

（1）脑电图:约76%的抗GABA$_A$R抗体相关脑炎的患者脑电图显示有癫痫样放电,多数为单侧或双侧周期性癫痫样放电,累及颞叶(伴有局灶性或弥漫性慢波)[10],24%有慢波[9]。

（2）脑活检:曾有一例患者的脑活检显示脑实质和血管周围淋巴细胞浸润,未累及血管壁,也未发现小胶质细胞激活[9]。

（3）肿瘤筛查:抗GABA$_A$R抗体相关脑炎患者尤其是成年患者应重点筛查胸腺瘤,此外也应筛查其他肿瘤,包括小细胞肺癌、直肠癌、多发性骨髓瘤、霍奇金淋巴瘤和非霍奇金淋巴瘤等。

（4）其他抗体的检测:36%抗GABA$_A$R抗体相关脑炎患者在血清或脑脊液检测中会发现合并其他自身抗体,包括抗甲状腺过氧化物酶抗体、抗NMDAR抗体、抗GAD65抗体、抗LGI1抗体、抗GABA$_B$R抗体、抗AChR抗体、抗CASPR2抗体和抗电压门控钾通道抗体等。其中,在合并抗LGI1抗体、抗CASPR2抗体、抗AChR抗体的抗GABA$_A$R抗体相关脑炎患者中28%合并有胸腺瘤。然而,一些患者的临床表现与抗体发现是不一致的,如抗GABA$_A$R抗体已在眼阵挛、肌阵挛和僵人综合征患者中被发现,但在这些患者中,血清可以检测到抗GABA$_A$R抗体,但在脑脊液中未检测到。据报道,18%的抗GABA$_A$R抗体相关脑炎患者合并自身免疫病,包括特发性血小板减少性紫癜、重症肌无力、肺和骨结节病、乳糜泻、糖尿病、类风湿关节炎、桥本甲状腺炎和干燥综合征[4]。

（四）诊断与鉴别诊断

目前抗GABA$_A$R抗体相关脑炎的诊断尚无统一的诊断标准。可参照自身免疫性脑炎的统一诊断标准。抗GABA$_A$R抗体相关脑炎通常具有典型的临床-影像学表现,临床症状表现为脑病和癫痫发作(特别是难治性癫痫),影像学表现为多灶性脑炎。抗体检测发现血清和/或脑脊液(cerebrospinal fluid,CSF)中抗GABA$_A$R抗体阳性,可确诊为抗GABA$_A$R抗体相关脑炎。

抗GABA$_A$R抗体相关脑炎需要与其他类型的自身免疫性脑炎相鉴别,如抗NMDAR脑炎的头颅MRI通常是正常的,而抗AMPAR抗体相关脑炎、抗GABA$_B$R抗体相关脑炎、抗LGI1抗体

相关脑炎的病灶主要累及海马区域。39%的抗GABA$_A$R抗体相关脑炎患者年龄小于18岁,而大多数其他自身免疫性脑炎患者(除抗NMDAR脑炎外)是成年人。

（五）预后

在短期随访中(如发病后6个月内),部分患者MRI显示病灶缩小或消失,但部分病灶可扩大或同时出现新的病灶,虽然患者治疗后临床状态稳定或有所改善。在长期随访中(如发病后1年以上),脑损伤通常消失,临床症状改善。复发患者中,不同脑区均出现新的病灶。在3年和4年的长期随访中,部分患者FLAIR相显示皮质萎缩和侧脑室增大。融合型抗GABA$_A$R抗体相关脑炎患者临床病程较差,预后较差。抗GABA$_A$R抗体相关脑炎的脑损害在临床过程中呈动态变化,免疫治疗后脑损害减轻,复发时会进一步加剧脑损害[2]。

大部分接受了一线或一线联合二线免疫治疗的患者部分或完全康复。仅接受一线免疫治疗的患者中,31%患者完全康复,52%患者部分康复,17%患者预后不佳,9%患者死亡。同时接受一线和二线免疫治疗的患者中,70%患者完全康复,15%患者部分康复,15%患者死亡[4]。

（王丽华）

二、抗 α-氨基-3-羟基-5-甲基-4-异噁唑丙酸受体（AMPAR）抗体相关脑炎

抗 α-氨基-3-羟基-5-甲基-4-异噁唑丙酸受体（α-amino-3-hydroxy-5-methyl-4-isoxazole propionic acid receptor,AMPAR）抗体相关脑炎是一种罕见的中枢神经系统自身免疫病。最早在2009年由Lai等人报告,目前临床上报告的病例数量较少,根据既往报道,抗AMPAR抗体相关脑炎患者的临床症状通常表现为边缘叶脑炎的症状,如急性或亚急性发作的认知障碍和癫痫发作,由于其诊断和标准治疗策略尚未达成共识,人们对于抗AMPAR抗体相关脑炎的认识仍有限。对于疑似抗AMPAR抗体相关脑炎的患者,临床医生应尽快安排血清和脑脊液抗AMPAR抗体检测,以便早期诊断和及时免疫治疗。此外,对于此类患者

建议进行全面的肿瘤筛查。虽然免疫治疗和肿瘤治疗在短期内有效,但总体预后较差。

(一) AMPAR 的结构和功能

AMPAR 是由 GluA1~4 亚基组成的异四聚体配体门控离子通道。其中,大多数突触 AMPAR 是由 GluA1/2 亚基组成,海马中存在少数的由 GluA2/3 亚基组成的 AMPAR,在调节中枢神经系统快速兴奋性谷氨酸能神经传递中起关键作用[11]。AMPAR 在整个中枢神经系统中广泛表达,尤其是 GluA1/2 亚基,在海马和边缘区有丰富的表达。此外,GluA1/2 亚基也广泛表达于小脑、基底节和大脑皮质。AMPAR 还分布于周围神经,但密度相对较低。AMPAR 与记忆形成有关,对于基础兴奋性的传递及长时程增强作用是必需的。AMPAR 介导的突触传递的缺失会导致抑制性突触传递的代偿性减少和内在兴奋性的增加,这些变化则可能导致记忆丧失和癫痫发作[12]。靶向 AMPAR 亚基(GluA1/2)的自身抗体会导致患者出现边缘叶脑炎症状,如记忆力下降、意识模糊、情绪障碍、癫痫和睡眠障碍,也可能出现其他精神症状。在小鼠中使用抗 GluA2 抗体治疗会损害长时程增强作用,诱发识别记忆丧失和焦虑样行为。抗 GluA3 抗体的存在与学习、注意力和精神-神经症状相关。

(二) 发病机制与病理表现

目前对于抗 AMPAR 抗体相关脑炎的发病机制尚未完全阐明。神经元表面抗体可通过多种机制介导疾病的发生和发展。神经元表面抗体可通过抗原表位的模拟机制,激活补体的经典激活途径,功能蛋白内化或阻滞,进而引起相关的功能障碍。免疫损伤主要由 B 细胞介导的体液免疫所致。研究表明,抗 AMPAR 抗体靶向 GluA1/2 亚基的胞外表位,引起受体交联和内化,导致可逆性的突触处 AMPAR 簇减少[13]。抗 GluA3 抗体的存在可以通过减少谷氨酸的释放影响谷氨酸能神经传递作用于突触前末梢,并通过降低 AMPAR 的表达水平而影响突触后膜的可用性。在抗 AMPAR 抗体相关脑炎患者的肿瘤病理染色中,可以在患者的肿瘤组织(胸腺瘤,非小细胞肺癌和乳腺癌)中检测出 GluA1/2 亚基的存在。因此,提示肿瘤免疫异常可能在触发抗 AMPAR 抗体相关脑炎发病中发挥着重要作用[13]。

(三) 临床表现

抗 AMPAR 抗体相关脑炎在临床表现和严重程度上具有异质性[14]。抗 AMPAR 抗体相关脑炎多见于中年女性,50~70 岁患者占近 50%[15],约 60% 的抗 AMPAR 抗体相关脑炎患者可合并肿瘤,如胸腺瘤、肺癌、乳腺癌或卵巢畸胎瘤等。2015 年法国研究者报道了 7 例抗 AMPAR 抗体相关脑炎患者的临床表现,其中包括 4 例女性和 3 例男性,患者的中位年龄为 56 岁(21~92 岁),所有患者均急性起病,临床起病形式主要有 4 种,包括意识障碍(3 例)、严重暴发性脑炎(2 例)、记忆障碍(1 例)和癫痫(1 例),其中 48% 的患者合并肿瘤[14]。Zhang 等总结了 66 例抗 AMPAR 抗体相关脑炎的临床表现,其中以认知功能障碍(81.8%)最常见,大多数患者表现为短期记忆丧失,其他还包括定向力障碍、执行功能障碍等,严重时可进展为痴呆。精神症状(80.3%)是第二常见的临床表现,其中以行为异常最多见。意识水平改变可见于 77.3% 的患者,表现为意识模糊。此外,约 1/3 患者出现运动障碍,表现为步态障碍或共济失调、帕金森综合征和不自主运动。28.8% 患者在病程中有癫痫发作,发作类型多样,包括肌阵挛性发作、阵发性紧缩感等,严重时可出现癫痫持续状态。言语障碍(15.2%)主要表现为失语。此外,部分患者可有失眠(10.6%)、自主神经功能障碍(9.1%)和构音障碍(4.5%)等表现[15]。2021 年,一项来自北京协和医院的回顾性研究纳入了 9 例抗 AMPAR 抗体相关脑炎患者,包括 7 名女性和 2 名男性,平均发病年龄 59 岁,67% 的患者合并肿瘤,该研究确定了 3 种临床形式,包括边缘脑炎、暴发性脑炎与单纯遗忘症,其中最常见的临床表现包括记忆力下降和精神行为异常,22% 的患者出现共济失调、发热、睡眠障碍、自主神经功能障碍、麻木、构音障碍。此外,在抗 AMPAR 抗体相关脑炎患者的临床谱中也发现同时合并吞咽困难和耳聋等新症状[16]。

(四) 辅助检查

1. 实验室检查

(1)血液检查:血常规检查一般无明显异常。患者可合并其他自身免疫抗体,如抗甲状腺过氧化物酶抗体及抗甲状腺球蛋白抗体、抗核抗体,以及抗心磷脂抗体等。

(2)脑脊液检查:脑脊液检查可出现白细胞增多和脑脊液特异性寡克隆区带。

(3)抗体检测:抗AMPAR抗体相关脑炎患者的血清和/或脑脊液(cerebrospinal fluid,CSF)抗体阳性可作为本病的确诊依据。对于疑似患者,建议使用基于细胞的检测法进行血清和CSF的配对检测,首选CSF检测,约2/3的患者可检出异常[13]。此外,抗AMPAR抗体相关脑炎患者可以存在抗体叠加,包括抗坍塌反应调节蛋白5(CRMP5)抗体、抗谷氨酸脱羧酶(GAD)抗体、抗电压门控钾通道(VGKC)抗体、抗Srylike高迁移率族蛋白盒(SOX1)抗体、抗NMDAR抗体等,这些抗体的存在常与副肿瘤症状相关,提示预后较差。CSF中抗AMPAR抗体滴度可随免疫治疗后临床症状的缓解而逐渐降低。相较于抗GluA1亚基的抗体,抗GluA2特异性抗体更常见,而两者的临床表现无显著差异[17]。

2. 影像学检查

(1)头颅MRI:头颅MRI扫描可观察到单侧或双侧颞叶内侧 T_2-FLAIR高信号,基底节、岛叶、额叶、顶叶、扣带回、枕叶、小脑,以及脑干部位的病变,增强后扫描不强化或只有轻度小斑片状强化。抗AMPAR抗体相关脑炎患者皮质受累部位DWI成像可有"皮质绸带征",部分患者的MRI正常。研究表明,MRI异常信号的脑区分布与GluA1和GluA2表达(即AMPAR的表达密度)有关,在一个区域显示MRI异常的患者数量与脑图谱中GluA1和GluA2的平均表达有显著关系,提示AMPAR较丰富的区域更易出现MRI异常[18]。

(2) ^{18}F-FDG-PET:FDG-PET的灵敏度高于MRI,在MRI正常的患者中FDG-PET可以出现颞叶代谢降低[19]。抗AMPAR抗体通过损害神经元表面的功能蛋白,降低正常神经元活动,导致局部脑功能障碍。脑FDG-PET上出现局灶性皮质代谢减退,脑局部低代谢比孤立的高代谢或高低代谢混合更常见。

(3)脑电图(EEG):EEG灵敏度较低,最常见的是非特异性减慢。在运动障碍或癫痫样放电发作时,脑电图表现为弥漫性或局灶性慢波、尖波或棘波。

(五)诊断与鉴别诊断

1. 诊断标准　抗AMPAR抗体相关脑炎的诊断标准尚未达成共识,参照其他自身免疫性脑炎的诊断标准[19],特别是具有以下特点的患者应考虑抗AMPAR抗体相关脑炎。

(1)急性或亚急性起病,表现为近期记忆力减退、意识水平改变、提示边缘系统受累的精神症状和癫痫发作。

(2)MRI单侧或双侧边缘叶 T_2-FLAIR高信号。

(3)以下2项至少满足1项:CSF细胞数增多(白细胞计数超过 $5/mm^3$)或EEG显示累及颞叶的癫痫发作或慢波活动。

(4)排除其他疾病,如感染性、肿瘤性和其他免疫性疾病。

(5)免疫治疗有效。

(6)血清和/或CSF抗AMPAR抗体阳性。

此外,大部分抗AMPAR抗体相关脑炎病例为副肿瘤性,因此建议对所有抗AMPAR患者进行肿瘤全面筛查,尤其是胸腺瘤和非小细胞肺癌。

2. 鉴别诊断　抗AMPAR抗体相关脑炎需要与其他类型的自身免疫性脑炎(如抗NMDAR脑炎等)相鉴别,此外还要与感染性疾病(如病毒性脑炎),以及特发性炎性脱髓鞘疾病(如多发性硬化、视神经脊髓炎谱系疾病等)相鉴别,详见表4-3-1。

(六)预后

虽然抗AMPAR抗体相关脑炎患者均表现出良好的短期治疗反应,但患者的总体预后并不理想,仅10.8%的患者可完全恢复,而大多数(67.6%)患者部分恢复,常见的后遗症包括认知障碍、精神行为异常、言语障碍或肌肉痉挛和僵硬[21]。影响抗AMPAR抗体相关脑炎患者预后的主要因素包括病程的急缓及严重程度、是否出现精神症状、是否合并其他副肿瘤相关抗体,以及是否及时给予免疫治疗。抗AMPAR抗体相关脑炎的复发率约为23.8%,未接受积极治疗的患者复发率更高。抗AMPAR抗体相关脑炎的死亡率约为21.6%,多与原发灶进展有关,少数病例死于癫痫持续状态、心跳呼吸骤停或心肌梗死等[21]。

表 4-3-1　抗 AMPAR 抗体相关脑炎与其他类型脑炎和病毒性脑炎的鉴别[20]

鉴别点	抗 AMPAR 抗体相关脑炎	抗 NMDAR 脑炎	抗 GABA$_B$R 抗体相关脑炎	抗 LGI1 抗体相关脑炎	病毒性脑炎
发病年龄	平均 60 岁（38~87 岁）	平均 19 岁（23 月~76 岁）	平均 62 岁（24~75 岁）	平均 60 岁（30~80 岁）	任何年龄
性别	女性占 90%	女性占 80%	女性占 50%	男性占 65%	无明显性别差异
临床表现	典型边缘叶脑炎，精神症状	精神症状、语言功能障碍、异常运动、癫痫发作、意识障碍、呼吸和自主神经受累	典型的边缘叶脑炎，早期和显著的癫痫发作	典型边缘叶脑炎、低钠血症、短暂强直-肌阵挛性发作	精神症状、意识障碍、意识模糊、失语、幻觉和运动障碍
MRI	90%FLAIR 显示内侧颞叶高信号	50% 异常，FLAIR 信号皮质或皮质下一过性高信号，偶见皮质-脑膜增强，颅内高压征或脱髓鞘	66%FLAIR 显示内侧颞叶高信号	84%FLAIR 显示内侧颞叶高信号	内侧颞叶、眶额叶、岛叶皮质和扣带回 T_2-FLAIR 高信号，局灶性水肿，双侧不对称
CSF	90% 异常	94% 异常	90% 异常	41% 异常	92% 异常
合并肿瘤情况	70% 肿瘤（肺、乳腺、胸腺瘤）	年龄、性别和人种依赖性（9%~55%）；主要是卵巢畸胎瘤	60% 小细胞肺癌	20% 肿瘤（肺癌、胸腺瘤）	不常见
复发倾向	50%	20%~25%，主要是不合并肿瘤患者、急性期未接受过免疫治疗，或免疫治疗后快速减量时	不常见	不常见，通常在免疫治疗逐渐减量期间	不常见

（王丽华）

三、抗 IgLON5 病

抗 IgLON5 病（anti-IgLON5 disease）是一种由抗 IgLON5 抗体介导的自身免疫性脑病。2014年，Sabater 等首次从睡眠行为异常伴睡眠呼吸暂停的患者中发现了抗 IgLON5 抗体[22]。IgLON5是一种神经元表面黏附分子蛋白，功能未明。抗 IgLON5 病最早的三例尸检结果显示其病理改变主要累及下丘脑和脑干被盖部，神经元内存在 3R-Tau 和 4R-Tau 蛋白沉积，因此有学者认为抗 IgLON5 病潜在的发病机制可能是神经系统变性的过程。但随后一例抗 IgLON5 病的病理未发现 Tau 蛋白沉积，提示 Tau 蛋白病理改变并不一定出现，而可能是一种继发性的改变[23]。抗 IgLON5 病与人类白细胞抗原（HLA）单倍体 HLA-DRB1*10:01-DQB1*05:01 密切相关[24]，且血清和脑脊液可检测到抗神经元表面抗原抗体，支持抗 IgLON5 病是一种原发性自身免疫病。抗 IgLON5 病临床上主要表现为严重的睡眠障碍，同时还可出现多种神经系统功能障碍表现，包括步态异常、球部症状、运动障碍、认知损害和自主神经症状。血清或脑脊液中检测到抗 IgLON5 抗体对诊断疾病有重要的提示意义。抗 IgLON5 病与其他自身免疫性脑病最大的不同是多数病例起病年龄晚、病程长（往往以年计），因此易被误诊为神经系统变性病。然而，突出的睡眠障碍[包括非快速眼动睡眠（NREM）期和快速眼动睡眠（REM）期异态睡眠]，以及睡眠呼吸暂停常是重要的鉴别点。尽管抗 IgLON5 病与其他抗神经元表面抗体相关脑病相比对免疫治疗的效果要差，但一些亚急性起病的患者往往对免疫治疗有较好的反应[25]。

（一）发病机制

尽管抗 IgLON5 病的发病机制尚未完全阐明，但在细胞外发现有抗原的存在，抗 IgLON5 病与 HLA-DRB1*10:01-DQB1*05:01 单倍体型密切相关，以及当培养的大鼠海马神经元暴露于患者血清后,神经元表面的 IgLON5 簇不可逆地下降。这些现象均提示自身免疫是主要的发病机制。

IgLON5 是神经元表面黏附分子蛋白,属于免疫球蛋白超家族成员。IgLON5 在中枢神经系统广泛存在,但其具体作用不详。目前发现 IgLON 家族 1~5 的其他成员与大脑神经元的发育和突触形成有关[26]。在结构上,IgLON 大约由 340 个氨基酸构成,通过糖基磷脂酰肌醇(glycosylphosphatidylinositol, GPI)锚定在细胞表面。IgLON 拥有 3 个 C2 型 Ig 样结构域(Ig1~3),每个 Ig 结构域中有一个保守的二硫键。IgLON5 和 IgLON2 在前 90 个氨基酸中有一个额外的非保守半胱氨酸,这表明它们可能形成共价二聚体。每一个 IgLON 蛋白家族成员都可以与其他四个结合,所有的 IgLON 也构成同源二聚体,它们通过第一个 Ig 结构域相互作用,使它们能够以高亲和力和不依赖 Ca2+ 的方式跨细胞或跨突触间隙结合[27]。抗 IgLON5 病的抗体主要是 IgG4 型,其次是 IgG1 型[28],它们主要识别 IgLON5 的 Ig2 结构域。IgG1 型抗体和 IgG4 型抗体的病理机制不同,IgG1 型抗体能够导致细胞表面 IgLON5 不可逆内化,而 IgG4 型抗体更多的是干扰目标抗原进行正常的蛋白与蛋白的相互作用[25]。

IgLON5 通过 GPI 锚定在细胞表面,GPI 锚定的蛋白通常在细胞黏附以及信号转导中起重要作用。它们通过与其他有跨膜结构域的蛋白相互作用进行信号转导,或通过聚集在细胞膜的脂质微结构域或脂筏上与细胞骨架相互作用。抗 IgLON5 抗体可能会破坏细胞外与细胞骨架之间的信息交换,从而导致神经纤维的异常聚集,引起神经变性。最近的一项研究显示,将 3 名抗 IgLON5 病患者的血清与大鼠海马神经元共孵育后,海马神经元会出现细胞骨架破坏、轴突肿胀、神经突失营养,出现类似神经变性的早期改变或未予干预的长期培养的细胞所出现的正常衰老改变。但在最初的一到两周损伤并不明显,而是随时间逐渐变化。这些改变与神经元表面 IgLON5 簇的不可逆下降相关。而当患者血清中抗 IgLON5 抗体预先被特异性吸附后再与海马神经元共孵育,则不会出现细胞骨架的破坏。此外,其他类型的抗神经元表面抗体,如抗 NMDAR、

GABA$_B$R、CASPR2 抗体与海马神经元共孵育时不会引起细胞骨架的破坏,这提示抗 IgLON5 抗体可特异性破坏细胞骨架,引起过度磷酸化 Tau 蛋白的沉积[29]。尸检结果也显示,患者脑组织病理符合神经变性病的特点,存在神经元丢失、胶质增生,而无炎性细胞浸润。神经元存在过度磷酸化 Tau 蛋白(3R 和 4R)的沉积,受累部位以下丘脑、脑干被盖和脊髓上段最为显著[22,30]。但也有病例显示并不是所有的 IgLON5 病均有过度磷酸化的 Tau 蛋白沉积[31,32]。这些提示 Tau 蛋白沉积的病理改变可能出现在病程的后期,它可能是抗体所致的进行性神经元损伤的结果。抗体导致细胞骨架的破坏,伴随神经纤维丝轻链(NfL)水平的升高。脑脊液中 NfL 是神经轴突损伤的生物标志物,其水平升高提示神经轴突损伤,可见于许多神经炎症性和变性疾病。在抗 IgLON5 病中也发现患者 CSF 存在 NfL 水平的升高,且呈现出 NfL 水平越高免疫治疗效果越差的趋势,这提示有可能是后期神经变性的过程进一步加剧,轴突进一步被破坏[25]。这可能解释了许多抗 IgLON5 病患者对免疫治疗无效,而其他不引起细胞骨架破坏的神经元表面抗体介导的脑炎往往对免疫治疗有效[29]。

(二)临床表现与临床分型

抗 IgLON5 病通常在 50~70 岁之间隐袭起病,逐渐进展,大多数患者病程在数年以上[28,33],但也有约 20% 的患者亚急性起病,病程在 4 个月以内。从起病到确诊的时间中位数是 2.5 年。临床上主要表现为非 REM 期及 REM 期异态睡眠、睡眠呼吸暂停、喘鸣等睡眠障碍,步态异常或平衡障碍,舞蹈、行动迟缓、肌张力障碍等运动障碍,球部症状,认知损害,神经系统过度兴奋的症状如僵直、痉挛、肌肉束颤等,以及轻度自主神经功能障碍等[23,28]。其中球部功能障碍和步态异常是除睡眠障碍外最常见的症状,约 70% 的患者有这 3 个临床特征。90% 的患者有睡眠障碍伴球部功能障碍。与其他自身免疫性脑炎不同的是,抗 IgLON5 病通常不伴有肿瘤或其他自身免疫病的病史。

在一项针对 22 例抗 IgLON5 病的临床特征研究中,首次就诊的原因约 36% 是睡眠障碍,36% 是步态异常,14% 是球部症状,9% 是舞蹈样

症状,5% 是认知下降。在 22 例患者中,100% 出现睡眠障碍,由此可见睡眠障碍在抗 IgLON5 病中是最重要的特征。91% 患者出现球部症状,73% 出现步态不稳,64% 出现自主神经障碍,64% 出现运动障碍,59% 出现眼动异常,41% 出现认知异常(表 4-3-2)[28]。

抗 IgLON5 病的临床表现异质性较大,往往

表 4-3-2 22 例抗 IgLON5 病的临床特征

临床特征	病例数(发生率)
睡眠障碍	22(100%)
睡眠呼吸暂停	22(100%)
异态睡眠	21(95%)
失眠	16(73%)
日间嗜睡	13(59%)
夜间喘鸣	10(83%)
球部症状	20(91%)
吞咽困难	19(86%)
球部构音障碍	15(68%)
流涎	13(59%)
呼吸衰竭	9(41%)
声带麻痹	7(64%)
睡眠时喘鸣	3(14%)
自主神经障碍	16(64%)
小便障碍	10(45%)
发作性出汗	7(32%)
心脏功能障碍	4(18%)
体位性低血压	2(9%)
运动障碍	14(64%)
舞蹈	7(32%)
其他	6(27%)
帕金森综合征	5(23%)
面部痉挛	5(23%)
眼动异常	13(59%)
认知异常	9(41%)
步态不稳	16(73%)

是睡眠障碍、球部症状和步态障碍等主要症状的不同种类、不同严重程度、出现顺序先后不同的组合。临床上大致可分为 4 种表型:伴异态睡眠和睡眠呼吸困难的睡眠障碍型(占 36%);有吞咽困难,流涎,喘鸣或急性呼吸通气不足的球部综合征(占 27%);类似进行性核上性麻痹型(占 23%);伴或不伴舞蹈症状的认知障碍型(14%)。后 3 种类型最终会出现异态睡眠、睡眠呼吸暂停、失眠或日间过度嗜睡等睡眠障碍,因此询问睡眠症状在诊断抗 IgLON5 病时十分重要[28]。近年来随着新的病例报道,又发现了孤立的步态共济失调和神经系统过度兴奋类似僵人综合征的两个表型。随着对抗 IgLON5 病的不断认识,临床表型还在不断扩展。

1. 睡眠障碍型 几乎所有的患者会出现睡眠障碍。家属经常会诉患者在夜间出现不自主发声、肢体活动、异常行为和呼吸困难,但患者可能不自知。患者常诉睡眠片段化、睡眠质量差并出现日间过度嗜睡。睡眠监测可见非 REM 期及 REM 期异态睡眠、睡眠呼吸暂停、喘鸣等睡眠障碍。大部分发声和类似有目的活动出现在未分化的 NREM 期。快速眼动睡眠行为障碍可见 REM 期出现肢体或躯干的抽动,但较少有剧烈的行为。喘鸣和阻塞性睡眠呼吸暂停更常出现在正常的 N2 和 N3 期睡眠中。当临床上表现为突出的睡眠障碍时称为睡眠障碍型。由于睡眠障碍在老年人中常见,因此抗 IgLON5 病的睡眠障碍很容易被忽视,尤其是当步态障碍或球部症状更为突出时[34]。

2. 球部综合征型 90% 的患者会出现球部功能障碍,包括构音障碍、吞咽困难、喉部喘鸣、发作性呼吸衰竭。构音障碍通常轻微,可以是发音困难和言语不清或嘶哑。大部分患者有轻度和间歇的吞咽困难,但也有约 20%~40% 的患者出现严重的吞咽困难,因而此原因也成为了就医的主要原因。流涎常见,可能与吞咽困难有关。约 60% 的患者可出现轻到中度的声带麻痹。夜间喘鸣常见,但清醒期出现的少见。40% 的患者会出现单次或多次发作性呼吸衰竭,这与中枢性低通气或喉部痉挛造成的阻塞有关。抗 IgLON5 病常见的死因之一包括猝死,可发生在清醒期或睡眠期,这可能也是与球部功能障碍有关。当球部症

状严重且明显较睡眠障碍或步态障碍突出时称为球部综合征型[23,28]。

3. 类似进行性核上性麻痹型 70%~75%的患者存在步态障碍,但其中超过一半患者步态障碍的程度仅为轻到中度,这部分患者虽感到不稳或头晕但可独立行走。另外一半患者步态障碍程度比较严重,多表现为步态不稳、经常跌倒或不能行走,姿势反射减弱或完全消失。抗IgLON5病所致的步态障碍主要由脑干受累引起失平衡导致,而小脑性共济失调所致的步态障碍不超过1/3。25%~35%的患者有眼动异常,患者可有复视和核上性凝视麻痹,但主要是上视受限,也可是水平凝视受限,但进行性核上性麻痹特征性的下视障碍少见。如果步态不稳症状突出且伴有眼动的异常,则考虑是类似进行性核上性麻痹的表型[23]。目前有个案报道进行性核上性麻痹样表型患者的碘氟潘(123I-ioflupane)SPECT 也可能出现类似进行性核上性麻痹的改变,纹状体摄取下降,提示黑质多巴胺能系统损害[35],以及磁共振上中脑萎缩[36]。在一项 72 人的研究中,10 人(14%)出现类似进行性核上性麻痹的症状,如步态障碍及眼球运动异常,这些步态障碍包括姿势不稳伴缓慢、拖步、冻结或宽步基。除了步态障碍,所有患者均有姿势不稳和频繁跌倒。8 例有上视受限,6 例下视受限。但所有患者下视受限均轻微,不如上视受限明显。此种类型较其他表型更易误诊,平均诊断时间是 96 个月。尽管这些病例类似进行性核上性麻痹,甚至符合很可能的进行性核上性麻痹诊断标准,但其他特征性改变如睡眠障碍、异态睡眠、喘鸣伴声带麻痹、发作性呼吸衰竭、肢体共济失调或自主神经功能障碍如体位性低血压、肢体僵直伴痉挛或舞蹈样症状往往提示非进行性核上性麻痹。在这些患者中 CSF 抗 IgLON5 抗体的阳性率仅为 50%,*HLA-DRB1*10:01* 阳性者也仅占 17%(1/6)[33]。

4. 认知障碍型 40%~60%的抗 IgLON5 病患者可出现认知损害,甚至其中一半患者可达到诊断痴呆的程度。患者的注意力、情景记忆、执行功能均可受累,但具体抗 IgLON5 脑病认知域损害的特点还有待进一步阐明。此外,也有关于幻觉、抑郁、淡漠和焦虑在该脑病患者中出现的相关报

道。如果认知损害相较于其他症状更突出,则考虑是认知障碍型抗 IgLON5 病。当患者有突出的认知损害同时合并舞蹈症状时需要与亨廷顿舞蹈症鉴别。

5. 神经系统过度兴奋类似僵人综合征型 除了最初 Gaig 等总结的抗 IgLON5 病的 4 种表型外,在一项 20 人的研究中,发现 35% 的患者可出现神经系统过度兴奋的症状,包括过度惊跳、僵直、痉挛或束颤[37]。当这些症状为突出的表现时,称为僵人综合征样的表型。有报道抗 IgLON5 病可表现为广泛的束颤,肌电图上显示神经性肌强直放电[38]。

6. 其他临床特征

(1)运动障碍:除了睡眠障碍和球部症状,65% 的抗 IgLON5 病患者有一种或多种运动障碍,多数患者出现多种运动障碍。57% 的患者最初因行走困难及其他一项或多项运动障碍就诊[33]。除了步态障碍,运动障碍在抗 IgLON5 病中的频率分别是舞蹈占 33%,运动迟缓占 28%,肌张力障碍占 26%,异常身体姿势或僵直占 25%,震颤占 21%。其他运动增多包括肢体远端的肌阵挛、静坐不能、肌律、肌纤维颤搐或腹部异动(占 36%)。除了步态障碍,舞蹈是第二常见的运动障碍,出现在 1/3 的抗 IgLON5 病患者,可累及肢体近端和远端、躯干,以及面部。37% 的患者在诊断时运动障碍是最严重的表型。步态不稳或共济失调与颅面部异动或广泛舞蹈组合的情况最多,占 43%。颅面部是最常有多种运动障碍受累的部位,32% 的抗 IgLON5 病有颅面部运动障碍,主要表现为肌张力障碍,少见的有肌律、舞蹈或肌纤维颤搐。面部的运动障碍包含舞蹈、肌张力障碍,刻板动作在抗 NMDAR 脑炎中常见,但此病多影响儿童和青年,且临床症状谱与抗 IgLON5 病不同。肌律和肌纤维颤搐是第二常见的面部运动障碍(14%),肌律是重复、节律性、慢频率的运动,可影响面部和肢体肌肉,有时难以与肌纤维颤搐区分。抗 IgLON5 病的肌律更多局限在舌部和口下颌肌肉。面部肌律在 NMDAR 脑炎中可见,但少见于其他自身免疫性脑病。帕金森样症状见于不到 25% 的患者,通常是对称的僵直少动型,不伴震颤,对左旋多巴治疗无效。通常帕金森综合征症状轻微,不是抗

IgLON5病的主要临床特征。尽管运动障碍是抗IgLON5病很常见的临床表现，但运动障碍几乎不会单独出现，它们常伴有睡眠障碍、球部症状或认知下降[23,33]。

（2）自主神经症状：45%~65%的患者有自主神经症状，但通常症状轻微。泌尿系统症状包括尿频、尿急、尿失禁及夜尿增多，但症状与多系统萎缩相比要轻得多。发作性的大汗常见，便秘或腹泻等胃肠道症状少见，体位性低血压不常见。有些患者合并严重的潜在的心脏并发症，如室性心动过速或严重的窦性心动过缓，这可能解释了有些抗IgLON5病会出现猝死[23]。

（3）其他：一些少见病例会出现肢体无力、痉挛、反射亢进、肌肉萎缩、上睑下垂、周围性面瘫、周围神经病、癫痫和头痛等症状[23]。也有患者表现为严重的球部功能障碍，同时有肌肉痉挛和舌肌、肢体束颤的病例报道，临床和电生理检查均提示肌萎缩侧索硬化，但不符合肌萎缩侧索硬化的诊断标准[39]。

（三）辅助检查

1. 多导睡眠监测（polysomnography，PSG） 很多抗IgLON5病患者在初次就诊时有睡眠障碍的主诉，视频多导睡眠监测（video-polysomnography，video-PSG）有助于确定睡眠异常的种类和特征。抗IgLON5病可出现复杂的异态睡眠，包括在未分化NREM期或N2期出现发声、频繁肢动和看似有目的的姿势，也可出现REM期睡眠行为障碍。大部分患者伴有睡眠呼吸暂停和喘鸣[23]，睡眠呼吸暂停低通气指数的中位数是33次/h（15~97次/h）。

2. 抗体检测 大部分抗IgLON5病患者血清和脑脊液抗IgLON5抗体均呈阳性。仅个别病例是血清阳性，脑脊液阴性，这些病例往往是 *HLA-DRB1*10:01* 等位基因阴性，临床表型多是进行性核上性麻痹样症状，缺乏特征性的睡眠障碍。这些血清抗体阳性而 *HLA-DRB1*10:01* 等位基因阴性者可能是血清学假阳性的结果，而并非真正的抗IgLON5病[23]。

3. 脑脊液检查 抗IgLON5病患者约1/3可出现脑脊液白细胞数轻度升高，约50%出现蛋白水平轻度升高，寡克隆区带阳性者少见[23,28]。一项针对72人的回顾性研究中35人（56%）出现轻度脑脊液白细胞数或蛋白水平增高[33]。

4. *HLA* 等位基因检测 抗IgLON5病与 *HLA-DRB1*10:01* 和 *HLA-DQB1*05:01* 等位基因密切相关，约55%的患者同时携带 *HLA-DRB1*10:01* 和 *HLA-DQB1*05:01* 等位基因[23-25,33]，甚至在有些报道中这一比例可高达87%[28]。抗IgLON5病中 *DRB1*10:01* 等位基因的频率是普通人群的36倍，*HLA-DQB1*05:01* 是 3.5 倍[28]。在普通人群中两个等位基因同时存在的情况很少见，人群中 *HLA-DRB1*10:01* 等位基因的频率小于2%。另外，*HLA-DRB1*10:01* 阳性与抗IgLON5抗体的滴度相关，阳性者滴度更高[25]。

5. MRI 大部分抗IgLON5病的头颅MRI显示正常或非特异性改变，少部分患者出现轻微脑干或小脑萎缩。一项针对72人的回顾性研究显示，58人（81%）MRI正常或非特异改变，9人（13%）有轻微脑干或小脑萎缩。另一项针对22人的研究显示，18人（81.8%）MRI正常，3人（13.7%）有轻度中脑萎缩，1人（4.5%）有海马萎缩[28,33]。总体上来说，大部分的抗IgLON5病患者头颅MRI无特征性的改变，但也有报道显示部分抗IgLON5病患者头颅MRI可出现海马、脑干被盖部、下丘脑或额颞叶高信号[23,40,41]。

（四）诊断与鉴别诊断

抗IgLON5病主要表现为突出的睡眠障碍，以及一系列其他的神经系统症状。大部分患者会出现特征性的睡眠障碍，其他最常见的症状是球部症状和步态异常，其次是运动障碍如舞蹈或异常的口面部运动、眼球运动异常、认知损害和神经系统过度兴奋等症状。这些症状以不同的严重程度、不同的组合出现，呈现出不同的临床表型。这些表型往往类似其他神经变性疾病或其他神经系统疾病，但当这些疾病的诊断标准或实验室检查有不支持点时，结合明显的睡眠障碍应考虑到抗IgLON5病的可能，血清和脑脊液检查可发现抗IgLON5抗体，及时进行抗体检测可协助诊断。目前此病尚缺乏临床诊断标准，血清和或脑脊液抗IgLON5抗体阳性是确诊的主要依据，2016年Ellen等提出了抗IgLON5相关Tau蛋白病的神经病理诊断标准（表4-3-3）[30]。

表 4-3-3 抗 IgLON5 相关 Tau 蛋白病的神经病理诊断标准

可能的	很可能的	明确的
符合以下所有项： • 脑组织神经变性的特征，包括神经元丢失、胶质增生，伴过度磷酸化 Tau 蛋白（pTau）病理，无炎性细胞浸润 • pTau 蛋白选择性沉积在神经元；3R-Tau 和 4R-Tau 异构体以神经原纤维缠结、前缠结和神经毡细丝的形式形成包涵体 • pTau 蛋白病理主要累及皮质下结构，包括下丘脑、脑干被盖和脊髓上段	符合"可能的"标准，且符合以下至少一项： • 临床病史提示睡眠疾病（NREM 和 REM 期异态睡眠，伴睡眠呼吸暂停），或脑干，特别是球部功能障碍。 • 存在 *HLA-DRB1*10:01* 和 *HLA-DQB1*05:01* 等位基因	符合"可能的"标准，且存在脑脊液或血清抗 IgLON5 抗体

由于抗 IgLON5 病发病年龄晚、病程长，最初的症状主要以睡眠障碍或运动障碍为主，因此在临床上易被误诊为慢性睡眠障碍或神经变性病。但睡眠障碍和运动障碍几乎不会单独出现，往往在睡眠障碍或运动障碍的基础上合并存在其他情况。当患者有突出的睡眠障碍同时合并球部症状、步态障碍、眼动异常、舞蹈或认知下降中的一种或多种症状时应考虑抗 IgLON5 病的可能。在临床上抗 IgLON5 病可表现出多种临床表型，需与不同疾病进行鉴别。

1. 进行性核上性麻痹 有严重步态不稳和频繁跌倒的患者，如果同时存在眼动异常需要与进行性核上性麻痹鉴别。但进行性核上性麻痹一般有明显的行动迟缓、僵直等帕金森样症状，眼动异常主要是下视障碍，进行性核上性麻痹可伴有失眠，但很少有异态睡眠，这些均是重要的鉴别点。抗 IgLON5 病一般不会出现明显的帕金森病样症状，眼动异常也多是上视或水平扫视缓慢或受限，严重步态不稳和频繁跌倒如伴有突出的睡眠障碍，尤其是存在异态睡眠，应考虑抗 IgLON5 病的可能。

2. 多系统萎缩 抗 IgLON5 病可出现 REM 期异态睡眠、喘鸣、球部症状、步态不稳和自主神经症状，因此需要与多系统萎缩鉴别。但多系统萎缩通常会出现突出的自主神经症状，症状性的体位性低血压和尿失禁及尿潴留常常是多系统萎缩诊断的核心点，而抗 IgLON5 病的自主神经功能障碍通常较轻，很少有临床意义的体位性低血压或尿潴留的出现，多系统萎缩主要的帕金森样或小脑症状在抗 IgLON5 病中通常很轻微且并不一定会出现。

3. 亨廷顿舞蹈症 舞蹈样症状是抗 IgLON5 病第二常见的运动障碍，当与认知损害同时存在时需要与亨廷顿舞蹈症鉴别。抗 IgLON5 病缺乏明确的常染色体显性遗传的家族史，头颅磁共振也不会出现壳核、尾状核及大脑皮质萎缩的改变，这些特征可协助与亨廷顿舞蹈症进行鉴别。

4. 自身免疫性舞蹈症 约 1/3 的抗 IgLON5 病会出现舞蹈样症状，它可能是老年人中最常见的自身免疫性舞蹈症，需要与其他自身免疫病所致的舞蹈样症状相鉴别。其他类型的自身免疫性舞蹈样症状如抗磷脂综合征、小舞蹈症主要累及年轻患者；抗 LGI1 或 CASPR2 抗体相关脑炎也可有舞蹈样症状但相对少见，也应予以鉴别。在老年人中其他的自身免疫性舞蹈症还包括副肿瘤综合征，副肿瘤性舞蹈症通常与抗 CRMP5 抗体和肺癌相关，但也可出现在其他类型的肿瘤且没有神经抗体的出现。副肿瘤性舞蹈症通常伴有体重下降和周围神经病改变，这些表现在抗 IgLON5 病中都是没有的。在临床中存在不明原因的舞蹈样症状和严重的睡眠障碍，应想到抗 IgLON5 病的可能。

5. 其他 抗 IgLON5 病的睡眠障碍可能被误诊为单纯的睡眠呼吸暂停或快速眼动睡眠行为障碍。以球部症状为主要表现的需要与重症肌无力或运动神经元病相鉴别。尤其是近来发现抗 IgLON5 病有类似运动神经元病表现的报道。有口舌肌律的抗 IgLON5 病需要与惠普尔（Whipple）病鉴别，但缺乏眼球受累则不支持 Whipple 病的诊断。当中枢神经系统过度兴奋的症状突出时需要与僵人综合征鉴别,但突出的睡眠障碍往往是提示抗 IgLON5 病的重要线索。

(五)治疗

抗 IgLON5 病自 2014 年首次报道以来,全球报道的病例数并不多,属于罕见的自身免疫病。目前针对抗 IgLON5 病的治疗主要是参考其他自身免疫病的治疗方案,尚没有统一的循证医学指南可以借鉴。目前一些治疗的经验多是来自个案报道和一些小样本的回顾性研究。总体来说,抗 IgLON5 病的免疫治疗效果较其他针对神经元表面抗原的自身免疫性脑炎的疗效要差,部分患者在数月至数年后死亡,且可以发生猝死。在一项针对 72 人的回顾性研究中,55 人(76%)接受了免疫治疗,仅 7 人(13%)有显著和持续的运动症状改善[33]。另一项针对 22 人的回顾性研究显示,20 人接受了免疫治疗,包括糖皮质激素和/或免疫球蛋白、利妥昔单抗、血浆置换和环磷酰胺治疗,仅 2 例患者有轻微和短暂的症状改善,18 人无改善。至最后一次随访时,病程的中位数是 34.5 个月,8 人为轻到中度功能障碍,1 人为重度功能障碍,13 人死亡,其中 6 人是猝死[28]。

抗 IgLON5 病的免疫治疗效果欠佳可能与此病的确诊时间相对较晚有关,患者从起病到确诊平均需要 2.5 年时间。尽管疾病的早期可能是以自身免疫机制为主,但后续可能会出现不可逆的神经变性改变,此时再启动免疫治疗效果往往欠佳[42]。一项针对 53 例患者的疗效评估研究显示,28% 的患者呈亚急性起病,病程小于 4 周。51% 的患者在病程中呈现复发样恶化,37% 的患者 CSF 有炎症样改变,这些均提示自身免疫机制的参与。在 6 周内早期启动治疗是治疗有反应的重要因素。一线免疫治疗可使 41% 的复发样急性-亚急性恶化患者的症状改善。短期免疫治疗启动治疗时间越晚,治疗的反应越差,长期免疫治疗也是如此[25]。另一项研究显示,在 9 名接受免疫治疗的患者中 7 名有改善,3 名未治疗的患者死亡[37]。此外,一些个案报道也显示抗 IgLON5 病对免疫治疗有效[43-46]。由此可见,抗 IgLON5 病并非像最初认识的那样对免疫治疗效果欠佳,早期启动治疗是抗 IgLON5 病治疗有效的关键。

在一项包括 53 例 IgLON5 病患者的研究中,36 例(68%)接受了长期免疫治疗,平均观察 20 个月,75% 的患者病情无进展。接受长期免疫治疗的患者 58% 有抗体滴度下降,而未接受治疗的患者均无下降,这提示抗 IgLON5 病患者可从长期免疫治疗中获益[25]。Pablo 等通过文献回顾分析了 46 例抗 IgLON5 病患者的免疫治疗效果,其中 20 例(43.4%)有效,联合治疗的效果要优于单项治疗[14/21(66.6%)vs. 7/22(31.8%)],二线治疗的疗效优于一线治疗[7/13(53.8%)vs. 15/46(32.6%)]。激素治疗的反应率是 34.2%(12/35),免疫球蛋白是 42.8%(9/21),血浆置换是 46%(7/15),硫唑嘌呤是 100%(5/5),吗替麦考酚酯是 75%(3/4),但二线治疗均是与一线治疗联合应用[47]。

在抗 IgLON5 病患者中发现,NfL 和胶质纤维酸性蛋白(GFAP)水平(血清或脑脊液)均较正常对照明显增高。NfL 是神经轴突损伤的标志物,GFAP 提示受累脑区胶质细胞增生,它比 NfL 能更好反映由于神经变性所致的功能损害。研究发现 GFAP 的水平与疾病的表型有关,GFAP 水平越高,疾病越倾向于缓慢进展型或有更广泛的临床症状的抗 IgLON5 病[25]。抗 IgLON5 病患者 CSF 细胞数与 NfL 水平负相关,结合既往尸检报告显示抗 IgLON5 病患者脑内未见炎症性改变,这些均支持抗 IgLON5 病早期可能是炎症改变,后期则出现神经变性。这可能提示了很多抗 IgLON5 病免疫治疗效果欠佳的原因。发病一年内启动长期的免疫治疗和治疗前血清 NfL 水平低的患者是良好预后的重要预测因素。在神经变性发生之前早期启动免疫治疗与较好的长期临床预后相关。因此,加强对抗 IgLON5 病临床表型的认识,早期识别、早期启动免疫治疗,是今后治疗抗 IgLON5 病的关键。

(关鸿志 马敬红 刘曼歌)

四、抗二肽基肽酶样蛋白 6 抗体相关脑炎

抗二肽基肽酶样蛋白 6(dipeptidyl-peptidase-like protein 6,DPPX)抗体是一种由血清和/或脑脊液中抗 DPPX 抗体介导的慢性或亚急性进展性自身免疫性脑炎,由 Boronat 等[48]于 2013 年首次

报告。抗 DPPX 抗体相关脑炎的临床表现复杂多样,胃肠功能障碍(主要为腹泻)、认知-精神障碍和中枢神经系统(central nervous system,CNS)过度兴奋为本病的典型表现,可伴发淋巴瘤,影像学多无特异性改变,免疫治疗有效但容易复发[48]。目前全球有 60 例左右报道[48-67],以美国梅奥诊所的病例数最多[4],我国共有 12 例报道[59-67],其中 1 例为抗 NMDAR 抗体并抗 DPPX 抗体双阳性脑炎[65]。

(一)DPPX 的结构与功能

二肽基肽酶样蛋白 6(DPPX)又称 DPP6、BSPL 或钾通道加速因子,是一种 II 型跨膜蛋白,属于丝氨酸蛋白酶的脯氨酰寡肽酶家族[68]。DPPX 包含一个很短的细胞内尾结构域(31~95 个残基,具体数量取决于异构体)、1 个跨膜螺旋和 1 个大的 749 个氨基酸残基构成的胞外结构域;在空间构型上,DPPX 拥有 4 个剪接异构体,分别为 DPPX-L、DPPX-S、DPPX-N 和 DPPX-O[69]。

DPPX 是电压门控性 α 型 $K_v4.2$ 钾通道复合体的调节亚单位,主要在海马锥体神经元、小脑颗粒细胞和肠道平滑肌肌间神经丛中表达[48],它通过重塑通道门控调节在 K_v4 通道中起着关键作用[70]。K_v4 通道属于哺乳动物 Shal K^+ 通道家族[71]。K_v4 复合体(主要为 $K_v4.2$ 和 $K_v4.3$)是介导亚阈值体树突 A 型钾电流(IS_A)的电压门控钾通道,IS_A 是一种快速失活的钾电流,在阈下膜电位激活,通过减弱动作电位向树突的反向传播,并限制树突突触信号向胞体的传播来调节神经元兴奋性[70,72,73]。IS_A 的功能通过磷酸化可逆调节,从而在调节树突兴奋性和突触功能中发挥动态作用。DPPX-S 和相关 DPP 蛋白的存在可增加 $K_v4.2$ 通道复合物的稳定性,调节其磷酸化,对其他生物物理特性产生影响[74,75],并与哺乳动物大脑中的 K_v4 R 亚基广泛共定位[76]。

(二)发病机制与病理

$K_v4.2$ 是中枢和周围神经系统瞬时电流抑制的主要通道,而这些电流可以调节动作电位向神经元树突的反向传播。DPPX 与 $K_v4.2$ 通道共定位于小脑颗粒细胞、齿状回、海马 CA1 神经元、纹状体和丘脑,以树突分布为主。独立于 K_v4 通道的 DPPX 表达发生在海马苔藓纤维轴突中。在外周的表达见于肠肌间神经丛。在许多神经元中,动作电位自轴丘沿轴突向下传播,亦反向传播到树突,生理情况下关键亚基 DPPX 通过重塑门控通道调节 $K_v4.2$,并增强其在细胞表面表达,通过瞬时外向钾电流(I_A)调节重复放电率并衰减动作电位到神经元树突的反向传播,以阻止静息状态下动作电位扩散至树突。抗 DPPX 抗体通过下调 DPPX/$K_v4.2$ 的表达、削弱 I_A 的调节作用继而导致 CNS 过度兴奋,这可能是抗 DPPX 抗体相关脑炎神经系统症状的病理生理学基础[48,51]。

抗 DPPX 抗体相关脑炎患者的抗体可以结合大鼠小脑颗粒细胞层、海马苔藓纤维层和齿状回。患者的抗体显著降低了 DPPX 和 $K_v4.2$ 在神经元胞膜上表达,同时增加肠神经元活性。抗 DPPX 抗体主要是 IgG1 和 IgG4。1 例尸检的病例显示边缘系统海马 CA3 和 CA4 神经元丢失,以及脑干神经元、小脑浦肯野细胞丢失,并伴有散在 CD8+ 斑片灶状细胞浸润[77]。由于 $K_v4.2$ 钾通道在 CNS 分布广泛,因此抗 DPPX 抗体对 CNS 的影响具有多重性,其临床表现亦呈多样性[78]。

(三)临床表现

本疾病通常亚急性或隐匿起病,病情进行性加重,起病后 8 个月达高峰[49]。梅奥诊所 2014 年的一项研究纳入了 20 例患者,中位发病年龄为 53 岁(范围 13~75 岁),其中男性患者 12 例,占 60.0%[51];2017 年的一项研究纳入 39 例患者,中位发病年龄为 52 岁(范围 13~76 岁),其中男性 27 例,占 69.2%[49];两项研究均显示男性患者多于女性。临床表现复杂多样,严重腹泻和/或明显体重下降为最常见前驱症状,67% 的患者出现了体重减轻/胃肠道症状、认知-精神障碍和 CNS 过度兴奋三联征[49]。

1. 胃肠道症状 腹泻多为本病首发前驱症状,常早于认知-精神障碍和 CNS 过度兴奋,大多患者伴随明显的体重下降,体重减轻的中位数为 20kg(范围 8~53kg)[49]。腹泻可伴随整个疾病的活动期,腹泻与消瘦是抗 DPPX 抗体相关脑炎的指向性症状。在疾病慢性期可出现便秘和胃轻瘫[50,54],也可有腹痛、厌食、恶心呕吐等临床症状。

2. 神经系统症状

(1)认知-精神障碍:绝大多数患者出现不同

程度的认知功能障碍,进行性加重,主要表现为记忆力下降、定向力和执行力障碍,半数以上患者可有精神症状,主要表现为幻觉、抑郁和偏执妄想,部分表现为易激惹或缄默[79]。

(2)CNS过度兴奋:主要表现包括过度惊骇、肌阵挛、肌强直、震颤、癫痫发作等[49,51]。过度惊骇,也可称为过度惊跳反射(exaggerated startle response)[48,52],表现为躯干和肢体对意外的重复声音或触摸刺激做出非适应性夸大的惊吓反应,双侧肢体多呈现同步对称性肌阵挛,头颈部、躯干可出现痉挛和强直,甚至微风、视觉刺激、检查者的呼吸和操作都能诱发肌肉痉挛[50,51]。上述症状并非同时或全部出现,其中以肌阵挛和过度惊骇更常见,也更具特征性。少数患者也可出现伴有强直与肌阵挛的进行性脑脊髓炎(progressive encephalomyelitis with rigidity and myoclonus,PERM)综合征表现[49]。

(3)脑干-小脑症状:约一半的患者存在小脑性共济失调,可见步态不稳、构音障碍等症状,也可单独表现为小脑性共济失调[63]。累及球部可出现呼吸困难和吞咽困难[51]。因脑干、小脑受累,患者可出现多种眼球异常运动,以眼球震颤最为常见,其次为复视,少数出现斜视性眼阵挛、视野缺损及视物模糊[51,57]。

(4)感觉障碍:既往文献报道1例患者以神经源性瘙痒为主要症状,皮肤局部治疗无效,而通过免疫治疗获得了缓解[56]。神经源性瘙痒可能与抗DPPX抗体导致脊髓背角神经元兴奋性增高,进而对触觉和热刺激的敏感性增强有关。部分患者可有感觉迟钝、感觉过敏(触摸痛)和感觉异常[49,50]。

(5)睡眠障碍:失眠最为常见,其次为嗜睡、日间过度睡眠,其他特殊睡眠障碍表现形式还包括周期性肢体抖动睡眠、睡眠呼吸暂停低通气、快速眼动睡眠障碍等[4]。

3. 其他症状 包括体位性低血压、尿失禁、勃起功能障碍、室性心动过速和心脏骤停等自主神经功能受损表现[49]。此外,该病可合并肿瘤,以B细胞淋巴瘤多见,包括胃肠滤泡性淋巴瘤、慢性淋巴细胞白血病或套细胞淋巴瘤[49,51,78];还可合并其他自身免疫病如干燥综合征[66]。

(四)辅助检查

1. 脑脊液检查 脑脊液白细胞可以正常或者轻度升高,脑脊液细胞学可呈淋巴细胞性炎症。部分病例脑脊液特异性寡克隆区带阳性。

2. 抗体检测 怀疑本病的患者,建议血和脑脊液同时检测。患者血清和/或脑脊液抗DPPX抗体阳性是该型脑炎的确诊前提,主要采用具有较高灵敏度和特异度的细胞转染法(cell-based assay,CBA)检测。

3. 影像学检查 常规头颅MRI多无特异性,少数患者可见海马异常信号或颞叶萎缩,提示边缘系统受累。个案报道本病患者行[18]F-FDG PET/CT检查可见双侧尾状核、额叶皮质低代谢,以及双侧眼外肌不对称高代谢[54,55]。国内陈生弟团队报道的2例患者行[18]F-FDG PET/MRI检查均呈现双侧颞叶内侧代谢降低,其中1例双侧丘脑代谢亦降低[60,61],而MRI未见显著异常信号,认为PET/MRI在评价颅内病变方面比传统MRI更敏感,该检查或可作为一种诊断辅助手段。

4. 电生理学检查 患者脑电图多无明显特异性改变,少数可见慢波和癫痫样放电。肌电图表现多无特征性,个别表现为肌阵挛的患者肌电图检查提示病灶可能起源于皮质,肌电图亦可发现躯干和肢体可对重复的声音惊吓刺激表现出扩散的、非适应的和夸大的反应(反射潜伏期<80ms)[51]。

5. 肿瘤筛查 少部分抗DPPX抗体相关脑炎患者合并B细胞淋巴肿瘤[49,51,56,58,80],接受肿瘤治疗后,多数患者神经症状几乎完全缓解[49,51,58],可能提示本病与血液系统肿瘤有关,因此,进行相关肿瘤筛查是必要的。

(五)诊断与鉴别诊断

1. 诊断 目前关于抗DPPX抗体相关脑炎的诊断尚无统一标准。国内有学者参考相关文献归纳总结出如下诊断要点[79]:①隐袭性或亚急性起病,以严重腹泻和/或体重下降、认知-精神障碍和CNS过度兴奋为主要表现;②血清和/或脑脊液抗DPPX抗体阳性;③排除其他可能疾病;④免疫治疗有效。符合以上几个特征,可考虑诊断本病。具体诊断标准可以参考《中国自身免疫性脑炎诊治专家共识(2022年版)》的自身免疫性脑确诊标准。在抗 DPPX 抗体相关脑炎的各项辅助检查中，血清或脑脊液抗 DPPX 抗体阳性最具诊断价值。

2. 鉴别诊断 本病需与抗 NMDAR 脑炎[81,82]、抗 IgLON5 抗体相关脑病[83]、Whipple 病[84,85]、僵人综合征（stiff-person syndrome，SPS）[86]、莫旺综合征（Morvan syndrome）[87]、感染性脑炎、神经系统变性疾病、中毒和代谢性脑病及其他类型抗体相关自身免疫性脑炎相鉴别。

（六）预后

该病对免疫治疗有反应。Hara 等人的研究结果显示，免疫治疗后约 60% 的患者有中等或明显改善，23% 患者出现复发，17% 死亡[49]。低滴度抗体和不伴发肿瘤的患者可能有良好的预后[60]。

（关鸿志 刘峥 邱占东）

五、抗代谢性谷氨酸受体 1 抗体相关脑炎

代谢性谷氨酸受体（metabotropic glutamate receptor，mGluR）是中枢神经系统兴奋性突触传递的主要介质，这些受体的功能障碍与多种自身免疫性脑炎、神经发育或神经退行性疾病有关。在过去的二十年中，已经确定了 mGluR 作为许多特征明确的自身免疫性神经疾病的抗体靶标。2000 年，抗代谢型谷氨酸受体 1 抗体相关脑炎首次被荷兰学者发现，该病常合并血液系统肿瘤；以小脑性共济失调及精神行为异常为主要表现[88]。迄今为止，全球抗 mGluR1 抗体相关脑炎报道仅 30 余例。

（一）mGluR1 的结构和功能

mGluR 是一种存在于小脑、海马、纹状体棘突神经元（spiny projection neurons），以及大脑皮质和周围神经系统突触前膜和突触后膜的 G 蛋白偶联受体（G-protein-coupled receptors，GPCR）[89]，属于 GPCR 超家族的成员。大多数经典的神经递质的 GPCR 属于 A 家族，如肾上腺素受体，而 mGluR 属于 C 类 GPCR。它们由 1 个细胞外 N 端结构域、7 个跨膜结构域和 1 个细胞内 C 端组成。与其他 GPCR 家族不同的是，mGluR 包含 1 个较大的胞外 N 端结构域，称为 venus 捕蝇器

结构域（venus flytrap domain，VFD），其包含谷氨酸结合位点。多种蛋白可直接与每个 mGluR 亚型的 C 端尾部相互作用，并在调节 mGluR 信号转导中发挥重要作用，最典型的是 Homer 蛋白（Homer proteins）[90]。mGluR 共 8 种亚型，分别是 mGluR1~mGluR8。已知的 mGluR1 有 5 种亚型（分别是 mGluR1a~mGluR1e），它们的跨膜或胞内结构域的差异影响了它们激活磷脂酶 C 的能力[91]。mGluR1 除大量表达于小脑皮质浦肯野细胞树突外，还分布于嗅球、丘脑、海马、苍白球、黑质、小脑核团，以及上丘神经元，其激活可引起细胞去极化和神经元兴奋性的增加。此外，mGluR1 也可在突触前膜发挥作用，以增加或减少神经递质的释放。

mGluR 在维持突触可塑性中发挥重要作用，包括长时程抑制（long-term depression，LTD）和长时程增强（long-term potentiation，LTP），并诱导神经元兴奋性的长期变化[92]。mGluR1 参与了外周和中枢神经系统的多种功能，包括记忆和学习、疼痛感知、焦虑等。海马中 mGluR1 的高表达证实了其在学习和记忆中的潜在作用。研究表明，编码 mGluR1 的 *Grm1* 基因敲除的小鼠存在情境特异性学习缺陷，并在诱导 LTP 的能力方面出现显著的损害[93]。mGluR1 缺失还可导致 LTD 的缺陷。此外，mGluR1 是小脑浦肯野细胞树突快速信号转导所必需的，在维持小脑神经元正常神经支配、小脑发育和运动协调中起重要作用。至少有 3 种亚型（mGluR1a、mGluR1b 和 mGluR1c）在小脑浦肯野细胞分子层中表达丰富。正常情况下，攀爬纤维选择性地将突触集中到一个浦肯野细胞上，从而使一个局部区域的攀爬纤维和浦肯野细胞的数量相匹配。在 mGluR1 缺失的小鼠中来自小脑浦肯野细胞的攀爬纤维的水平异常退化[94]。

最新研究表明 mGluR1 也与睡眠调节有关。大部分天然短睡眠者（natural short sleep，NSS）每天睡眠 4~6 小时，但对健康没有明显的负面影响。研究者在两个家族性自然短睡眠（familial natural short sleep，FNSS）患者中发现 2 个 *GRM1* 基因的突变，并证实突变后的 mGluR1 丧失激活细胞外信号调控的蛋白激酶（extracellular regulated protein kinase，ERK）的功能。而通过 ERK 通路增加的信号转导可以延长小鼠的睡眠时间。此外，

与 mGluR1 胞内结构域相互作用的 Homer1a 本身是一个重要的睡眠调节器。睡眠中突触稳态的削弱也被证明是由 Homer1a 和 mGluR1/5 通过整合觉醒和促睡眠神经调质的信号而驱动的[95]。

（二）免疫机制与病理表现

目前抗 mGluR1 抗体相关脑炎的发病机制尚不明确。动物实验发现，将从抗 mGluR1 抗体相关脑炎患者血清中纯化的 IgG 加至含有小鼠小脑的载片中可见浦肯野细胞活性急剧下降，而加至小鼠小脑绒球会引起急性眼球运动障碍。抗 mGluR1 抗体还可阻止浦肯野细胞诱导 LTD 产生。向小脑周围脑脊液中直接注射该抗体会导致动物运动不协调[96]。此外，抗 mGluR1 抗体可导致培养神经元中总 mGluR1 簇和突触 mGluR1 簇显著特异性减少，而不影响其他突触蛋白（如突触后致密蛋白 95）的密度。这表明抗 mGluR1 抗体的直接致病性[97]。

Lopez-Chiriboga 等学者报道了 1 例患者在带状疱疹病毒感染后 1 个月出现复视、味觉障碍、眩晕、小脑性共济失调，血清抗 mGluR1 抗体阳性[98]。病毒感染后自身免疫性脑炎的发生机制包括：①分子模拟假说。外源性病原体的抗原与宿主自身的抗原结构相似，针对外源性抗原产生的特异性抗体或效应性 T 细胞与宿主相应抗原产生交叉反应，从而引起自身免疫性损伤。②病毒感染后神经元崩解释放出自身抗原破坏中枢免疫耐受。③病毒感染后导致 B 细胞、T 细胞激活，炎性细胞因子被释放，并可透过受损的血-脑屏障，引发中枢神经系统免疫反应[99,100]。

1/3 的抗 mGluR1 抗体相关脑炎患者可合并肿瘤。肿瘤可表达多种非组织特异性蛋白，包括神经元抗原。这些蛋白可呈递给 T 细胞，从而产生针对中枢神经系统的免疫反应。此外，副肿瘤综合征（PNS）相关肿瘤的遗传分析揭示了编码肿瘤神经蛋白的基因的特定分子特征和突变，导致产生高免疫原性抗原，提示肿瘤远隔效应参与了自身免疫性脑炎的发病[101]。意大利学者在 2013 年报道了 1 例前列腺腺癌患者，该患者术后出现快速进展的亚急性小脑性共济失调，血清和脑脊液抗 mGluR1 抗体阳性，免疫组织化学分析显示前列腺癌上皮细胞中有大量 mGluR1 表达，且血

清的抗 mGluR1 抗体可与肿瘤 mGluR1 结合[102]。2000 年首次报道的 2 例抗 mGluR1 抗体相关脑炎患者，其小脑性共济失调症状在淋巴瘤缓解后长达 2~9 年出现，但在患者的淋巴结组织中并未发现 mGluR1 或交叉同源抗原的表达[88]，因此，肿瘤与脑炎的发生是否存在直接因果关系仍需要进一步探索。

有关抗 mGluR1 抗体相关脑炎病理学特征的研究较少。荷兰学者通过对 1 例合并霍奇金淋巴瘤的抗 mGluR1 抗体相关脑炎患者尸检发现小脑半球及小脑蚓部浦肯野细胞密度显著降低；浦肯野细胞树突形态也受到严重影响；但并未发现 CD8[+] T 细胞浸润。因此，浦肯野细胞变性并非由细胞毒性 T 细胞介导的免疫反应所致，尚不能明确是否存在其他机制[96]。

（三）临床表现与分型

抗 mGluR1 抗体相关脑炎在中年人中更常见，发病中位年龄为 55 岁[97]，也有儿童发病的个案报道[98]。男女比例为 1.3∶1，近 50% 患者在起病前 1 个月可有前驱症状，如头痛、疲劳感、恶心或流感样症状。抗 mGluR1 抗体相关脑炎临床表现多样，几乎所有患者可出现小脑受累相关症状。近 70% 抗 mGluR1 抗体相关脑炎患者以小脑受累为首发症状，包括步态和肢体共济失调、小脑性构音障碍、眼球运动异常等；23% 患者小脑受累相关症状可持续进展超过 3 个月[97]；部分患者在整个病程中仅出现孤立性小脑症状。

抗 mGluR1 抗体相关脑炎还可伴发精神行为异常，如易怒、情感淡漠、幻觉、性格改变、紧张等；2018 年 Pedroso 等学者报道的 1 例 39 岁女性患者，以冷漠、紧张、持续性大幅度头部晃动［头摇晃（head titubation）］为首发症状，数月后出现严重的共济失调[103]；因此，当患者以亚急性起病且伴有头摇晃，尤其是合并精神障碍时应怀疑抗 mGluR1 抗体相关的自身免疫性小脑炎。既往研究显示，27%~44% 抗 mGluR1 抗体相关脑炎患者可有认知功能障碍[97,104]，表现为记忆力减退、执行功能及定向力障碍；癫痫作为抗 mGluR1 抗体相关脑炎的不常见症状，可与小脑性共济失调同时出现，也可继发于小脑相关症状后 2 年。所有报道中仅 1 例抗 mGluR1 抗体相关脑炎患者病程中以癫

病发作为主,而无小脑受累相关症状[105]。其他少见临床表现如肌阵挛、味觉障碍、自主神经功能障碍、睡眠障碍也均有所报道[97,98,106]。

15% 抗 mGluR1 抗体相关脑炎患者可伴肿瘤的发生,特别是血液系统肿瘤。2000 年,荷兰学者首次报道了 2 例霍奇金淋巴瘤患者在接受多轮化疗、放疗缓解后出现小脑性共济失调症状,血清抗 mGluR1 抗体阳性,最终诊断为抗 mGluR1 抗体相关脑炎;除了霍奇金淋巴瘤,皮肤 T 细胞淋巴瘤、前列腺癌、急性淋巴细胞白血病、睾丸精原细胞癌也均有报道[88,102,106]。2021 年,PNS-Care 小组根据抗体和肿瘤之间的关联率,将抗 mGluR1 抗体定为低风险抗体,但仍应及时在初始诊断评估时进行全面的肿瘤筛查[107]。

虽然抗 mGluR1 抗体相关脑炎与血液系统肿瘤存在流行病学关联,但肿瘤表达同源抗原对于证实其与抗 mGluR1 抗体相关脑炎的致病关联是至关重要的。但目前研究发现霍奇金淋巴瘤组织中并无 mGluR1 或交叉同源抗原的表达,尚不能明确肿瘤与脑炎的发生存在直接因果关系。未来仍需大样本研究及多相关性研究证实抗体的临床和肿瘤相关性。

(四)辅助检查

1. 实验室检查

(1)抗 mGluR1 抗体检测:抗 mGluR1 抗体是抗 mGluR1 抗体相关脑炎的诊断生物学标志物。主要采用间接免疫荧光法(indirect immunofluorescence assay,IIF)。根据抗原底物分为基于细胞底物的实验(cell based assay,CBA)与基于组织底物的实验(tissue based assay,TBA)两种。CBA 采用表达神经元细胞表面抗原的转染细胞,TBA 采用动物的脑组织切片为抗原底物。CBA 具有较高的特异度和灵敏度。TBA 显示在小脑分子层、丘脑、海马 CA3 区和齿状回处免疫荧光阳性反应突出。建议同时送检血清和 CSF 抗 mGlu1 抗体检测,其阳性率分别为 97% 和 95%[97]。抗 mGluR1 抗体的主要免疫球蛋白亚类为 IgG1。目前尚无抗 mGluR1 抗体滴度与疾病活动性和治疗状态相关性研究。

(2)CSF 检测:抗 mGluR1 抗体相关脑炎患者 CSF 常规检查指标可正常,76% 患者 CSF 中白细胞计数 $>5 \times 10^6/L$,可见淋巴细胞、单核细胞和中性粒细胞;55% 左右患者脑脊液寡克隆区带阳性或 IgG 指数升高[97]。

2. 影像学检查 约 37% 抗 mGluR1 抗体相关脑炎患者急性期 MRI 检查异常;颅脑 MRI 液体抑制反转恢复序列(fluid attenuated inversion recovery,FLAIR)上小脑、丘脑、枕叶可出现异常高信号,部分可有软脑膜强化及非特异缺血性皮质下病变。随着疾病进展或缓解期,在疾病后数月到数年,颅脑 MRI 或 SPECT 可显示小脑萎缩征象或低灌注,证实了神经元的丢失,以及小脑功能储备的降低[97,108]。

3. 脑电图检查 脑电图可表现为双侧局灶性额颞叶慢波,亦可伴有癫痫样放电。

(五)诊断与鉴别诊断

1. 诊断原则 抗 mGluR1 抗体相关脑炎的诊断需要在血清或脑脊液抗 mGluR1 抗体阳性的基础上,同时伴有小脑性共济失调、认知障碍、精神行为异常等临床表现,结合 MRI 可有小脑异常信号或小脑萎缩,CSF 可有炎性改变、寡克隆区带阳性,并排除其他疾病可能。

2. 鉴别诊断

(1)快速进展性小脑综合征(rapidly progressive cerebellar syndrome):其特征是快速进展的小脑症状,患者常在 3 个月内迅速进展为严重的双侧小脑综合征,限制了其日常活动,但疾病早期无实质性小脑萎缩。步态共济失调可能是主要的或唯一的起始表现;孤立性小脑症状是抗 Yo(也称为 PCA-1,浦肯野细胞抗体 1 型)和 Tr[delta/notch 样表皮生长因子相关受体(delta/notch-like epidermal growth factor-related receptor,DNER)]抗体阳性的典型表现。

(2)韦尼克脑病(Wernicke encephalopathy):临床典型的特征是精神症状、眼球运动障碍和共济失调。其鉴别要点是韦尼克脑病由维生素 B₁ 缺乏引起的中枢神经系统代谢性疾病。最常见的病因是慢性酒精中毒、胃肠道手术术后、长期禁食等;此外颅脑 MRI 可示双侧丘脑、第三脑室、第四脑室、中脑导水管旁灰质对称性病变,部分患者还可累及乳头体、四叠体等部位。早期应用维生素 B_1 疗效显著。

(3)谷蛋白共济失调:本病由抗谷蛋白(AGA)

抗体介导,以步态共济失调为主要临床表现,上肢共济失调、肌阵挛相对少见。EEG可有弥漫皮质损害表现;颅脑MRI示小脑病灶。本病鉴别点为患者常有麸质过敏史及胃肠道症状。

(六)预后

经免疫治疗后,仅40%患者临床症状得到明显改善,大约60%的抗mGluR1抗体相关脑炎患者在最后一次随访时mRS评分≤2分,提示抗mGluR1抗体相关脑炎整体预后较其他类型自身免疫性脑炎差。其主要原因是本病从首发症状到疾病高峰时间较长,导致延迟诊断和治疗。此外,随着疾病的发展,小脑萎缩后,浦肯野细胞的丢失提示神经元不可逆性的损伤也是造成预后较差的原因之一。

(郭守刚)

六、抗代谢性谷氨酸受体5抗体相关脑炎

近20年来,随着抗体检测技术逐渐完善,一些针对于神经元表面抗原的致病抗体被描述,其中一些抗体为抗谷氨酸受体抗体,最常见的为抗N-甲基-D-天冬氨酸受体(N-methyl-D-aspartate receptor,NMDAR)抗体。此外,一些与抗代谢型谷氨酸受体(metabotropic glutamate receptor,mGluR)抗体相关的脑炎也被相继报道,此类型脑炎较为罕见,包括抗mGluR1抗体相关脑炎及抗mGluR5抗体相关脑炎[109]。

1982年,Ian Carr发现其女儿患有淋巴瘤的同时合并边缘叶脑炎,该患者出现了人格改变等精神障碍及记忆力丧失等症状,他认为导致边缘叶脑炎的原因是"肿瘤产生的一种循环神经递质样分子",并指出这种疾病"可能是可逆的",将其命名为"Ophelia综合征"[110]。2011年,Lancaster等人首次在2例Ophelia综合征患者血清中发现抗mGluR5抗体,并总结了该疾病3个特点,即抗原表位位于受体的细胞外区域,疾病特异性靶向mGluR5,神经系统症状是可逆的[111]。2013年,Arimin等人首次在Ophelia综合征患者脑脊液中发现抗mGluR5抗体[112]。2018年,Dalmau等人报道了7例抗mGluR5抗体相关脑炎病例,其中约半数患者并未合并霍奇金淋巴瘤。因此,目前认为此种脑炎与霍奇金淋巴瘤中度相关。抗

mGluR5抗体相关脑炎较为罕见,自2005年抗mGluR5抗体检测发现至今,共13例抗mGluR5抗体相关脑炎被报道,其中亚洲仅报道1例。

(一)mGluR5的结构和功能

谷氨酸是成年哺乳动物脑内最主要的兴奋性神经递质,对学习及记忆等大脑的高级功能起着至关重要的调节作用。其受体包括两类:配体门控离子通道的离子型谷氨酸受体(ionotropic glutamate receptor,iGluR)和C类G蛋白偶联受体(G-protein-coupled receptors,GPCR)[113]。

iGluR介导中枢神经系统的绝大多数兴奋性神经传递,谷氨酸与iGluR结合,开放包括钠离子、钾离子和钙离子的阳离子通道,不同组合阳离子流入突触后细胞,使其快速去极化及突触信号传递[114]。阳离子通道开放模式取决于受体的亚型,根据其与特异性激动剂与拮抗剂的结合、电生理特性及序列相似性分为3种主要受体亚型:NMDAR、α-氨基-3-羟基-5-甲基异噁唑-4-丙酸受体(α-amino-3-hydroxy-5-methyl-4-isoxazole propionic acid receptor,AMPAR)和红藻氨酸受体(kainate receptor,KaR)[115]。其中NMDAR对钙离子渗透性更强,AMPAR及KaR对于钠离子及钾离子具有非选择性。

mGluR参与了中枢及外周神经系统的多种功能,包括感知疼痛、焦虑、记忆及学习。mGluR广泛存在于小脑、海马、纹状体棘状神经元、大脑皮质及周围神经系统神经元的突触前膜与后膜,其对神经元的兴奋性、突触可塑性,以及非神经细胞的活性都有较长时间的调节作用[89]。根据细胞内信号机制、激动剂药理学及氨基酸序列相似性,将目前已知的8种mGluR分为3组,即I~III组:第I组包括mGluR1和mGluR5,具有神经细胞毒性;第II组包括mGluR2和mGluR3;第III组包括mGluR4及mGluR6~8。所有的mGluR在生理条件下均以同源二聚体形式存在,受体的激活首先由膜外的venus捕蝇器结构域(venus flytrap domain,VFD)的两个亚基先后结合谷氨酸,使VFD发生构象变化,随后使富含半胱氨酸结构域(cysteine-rich domain,CRD)相互靠近,然后CRD使相近的7次跨膜螺旋(seven-helix transmembrane,7TM)结构域相互靠近,从而完成

整个激活过程,引起下游功能变化[116]。

(二)免疫机制与病理表现

研究表明,mGluR5 广泛存在于负责记忆和学习的大脑区域,包括大脑皮质、海马、纹状体及基底神经节伏隔核等区域,在调节突触传递和可塑性的快速变化中起关键作用。mGluR5 通过与 Gαq/11 与磷脂酶 Cβ(phospholipase C β,PLCβ)耦合,后者将质膜磷脂肌苷水解成两个经典的第二信使分子,肌醇三磷酸(inositol triphosphate,IP3)和二酰甘油(diacylglycerol,DAG)。该信号转导通路使胞内钙离子动员 IP3 结合至 IP3 受体,以及 DAG 和钙离子激活蛋白激酶 C(protein kinase C,PKC)[117]。

通常 GPCR 信号的终止是通过其下游受体激活第二信使依赖蛋白激酶和 G 蛋白偶联受体激酶(G protein-coupled receptor kinases,GRK)介导的磷酸化启动,使受体与 G 蛋白分离并启动受体内吞作用实现的。mGluR5 无需 GRK 的催化,其氨基酸末端同源结构域以非磷酸化的方式将 mGluR5 与 Gαq/1 解偶联,以终止信号转导。

目前抗 mGluR5 抗体致病原因尚未明确。动物实验、免疫组织化学及体外细胞化学方法研究证实,抗 mGluR5 抗体可使突触表面和突触外 mGluR5 密度可逆且特异地下降,然而其他突触后受体如 AMPAR 密度并未改变。抗 mGluR5 抗体相关脑炎患者血清或脑脊液中可检测出的抗体类型为 IgG1、IgG2、IgG3。与此同时,mGluR5 受体所在的海马区域受体密度下降可能解释了抗 mGluR5 抗体相关脑炎的典型行为异常和记忆丧失的临床表现。此外,该抗体是否影响杏仁核及前额叶腹内侧皮质从而导致精神症状仍有待相关研究进一步验证。

(三)临床表现

据目前报道,抗 mGluR5 抗体相关脑炎患者男女比例无显著统计学差异,多见于青中年人,儿童与成人比例为 1∶2.25,年龄中位数为 35 岁。患者多亚急性起病,绝大多数患者发病前伴有非特异性前驱症状,包括头痛、低热、体重减轻、皮疹、恶心等消化道症状或上呼吸道感染等症状。

抗 mGluR5 抗体相关脑炎常被认为是边缘叶脑炎,然而患者临床表现表明除大脑边缘系统外的其他大脑结构亦受到广泛侵犯。由于部分患者合并肿瘤,其神经系统症状往往被认为是在肿瘤治疗过程中出现的治疗反应或心理问题,并未得到重视。抗 mGluR5 抗体相关检测技术近年来才逐渐完善,因此现有报道的该脑炎病例数仍较少,其临床症状仍有待总结和完善。根据目前已知病例,抗 mGluR5 抗体相关脑炎主要表现精神症状、认知行为改变、睡眠障碍、癫痫,以及运动障碍。

1. 精神症状 患者最常见的为精神症状,往往缺乏典型性,个体差异较大,目前已知的精神症状包括行为及情绪改变,如易激怒或激越、严重焦虑、抑郁、幻觉及言语减少等症状。

2. 认知行为改变 认知行为改变主要表现为记忆力下降、注意力改变、视空间及执行功能损害及视觉失认、失语、定向障碍等。

3. 睡眠障碍 睡眠障碍表现为睡眠时间延长或缩短,以及睡眠质量差等。

4. 癫痫 大多数患者合并癫痫,癫痫发作形式多样且较难控制,包括复杂部分性发作、部分运动性发作、部分性发作继发全身性发作等各种发作形式,症状严重时可表现为癫痫持续状态。与抗 NMDAR 抗体或抗 $GABA_A R$ 抗体相关的脑炎类似,在抗 mGluR5 抗体相关脑炎患者中,儿童较成年人更易出现全身性发作及癫痫持续状态,这一现象可能与癫痫的易感性增加或神经发育过程中某些大脑结构,如海马和基底节的易感性有关[118]。

5. 运动障碍 少数患者合并运动障碍,成人多以肌阵挛、姿势震颤及口面部运动障碍为主,儿童易合并肌张力障碍。

6. 其他临床表现 少数患者合并颅神经损伤,包括动眼神经、面神经、迷走神经及舌下神经。在目前报道的所有抗 mGluR5 抗体相关脑炎患者中,合并肿瘤患者约为半数,除 1 例小细胞肺癌外,其余均为霍奇金淋巴瘤。患者的神经系统症状可早于肿瘤诊断 2~11 个月出现。大多数患者起病 2 周即达发病高峰,mRS 评分中位数为 4 分,少数患者因癫痫持续状态或合并其他脏器功能衰竭入住 ICU,目前已知死亡病例 1 例。

(四)辅助检查

1. 实验室检查

(1)抗 mGluR5 抗体检测:抗 mGluR5 抗体是抗 mGluR5 抗体相关脑炎的诊断生物标志物,建议血清及脑脊液抗体同时检测,主要采用间接免疫荧光法(indirect immunofluorescence assay,IIF)。根据抗原底物分为基于细胞底物的实验(cell based assay,CBA)与基于组织底物的实验(tissue based assay,TBA)两种。CBA采用表达神经元细胞表面抗原的转染细胞,TBA采用动物的脑组织切片为抗原底物。CBA具有较高的特异度和灵敏度。应尽量对患者的配对的脑脊液与血清标本进行检测,脑脊液与血清的起始稀释滴度分别为1∶1与1∶10,疾病严重程度与抗体滴度尚未发现明确相关性。

(2)血清学检查:脑炎患者需完善血常规、生化、红细胞沉降率、肝功能、甲状腺功能、抗甲状腺球蛋白抗体、抗甲状腺过氧化物酶抗体、凝血功能、抗核抗体等常规化验检查项目。绝大多数患者无明显特征性异常。此外,由于脑炎患者最常见合并肿瘤类型为霍奇金淋巴瘤,必要时可完善骨髓穿刺检查。

(3)脑脊液检查:所有脑炎患者,如无禁忌,均应尽早完善腰椎穿刺检查,常规检查项目包括脑脊液压力、细胞数、生化,此外,须完善寡克隆区带(oligoclonal band,OB)检测,必要时可进行感染抗原体检测。大多数患者腰椎穿刺压力及脑脊液生化检查均在正常范围内,大多数患者出现脑脊液细胞数升高($>5 \times 10^6/L$)及OB阳性,即往往显示脑脊液炎性改变。

2. 影像学检查 由于部分脑炎患者合并肿瘤,因此需要完善胸部X线检查、胸部CT、盆腔CT或超声等检查。此外,对于神经影像学检查而言,约半数患者颅脑MRI未见明显异常,少数患者可见颅脑MRI异常结果,主要累及边缘叶。此外,尚可累及丘脑、脑桥、额叶或顶枕叶皮质、小脑等边缘系统以外的区域。必要时可行全身PET/CT。

3. 脑电图检查 部分患者脑电图检查可有异常表现,多为局限或弥漫性慢波,可有癫痫样放电。此外,可进行长时程视频脑电监测,部分患者视频脑电可见δ刷,δ刷表现为在弥漫性高波幅δ慢波基础上叠加的节律性β活动,该特点一直被认为是抗NMDAR脑炎的特征性表现,NMDAR与mGluR5同为谷氨酸受体,其相关抗体可能在某种程度上有相似的致病机制。

(五)诊断与鉴别诊断

1. 诊断 抗mGluR5抗体相关脑炎的诊断需要综合患者临床表现、辅助检查、确诊试验及排除其他病因等方面,检测到抗体阳性为该病确诊的主要依据。

(1)临床表现:亚急性起病,2周或数周达到疾病高峰,可有低热、头痛等前驱感染症状。临床表现多为边缘系统症状,包括精神行为异常、认知功能下降、癫痫发作及睡眠障碍等。

(2)辅助检查:脑脊液异常:脑脊液白细胞增多或OB阳性;神经影像学或电生理异常:边缘系统异常信号或脑电图异常(局灶性癫痫或癫痫样放电);与抗mGluR5抗体相关脑炎相关的特定的肿瘤类型,如霍奇金淋巴瘤,部分患者可合并小细胞肺癌。

(3)确诊试验:抗神经元表面抗原抗体阳性为确诊试验。尽量配对患者的血清及脑脊液标本进行检测。

(4)合理排除其他病因。

2. 鉴别诊断

(1)感染性脑炎:包括病毒性脑炎,如单纯疱疹病毒性脑炎及流行性乙型脑炎等,此外梅毒螺旋体、细菌及真菌和寄生虫引起的中枢神经系统感染均应与之鉴别。

(2)代谢性与中毒性脑病:包括韦尼克(Wernicke)脑病、肝性脑病、肺性脑病等代谢性脑病,青霉素类等抗生素、化疗药物或者免疫抑制剂等引起的中毒性脑病,放射性脑病等。

(3)副肿瘤综合征:包括小细胞肺癌及霍奇金淋巴瘤所致的自身免疫病。

(4)其他抗体相关自身免疫性脑炎:其他谷氨酸受体相关脑炎,包括抗NMDAR脑炎、抗AMPAR抗体相关脑炎等谷氨酸受体抗体相关脑炎。

(六)预后

根据目前已知病例文献报道,绝大多数患者进行了长期随访,其随访中位数为48个月,大多数患者预后良好,症状可完全恢复,mRS评分多为0~1分,少数患者可遗留轻度神经系统症状。部分患者预后不良常见于以下几点因素:频繁癫痫发作或癫痫持续状态;持续的意识障碍;免疫治疗启动较晚;气管插管长期卧床导致肺部感染;合并肿瘤且并未得到及时诊治。对于亚急性起病的以边缘叶脑炎症状为表现的患者，应尽早开展抗 mGluR5 抗体检测及霍奇金淋巴瘤筛查。由于该疾病早期免疫治疗及抗肿瘤治疗对预后至关重要，因此在充分临床评估后应尽早相关治疗。

（郭守刚）

七、抗甘氨酸受体（GlyR）抗体相关脑炎

（一）GlyR 的重要分子结构和功能

抗甘氨酸受体（GlyR）抗体于 2008 年首次报道于伴强直及肌阵挛的进行性脑脊髓炎（progressive encephalomyelitis with rigidity and myoclonus，PERM）病例。中枢神经系统的正常功能由兴奋性和抑制性神经元的相互作用而实现的。谷氨酸是中枢神经系统（CNS）主要的兴奋性神经递质，而 GABA 和甘氨酸是主要抑制性神经递质。

GlyR 是一种由 α 和 β 亚基组成抑制性受体，其中 α 亚基具有 4 种不同的亚型，在成人中枢神经系统中产生 4 种不同的 GlyR[119]。成熟脊髓和脑干中主要的 GlyR 异构体是由 α1 和 β 亚基组成的异五聚体受体。GlyRα1 是最具特征的甘氨酸受体，也是主要的抗原靶点[120-123]。与 α 亚基相比，GlyRβl 显示出显著的序列差异（<50% 同一性），并且在单独表达时不产生功能性受体[124]，但保留在内质网中[125]。GlyRβl 有助于激动剂结合[126]，并且在突触后 GlyR 的细胞内运输和突触聚集中具有重要作用[127,128]。士的宁或氨甲环酸抑制 GlyR 而介导的神经元过度兴奋与动物模型和人类上的癫痫发作有关[129,130]。虽然 GlyRs 在控制癫痫发作中的作用尚不清楚，但已有证据表明 GlyR 激动剂在大鼠模型中具有抗癫痫作用[131]，并且高亲和力海马 GlyRs 的体外强直抑制导致癫痫样活动[132]。

抗甘氨酸受体抗体最初是在伴有强直和肌阵挛的进行性脑脊髓炎（PERM）中发现的，但随后在其他临床表现疾病中也被发现。甘氨酸在胚胎发育期间和出生前后使运动神经元去极化[133]。由于在这些阶段细胞内氯化物浓度很高，GlyR 通道开放可能导致氯化物流出，从而可能诱导神经元放电，尽管 GlyR 激活产生的分流电导也可能发生抑制。GlyR 在早期发育阶段的去极化兴奋功能可能对突触形成非常重要，因为 GlyR 触发的电压门控 Ca^{2+} 通道的激活似乎对 GlyR 在突触后位点的聚集至关重要[134]。

在脊髓和脑干中，上述 GlyR 功能的发育变化与亚基组成的变化平行[135]。胚胎和新生儿时期 GlyR 被认为是 α 亚基同五聚体，而成人突触 GlyR 是含有其他亚基的异聚体[136,137]。这种亚基组成的变化改变了 GlyR 电流的生物物理特性，导致更快的衰减动力学和更小的通道电导。因此，GlyR 亚基组成在出生后的变化通过缩短平均通道开放时间和加速甘氨酸能 IPSC 的衰减来微调抑制性传递。

（二）临床表现

GlyR 广泛表达于中枢神经系统，脊髓、小脑、脑干等都有分布，所以抗 GlyR 抗体相关脑炎临床表现多样，主要表现为伴有强直与肌阵挛的进行性脑脊髓炎、僵人综合征、僵硬腿综合征、精神心理障碍等。

1. 前驱症状 一些患者有情绪低落、幻觉、不自主抽搐和腹侧刺痛的前驱症状。这些非特异性前驱症状可持续数周至数月。早期识别前驱症状对抗 GlyR 抗体相关脑炎的诊断至关重要。

2. 伴有强直与肌阵挛的进行性脑脊髓炎（PERM） 作为抗 GlyR 抗体相关脑炎最典型的临床类型，PERM 是一种急性、可能危及生命但可治愈的神经免疫疾病，其特征为痉挛、肌肉强直、脑干受累和自主神经功能障碍。

PERM 早期主要累及脑干，包括伴有注视麻痹、眼球震颤、上睑下垂、复视等动眼神经损害，以及吞咽困难、构音障碍、咀嚼肌强直收缩等延髓症状。疾病中期会出现脊髓症状肌阵挛，其中僵硬和疼痛性肌肉痉挛是核心临床特征。肌阵挛包括肢体及躯干肌阵挛和突发肌阵挛，后者表现为紧张性抖动，几秒钟后可逐渐消退。肌阵挛常为双侧，甚至有些继发于单侧刺激后。剧烈的疼痛可能伴随痉挛。在肌阵挛和随后的强直性肌肉活动期间，由于拮抗肌的激活导致单侧肢体或躯干的移动受限，因此在临床观察中并不容易发现。肌肉僵硬呈波动性加重。强直与肌肉僵硬通常是对称出现，最为显著的是在轴向和肢体肌肉附近。此外，椎旁肌的僵硬导致腰椎前凸（尤其躯体俯屈状态时），限制了躯体灵活性。严重的强直会影响

肢体的稳定性和随意运动,尤其是在行走时会变得缓慢和笨拙。全身性肌阵挛痉挛多由感觉刺激触发的,也可自发。突然的噪声、触摸、移动,甚至生气或害怕都能导致肌肉僵硬感和肌阵挛增加。腿部皮肤刺激(轻触或者针刺)会引起对侧屈肌趋避反射,伴同侧髋关节和膝关节屈曲,足背屈,对侧腿伸展并轻微外展,腰椎躯干伸展。一旦出现肌肉萎缩、无力、反射消失,意味着脊髓病变呈节段性。其他相关神经系统检查一般无明显异常。

PERM病程中期通常还伴有自主神经症状,如出汗、瞳孔散大、心动过速、呼吸急促、动脉高血压、体温过高、腹痛等。连续反复的痉挛和类似强直,可能伴随严重危害生命的自主神经功能障碍(或自主神经危象)。

其他症状包括癫痫、刺激诱发的惊吓、呼吸衰竭,以及反复吸气性喉鸣音等。有些患者可以表现为顽固性癫痫。换气不足导致的呼吸衰竭是PERM的一种严重并发症,应谨慎使用呼吸抑制剂,注意换气不足发作。这种换气不足可能是由于高肌力(如喉痉挛)导致呼吸受限的结果,但也可能是脑干功能障碍的表现。

3. 僵人综合征(stiffman syndrome,SPS) SPS以躯轴和下肢肌肉过度收缩,伴肌痛性肌肉痉挛为特征。患者通常面部无表情,伴有肢体僵硬,包括躯干肌肉、腹肌、腰肌僵硬的表现。常见的症状包括躯干、四肢及颈部肌肉持续性或波动性僵硬,并引起特征性"前凸"的异常体轴姿势,腹肌呈板样坚实,主动肌和对抗肌可同时受累。近侧肢体无力导致步态异常程度。若累及胸部肌肉,则会呼吸困难。肌肉痉挛呈阵发性,通常由随意运动、情绪烦乱或未意料的听觉及体感刺激引起,睡后减轻或消失;骨折和关节脱位较少发生,但会由于突发的痉挛疼痛而导致。

4. 僵硬腿综合征(stiffman legs syndrome,SLS) 又称为局灶性SPS,通常首先在单肢出现,常累及双下肢,而对主要躯干部位的影响相对较少。有报道显示,在典型SPS患者中,反复刺激胫骨、正中神经和眶上神经后,患者对外界刺激的反射活动亢进。

5. 精神心理障碍 包括恐惧、易怒、焦虑及行为改变,广泛性焦虑和抑郁也较为普遍。研究表明,免疫治疗对改善这些心理症状具有积极影响。

(三)辅助检查

1. 实验室检查 血常规,维生素B_{12}、甲状腺功能、血氨、肌酸激酶、血清铜蓝蛋白及铜水平基本正常。脑脊液常为轻度淋巴细胞增多、蛋白和/或IgG水平升高。

2. 影像学检查 仅少部分SPS患者发现可能与疾病有关的神经影像学异常。PERM神经影像学一般无异常,MRI及CT扫描可用来鉴别诊断或明确是否伴发肿瘤。

3. 电生理检查 脑电图大部分无异常,伴发癫痫者颞叶可见频繁大幅尖波。肌电图中连续运动单位活动的出现为重要的诊断标准之一,除了腿和臂旁肌,连续运动单位活动在中轴肌更为显著,尤其胸腰椎旁肌和腹直肌部位。外周神经传导速率均正常。睡眠和肌阵挛或常规麻醉期间强直和连续运动单位活动减弱甚至消失。

4. 抗体检测 脑脊液与血清标本中检测出抗GlyR抗体,有些患者同时并存抗NMDAR抗体。

(四)诊断

诊断较为困难,其早期表现形式各异,目前无相关诊治指南。虽然罕见,但是作为一种可治疗的疾病,应当予以重视。

1. 临床表现 急性或者亚急性起病(<3个月),具备以下1个或者多个神经与精神症状或者临床综合征。

(1)边缘系统症状:近记忆减退、癫痫发作、精神行为异常,3个症状中的1个或者多个。

(2)脑炎综合征:弥漫性或者多灶性脑损害的临床表现。

(3)基底节和/或间脑/下丘脑受累的临床表现。

(4)精神障碍,且精神心理专科认为不符合非器质疾病。

2. 辅助检查 具有以下1个或者多个的辅助检查发现,或者合并相关肿瘤。

(1)脑脊液异常:脑脊液白细胞增多,呈淋巴细胞性炎症;或者脑脊液寡克隆区带阳性。

(2)神经影像学或者电生理异常:MRI边缘系统T_2或FLAIR异常信号,单侧或者双侧,或者其他区域的T_2或者FLAIR异常信号(除外非特异性白质改变和卒中);可能有 PET 边缘系统高代谢改变,或者多发的皮质和/或基底节的高代谢;可能存在脑电图异常:局灶性癫痫或者癫痫样放电(位于颞叶或者颞叶以外),或者弥漫或者多灶分布的慢波节律。

（3）与自身免疫性脑炎相关的特定类型的肿瘤,此外,部分抗 GlyR 抗体相关脑炎的患者有潜在的恶性肿瘤或良性肿瘤,如胸腺瘤。

3. 确诊标准　抗甘氨酸受体(anti-GlyR)抗体阳性。应尽量对患者的配对的脑脊液与血清标本进行检测。抗体滴度与疾病严重程度相关。

4. 合理地排除其他病因。

（五）鉴别诊断

本病作为一种排除性诊断,首先需要排除破伤风、神经性肌强直、进行性核上性麻痹等疾病后才可以考虑为本病。其次,再对 PERM 与典型 SPS 和僵硬腿综合征等亚型进行鉴别。

1. 破伤风　地西泮类药物对抗 GlyR 抗体相关脑炎有特效,对破伤风则无效;抗 GlyR 抗体相关脑炎的脑电图正常,破伤风约有 50% 脑电图异常。

2. 先天性肌强直　该病特点是运动停止后横纹肌仍继续收缩,叩击有肌球反应,肌电图有典型肌强直征,用普鲁卡因胺有效。

3. 进行性核上性麻痹　一种少见的神经系统变性疾病,以假性球麻痹、垂直性核上性眼肌麻痹、锥体外系肌强直、步态共济失调和轻度痴呆为主要临床特征。约 1/2 的患者脑电图出现非特异性弥散性异常。MRI 可见中脑萎缩,伴第三脑室后部扩大,脑沟、脑裂增宽,额、颞叶、海马萎缩。使用左旋多巴和苯海索等可使症状减轻。

4. 艾萨克斯-默滕斯(Isacs-Mertens)综合征即肌强直-侏儒症-弥漫性骨病。该病表现为广泛肌强直,受累部位多在眼和面部。患者通常身材矮小、骨畸形及特殊面容,对苯妥英钠反应良好。肌电图可见肌休时持续运动神经元电位。

5. 有机磷农药中毒　患者有农药接触史,早期可有或无农药中毒反应,多数患者存在肌束震颤,个别出现肌肉呈板样强直,用地西泮类药无效,用阿托品及解磷定类药有特效。

6. 心因性运动障碍　针对伴有心因性症状的患者,如动脉性高血压或大量出汗可能误以为

显著费力。有报道指出,PERM 患者的情绪对临床症状具有一定影响,保持良好的心态可使患者受益。大部分心因性运动障碍患者存在注意力分散问题,但在 SPS 中并不常见。抗 GAD 抗体的测定和神经生理学评估有助于鉴别诊断。

（郭守刚）

参考文献

第四节　自身免疫性脑炎的免疫治疗

自身免疫性脑炎(autoimmune encephalitis,AE)的治疗主要包括免疫治疗、肿瘤治疗、对症治疗(如抗癫痫治疗、精神障碍治疗)、支持治疗和康复治疗等,免疫治疗是其中的主要部分。2011 年,Dalmau 教授提出了针对抗 NMDAR 脑炎的一线免疫治疗(first-line immunotherapy)和二线免疫治疗(second-line immunotherapy)[1]。目前,AE 的免疫治疗主要包括发病前期(数周至数月内)的一线免疫治疗、二线免疫治疗、升级免疫治疗和添加免疫治疗等,以及发病后期的长程免疫治疗。AE 的具体治疗方案可参考《中国自身免疫性脑炎诊治专家共识(2022 年版)》[2]。

一、一线免疫治疗

一线免疫治疗包括糖皮质激素(以下简称激素)、静脉注射免疫球蛋白(intravenous immunoglobulin,IVIG)和血浆置换(plasma exchange,PE)。一般所有 AE 患者均应接受一线免疫治疗。激素(如静脉注射甲泼尼龙)是首选的一线免疫治疗方案。对于轻症 AE 患者,可先试用激素;若症状无改善,再给予 IVIG 或 PE。对于重症 AE 患者,可联合使用激素冲击治疗与 IVIG 或 PE。对于重症或难治性 AE 患者,还可考虑以多轮(两轮或以上)IVIG 为基础的重复一线免疫治疗。

一线免疫治疗是 AE 免疫治疗的基础。一项前瞻性队列研究显示,一线免疫治疗有反应的患

者预后显著优于反应欠佳的患者(无论是否进一步接受二线免疫治疗)[3]。Dalmau 教授团队的研究结果发现,在 501 例抗 NMDAR 脑炎患者中,半数在一线免疫治疗后 4 周内症状改善[4];对一线免疫治疗有反应的患者,在 24 个月随访时,97%预后良好(本研究预后良好指 mRS≤2 分)。一项荟萃分析显示,联合使用激素与 IVIG,联合使用激素、IVIG 与 PE,或者单用 PE,均能显著改善抗 NMDAR 脑炎患者预后[5];另一项针对儿童患者的荟萃分析显示,联合使用激素与 PE(66.7% 预后良好)优于单用 PE(46.7% 预后良好)[6]。

AE 患者应及时启动免疫治疗。针对抗 NMDAR 脑炎患者的荟萃分析及 NEOS 预后研究均显示,1 个月内未启动免疫治疗与预后不良有关[5,7]。

一项随机对照试验显示,IVIG 能够有效降低抗 LGI1 抗体相关脑炎的癫痫发作频率[8]。但抗 LGI1 抗体相关脑炎的自身抗体类型主要为 IgG4 亚型。IgG4 与其他 IgG 亚型有两点主要区别:一是不能结合补体 C1q,因此不能激活补体级联反应;二是与抑制型 Fcγ 受体(FcγRIIb)结合力弱,而与激活型 Fcγ 受体(FcγRI)结合力强。因此,IgG4 不能引起补体介导的免疫反应和抗体依赖细胞介导的细胞毒作用(antibody-dependent cell-mediated cytotoxicity),而上述途径正是 IVIG 作用的主要靶点。因此,理论上抗 LGI1 抗体相关脑炎对 IVIG 反应欠佳[9]。一项回顾性研究也显示,在抗 LGI1 抗体相关脑炎的急性期治疗中,激素疗效优于 IVIG[10]。

二、二线免疫治疗

二线免疫治疗包括利妥昔单抗(rituximab,RTX)与静脉注射环磷酰胺,主要用于一线免疫治疗效果不佳的重症患者。若使用两种或者以上一线免疫治疗,2~4 周后症状无明显好转,可考虑启动二线免疫治疗,一般首选 RTX。

二线免疫治疗是一线免疫治疗的补充。Dalmau 教授团队研究显示,在 221 例一线免疫治疗反应欠佳的抗 NMDAR 脑炎患者中,125 例接受二线免疫治疗,67.2% 预后良好,显著优于未接受二线免疫治疗(未接受进一步免疫治疗或接受重复一线免疫治疗)的患者(51.0% 预后良好)[4]。

RTX 是抗 B 细胞表面 CD20 分子的人鼠嵌合

单克隆抗体,与 CD20 抗原特异性结合后,能够诱导 B 细胞凋亡,减少自身抗体的产生。因此,RTX 主要用于抗体介导的 AE;此外,其对 T 细胞反应存在间接的抑制作用,因此对细胞免疫介导的 AE 也有一定作用。一项前瞻性队列研究显示,RTX 治疗组(包括一线免疫治疗有反应和反应欠佳的患者)与一线免疫治疗组预后无显著差异;但亚组分析显示,对一线免疫治疗反应欠佳的 AE 患者,RTX 治疗显著改善预后[3]。因此,RTX 应主要用于一线免疫治疗反应欠佳的 AE 患者。一项荟萃分析发现,RTX 能够显著降低 AE 患者 mRS 评分[11],另一项荟萃分析也证实,接受 RTX 治疗的抗 NMDAR 脑炎患者复发风险更低[5]。

IgG4 可能由 CD20[+] 短寿命浆细胞产生[9]。RTX 通过清除 CD20[+] 短寿命浆细胞及其 CD20[+] 前体细胞,降低 IgG4 水平。既往研究发现,与 IgG1 相比,RTX 能够更快地降低血清 IgG4 水平[9]。因此,RTX 可能对 IgG4 介导的 AE(如抗 LGI1 抗体相关脑炎、抗 CASPR2 抗体相关 Morvan 综合征、抗 IgLON5 脑病等)更有效,值得进一步研究。

三、升级免疫治疗

升级免疫治疗主要为静脉注射托珠单抗(tocilizumab,TCZ),一般对难治性重症 AE 患者,若使用二线免疫治疗 4~8 周后症状无明显改善,可考虑升级至 TCZ 治疗。

TCZ 是抗白细胞介素-6(interleukin-6,IL-6)受体的重组人源化单克隆抗体,通过抑制 IL-6 与跨膜和可溶性 IL-6 受体的结合,阻断 IL-6 介导的信号转导,从而实现抗炎作用。一项回顾性研究显示,对于一线免疫治疗、RTX 反应不佳的患者,在 RTX 的基础上加用 TCZ,可显著改善预后[12]。其后的一项前瞻性队列研究显示,与激素+IVIG(SI)或激素+IVIG+RTX(SIR)方案相比,激素+IVIG+RTX+TCZ(SIRT)方案有助于改善预后,且在 1 个月内启动 SIRT 疗效最显著[13]。因此,也有学者提倡早期使用 TCZ。

四、添加免疫治疗

添加免疫治疗包括甲氨蝶呤鞘内注射、硼替佐米和低剂量 IL-2 等。对难治性重症 AE 患者,若使用二线免疫治疗4~8周后症状无明显改善，经过严格筛选后，可考虑添加免疫治疗。

蛋白酶体是细胞内蛋白降解的主要途径，能够降解错误折叠、未折叠或毒性蛋白。硼替佐米为26S蛋白酶体抑制剂，能够可逆性地抑制其功能，从而抑制蛋白降解，导致蛋白堆积、细胞凋亡。浆细胞对蛋白酶体抑制剂敏感。一项系统性综述显示，接受硼替佐米治疗的29例抗NMDAR脑炎患者中，55.2%的患者预后良好，37.9%的患者出现明显不良反应。

五、长程免疫治疗

长程免疫治疗主要包括吗替麦考酚酯、硫唑嘌呤和重复使用利妥昔单抗（可于外周血CD19细胞再次增多或者接受第1个疗程治疗6个月后再次使用）等。长程免疫治疗的疗程一般为1~2年。

长程免疫治疗多用于重复一线免疫治疗或者二线免疫治疗效果欠佳的患者，也可用于减少激素用量或者预防AE复发。通常抗神经元表面抗原抗体介导的AE复发风险较高，而抗神经元胞内抗原抗体介导的AE复发风险较低。因此抗神经元表面抗原抗体介导的AE更多使用长程免疫治疗。

六、复发性AE的治疗

复发性AE患者的免疫治疗往往更为积极。此外，应使用长程免疫治疗以预防再次复发。

七、副肿瘤性AE的治疗

副肿瘤性AE的发病机制主要涉及T细胞介导的免疫反应，因此，理论上激素的疗效可能优于IVIG或PE。免疫抑制剂一般选择作用于所有淋巴细胞的药物（如环磷酰胺、吗替麦考酚酯、硫唑嘌呤等），或主要作用于T细胞的药物（如他克莫司、环孢素等）。但副肿瘤性AE往往在病程早期即出现不可逆的神经元损伤，总体对免疫治疗反应欠佳。免疫检测点抑制剂（immune checkpoint inhibitor, ICI）能够阻断T细胞活化的抑制信号（免疫检测点分子），从而增强T细胞反应，主要导致T细胞介导的免疫相关不良反应，因此，接受ICI治疗的患者出现AE（包括副肿瘤性AE）时，

首选激素，并可酌情联合使用IVIG。

AE治疗的常用药物总结见表4-4-1。

表4-4-1 AE常用免疫治疗方案[16]

药物/治疗	剂量
糖皮质激素	激素冲击治疗：甲泼尼龙1g/d，静脉注射，3d，而后500mg/d，静脉注射，3d，或者甲泼尼龙1g/d，3~7d；而后减量为甲泼尼龙40~80mg/d，静脉注射，2周；或者改为口服醋酸泼尼松1mg/（kg·d），2周；之后每2周减5mg。轻症患者也可以直接采用口服激素。口服激素总疗程一般为6个月
免疫球蛋白	每一疗程：总量2g/kg，静脉注射，分3~5d。重复一线免疫治疗：可于2~4周后重复使用
血浆置换	每一疗程：在7~10d内进行5~7次1~2个当量血浆置换
利妥昔单抗	常规方案：375mg/m²（最多1g），每周1次，连用4次。小剂量方案：总量600mg（第一天100mg，第二天500mg）或者总量400mg（100mg，每周1次，连用4次）
环磷酰胺	每次750mg/m²（最多1 500mg），每4周1次，连用6次或以上，或者用至病情缓解
吗替麦考酚酯	常规剂量：1~2g/d，分2~3次口服；诱导期可用至2.5~3g/d
硫唑嘌呤	100mg/d，一般分2次口服
托珠单抗	常规方案：每次8mg/kg（最多800mg），每4周1次，连用6次或以上。小剂量方案：每次2~6mg/kg，每4周1次
甲氨蝶呤	每次鞘内注射甲氨蝶呤10mg（符合说明书用法）与地塞米松磷酸钠注射液10mg（用生理盐水稀释至1ml），每周1次，连用3~4周
硼替佐米	每个疗程共21d，单次剂量1.3mg/m²，皮下注射，每周2次，连续2周（即在第1、4、8、11天注射），后停药10d。每次与地塞米松20mg联用。一般1~6个疗程
低剂量白介素2	疗程共9周，第1周：150万IU/d皮下注射，连用5d；第3周：300万IU/d，皮下注射，连用5d；第6周、第9周用法同第3周

（关鸿志 范思远）

参考文献

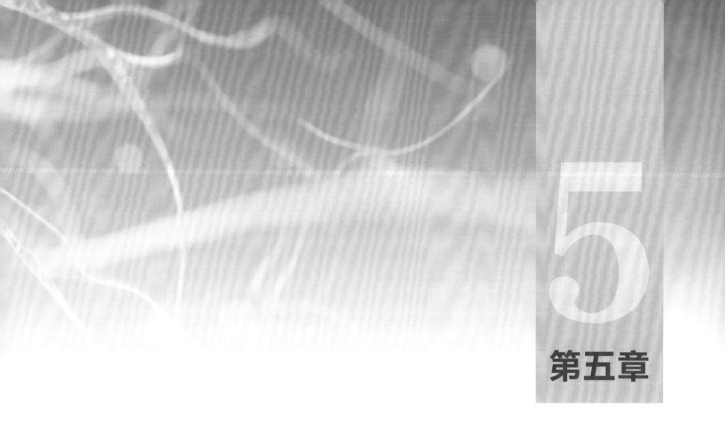

5

第五章

中枢神经系统
其他免疫疾病

第一节 原发性中枢神经系统血管炎

原发性中枢神经系统血管炎(primary angiitis of the central nervous system,PACNS;primary central nervous system vasculitis,PCNSV)是主要局限于脑实质、软脑膜和/或脊髓的中小血管的罕见重度免疫炎性疾病[1]。1922 年 Harbitz 首次描述了脑血管炎的临床特点[2];20 世纪 50 年代初,Newman 和 Wolf 尸检描述了仅累及神经系统的血管炎;1959 年 Cravioto 和 Feigin 描述了几例多局限于中枢神经系统的非感染性肉芽肿性血管炎。至此,PACNS 才被认为是一个独立的疾病分类实体[3]。1988 年 Calabrese 和 Mallek 系统总结了 8 例该类疾病病例,命名为 PACNS,并提出了初步临床诊断标准[4],2009 年 Birnbaum 和 Hellmann 总结了既往报道,提出了补充诊断标准[5]。2011 年 Hajj-Ali 等根据临床表现、神经影像学检查及组织病理学结果提出了分类标准[6]。目前 PACNS 仍属于中枢神经系统罕见病,目前可通过脑组织活检技术协助诊断,但需要指出的是,即使脑组织病理学上发现血管炎性病变,临床医生也要认识到这一发现可能是继发于感染因素或伴随潜在的恶性病变。最终 PACNS 的确诊需要结合临床、辅助检查和病理组织学结果综合考虑。

一、流行病学

PACNS 自然人群的发病率和患病率尚不明确,目前文献报道发病率约 $2.4/10^6$ 人年,传统上,PACNS 被认为是具有男性倾向性,但一些队列报告男性和女性的比例几乎相同。在美国梅奥诊所的 163 例样本研究中男女比例约 0.8:1。2021 年的一项系统综述总结了 PACNS 的平均发病年龄为 42 岁,以 24~63 岁多见,其中,48% 是女性患者[7,8]。

二、病因与发病机制

目前 PACNS 的病因尚不清楚。病理学研究显示记忆 T 细胞在 PACNS 发病机制中有重要作用,提示 PACNS 可能起源于一种脑血管壁抗原特异性免疫反应[9]。这种反应的具体触发因素尚不清楚,可能与病毒感染有关。此外,淀粉样蛋白沉积也被提出作为一个潜在的诱因。这个假说得到了转基因小鼠脑模型支持,已经观察到对血管淀粉样蛋白存在从轻度至重度肉芽肿性血管炎反应的炎症性淀粉样血管病。在部分 PACNS 患者中,可见淀粉样蛋白在脑血管壁的沉积,称为 β 淀粉样蛋白相关性脑血管炎(Aβ-related angitis,ABRA),是 PACNS 的一个病理亚型[10,11]。

PACNS 的发病机制目前认为是炎症性免疫反应导致血管壁损伤。常见的四个组织病理类型为肉芽肿性血管炎、坏死性血管炎、淋巴细胞性血管炎和 ABRA。上述病理改变可最终导致受损的血管变窄、闭塞、血栓形成和/或出血,引起相应区域脑组织血流灌注不足。在团块状大病灶的 PANCS 中,动脉瘤、出血和占位效应也可导致灌注异常[12]。

三、临床表现

PACNS 通常缓慢起病,少数也可亚急性或急性起病。病程可复发缓解,也可持续性加重。临床表现无特异性,常与受累血管大小、病变部位和血管炎病理分型有关。头痛、认知障碍和持续性局灶神经功能缺损的相关表现是 PACNS 常见的临床表现,也是大部分 PACNS 患者的首发症状。偏瘫多见于较大血管受累患者[7,13]。

(一)头痛

头痛是 PACNS 的常见症状,头痛的部位,性质和程度各异,常表现为亚急性或慢性起病,少数可呈急性起病,持续性加重,可能和血管炎本身、软脑膜炎性反应、颅内压增高、梗死或脑出血等血管事件有关[8,14]。

(二)脑病表现

此组表现主要包括精神行为异常、认知功能障碍和癫痫发作等[15,16]。

(三)脑血管事件

多急性起病,常表现为反复发作的、累及不同血管供血区的多发性梗死(40.5%)及短暂性脑缺血发作(25.8%),可合并脑出血(9.8%~12.2%)[8,15]。

(四)其他

患者可出现局灶性神经功能缺损症状,其他症状包括帕金森综合征等锥体外系症状等[7,17]。

2021 年的系统综述总结了 PACNS 常见临床表现的发生频率[7]（表 5-1-1）。因 PACNS 的临床表现特异性低，为了尽早识别 PACNS，以下 3 类临床表现需要重点关注。第一类：急性或亚急性起病的脑病症状，通常表现为急性的精神症状，逐渐发展为嗜睡和昏迷。第二类：表现类似于多发性硬化，有复发缓解病程，可表现为视神经病变和脑干病变，同时伴有多发性硬化少见的特征，如癫痫发作、严重且持续的头痛、脑病发作或半球卒中样发作。第三类：颅内肿块样病变，伴有头痛、嗜睡、局灶性体征，颅内压常升高。

表 5-1-1 PACNS 的临床表现及发生频率

临床表现	所有患者	
	n/总数	比例（95%CI）
局灶性神经体征	192/304	63%（54%~71%）
轻偏瘫	137/310	44%（35%~51%）
共济失调	69/365	19%（16%~25%）
单侧肢体麻木	47/160	29%（23%~43%）
构音障碍	23/116	20%（11%~25%）
失语症	104/390	27%（22%~31%）
头痛	387/754	51%（46%~61%）
头晕和眩晕	28/170	16%（10%~25%）
认知障碍	266/651	41%（31%~49%）
痫性发作	161/685	24%（19%~27%）
精神症状	51/346	15%（8%~27%）
失眠	39/173	23%（17%~33%）
发热	30/260	12%（8%~16%）
视觉障碍	128/472	27%（18%~33%）

四、临床分型

2011 年 Hajj-Ali 等[6]提出依据临床表现、神经影像学检查和组织病理学结果进行分型的标准。2017 年中国免疫学会神经免疫学分会、中华医学会神经病学分会神经免疫学组、中国医师协会神经内科医师分会神经免疫专业委员会发布了原发性中枢神经系统血管炎诊断和治疗中国专家共识，将 PACNS 分为造影阳性型（中、大血管受累型）、造影阴性型（小血管受累型）及脊髓型（少数累及脊髓）三种类型，再根据临床表现及脑组织病理结果进一步分为数种亚型[18]。综合上述观点，本文简化了中国专家共识的分型，将 PACNS 分为以下 7 型。

（一）血管造影阳性型

该亚型 PACNS 影响了中到大型的脑血管，导致异常的血管造影结果提示血管炎。脑血管造影阳性型患者近端和远端多同时受累，局灶性神经功能缺损和癫痫发作在该亚型中更为常见[19]。

（二）血管造影阴性和活检阳性型

该亚型又称小血管受累型。常见于管径小于 500μm 的脑血管。该型仅影响非常小的动脉或直径低于血管造影分辨率的小动脉。认知功能障碍、失语症是常见的临床表现，MRI 通常显示脑膜和脑实质增强病灶，病理上主要是小血管肉芽肿性血管炎。对治疗的反应通常良好，预后较好[20,21]。

（三）软脑膜显著增强型

该亚型 PACNS 通常以男性为主，表现为急性认知功能障碍。MRI 显示显著的软脑膜增强，血管造影常呈阴性，病理上主要是血管肉芽肿性改变。总体预后良好，并且大多数对治疗有反应[22]。

（四）β 淀粉样蛋白相关性血管炎型

ABRA 型是一种少见的 CNS 血管炎，ABRA 被认为是由于对血管壁中 β 淀粉样蛋白沉积的异常免疫反应引起。此型发病晚，常在 70 岁及以后发病，最常见的临床表现是伴有或不伴有幻觉的精神行为异常。头痛、癫痫发作和局灶性神经功能缺损也是常见的表现。大多数患者的 CSF 蛋白升高。头颅 MRI 常见脑膜强化、脑叶出血[23]，SWI 相可见皮质与皮质下交界区的多发性微出血。少数情况下，可出现肿块样病变。脑血管造影通常是正常的。活检仍是诊断 ABRA 的金标准。ABRA 的血管炎对激素治疗有一定反应[24]，但由于其淀粉样血管病变对免疫抑制治疗无效，故该型预后不良[6]。

（五）快速进展型

快速进展型 PACNS 是一种侵袭性疾病，可影响双侧大脑多个大的血管，导致血管造影中常见的显著血管异常。MRI 显示可能与局灶性神经功能缺损相关的多发性双侧梗死。病理上主要是血管肉芽肿性和坏死性改变。这种亚型的患者通常会迅速恶化并且对免疫抑制治疗的反应较差。该亚型的死亡率很高[25]。

（六）肿瘤样肿块型

约有5%的PACNS患者表现为孤立性肿瘤样肿块。临床表现与病变的部位和大小关系密切。Molloy等[26]回顾了38例以肿块样病变为表现的PACNS病例，最常见的症状为头痛（74%）、局灶性神经功能缺损（64%）、弥漫性神经功能缺损（50%）、癫痫发作（47%）、恶心和呕吐（21%）。与其他PACNS相比，肿瘤样PACNS患者发病年龄较轻，癫痫多见，MRI表现为出血、强化、脑实质受累更多见，而DSA/MRA异常较少见（提示小血管受累）。病理上淋巴细胞型多见，更易合并坏死。

（七）颅内出血型

文献报道，约12%的PACNS患者合并颅内出血，少部分患者可表现为蛛网膜下腔出血。此型常亚急性起病，多见于女性患者，常表现为剧烈头痛，程度逐渐加重。MRI可见颅内和脑膜的强化，病理上多见坏死性血管炎。与没有颅内出血的患者相比，出血型患者出现认知障碍、脑梗死和持续性神经功能缺损较少[27]。

五、辅助检查

目前，尚无具有足够灵敏度或特异度的血清学或脑脊液标志物用于诊断PACNS。然而目前已有的检查可能有助于评估继发性血管炎的病因或PANCS的模拟病。若脑脊液和头颅MRI检查结果均为阴性，诊断PACNS的可能性较小[28]。脑和脑膜组织活检是诊断PACNS的金标准。

（一）实验室检查

1. 血清学　血清学检查的主要目的在于鉴别PANCS的相关疾病。通常PACNS患者的红细胞沉降率、C反应蛋白、抗核抗体谱、抗中性粒细胞胞质抗体和抗心磷脂抗体基本正常[29]。若上述相关指标和狼疮抗凝物、血清补体、冷沉淀球蛋白等急性期反应物明显升高，则应考虑继发性中枢神经系统血管炎或相关模拟病。

2. CSF　对于所有无腰椎穿刺禁忌证的患者，均应进行CSF检查。可用于排除感染和恶

性肿瘤等。PACNS患者颅内压通常正常或略升高，CSF可见以淋巴细胞增多为主，蛋白水平可见轻度或中度升高[30]，血管造影阴性者升高更明显；偶尔可见寡克隆区带阳性和IgG鞘内合成率增高。宏基因组学二代测序（metagenomic next-generation sequencing，mNGS）可用于寻找感染性疾病的证据，可非靶向地检测脑脊液标本中存在的病毒、真菌和寄生虫等病原体的核酸[31,32]。

（二）影像学检查

神经影像学检查对PACNS的诊断、鉴别诊断及分型至关重要。根据检查目标内容，影像学方法可分为三类：①脑实质检查，包括CT、MRI和PET/CT等检查方法；②血管管腔检查，包括经颅多普勒超声、CTA、MRA及DSA等检查方法；③血管管腔和管壁检查，主要包括高分辨磁共振成像（HR-MRI）检查方法，可清晰辨识管腔内部结构[21]。颅内血管多处狭窄和扩张是PANCS的典型影像学特征。

1. CT　除了检测急性出血外，CT在评估脑实质方面的灵敏度低于MRI。PACNS患者头颅CT检查可显示不同程度的异常低密度信号影，约12%伴有颅内出血[27]，可表现为脑实质、蛛网膜下腔、脑室高密度影[33,34]。

2. MRI　常规MRI是PACNS诊断方法中重要且灵敏的影像学检查方法，绝大多数PACNS患者可出现MRI检查异常，但MRI结果的特异度不高。PACNS常见的颅脑MRI表现有以下10种[13,35,36]。

（1）正常：这种情况罕见。偶见于PACNS的早期，此时可通过灌注加权成像来提高诊断灵敏度[37]。

（2）同时累及皮质和皮质下的多发性梗死：此种情况在PACNS中最常见，主要见于中血管或其分支供血区梗死，也可表现为小动脉型梗死，常见部位依次为皮质下白质、深部灰质、深部白质、皮质，呈T_2、FLAIR高信号[30,38]。

（3）进行性融合性白质病灶，此表现易被误诊为脱髓鞘病[39]。

（4）DWI多发散在高信号，可见于PACNS急性期。

（5）脑实质内单发或多发性大、小血肿。

（6）脑实质多发性微出血：梯度回波 MRI 磁敏感加权成像（susceptibility weighted imaging, SWI）可表现为无症状的多发性点状微出血灶，结合其他序列的多发缺血证据，更利于诊断 PACNS[40]。

（7）脑实质多发性点片状强化病灶[34]。

（8）单发或多发大块状强化病灶，可伴水肿、小血管强化，易被误诊为肿瘤[41]。

（9）血管周围间隙的扩大伴强化。

（10）软脑膜强化病灶，此表现可见于约 9% 的 PACNS[42,43]，软脑膜增强可能有助于区分 PACNS 和非血管的炎性病变。

PACNS 患者的不同序列 MRI 表现具体见图 5-1-1。

脊髓 MRI 检查常无异常，少数累及脊髓的患者，常表现为脊髓胸段受累，矢状位 MRI 可见多发性小片状均匀强化，轴位可见后部及软脊膜小点状均匀强化 PACNS[43]。

针对颅内血管的 MRI 成像技术对 PACNS 具有较好的灵敏度和特异度，如 HR-MRI 可见脑部病变处血管管壁向心性增厚及强化，可以与可逆性脑血管收缩综合征（reversible cerebral vasoconstriction syndrome，RCVS）鉴别（图 5-1-2）；黑血序列（black-blood MRI，BB-MRI）可清晰辨识管腔的内部结构（图 5-1-3）。这些检查均有助于 PACNS 的诊断及鉴别诊断[30,44]。

3. **颅内血管检查** 此类检查方法包括 CTA、MRA、DSA 和彩色多普勒超声检查等。与 MRA 相比，CTA 对中型、大型颅内动脉的分辨率略好，但对 MRA 正常患者的灵敏度并未显著提高。

DSA 在检测小动脉变化方面比 MRA 或 CTA 具有更好的分辨率。当受累血管管径小于 $500\mu m$ 时，脑血管造影常为阴性结果；当大血管受累时，PACNS 的典型血管造影表现是至少在两个单独的血管分布区出现的称为"串珠"样改变的狭窄和扩张的交替区域[12,45]，也可表现为向心或偏心性管腔狭窄、多个分支血管孤立区域变窄、多处突发血管闭塞、脊髓或脑血管的多发微动脉瘤[46,47]。具体见图 5-1-4。PACNS 的血管造影表现可能与一系列非炎症性血管病表现难以区分。对于 MRA 明显异常的患者，DSA 不太可能增加

额外的诊断价值。

MRA 可用于评估 CNS 血管炎的血管异常，但在检测后循环或远端脉管系统病变方面不如常规血管造影敏感。MRA 检查所使用的场强多为 1.5T 或 3.0T，其空间分辨率远低于 DSA，能用于大中血管的评价，包括不需对比剂的飞行时间序列（time-of-flight）MRA、需对比剂的对比增强 MRA（contrast-enhanced MRA，CE-MRA）[21]。免疫抑制治疗似乎可缓解血管壁增强，提示 3T MRI 血管壁成像也可用于监测疾病活动度。

彩色多普勒超声检查灰度超声空间分辨率约 0.1mm，可用于评估大血管炎，尤其是颅外血管炎，并可提供有关动脉壁和血管内血流的信息。但是难以穿透颅骨，故不常用于 PACNS 的诊断。不过可用于探测颅外动脉进行鉴别诊断，尤其在评估巨细胞动脉炎时可能特别有用。颞动脉中检出"晕轮征"（低回声水肿壁肿胀）比活检对巨细胞动脉炎的灵敏度更高，如果发现双侧"晕轮征"，特异度极高[21]。

4. **其他技术** ^{18}F-氟代脱氧葡萄糖-PET 检查主要用于鉴别诊断，易受邻近脑组织代谢影响。在 PACNS 中，仅适用于观察管径大于 4mm 的血管，可通过检测葡萄糖代谢了解有无血管炎性改变。

（三）组织活检

脑实质和脑膜组织活检是诊断 PACNS 的金标准。对于怀疑 PACNS 但影像学检查结果不确定的患者，建议进行脑活检以明确诊断。PACNS 的典型病理改变特征为原发的血管透壁性炎症，以及随后的血管破坏性反应。活检阴性的结果不能排除 PACNS 的诊断，但有助于识别其他疾病，尤其需要关注感染性疾病、肿瘤和退行性疾病。

1. **主要组织病理分型** PACNS 常见的病理类型有 4 种：肉芽肿性血管炎、淋巴细胞性血管炎、坏死性血管炎和 ABRA，见图 5-1-5。

（1）肉芽肿性血管炎：这是最常见的病理类型。该型主要特征是血管中心破坏性单核细胞浸润伴结构良好的肉芽肿形成，肉芽肿可见于管壁全层，主要以淋巴细胞和浆细胞浸润为主，也可见朗格汉斯细胞和多核巨细胞浸润。

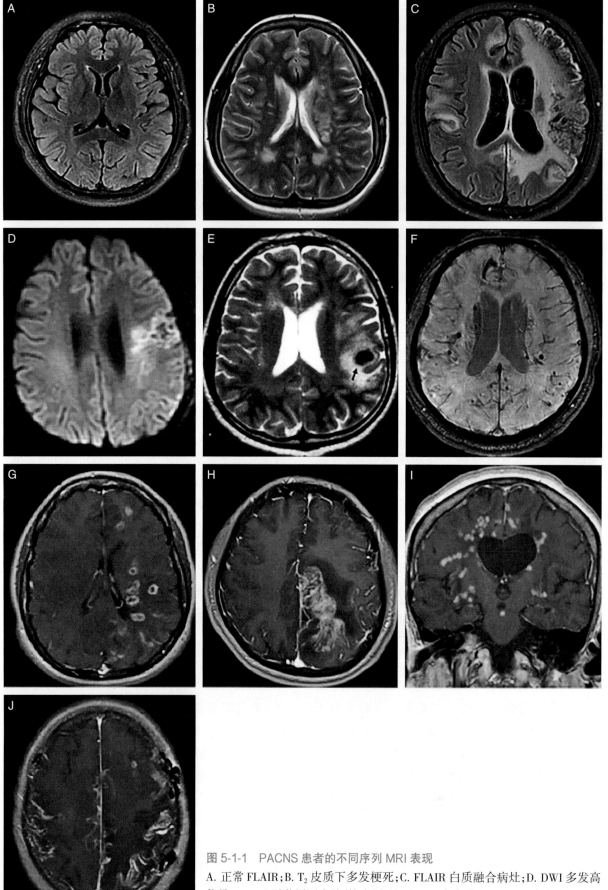

图 5-1-1　PACNS 患者的不同序列 MRI 表现

A. 正常 FLAIR；B. T_2 皮质下多发梗死；C. FLAIR 白质融合病灶；D. DWI 多发高信号；E. T_2 血肿伴周围水肿（箭头所示）；F. SWI 多发微出血；G. T_1 多发小的强化病灶；H. T_1 大块的强化病灶；I. T_1 血管周围强化；J. T_1 脑膜强化。

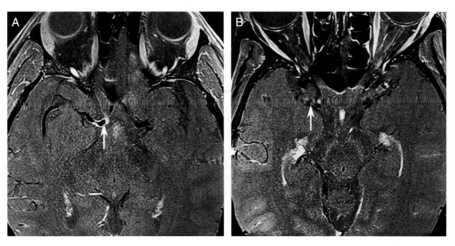

图 5-1-2　颈内动脉终末段及 M1 近端 PACNS 与 RCVS 患者 HR-MRI 表现比较

A. PACNS 患者（41 岁女性）右侧颈内动脉终末段及 M1 近端血管壁强化；B. RCVS 患者（61 岁女性）双侧 A1 段和 M2 段管壁均匀狭窄，未见血管壁强化。[图片来源：原发性中枢神经系统血管炎诊断和治疗中国专家共识.中国神经免疫学和神经病学杂志，2017，24（04）：229-239]

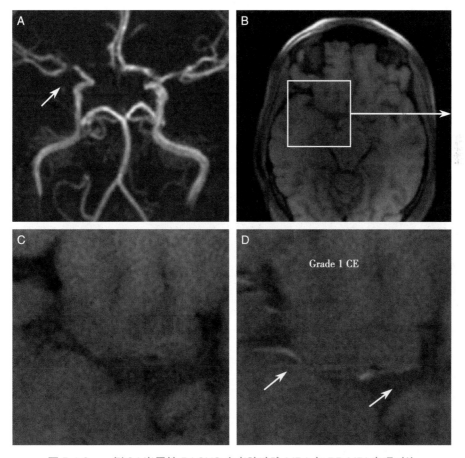

图 5-1-3　一例 34 岁男性 PACNS 患者脑动脉 MRA 与 BB-MRI 表现对比

A. MRA 可见右颈内动脉末端及 M1 段重度狭窄（箭头所示）；B. BB-MRI 可见管腔内部狭窄；C. 为 B 图中方框内容的局部放大；D. 相应放大的管壁可见中度管壁强化（箭头所示）。[图片来源：原发性中枢神经系统血管炎诊断和治疗中国专家共识.中国神经免疫学和神经病学杂志，2017，24（04）：229-239]

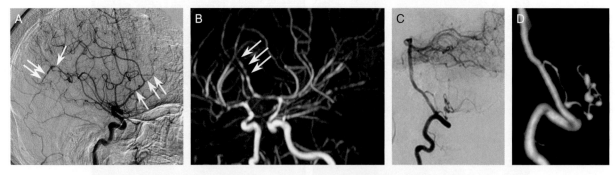

图 5-1-4 一例典型 PACNS 患者颅内血管 DSA 及 MRI 表现

A. DSA 可见大脑中动脉远端,大脑前动脉节段性狭窄扩张;B. MRA 可见大脑前动脉"串珠"样改变;C. DSA 可见左小脑后下动脉(PICA)多发动脉瘤;D. MRA 三维重建后表现更为明显。[图片来源:原发性中枢神经系统血管炎诊断和治疗中国专家共识 . 中国神经免疫学和神经病学杂志,2017,24(04):229-239]

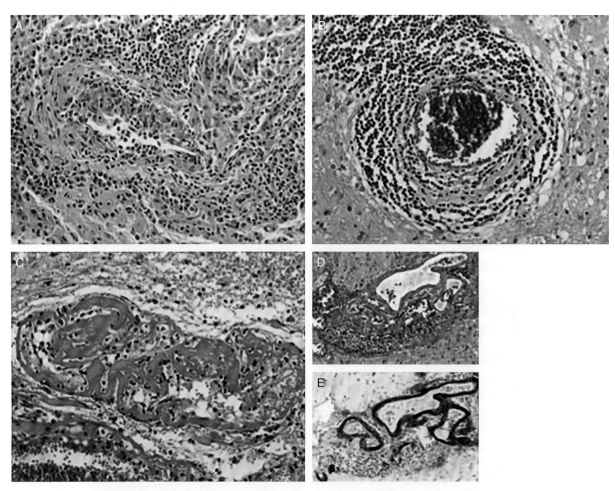

图 5-1-5 常见的 PACNS 组织病理分型

A. 肉芽肿性血管炎(HE 染色,×400);B. 淋巴细胞性血管炎(HE 染色,×400);C. 坏死性血管炎(HE 染色,×400);D. β 淀粉样蛋白相关性脑血管炎(HE 染色,×400);E. β 淀粉样蛋白相关性脑血管炎(βA4 淀粉样蛋白过氧化物酶染色,×200)。

（2）淋巴细胞性血管炎：这是次常见的病理类型，突出表现为血管周围大量淋巴细胞和少量浆细胞浸润及血管破坏[12]。常见于血管造影阴性的 PACNS 儿童患者。

（3）坏死性血管炎：主要累及小肌性动脉，表现为急性坏死性血管壁改变、透壁样纤维素样坏死和内弹力层破坏，多伴有颅内出血[12]。该型病情较重，预后较差。

（4）ABRA：见于小部分活检阳性 PACNS，通常为软脑膜、皮质小血管周围巨细胞、淋巴细胞浸润性炎性反应，可伴肉芽肿形成、淀粉样蛋白沉积，也可见局灶出血、栓塞和再通[24]。

2. 取材及注意事项 虽然脑活检是诊断的金标准，但其灵敏度有限，活检假阴性率约 25%。为了最大限度地提高检出率，应尽可能针对 MRI 上的异常区域，并进行全层活检，包括白质、皮质、软脑膜和硬脑膜联合取材[30]。脑组织活检是有创性检查，可出现出血和感染等并发症，引起神经功能缺失后遗症[12]，因此进行活检术取材时应注意：①位于非优势侧的强化病灶为理想的活检部位；②应选取病灶的中心部位，可全层取材；③如果受累病灶无法取材，最好选取非优势半球额叶取材，并应含有软脑膜、硬脑膜及皮质。

六、诊断标准

（一）诊断标准

PACNS 本质上是一种排除性诊断，只有在对继发性 CNS 血管炎和其他类似病因进行全面系统评估后才能作出诊断。成人 PACNS 仍旧广泛沿用 Calabrese 和 Mallek 于 1988 年提出的诊断标准[4]，具体如下。

1. 临床标准 患者病史或临床检查提示有神经功能缺损，通过多方面评价后仍不能用其他病变解释。

2. 影像学和组织学标准 由影像和/或病理证实的中枢神经系统血管炎性过程。

3. 排除标准 无任何证据显示有系统性血管炎，或有任何证据显示血管炎为继发性，如梅毒性血管炎。

应符合以上所有条件，儿童型 PACNS 要求发病年龄大于 1 个月、小于 18 岁。

（二）补充标准

为防止误诊，2009 年 Birnbaum 和 Hellmann 等在此基础上提出了补充诊断标准[5]。

1. 确诊的 PACNS 活检确诊的 PACNS（金标准）。

2. 很可能的 PACNS ①缺乏活检资料；②血管造影、MRI、CSF 表现符合 PACNS 表现。

七、鉴别诊断

（一）需要鉴别的疾病

PACNS 临床表现多样且不具特异性，因此诊断 PACNS 时需要与多种疾病进行鉴别[6,7]。临床上，除了继发性中枢神经系统血管炎外，还有许多非血管性疾病可能与中枢神经系统血管炎相混淆。对于可能的 PACNS 患者，排除这些相似疾病至关重要，并影响患者的治疗和预后。非免疫介导的炎性血管病变和血管痉挛是血管造影阳性 PACNS 的主要鉴别方面。在成人中，尤其要关注动脉粥样硬化疾病和 RCVS。

（二）重要鉴别疾病

1. RCVS RCVS 是常见于中年女性，典型的临床特征是突然和反复发作的严重头痛，伴有或不伴局灶性神经功能缺损或癫痫发作（通常为霹雳样）。这与中枢神经系统血管炎相关的隐匿性头痛形成鲜明对比。超过一半的病例发生在产后或暴露于血管活性药物（可卡因、苯丙胺、曲坦类药物、选择性 5-羟色胺再摄取抑制剂等）后。血管造影显示多灶性节段性脑动脉血管收缩，呈"穿线腊肠"样改变，可能与 PACNS 的表现相同，HR-MRI 多无血管壁强化[17]。通常，RCVS 血管造影异常在发病后 12 周内重复检查可显示完全或接近完全消退，这可能有助于鉴别 RCVS 与 PACNS。RCVS 的病程通常为单相，常使用钙通道阻滞剂[48-50]。RCVS 与 PACNS 的鉴别要点见表 5-1-2。

2. 结缔组织病或其他系统性血管炎引起的继发性中枢神经系统血管炎 结缔组织病是一组慢性自身免疫性炎症性疾病，主要累及肌肉、关节和皮肤。结缔组织病的神经系统受累并不少见，中枢神经系统表现可能反映非血管炎性并发

表 5-1-2　RCVS 与 PACNS 鉴别要点

鉴别点	可逆性脑血管收缩综合征	原发性中枢神经系统血管炎
特征性症状	反复发作的霹雳样头痛	慢性头痛
梗塞类型	"分水岭"型	小而分散
脑叶出血	常见	罕见
蛛网膜下腔出血	常见	很罕见
可逆性水肿	常见	罕见
血管造影结果	"穿线腊肠"样改变 使用尼莫地平后改变可逆	不规则、锯齿样、扩张 使用尼莫地平后无改变

症。原发性系统性血管炎在大约 1/4 的病例中累及中枢神经系统,在评估疑似中枢神经系统血管炎病例时应予以考虑。系统性血管炎的诊断通常在 CNS 受累发生之前就已经确定,或者可以从非 CNS 部位的活检和/或血管造影术中推断出来。然而,此类疾病少数可出现以中枢神经系统受累为首发表现,须小心排除[51]。相关的实验室检查也可能有助于鉴别这些疾病。类风湿关节炎、系统性红斑狼疮、干燥综合征和系统性硬化是最可能累及中枢神经系统的疾病。结节病也可能并发中枢神经系统血管炎,并且可能难以与 PACNS 区分,甚至在组织学上也是如此。其他全身性风湿性疾病(炎症性肠病、皮肌炎等)也可能因中枢神经系统受累而并发[48]。本书相关的章节会对这些疾病进行进一步讨论。

3. 感染性动脉炎　病原体可通过多种机制诱发 PACNS,感染可能直接(内皮感染并引起炎症反应)或间接(引发局部免疫反应,炎症扩散到血管壁)引起血管损伤。所以,排除感染性动脉炎至关重要,因为不必要的免疫抑制可能会损害活动性感染患者的微生物清除。引起亚急性或慢性脑膜炎的感染的表现最有可能类似于中枢神经系统血管炎。应用病原体培养、血清学和/或分子检测阳性可确诊。其中,水痘-带状疱疹病毒(VZV)关注较多,并且与一系列血管并发症有关。水痘-带状疱疹病毒性血管病/血管炎可能在没有既往带状疱疹的情况下发生,因此需要高度怀疑以确定水痘-带状疱疹病毒为这些病例的病因。影像学检查常显示灰白质交界处的缺血性或出血性卒中,造影可见血管壁增强。其他病原体,如结核分枝杆菌、人类免疫缺陷病毒、丙型肝炎病毒等可累及脑动脉,造成类似 PACNS 的影像学及 CSF 表现,应仔细筛查 CSF 中相关抗体、必要时使用 mNGS 检测 CSF 中病原体核酸以除外感染性动脉炎,以免误用免疫抑制剂治疗造成严重后果[52-54]。

4. 早发颅内动脉粥样硬化　此类病变是中青年患者脑血管造影阳性常见的病因之一,与 PANCS 相似之处在于可见多发性脑梗死、血管"串珠"样改变,可见增强的血管壁。但此类患者大多有高血压和糖尿病等脑血管病的危险因素,头痛并不突出,梗死通常局限于单一血管区域,钙化和不规则局灶性狭窄常见于近端动脉,CSF 检查多正常。应用高分辨率对比增强 MRI 检查显示颅内动脉粥样硬化斑块呈偏心强化模式。

5. 伴皮质下梗死和白质脑病的常染色体显性遗传性脑动脉病(CADASIL)　此病常见于中年患者,为常染色体显性遗传方式,临床表现为头痛、精神及认知障碍、癫痫等,与 PACNS 有类似的临床及 MRI 表现,但 CADASIL 患者多有阳性家族史,一级亲属可出现脑梗死或痴呆病史。MRI 可见双侧颞极和外囊异常信号,DSA 结果多为阴性可供鉴别,必要时可完善 *NOTCH3* 基因突变检测,可最终明确诊断 CADASIL[55]。

八、治疗

目前尚无随机对照研究治疗 PACNS,治疗的推荐主要参考了系统性血管炎[56,57]。激素是治疗 PACNS 的主要手段,绝大多数患者需要使用免疫抑制剂治疗,约 1/5 患者对强化免疫治疗仍反应欠佳[58]。由于 PACNS 是一组异质性疾病,应针对具体类型进行个体化治疗[8]。病情危重者可予甲泼尼龙冲击治疗,之后改为泼尼松口服,逐渐减量并联合环磷酰胺。具体见图 5-1-6。若免疫抑制治疗无效,应当重新评估可能的致病原因,再次制定治疗方案。治疗过程中可复查 MRI、CSF 以监测病情变化,如出现症状加重、病灶增多,除

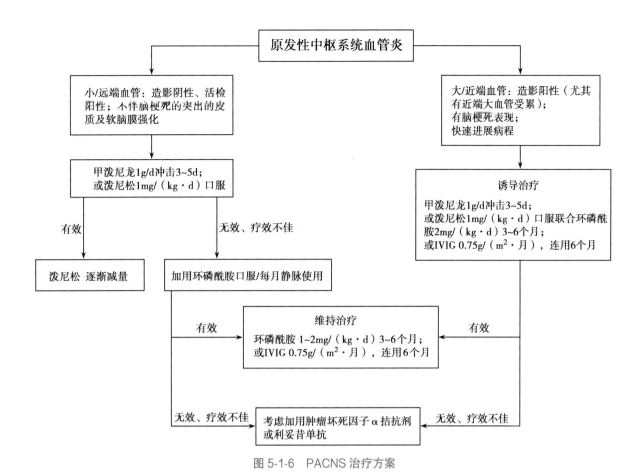

图 5-1-6　PACNS 治疗方案

考虑疾病复发还应考虑到机会性感染、淋巴瘤和药物不良反应及毒性作用的可能[29,59]。

（一）一线治疗

一线治疗药物包括激素、环磷酰胺，适用于急性发病患者。急性期可予甲泼尼龙冲击治疗 1g/d，静脉滴注 3~5 天，或泼尼松按体重 1mg/（kg·d）给药，最大剂量80mg/d，口服治疗 1 周，若反应较好，可以泼尼松口服逐渐减量序贯治疗[28]。在梅奥队列中，口服激素序贯减量为期 9 个月。诊疗过程中应注意预防感染、骨质疏松等并发症。

对于病情较重的患者，可加用环磷酰胺按体量 2mg/（kg·d）口服或每个月 1g/m² 体表面积静脉使用，用药期间每 2 周检查 1 次全血细胞计数，并注意预防卡氏肺孢子菌肺炎（肺孢子虫病）[28]。维持 3~6 个月稳定缓解后可换用低毒性免疫抑制剂如硫唑嘌呤、吗替麦考酚酯继续 6~12 个月的维持治疗。

（二）二线治疗

二线治疗药物包括吗替麦考酚酯、硫唑嘌呤等毒性较低的免疫抑制剂。吗替麦考酚酯在维持治疗期发挥激素减量效应，与环磷酰胺相比，缓解率较高，不良反应及毒性作用较小，主要为白细胞减少。具体用法：吗替麦考酚酯诱导缓解及维持缓解均为 1~2g/d[60]。硫唑嘌呤也常用于激素减量过程中免疫抑制治疗，用法：2~3mg/（kg·d）（Ⅳ级推荐），一般 9~12 个月可见症状改善[61]。

（三）三线治疗

三线治疗药物主要是肿瘤坏死因子 α 拮抗剂（anti-TNF-α）或利妥昔单抗等生物制剂。因缺乏相关证据，故不建议单独使用 TNF-α 拮抗剂或将其作为新发 PACNS 的一线治疗及激素的附加治疗手段[62]。利妥昔单抗用于淋巴细胞性 PACNS 效果较好，使用方法：每次 1g，第一次给药 14 天后给予第二次，共两次[63]；或按体表面积每周给药 375mg/m²，每 6~9 个月连用 2 周。也有文献报道直接使用利妥昔单抗作为一线治疗方案。使用生物制剂过程中应注意感染、肿瘤等并发症。

九、预后

中枢神经系统血管炎的预后因基础病因而

异。在 PACNS 患者中,大约 85% 对治疗有良好的反应。约有 1/4~1/3 复发,死亡率 6%~15%,多死于脑梗死[8]。早期诊断并开始激素、免疫抑制治疗可明显改善预后。鉴于 PACNS 患者的高复发率和死亡率,需要进行充分的治疗监测。建议在治疗期间和治疗后,结合神经系统检查和定期的神经影像学检查(如 MRI 和 CTA)以评估疾病的活动性[8,30]。

(董会卿)

参考文献

第二节 自身免疫性胶质纤维酸性蛋白星形细胞病

自身免疫性胶质纤维酸性蛋白星形细胞病(autoimmune glial fibrillary acidic protein astrocytopathy,GFAP-A)是一种以抗胶质纤维酸性蛋白抗体(GFAP-immunoglobulin G,GFAP-IgG)为特异性标志物的自身免疫性中枢神经系统疾病[1,2]。GFAP-A 是一种罕见的疾病,目前国内外尚无本病确切患病率的研究报道,可在任何年龄发病(不同研究显示的年龄中位数在 44~50 岁),儿童约占 10%,女性比例稍高于男性,无明显种族差异[2-7]。

一、GFAP 的结构和功能

1969 年,Lawrence F. Eng 等人从多发性硬化患者脑组织的胶质增生病灶中分离、纯化出一种酸性蛋白质,其理化性质与当时已知的神经元纤维(包括神经丝、神经微管)明显不同,命名为胶质纤维酸性蛋白(glial fibrillary acidic protein,GFAP)[8]。此后的研究证实,GFAP 是星形胶质细胞的特异性标志物,构成了星形胶质细胞的骨架结构,并在应对中枢神经系统损伤、神经退行性变性等病理过程中发挥重要功能。

GFAP 在物种间高度保守(人和鼠之间同源性达 90%),提示其具有重要的生物学功能[9]。人 GFAP 基因定位于染色体 17q21.31,其翻译过程存在可变剪接,使翻译形成的 GFAP 存在多种异构体(图 5-2-1)。其中,GFAPα 和 GFAPε/δ 是表达最丰富的亚型,主要存在于星形胶质细胞内。对于自身免疫性 GFAP 星形胶质细胞病的患者,临床中以检测 GFAPα-IgG 丰度为主[1,10],也有部分患者可同时检测到 GFAPα-IgG 和 GFAPε/δ-IgG[1,7]。近期研究提示,在人的米勒(Müller)细胞、中性粒细胞、胰腺星状细胞、成纤维细胞、肌上皮细胞和

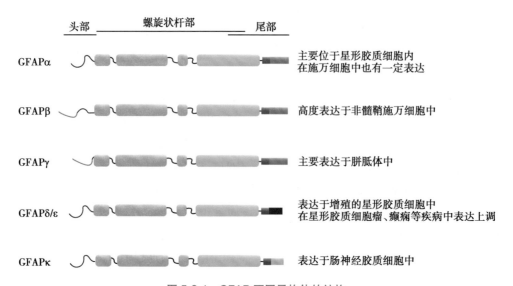

图 5-2-1　GFAP 不同异构体的结构
GFAP 主要由 N 端头部、中间螺旋状杆部和 C 端尾部组成。不同 GFAP 异构体主要在其杆部长度和尾部序列上有所不同。

软骨细胞中也存在少量 GFAP 表达[11,12]。

作为一种Ⅲ型中间纤维丝蛋白，GFAP 在结构上由头部（N 端）、螺旋状的杆部、尾部（C 端）组成（图 5-2-1）。GFAP 在体内的装配过程较为复杂，先由单体聚合成多聚体，并由多聚体组装形成稳定的绳索样结构。GFAP 围绕着细胞核分布，成束成网，并扩展到质膜，构成星形胶质细胞的细胞骨架结构（图 5-2-2）。由于 GFAP 定位在细胞内，只有在星形胶质细胞损伤或死亡的情况下，才可在循环中检测到。

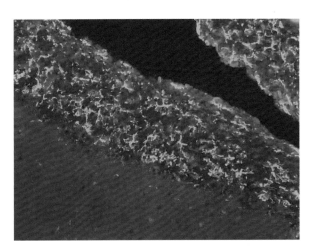

图 5-2-2　组织切片 GFAP 免疫荧光染色
绿色荧光为 GFAP，可见其呈放射状分布，成束成网，构成星形胶质细胞的骨架结构。

生理状况下，GFAP 主要发挥以下作用：①GFAP 坚韧、耐久，理化性质较为稳定，构成了星形胶质细胞的骨架结构，维持细胞的机械强度、协调细胞运动，并支撑星形胶质细胞周围的神经元。缺乏 GFAP 的小鼠表现出星形胶质细胞形态异常，血-脑屏障完整性受损，白质丢失，且在老年后出现自发的中枢神经系统脱髓鞘现象[13]。②调节星形胶质细胞的增殖，是星形胶质细胞有丝分裂过程中所必需的蛋白成分[13]。③星形胶质细胞以囊泡的形式释放多种胶质递质，包括 ATP、谷氨酸、细胞因子等。胶质递质囊泡沿 GFAP 骨架移动到质膜，并释放到细胞外。GFAP 通过调控囊泡运动、囊泡循环、溶酶体介导的自噬等步骤，影响胶质递质的释放[14]。④参与突触可塑性的调节，包括浦肯野纤维的长时程压抑和海马区的长时程增强，进而影响认知功能[14]。

在中枢神经系统损伤、炎症、退变、肿瘤等病理情况下，GFAP 会发生一系列结构和功能上的变化：①星形胶质细胞增生和迁移伴随着 GFAP 表达水平的增加，从而利于神经修复。但是，GFAP 的过表达可引发神经炎症和造成胶质瘢痕形成[15]。②由于星形胶质细胞是中枢神经系统的主要细胞成分之一，在上述病理情况下，星形胶质细胞亦会受到损伤，从而释放完整的 GFAP 到循环中，并在钙蛋白酶（calpain）、胱天蛋白酶（caspase）等酶的切割下形成 38~44kDa 大小的降解片段（breakdown product, BDP）[16]。因此，GFAP 和 GFAP-BDP 可作为中枢神经系统受损的特异性标志物。③GFAP 不同异构体之间的比例发生变化，如 GFAPδ/α 比例增加，会影响星形胶质细胞的迁移和对神经元的支撑作用[17]。

二、病理表现与免疫机制

GFAP-A 的病理学研究较少。现有证据提示 GFAP-A 的病理改变有如下特点。①病灶呈现以 CD8[+] T 细胞、巨噬细胞和多核细胞浸润为特征的坏死性炎症[7]，但未见补体[18]。②部分患者病灶内 GFAP、AQP4 表达降低，伴随胶质细胞和神经元丢失[18]。③病灶区域血管周围大量淋巴细胞浸润，即形成血管周围淋巴套[5,18,19]。④浸润的淋巴细胞以 CD8[+] T 细胞为主，伴有少量的 CD4[+] T 细胞、CD20[+] B 细胞、CD138[+] 浆细胞[5,18,19]。在合并抗髓鞘少突胶质细胞糖蛋白抗体（MOG-IgG）阳性的 GFAP-A 患者中，血管周围浸润的淋巴细胞以 CD4[+] T 细胞为主[19]。但 Shu 等人报告了一例 GFAP-A 患者，其活检结果呈现血管周围大量 CD4[+] T 细胞浸润，而 CD8[+] T 细胞较少[20]。⑤除淋巴细胞浸润外，血管周围可见少量单核/巨噬细胞和中性粒细胞浸润及小胶质细胞活化[5]。

GFAP-A 发生的免疫学机制尚不清楚。GFAP 定位于细胞内，提示 CD8[+] T 淋巴细胞可能参与 GFAP-A 的发病过程。部分 GFAP-A 患者的病灶活检结果呈现 CD8 和星形胶质细胞的共定位，这也提示 CD8[+] T 细胞靶向杀伤星形胶质细胞[19]。由于 GFAP-IgG 不能接触到胞内抗原，且血管周围淋巴套中辅助性 T 细胞浸润较少、病灶中未见补体复合物，因此体液免疫及 GFAP-IgG 可能不参与 GFAP-A 的发病[21]。

正常情况下,GFAP 特异性的 CD8+ T 细胞会在阴性选择过程中被清除。而在肿瘤、病毒感染、中枢神经系统损伤等病理情况下,T 细胞可能重新获得对 GFAP 的应答能力。星形胶质细胞表达 MHC Ⅰ 分子,可将 GFAP 提呈到细胞表面,形成 GFAP 肽-MHC 复合物,并被 GFAP 特异性 CD8+ T 细胞识别。GFAP 特异性 CD8+ T 细胞通过分泌颗粒酶、穿孔素等,靶向杀伤星形胶质细胞[22]。受 CD8+ T 细胞攻击后的星形胶质细胞发生凋亡并崩解,进而被巨噬细胞和小胶质细胞吞噬。死亡的星形胶质细胞释放 GFAP 至细胞外,被 B 细胞识别并产生特异性 GFAP-IgG(图 5-2-3)。

细胞因子也参与了 GFAP-A 的发病过程。急性期 GFAP-A 患者脑脊液中的 TNF、IL-27、CCL20 等细胞因子水平明显高于视神经脊髓炎谱系疾病、多发性硬化等中枢神经系统自身免疫病[23]。高水平的 TNF 一方面可激活星形胶质细胞,造成神经元的继发性损伤[24];另一方面可诱导 CCL20 表达,而后者通过与 T 细胞表面 CCR6 结合,促进 CD8+ T 细胞向中枢迁移[25]。IL-27 可直接活化 CD8+ T 细胞,增强转录因子 T-bet 的表达,促进颗粒酶 B 和穿孔素的释放[26]。

三、临床表现与分型

(一)临床表现

GFAP-A 通常以急性或者亚急性起病,病程呈进行性加重或复发缓解。GFAP-A 临床表现呈非特异性,可出现脑炎、脑膜炎、脊髓炎或上述炎症的组合形式。其他少见临床表现包括共济失调、自主神经功能障碍和周围神经病等症状。儿童 GFAP-A 的临床表现与成人相似[2-6]。约 30%~

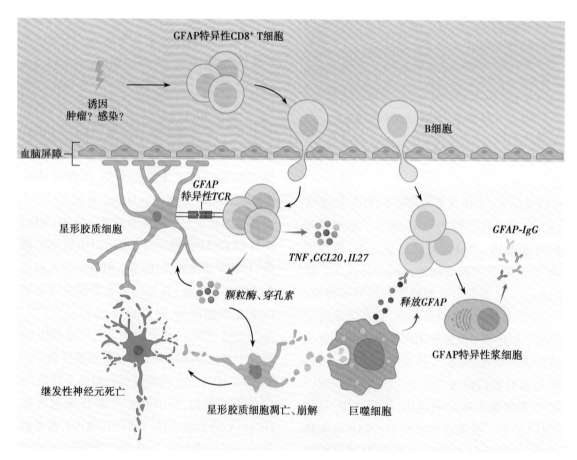

图 5-2-3 GFAP-A 的免疫机制示意

在肿瘤、病毒感染、中枢神经系统损伤等病理情况下,T 细胞可能重新获得对 GFAP 的应答能力,特异性识别星形胶质细胞表面 GFAP 抗原肽-MHC Ⅰ 复合物。CD8+ T 细胞通过分泌颗粒酶、穿孔素,使星形胶质细胞凋亡、崩解,释放 GFAP 至细胞外,被 B 细胞识别并产生特异性 GFAP-IgG。多种细胞因子促进 CD8+ T 细胞的活化和向中枢迁移。

40%的GFAP-A患者起病前有流感样症状(如咳嗽、流涕、喉咙痛和腹泻等)[2],也有个别患者感染单纯疱疹病毒[27-29]。约20%的GFAP-A患者合并自身免疫病,主要为类风湿关节炎、1型糖尿病和自身免疫性甲状腺疾病等[2,7]。约34%的患者可伴发肿瘤,以卵巢畸胎瘤最为常见,其他类型肿瘤罕见且多样,如腺癌(乳腺癌、肺癌、卵巢癌、子宫内膜癌、食管癌和肾癌)、头颈部鳞状细胞癌、胸腺瘤等,且肿瘤多在GFAP-A确诊2年内发生[2,5-7,30]。此外,约40%的患者合并一种或多种神经元自身抗体,如抗 *N*-甲基-*D*-天冬氨酸受体抗体(NMDAR-IgG)、抗水通道蛋白4抗体(AQP4-IgG)、MOG-IgG等[2,7,31],约76%共存非神经自身抗体,如抗干燥综合征A型抗体、抗核抗体和抗双链DNA抗体等[5]。

(二)临床分型

1. **脑膜脑炎** 脑膜脑炎是GFAP-A患者常见的表现[2]。约32%~56%的GFAP-A表现为不伴有脊髓炎的脑膜脑炎[6,7]。脑膜脑炎主要表现为谵妄、癫痫发作、精神症状(抑郁、焦虑、精神病、失眠、生动的梦)、头痛、颈部僵硬、呕吐、视物模糊和震颤等。

2. **脑膜脑脊髓炎** 脑膜脑脊髓炎是GFAP-A另一常见的表现。约14%~41%的GFAP-A表现为伴有脊髓炎的脑膜脑炎。国外大样本研究显示,部分GFAP-A患者有脊髓受累相关轻度感觉运动障碍[2,6,7]。

3. **脊髓炎** 在国外的研究中,单独表现为脊髓炎的GFAP-A患者较少,约占3%~10.5%[2,6,7]。相反,国内研究报道GFAP-A患者更常表现为脊髓炎(68.4%),且以纵向广泛的横贯性脊髓炎常见,主要表现为肢体麻木、乏力、病理征阳性等,其中66.7%的脊髓炎患者在发病前1~2周出现过非特异性感冒或流感样症状[5]。

4. **其他表型** 除脑膜脑脊髓炎表型外,约40%的GFAP-A患者合并有共济失调[3,5,6,32],约20%的患者表现为自主神经功能障碍(包括体位性低血压、胃肠动力障碍、勃起功能障碍、膀胱功能障碍等)[3,32],小于5%的患者表现为周围神经病变[3,33]。国内GFAP-A患者还可表现为视神经炎[5]。其他罕见表现如顽固性呃逆、帕金森样症

状等也在个别文献中报道[34,35]。

四、辅助检查

(一)实验室检查

1. **GFAP-IgG检测** 目前GFAP-IgG的检测方法包括基于细胞法(cell-based assay,CBA)、基于组织法(tissue-based assay,TBA)、间接免疫荧光法(indirect immuno fluorescence assay,IIF)、蛋白质印迹法(western blot,WB)等,目前使用较多的是CBA[4]。有研究认为单独使用一种测定法可能会产生非特异性结果,因此建议通过采取两步诊断法检测脑脊液中GFAP-IgG的表达以提高特异度,即在采用TBA检测GFAP-IgG的基础上,选用CBA和/或WB加以验证[2-4,32]。

目前认为GFAP-IgG仅作为一种标志物以辅助诊断;血清或脑脊液中GFAP-IgG的滴度与临床分型、严重程度、预后等无明显关系。多数学者倾向于检测脑脊液中GFAP-IgG以辅助诊断,认为其具有更高的灵敏度和特异度;但有5.9%~22.7%的成人GFAP-A患者和32.5%的儿童患者仅在血清中检出GFAP-IgG[2,36,37]。有研究报道血清GFAP-IgG在诊断GFAP-A中的假阳性率达12.5%[37]。由于在抗NMDAR脑炎、癫痫、胶质瘤等神经系统疾病患者的血清中也可检测出GFAP-IgG,因此仅在血清学GFAP-IgG阳性的情况下,还需结合临床表现和MRI特征,谨慎诊断GFAP-A[38]。

2. **脑脊液检查** 绝大多数GFAP-A患者的脑脊液呈现明显的炎症变化。近90%的患者脑脊液有核细胞计数增加,以单核细胞为主;约80%的患者脑脊液蛋白定量升高,部分患者脑脊液葡萄糖含量降低;近半数患者脑脊液可见寡克隆区带[2-4]。

(二)影像学检查

临床中首选头部和脊柱MRI检查明确GFAP-A病灶部位和性质。GFAP-A患者的头部病灶在MRI上表现为T_2序列高信号,病变可累及皮质下白质、基底神经节、下丘脑、脑干、小脑、脑膜、脑室和颅骨等区域。特征性的头部病灶表现为垂直于脑室的线性放射状血管周围强化灶,从富含GFAP的脑室周围区域发出,穿过大脑白质。其他大脑半球强化模式包括软脑膜强化、点状强化、

蛇形强化和室管膜强化（图5-2-4）。少数患者小脑也会出现类似的、起源于第四脑室周围区域的放射状强化。脑PET成像可显示头颅MRI异常区域存在高代谢[2-5]。

GFAP-A患者的脊髓病变主要累及颈髓和胸髓[2-5]，MRI多显示纵向广泛的病灶[4]，可累及3个及以上椎体节段，主要为灰质受累，可伴有脊髓中央管线样或点片状强化（图5-2-4）。

五、诊断与鉴别诊断

（一）诊断

GFAP-A尚无统一的诊断标准。通常结合患者临床表现、实验室检查、影像学检查结果，排除其他疾病后，可考虑诊断GFAP-A。诊断原则如下：

1. GFAP-A起病年龄中位数为40岁左右，女性比例稍高于男性，常急性或亚急性起病，临床表现呈非特异性，通常临床表现脑炎、脑膜炎、脊髓炎或其上述炎症的组合，出现发热、记忆力减退、意识模糊（伴或不伴精神症状）、癫痫发作、≥1个脑膜受累症状（头痛、畏光、颈强直）、视力异常、脊髓病症状（肢体乏力、肢端麻木等），完全性瘫痪较少见。少数患者可表现为共济失调、自主神经功能障碍、周围神经病等[1,2,5-7,32]。

2. 神经系统检查出现认知功能受损、震颤、共济失调、视盘水肿。脑脊液有核细胞计数增加、蛋白定量升高，葡萄糖可出现轻中度下降。脑脊液和血清中检出GFAP-IgG是诊断的关键。

3. MRI影像学检查显著的表现为脑室周围放射样线性血管周围强化病灶。脊髓MRI可表现为长节段的T_2增强病灶，类似AQP4-IgG阳性自身免疫病，但存在微弱差别，GFAP-A患者脊

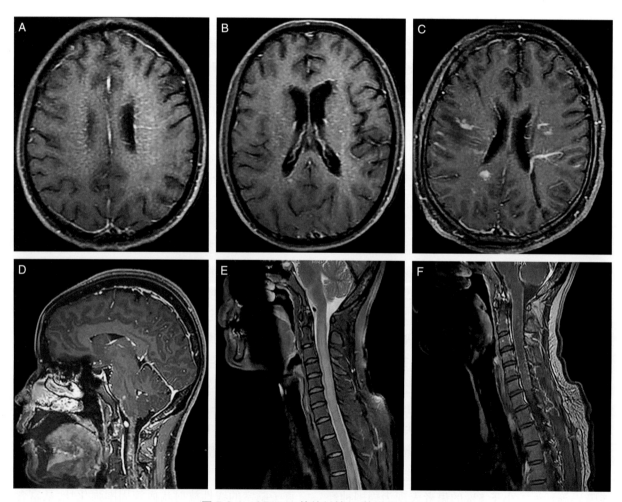

图5-2-4 GFAP-A的特征性T_1钆增强MRI

脑增强模式包括：A. 放射状脑室周围强化；B. 软脑膜强化和点状强化；C. 蛇形强化；D. 室管膜强化；E、F. 脊髓病灶、脊髓强化。

膜或脊髓增强病灶通常呈线样强化或邻近中央导水管[4]。

4. 脑活检显示小血管周围有炎症,血管壁不受影响[5]。

5. GFAP 可伴随肿瘤出现,研究报道肿瘤发生占比约 25%[2],如卵巢畸胎瘤、腺癌、鳞状细胞癌等,但无明显特异性,对 GFAP-A 患者应进行积极地肿瘤筛查并长期随访。

GFAP 可有抗体重叠表现,常常伴随其他抗体的阳性,最常见的是 NMDAR-IgG,其他包括 AQP4-IgG、GAD65-IgG、MOG-IgG、DPPX-IgG、GABAR-IgG、GD1aAb、AChRAb 等[36]。

在排除其他诊断后,可考虑 GFAP-A。

(二)鉴别诊断

因存在抗体重叠现象,GFAP-A 与自身免疫性脑炎或脱髓鞘相关疾病(如抗 NMDAR 脑炎、视神经脊髓炎谱系疾病、MOG 抗体病等)的鉴别存在一定困难。在既往个案报道研究中,GFAP-A 可伴发中枢神经系统淋巴瘤,也需要注意鉴别[39]。

脑膜脑炎、脑脊髓膜炎等临床表现,以及脑脊液改变如细胞数增多、蛋白升高等检查结果的特异度较低,需要与感染或肿瘤性脑膜脑炎(结核性脑膜炎、病毒性脑膜脑炎等)相鉴别[40-42]。

影像学上表现为血管样强化病灶类似表现的有淋巴瘤样肉芽肿病、神经系统结节病、中枢神经系统血管炎等,需要进行鉴别。

六、治疗

GFAP-A 是近年新认识的、发病率低、临床表现多样且与其他自身免疫病有重叠的罕见中枢神经系统自身免疫病,其治疗方面目前缺乏多中心、大规模的临床试验。因此急性期和缓解期维持治疗缺乏循证医学的指南,治疗推荐来自一些小样本、回顾性研究,并参考其他自身免疫病的治疗经验。

(一)急性期治疗

包括大剂量糖皮质激素冲击治疗、静脉注射免疫球蛋白(IVIG)冲击治疗或血浆置换等。最近一项回顾性研究报道三者疗效之间无明显差别,根据患者疾病严重程度、既往病史、经济条件选择即可[36]。成人甲泼尼龙 1g/d 静脉滴注,共

3~5 天,之后改为泼尼松 1mg/(kg·d)口服,之后序贯减量,部分患者长期维持小剂量激素口服;如果病情无改善可联合 IVIG 或者血浆置换。长期服用糖皮质激素可引起食量增加、体重增加、向心性肥胖、血压升高、血糖升高、白内障、青光眼、内分泌功能紊乱、精神障碍、骨质疏松、股骨头坏死、消化道症状等,应引起高度重视。及时补充钙剂和双膦酸盐类药物可预防或减轻骨质疏松,使用抑酸类药物可预防胃肠道并发症。IVIG 剂量为 0.4g/(kg·d),连续用 5 天为 1 个疗程,副作用包括头痛、无菌性脑膜炎、流感样症状和肾功能损害等。

约 70% 的 GFAP-A 患者在急性期对于激素冲击治疗有效,约 20%~50% 的患者可复发。复发通常见于未联合使用其他免疫抑制剂、单纯使用口服激素减量过程中[2,6]。我国的研究发现约 85% 的儿童对于急性期大剂量激素冲击或者 IVIG 治疗反应较好[37]。

(二)长期治疗

包括口服激素和免疫抑制剂治疗。对于急性期大激素冲击、IVIG、血浆置换效果差,以及合并其他自身免疫病的患者,如合并抗 NMDAR 脑炎,建议使用免疫抑制剂。常用的药物有吗替麦考酚酯、硫唑嘌呤、环磷酰胺、利妥昔单抗、他克莫司等[2,5-7]。

1. **吗替麦考酚酯**　是霉酚酸的前体,其活性代谢产物是次黄嘌呤单核苷酸脱氢酶(IMPDH)抑制剂,可抑制鸟嘌呤核苷酸的经典合成途径,具有抑制淋巴细胞增殖的作用。吗替麦考酚酯有效剂量为 750~2 000mg/d。常见不良反应为恶心、呕吐、腹泻、腹痛等胃肠道反应,白细胞减少,泌尿系统感染及病毒感染等。吗替麦考酚酯具有致畸性,备孕或怀孕女性禁用。注意吗替麦考酚酯不可与硫唑嘌呤同时使用。

2. **硫唑嘌呤**　是 6-硫基嘌呤的咪唑衍生物,为具有免疫抑制作用的抗代谢剂。可产生烷基化作用,抑制核酸的生物合成,阻碍细胞增殖,并可引起 DNA 的损害。硫唑嘌呤使用剂量为 2~3mg/(kg·d)。常见不良反应包括骨髓抑制(白细胞减少、贫血、血小板减少)、肝功损害、脱发、流感样症状及消化道症状等,多发生在启动治疗的 6 周左

右。使用硫唑嘌呤前需进行硫嘌呤甲基转移酶（*TPMT*）基因检测，防止严重副作用发生。

3. 利妥昔单抗 据报道75%的GFAP-A患者接受静脉利妥昔单抗治疗后症状有改善，且随访期间无复发[6]。

4. 环磷酰胺 个案报道接受静脉注射环磷酰胺治疗[6]，随访周期内无复发。但儿童应慎用。副作用包括白细胞减少、脱发、恶心、呕吐、腹泻、出血性膀胱炎、骨髓抑制、致畸，以及远期肿瘤风险等。每次使用前均需要复查血常规和肝肾功能。

5. 他克莫司 有个案报道使用他克莫司后随访患者无复发。

（三）对症治疗

部分患者出现癫痫发作，可以应用抗癫痫药物对症。合并病毒感染患者应进行抗病毒治疗。部分脊髓炎患者遗留肢体活动障碍，可以进行康复训练。

（四）发现伴随肿瘤的处理

若发现伴随肿瘤，建议尽早积极治疗。GFAP-A可与肿瘤共病，建议对患者应进行积极的肿瘤筛查并长期随访。

GFAP-A患者的长期预后差别较大。回顾性研究发现，大多数儿童患者预后较好，少数预后差，遗留残疾[37]。有国内学者认为多数患者可能会遗留残疾且长期预后不佳。

（周红雨）

参考文献

第三节　中枢和周围神经系统联合脱髓鞘疾病

一、概念

自身免疫性脱髓鞘神经系统疾病一般来说仅局限于中枢神经系统（central nervous system,

CNS）或者周围神经系统（peripheral nervous system,PNS），如我们熟知的多发性硬化（multiple sclerosis,MS）和慢性炎性脱髓鞘性多发性神经根神经病（chronic inflammatory demyelinating polyradiculoneuropathy,CIDP），相关抗原仅在CNS或PNS中存在是可能的原因。但是，部分患者CNS和PNS同时受损，因此可能存在同时针对CNS和PNS的抗体，此类疾病实体即所谓的中枢和周围神经系统联合脱髓鞘疾病（combined central and peripheral demyelination,CCPD）[1,2]。目前，已经有研究报道了一些MS患者同时存在周围神经病变和一些CIDP患者同时存在中枢神经病变，但CCPD不是简单的MS叠加CIDP。CNS和PNS同时存在脱髓鞘病变，表现为广泛脱髓鞘疾病症状谱，我们或许可以将局限于CNS的脱髓鞘病变视为频谱的一端，将局限于PNS的脱髓鞘病变视为频谱的另一端，CNS和PNS同时脱髓鞘存在于二者之间，将中枢和外周脱髓鞘疾病视为频谱图，可能可以解释脱髓鞘疾病的异质性及疾病之间症状有所重叠的特点。

二、研究进展

1979年，Forrester[3]首次报道了2例MS同时存在周围神经病变的病例，并认为MS和同时发生的周围神经病不是巧合发生，而是在病因上存在关联。1987年，Thomas[4]报道了6例慢性脱髓鞘性周围神经病合并中枢神经系统病灶的病例，率先用CCPD为该种疾病命名。2013年Kawamura[5]首次报道了CCPD患者抗神经束蛋白155（neurofascin 155,NF155）抗体阳性率较高，在7例CCPD患者中，抗NF155抗体阳性率占比高达71.4%（阳性病例5人）。2016年，出现了样本量稍大的CCPD临床研究，即来自意大利的涉及31例CCPD患者[6]和来自日本的涉及40例CCPD患者的研究[7]，来自意大利的研究没有进行抗体检测，来自日本的研究进行了抗体检测，结果显示，抗NF155抗体阳性率约45.5%。2018年，Wang[8]报道的一项涉及22例CCPD患者的研究，为我国首次进行的关于CCPD的临床研究，但遗憾的是，此研究并未进行郎飞结/结旁抗体的检测。

三、流行病学

目前,CCPD 的患病率还未有确切的报道,但各项研究均表明,CCPD 是一种相对罕见的疾病。根据一项日本的全国范围的调查[7],MS 发生 CCPD 的患者比例可能低于 0.52%,CIDP 发生 CCPD 的患者比例低于 2.8%。一项来自中国的临床研究报道显示[8],在 125 例 MS 患者中,有 4 例(3.2%)被诊断为 MS 合并周围神经脱髓鞘;在 178 例视神经脊髓炎谱系疾病(neuromyelitis optic spectrum disease,NMOSD)患者中,NMOSD 合并周围神经脱髓鞘病例有 4 例(2.2%);在 241 例吉兰-巴雷综合征(Guillain-Barré syndrome,GBS)患者中,GBS 合并中枢神经脱髓鞘患者共计 9 例(3.7%);在 99 例 CIDP 患者中,有 1 例(1%)被诊断为 CIDP 合并中枢神经脱髓鞘。另外有研究报道,在 150 例 MS 患者中,确诊 CCPD 的患者有 4 例(2.67%)[9]。还有研究报道,在 3 522 例 MS 患者中,确诊 CCPD 患者共 9 例(0.25%)[10],在 100 例 CIDP 患者中合并 CNS 病灶者共 5 例(5%)[11]。在抗 NF155 抗体阳性得到 CIDP 患者中,中枢神经系统脱髓鞘检出率约为 8%[7]。

四、病理与病理生理机制

CCPD 的病因尚不清楚,细胞介导和/或体液免疫的致病作用已被提出。CCPD 在发病模式(急性、亚急性和慢性)和病程(单相、复发缓解和慢性进行性),以及首次受影响的部位(CNS 和 PNS 同时或连续发生)方面表现出很大的异质性。因此,仅通过临床过程观察无法回答是否存在自体免疫从一个部位扩散到另一个部位,或针对 CNS 和 PNS 中的共同表位的自体免疫过程的问题。

(一)病理研究

有许多临床研究已经反复描述了 MS 患者的周围神经功能障碍,病理活检或尸检也证实了 MS 患者的周围神经脱髓鞘。有病理研究描述了 MS 患者周围神经髓鞘厚度变薄[12]和脱髓鞘活动,包括巨噬细胞和单核细胞[13]对周围神经的髓鞘的炎症侵袭。

(二)中枢神经和周围神经共同拥有的分子组成可能是 CCPD 的靶点

通过比较 CNS 和 PNS 的组织结构,了解中枢神经和周围神经组织结构的异同点,有助于我们探索导致 CCPD 可能的靶点,深入了解 CCPD 的潜在机制。

中枢神经和周围神经都存在髓鞘和郎飞结结构,少突胶质细胞形成 CNS 的髓鞘,施万细胞形成 PNS 的髓鞘。少突胶质细胞和施万细胞产生的髓鞘从神经胶质细胞膜延伸并螺旋包裹轴突节段[14]。有髓鞘的轴突节段也称为结间区,而无髓鞘的轴突节段称为郎飞结[15]。髓鞘包裹的轴突由郎飞结、结旁区、近结旁区及结间区共 4 个区域组成[16]。中枢神经和周围神经的髓鞘和郎飞结结构均具有重要功能,将中枢神经和周围神经的髓鞘和郎飞结的分子组成进行比较,有助于了解在脱髓鞘过程中,中枢神经和周围神经同时受到攻击的可能的因素。

郎飞结的结区、结旁区、近结旁区及结间区有不同的离子通道、细胞黏附分子、信号转导蛋白、细胞骨架蛋白等有序排列,共同保持神经功能和神经正常结构。

钠通道密集分布于结区,主要参与神经冲动的传导,结区轴突还存在 NF186。在 PNS 中,神经胶质蛋白(gliomedin)、神经细胞黏附分子(neuronal cell adhesion molecule,NrCAM)与 NF186 互相作用,一起确保钠离子通道聚集与郎飞结结构保持稳定。在 CNS 中,几种细胞外基质蛋白可能与神经胶质蛋白具有相似的作用[17]。有实验将小鼠神经系统中的编码 NF186 的基因 $Nfasc^{NF186}$ 敲除,结果导致郎飞结结构紊乱,电压门控钠通道丢失,伴随着结旁各个结构向结区的侵袭[18],这表明结区依赖于 NF186 的复合物充当分子边界,限制结旁各结构向结区的迁移。

NF155 在结旁区的 CNS 少突胶质细胞[19]或 PNS 施万细胞上表达[20]。轴膜端的接触蛋白 1(contactin-1,CNTN1)、接触蛋白相关蛋白 1(contactin associated protein 1,CASPR1)与髓鞘端的 NF155 构成的复合体,能够将处于结区的钠通道、处于近结旁区的钾通道有效阻隔,且确保能在轴膜上锚定髓鞘[20]。在电子显微镜下，可以观察到在髓鞘和轴膜之间的空隙，被称为横向带（transverse band）[21]。在被敲除了 $Nfasc^{NF155}$[22-25]、$Cntn1$[26] 或者 $Caspr1$[27] 基因的小鼠中，横向带不能正确形成，结旁区的结构和稳定性均遭到破坏，周围神经传导速度因此有所降低。分布于结旁区的髓鞘相关糖蛋白（myelin-associated glycoprotein，MAG）主要负责介导轴突与胶质细胞之间的相互作用，参与髓鞘形成，为髓鞘完整性提供保障。

在近结旁区分布有钾通道、接触蛋白2（contactin-2，CNTN2）和接触蛋白相关蛋白2（contactin-associated protein 2，CASPR2）[28]。CNTN2 和 CASPR2 属于免疫球蛋白超家族的细胞黏附分子。CNTN2 与 CASPR2 形成异二聚体，广泛分布于中枢和周围神经系统，共同参与近结旁区电压门控钾通道正确定位和聚集，从而使得钾离子通道能够维持和稳定静息电位及产生动作电位[29]。

髓鞘由多种成分组成，具有很高的脂-蛋白比，脂质约占 CNS 和 PNS 髓鞘干重的 70%~85%[30-32]。CNS 和 PNS 髓鞘的脂质组成差异不大，含量最丰富的脂质是胆固醇、糖脂和甘油磷酰乙醇胺。蛋白质组学研究通过质谱法鉴定出 CNS 髓鞘中存在 1 200 多种不同的蛋白质，PNS 髓鞘中存在 545 种不同的蛋白质[33,34]。CNS 髓鞘和 PNS 髓鞘虽然表达的蛋白质不完全相同（表 5-3-1）[35,36]，但是有 44% 的鉴定出的髓鞘蛋白由 CNS 髓鞘和 PNS 髓鞘共享[33]。CNS 髓鞘最主要的蛋白是蛋白脂蛋白（proteolipid protein，PLP），PNS 髓鞘最主要的蛋白是髓磷脂蛋白 0（P0），这两种蛋白可能与髓鞘致密化有关[15]。PLP 是一种四跨膜的跨膜蛋白，对各种与髓鞘相关的细胞事件均具有重要作用[37]。P0 是一种免疫球蛋白样细胞黏附分子（Ig-CAM），介导细胞外表面的黏附[33,38,39]。periaxin 是一种支架蛋白，在 PNS 髓鞘中是含量第二高的蛋白[40]。在 CNS 和 PNS 中，髓鞘碱性蛋白（myelin basic protein，MBP）占髓鞘蛋白的 8%，MBP 介导致密化的髓鞘各层之间的黏附[33,41,42]。中枢神经和周围神经中的环核苷酸磷酸二酯酶（cyclic nucleotide phosphodiesterase，CNP）含量均较高，几乎仅在少突胶质细胞和施万细胞中发现，在形成髓鞘的过程中起关键作用。综上，CNS 和 PNS 髓鞘虽然各自有独特的脂质和蛋白质谱，但是也存在着部分重叠的脂质和蛋白质。因此，有理由认为，这些蛋白质可能是导致中枢和周围脱髓鞘的共同的靶标，在 CCPD 发病过程中，这些重叠的蛋白质可能是靶抗原。

表 5-3-1　中枢神经和周围神经髓鞘蛋白质组成

髓鞘组成	CNS	PNS
蛋白脂蛋白（PLP）	17%	0.2%
髓磷脂蛋白 0（P0）	ND	21%
periaxin	ND	16%
髓鞘碱性蛋白（MBP）	8%	8%
环核苷酸磷酸二酯酶（CNP）	4%	0.5%
髓鞘少突胶质细胞糖蛋白（MOG）	1%	ND
sirtuin 2	1%	ND
密封蛋白（claudin）11	1%	ND
脂肪酸合酶	ND	1%
band 4.1-like protein G	ND	1%
其他	67%	52%

注：CNS，central nervous system，中枢神经系统；PNS，peripheral nervous system，周围神经系统；PLP，proteolipid protein，蛋白脂蛋白；P0，peripheral myelin prothein zero，髓磷脂蛋白 0；MBP，myelin basic protein，髓鞘碱性蛋白；CNP，cyclic nucleotide phosphodiesterase，环核苷酸磷酸二酯酶；MOG，myelin oligodendrocyte glycoprotein，髓鞘少突胶质细胞糖蛋白；ND，not detected，未检测到。

（三）神经束蛋白、接触蛋白、接触蛋白相关蛋白的结构

神经束蛋白（neurofascin，NF）属免疫球蛋白超家族。NF 是细胞表面蛋白，免疫球蛋白样结构域为其特征结构[43]。NF 有 6 个免疫球蛋白样结构域、不超过 5 个纤连蛋白Ⅲ结构域、1 个跨膜结构域和 1 个短的细胞内结构域。已经鉴定的几种 NF 剪接变体，包括胚胎神经元同工型 NF140[44]、神经元同工型 NF186 和神经胶质同工型 NF155。在成熟的神经系统中，神经元同工型 NF186 和神经胶质同工型 NF155 是主要的同工型[43]。

NF155 和 NF186 细胞外结构域相似,不同之处在于 NF155 携带 3 型纤连蛋白,而 NF186 缺少此结构域,并且 NF186 在 4 型纤连蛋白和 5 型纤连蛋白之间具有黏蛋白结构域,NF155 则没有。

接触蛋白(contactin,CNTN)包括 CNTN1、CNTN2,也隶属于免疫球蛋白超家族。它们的细胞外成分在结构上非常相似,都有重复的 6 个免疫球蛋白样序列,4 个纤连蛋白Ⅲ样结构域,锚定在细胞膜外的糖基磷脂酰肌醇上[45]。

接触蛋白相关蛋白(contactin associated protein,CASPR)由 CASPR1~CASPR5 组成,虽然它们是一组具有相似结构的跨膜蛋白,但是每种蛋白都具有独特的功能[46]。所有 CASPR 家族均含有盘状蛋白样蛋白、层粘连蛋白 G、表皮生长因子和纤维蛋白原结构域。CASPR1 和 CASPR2 的结构具有许多相似之处,只是 CASPR2 缺少在 CASPR1 跨膜结构域附近的脯氨酸-甘氨酸-酪氨酸重复序列。

五、CCPD 可能的相关抗体

(一)基础实验

在基础实验中,使用周围神经髓鞘 P1 蛋白免疫鼠,鼠体内可产生高滴度的针对中枢神经髓鞘 MBP 的抗体[47]。提示周围神经髓鞘中的 P1 蛋白与中枢神经髓鞘中的 MBP 可能是中枢神经和周围神经中的共同抗原表位,产生针对这些蛋白的抗体可能是 CCPD 的发病机制。

(二)临床研究

在日本的一项研究中,CCPD 患者血清中存在抗 NF155 抗体[1]。在日本学者的两项不同的研究中,CCPD 患者抗 NF155 抗体的阳性率分别为 15%[5] 和 45.5%[7]。然而来自意大利和土耳其的研究则未在 CCPD 患者血清中发现抗 NF155 抗体[2,48]。亚洲人 CCPD 患者的血清抗 NF155 抗体阳性率远大于欧美人,提示亚洲人与欧美人 CCPD 的发病机制可能存在差异,或者 CCPD 可能存在不同的亚型。

有相关临床试验对 CCPD 患者进行血清抗 NF186 抗体检测,但并未发现抗 NF186 抗体阳性[5,49]。

针对 CCPD 患者相关抗体的临床研究列于表 5-3-2。

六、临床表现

(一)人口学特征

CCPD 患者发病的平均年龄为 32~57 岁,男女比例为 1:(0.36~2.6)[6-8]。Ogata[7] 等将急性起病定义为 7 天内疾病达高峰,亚急性起病定义为 7~30 天疾病达高峰,慢性起病定义为大于 30 天疾病达高峰,其研究中起病形式为急性起病的占 19.4%,亚急性起病的占 45.2%,慢性起病的占 35.5%。Ogata[7] 等的研究报道病程为单相病程的占 26.3%,复发缓解病程的占 52.6%,慢性进行性病程的占 21.1%;Cortese[6] 等的研究报道病程为单相病程的占 32.3%,复发缓解病程的占 41.9%,慢性进行性病程的占 25.8%,并且在大多数具有复发缓解病程的患者中,第二次事件发生在首次发病的 12 个月内。来自中国的临床研究[8] 将急性起病定义为 1 个月内疾病达高峰,亚急性起病定义为 1~2 个月疾病达高峰,慢性起病定义为大于 2 个月疾病达高峰,其研究中起病形式为急性起病的占 54.5%,亚急性起病的占 13.6%,慢性起病的占 31.8%,病程为单相病程的占 68.1%,复发缓解病程的占 13.6%,慢性进行性病程的占 18.2%。

(二)前驱感染

感染或疫苗接种后发生 CCPD 屡有报道,各报道的比例不同。根据一项日本全国范围的调查[7],40 例 CCPD 患者中疫苗接种或前驱感染史者占比 12.5%(5 例);另外也有研究报道了 31 例 CCPD 患者中疫苗接种或前驱感染史者共 20 例,比例高达 65%,复发缓解病程的患者有疫苗接种或前驱感染史者的比例更高[6];GBS 合并中枢神经脱髓鞘患者 66 例中,有 47 例有前驱感染或疫苗接种史,占比约 70%[59]。近来也有报告接受第一剂 COVID-19 疫苗后发生 CCPD 的病例[60]。

(三)神经系统临床症状和体征

根据日本全国范围的调查[7],以 CNS 症状起病的患者,如视觉障碍、偏瘫和偏身感觉障碍,约占 40%,以 PNS 症状起病的患者,如四肢无力和四肢感觉障碍,约占 40%,以 CNS 症状和 PNS 症状同时起病的患者约占 20%。在整个病程中,最常见的症状/体征是感觉障碍(94.9%),第二常见

表 5-3-2　CCPD 患者阳性抗体及阳性率

第一作者（年份）	阳性抗体（阳性比例）	检测方法
队列研究		
Simon 等[50]（2021）	抗 NF155 抗体（1/16），抗 GM1 抗体（2/16），抗 CASPR2 抗体（1/16），抗 MOG 抗体（16/16）	CBA
Wang 等[8]（2018）	抗 AQP4 抗体（3/8），抗神经节苷脂抗体（1/9）	未提供
Vural 等[48]（2016）	抗 NF155 抗体（0/4），抗 NF186 抗体（0/4）	CBA、ELISA
Ogata 等[7]（2016）	抗 AQP4 抗体（0/29），抗神经节苷脂抗体（2/24），抗 NF155 抗体（5/11）	未提供
Cortese 等[2]（2016）	抗 NF155 抗体（0/16）	ELISA、CBA、TBA
Kawamura 等[5]（2013）	抗 NF155 抗体（CBA 检测 5/7；ELISA 检测 4/7），抗 NF186 抗体（0/7）	CBA、ELISA
病例报道		
Nomura 等[51]（2020）	抗 AQP4、MOG、MAG、NF155 抗体均为阴性	未提供
Nakamura 等[52]（2020）	抗 MOG 抗体阳性，抗 NF155、AQP4、神经节苷脂（GM1、GM2、GM3、GD1a、GD1b、GT1b、GQ1b、Gal-C）抗体均为阴性	抗 MOG 抗体检测采用 CBA
Ueno 等[53]（2019）	抗 MOG、AQP4、CNTN1、NF155、神经节苷脂（GM1、GM2、GM3、GM1a、GM1b、GD3、GT1b、GQ1b、Gal-C）抗体均为阴性	未提供
Mizuno 等[54]（2019）	抗 AQP4 抗体阳性，抗 NF155 抗体、抗 NF186 抗体、抗 CNTN1 抗体、抗神经节苷脂抗体（GM1）均为阴性	抗 AQP4 抗体检测采用 CBA
Ciron 等[55]（2019）	抗 AQP4、NF155 抗体均为阴性	未提供
Campo 等[56]（2018）	抗神经节苷脂（GM1、GD1a、GD1b、GQ1b）抗体、CNTN1、NF155、NF140、MAG、AQP4、副肿瘤抗体（包括 CRMP-5）均为阴性	未提供
Puthenparampil 等[57]（2018）	抗 MOG、NF155 抗体均为阴性	未提供
Kim[58] 等（2017）	抗 AQP4 抗体阳性	间接免疫荧光法

注：CBA，cell-based assay，基于细胞的检测；TBA，tissue-based assay，基于组织的检测；ELISA，enzyme-linked immunosorbent assay，酶联免疫吸附测定。

的症状/体征是运动无力（92.5%），第三是步态障碍（79.5%）。颅神经受累占 75.0%，视神经受累最为常见（63.3%），其中约 50% 表现为双侧视神经受累。出现反射减弱和反射亢进的比例分别为 65.0% 和 22.5%，出现病理征的比例为 45.0%。括约肌功能障碍占 47.4%。约 25% 的患者出现肌肉萎缩和小脑性共济失调。精神症状、癫痫发作、呼吸障碍较为少见。Cortese[6] 的报道则显示最常见的症状为下肢的感觉-运动障碍，第二常见的症状为括约肌功能障碍。

对于中国汉族 CCPD 的临床特点,研究发现,在 788 例脱髓鞘患者中有 22 例 CCPD,表现为感觉障碍(86.4%)、肢体无力(77.3%)、颅神经受累(77.3%)、腱反射异常(72.7%)[8]。

虽然视神经损伤影响 18.2%~47.5% 的 CCPD 患者,但经 MRI 证实的视神经损伤频率较低[7,8]。一例罕见的 CCPD 病例有广泛受累的视神经和脑干内直径超过 3cm 的脱髓鞘病变[53]。CCPD 谱中可能有一部分抗 NF155 抗体阳性的患者表现出视神经功能障碍,而没有明显的视觉表现[61]。

MOG-IgG 阳性的 CCPD 病例临床表现异质性大,可表现为单相播散性脑脊髓炎和经神经电生理和神经活检证实的周围神经脱髓鞘病变[62],或者长脊髓病变合并腰骶部脊髓神经根病[63]。一项澳大利亚 MOG-IgG 相关疾病队列研究,提示脊髓神经根炎、CCPD,以及炎性神经病可能与 MOG-IgG 相关疾病相关[50]。

七、辅助检查

(一)实验室检查

根据日本全国范围的调查[7],所有患者中均未检测到抗水通道蛋白 4(AQP4)抗体,脑脊液蛋白质水平升高占 82.5%,细胞数增多占 27.5%,脑脊液蛋白细胞分离占 57.5%。另有研究报道 GBS 合并中枢神经系统脱髓鞘患者的脑脊液蛋白细胞分离占 68.2%[59]。脑脊液 OB 阳性率在各个研究中差别较大。上述日本全国范围的调查显示[7],脑脊液寡克隆区带(oligoclonal band,OB)仅在 7.4% 的 CCPD 患者中呈阳性,18.5% 的患者 IgG 指数升高。一项来自意大利的研究显示,脑脊液 OB 在 16% 的 CCPD 患者中呈阳性,然而一项来自土耳其的研究显示脑脊液 OB 在 40% 的 CCPD 患者中呈阳性[48],另一项研究显示脑脊液 OB 阳性率为 45%[6]。中国汉族 22 例 CCPD 患者脑脊液数据显示 81% 的脑脊液蛋白升高,OB 为阴性[8]。

(二)MRI 检查

根据日本全国范围的调查[7],通过 MRI 检查发现大脑、小脑、脑干和视神经中有病灶的患者的比例分别为 75.0%、15.0%、32.5% 和 17.5%,在 25.0% 的患者中可以观察到直径 >3cm 的病灶,增强病灶占 17.5%。脊髓有病灶的患者的比例

为 75.0%,增强病灶占 36.7%。脊髓长节段横贯性病灶(病灶延伸 3 个或更多椎体节段)占 7.5%。Cortese 等[6]的研究显示,MRI 皮质下、侧脑室旁、幕下、深部灰质有病灶的患者比例分别为 63.0%、63.0%、53.0% 和 10.5%,增强病灶占 11.0%。脊髓有病灶的患者比例为 80.0%,增强病灶占 50.0%。脊髓长节段横贯性病灶占 21.0%。来自中国的临床研究[8]显示,MRI 皮质或皮质下、侧脑室旁、幕下有病灶的患者比例分别为 33.3%、33.3% 和 26.7%,增强病灶占 6.7%。脊髓增强病灶占 9.5%。脊髓长节段横贯性病灶占 61.9%。

(三)电生理检查

根据日本的全国范围的调查[7],神经传导检查(nerve conduction study,NCS)发现运动神经传导速度(motor nerve conduction velocity,MCV)降低和 F 波潜伏期延长是最普遍的异常,MCV 降低的 CCPD 患者占 77.5%,F 波潜伏期延长的 CCPD 患者占 70.0%。约 50% 的 CCPD 病例出现复合肌肉动作电位幅度(compound muscle action potential,CMAP)下降,F 波出现率下降,远端潜伏期延长。传导阻滞和波形离散分别占 27.5% 和 40.0%。感觉神经传导检查证实,感觉神经动作电位(sensory nerve action potential,SNAP)缺失或降低者占比约 87.5%,42.5% 的患者感觉神经传导速度(sensory nerve conduction velocity,SCV)减慢。视觉诱发电位(visual evoked potential,VEP)约 71.4% 异常,且约 53.3% 者为双侧 VEP 异常。Cortese 等[6]的研究显示,64.0% 的 CCPD 患者发生 VEP 异常。来自中国的临床研究[8]显示,约有 50.0% 的 CCPD 患者 VEP 异常。视神经脱髓鞘是 CCPD 的临床特征之一,具有异质性免疫发病机制和临床特征,重叠于 MS 和 CIDP 之间。2 例抗 NF155 抗体阳性的 CIDP 患者均为远端获得性对称脱髓鞘亚型 CIDP,表现为显著的感觉共济失调、手震颤、脑脊液蛋白显著升高、高滴度抗 NF155 抗体,以及对皮质类固醇和静脉注射免疫球蛋白反应差,未检测到 CNS 神经影像学异常。此 2 例患者视力和色觉正常,但 VEP 均显示双侧 P100 潜伏期延长,其中 1 例有亚临床相对传入瞳孔缺陷,且 OCT 显示中度至重度视网膜神经纤维层变薄。

八、诊断

目前,CCPD 尚无统一的诊断标准,一般将符合以下条件的疾病称为 CCPD[7]。

1. 中枢神经系统病变的标准　MRI 上的脑或脊髓 T_2 高信号病变,或 VEP 异常。

2. 周围神经系统病变的标准　肌电图神经传导检查出现传导阻滞、传导延迟、F 波异常或波形离散。正中神经、尺神经、胫神经和腓总神经中至少两条神经出现上述指示脱髓鞘的异常发现。

3. 排除继发性脱髓鞘疾病。

九、治疗

根据日本全国范围的调查[7],CCPD 患者最常接受的治疗是静脉或口服皮质类固醇治疗,其次是静脉注射免疫球蛋白治疗。仅有小部分 CCPD 患者采取了血浆置换。采用干扰素-β 进行治疗的 CCPD 患者也较少,值得注意的是,报道显示干扰素-β 可能会加重疾病。来自中国的临床研究[8]也显示,CCPD 患者最常接受的治疗是皮质类固醇治疗,其次是皮质类固醇治疗和静脉注射免疫球蛋白治疗联合使用,21 例 CCPD 患者接受静脉注射免疫球蛋白或类固醇或两者联合治疗,有效率分别为 33.3%、54.5%、71.4%。一例对类固醇加静脉注射免疫球蛋白治疗无反应的患者在使用环磷酰胺后显著改善。Cortese 等[6]报道了一例对类固醇治疗无反应的年轻 CCPD 患者,该患者在脑部 MRI 上显示出持续的炎症活动,使用那他珠单抗后显著改善了大脑 MRI 病灶,但是,患者的临床状况仍然持续恶化,神经传导速度检查也明显恶化,因此中止了那他珠单抗的治疗,并且随后开始接受利妥昔单抗治疗,结果在随访的 12 个月中获得了持续的临床获益。

十、CCPD 的预后

根据日本的全国范围的调查[7],在疾病高峰期,有 40.0% 的 CCPD 患者遗留严重的残疾(Hughes 评分≥4),并且患者 Hughes 评分在 CNS 和 PNS 同时起病时较高;而在治疗后,CCPD 患者的预后通常较好(65.0% 的患者 Hughes 评分≤1)。但是此项日本的研究中,纳入的 CCPD 患者平均年龄约为 30 岁,这也许与治疗后 Hughes 评分下降明显有一定的关系。另外有研究认为,CCPD 患者预后不理想,会遗留严重的后遗症[2,6]。也有研究报道单相病程的患者预后最佳,而慢性进行性病程的患者预后最差[8]。

十一、抗 NF155 抗体阳性的 CCPD 患者的特征

Kawamura 等[5]于 2013 年首先报道了在 CCPD 患者中,NF155 抗体的存在率较高。根据日本的全国范围的调查[7],有 45% 的 CCPD 病例发现了抗 NF155 抗体。但是,CCPD 患者中抗 NF155 抗体的阳性率随研究而变化,这可能是因为所用的测定方法和抗原种类不同。

抗 NF155 抗体阳性的 CCPD 患者的特征如下[5,7]。

1. CNS 和 PNS 的损害可同时发生,也可相继发生。

2. 神经传导速度检查表现为弥散性神经传导速度减慢,伴有局灶性神经电位无法引出,这与 CIDP 相似。

3. CNS 受累病灶与 MS 更为相似,脊髓病灶通常不典型。

4. 脑脊液 OB 为阴性的可能性较高。

5. 静脉注射及口服皮质类固醇、静脉注射免疫球蛋白、血浆置换在内的免疫疗法对 CNS 和 PNS 的病变均有益。

(姚源蓉　侯晓丹)

参考文献

第四节　免疫介导性小脑性共济失调

免疫介导性小脑性共济失调(immune-mediated cerebellar ataxia,IMCA)指由于免疫机制导致的小脑功能异常,临床多表现为亚急性或急性起病的小脑功能障碍[1]。广义 IMCA 是指各种免

疫机制导致的小脑性共济失调,包括系统性免疫病如系统性红斑狼疮和多发性硬化导致的小脑性共济失调,狭义 IMCA 是指小脑为主要甚至唯一免疫攻击的靶点[2],如谷蛋白共济失调(gluten ataxia,GA)、副肿瘤性小脑变性(paraneoplastic cerebellar degeneration,PCD)和抗谷氨酸脱羧酶 65(glutamate decarboxylase 65,GAD65)抗体相关的小脑性共济失调等。

一、小脑的结构和功能

小脑是维持身体(躯干和四肢)平衡,调节肌张力和协调随意运动的主要结构。小脑通过原裂和后外侧裂分成三个部分:小脑前叶、小脑后叶和绒球小结叶。小脑前叶也称脊髓小脑,主要接受来自脊髓的纤维;小脑后叶也称大脑小脑,主要接受来自大脑皮质的纤维;绒球小结叶也称前庭小脑,主要接受来自前庭的纤维。小脑由小脑皮质、小脑白质和深部的小脑核组成。狭义 IMCA 免疫攻击的靶器官主要是小脑皮质,小脑皮质由四种类型神经元和两种传入纤维构成(图 5-4-1),四种神经元分别为颗粒细胞(granule cell)、浦肯野细胞(Purkinje cell)、高尔基细胞(Golgi cell)和星形细胞/篮状细胞(stellate/basket cell)。颗粒细

胞是唯一的兴奋性神经元,高尔基细胞和篮状细胞是抑制性中间神经元,浦肯野细胞是抑制性神经元[3],也是小脑皮质唯一的传出性神经元;两种传入纤维为攀缘纤维(climbing fibre)和苔藓纤维(mossy fibre)。小脑皮质受到免疫攻击,会产生结构损害,引起小脑功能障碍。

二、免疫机制与病理表现

由于病因不同,各类型 IMCA 的免疫机制和病理表现并不完全相同。

(一)副肿瘤性小脑变性

患者的小脑皮质浦肯野细胞减少,小脑皮质存在 CD8+ T 细胞浸润和小胶质细胞增生,提示细胞毒性 T 细胞的直接杀伤作用可能是小脑性共济失调发生的机制[4]。

(二)抗 GAD65 抗体介导小脑性共济失调

GAD65 主要分布于突触囊泡,参与 GABA 合成、转运和释放,细胞内 50% 的 GAD65 处于无活性状态,一旦环境需要,可参与快速合成和释放 GABA。抗 GAD65 抗体不仅仅是生物标志物,也是导致疾病发生的直接因素。抗 GAD65 抗体引起的 IMCA 可能的致病机制是抗 GAD65 抗体抑制了 GABA 的释放和降低长时程抑制(long-term

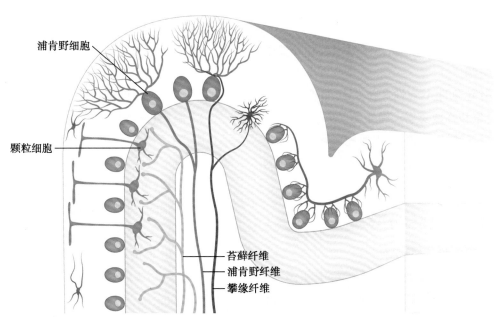

图 5-4-1 小脑皮质细胞构筑模式图

depression，LTD）[5,6]。

（三）谷蛋白共济失调

首先浦肯野细胞和其他小脑皮质细胞（粒细胞层）的抗原决定簇与谷蛋白多肽之间存在交叉免疫反应，抗麦胶蛋白抗体产生交叉免疫作用于小脑皮质细胞导致小脑性共济失调；其次转谷氨酰胺酶2（transglutaminase 2，TG2）也起到一定作用，其使谷蛋白多肽脱酰胺，从而增加后者对HLA-DQ2/DQ8的敏感性，而后者激活T细胞反应[7]。

（四）"美杜莎头"共济失调（Medusa head ataxia）

"美杜莎头"共济失调是一种特殊类型共济失调，小脑组织切片的自身抗体免疫组织化学检测显示，抗体结合浦肯野细胞的胞体和树突，形成类似于"Gorgon head"或"Medusa head"的染色模式，故这些抗体被称为"美杜莎头"抗体，此类小脑性共济失调被称为"美杜莎头"共济失调。这些抗体主要通过作用于浦肯野细胞代谢型谷氨酸受体1相关的谷氨酸/钙通道（mGluR1/calcium pathway），从而累及磷脂酰肌醇-钙第二信使系统，影响浦肯野细胞的细胞内钙稳态作用。这类抗体包括抗mGluR1抗体、抗Homer-3抗体、抗ITPR1抗体、抗CARP Ⅷ抗体、抗PKCγ抗体、抗ARHGAP26抗体、抗GluRδ2抗体、抗Yo抗体、抗CDR2L抗体、抗浦肯野细胞抗体2（anti-Purkinje cell antibody 2，anti-PCA-2）、抗Tr抗体、抗beta-NAP抗体、抗VGCC抗体[8-10]。

（五）系统性红斑狼疮（SLE）引起的急性小脑性共济失调

SLE引起急性小脑性共济失调的机制有两种：局灶受累和弥漫受累。局灶受累与小血管病，以及血管炎导致缺血、梗死、出血和血管源性水肿有关；弥漫受累与抗体，如抗dsDNA抗体介导的免疫反应有关[11]。

三、临床表现与分型

（一）发病年龄

文献报道的发病年龄14~80岁，中年多见。各类型男女比例不同，如抗GAD65抗体介导共济失调女性多见，谷蛋白共济失调男女比例无明显差异。

（二）诱因

副肿瘤性小脑变性患者通常有肿瘤病史，包括肺癌、乳腺癌、卵巢癌、霍奇金淋巴瘤等。部分患者出现小脑症状之前并未发现恶性肿瘤，随访观察时发现恶性肿瘤，通常在5年内。部分患者有病前感染史或疫苗接种史。

（三）起病形式

多为亚急性起病，患者可明确症状发生的时间点。少数患者急性起病，进展迅速，也有隐袭起病慢性病程的报道。

（四）主要症状

1. 小脑损害症状　主要表现为行走不稳和步态异常，患者走路宽基底步态，摇晃不稳，甚至跌倒，严重患者伴有持物不稳。部分患者伴有头晕，头晕在行走和坐位明显，平卧头晕消失，头晕症状也可随眼位的变化而增强或者减弱。部分患者出现言语笨拙，言语清晰度下降，严重时会有饮水呛咳。

2. 神经系统其他症状　可伴有肢体麻木和僵硬、精神行为异常，以及癫痫发作等。

3. 合并其他系统疾病　甲状腺炎、糖尿病和风湿性疾病等。

（五）体征

1. 小脑损害的体征

（1）眼征的检查：眼征可能是部分患者早期唯一临床体征，对眼征的识别对于早期诊断小脑损害至关重要。

1）原位固视检查：橄榄小脑束损害可出现眼侧倾[12]。

2）离心固视检查：可见凝视性眼震[13]。

3）眼震：可表现各种类型中枢性眼震，包括垂直眼震（下跳和上跳）、旋转眼震和凝视性眼震等，以垂直下跳眼震多见[13]。

4）扫视：可出现过冲或者欠冲。

5）视跟踪：可出现扫视样跟踪或者双侧跟踪不对称。

6）VOR取消试验：患者不能稳定跟踪视靶。

7）摇头后眼震：小脑损害可出现摇头后眼震性质和方向变化[14]。

（2）共济运动检查：包括指鼻和轮替试验、跟-膝-胫试验和起坐试验。

1）指鼻试验:可出现同侧指鼻不稳,或意向性震颤。

2）轮替试验:可出现动作缓慢不协调。

3）跟-膝-胫试验:小脑损害患者出现足跟找膝盖时辨距不良和意向性震颤,沿胫骨下移时晃动不稳。

4）起坐试验:小脑损害起坐试验阳性。

（3）平衡步态检查

1）龙贝格征（Romberg sign）:小脑损害患者睁闭眼均不稳,闭眼明显。

2）一字步行走:小脑损害患者不能完成走一字步,向一侧倾倒。

3）原地踏步试验:小脑损害患者不能完成原地踏步,或原地踏步向一侧倾倒。

（4）构音障碍检查:可表现为吟诗样语言

2. 其他神经系统体征　周围神经损害体征、认知障碍等。

（六）临床分型

IMCA 目前无统一分类标准,2016 年 Hiroshi Mitoma 等提出根据小脑是否为主要免疫攻击靶点[2],把 IMCA 分为两大类,第一大类小脑非主要免疫攻击靶点,比如结缔组织病（如系统性红斑狼疮）和中枢神经系统脱髓鞘病（如多发性硬化）也可累及小脑,但小脑只是神经系统受累的很小一部分。第二大类小脑是主要免疫攻击靶点,其中一部分由其他疾病或条件触发,包括副肿瘤性小脑性共济失调、感染后小脑性共济失调、Miller Fisher 综合征和谷蛋白共济失调;另一部分由抗体介导,包括抗 GAD65 抗体介导共济失调和原发性免疫小脑性共济失调（primary autoimmune cerebellar ataxia,PACA）等。2015 年 Jarius 等提出的"美杜莎头"共济失调[9-11],小脑是主要免疫攻击靶点,其中抗 Yo 抗体、抗 VGCC 抗体和抗 Tr 抗体可由肿瘤触发,其余抗体目前未见与肿瘤相关性。2019 年 Hiroshi Mitoma 等在原有分类框架基础上增加把小脑传入或传出纤维作为免疫攻击靶点的斜视性眼阵挛-肌阵挛综合征（opsoclonus myoclonus syndrome,OMS）,同时重新梳理了 PACA 的定义[15],图 5-4-2 对 Hiroshi Mitoma 的 2019 年分类版本进行了梳理。本文采用了 2020 年 Marios Hadjivassiliou 等提出的 PACA 诊断标准和流程[16]。

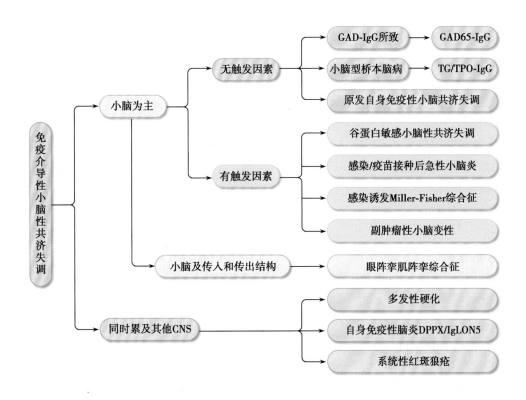

图 5-4-2　免疫介导性小脑性共济失调分类

四、辅助检查

（一）脑脊液检查

脑脊液蛋白正常或轻度增高,白细胞正常或者轻度升高,脑脊液细胞学可呈淋巴细胞性炎症。部分患者脑脊液特异性寡克隆区带阳性。

（二）自身抗体检查

抗神经元抗体,尤其是抗小脑浦肯野细胞胞体和树突抗体抗体,以及高滴度血清抗 GAD65 抗体和这些的鞘内合成,均支持免疫介导小脑性共济失调;PACA 患者的血清和脑脊液中可检测到抗小脑神经元相关抗体,例如抗 Ca/ARHGAP26、抗 Septin-5、抗 Sj/ITPR-1、抗 Homer-3 抗体等,引起 IMCA 的各类抗体见表 5-4-1。谷蛋白共济失调患者常有血清麦胶相关抗体阳性[17-19]。

（三）神经影像学

MRI 可见小脑萎缩、蚓部 NAA/Cr 下降,亦可无明显异常。

（四）其他辅助检查

糖耐量、甲状腺功能及干燥综合征相关检查有助于发现并存的其他自身免疫病;谷蛋白共济失调患者可完善消化吸收功能及内镜检查;在合并典型副肿瘤神经综合征表现或特异性副肿瘤神经抗体阳性的患者中,应完善肿瘤筛查。

五、诊断与鉴别诊断

IMCA 种类繁多,我国学者开展的中国人自身免疫性小脑性共济失调（ACA）队列研究[20]显示,在以小脑为主要免疫靶点的 IMCA 中,比例最高的是 PACA（38%）,其次为 PCD（31%）和抗 GAD 相关小脑性共济失调（9%）,本文针对此三类 IMCA 诊断与鉴别诊断进行阐述。

（一）诊断

1. PACA 的诊断[16]

（1）小脑性共济失调的症状和体征,多为亚急性或急性起病。

（2）MRI 正常或小脑蚓部萎缩,MR 波谱显示小脑蚓部 NAA/Cr 比值下降。

（3）至少存在以下三项中的两项:

1）脑脊液细胞数增高和/或脑脊液特异性寡克隆区带阳性。

2）其他自身免疫病病史或直系亲属自身免疫病家族史。

3）存在自身抗体支持存在免疫异常,但抗体不是导致共济失调的直接因素,也不是共济失调的触发因素。

（4）由经验丰富的神经病学专家或共济失调专家排除导致共济失调的其他原因（包括其他免疫介导性小脑性共济失调,如副肿瘤性小脑变性、谷蛋白共济失调和明确致病抗体介导的共济失调等）。

2. PCD 的诊断

（1）5 年内肿瘤病史,70%~84% 患者先出现小脑性共济失调症状后发现肿瘤[21-24]。

（2）通常亚急性起病,也可以卒中样起病,大多数只表现为小脑性共济失调的症状和体征,少数可出现边缘叶、脑干、脊髓和背根神经节受累症状。

（3）头部 MRI 显示小脑正常或轻度萎缩,以小脑蚓部为著。

（4）脑脊液细胞数正常或轻度增高,以淋巴细胞为主,脑脊液蛋白正常或轻度增高。脑脊液寡克隆区带可阳性。

（5）80% 的 PCD 患者神经肿瘤抗体（onconeural antibody,ONA）阳性,如抗 Hu 抗体、抗 Yo 抗体、抗-CV2/CRMP5 抗体、抗 Ma2 抗体、抗 Ri 抗体和抗 Tr/DNER 抗体,这些自身抗体的目标抗原为神经元胞内抗原,这些抗原成分也被肿瘤异位表达,主要为腺癌（肺、卵巢和子宫）、小细胞肺癌和霍奇金淋巴瘤,参见前表 5-4-1。

目前 PCD 的诊断仍采用 Graus F 的诊断标准[4],5 年内肿瘤病史和/或存在神经肿瘤抗体是诊断关键因素,但临床上仍有发病时无肿瘤证据和神经肿瘤抗体存在,而在随访期间发现肿瘤的病例报道。

3. 抗 GAD65 抗体介导小脑性共济失调的诊断[2,17]

（1）发病年龄 26~79 岁,平均发病年龄 58 岁,女性多见。隐匿性或亚急性起病的小脑性共济失调,可并发僵人综合征、周围神经病、肢体僵直和重症肌无力。

（2）头颅 MRI 多显示小脑萎缩,因小脑蚓部为著,可双侧不对称。

表 5-4-1　IMCA 相关抗体（小脑为主要免疫攻击靶点）

目标抗原分布部位	抗体名称	占 PCD 百分比/%	相关肿瘤来源
浦肯野细胞	anti-mGluR1		
	anti-Homer-3		
	anti-ITPR1		
	anti-CARP Ⅷ		
	anti-PKCγ		
	anti-ARHGAP26		
	anti-GluRδ2		
	anti-Yo	53	肺癌、卵巢癌和子宫内膜癌
	anti-CDR2L		
	PCA-2		
	anti-VGCC	2	小细胞肺癌
	anti-Tr	5	霍奇金病
	anti-β-NAP		
分子层和颗粒细胞层	anti-amphiphysin		
	anti-GABA$_B$R		
	anti-DPPX		
	anti-CASPR2		
	anti-LGI1		
颗粒细胞层	anti-GAD		
少突胶质细胞	anti-CV2/CRMP5	4	小细胞肺癌、胸腺癌
	anti-MOG		
星形胶质细胞	anti-AQP4		
神经元细胞核	ANNA-1（anti-Hu/HuD）	15	小细胞肺癌
	ANNA-2（anti-Ri）	2	肺癌
	ANNA-3（未知抗原）		
	anti-Zic4	未知	小细胞肺癌
	anti-Zic2		
	anti-Zic1		
核仁	anti-Ma2/Ta（PNMA2）	2	睾丸癌和肺癌
	anti-Ma1（PNMA1）		
Bergman 胶质细胞核	AGNA/anti-SOX1	未知	小细胞肺癌

注：PCD，paraneoplastic cerebellar degeneration，副肿瘤性小脑变性。

（3）脑脊液细胞数正常或轻度增高,以淋巴细胞为主,脑脊液蛋白正常或轻度增高。脑脊液寡克隆区带可阳性。

（4）血和/或脑脊液检测出抗 GAD65 抗体。

（二）鉴别诊断

1. **急性小脑炎**　病毒和细菌直接侵袭引起小脑的炎症反应称为急性小脑炎,多见于儿童和青壮年。病原体包括巨细胞病毒、水痘-带状疱疹病毒、肠道病毒和支原体等。大多数患者病前有上呼吸道、胃肠道或其他感染性疾病病史。表现为急性小脑性共济失调,包括各种类型中枢性眼动异常、小脑语言、四肢和躯干共济失调。头颅MRI 显示 T_2WI 高信号,小脑多灶性白质损害,小脑水肿改变,严重时压迫第四脑室导致急性梗阻性脑积水。脑脊液检查蛋白可轻度升高。脑脊液病原学检查可见病原微生物。IMCA 通常不会引起小脑肿胀和信号异常,脑脊液病原学和抗体检测有助于鉴别。

2. **前庭神经炎**　前庭神经炎是常见的急性前庭综合征,任何年龄、任何季节均可发病,30~60岁多发,无性别差异。临床表现为急性持续性眩晕发作,伴恶心、呕吐和姿势不稳,无听力下降及其他局灶性神经系统症状和/或体征。眼震表现为前庭周围性眼震,即单向水平为主略带扭转的自发性眼震,伴或不伴轻微上跳成分,眼震符合亚历山大定律,患侧甩头试验阳性。相关辅助检查提示单侧前庭神经功能减弱,如患侧视频头脉冲试验（vHIT）增益降低伴纠正性扫视,患侧双温试验反应降低,患侧前庭诱发肌源性电位（VEMP）异常,患侧眼偏斜（OTR）等,纯音听阈检测示听力正常（或明确听力损害与本次疾病无关）。前庭神经炎的眼震特点符合头前庭周围性眼震特点,而小脑性共济失调患者表现为中枢性眼震,伴有中枢性眼动异常。同时,前庭神经炎存在前庭周围损害的证据。前庭神经炎可以出现步态异常和轻度躯干共济失调,不会出现肢体共济失调表现,而小脑性共济失调患者出现严重共济失调,可出现肢体共济失调。影像学和脑脊液检查也有助于鉴别。

3. **多系统萎缩**　多系统萎缩（MSA）是一种中老年起病,以进展性自主神经功能障碍,伴帕金森样症状、小脑性共济失调症状及锥体束征为主要临床特征的神经系统退行性疾病。MSA-C 型以自主神经功能障碍和小脑性共济失调为主要临床表现。免疫介导性小脑性共济失调部分患者起病隐袭,慢性病程,临床上容易被误诊为 MSA-C 型。以下几点可供鉴别:MSA-C 型自主神经症状突出,可出现锥体外系症状,头部 MRI 小脑和脑干明显萎缩,可见脑干"十字征",^{18}F-FDG-PET 表现为壳核、脑干或小脑低代谢,SPECT 或 PET 表现为黑质纹状体突触前多巴胺能纤维去神经改变。

六、治疗

治疗包括病因治疗、免疫治疗和对症诊疗等。病因治疗指去除诱因,合并肿瘤者需要抗肿瘤治疗[15,21],GA 患者需要坚持无麸质饮食。免疫治疗包括糖皮质激素、IVIG、环磷酰胺、利妥昔单抗、吗替麦考酚酯、硫唑嘌呤等。多数患者经治疗后共济失调症状可以改善或者停止进展。鉴于 PACA 具有慢性进展的病程特点,长程免疫治疗具有一定的必要性。一项纳入 30 例患者的观察性研究结果显示,吗替麦考酚酯治疗可改善 PACA 患者的运动功能和影像学指标。免疫治疗的具体方案如下。

糖皮质激素:可采用冲击治疗方案:甲泼尼龙 1 000mg/d,连续静脉滴注 3 天,然后改为 500mg/d,静脉滴注 3 天。而后甲泼尼龙可减量为 40~80mg/d,静脉滴注 2 周;或者改为口服醋酸泼尼松 1mg/（kg·d）,2 周,之后每 2 周减 5mg。对于轻症患者,可以不采用冲击治疗而直接采用口服激素。口服激素总疗程为 6 个月左右。在减停激素的过程中需要评估脑炎的活动性,注意病情波动和复发。部分患者表现出对激素治疗的依赖性,需要延迟激素维持治疗的时间。

静脉注射免疫球蛋白（IVIG）:按总量 2g/kg,分 3~5 天静脉滴注。IVIG 的安全性良好,但其费用高,疗效不能持续,建议与激素或者口服免疫抑制剂联合使用。

吗替麦考酚酯:1 000~2 000mg/d,每天分次口服。如果有效,疗程应不短于 1 年。也可采用诱导期剂量,最大剂量可用至 2 500~3 000mg/d,诱导期 2~4 个月,之后减量为 750~1 500mg/d,进入维持期。

利妥昔单抗：主要用于一线免疫治疗效果不佳的患者，具体请参考自身免疫性脑炎的免疫治疗相关章节。

七、预后

根据北京协和医院的 ACA 队列研究结果，经免疫治疗后，47.3% 的患者达到良好功能结局（改良 Rankin 评分≤2 分）。与 PACA 相比，副肿瘤性小脑性共济失调患者预后较差。PACA 患者中约 1/5 病例出现复发，青少年或儿童起病、存在前驱感染样症状是复发的危险因素。

（关鸿志　樊春秋）

参考文献

第五节　自身免疫性运动障碍

自身免疫性运动障碍是自身免疫功能异常导致的运动障碍。其病因主要是针对神经（神经元或胶质细胞）自身抗原的异常免疫反应，可以是副肿瘤性的，或与感染相伴随，也可能是特发性的。运动障碍可作为疾病的主要症状出现，但在大多数情况下仅为整个疾病的部分临床表现，包括舞蹈症、肌阵挛、肌张力障碍、共济失调、帕金森综合征等。引起自身免疫性运动障碍的抗体多种多样，血清和脑脊液中特异性抗体的检测对于疾病的诊断非常重要。不同于神经退行疾病中的运动障碍，某些自身免疫性运动障碍可以早期干预并有治愈的可能，因此，早期的识别与诊断对其预后具有重要意义[1,2]。本章我们将从自身免疫性运动障碍的临床症候分类、感染后及自身免疫病相关的运动障碍，以及特殊抗体介导的自身免疫性运动障碍三个方面进行介绍。

一、自身免疫性运动障碍分类

运动障碍被定义为运动增多或者运动减少，广义上还包括运动不协调（共济失调）或复杂的运动执行障碍（失用）[3]。运动增多主要包括舞蹈症、肌张力障碍、肌阵挛、抽动和震颤 5 类，而运动减少是指随意和自主运动的减少，而非由于虚弱或痉挛状态所致，主要包括帕金森综合征及某些以僵直为主的、更为少见的运动障碍，如僵人综合征（stiff-person syndrome，SPS）。

通常认为，运动障碍是由锥体外系病变所致。广义的锥体外系是指除了锥体系以外的所有与运动相关的神经核和神经传导束，狭义的锥体外系仅指基底节区。基底节区的主要运动核团包括：尾状核、壳核、苍白球（旧纹状体）、丘脑底核、黑质和脚桥核，壳核与尾状核合称为新纹状体（通常简称为纹状体），壳核和苍白球合称为豆状核。基底节区的主要神经环路来自皮质经丘脑中继返回皮质，黑质致密部通过神经递质多巴胺对此环路进行关键调节。基底节区在运动的控制，如调节随意运动的稳定性及协调性、维持和调节身体姿态、肌张力，以及负担半自动性、刻板的、反射性运动（行走时摆臂、表情变化及吞咽动作）等方面有重要作用[4]。自身免疫性运动障碍的临床表现通常很广泛，因为皮质、基底节、脑干、小脑和脊髓等多个部位均有可能受累。以下将详细介绍不同的运动障碍症候的表现及特点。

舞蹈症是指一种随意的、无规律的、无目的性的、突发、快速的非持续性运动，可从躯体的一部分游移到另一部分，典型特征是动作发生的时间方向和分布区域的不可预知性（随机性）[5]。儿童自身免疫性舞蹈症通常在感染后发生，它是乙型溶血性链球菌（group A *Streptococcus*，GAS）感染的并发症，也被称为 Sydenham 舞蹈症（Sydenham chorea，SC），是全球范围内引起自身免疫性舞蹈症的最常见原因[6]，在约 30% 的风湿热患者中发生，是几乎所有急性发作的儿童舞蹈症的原因[7]，之后的章节中将会详细介绍。成人自身免疫性舞蹈症发病率比较低，通常表现为亚急性和单相病程，在疑似特发性自身免疫性舞蹈症的患者中，狼疮和抗磷脂综合征是常见的伴发症状[8]，也可见于抗 *N*-甲基-*D*-天冬氨酸受体（NMDAR）抗体及其他未分类的神经元抗体介导的自身免疫性运动障碍病[9]。

肌张力障碍是指由主动肌和拮抗肌的不协调并且间歇持续收缩造成重复的不自主运动和异常扭转姿势的一种症候群[3]，根据受累的部位可分为局灶性肌张力障碍、节段性肌张力障碍、偏身性肌张力障碍，以及全身性肌张力障碍、多灶性肌张力障碍。突出的肢体肌张力障碍可能是抗NMDAR脑炎的一个特征[10]。面臂肌张力障碍发作（faciobrachial dystonic seizure，FBDS）是抗LGI1抗体相关自身免疫病的一种非常常见的表现，它是指面部及上肢的一些短暂（不到3秒）的刻板动作[11,12]。在一些抗IgLON5抗体阳性的患者中会出现颅颈肌张力障碍[13]，抗GAD65抗体升高的僵人综合征患者可出现轴性或全身性肌张力障碍[14]。

肌阵挛是一种突然、短暂、电击样的不自主的肌肉收缩。抽动是指不随意的、突然发生的、快速、反复出现的、无明显目的、非节律性的运动或发声[15]。眼阵挛-肌阵挛综合征（opsoclonus-myoclonus syndrome，OMS）是一种典型的自身免疫性中枢神经系统疾病，在儿童中，OMS可能与抗Anna-1抗体和神经母细胞瘤有关，大多数患者在确诊时年龄在5岁或以下[16]；成人OMS有时是副肿瘤性的，但也可能出现在感染后，或者是由特发性自身免疫性的因素引起的[17]。

震颤是指主动肌和拮抗肌的交替或者同步收缩产生的节律性的震荡样运动。根据震颤激活的条件可分为静止性震颤和动作性震颤，其中静止性震颤是指受累部位在得到充分支撑且没有肌肉主动收缩时出现的震颤，在随意肌收缩或动作时静止性震颤减弱或消失。动作性震颤又包括姿势性震颤、运动性震颤和混合性震颤。姿势性震颤在身体维持一个抵抗重力的姿势时明显，如手臂向前水平伸展时；运动性震颤可见于随意运动起始阶段（起始性震颤），运动过程中（动作性震颤），或者接近目标时（如指鼻动作时，称为终末性震颤或意向性震颤）。震颤可以表现在许多抗体介导的神经系统疾病中，但它们很少单独出现，可能是伴有脑炎或者脊髓炎的自身免疫性胶质纤维酸性蛋白（glial fibrillary acidic protein，GFAP）星形

细胞病的主要临床表现[18]。其他与震颤显著相关的自身免疫抗体包括抗DPPX抗体和抗LGI1/CASPR2抗体[19]。在抗NF155抗体介导的慢性炎性脱髓鞘性神经根性神经病中，低频率的小脑性震颤比较常见[20]。

帕金森综合征的临床表现必须包括运动迟缓、静止性震颤和/或肌强直中的至少一项[3]。运动迟缓是指运动的减慢及在动作持续过程中幅度及速度的下降；静止性震颤的表现在上文对震颤的介绍中已具体描述；而肌强直是指运动过程中阻力增大，锥体外系病变所致的肌张力增高，表现为主动肌和拮抗肌的肌张力均增高，呈现"铅管"样强直。帕金森综合征是诊断帕金森病等神经变性病的核心特征，但当出现对左旋多巴反应不佳的非典型帕金森综合征，或同时伴有如快速起病、伴发作性睡病、下丘脑和其他脑干症状等其他临床特征时，应考虑副肿瘤相关或免疫介导的原因。有一些病例报告显示符合"可能"或"很可能"的多系统萎缩（multiple system atrophy，MSA）或进行性核上性麻痹（progressive supranuclear palsy，PSP）临床诊断标准的患者发病与神经自身免疫性抗体相关，并且对免疫治疗有良好的反应[3]。

僵人综合征是一种罕见的中枢神经系统自身免疫病，经典的僵人综合征的临床表现包括波动性的肢体及躯干的强直和痉挛[21]，其他症状还包括跌倒及多动，事实上，很多患者由于长期的僵硬而出现了脊柱畸形（比如夸张的前凸）。85%以上的患者血清抗GAD抗体阳性[1]，神经生理学结果通常可以发现运动神经元的过度兴奋，肌电图的特征为静息状态下主动肌和拮抗肌持续的运动单位活动[22]。

共济失调的特点是随意运动的协调性受损[3]，是自身免疫性运动障碍中最常见的症状之一，目前的文献报道中已有20多种与自身免疫性共济失调有关的自身抗体[23]。失用是指大脑受损后，患者虽然有正常的活动能力和主观意愿，但不能执行有目的、以前已掌握的运动功能。

上述运动障碍的具体表现形式见表5-5-1。

表 5-5-1 不同运动障碍的具体临床表现

运动障碍症候	临床表现
舞蹈症	随意的、无规律的、无目的的、突发、快速的非持续性运动,特点是不可预测性
肌张力障碍	由主动肌和拮抗肌的不协调,并且间歇持续收缩造成重复的不自主运动和异常姿势
肌阵挛	突然、短暂、电击样的不自主的肌肉收缩
抽动	不随意的、突然发生的、快速、反复出现的、无明显目的的、非节律性的运动或发声
震颤	主动肌和拮抗肌的交替或者同步收缩产生的节律性震荡样运动
帕金森综合征	必须包括运动迟缓,以及静止性震颤和/或肌强直中至少一项
共济失调	随意肌运动协调性受损
失用	虽然有正常的活动能力和主观意愿,但不能执行有目的、以前已掌握的运动功能

二、感染后及自身免疫病相关的运动障碍

某些特殊病原体感染后会引起一系列的机体针对外源性感染的免疫过程,这个过程中可能会产生一些攻击自身结构的抗体,从而引起相应的临床症状。自身免疫病可累及全身多个器官和组织,累及神经系统时,受累部位通常比较广泛,包括脑膜、脑、脊髓、颅神经、周围神经和肌肉等。当锥体外系受累时,临床上即可表现为各种类型的运动障碍。这些神经系统的症状可发生在自身免疫病诊断后,或同时发生,或发生在自身免疫病确诊前数年或数月。本部分将详细介绍最常见的感染后相关自身免疫性运动障碍,常见的自身免疫性疾病(如系统性红斑狼疮、抗磷脂综合征,以及干燥综合征)合并的运动障碍,以及多发性硬化和其他中枢神经系统炎性脱髓鞘疾病合并的运动障碍。

(一)感染后相关自身免疫性运动障碍

1. **风湿性舞蹈症** 风湿热是一种因乙型溶血性链球菌感染咽部引起的迟发性、非化脓性后遗症。该病具有多种临床表现,包括关节炎、心脏炎、舞蹈症、皮下结节及边缘性红斑等。风湿性舞蹈症,也称为 Sydenham 舞蹈症(Sydenham chorea,SC),是由免疫机制引起的舞蹈症,在约 30% 的病例中出现,是风湿热的神经系统表现,也是诊断急性风湿热的主要标准之一[6]。风湿性舞蹈症的发病年龄多为 8~9 岁,患者通常会在乙型溶血性链球菌咽炎发作后 4~8 周出现症状,其中 26% 的患者出现全身或偏身(20%)舞蹈症状,以及严重的肌张力减低,约 8% 的患者会因此卧床,称为"瘫痪舞蹈症"[24]。关于该病的发病机制,有一种观点认为可能是在器官感染过程中,风湿病易感个体可能会对链球菌抗原产生异常的免疫反应,从而产生与宿主组织结合的抗体,舞蹈症患者有针对某些中枢神经系统结构的循环抗体。一些研究已经在风湿热舞蹈症患者血清中发现的针对多巴胺 D2 受体的抗体[25]。另一种观点则认为这种形式的风湿热的临床表现与炎症过程或大脑的生理功能障碍有关[26]。SC 的治疗主要为青霉素,糖皮质激素和 IVIG 也可能有效[6]。但是当前治疗有以下三个棘手之处:一是与对症治疗舞蹈症的抗精神病药物使用相关的药源性帕金森综合征的风险;二是与 SC 相关的精神疾病的治疗;三是舞蹈症的反复发作。一项回顾性的研究表明,使用 IVIG 对 SC 症状改善有短期益处,然而,使用 IVIG 的最佳时机和持续时间尚未被阐明,也没有关于长期神经和精神并发症影响的数据,但是与糖皮质激素和血浆置换相比,IVIG 因为副作用更少而常被作为治疗的优先选择[27]。

2. **与链球菌感染相关的儿童自身免疫性神经精神疾病** 乙型溶血性链球菌是儿童细菌感染的主要病原菌,咳嗽和鼻炎是链球菌感染的常见症状。链球菌感染后的并发症主要包括扁桃体周围脓肿、化脓性中耳炎或副鼻窦炎。而链球菌感染后自身免疫性神经精神障碍——与链球菌感染相关的儿童自身免疫性神经精神疾病(pediatric autoimmune neuropsychiatric disorders associated with streptococcal infection,PANDAS)在

1998 年被首次提出[28]，主要发生在儿童或青少年中。PANDAS 的特点是负责运动和心理行为转换的基底神经节内的损伤，从而产生新的行为。PANDAS 的患儿通常表现出如抽搐、多动、尿急、冲动、焦虑、冲动、饮食失调，以及随着书写能力的恶化带来的学习成绩显著下降的特征性症状[29]。通常，患有 PANDAS 的儿童会表现出显著而快速的行为变化（在 24~72 小时），从高功能和适应良好的症状转变为可能会破坏社会功能的精神病症状[30]。关于 PANDAS 的相关报道非常罕见，而关于其发病机制，最近有研究表明 PANDAS 患者的中枢神经系统结构，包括尾状核、壳核、苍白球，以及双侧豆状核出现了明显的变化，在此类患者中也观察到了与基底节相互作用的自身抗体的存在[31]。此外，遗传易感性——包括 *MBL* 基因和肿瘤坏死因子-α（TNF-α）的变异似乎与 PANDAS 的发生有关[32]。关于 PANDAS 的治疗，目前尚无规范化的及具有强有力客观证据支持的治疗方法，研究发现，使用抗生素、IVIG 治疗后多数患者症状有显著改善，抗精神病类药物的正确使用也非常重要，其他治疗还包括非甾体抗炎药及扁桃体切除术等[33]。

（二）系统性红斑狼疮、抗磷脂抗体综合征、干燥综合征等相关运动障碍

1. 系统性红斑狼疮、抗磷脂抗体综合征相关的运动障碍　系统性红斑狼疮（systemic lupus erythematosus，SLE）是一种以致病性自身抗体和免疫复合物形成并介导器官、组织损伤的自身免疫病，临床上常存在多系统受累表现，血清中存在以抗核抗体为代表的多种自身抗体。SLE 患病率因人群而异，在全世界的种族中，汉族人 SLE 发病率位居第二，女性多见，尤其是 20~40 岁的育龄期女性。抗磷脂抗体综合征（antiphospholipid antibody syndrome，APS）是一种以反复动静脉血栓形成、习惯性流产、血小板减少，以及抗磷脂抗体（antiphospholipid antibody，aPL）持续中高滴度阳性为主要特征的非炎症性自身免疫病，多见于年轻人，男女发病比率为 1：9。患者血中检出 aPL 是诊断 APS 的必要条件，临床上最常用于检测 aPL 的抗体包括抗心磷脂抗体、狼疮抗凝物、β2 糖蛋白 1 抗体。APS 的病因尚不明确，可能与

遗传、感染等因素有关，部分患者可继发于其他弥漫性结缔组织疾病。

舞蹈症是系统性红斑狼疮和抗磷脂抗体综合征中最常见的运动障碍，患病率约在 1%~3%，它可以是最初的表现，甚至可以出现在患者满足所有 SLE 或 APS 的诊断标准之前[24]。舞蹈样动作发生的病理生理机制是纹状体的传出异常对丘脑活动的抑制作用减弱，原因可能是纹状体功能的紊乱，例如自身抗体与纹状体的中间神经元结合，导致了细胞的高代谢性功能异常，以及抗心磷脂抗体与基底节区富含心磷脂的区域结合导致了纹状体的功能受损。最终基底节的功能障碍会导致丘脑皮质投射的过度激活，导致了运动前区的过度正反馈[34]。SLE 伴舞蹈症的治疗方法包括对症治疗、免疫治疗及抗凝治疗。首先是抗多巴胺能药物的使用，即使没有临床血栓形成的证据报道，阿司匹林和口服抗凝药物已在某些情况下成功使用。糖皮质激素、IVIG 和血浆置换可改善对其他药物难治性的舞蹈症。欧洲抗风湿病联盟（EULAR）推荐，如果存在 aPL 抗体，则使用多巴胺拮抗剂联合抗血小板药物[24]。

帕金森综合征（PDS）是 SLE 第二常见的运动障碍，其他报道的运动障碍还包括小脑性共济失调、震颤、局灶性肌张力障碍、抽动、发作性非运动诱发的运动障碍和皮质基底节综合征[24]。有文献报道了 30 例系统性红斑狼疮伴发帕金森综合征的病例，16 例患者有 MRI 信息，其中 7 例伴有 MRI 的异常表现，这些异常的信号局限于基底神经节（尾状、壳核、扁形、丘脑）、白质、胼胝体、脑干。SLE 伴发 PDS 的临床特征包括强直、运动迟缓、静止性震颤和步态障碍，通常还会伴有神经精神学表现，包括认知障碍、精神错乱、幻觉、缄默症、精神病、吞咽困难、头痛、癫痫发作、偏瘫和病理征[35]。与帕金森病相比，SLE 合并的 PDS 可能会出现运动迟缓和强直，无震颤，表现出早期和严重的姿势不稳，对多巴胺能治疗缺乏反应，恶化更快，以及合并更多的神经精神症状。发病机制可能包括基底节区多发性微梗死，出血灶。炎症性改变伴随血屏障的破坏、血管炎、血管壁上的循环免疫复合物，以及以抗多巴胺能细胞抗体为主的自身抗体。在 Kunas 等人报道的一个病例中，采

用免疫组织化学法检测抗多巴胺能细胞抗体,发现 SLE 合并 PDS 患者抗多巴胺能细胞抗体在血清中呈阳性的时间长达 3 年,而无 PDS 的 SLE 患者呈阴性[36]。治疗方面除了口服或静脉注射糖皮质激素、糖皮质激素加硫唑嘌呤或环磷酰胺治疗原发病以外,还需要给予一定量的抗帕金森药物,或者是糖皮质激素和抗帕金森药物的联合使用。具体疗效临床反应差异很大,通常恢复时间在开始治疗后的 7 天~9 个月[37]。

2. 原发干燥综合征相关运动障碍　原发性干燥综合征(primary Sjögren syndeome,PSS)是一种慢性自身免疫病,是以侵犯泪腺、唾液腺等外分泌腺体、B 细胞异常增殖、组织淋巴细胞浸润为特征的弥漫结缔组织病,主要临床表现为干燥性角结膜炎和口腔干燥症,还可累及内脏器官。尽管外周神经系统受累已被报道,但是患者的中枢神经系统的表现并不常见,包括舞蹈症在内的不自主运动是罕见的原发性干燥综合征的中枢神经系统症状[37]。有病例报告描述了原发性干燥综合征发展为全身性舞蹈症,但没有影像学检查的异常[37],还有一例患有原发干燥综合征的男性,表现出舞蹈症表现并出现 MRI 可见的双侧基底神经节病变[38]。关于原发干燥综合征伴发舞蹈症可能的发病机制有以下几个假说:一个假说是由于主要累及大脑的软脑膜和实质小血管的中枢神经系统血管炎[37];另一个假说是通过抗神经元抗体的直接机制。有报道发现在没有血管炎或脱髓鞘病理或影像学改变情况下,脑脊液和血清中存在抗神经元抗体,这提示了干燥综合征可能直接参与了中枢神经系统的致病作用[39]。治疗方面,根据之前的病例报道,氟哌啶醇治疗对舞蹈症的严重程度没有显著的影响(改善或恶化),只有在开始使用免疫抑制药物时舞蹈症状才会有所改善[38]。

(三)多发性硬化及其他炎性脱髓鞘疾病中的运动障碍

中枢神经系统特发性炎性脱髓鞘疾病是一类针对中枢神经系统髓鞘的自身免疫病,包括多发性硬化(multiple sclerosis,MS)、视神经脊髓炎谱系疾病(neuromyelitis optical spectrum disorders,NMOSD)、急性播散性脑脊髓炎(acute disseminated encephalomyelitis,ADEM)和 MOG 抗体相关疾病(MOG-IgG associated disease,MOGAD)等。在这些中枢神经系统炎性脱髓鞘疾病中,可合并运动障碍表现,其中震颤是多发性硬化患者中比较常见的运动障碍[40],其他包括肌张力障碍、帕金森综合征、舞蹈症等,比较少见[41]。以下将会详细介绍多发性硬化及视神经脊髓炎谱系疾病中合并运动障碍的情况。

1. 多发性硬化中的运动障碍　多发性硬化是一种自身免疫性中枢神经系统炎症性脱髓鞘疾病,病理特征为多灶性脱髓鞘和之后的瘢痕形成,多发性硬化的临床诊断需要病变具有在时间和空间上的多发[42]。震颤在多发性硬化的患者中比较常见,因此 Charcot 将吟诗样语言、眼球震颤与震颤一起纳入多发性硬化的三联征[40]。据报道,25.5%~58% 的多发性硬化症患者会发生震颤,3%~15% 的患者会因此致残[43,44]。MS 的震颤最常累及手臂[44],也可以累及腿部、头部、颈部、声带或躯干[43]。MS 常见的震颤形式为姿势性震颤和意向性震颤[45],仅在大约 1% 的 MS 患者中观察到了真正的静止性震颤[40,45]。引起多发性硬化患者震颤的脱髓鞘的具体部位尚不完全清楚,但是有证据表明似乎涉及了小脑、丘脑腹外侧核,以及中央正中核[46],由于 81.6% 的多发性硬化患者在疾病期间的某个时间会出现小脑、脑干或两者同时受累[47,48],震颤在这些患者中如此常见也就不足为奇了。据报道,扑米酮、普萘洛尔、卡马西平、谷氨酰胺、鞘内注射巴氯芬和大剂量异烟肼对 MS 患者的震颤有一定的疗效[40,49],但是目前关于 MS 合并震颤的治疗药物的研究都缺乏随机、双盲、大规模的临床药物试验来验证,而目前可用于治疗的药物在大多数情况下都效果欠佳[49]。一项研究表明,肉毒毒素注射似乎对 MS 患者的小脑性震颤的改善效果不明显[50]。有相关研究证明,脑深部电刺激术(deep brain stimulation,DBS)可以改善 MS 震颤的相关症状,但是与改善远期残疾没有明显关系[51,52],目前尚不确定 DBS 手术是否为治疗 MS 震颤的首选外科治疗方法[53]。发作性肌张力障碍也称为痛性痉挛,是继震颤后 MS 患者中第二常见的运动障碍[54],通常表现为腿和手臂的不对称伸展姿势,伴有角弓反张和面部肌

肉的收缩[48]。以下特征提示所发生的运动障碍
与MS有关：发病突然、与MS时间上的发作或在
影像上观察到的病变的解剖结构一致、自发缓解，
以及对MS治疗有反应；然而，影像上没有位于关
键部位的异常信号并不能完全排除运动障碍与
MS有关，因为MS的病灶可以在多个层面影响锥
体外系通路，或者导致运动障碍发生的病理改变
可能无法用MRI检测到，因为这些运动障碍也有
可能是异常脱髓鞘信号诱导的异常神经元可塑性
改变的结果[41]。

　　2. **视神经脊髓炎谱系疾病中的运动障
碍**　视神经脊髓炎谱系疾病是一种严重的中枢神
经系统自身免疫病，临床表现包括单侧孤立性视
神经炎、横贯性脊髓炎或双侧视神经炎。NMOSD
通常与抗水通道蛋白4（AQP4）抗体的存在有关，
抗AQP4抗体是一种针对星形胶质细胞水通道
的抗体。发作性肌张力障碍是NMOSD中常见的
运动障碍，一项纳入了116名患者的回顾性研究
发现，25%的NMOSD患者出现了发作性肌张力
障碍，而在MS患者和特发性横贯性脊髓炎患者
中这一比例分别为2.9%和2.4%，与脊髓炎相关
的发作性肌张力障碍在NMOSD组中的特异度为
98.7%，发病时的有脊髓炎的表现是NMOSD组中
发生发作性肌张力障碍的预测因素[55]。

三、自身免疫性抗体介导的运动障碍

　　除了上述介绍的感染后及系统性自身免疫
病导致的运动障碍外，自身免疫性运动障碍还是
许多抗体相关神经疾病的共同特征，这些疾病继
发于针对神经抗原的异常免疫反应[2]。自身免疫
性抗体介导的运动障碍通常为亚急性起病，它们

可以是比较广泛的、多灶的神经系统损害的首发
症状，通常还伴有脑病、神经精神症状、脑干功能
障碍、自主神经功能障碍或脊髓病等其他表现。
多种自身抗体与自身免疫性运动障碍有关，自身
抗体的靶点多种多样，包括神经元表面蛋白，如
N-甲基-D-天冬氨酸受体（NMDAR）[10]；富含亮
氨酸的胶质瘤灭活蛋白1（LGI1）[11]和甘氨酸受
体[56]，以及细胞内抗原，如抗谷氨酸脱羧酶65kDa
异构体（GAD65）酶[14]和IgLON5[57]。

　　表5-5-2总结了上述自身免疫性抗体介导的
运动障碍的特点及临床表现。

（一）抗NMDAR抗体相关运动障碍

　　抗NMDAR抗体介导的脑炎（NMDAR-AbE）
是最常见的一种自身免疫性脑炎，也是一类越来
越被熟悉和具有可治疗性的脑炎，在儿童和年轻
人易发，触发该病的免疫"扳机"常为卵巢畸胎
瘤或前驱的单纯疱疹脑炎感染[58,59]。50%的抗
NMDAR脑炎患者对一线免疫治疗起效，早期识
别并给予相应的免疫治疗是非常有必要的[59]。
抗NMDAR脑炎合并运动障碍的现象比较常见，
但是目前尚缺乏相关专家制定的金标准，临床表
现通常以多样化的、广泛分布的多动性运动障碍
为主，如肌张力障碍及面部、四肢和躯干舞蹈和抽
动，而震颤和肌阵挛则相对比较少见。有研究发
现，同时出现肌张力障碍、刻板动作及广泛的舞蹈
症，并结合自身免疫性脑炎发病的特殊背景，有助
于对该病的早期识别及诊断，从而能更好地改善
临床症状和预后[10]。

（二）抗LGI-1抗体相关运动障碍

　　抗LGI1抗体诱发的运动障碍的发病年龄中
位数为60岁。面臂肌张力障碍发作（FBDS）是
抗LGI1抗体相关自身免疫病的一种常见的表现，

表5-5-2　自身免疫性抗体介导的运动障碍的特点及临床表现

自身抗体靶点	合并的运动障碍	其他临床表现
NMDAR	肌张力障碍、刻板症	癫痫、精神行为异常、自主神经功能障碍、紧张症
LGI1	面臂肌张力障碍	边缘叶脑炎；外周神经兴奋性升高；低钠血症
GAD65	共济失调、SPS、PERM	脑炎、自身免疫性癫痫、脊髓病、神经病
IgLON5	舞蹈、共济失调	睡眠障碍、脑病

注：SPS，僵人综合征；PERM，伴有肌阵挛和僵硬的进行性脑脊髓炎。

指一些短暂(不到3秒)的刻板印象的动作,会累及面部、手臂,有时还会累及同侧的下肢[11,12]。它们通常每天发生多次,在一些患者脑病发作之前或伴随神经精神症状出现,目前尚不清楚其是否继发于癫痫发作,或者它们是否代表运动障碍,因为在发作期间脑电图(EEG)通常是正常的[12]。有学者建议,通过免疫疗法早期停止FBDS有助于预防出现长期的认知功能障碍,因为早期免疫疗法与更好的认知结果相关[60]。正电子发射计算机断层显像(PET/CT)上的双侧纹状体高代谢和基底节 T_1 高信号被认为是FBDS患者的影像特征[61,62]。

(三)抗 GAD65 抗体相关运动障碍

与抗GAD65抗体相关的自身免疫性运动障碍包括僵人综合征(stiff-person syndrome,SPS)和伴强直及肌阵挛的进行性脑脊髓炎(progressive encephalomyelitis with rigidity and myoclonus,PERM)。典型的SPS在前文已经介绍过,其主要临床特征是躯干和四肢肌肉僵硬波动和痉挛,其他症状包括跌倒和过度惊跳。许多患者由于长期僵硬而导致的脊柱畸形(例如夸张的前凸),神经生理学检查结果通常会发现运动神经元过度兴奋,80%的SPS患者抗GAD65抗体阳性并且滴度很高,还有一部分患者其他抗体阳性[21,63]。SPS中抗GAD65抗体阳性的患者更多见于女性,并合并全身性自身免疫病,通常包括以下的一种或多种:甲状腺疾病、白癜风、恶性贫血和1型糖尿病[64]。僵肢综合征属于局限型的SPS,可仅表现为一侧肢体的肌肉僵硬或强直;而另一种变异性SPS被称为伴强直及肌阵挛的进行性脑脊髓炎,因为在该类型中,除了普遍存在的僵硬和痉挛,肌阵挛和脑病也同时存在[22]。

(四)抗 IgLON5 抗体相关运动障碍

IgLON5是一种功能未知的神经细胞黏附蛋白,抗IgLON5抗体家族是细胞黏附分子免疫球蛋白超家族的一部分。抗IgLON5抗体相关疾病是一种最近发现的疾病,其特征是非快速眼动睡眠(NREM)和快速眼动睡眠(REM)障碍、阻塞性睡眠呼吸暂停和喘鸣,这些疾病与抗IgLON5细胞外表位的抗体有关。一项针对22例抗IgLON5病患者的回顾性研究发现,相关运动障碍的发病

年龄中位数在60岁左右,起初发病以睡眠障碍和运动障碍为主要表现,后逐渐出现步态不稳、共济失调、构音障碍、吞咽障碍、中枢性低通气、舞蹈样动作、口面部不自主运动等。根据抗IgLON5抗体相关的临床表现,主要分为如下4种综合征样表现:①以NREM和REM期睡眠障碍为主要表现;②以睡眠障碍或步态障碍为主的延髓综合征;③步态不稳定和各种垂直和水平核上凝视麻痹的综合征,类似于进行性核上性麻痹;④以认知障碍为主要表现并伴有注意力、情景记忆和执行功能障碍[65]。神经影像学与常规脑脊液检查通常无特殊发现,视频多导睡眠图可见阻塞性睡眠呼吸暂停、喘鸣、REM期行为障碍,也可见NREM和REM期均出现的异常运动、睡眠结构异常,基因检测有 *HLA-DRB1*1001* 和/或 *HLA-DQB1*0501* 异常[66],神经病理学检查可见神经元丢失与Tau蛋白沉积,以脑干被盖与下丘脑受累明显[57,67]。多数病例对免疫治疗效果不佳,少数病例有效,严重时可发生猝死[65]。

目前尚缺乏针对自身免疫性运动障碍病的标准化治疗方案,治疗的选择主要依据疾病自身的特点及专家的建议,主要包括针对原发病的治疗(如原发病病因明确)、免疫治疗和对症治疗。继发于感染后或者副肿瘤相关的运动障碍,诊断明确后应立即对原发病进行治疗。并非所有的自身免疫性运动障碍病都有相关的致病抗体,因此免疫治疗方案的选择应该在排除了感染性、代谢性或遗传性的病因后谨慎选择;苯二氮䓬类药物、神经阻滞剂等对症药物的使用可以帮助改善运动障碍,但是无法根治疾病,应该配合免疫治疗,以及针对原发病的治疗。总而言之,具体的治疗方案应该根据患者临床症状的严重程度、检测到的抗体类型、是否合并其他疾病,以及对于治疗的反应,进行个体化选择。

(毛薇)

参考文献

第六节　自身免疫性癫痫

自身免疫性癫痫（autoimmune epilepsy，AE）是指癫痫病因直接源于自身免疫功能障碍所致的脑部炎性病理改变，而且癫痫发作为其唯一或核心临床表现[1]。AE 是癫痫在病因学层次的诊断。

一、概述

癫痫发作（epileptic seizure）是指脑神经元过度同步化异常放电所造成的一过性临床表现。许多疾病可以诱发癫痫发作，癫痫发作是这些疾病的临床表现之一。癫痫（epilepsy）是一种脑部疾病，以具有能够产生癫痫发作的持久性倾向和出现相应的神经生物、认知、心理及社会等方面的后果为特征。换言之，癫痫是慢性疾病，存在大脑慢性的功能障碍，这种脑功能障碍的表现为反复出现的癫痫发作。

早在 19 世纪 60 年代，临床发现免疫炎性机制参与了一些癫痫综合征的发病，如自身免疫病患者癫痫发作的风险明显增加，难治性婴儿痉挛症应用促肾上腺皮质激素可以缓解癫痫发作，甲泼尼龙冲击治疗可以明显改善癫痫伴慢波睡眠中持续棘慢波放电。2002 年 Levite 在 Nat Immunol 最先提出 AE 的概念[2]，指一系列自身抗体或免疫细胞介导的癫痫。随着免疫性中枢神经系统疾病研究的快速发展，大量抗神经元抗体的发现及其在临床检测广泛开展，发现神经元特异性细胞内或细胞膜抗体可以通过不同途径介导癫痫发作。2014 年癫痫学界提出[3]，对于检测出抗神经元抗体、合并自身免疫病或免疫治疗有效的癫痫患者均应考虑 AE。随着越来越多的抗神经元抗体被发现，自身免疫因素已经被认为是癫痫的独立病因。2017 年国际抗癫痫联盟（International League Against Epilepsy，ILAE）正式将"免疫性"列为癫痫的六大类病因（结构性、遗传性、感染性、代谢性、免疫性、未知）之一[1]。

关于 AE 的临床分类，广义上 AE 主要包括免疫治疗反应性癫痫、系统性自身免疫病相关癫痫，以及抗神经元抗体介导癫痫综合征。狭义上的 AE 主要是指抗神经元抗体特异性 AE，即抗神经元抗体介导癫痫综合征[4]。

二、流行病学

关于 AE 在总体癫痫人群中的流行病学调查尚未见报道。随着越来越多的神经元表面抗体检测的广泛应用，临床发现很多病因不明或抗癫痫药物效果不佳的患者都具有自身免疫性病因，提示 AE 在癫痫群体中并不少见[5]。2013 年 Brenner 等调查了两个成人癫痫队列发现[6]，11% 既往诊断癫痫和新近诊断癫痫患者的血清中检测出一种或多种抗神经元抗体，而且"原因不明"的局灶性癫痫患者抗体阳性检出率更高（14.8%）。Dubey 等[7]对 112 例病因未确定的癫痫患者进行了血清自身免疫脑炎抗体和甲状腺过氧化物酶抗体（TPO）检测，结果显示 34.8% 患者血清抗体阳性，其中 13.4% 抗 TPO 抗体阳性，2.5% 抗 GAD 抗体阳性，10.7% 抗 VGKC 抗体阳性。Tecellioglu 等的研究也发现[8]，原因不明的耐药性癫痫，尤其是伴有局灶性脑电图异常和频繁发作的局灶性癫痫，抗神经元抗体阳性率高达 22%。2017 年 Von Podewils 等[9]前瞻性研究了 66 例新发的晚发性癫痫（癫痫病程小于 6 个月，年龄≥55 岁），表明晚发性癫痫发作中至少有 6% 为免疫性病因。McGinty 等对 219 例成人新发局灶性癫痫进行了前瞻性队列研究[10]，发现 10.5%（23/219）患者血清抗体阳性，特别指出晚发性新发局灶性癫痫（年龄≥54 岁）提示抗体相关 AE 可能性较高。综上所述，大约 6%~10% 的癫痫患者病因被归类为 AE。

此外，在致病性神经自身抗体介导的自身免疫脑炎中癫痫发作严重程度和发生癫痫的可能性因抗原不同会有很大差异（表 5-6-1）。抗体靶向细胞内蛋白质，如副肿瘤性抗体或抗 GAD65 抗体时，细胞毒性 T 细胞介导的炎症和神经变性（神经元丢失和胶质增生）更有利于癫痫的发生。通常这些情况下对抗癫痫药和免疫疗法效果不佳，即显著增加了 AE。在 13 例接受癫痫手术的难治性癫痫患者中，11 例抗细胞内抗体抗原阳性（8 例抗 GAD65 抗体阳性，3 例癌神经元抗体阳性），只有 2 例抗细胞表面抗原阳性（1 例抗 LGI1 抗体阳性，1 例抗 CASPR2 抗体阳性）[11]。

表 5-6-1 自身免疫脑炎的临床特点、癫痫发作及患癫痫的风险

疾病	抗原特性	免疫机制	主要临床特点	触发因素和合并症	癫痫发作	总体结果（GO）和癫痫风险（RE）
抗神经元胞内抗原抗体脑炎	神经元蛋白：Hu、Ma2、CRMP5、双载蛋白（amphiphysin）	细胞毒性T细胞	多灶性脑炎或脑脊髓炎；边缘性脑炎	多种癌症；组织学类型因抗原而异	不同抗体，发作表现不同；边缘性脑炎，常见发作频繁；抗Hu抗体可出现EPC	GO:不良（多见神经系统癌症或癌死亡）；RE:高（>60%），多见于边缘性脑炎
	GAD65	可能是细胞毒性T细胞	边缘性脑炎和边缘外脑炎；可能与僵人综合征和小脑共济失调有关	绝大部分是特发性的；通常与糖尿病、多内分泌病有关	频繁的颞叶癫痫发作	GO:中度~较差（遗留边缘系统功能障碍）；RE:高（>80%）；颞叶癫痫；海马硬化，通常是药物难治性癫痫
抗神经元细胞表面抗体脑炎	离子通道、受体、突触连接蛋白	B细胞（致病性抗体）	根据抗原而不同	大部分是特发性的；是否与肿瘤相关取决于抗原；HSE；在某些疾病中，与HLA相关	经常出现癫痫发作：$GABA_BR$、LGI1、NMDAR；其他抗原出现中高频癫痫发作	GO:良好（70%~85%患者大部分临床恢复）；RE:低（<5%~10%）；LGI1和$GABA_AR$为低~中度
可疑自身免疫性脑炎	拉斯马森（Rasmussen）脑炎（未知抗原）	T细胞	难治性频繁癫痫发作，偏瘫，认知能力下降，偏侧脑萎缩	未知	单纯性运动性发作，70%为EPC；复杂或全面性发作较少	GO:不良，患者出现进行性局灶性运动障碍和认知下降；RE:100%，抗癫痫药物无效，患者通常需要功能性大脑半球切除术
	NORSE（未知抗原）	未知	急性脑病伴游发性难治性癫痫持续状态	未知；一部分是由发热诱发	主要是全面性和复杂部分性癫痫发作	GO:70%患者预后不良，认知缺陷；RE:约90%，通常是药物难治性癫痫
	桥本脑病（未知抗原）	未知	精神错乱，幻觉，精神病，癫痫发作，震颤，肌阵挛	甲状腺过氧化物酶抗体；亚临床甲状腺功能减退	60%~80%出现癫痫发作，全面强直-阵挛发作（复杂部分发作）	GO:80%~90%可能较低（经验有限）；RE:可能较低（经验有限）
抗胶质细胞抗原相关脑炎伴癫痫发作	MOG（细胞表面抗原）	B细胞（抗体致病性不明确）	ADEM、NMO谱系疾病、皮质脑炎	部分患者为病毒感染	约15%出现癫痫发作；全面强直-阵挛发作较部分性癫痫发作更频繁	GO:广泛神经功能缺损；如果持续检测到抗体，预后更差（经验有限）；RE:可能很低（经验有限）
	GFAP（细胞内抗原）	未知；脑活检发现CD8+T细胞浸润	无菌性脑膜性脑脊髓炎	前驱性病毒感染或存在；某些病例中与肿瘤相关	约10%出现癫痫发作，癫痫发作不常见	GO:良好，大约80%的免疫治疗改善了神经功能缺损；RE:未知，可能很低

注：ADEM，急性播散性脑脊髓炎；CRMP，脑衰反应调节蛋白；EPC，epilepsia partialis continua，持续性部分性癫痫；GABAR，γ-氨基丁酸受体；GFAP，胶质纤维酸性蛋白；GO，general outcome，总体结果；HSE，单纯疱疹脑炎；LGI1，富含亮氨酸的胶质瘤失活1；MOG，髓鞘少突胶质细胞糖蛋白；NMDAR，N-甲基-D-天冬氨酸受体；NMO，视神经脊髓炎；NORSE，new-onset refractory status epilepticu，新发难治性癫痫持续状态；RE，risk of epilepsy，癫痫风险。

三、临床表现

AE患者可见于从幼儿至老年人的所有人群，青春期至育龄期高发，女性较多见。发病年龄越早，症状越重，病程越长，预后越差。AE患者的癫痫发作形式多样，可表现为局灶性癫痫发作和/或先兆发作（84%）、伴意识障碍的局灶性癫痫发作（81%）、继发性全面强直-阵挛性发作（53%）等[12]。通常单次发作持续时间短而且发作频率较高，有些患者每天均有癫痫发作，发作后状态少见，缺乏常见癫痫发作的刻板性。AE患者可见多种发作类型并存，发作形式多变。抗癫痫药物治疗效果不佳。对于成人新发的癫痫，特别是颞叶癫痫患者进行病因评估时，如果患者本人或其一级亲属中患有自身免疫病或者肿瘤，应注意免疫病因的筛查。

癫痫持续状态（status epilepticus，SE）也是AE常见的首发症状。有些AE患者既往无癫痫病史，初次癫痫发作就表现为SE，尽管给予恰当的治疗，SE仍持续24小时以上，这种新发难治性SE（new-onset refractory status epilepticus，NORSE）多见于青年女性AE患者。抗体介导的自身免疫性脑组织炎症反应是导致NORSE的最常见病因。非惊厥性局灶性SE起病是AE的另一共同特征。约90%这类患者尽管进行了免疫治疗和抗癫痫治疗，但是癫痫发作持续存在，大部分患者有发作持久倾向，发展为癫痫，通常是难治性癫痫。

AE患者可能存在其他相关的神经精神症状，包括焦虑、抑郁、认知障碍、记忆力减退，以及人格改变等。不同自身抗体介导的脑炎具有不同的特征性癫痫发作表现和发生癫痫风险（表5-6-2）。AE最常检测到的抗神经元抗体包括抗Ma2抗体、抗GAD65抗体、抗LGI1抗体、抗GABAR抗体、抗NMDAR抗体等。

（一）神经细胞内抗体阳性AE

1. 抗GAD65抗体相关AE 女性较男性多见，平均首发年龄为30岁。在抗GAD65抗体阳性的癫痫患者中有86%为颞叶癫痫[13]，29%有长期癫痫病史患者血清中可检出高滴度抗GAD65抗体（>20nmol/L）。抗GAD65抗体所介导的细胞

表 5-6-2 不同抗体介导脑炎的癫痫发作和癫痫风险评估

抗原	癫痫发作	癫痫风险*
NMDAR	约75%患者出现癫痫发作，通常是儿童和年轻女性的首发症状；11%~30%成年人和6%儿童患者脑电图具有高度特征性模式（极度δ刷），与更严重症状相关；脑电图常见弥漫性慢波和局灶性慢波；首次脑电图表现为正常后部节律者预后良好；严重异常脑电图常预后不良；少数患者脑电图呈现正常	++；低（~5%）
AMPAR	约30%~40%患者在边缘性脑炎背景下发生癫痫发作	++；低（~5%）
GABA$_B$R	90%~95%患者有早期和明显的癫痫发作，也可表现为癫痫持续状态	+++；稍高（>10%）
LGI1	约40%~50%患者出现面臂肌张力障碍发作（FDS） 孤立性FDS患者的脑电图通常正常；患者头颅MRI可表现为基底节区T_1和T_2高信号；在急性期可出现多种类型癫痫发作（颞叶、局灶性、强直阵挛或自主神经发作）；除非使用免疫治疗，否则控制癫痫发作的概率很低	+++；约15%（有些患者伴海马硬化）
CASPR2	24%~54%%患者出现癫痫发作	+；低（<5%）
GABA$_A$R	88%患者出现癫痫发作，48%为癫痫持续状态；与成人相比，儿童更有可能发生全面性癫痫发作	+++；约20%~30%
mGluR5	与成人相比，儿童更容易发生全面性癫痫发作和癫痫持续状态	++；低（~5%）
GAD65	86%为颞叶癫痫，大部分为难治性癫痫	++；低（~5%）
Ma2	伴有意识障碍的局灶性发作，容易发展为癫痫持续状态	++
Hu	颞叶或颞叶外癫痫发作，很少出现癫痫持续状态	++

注：癫痫风险分为+、++、+++，风险逐渐增加。

毒性 T 细胞免疫反应与难治性癫痫,尤其是颞叶癫痫联系密切。此外,抗 GAD65 抗体阳性患者可合并 1 型糖尿病或自身免疫性甲状腺疾病[14],约 25% 抗 GAD65 抗体阳性 AE 患者伴发肿瘤,多为胸腺瘤或小细胞肺癌。

2. 抗 Ma2 抗体相关 AE 携带抗 Ma2 抗体的患者临床症状常较严重,容易发展为癫痫持续状态。患者也存在其他神经系统症状,包括精神障碍、认知障碍、眼球运动异常和帕金森综合征等。脑电图主要特征是多灶性放电,提示脑部异常并非仅局限于颞叶。在头颅影像学检查中可见颞叶内侧高信号,早期海马萎缩在抗 Ma2 抗体相关 AE 患者中更多见,可能表明疾病早期导致神经元损伤的破坏性过程。

抗 Ma2 抗体相关 AE 患者抗癫痫药物效果不佳,平均尝试过 4~5 种抗癫痫药物。这类患者对于免疫疗法(类固醇、静脉内免疫球蛋白、血浆置换和/或利妥昔单抗组合治疗)反应也不佳。此外,抗 Ma2 抗体相关 AE 患者倾向于发生相关恶性肿瘤,常见的是睾丸生殖细胞肿瘤。

(二) 神经元表面抗体阳性 AE

1. 抗 LGI1 抗体相关 AE 在抗 LGI1 抗体相关 AE 患者中可见一种特定发作类型,即局灶性强直或面臂肌张力障碍发作(faciobrachial dystonic seizure,FBDS)。FBDS 主要特征为一侧上肢屈曲僵硬,同侧面部、头颈异常收缩,持续时间常短于 3 秒,发作频繁,平均每天发作数十次,下肢、躯干、腹部有时也会受累。发作存在交替现象,69% 患者出现在单侧,28% 患者存在刺激诱发因素,如声音、情绪等。FBDS 高度提示这一疾病[15]。最近发现自主神经发作,如竖毛运动发作或者阵发性眩晕,也见于抗 LGI1 抗体相关 AE 患者中。携带抗 LGI1 抗体的 AE 患者伴随唾液分泌过多、认知功能障碍(遗忘)和精神障碍。抗 LGI1 抗体阳性患者一般少见合并恶性肿瘤,脑电图可见很频繁的亚临床颞叶癫痫发作,在局灶性强直或 FBDS 时脑电图有时可见 δ 活动继之电递减现象。抗 LGI1 抗体阳性 AE 患者对抗癫痫药物耐药,平均应用过 3 种抗癫痫药物,但是患者对免疫调节治疗的效果较好,预后较好。

2. 抗 GABA 受体抗体相关 AE 这类癫痫多数以颞叶发作起病,继而出现全面性发作,也可出现癫痫持续状态。高滴度的抗 GABAR 抗体阳性患者常表现为难治性癫痫持续状态或非惊厥持续状态,抗 GABA$_B$R 抗体阳性患者以老年男性多见(平均发病年龄 62 岁),抗 GABA$_A$R 抗体阳性患者平均发病年龄 40 岁。脑电图可表现为颞叶慢波。约 50% 的抗 GABA$_B$R 抗体阳性患者可合并肿瘤,常见为小细胞肺癌。

3. 抗 NMDAR 抗体相关 AE 80% 的抗 NMDAR 抗体相关 AE 为年轻女性或儿童,全面性发作和局灶性发作均可出现,癫痫发作频繁。患者多表现为运动障碍、口下颌运动障碍、异动症(累及肢体、手指、颈部、面部等),以及自主神经功能紊乱,早期常伴有精神症状。脑电图通常表现为弥漫性或局部高幅慢波,71% 患者出现 14~20Hz 过度 β 活动[16],主要见于额部导联。极度 δ 刷状波(extreme delta brush,EDB)被认为是抗 NMDAR 抗体相关 AE 的特征性脑电改变[17],表现为在 1~3Hz 的 δ 波的波峰或波谷上叠加 20~30Hz 的 β 波,多见于中央、枕、颞部导联。有些患者出现典型癫痫样放电。50% 患者头颅 MRI 存在异常改变,多位于海马、岛叶皮质、基底节、脑干,脑萎缩见于难治性癫痫患者。有些患者影像学改变很轻微。脑脊液抗体滴度往往高于血清抗体滴度。

抗 NMDAR 抗体阳性与畸胎瘤有关,大约 2/3 育龄期女性患者出现卵巢畸胎瘤。肿瘤切除及免疫治疗后患者可好转或痊愈。

(三) 拉斯马森(Rasmussen)脑炎

此疾病最早于 1958 年由 Rasmussen 报道,是一种罕见的慢性进展性神经系统疾病,是由免疫介导的进行性单侧大脑半球萎缩,临床表现为进行性持续性部分性癫痫,伴有进行性偏瘫和认知功能障碍。平均发病年龄 6 岁,也可见于青春期和成人。临床呈现 3 个发展阶段[18]:①前驱期,癫痫发作频率低,可能伴有轻度偏瘫;②急性期,频繁癫痫发作,50%~69% 患者出现部分性癫痫持续状态(epilepsia partialis seizure,EPC),抗癫痫药物治疗难以控制,而后可出现进展性偏瘫、认知功能障碍、言语障碍(优势半球受损);③后遗症期,单侧半球进行性萎缩,遗留永久神经功能缺损,仍有持续痫性发作。MRI 显示单侧半球萎缩,脑电图背景活动多为慢波及低电压不对称波,可见多灶或孤立性棘波,健侧半球也可出现独立的发作间期异常。免疫球蛋白治疗可在短期内一定程度上暂缓病情进展,但仍会复发而且不能改善癫痫发作。目前患侧大脑半球切除术是控制癫痫发作最有效的治疗方法。

四、辅助检查

AE 患者常有中枢神经系统炎症的证据,如脑脊液白细胞增多、蛋白升高、寡克隆区带/脑脊液 IgG 指数阳性。抗神经元抗体检测应该将血清与脑脊液标本同时送检,如果门诊患者暂不具备进行腰椎穿刺以检测脑脊液的条件,有些抗体(如癌神经元抗体、抗 LGI1 抗体和抗 AQP4 抗体)血清检测更敏感,检测血清中自身免疫抗体也是合理的。抗体滴度变化与临床症状的严重程度正相关,起病初期或者恢复期检测结果可能为阴性,必要时需多次检测。

脑电图在 AE 的诊断和治疗中起着重要作用。对于亚临床癫痫发作或癫痫持续状态患者,长时间监测脑电图是必要的。此外,脑电图也可用于评估患者对免疫治疗和抗癫痫药物的反应。AE 患者脑电图可显示为广泛或局灶性持续性慢波、间歇性额区 δ 活动,持续 2 秒以上的额区 δ 节律(1~3Hz),单侧周期性放电,额颞导联或多个导联可见棘慢波或尖慢波。脑电图这些表现均无特异性,仅可以提供局灶性或多灶性大脑皮质异常证据。EDB(图 5-6-1)见于大约 30% 的抗 NMDAR 抗体阳性 AE 患者,但也仅具有临床提示意义,EDB 脑电图特征也可见于其他代谢等原因的脑病。

影像学方面,仅有部分 AE 患者可出现头颅 MRI 异常,主要累及边缘系统,一侧或双侧颞叶内侧 T_2-FLAIR 高信号或脑灰质多灶 T_2-FLAIR 高信号,少数患者可见斑片状增强,提示炎症。脑部 MRI 也可能正常。最初 MRI 正常的 AE 患者在复查 MRI 时可能会出现异常变化,如杏仁核动态增

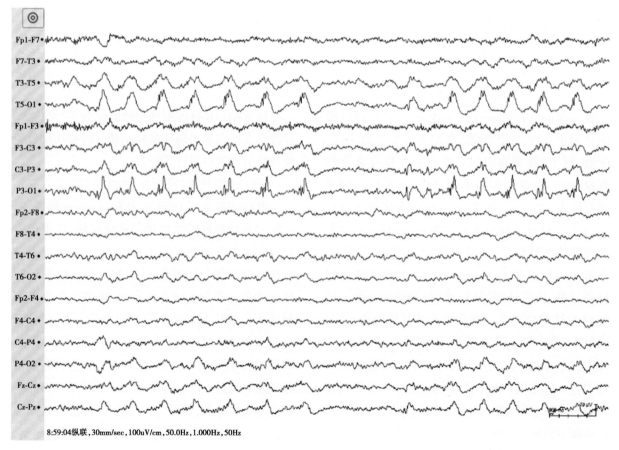

8:59:04纵联,30mm/sec,100uV/cm,50.0Hz,1.000Hz,50Hz

图 5-6-1　脑电图提示左顶、后颞导联可见极度 δ 刷状波特征性脑电改变

大可能是 AE 的早期影像标志物。重要的是,脑部 MRI 有助于排除其他诊断,如单纯疱疹脑炎、肿瘤或克-雅病(CJD)等。当患者有 MRI 禁忌证或脑部 MRI 正常但临床高度怀疑存在 AE 时,FDG-PET 可以代替 MRI 以确认有无局灶性或多灶性脑部异常。FDG-PET 比 MRI 更敏感,可以在早期发现脑部异常,如双侧颞叶高代谢或双侧枕顶低代谢。需要注意的是,免疫抑制剂或抗癫痫治疗也可能改变皮质代谢。癫痫发作也可导致 FDG-PET 高代谢变化。

对 AE 患者推荐进行肿瘤筛查,首选全身 FDG-PET。硬件条件不具备时,可以行胸部、腹部、盆腔增强 CT 扫描。对于细胞内抗体阳性而未发现肿瘤的 AE 患者,每 3~6 个月做 1 次全身肿瘤检测,至少持续 3~5 年;对于细胞膜抗体阳性的 AE 患者则不需要如此严格地进行检测。此外,应注意血清肿瘤标志物、全身相关肿瘤及其他自身免疫病的筛查。

五、诊断与鉴别诊断

(一)诊断

AE 的诊断目前仍无统一标准。下列临床特征提示 AE。

1. 新发癫痫或慢性癫痫,癫痫发作不少于每 3 个月 1 次。

2. 多种形式的癫痫发作或面臂肌张力障碍发作,脑病表现不突出。

3. 对抗癫痫药物反应不佳。

4. 患者或其一级亲属有自身免疫病病史。

5. 有肿瘤病史。

6. 发病前可有病毒感染的前驱症状。

7. 中枢神经系统炎症证据,包括:①脑脊液中蛋白含量及细胞数增加,寡克隆区带阳性或鞘内合成率异常;②MRI 显示颞叶内侧或脑实质 FLAIR/T$_2$ 高信号;③PET/CT 图像显示局部高代谢,多位于边缘系统;④脑电图出现高尖 δ 波或 δ 刷,具有多灶、多源、动态演变特点,也提示 AE 可能。

患者有上述特征性表现,血或脑脊液抗神经元抗体阳性,有助于诊断自身免疫性癫痫。值得注意的是,抗体阴性也不能排除 AE 的诊断,因为有可能存在尚未发现的自身抗体。

由于 AE 患者早期进行免疫治疗有可能获得较好的近、远期疗效,故 AE 早期诊断尤为关键,临床医生应将自身免疫因素纳入新发癫痫或病因未明癫痫患者的病因筛查。近年来有学者提出使用癫痫患者抗体阳性评分(Antibody Prevalence in Epilepsy and Encephalopathy Score, APE2)评估 AE 发病风险[7,19](表 5-6-3)。APE2 评分系统以临床特征为评分基础,总分 18 分,评分在 4 分以上高

表 5-6-3 癫痫患者抗体阳性评分(APE2)

自身免疫性癫痫的临床特征	APE 评分
1. 新发病性发作(1 年内),或 1~6 周内精神症状迅速进展	1
2. 神经精神改变:激动、攻击性、情绪不稳定	1
3. 自主神经功能障碍(血压不稳定,持续性心动过速或心动过缓,体位性低血压,心脏骤停)	1
4. 病毒前驱症状(流涕、咽喉痛、低热),得分前提是神经症状首发 5 年内无潜在恶性肿瘤	2
5. 面臂肌张力障碍发作	3
6. 面部运动障碍	2
7. 难治性癫痫(对至少 2 种抗癫痫药物治疗欠佳)	2
8. 脑脊液呈炎性改变:脑脊液蛋白 >50mg/dl 和/或淋巴细胞增多 >5/dl,当脑脊液中红细胞 <1 000/dl 时	2
9. 头部 MRI 成像显示信号变化与边缘叶脑炎一致(颞叶内侧 T$_2$-FLAIR 信号的改变)	2
10. 神经症状首发 5 年内诊断恶性肿瘤(不包括皮肤鳞状细胞癌、基底细胞癌及脑肿瘤)	2
合计	18

度提示 AE[20],其灵敏度可达 99%,特异度 93%,有助于 AE 的诊断[19]。APE2 评分目的是估计癫痫患者自身免疫性病因的可能性,帮助临床医生判断是否进行自身免疫病因的筛查。近期的几项大型回顾性研究也验证了这一评分系统的实用性及有效性[21]。对高度怀疑 AE 患者应检测自身抗体、头颅 MRI 和脑脊液的炎性改变。神经自身抗体提示可能有副肿瘤综合征患者应评估可能的恶性肿瘤。

具有以上临床表现特征的癫痫患者,结合辅助检测结果,将自身免疫性癫痫分为:

确诊(definite)自身免疫性癫痫:具备以下 1 条即可诊断:①血清和/或脑脊液中检出抗神经元抗体阳性;②免疫治疗有反应;③脑活检显示免疫细胞炎性浸润。

可能(probable)自身免疫性癫痫:血清和脑脊液中抗神经元抗体阴性,但具备以下 1 条即可考虑:①脑脊液寡克隆区带阳性;②脑脊液有免疫球蛋白鞘内合成或脑脊液免疫球蛋白升高;③脑脊液白细胞数≥5/μl 或蛋白水平升高,排除颅内感染、肿瘤、代谢疾病等;④头颅 MRI 提示炎症影像特征,排除其他病因(感染、代谢、颅内肿瘤等);⑤PET/CT 提示炎症代谢改变特征,排除其他病因(感染、代谢、颅内肿瘤等)。

可疑(possible)自身免疫性癫痫:血清和脑脊液中抗神经元抗体阴性,但血、尿检测有病毒潜伏感染,红细胞沉降率增快,抗核抗体阳性,炎症因子升高,体液免疫和/或细胞免疫异常。

(二)鉴别诊断

1. 自身免疫性脑炎 癫痫发作是自身免疫性脑炎的突出临床表现,而 AE 表明癫痫的持久易感性。AE 与自身免疫脑炎是两组独立的疾病实体,二者临床表现有一定的相似性,有部分重叠的抗神经元抗体和癫痫发作,对于这类患者诊断自身免疫脑炎还是 AE,目前尚存在一定争议。2020 年 7 月 ILAE 自身免疫和炎症工作组在 *Epilepsia* 杂志上发表了《继发于自身免疫性脑炎的急性症状性痫性发作和自身免疫相关性癫痫:概念性定义》[22]。"自身免疫性脑炎急性症状性癫痫发作"是指由自身免疫性脑病引起,发生在自身免疫性脑炎活跃期的癫痫发作。在自身免疫

性脑炎病情控制后,癫痫发作也得到控制,有时需要几周甚至几个月。在此观察期间,应考虑患者是癫痫发作,而不是癫痫。过早诊断癫痫可能导致不必要地长期使用抗癫痫药物。Geis 等提出自身免疫性脑炎非急性期至少随访 1 年,如仍有癫痫发作或需要长期抗癫痫治疗才可考虑为 AE[23]。如果患者以癫痫为突出临床表现或仅有癫痫发作、病程相对较长、抗癫痫药物治疗效果不佳,辅助检查提示抗神经元抗体阳性自身免疫性病因,应考虑为 AE。

由于自身免疫性脑炎和自身免疫(相关)性癫痫在临床表现上有重叠,在时间分界上较模糊,缺乏特异性指标,所以目前两者的区分除了表 5-6-4 中所述,还需要临床随访、形态病理、免疫病理和分子病理等多维度更深入地研究。

2. 伴海马硬化的颞叶癫痫 颞叶癫痫(temporal lobe epilepsy,TLE)是最常见的局灶性癫痫之一,多见于成年患者,多为药物难治性癫痫。发作起源于内侧颞叶结构者(包括钩回、杏仁核、海马旁回和海马复合体)称为内侧颞叶癫痫(mesial temporal lobe epilepsy,MTLE)。海马硬化(hippocampal sclerosis,HS)是 MTLE 最常见的病理改变,组织学上表现为以 CA1、CA3、CA4 为著的选择性神经元丢失和星形胶质增生。硬化的海马具有癫痫源性,因此切除一侧硬化的海马结构能够有效控制发作。HS 与出生时损伤、热性惊厥有密切关系。内侧颞叶也是 AE 常常受累的部位,两种疾病都可以表现为频繁局灶性发作,抗癫痫药物效果不佳。

经典的 MTLE 发作多表现为先兆-复杂部分发作,典型先兆表现为恐惧、嗅觉异常、腹部不适及胃气上涌感、似曾相识和陌生感,以及梦境感。继之出现复杂部分性发作症状,表现为动作终止凝视-口咽自动症-手部自动症-四处张望-身体动作,呼之不应,持续 1~2 分钟,发作后状态朦胧,需要逐渐恢复正常。发作症状较刻板,发作频率 1 个月发作几次或几个月发作 1 次。病程长达几年或十几年。而 AE 患者的癫痫发作形式多样,多种发作类型并存,通常单次发作时间短(持续几秒或十几秒),而且频次较高,多数患者每天均有发作,发作后状态少见,缺乏常见癫痫发作的刻板性。

表 5-6-4 继发于自身免疫性脑炎的急性症状性癫痫发作和自身免疫相关癫痫的鉴别

鉴别点	继发于自身免疫脑炎的急性症状性癫痫发作	自身免疫性癫痫
致病抗体	针对细胞膜表面抗原（NMDAR,LGI1,CASPR2,GABA$_A$R,GABA$_B$R,mGluR5,DPPX,AMPAR）的抗体和针对细胞内抗原（癌神经元,GAD65）的抗体	针对细胞内抗原（肿瘤神经蛋白抗体,GAD65）的抗体 Rasmussen 脑炎 自身免疫脑炎急性期后导致持续癫痫
可能的病理生理	抗体介导的细胞毒性	脑炎后结构性病变致癫痫病理和/或持续性 T 细胞介导的脑部炎症
治疗	免疫治疗 抗癫痫药物治疗（单独应用效果不佳）	抗癫痫药物治疗（通常效果不佳） 癫痫外科治疗（通常术后发作减少） 免疫治疗（通常效果不佳）
预后	随着脑炎的缓解癫痫发作通常也终止 有可能停用抗癫痫药物 有可能存在持久认知损害	通常为药物难治性局灶性癫痫 有可能存在持久认知损害

MTLE-HS 患者的 MRI 表现为海马体积变小、萎缩变硬，海马信号增高，同侧颞角增大，颞叶萎缩，灰白质对比欠佳。脑电特征：发作间歇期前颞及蝶骨电极可见癫痫样放电。发作期脑电可见在发作起始 30 秒内，在前颞区出现 5~7Hzθ 节律，也称为海马节律，提示内侧颞叶结构的起源。而 AE 患者的头颅 MRI 和脑电图可以看到动态演变的过程。最重要的鉴别是，AE 患者血清和脑脊液检查提示抗神经元抗体阳性。

六、治疗与预后

AE 患者绝大部分为难治性癫痫，抗癫痫药物治疗效果欠佳，但早期免疫治疗联合抗癫痫药物治疗，发作性症状可明显改善。联合治疗可以更快控制癫痫发作，优于单免疫治疗或单抗癫痫药物治疗。治疗效果及预后与诊治时间窗明显相关，诊治越早、疗效和预后越佳，因此早期诊断与免疫治疗至关重要。

(一)免疫治疗

关于 AE 的免疫治疗目前尚无标准化方案。临床上遇到疑似 AE 患者，其临床表现及血清学证据均指向这一诊断时，应尽早启动免疫治疗以改善患者的预后。一线免疫治疗方案包括大剂量甲泼尼龙激素冲击治疗或静脉用免疫球蛋白（6 周或 12 周方案）及血浆置换。对症状严重或一线治疗效果欠佳的患者应考虑二线治疗，如环磷酰胺、利妥昔单抗、吗替麦考酚酯、硫唑嘌呤等。此

外，T 细胞抑制剂（如环孢素、他克莫司）在免疫治疗的同时也有控制癫痫发作的作用[24]。AE 患者免疫治疗流程见图 5-6-2。

Dubey 等[20]应用癫痫患者免疫治疗反应评分（Response to Immunotherapy in Epilepsy and Encephalopathy Score, RITE2）作为初始免疫治疗反应的预测模型（表 5-6-5）。RITE2 评分以 APE2 评分为基础，添加了两个附加变量，分别为：①临床症状出现 6 个月内开始免疫治疗（2 分）；②检测到神经元表面抗体（2 分）。RITE2 评分总分为 22 分。RITE2 评分 ≥7 预示免疫治疗有可能较好地控制癫痫发作，其灵敏度和特异度分别为 96% 和 86%[19]。RITE2 评分可协助临床医师选择更为合适的患者进行免疫治疗试验，并估计 AE 患者在接受免疫治疗后的好转情况。

对于临床工作者，应用 APE2 评分与 RITE2 评分可以有效辅助治疗，若 AE 患者 APE2 评分较高（≥4 分），但 RITE2 评分预测结果显示初期免疫治疗效果较差，可指导临床医师尽早启动二线治疗方案。目前对于 APE2 评分与 RITE2 评分的研究集中于成年的 AE 患者，是否可以扩大研究范围包括儿童患者，还需进一步的研究来确定。

AE 患者推荐长期免疫治疗用于预防复发。长期免疫治疗推荐 "3M" 原则[25]：使用最小治疗剂量，最大程度减少发作（使癫痫发作频率减少至少 50%），最大限度维持这种发作较少的状态。常用药物为吗替麦考酚酯及硫唑嘌呤。长期免疫治

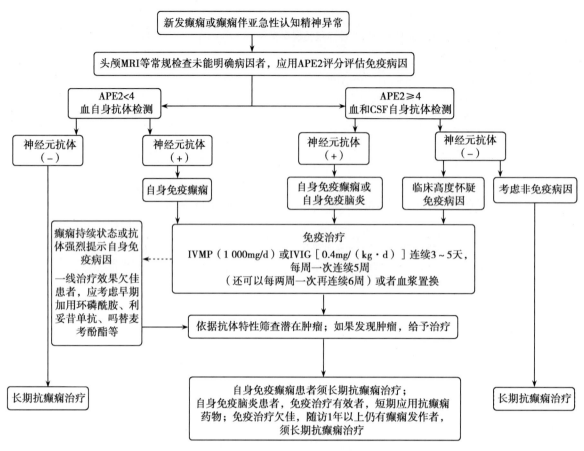

图 5-6-2 AE 患者免疫治疗流程

APE2,癫痫患者抗体阳性评分;CSF,脑脊液;IVMP,大剂量甲泼尼龙冲击;IVIG,静脉注射免疫球蛋白。

表 5-6-5 癫痫患者免疫治疗反应评分(RITE2)

自身免疫性癫痫的临床特征	RITE2 评分
1. 新发痫性发作(1 年内),或 1~6 周内精神症状迅速进展	1
2. 神经精神改变:激动、攻击性、情绪不稳定	1
3. 自主神经功能障碍(血压不稳定,持续性心动过速或心动过缓,体位性低血压,心搏骤停)	1
4. 病毒前驱症状(流涕、咽喉痛、低热),得分前提是神经症状首发 5 年内无潜在恶性肿瘤	2
5. 面臂肌张力障碍	3
6. 面部运动障碍	2
7. 难治性癫痫(对至少 2 种抗癫痫药物治疗欠佳)	2
8. 脑脊液呈炎性改变:脑脊液蛋白 >50mg/dl 和/或淋巴细胞增多 >5/dl,当脑脊液中红细胞 <1 000/dl 时	2
9. 头部 MRI 成像显示信号变化与边缘叶脑炎一致(颞叶内侧 T_2-FLAIR 信号的改变)	2
10. 神经症状首发 5 年内诊断恶性肿瘤(但不包括皮肤鳞状细胞癌、基底细胞癌及脑肿瘤)	2
11. 从临床症状出现 6 个月内开始免疫治疗	2
12. 检测到神经元表面抗体	2
合计	22

疗与一线治疗须有重叠期,糖皮质激素或静脉注射免疫球蛋白与口服长期免疫抑制剂重叠至少12周(硫唑嘌呤)或8周(吗替麦考酚酯)。常用免疫抑制剂剂量为吗替麦考酚酯1~2g/d,硫唑嘌呤0.1g/d,口服至少1年,可以有效预防复发。目前尚缺乏规范的免疫治疗方案以指导AE长期免疫治疗的时间。部分患者可自发缓解,部分患者则需要依靠免疫抑制维持缓解。有研究表明,至少2年才可以开始免疫抑制剂停药试验[25]。

对于携带抗体的患者,以细胞内抗原(如Ma2)为靶点的AE可能是T细胞介导的,对免疫治疗反应一般欠佳,可能不会从免疫病理学方面得到根本效果。而细胞表面受体如抗LGI1抗体相关AE往往是B细胞介导的,常规的免疫疗法主要以B细胞应答为靶点,因此免疫治疗反应较好,预后较好。

(二)抗癫痫药物治疗

目前对AE应该选用的癫痫药物,以及不同抗体介导的AE应该选用的相对特异的抗癫痫药物,尚缺乏数据支持,因此AE患者选择抗癫痫药物仍依据现有的癫痫临床用药指南。73%的患者应用Na^+通道阻滞剂(如奥卡西平、拉考沙胺、卡马西平、苯妥英钠等)较好控制了癫痫发作[26]。值得注意的是,卡马西平、苯妥英、丙戊酸等具有酶诱导特性的传统抗癫痫药可以改变免疫抑制药物的药代动力学,不是AE治疗的首选。鉴于新型抗癫痫药物的不良反应少,无药物相互作用,以及快速起效等优点,目前常被用于AE治疗,包括左乙拉西坦、拉考沙胺、吡仑帕奈、唑尼沙胺等。抗$GABA_AR$抗体阳性患者则可以考虑使用苯二氮䓬类和巴比妥类药物。对抗癫痫药物反应较好的预测因素包括细胞表面抗体阳性、癫痫发作病程较短(<80天)、年龄较大(>43岁)。

在AE诊治中,治疗的关键是要注意对癫痫持续状态的快速识别,并及时终止发作。首选苯二氮䓬类(包括地西泮、咪达唑仑及劳拉西泮)静脉用药,对于两种苯二氮䓬类药物治疗无效的患者应进行二线治疗(包括丙戊酸钠、左乙拉西坦等)静脉应用,三线药物为麻醉类药物(包括异丙酚、戊巴比妥、硫喷妥钠等),使用风险较高,须在重症监护室进行。

(三)其他治疗

强调全程评估并检测肿瘤,对于怀疑副肿瘤性癫痫患者,尽早开始免疫治疗的同时进行定期肿瘤筛查。合并肿瘤者应及时切除肿瘤并进行规范化肿瘤治疗。

针对原因不明的顽固性癫痫患者,应用APE2评分联合RITE2评分尽早识别免疫治疗反应差的患者,以便接受其他治疗,如手术治疗。Carreño等对免疫治疗联合抗癫痫药物治疗仍难以长期控制发作的患者行手术切除致痫灶,并继续联合免疫治疗,发现50%的AE患者癫痫发作频率降低[11]。目前认为手术不是AE的绝对禁忌,但仍需未来进一步观察研究。

(林华)

参考文献

第七节 类固醇激素反应性慢性淋巴细胞性炎症伴脑桥血管周围强化症

类固醇激素反应性慢性淋巴细胞性炎症伴脑桥血管周围强化症(chronic lymphocytic inflammation with pontine perivascular enhancement responsive to steroids,CLIPPERS)是一种组织病理学提示以脑桥、中脑及小脑血管周围淋巴细胞浸润为主的、对类固醇激素治疗敏感的中枢神经系统慢性炎症性疾病。CLIPPERS以步态性共济失调、复视、感觉障碍和构音障碍为其主要的临床表现,头颅MRI增强检查示脑桥、中脑及小脑点状、曲线状或"胡椒粉"样高信号病灶,部分累及脊髓、基底节。Pittock等对8例患者临床表现、影像学特征、神经病理及糖皮质激素治疗反应进行总结归纳,进而提出CLIPPERS的诊断,并于2010年首次发表在*Brain*杂志[1]。

一、病因与发病机制

到目前为止,CLIPPERS发病原因还不清楚。

大多数病例起病隐匿,但有些病例似与引起免疫紊乱的特定事件有关,如流行性感冒疫苗接种[2]、活动性乙肝感染[3]、带状疱疹感染[4]、新型冠状病毒感染[5]和纳他珠单抗的停用[6]。

Kastrup 等人发现 2 例 CLIPPERS 患者血清 IgE 水平在整个病程中升高,推测过敏可能与 CLIPPERS 血管周围炎性浸润存在致病关系,但不能明确其因果关系[7]。一例被误诊为结核感染的 CLIPPERS 患者初期经三联抗结核药(利福平、异烟肼、吡嗪酰胺)治疗有效,停药后复发,可能是利福平通过抑制 NF-κB 通路抑制 Th17 细胞的分化和功能进而发挥治疗作用,由此推测 CLIPPERS 可能为 Th17 细胞相关的自身免疫病[8]。Morten 等通过脑脊液蛋白质组学比较 CLIPPERS 与阿尔茨海默病的调控通路,进而通过 CLIPPERS 患者活检脑组织验证,推测补体激活、IgG 沉积及细胞外基质改变可能会导致 CLIPPERS 的炎症;通过比较 CLIPPERS 与多发性硬化(multiple sclerosis,MS)及健康受试者脑脊液炎症及血管相关蛋白,发现血管细胞黏附分子-1(vascular cell adhesion molecule-1,VCAM-1)、细胞间黏附因子1(intercellular cell adhesion molecule 1,ICAM1)、白介素 8(interleukin-8,IL-8)表达上调可以区分 CLIPPERS 和 MS,可能是潜在的生物学标志物[9]。

二、病理

特征性病理改变为脑白质血管(小动脉和小静脉)周围炎症细胞浸润,以 CD4+ T 淋巴细胞为主,显著多于 CD8+ T 淋巴细胞,伴反应性胶质细胞增生,可见 CD68+ 小胶质细胞和组织细胞/巨噬细胞及少量 CD20+ B 细胞,可伴脑实质(脑白质及灰质)弥漫性浸润及脑膜炎症[1,10]。在少数病例中可见散乱的成熟浆细胞浸润、局灶性跨壁淋巴细胞浸润;部分病例血管周围或间质炎性浸润区域可见不同程度的髓鞘丢失,但未见孤立的局灶性脱髓鞘;部分病例可见中性粒细胞及嗜酸性粒细胞浸润;均未见特征性血管炎组织学改变(血管壁破坏、纤维素样坏死、白细胞碎裂及纤维素血栓)[10,11]。尸检病例发现,在 3.0T MRI 上表现正常的脑区,包括幕上和颅神经根,可见 CD4+ T 细胞为主的血管周围炎症,且呈现出与主要受累区域(脑干)距离越远,炎症程度越低的梯度(脑干 > 小脑 > 岛叶皮质 > 顶叶皮质)[12]。先期接受激素治疗及取样不恰当可能影响活检结果,尤其导致淋巴瘤漏诊。

三、临床表现

该病平均发病年龄为 50 岁(范围为 13~86 岁),男性患者多于女性,男女比例为 3∶1[13]。患者多以脑干、桥臂、小脑受累为主,少部分患者以脊髓受累为主要临床表现。首发症状可表现为共济失调、头晕、复视、肢体运动障碍、肢体感觉异常、面部感觉障碍、震颤、耳鸣、构音障碍、饮水呛咳等,脊髓受累者存在异常感觉平面。Simon 等研究表明,某些患者以头痛、认知障碍作为首发症状[11]。首发症状不一定局限于脑干或小脑受损的表现,多为上述不同症状的组合,极少表现为单一症状。对于没有接受慢性皮质类固醇或免疫抑制剂治疗的患者,通常有复发缓解病程[14-16]。

四、辅助检查

(一)血清及脑脊液检查

无特异性的血清或脑脊液标志物可用于 CLIPPERS 的诊断,相关检测主要用于排除其他诊断,如 HIV、MOG 抗体相关疾病、自身免疫性胶质纤维酸性蛋白(glial fibrillary acidic protein,GFAP)星形细胞病、血管炎、结节病等。脑脊液异常也无显著特异性,蛋白质水平轻度升高最为常见。在某些病例中,寡克隆区带和 IgG 指数升高[1,11,17-19]。脑脊液细胞数显著增加(总有核细胞 >150/ml)、蛋白质明显升高和/或葡萄糖含量降低应考虑其他诊断。建议对疑似 CLIPPERS 的病例进行诊断评估[19],具体见表 5-7-1。

(二)影像学检查

CLIPPERS 患者典型的影像表现是脑桥、小脑脚、小脑"胡椒粉"样强化灶,病灶向下可延伸至延髓下部、颈髓、胸髓,向上可延伸至中脑,甚至延伸至幕上区域,丘脑、内囊、基底节、胼胝体、大脑半球白质均可受累[7,16,17,19,20]。病灶距离脑桥越远,数目越少,体积越小[1]。随访中发现患者可能出现后脑、脊髓甚至皮质萎缩,一些表现为认知障碍的患者出现了弥漫性脑萎缩。Simon 等总结了 CLIPPERS 影像学核心特征[11],具体见表 5-7-2。

表 5-7-1　对疑似 CLIPPERS 的建议诊断评估

血液检测	脑脊液	影像学
全血细胞计数（CBC）	细胞计数及分类	头颅 MRI 增强
红细胞沉降率（ESR）	蛋白质	脊髓 MRI 增强
C 反应蛋白（CRP）	葡萄糖	颅内血管成像
抗核抗体（ANA）	寡克隆区带	全身 PET/CT
抗可溶性抗原（ENA）	IgG 指数	
抗中性粒细胞胞质抗体（ANCA）	细胞学	
血管紧张素转换酶（ACE）	流式细胞学	
抗双链 DNA（Anti-dsDNA）	Whipple PCR	
类风湿因子（RF）	副肿瘤抗体筛查	
乙肝和丙肝血清学	GFAP-IgG	
冷凝球蛋白 HIV	性病研究实验室实验（VDRL）	
抗磷脂抗体		
莱姆病血清学		
副肿瘤抗体筛查		
血清乳酸脱氢酶		
单克隆蛋白		
GFAP-IgG		
MOG-IgG		
结核病检测		
梅毒血清学		
血清 IgE		

表 5-7-2　CLIPPERS 的影像学特征

1. 以下 3 个部位至少 2 个存在双侧对称的多发点状或结节状强化：脑桥、桥臂、小脑
2. 单个病灶较小，但可融合成大病灶（无占位效应，不提示其他诊断）
3. 病变累及脊髓、基底节区或脑白质，病灶密度随与后脑（脑桥、延髓、小脑）距离延长而逐渐减低
4. 无以下影像学特征 （1）DWI 弥散受限 （2）T_2 像显著高信号 （3）脑血管造影异常

即使在临床缓解期，高分辨率 7.0T 磁共振成像也可检测到幕上病变和血管周围异常，并伴有以小静脉血管为中心的增强病变，而小血管疾病、Susac 综合征或 NMOSD 未显示此类改变[14]。在 MRI T_1 增强序列上，皮质类固醇暴露后的脑淋巴瘤组织学消减可能与 CLIPPERS 相似，但一段时间后出现病灶扩大[21]，提示影像学随访的重要性。首都医科大学宣武医院神经内科曾诊断 1 例具有典型影像表现且经脊髓活检证实的 CLIPPERS 患者，颈、胸增强 MRI 示脑桥、延髓、小脑及颈、胸髓均可见点样或结节样强化（图 5-7-1），病理示血管周围淋巴细胞浸润（图 5-7-2）。

（三）病理学检查

由于 CLIPPERS 的特征非常明显，典型病例不建议进行侵入性检查，因此仅有不到 50% 的病例进行了活检。当非侵入性检查结果不明确时，应以非典型强化病变为目标进行脑活检[22]。对于诊断为 CLIPPERS 但激素治疗抵抗的患者亦需要进行脑活检[23]。如果钆增强病灶为单侧或病灶较大（2017 年诊断标准为直径 >3mm[10]，2019 年新诊断标准为直径 >9mm[22]），建议进行脑活检。此外，重复活检可能是必要的，一些淋巴瘤患者的诊断只能通过第二次活检得到组织学确认[22]。一项对 1 480 例脑干肿瘤患者脑立体定向活检的诊断价值和安全性的系统综述显示，诊断成功率超过 96%，永久性致残率 1.7%，死亡率 0.9%[24]。延迟诊断工作将导致特定治疗的延迟，因而，在对 CLIPPERS 作出明确诊断之前，有必要对可疑的脑部病灶进行早期组织病理学检查。

五、诊断与鉴别诊断

（一）诊断

因尚未发现特征性生物标志物，故不能明确 CLIPPERS 的疾病分类，有研究者认为 CLIPPERS 为一组综合征[25]。Simon 等率先从临床、影像学、皮质类固醇反应及组织病理学四个方面总结了 CLIPPERS 的核心特征[11]。2017 年，梅奥诊所首次于 Brain 杂志发表诊断标准，涵盖临床表现、MRI 特征及神经病理学，最终诊断根据有无神经病理支持分为"确定的 CLIPPERS"和"可能的 CLIPPERS"，具体见表 5-7-3，临床工作中将两

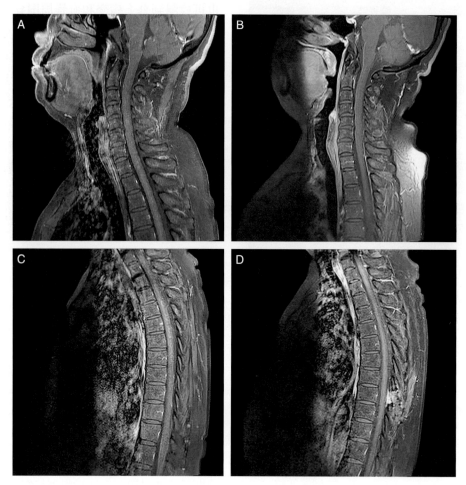

图 5-7-1　CLIPPERS 患者典型 MRI 表现

女,57 岁,颈、胸髓 MRI 检查,矢状 T_1 增强成像可见脑桥、延髓、小脑及颈、胸髓多发点样或曲线样强化病灶(A,C),激素治疗 8 个月后复查可见原有强化病灶均已消失(B,D)。

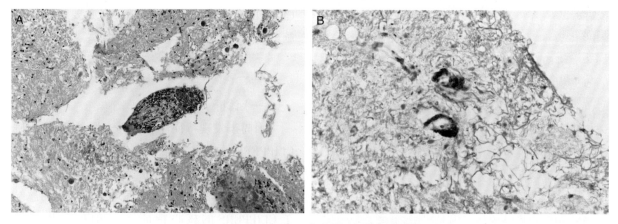

图 5-7-2　CLIPPERS 患者脊髓活检病理表现

A. 苏木精-伊红染色示脊髓组织疏松水肿,少量淋巴细胞浸润,血管周围淋巴套袖形成,×200;B. CD3 免疫组织化学染色示围绕血管周围的 T 细胞,×400。

表 5-7-3　CLIPPERS 诊断标准

1. 临床表现
　（1）亚急性桥脑小脑功能障碍，伴或不伴其他中枢神经系统症状，如认知功能障碍和脊髓病
　（2）中枢神经系统症状对皮质类固醇治疗有反应
　（3）无周围神经系统疾病
　（4）无其他能更好解释临床表现的诊断

2. MRI
　（1）桥脑及小脑直径<3mm 的多发结节状均匀强化，无环形强化或占位效应
　（2）皮质类固醇治疗可明显改善强化病灶
　（3）T_2 像病变呈均匀异常信号，T_2 像病变范围没有明显超过强化范围
　（4）脊髓病灶特点与上述相同

3. 神经病理学
　（1）血管周围为主的密集的淋巴细胞炎症，伴实质弥漫性浸润；白质和灰质均可受累
　（2）以 T 细胞为主的淋巴细胞浸润（CD4>CD8），伴不同程度巨噬细胞成分
　（3）无脱髓鞘，或局灶性继发性脱髓鞘
　（4）无其他能更好解释病理表现的诊断

4. 诊断
　确定的 CLIPPERS：满足所有临床、影像学及神经病理学标准的患者

　可能的 CLIPPERS：符合所有临床和影像学标准但不满足任一神经病理学标准的患者

类诊断统称为 CLIPPERS[10]。Taieb 等应用新的诊断标准随访评估了 42 例存在后脑点状和/或线样增强病灶的患者，起病初期 31 例诊断为 CLIPPERS，11 例诊断为非 CLIPPERS，随访时间中位数为 50 个月（IQR 25~82 个月），随访结束时 2 例非 CLIPPERS 患者满足 CLIPPERS 诊断标准，4 例原本诊断为 CLIPPERS 的患者诊断为其他疾病。该研究表明 2017 年诊断标准的灵敏度和特异度分别为 93% 和 69%[22]。该研究同时提出，为了提高诊断的灵敏度，直径为 3~9mm 的结节性钆增强病灶应该考虑为 CLIPPERS 的非典型影像表现，而非放射学警示征[22]。

（二）鉴别诊断

　　CLIPPERS 需要与下列疾病鉴别[21]：①CNS 炎性脱髓鞘病，包括 MOG 抗体相关疾病、多发性硬化、急性播散性脑脊髓炎、GFAP 星形细胞病、Bicker-staff 脑干脑炎等；②系统性疾病，包括神经

结节病、神经白塞综合征、干燥综合征、系统性红斑狼疮、系统性/中枢神经系统血管炎等；③感染性疾病，包括 HIV 与 EBV 感染、结核、神经梅毒、寄生虫感染、惠普尔（Whipple）病致慢性血管周围炎症细胞浸润；④肿瘤及副肿瘤相关疾病，包括中枢神经系统淋巴瘤、淋巴瘤样肉芽肿、神经胶质瘤、系统性 T 细胞淋巴瘤等；⑤组织细胞增多症，包括朗格汉斯细胞组织细胞增多症、埃德海姆-切斯特（Erdheim-Chester 病）等。

（三）不支持 CLIPPERS 诊断的警示征

　　有研究从临床表现及影像学两方面总结了不支持 CLIPPERS 诊断的警示征（Red Flag）[20,22]，具体见表 5-7-4。Taieb 等的研究表明，部分 CLIPPERS 患者只会在第二次复发时出现警示征，距离起病时间中位数为 5.5 个月（最短 3 个月，最长 18 个月）。警示征出现的延迟提示现有 CLIPPERS 诊断标准缺乏特异性，因此，在每次复发时需要依据诊断标准再次对患者进行评估，尤其在距离首次发病后的 18 个月内[20,22]。

表 5-7-4　不支持 CLIPPERS 诊断的警示征

1. 临床表现
　（1）对皮质类固醇反应不佳
　（2）无典型脑干损害症状
　（3）数天内快速进展至严重功能障碍
　（4）发热
　（5）早期表现为痫性发作
　（6）意识障碍
　（7）其他中枢神经系统以外表现（个别报道有不典型 CLIPPERS 合并周围神经、皮肤、肺部、唾液腺和眼部受累，但在缺乏特异性诊断生物标志物的情况下，可能会导致过度诊断）

2. 影像学
　（1）显著水肿或占位效应
　（2）病灶呈环形强化、分散的斑片状（云雾状）强化
　（3）有临床表现但无相应影像学异常
　（4）病灶分布显著不对称（虽然在某些情况下 CLIPPERS 病灶分布可能不对称，但显著不对称提示其他疾病）
　（5）皮质、软脑膜、硬脑膜、颅神经、下丘脑-垂体病变
　（6）大的 T_2 高信号病灶
　（7）与微动脉瘤相关的蛛网膜下圆形钆增强病灶
　（8）血管周围间隙弥漫性线性钆增强病灶

（四）当前争议

　　文献报道，初始诊断为 CLIPPERS 的患者，

后续演变为原发性中枢神经系统淋巴瘤样肉芽肿[26]。随着时间推移,有争议的案例不断增加。自2012年Limousin等人报道了第1例CLIPPERS进展为原发性中枢神经系统淋巴瘤(PCNSL)病例以来[23],相关病例报道陆续增加[27,28]。在2例CLIPPERS患者中,血管周围淋巴细胞浸润的免疫分型显示为CD20+ B细胞,这被解释为可能转化为淋巴瘤的初步迹象[29]。因此,有研究者认为CLIPPERS可能是PCNSL的早期或前哨病变,或仅仅是多种可能病因的初始临床综合征[20,26]。也有研究者认为它是自身免疫性胶质疾病或血管炎等疾病的前期或罕见表现,或是一种尚未被完全了解的疾病[30]。因此,针对CLIPPERS到底是独立的疾病实体,还是仅仅发生在不同病理条件下的综合征,目前仍存在争议。

六、治疗

目前还没有关于CLIPPERS治疗的对照研究,本文治疗建议均基于小样本研究、案例报道及笔者的经验。

(一) 急性期治疗

除外皮质类固醇禁忌证及CLIPPERS模拟病后,静脉注射甲泼尼松龙1g/d,持续5天(必要时可达10天)。通常糖皮质激素治疗2周以内可观察到临床改善及强化病灶消失,静脉用甲泼尼龙与地塞米松有类似病程[31]。病例报道显示,静脉注射免疫球蛋白对CLIPPERS无效[15]。

(二) 缓解期治疗

没有接受慢性皮质类固醇或免疫抑制剂治疗的患者的平均年复发率为50%。因此,缓解期治疗尤为重要。激素冲击后口服序贯减量,泼尼松1mg/(kg·d),持续1个月,之后缓慢减量:每2周减10~20mg,然后每4周减2.5~10mg,然后每4周减1mg。应用双膦酸盐、钙和维生素D预防骨质疏松。每3个月复诊1次,完善临床检查及头颅MRI检查,尤其激素减至<20mg/d时;如脑MRI有新的病灶且有脊髓体征或症状的患者建议完善脊髓MRI检查。需要注意的是,对皮质类固醇治疗有反应并不能排除淋巴瘤的诊断。病例报道显示,诊断CLIPPERS的患者接受皮质类固醇治疗,症状稳定控制数月后恶化加重,经活检证实为中

枢神经系统B细胞淋巴瘤[21]。

对系列病例报道进行的总结显示,当慢性皮质类固醇治疗维持在20mg/d以上时没有复发,Taieb等人后续研究显示泼尼松剂量≥30mg/d时无复发。考虑到在类固醇减量期间或之后可能的复发,可以在第一次发作后开始免疫抑制剂治疗。甲氨蝶呤:泼尼松减至20mg/d之前的4~6周开始使用,10~15mg/周(+维生素B9),至少维持2年。如果甲氨蝶呤不耐受或存在禁忌证,可考虑其他药物。硫唑嘌呤:泼尼松减至20mg/d之前的3~6个月开始使用,150mg/d,至少维持2年。环磷酰胺:泼尼松减至20mg/d之前的1个月(以上)开始使用,1g/m²,至少维持6个月。羟氯喹:泼尼松减至20mg/d之前的1个月(以上)开始使用,400mg/d,至少维持2年[31]。

此外,病例报道显示利妥昔单抗治疗CLIPPERS具有长期有效性[14]。Taieb等还描述了一个年轻男性患者,在开始使用利妥昔单抗前病情非常活跃,利妥昔单抗治疗后随访超过400个月未见复发[17]。但一例伴有长节段横贯性脊髓炎的CLIPPERS患者使用利妥昔单抗治疗效果较差[32]。

(三) 复发后治疗

当同时口服甲氨蝶呤+泼尼松(≥20mg)时出现复发,应强烈质疑诊断,除外其他诊断后重启急性期及缓解期治疗,应选择更高剂量的甲氨蝶呤(最大20~25mg/周,分2次口服,间隔≥8小时,以促进胃肠道吸收)或其他免疫抑制剂。当同时口服甲氨蝶呤+泼尼松(<20mg)时出现复发,应质疑诊断,除外其他诊断后重启急性期及缓解期治疗,应选择更高剂量的甲氨蝶呤(最大20~25mg/周,分2次口服,间隔≥8小时,以促进胃肠道吸收)或其他免疫抑制剂,无类固醇不良反应的情况下,也可以联合使用最小剂量的皮质类固醇与免疫抑制剂[31]。

(邱占东)

参考文献

第八节　中枢神经系统淋巴组织增生性病变

累及中枢神经系统的淋巴组织增生性病变谱系主要包括原发性中枢神经系统淋巴瘤（primary central nervous system lymphoma，PCNSL）、系统性淋巴瘤累及中枢神经系统、中枢神经系统血管内大 B 细胞淋巴瘤（intravascular large B-cell lymphoma，IVLBCL）、淋巴瘤样肉芽肿（lymphomatoid granulomatosis，LYG）、类固醇激素反应性慢性淋巴细胞性炎症伴脑桥血管周围强化症（CLIPPERS）等。其中以中枢神经系统弥漫性大 B 细胞淋巴瘤（CNS-DLBCL）最为常见。其他淋巴肿瘤（包括各种类型的低级别 B 细胞淋巴瘤，以及 T 细胞和 NK/T 细胞淋巴瘤）很少发生在中枢神经系统，可能会在鉴别诊断方面带来问题。这一大类疾病缺乏特征性的临床及影像学特征，因此涉及与中枢神经系统原发性血管炎及免疫介导的脱髓鞘病变等进行鉴别诊断。尽管现在我们对原发性中枢神经系统淋巴瘤，尤其是 CNS-DLBCL 的病因和发病机制的理解有了很大的进展，但其诊断评估的主要依据仍然是使用活检标本的组织学证据，以及使用免疫组织化学技术进行的定性和分类。

一、原发性中枢神经系统淋巴瘤（PCNSL）

原发性中枢神经系统淋巴瘤（PCNSL）是指原发于脑、脊髓、软脑膜和眼部的非霍奇金淋巴瘤，诊断时须排除外周淋巴瘤累及中枢神经系统的可能性。PCNSL 的发病率为 0.47/10 万，占脑肿瘤的 2.4%~3%，占所有结外淋巴瘤的 4%~6%。任何年龄组均可发病，确诊患者的年龄中位数为 65 岁，男性多于女性[1]。超过 90% 的 PCNSL 病例是弥漫性大 B 细胞淋巴瘤（CNS-DLBCL），其余的病例包括 T 细胞淋巴瘤、伯基特淋巴瘤（Burkitt lymphoma）或低级别淋巴瘤。PCNSL 也发生于免疫抑制的情况下，如人类免疫缺陷病毒/获得性免疫缺陷综合征（HIV/AIDS）、移植后免疫抑制或先天性免疫缺陷。

（一）病因与发病机制

大规模基因组学研究已经确定了这些肿瘤的突变特征，并确定了相关的驱动基因。尤其是 B 细胞受体、Toll 样受体和 NF-κB 通路经常被突变激活。此外，参与染色质结构和修饰、细胞周期调节和免疫识别的基因通常会发生改变。在这些不同的遗传变化中，*MYD88* 和 *CD79B* 突变很常见，并且可能在血浆、脑脊液、玻璃体液等体液中检测到[2,3]。基于液体活检的基因突变的检测可能有助于治疗过程中的病情监测，具有潜在的临床意义。

发病机制：肿瘤细胞由自身反应性/多重反应性前体细胞衍生而来，对应于生发中心后晚期的 B 细胞，这些前体细胞可能通过早期获得 *MYD88* 突变而逃避被消除的命运。在生发中心反应失调的过程中，肿瘤细胞增加了自身反应性/多重反应性，导致肿瘤细胞 B 细胞受体与多个 CNS 抗原结合，这可能是淋巴瘤细胞对 CNS 微环境的亲和力和局限的基础。肿瘤细胞携带经重排和体细胞突变的免疫球蛋白基因，并存在持续的体细胞超突变[4]。与生发中心的细胞一致，肿瘤细胞显示出持续的 BCL6 活性[5]。体细胞超突变的过程不仅限于其生理靶点（免疫球蛋白基因和 BCL6），还扩展到与肿瘤发生相关的其他基因，包括 *BCL2*、*MYC*、*PIM1*、*PAX5*、*RHOH*、*KLHL14*、*OSBPL10* 和 *SUSD2*。这些数据表明，异常的体细胞超突变对 CNS-DLBCL 的发病机制有重大影响。

（二）临床表现

PCNSL 可存在于中枢神经系统的任何部位，相应的，患者可能会出现各种各样的症状，包括局灶性神经功能障碍、癫痫发作、颅内压升高及认知障碍等，这些症状可以在几周内迅速进展。大多数 PCNSL 的病变累及脑实质，可表现为单发或多发病变，常见于脑室周围，累及深部白质或穹窿体部。额叶白质被认为是最常见的发病部位。原发于小脑或脊髓软脑膜的 PCNSL 很少见（约占 20%），然而继发性中枢神经系统淋巴瘤约 2/3 的病例发生于该部位。

（三）影像学表现

PCNSL 通常表现为边界清晰的、CT 上呈等密度或低密度的病变。在 MRI 上，T_1 加权像呈低信号，T_2 加权像呈等信号至高信号，注入对比剂后呈显著均匀增强,在扩散加权像上可表现为弥散受限。瘤周水肿较局限,不如高级别胶质瘤和脑转移瘤的水肿严重。

（四）病理学表现

显微镜下,脑实质内可见密集分布的肿瘤细胞,细胞具有大的圆形、卵圆形、不规则或多形性细胞核和明显的核仁,与生发中心细胞或免疫母细胞相对应,核分裂象活跃。经常可以见到血管周围肿瘤细胞的聚集和侵犯。此外,肿瘤内混杂有反应性的、较小的 T 细胞和 B 细胞。病灶内还可以见到 GFAP 阳性的反应性星形胶质细胞和 CD68 阳性的小胶质细胞/吞噬细胞。免疫组织化学染色显示恶性淋巴瘤细胞表达 CD19、CD20 和 CD79a 等 B 细胞标志物。MUM1 绝大多数病例是阳性的,Bcl-6 在半数的病例中阳性,Bcl-2 的表达在病例间的差异较大。仅有不到 10% 的病例 CD10 阳性[6]。Ki67 增殖指数往往大于 70%。甚至高达 90%（图 5-8-1）。

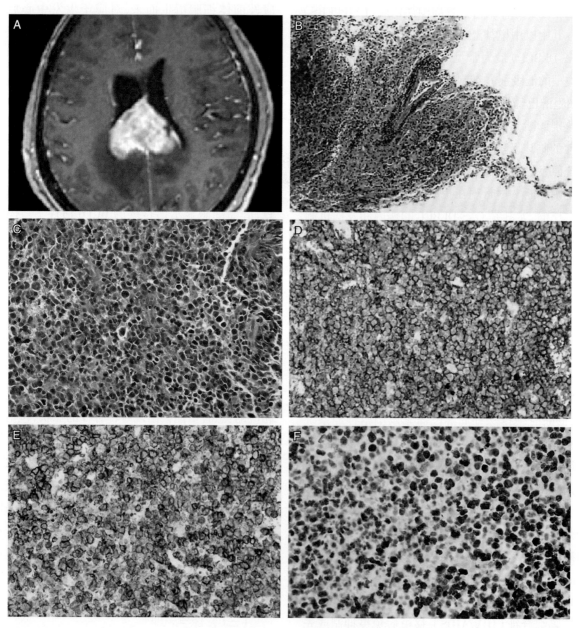

图 5-8-1 中枢神经系统弥漫性大 B 细胞淋巴瘤的影像及病理表现

A. 头颅增强 MRI 显示均匀强化的占位;B. 低倍镜示脑实质及血管周围肿瘤细胞的聚集和侵犯;C. 高倍镜示密集分布的肿瘤细胞,细胞具有大的圆形、卵圆形、不规则或多形性细胞核,核分裂象活跃;D. 肿瘤细胞弥漫性表达 CD20;E. 肿瘤细胞弥漫性表达 CD79a;F. Ki67 增殖指数高达 90%。

（五）实验室检查

脑脊液细胞学的诊断价值有限,细胞计数可能正常,少数软脑膜受累患者的脑脊液中含有肿瘤细胞,可能需要反复腰椎穿刺才能检测到。细胞学和免疫组织化学分析与多参数流式细胞术的结合可能有助于检测脑脊液中的淋巴瘤细胞[7]。对 IGH 基因的 CDR3 区域进行扩增及测序,可以确定脑脊液中的克隆性 B 细胞群,但不能进行淋巴瘤分类。有研究报道,几种微 RNA（microRNA）,如 miR-21、miR-19、miR-92a、miR-30,和 CXCL13+IL-10 的脑脊液水平升高可将 CNS-DLBCL 与炎症和其他 CNS 疾病区分开来[8]。越来越多的数据表明,治疗前和治疗后脑脊液中的 IL-10 水平具有预后价值。

治疗前确定整个中枢神经系统扩散程度的检查也是很有必要的。对 PCNSL 患者的标准血清评估应包括完整的血细胞计数、代谢检查、肝功能检测、肝炎血清学、乳酸脱氢酶（LDH）和 HIV 检测。需要通过胸部、腹部和骨盆的 CT 扫描或正电子发射断层显像（PET）进行基线评估,以确定潜在的全身疾病。骨髓活检也是必要的。多达 15% 的睾丸淋巴瘤会转移到脑,因此在男性患者中睾丸超声可以排除伴随的睾丸淋巴瘤。此外,眼睛可能是淋巴瘤病变的宿主,并可能在治疗后重新侵入中枢神经系统,有必要进行彻底的眼科评估,包括裂隙灯检查等。以上这些因素都应安排在治疗结束的重新评估里,以确保肿瘤根除。

（六）诊断与鉴别诊断

因为治疗方法不同,鉴别原发性和继发性中枢神经系统淋巴瘤很重要。PCNSL 的诊断依赖于病理检查,脑立体定向活检是首选的方法。在 CNS 淋巴瘤的诊断评估中,组织活检前避免使用皮质类固醇的重要性早已被认识到。地塞米松等强效皮质类固醇可能导致肿瘤迅速消退,多达 50% 的病例没能作出组织学诊断。组织学诊断分析时特别需要与脱髓鞘疾病、血管炎及特殊感染等病变鉴别开来。

皮质激素缓解淋巴瘤:由于肿瘤细胞对激素诱导的凋亡高度敏感,经皮质类固醇治疗后可能迅速消失。显微镜下,可能只存在少量（甚至可能不存在）肿瘤性 B 细胞,凋亡碎片可能丰富。组织样本可能仅显示非特异性炎症和反应性变化和/或坏死,泡沫状巨噬细胞尤其常见[6]。对 IGH 基因 CDR3 区域进行 PCR 检测可能会发现存在克隆性增生的 B 细胞。

（七）治疗与预后

由于原发性中枢神经系统淋巴瘤罕见,且缺乏Ⅲ期临床试验,目前尚不存在标准化的治疗方案。传统上,全脑放射治疗（WBRT）的总有效率为 90%,但不能提高总生存（OS）。此外,全脑放射治疗还增加了神经毒性,导致认知功能障碍的风险,尤其是在 60 岁以上的患者中。

PCNSL 的化疗方法已经趋向于多药化疗方案,然而,目前还没有标准的一线方案。大剂量甲氨蝶呤为主的综合化疗是目前诱导治疗的首选。基于甲氨蝶呤的综合化疗后的巩固性大剂量化疗和自体干细胞移植与延长生存期、维持或改善认知结果和生活质量相关。利妥昔单抗是一种抗 CD20 的单抗,已被纳入许多不同的化疗方案中,在有效率和总存活率方面有显著的改善。将利妥昔单抗加入含有 MTX 的方案中已成为一种常见的做法。

预后:老年患者年龄 >65 岁是一个主要的负面预后因素,与生存率降低和神经毒性风险增加有关[9]。如果不治疗,这种疾病几乎在症状出现的前几个月内都是致命的。然而,通过积极治疗,可以提高应答率和加强疾病控制。复发时没有标准的治疗方法,预后很差。有两个被广泛认可的预后模型被用来预测 PCNSL 患者的预后。国际结外淋巴瘤研究小组确定年龄、东部肿瘤合作组织（Eastern Cooperative Oncology Group,ECOG）状态、血清 LDH、脑脊液（CSF）蛋白浓度和脑深部结构的存在作为独立的生存预测因素[10]。纽约史隆凯特灵纪念医院的模型是一个简化的模型,只使用卡氏性能状态（KPS）和年龄作为预后预测因子[11]。还值得注意的是,治疗延迟和较差的治疗效果是有相关性的。因此,及时诊断并尽早开始治疗至关重要。

二、大脑淋巴瘤病

大脑淋巴瘤病（lymphomatosis cerebri,LC）是

PCNSL 的罕见亚型,肿瘤细胞弥漫性浸润而不形成肿物,临床表现为亚急性或快速进展的认知功能障碍、行为改变和步态不稳等。

(一)影像学表现

病变早期表现为双侧弥漫性脑白质病变,CT 呈低密度,T$_1$WI 等或低信号,T$_2$WI 及 FLAIR 高信号,多无明显强化。病变进展期可出现团块样占位性病变。

(二)病理表现

LC 的镜下表现为肿瘤性的 B 细胞沿神经纤维、血管等固有结构弥漫性生长,形成所谓的"继发结构"。另于病灶内可出现的继发性的改变,如髓鞘脱失、反应性星形胶质细胞增生、成熟 T 细胞及 B 细胞浸润等(图 5-8-2)。

(三)鉴别诊断

LC 临床上要与感染性、免疫介导性、脱髓鞘性、中毒、代谢性疾病等以白质受累为主的病变甚至肿瘤进行鉴别诊断[12]。大脑淋巴瘤病和血管内弥漫性大 B 细胞淋巴瘤的病变分布具有不连续性,同时激素冲击治疗亦增加病理诊断的难度,因此穿刺活检的确诊率偏低[12,13]。

三、中枢神经系统血管内大 B 细胞淋巴瘤(CNS-IVLBCL)

中枢神经系统血管内大 B 细胞淋巴瘤(CNS-IVLBCL)的肿瘤细胞主要位于毛细血管和/或小静脉内,可累及全身各器官,播散迅速。IVLBCL 最初于 1959 年由奥地利皮肤病学家 Pfleger 和 Tappeiner 描述,并命名为"系统性增生性血管内皮瘤病"。1986 年,Sheibani 等通过免疫组织化学方法证实血管内的肿瘤细胞为淋巴细胞起源,建议命名为"嗜血管性(血管内)大细胞淋巴瘤"。2008 年,WHO 淋巴造血组织肿瘤分类将其命名为"血管内大 B 细胞淋巴瘤"。2017 年版将其单独分类。研究认为,肿瘤细胞缺乏 CD29、CD54 和 CD11α 等白细胞黏附分子或者 Hermes-3 归巢受体,阻止了肿瘤细胞的跨血管迁移,从而局限于血管腔内生长。

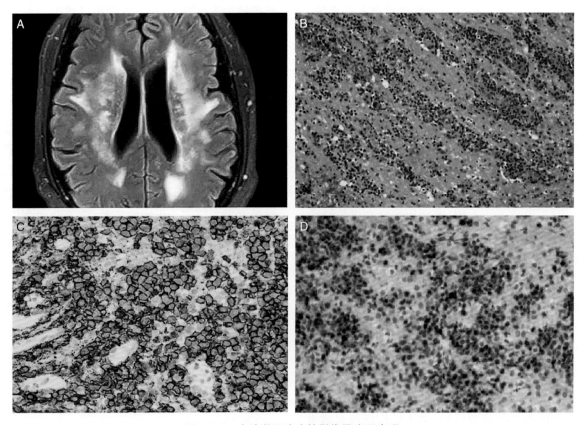

图 5-8-2　大脑淋巴瘤病的影像及病理表现

A. 头颅 MRI 示双侧弥漫性脑白质病变;B. 低倍镜示继发结构;C. 肿瘤细胞弥漫性表达 CD20;D. MUM-1 阳性。

（一）临床表现

不具有特异性，根据病变分布和临床表现的不同，IVLBCL 可分为西方型和亚洲型。西方型主要累及中枢神经系统和皮肤，而亚洲型则以骨髓、脾脏和肝脏等部位常见，也包括以全血细胞减少和肝脾肿大为特征的嗜血细胞综合征。CNS-IVLBCL 临床表现多种多样，以认知功能下降或痴呆最常见，其他常见的症状还包括反复多发性卒中、晕厥、颅神经损害等。CNS-IVLBCL 的影像学表现亦无特征性，梗死样病灶最为常见，主要由血管腔阻塞所致。

（二）病理表现

显微镜下观察，肿瘤细胞主要在小静脉和毛细血管内聚集，常阻塞血管腔，肿瘤细胞多数为 B 细胞来源（表达 CD20、CD79α、PAX-5），部分病例可见纤维素性血栓。病变脑组织可见水肿、小灶状梗死及微出血（图 5-8-3）。

（三）治疗与预后

IVLBCL 具有高度侵袭性，通常病情进展迅速并导致患者死亡，可以影响到多个器官，并导致缺血性损伤。目前尚无统一的治疗方案，累及中枢神经系统的 IVLBCL 预后最差，平均生存期仅为 1 年左右[14]，目前认为最有效的治疗方法是以蒽环类药物为基础的联合化疗加利妥昔单抗的同时，鞘内注射低剂量的、可以通过血-脑屏障的药物（例如甲氨蝶呤、阿糖胞苷、利妥昔单抗等），可达到部分甚至完全缓解。研究表明早期诊断是延长患者生存期的一个重要因素[15]。

四、淋巴瘤样肉芽肿

淋巴瘤样肉芽肿（LYG）是一种噬血管和破坏血管、EBV 相关的 B 淋巴组织增生性疾病。发病年龄 7~85 岁，高峰年龄在 50 岁前后，儿童和青年人少见，男女之比为（2~5）∶1。

（一）临床表现

LYG 主要累及肺部，但在极少数情况下也可累及其他部位，包括中枢神经系统。LYG 累及 CNS 时可侵犯软脑膜、脑或脊髓实质，出现与受累部位相对应的症状和定位体征。

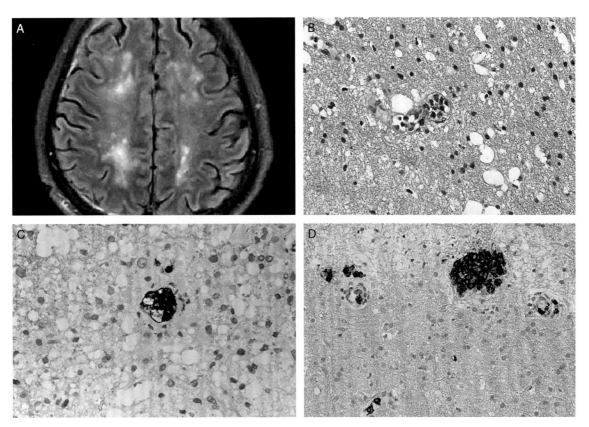

图 5-8-3　中枢神经系统血管内大 B 细胞淋巴瘤的影像及病理表现

A. 头颅 MRI 示双侧梗死样病灶表现；B. 肿瘤细胞在血管内聚集；C. 肿瘤细胞弥漫性表达 CD20；D. 肿瘤细胞弥漫性表达 CD79α。

（二）神经影像学

没有典型的表现，常表现为肿块样病变，也可以表现为多发的弥漫性浸润性病变[16]，伴有不均匀强化及周围的水肿，可演变为周围环形强化的病灶。弥漫性病变呈 T_2WI 高信号伴有点状或线样强化，反映了血管中心性病变的特点，具有一定的诊断特异性[16,17]。

（三）病理表现

组织学上，表现为以血管为中心的淋巴细胞聚集，可侵袭和破坏血管，常继发脑梗死和/或脑出血。增生的细胞成分主要是以 T 细胞为主、混杂有浆细胞和组织细胞，常见多少不等的 CD20 阳性、具有异型性的大的 B 细胞（图 5-8-4）。2017年 WHO 造血与淋巴组织肿瘤分类提出了三级分

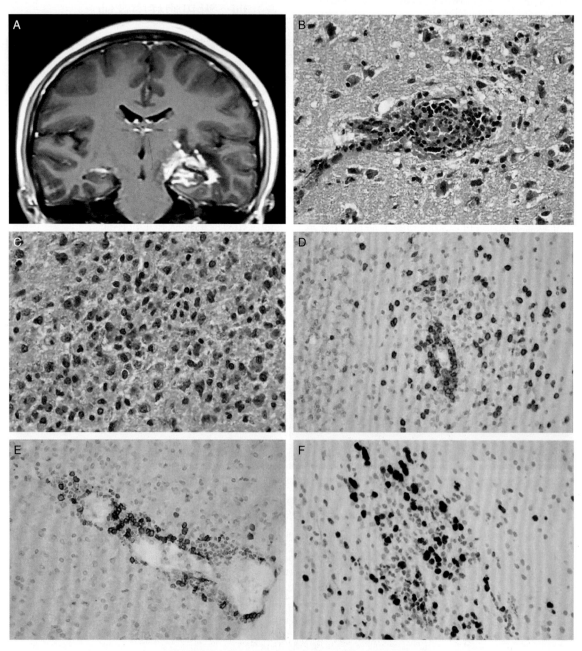

图 5-8-4　中枢神经系统淋巴瘤样肉芽肿的影像及病理表现

A. 头颅增强 MRI 显示左侧颞叶内侧病灶呈点状或线样强化；B. 低倍镜示血管为中心的淋巴细胞聚集；C. 高倍镜示 B 淋巴细胞具有异型性；D. CD3 阳性的 T 淋巴细胞；E. CD20 阳性的异型 B 淋巴细胞；F. Ki-67 增殖指数增高。

表 5-8-1　淋巴瘤样肉芽肿分级

分级	淋巴细胞	转化 B 细胞	EB 病毒阳性淋巴细胞	坏死
1级	多形性淋巴细胞背景	无或极少见	<40/mm²（<5/HPF）	可出现局灶坏死
2级	多形性淋巴细胞背景	偶见或小簇	40~400/mm²（5~50/HPF）	坏死较常见
3级	多形性淋巴细胞背景	非典型细胞易见或形成聚集灶	>400/mm²（>50/HPF）	坏死灶广泛存在

注：每 HPF=0.16mm²。

级，主要是根据 EBV（+）的 B 细胞的比例，该组织学分级对淋巴瘤样肉芽肿的治疗具有价值（表 5-8-1）。免疫球蛋白基因的克隆重排检测可能有助于诊断困难的病例。

（四）鉴别诊断

主要与非霍奇金恶性淋巴瘤（NHL）鉴别，两者均有以血管为中心的特点，后者由形态相对单一，普遍有异型性的肿瘤性淋巴细胞组成。其次，组织细胞增生性病变(嗜酸性肉芽肿及汉-许-克病)，由朗格汉斯细胞、巨噬细胞/泡沫细胞、淋巴细胞、浆细胞及不定量的嗜酸性粒细胞组成，并可见多核巨细胞、继发性纤维化和坏死，病变不典型时需要注意。此外，需要鉴别的还有 CLIPPERS、中枢神经系统原发性血管炎及免疫介导的脱髓鞘疾病。

（五）治疗与预后

目前 LYG 没有标准的治疗方法，治疗取决于受累的程度和疾病的级别。部分患者对放疗和化疗敏感，一些患者在短期内使用糖皮质激素治疗有效。

LYG 中的异型淋巴细胞被认为具有肿瘤性或恶性潜能，据文献报道，约有 13% 的病例可转化为淋巴瘤。其预后取决于病变区域内异型淋巴细胞的数量，异型淋巴细胞越多预后越差。平均存活期为 12~14 个月，几乎所有患者在 3 年内死亡。

（朴月善）

参考文献

第九节　桥本甲状腺炎相关的类固醇反应性脑病

桥本脑病（Hashimoto encephalopathy，HE）是一种与桥本甲状腺炎（Hashimoto thyroiditis，HT）相关的罕见综合征，它是一种与甲状腺抗体相关的自身免疫性脑病，又称"桥本甲状腺炎相关的类固醇反应性脑病"[1,2]。此外，"自身免疫性甲状腺炎相关的激素反应性脑病（steroid-responsive encephalopathy associated with autoimmune thyroiditis，SREAT）"也用于描述该疾病。

Lord Brain 于 1966 年首次报道该病[3]，目前对其仍存有些许争议。桥本脑病最常见的特征是：①亚急性发作的意识模糊（意识模糊即意识障碍，包含意识水平及意识内容）伴意识水平改变；②癫痫发作；③肌阵挛。与甲状腺功能减退或甲状腺功能亢进相关的认知功能障碍不同，桥本脑病是一种免疫介导的疾病，而不是甲状腺状态改变对中枢神经系统的直接影响所致。

目前认为 HE 与 HT 继发的自身免疫反应相关，其致病过程中的免疫炎性反应可导致脑内局灶性或弥漫性脑损害，进而出现局灶神经功能缺损或昏迷等临床症状。临床上 HE 患者的甲状腺功能可正常、亢进或低下，而血中抗甲状腺抗体水平增高，大部分患者类固醇治疗有效。

一、免疫机制与免疫病理

（一）免疫机制

本病发病机制尚不清楚，推测可能与以下几种因素有关。

1. 可能由直接的抗体介导性神经元损伤引起。对 1 例桥本脑病患者进行免疫组织化学分析,检测到了一种与人大脑皮质起反应的抗神经元抗体[1,2,4]。

2. 自身免疫机制介导的血管炎引起微血管破坏,导致脑出血或者脑部血流低灌注。大量证据指向自身免疫性血管炎或其他炎性过程,这可能与免疫复合物沉积有关,并且可能干扰脑微血管系统[5,6]。单光子发射计算机断层扫描(single photon emission computed tomography,SPECT)结果显示脑局部灌注减少,提示血管受累。对一些患者进行尸检或脑活检时,病理检查发现脑实质内动静脉、毛细血管周围、脑膜血管周围尤其是静脉为中心的淋巴细胞浸润[7-9]。

3. 抗神经元抗体或抗α-烯醇化酶抗体与甲状腺组织和中枢神经系统共有的抗原发生自身免疫反应而致病。但是,因为α-烯醇化酶表达于内皮细胞上,其可能介导血管炎[1,2,10]。

4. 与遗传因素有关。一项病例系列研究发现,8 例患者中有 7 例为人类白细胞抗原(human leukocyte antigen,HLA)B8 DRw3 单倍型,而在对照人群中这一比例为 30%[9]。

5. 为急性播散性脑脊髓炎(acute disseminated encephalomyelitis,ADEM)的复发形式。桥本脑病可能是一种原发性脱髓鞘过程,与 ADEM 相似。少量桥本脑病患者的病理检查和 MRI 结果证实了这一推测,其表现与 ADEM 患者的相似[2,8,11]。

6. 促甲状腺激素释放激素的毒性效应致病[2]。

(二)病理表现

脑实质内动静脉、毛细血管周围、脑膜血管周围,尤其是静脉为中心的淋巴细胞浸润,病灶主要在脑干部的脑膜血管[2]。

二、临床表现与临床分型

对该综合征的流行病学认识可能尚不充分,一项基于医院的流行病学研究在存在与桥本脑病相符的不明原因的神经系统症状的患者中积极筛查桥本脑病,估计该病的患病率为 2.1/10 万[12,13]。在所报道的病例中,症状初发的平均年龄为 51 岁(范围为 9~86 岁),女性比男性更常受累,女性和男性患者的比例约为 4:1[8,12,14,15]。

桥本脑病的临床表现大多包括急性至亚急性起病的意识模糊。根据临床表现,HE 有两类临床亚型[1,2,5,6]。

脑卒中样类型:表现为卒中样发作的血管炎类型,该型患者可出现认知障碍及癫痫发作,甚至意识障碍。脑电图提示弥漫性慢波,偶有局部异常和癫痫样改变。MRI 可提示白质多病灶强化信号。约 25% 的患者为这种类型[1,2,8]。

弥漫性进展性类型:特征为缓慢进展的认知损害,伴痴呆、意识模糊、幻觉或嗜睡[6,16]。一些病例的表现更具暴发性,会快速恶化至昏迷[6,9]。一篇系统评价显示,15% 的患者出现昏迷[12]。

上述两种临床类型之间可重叠。现将两组中常见神经系统征象汇总如下[1,2]。

1. **意识障碍** 发生频率最高,有意识水平的改变及意识内容的变化。意识水平的改变从轻到重,意识内容的变化多为意识模糊。

2. **认知功能障碍** 可有认知低下、记忆力低下、定向力低下,进行性加重或呈波动性。

3. **锥体外系损害** 不随意运动多见,如肌阵挛、震颤样运动等。部分患者可出现斜视眼阵挛、舞蹈样运动、节律性肌阵挛、软腭震颤和眼睑痉挛等症状,少数患者可出现帕金森样表现。

4. **癫痫发作** 多数呈强直性、阵挛性发作,亦有呈复杂性癫痫发作。

5. **锥体束损害** 呈偏瘫或四肢瘫。

6. **精神行为异常** 幻觉、淡漠、社会孤立等精神行为异常。

7. **其他** 少数患者还可有睡眠障碍、听觉过敏、神经痛性肌萎缩症,以及脱髓鞘性周围神经病。

三、辅助检查

(一)血清学相关检查

1. 甲状腺功能

(1)抗甲状腺抗体:血清抗甲状腺过氧化物酶抗体(anti-thyroid peroxidase antibody,TPOAb)和/或抗甲状腺球蛋白抗体(anti-thyroglobulin antibody,TgAb)水平升高,是桥本脑病至关重要的实验室检查特征。一项研究结果显示,诊断时的抗 TPOAb 的水平中位数为 900IU/ml[12]。另一项纳入 112 例 HE 患者的研究显示,血清 TPOAb 阳性率占到 86.0%,TGAb 阳性率为 48.0%[15]。

然而,神经系统症状的严重程度与抗体的血清浓度或类型之间无明确的相关性;此外,治疗后抗体水平可能降低也可能不降低[8,9,13]。考虑到一般健康人群中有 2%~20% 也存在这些抗体,所以这些抗体阳性不能作为 HE 的特异性指标。然而,极少在脑脊液中测量抗甲状腺抗体,尚不清楚脑脊液抗甲状腺抗体的特异度和灵敏度[5,12,13]。

（2）甲状腺激素水平:目前已报道的桥本脑病患者的甲状腺状态存在差异,表现为显性甲状腺功能减退到显性甲状腺功能亢进不等。一项系统评价结果显示,大部分 HE 患者甲状腺功能正常,23%~35% 的 HE 患者存在亚临床甲状腺功能减退,17%~25% 的患者存在显性甲状腺功能减退,约 7% 的桥本脑病患者为甲状腺功能亢进[8,12,15]。

2. 炎症标志物和免疫指标　如红细胞沉降率、C 反应蛋白（C-reactive protein,CRP）、抗核抗体（antinuclear antibody,ANA）多为正常[2]。

（二）脑电图

90%~98% 的患者存在非特异性脑电图（electroencephalographic,EEG）异常,常表现为轻度、重度广泛慢波,改变与病灶一致。除广泛慢波外,还可见三相波、癫痫波等[1,6,8]。应用类固醇治疗后,EEG 及临床症状均可有改善;临床症状复发时,EEG 亦可出现相应的异常改变。但是,EEG 的改善发生的时间迟于临床症状的改善,约延迟 2 周[6,9,17]。

（三）影像学表现

1. CT 及 MRI　约 46% 的患者出现影像学异常,但 HE 患者的头颅影像学改变无特异性,可见皮质和/或皮质下改变,少数报道于两侧海马、颞叶内侧呈边缘系统脑炎样改变、小脑病变。HE 的 MRI 改变与脑梗死、多发脑肿瘤或肉芽肿甚至与变性病相似,有时鉴别困难[2]。

2. SPECT　可出现脑血流灌注减低及脑细胞低代谢改变[2]。

（四）脑脊液检查

10%~25% 的患者可出现脑脊液淋巴细胞增多[（8~169）×10^6/L][6,12,15];可有蛋白轻度增高,多为 100mg/dl 以下,但亦有 300mg/dl 以上者;寡克隆区带可阳性也可阴性[6]。在 HE 患者中 14-3-3 蛋白水平可升高（克-雅病相关表现）,但该现象并不普遍[15,18,19]。

四、诊断与鉴别诊断

（一）诊断

临床上出现其他原因无法解释的意识障碍、高级智能活动障碍、痫性发作、肌阵挛、震颤、局灶性神经功能缺失或精神异常等症状,脑电图上以弥漫性慢波为主时均应当考虑 HE 的可能。临床诊断应结合以上辅助检查结果,尤其是血清学检测到 TPOAb 或 TgAb 升高才能诊断为 HE,加上对糖皮质激素有反应,通常可确诊该综合征[2]。同时,需要排除其他可引起上述临床表现的疾病,如病毒性脑炎、自身免疫性脑炎、神经梅毒、克-雅病等[1,2,20]。

（二）鉴别诊断

1. 单纯疱疹病毒性脑炎　是由单纯疱疹病毒引起的一种中枢神经系统感染性疾病,临床表现为急性或亚急性起病的局灶性或全脑功能障碍。多呈急性或亚急性病程,症状可在数天内进展。起病后的典型表现包括发热、头痛、意识障碍、认知功能障碍、精神行为异常（轻度躁狂）、癫痫发作和局灶性神经功能障碍（包括颅神经麻痹、偏瘫、言语障碍、失语、共济失调等）。头颅 MRI 的典型表现为在一侧或双侧颞叶内侧、额叶眶面、岛叶皮质和扣带回出现局灶性水肿,MRI T_1 加权像上为低信号,T_2 加权像上为高信号,在 FLAIR 像上更为明显,早期可见 DWI 弥散受限;约 30% 的患者还可见丘脑受累,而基底节区域则几乎不受累。EEG 灵敏度高,但特异度差,一般表现为弥漫性高波幅慢波,也可有周期性波形或发作性偏侧癫痫样放电。脑脊液压力正常或轻度增高,重症患者可明显增高;有核细胞数增多,范围为（10~500）×10^6/L,有时甚至可高达 1 000×10^6/L,以淋巴细胞为主;蛋白质呈轻中度增高,常低于 150mg/dl,糖与氯化物正常。5%~10% 的患者脑脊液初次检查可能是正常的,尤其是儿童或免疫缺陷者。检测脑脊液中 HSV-DNA 是其特异性检查手段,可早期快速诊断,其灵敏度为 94%~98%,特异度为 98%~100%。特异性抗病毒药物治疗有效支持诊断[2,21-23]。

2. 自身免疫性脑炎（autoimmune encephalitis,

AE）是一类由自身免疫机制介导的、针对中枢神经系统抗原产生免疫反应所导致的脑炎。其临床表现具有以下特点：急性或者亚急性起病（<3个月），具备以下1个或者多个神经与精神症状或者临床综合征。①边缘系统症状，包括近事记忆减退、癫痫发作、精神行为异常，3个症状中的1个或者多个；②脑炎综合征，弥漫性或者多灶性脑损害的临床表现；③基底节和/或间脑/下丘脑受累的临床表现；④精神障碍，且精神心理专科医生认为不符合非器质性疾病。其辅助检查具有以下1个或者多个阳性发现，或者合并相关肿瘤，具体如下：①脑脊液异常。脑脊液白细胞增多（>5×10^6/L）；脑脊液细胞学呈淋巴细胞性炎症反应；脑脊液寡克隆区带阳性。②神经影像学异常。头颅 MRI 示单侧或者双侧的边缘系统 T_2 和/或 FLAIR 异常信号；其他区域的 T_2 和/或 FLAIR 异常信号（除外非特异性白质改变和卒中）；PET 示边缘系统高代谢改变；多发的皮质和/或基底节的高代谢改变。③电生理异常。EEG 可表现为局灶性癫痫或者癫痫样放电（位于颞叶或者颞叶以外），或者弥漫/多灶分布的慢波节律。④与 AE 相关的特定类型的肿瘤，例如边缘性脑炎合并小细胞肺癌，抗 NMDAR 脑炎合并畸胎瘤等。确诊该病主要依赖于抗神经元表面抗原的自身抗体阳性[24-28]。

3. 急性播散性脑脊髓炎（acute disseminated encephalomyelitis，ADEM） 该病好发于儿童和青壮年，男女发病率无明显差异，多为散发，无季节性。多在感染或疫苗接种后1~2周急性起病，出疹后脑脊髓炎通常发生于皮疹出现后2~4天，常表现为斑疹正在消退、症状正在改善时，患者突然再次出现高热，并伴有头昏、头痛、乏力、全身酸痛，严重时出现抽搐和意识障碍。临床表现为多灶性神经功能障碍，绝大多数患者大脑弥漫性损害的症状较为突出，如意识障碍和精神异常；脑局灶性损害的表现，如偏瘫、偏盲、视力障碍和共济失调等也较为常见；少数患者脑膜受累，可出现头痛、呕吐、脑膜刺激征；锥体外系受累出现震颤、舞蹈样动作等；脊髓病变时出现受损平面以下部分或完全性截瘫或四肢瘫、上升性麻痹、传导束性感觉减退或消失、不同程度的膀胱及直肠功能障碍等。感染后成人 ADEM 患者可能出现周围神

受累的临床表现，或发现亚临床诊断证据。周围神经损伤的临床表现包括肢体远端感觉异常、会阴部感觉缺失和肌肉萎缩。实验室检查提示：脑脊液压力增高或正常，细胞数正常或轻度增加，以单个核细胞为主。急性出血性白质脑炎则以多核细胞为主，红细胞常见，细胞数高达1 000×10^6/L以上。蛋白轻度至中度增高（一般 <1g/L），以 IgG增高为主，可发现寡克隆区带。EEG 多为广泛性中度以上异常，常见 θ 和 δ 波，亦可见棘波和棘慢复合波。影像学检查：头颅 CT 扫描可发现白质内弥散性分布的多灶性大片状或斑片状低密度区，增强 CT 可出现环形或结节状强化。MRI 显示病变更清楚，主要表现为长 T_1 长 T_2 异常信号，呈均一时相，为多灶性、非对称性病变，多分布在皮质下白质、脑室周围、脑干、小脑，以及脊髓白质，也可见胼胝体病变，病灶可强化，近半数的病例病灶不强化。约40%患者出现丘脑病灶；约15%患者出现双侧丘脑或基底节对称性病灶；病灶可局限在脑干或小脑，有时出现假瘤样改变。本病的诊断要点在于：非特异性病毒感染或免疫接种后，出现急性或亚急性脑和脊髓弥漫性损害的症状；脑脊液中单核细胞增多；EEG 广泛中度以上异常；CT 或 MRI 显示脑和脊髓内多发散在病灶，特别是丘脑部位[2,27,29]。

4. 神经梅毒（neurosyphilis） 神经梅毒是由梅毒螺旋体感染引起的中枢神经系统疾病，可累及脑、脊髓、周围神经，临床表现多变，可在初次感染后任何时候出现。神经梅毒根据受累部位和病理改变不同可出现不同的临床表现。主要有以下五类表现：无症状型神经梅毒、梅毒性脑膜炎、血管型梅毒、脊髓痨和麻痹性痴呆。而血管性梅毒和麻痹性痴呆的临床表现与桥本脑病的临床表现容易混淆。血管型梅毒多在感染后2~10年发病，也可见于感染后数月内发病。发病形式可为缓慢起病或急性卒中样起病，体征取决于闭塞血管所支配供血区的神经功能。主要累及大脑中动脉及其分支，引起偏瘫、偏身感觉障碍、偏盲等症状，发病前可有持续数周的头痛、头晕、人格改变等前驱症状。麻痹性痴呆多于初次感染梅毒后的10~30年发病，发病年龄通常40~50岁，症状为进行性痴呆合并神经损害，早期常见注意力不

集中、记忆力减退、精神行为改变,后期出现严重痴呆。神经系统查体常见的异常表现包括构音障碍、面部和舌肌震颤、双手意向性震颤、反射异常等。神经梅毒的影像学检查和脑脊液常规生化检查缺乏特异性,血清和脑脊液的特异性病原学检查对于诊断该病具有至关重要的意义。如果患者有神经系统症状及体征,脑脊液性病研究实验室试验(venereal disease research laboratory, VDRL)或快速血浆反应素试验(rapid plasma regain, RPR)阳性,在排除血液污染后可诊断神经梅毒。如果患者出现神经梅毒的症状和体征,脑脊液 VDRL 阴性而血清学检查阳性,并且脑脊液细胞计数或蛋白测定异常,也考虑诊断神经梅毒。此外,可以考虑行脑脊液荧光密螺旋体抗体吸收试验(fluorescent treponemal antibody-absorption test, FTA-ABS),FTA-ABS 可以作为神经梅毒的确诊试验。也有文献报道,一些患者临床症状符合神经梅毒,但是脑脊液 RPR、梅毒螺旋体血凝试验(treponema pallidum hemagglutination assay, TPHA)、梅毒螺旋体颗粒凝集试验(treponema pallidum particleagglutination assay, TPPA)均为阴性,最后经脑组织活检证实为神经梅毒[2,30-32]。

5. 克-雅氏病(Creutzfeldt-Jakob disease, CJD) 又称为亚急性海绵状脑病或称皮质-纹状体-脊髓变性,系由特殊的具有传染性蛋白质即朊病毒感染所致,是一种罕见的致命性中枢神经系统退行性疾病。快速进展性认知障碍是 CJD 患者最常见的临床表现。患者早期常表现为记忆力减退、判断力及注意力下降等,随疾病进展多数患者在数月内进展为痴呆。该疾病发生发展过程中逐渐出现小脑症状、非特异性的视觉症状、锥体系或锥体外系表现、精神行为异常和肌阵挛(尤其是惊吓诱发的肌阵挛)等。疾病晚期患者可表现为无动性缄默及去皮质强直。5 项辅助检查对于该病的临床诊断具有很大的提示性和诊断意义。①头颅 MRI:绝大多数 CJD 患者可观察到特征性改变,即弥散加权成像(diffusion-weighted imaging, DWI)或液体抑制反转恢复(fluid attenuated inversion recovery, FLAIR)序列上出现至少两个皮质区域(额、颞、顶、枕)和/或基底节区(尾状核和/或壳核)高信号。②脑脊液检查:脑脊液 14-3-3 蛋白是诊断 CJD 常用的生物标志物之一,约 40%~60% 的患者阳性,但 14-3-3 蛋白也可出现在其他疾病的患者中,如 HE、中枢系统感染性疾病等。③脑电图:典型表现为周期性尖慢复合波,多在疾病中晚期出现,但非 CJD 所特有。这种波形具有以下特征:每个综合波持续 100~600 毫秒,短周期(期间间隔 0.5~2 秒,约 1 次/s),且至少有 5 个重复的综合波(每个综合波时程差别 <500 毫秒)。④实时震动诱导蛋白扩增(real-time quaking-induced conversion, RT-QuIC):RT-QuIC 是一种不需要脑组织、特异性检测致病形式朊病毒(PrPSc)的实验室检测手段。脑脊液、皮肤 RT-QuIC 阳性对 CJD 的诊断和鉴别诊断非常重要,在国外的 CJD 诊断标准中,其诊断证据级别仅次于病理。⑤基因检测:发现 PRNP 突变位点对于遗传型 CJD 具有确诊意义[33-36]。

五、治疗

大部分 HE 经过类固醇治疗后,临床症状在数日或数周内迅速好转,停用类固醇后易复发,再用类固醇时症状又可缓解。除类固醇激素外,也可应用免疫球蛋白、血浆置换,以及其他免疫抑制剂,如环磷酰胺、硫唑嘌呤等。

(一)急性期治疗

急性或亚急性发作时,通常使用糖皮质激素,但糖皮质激素的最佳剂量尚不确定。可静脉应用甲泼尼龙 1g/d,连用 3~7 天,随后使用至少 1mg/(kg·d)维持剂量治疗 2~4 个月或直至症状缓解,之后再逐渐减少剂量至停药;或者静脉应用甲泼尼龙 1g/d,连用 3~7 天,根据临床症状在 6 个月至 2 年内逐渐减少用量直至维持量或停用,以预防复发[1,2];或者使用口服泼尼松 50~150mg/d。目前尚不清楚大剂量使用甲泼尼龙与口服糖皮质激素相比的益处[12,13]。

癫痫发作的 HE 患者应使用抗癫痫药物治疗,部分患者对抗癫痫药无反应但可能类固醇治疗有效[9]。

(二)缓解期/恢复期治疗

几乎所有 HE 患者激素治疗效果良好,但过早中断治疗会导致症状复发,通常激素治疗后 4~6 周临床症状改善,部分患者需要延长治疗时间（超过 1 年），甚至长达两年。目前对于激素治疗时间缺乏确切标准，应根据临床进程、个体对激素的反应性和对激素耐受性来决定。脑电图和神经心理学测试的改善可视为调控治疗指标[1,2]。

大多数患者（90%~98%）对糖皮质激素治疗有反应，但可能不能完全恢复。一项纳入 24 例患者的研究显示，仅 32% 的患者在类固醇治疗后完全缓解[37]。据报道，个别患者静脉使用免疫球蛋白后得到临床改善[38]，也有患者在血浆置换后得到临床改善[39-41]。少数（5%）报道病例接受过其他免疫抑制药物治疗，包括硫唑嘌呤、环磷酰胺、甲氨蝶呤、利妥昔单抗和羟氯喹[5,9,12,42,43]。这些药物通常仅用于不能耐受糖皮质激素或糖皮质激素治疗无效，或在糖皮质激素减量期间或之后出现复发的患者。

（张婧）

参考文献

第十节　Susac 综合征

Susac 综合征是一种罕见的累及脑、视网膜和内耳微血管的免疫介导性疾病。特异性的临床三联征包括中枢神经系统功能障碍、感音性耳聋和视网膜分支动脉阻塞（branch retinal artery occlusion，BRAO）引起的视觉障碍[1]。然而在疾病发展较长时间内，三联征常不同时出现，或因症状较轻被严重的脑病症状所掩盖。本病首先于 1979 年由 John O Susac 报道了 2 例女性患者，以人格改变、偏执性精神病和 BRAO 为临床表现，Susac 称之为脑和视网膜微血管病[1]。1994 年，在总结新发 16 例病例后，正式命名为 Susac 综合征（Susac syndrome，SS）[1,2]。

一、流行病学

迄今为止，SS 在自然人群的发病率和患病率尚不明确，目前文献报道推算的发病率约为（0.024~1.2）/100 万人年，女性患者多见，女男比例约 4∶1，发病年龄以 16~40 岁多见，平均 32 岁，白种人最多见[3-6]。

二、发病机制

SS 发病机制尚不清楚，但考虑到女性的优势和对免疫抑制治疗的反应，它被认为是以自身免疫异常为基础。在一些 SS 患者中发现了内皮细胞抗体，但是这一发现的灵敏度和特异度都不明确[2]。部分研究表明，SS 的内皮病变可能是细胞毒性 CD8+ T 细胞介导的、针对内皮细胞上的一种不明抗原的免疫反应，导致内皮损伤和微小缺血灶及出血灶形成[7,8]。

SS 的组织病理学改变提示小血管壁内皮炎性病变。血管壁有内皮细胞肿胀和淋巴细胞浸润，可引起受累血管闭塞。这些血管变化导致微梗死、皮质萎缩和脑白质病变[6,8]。在对 SS 患者的胼胝体病理活检研究中，发现微小血管病的特征是内皮细胞损伤和坏死[9]。

三、临床表现

SS 的典型三联征包括中枢神经系统功能障碍、BRAO 引起的视觉障碍和感音性耳聋。仅有 13% 的患者在发病初期表现出上述三组症状，一般会延迟数周至数年出现，平均延迟 5 个月。根据脑病的发作形式，SS 患者的病程分为单相性、多相性和慢性持续性。单相性 SS 临床症状波动，病程呈自限性，无复发，常以脑病形式起病，发病 2 年内脑病症状有进展，但病程不超过 2 年；多相性 SS 不以脑病形式起病，表现为反复发作的视觉障碍和听力丧失，脑病症状很少进展，但头颅 MRI 检查胼胝体区会有明显的异常表现，病程持续超过 2 年；慢性持续性 SS 发病 2~3 年内表现为孤立性反复发作的视觉障碍或听力丧失，不伴有脑病症状，病情呈持续性活动，常持续数年[6,10]。

（一）急性脑病

约 66% 的患者起病时伴有中枢神经系统症状，91% 的患者于疾病发展过程中表现出中枢神经系统症状。头痛被报道为最常见的前驱症状，常表现为偏头痛，出现在 80% 的患者，可能出现在脑病发展前几个月，并伴有精神障碍（行为改变、偏执狂)、认知变化、记忆丧失和精神错乱,并可能迅速发展为痴呆[11]。其他神经系统症状包括不同程度的意识障碍、构音障碍、步态不稳、眩晕、肢体瘫痪、感觉障碍、颅神经受累及癫痫发作。此外,有 1 例患者脊髓马尾受累,出现尿潴留、便秘、鞍区感觉麻木的报道[12]。

(二)视觉障碍

患者的眼部受累通常与继发于视网膜分支动脉闭塞或血管炎的视网膜缺血有关,视觉障碍多急性起病,表现多种多样,是否出现视力症状可能与 BRAO 的程度和位置有关(如果缺血位于视网膜周边部动脉分支,患者可能无症状)。可表现为无痛性视力下降,中心暗点,水平视野缺损甚至失明[13]。此外,有些患者的脑病可能严重到无法注意或报告视觉症状。因此在临床上如果怀疑 SS 时,需要重点关注眼部评估。高达 95%~99% 患者可通过眼底镜检查或荧光素血管造影(FFA)发现 BRAO,甚至包括没有视觉症状的患者。SS 患者存在 BRAO 时,眼底检查可以发现视网膜动脉黄白相间的壁斑(Gass 斑),通常靠近动脉闭塞部位,提示内皮功能障碍,易误诊为栓塞。Gass 斑常见于 SS 急性期,是反映病变活动的一种生物标志物,会随病情好转而消失[12]。

(三)听力障碍

SS 的异常表现包括感音神经性听力损失、耳鸣和外周性眩晕。所有患者均应进行听力检查评估[14]。在 19 例患者的病例系列报道中,8 例患者在第一次就诊时出现了听力损失,17 例患者最终出现了听力损失[15]。听力损失最常见为低、中频受损。可累及单耳或双耳,即使早期予以积极治疗,部分患者也可能快速发生不可逆性进展。部分患者可能需要进行人工耳蜗植入术。

四、辅助检查

(一)实验室检查

实验室检查主要用于排除与 SS 表现相似的其他疾病,目前尚无明确的实验室检查指标可以用来诊断或除外 SS。

1. 血清学 血清学检查的主要目的在于排除潜在的相关疾病。少数 SS 可见红细胞沉降率(ESR)、C 反应蛋白(CRP)轻度升高。若 ESR、

CRP 升高明显或同时伴有抗中性粒细胞胞质抗体、抗心磷脂抗体、狼疮抗凝物、血清补体、冷球蛋白等急性期反应物明显升高,应考虑累及全身的感染或相关结缔组织病等。

2. CSF 检测 CSF 表现异常对于 SS 虽然不具有特异性,但可用于排除感染和恶性病变。SS 患者通常无颅内压显著升高的征象,少数患者 CSF 的淋巴细胞数轻度升高(平均细胞数 10~15/mm³),蛋白水平轻中度升高(可大于 1g/L),极少见寡克隆区带阳性和 IgG 鞘内合成率增高。使用宏基因组学二代测序(metagenomic next-generation sequencing, mNGS)寻找感染性疾病证据,可以非靶向地检测脑脊液标本中存在的病毒、真菌和寄生虫等病原体的核酸[16]。

(二)影像学检查

头颅 MRI 有助于区分 SS 与其他疾病,如多发性硬化和急性播散性脑脊髓炎。MRI 异常表现在三个区域:脑白质(尤其是胼胝体)、软脑膜和皮质及灰质核团。常表现为多发灰、白质小病灶,直径多为 3~7mm,呈 T_1 低信号、T_2 高信号影。FLAIR 和矢状 T_1 是观察胼胝体病变的理想序列。胼胝体受累以中央纤维为主,周围纤维则较少累及。这种病变模式被描述为“滚雪球”病变(图 5-10-1)[17,18]。随着疾病的演变,梗死灶液化坏死,表现为胼胝体中央部 T_1 加权像特征性“空洞征”。典型的中心胼胝体病变与内囊“串珠状”病变相结合是 SS 的 MRI 特征性表现(图 5-10-2)。

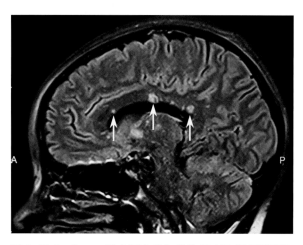

图 5-10-1 Susac 综合征患者矢状位 FLAIR 提示胼胝体受累

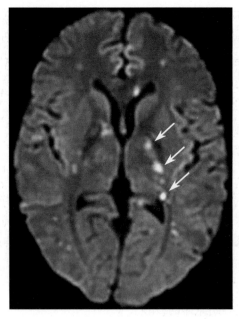

图 5-10-2　Susac 综合征患者 DWI 提示内囊"串珠状"受累

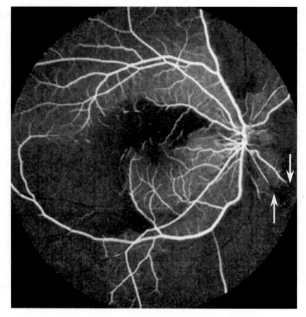

图 5-10-3　Susac 综合征患者 RFA
右眼鼻侧及下方视网膜分支动脉阻塞。

（三）视网膜荧光素血管造影

视网膜荧光素血管造影（RFA）是 SS 的重要检查之一，在诊断 BRAO、监测疾病进展和治疗反应方面具有重要价值。对于所有可能的 SS 患者都应进行视网膜荧光素血管造影，即使在常规眼底检查中显示未见明显异常。

SS 患者视网膜荧光素血管造影典型的征象是动脉壁高荧光，可发生在远离闭塞动脉的部位，也可出现在无 BRAO 时[19]。主要原因是受损的血管壁泄漏导致高荧光，表明存在活动性病变，并可考虑为视网膜病变。此外还可显示视网膜小动脉上细小、局部的阻塞性病灶，即 BRAO，是 SS 典型的表现之一，而视网膜静脉一般不受累（图 5-10-3）[18]。

（四）光学相干断层成像

光学相干断层成像（OCT）是一种无创性光学影像诊断技术，利用光学干涉原理，分析不同组织的结构。SS 患者通过 OCT 可发现，斑片状视网膜神经纤维层沿闭塞血管段增厚，不影响外核层或感光层，与视网膜神经纤维层的正常中心凹轮廓增厚的丧失有关，这可能反映急性 BRAO 导致的水肿。部分患者的 BRAO 会引起视网膜变薄。OCT 可能有助于鉴别多发性硬化与 SS。在 SS 中，OCT 显示视网膜变薄为局灶性，而在多发性硬化中视网膜变薄为弥漫性，影响视网膜颞神经纤维层[12,13]。

（五）听觉检查

SS 患者常表现为听力明显下降，为感音性耳聋，可为单侧或双侧性，双耳听力常不对称。听觉受损区域最常见于中频和低频，即使是在无症状患者中，也应进行筛查。

五、诊断标准

2016 年，欧洲 SS 协会的专家组制定了一个较实用的诊断标准，以协助临床医生及时并可靠地诊断 SS，以作为治疗决策的依据，亦供临床试验使用。具体的 SS 诊断标准如表 5-10-1[20]。

2019 年 Egan 根据新进的一些研究发现，更新了 SS 诊断标准。具体见表 5-10-2[21]。

六、鉴别诊断

SS 罕见，亚洲人群较少见。同时，特异性的临床三联征常不同时出现，因此，诊断该病时需要与多种疾病进行鉴别，具体见表 5-10-3[6,22]。

其中，需要重点鉴别和关注的疾病包括多发性硬化、急性播散性脑脊髓炎、病毒性脑炎等其鉴别要点详见表 5-10-4[22,23]。

表 5-10-1 推荐的 SS 诊断标准

诊断级别	具体诊断要求
I. 确诊的 SS	每个标准都有次级标准需要满足
	1. 脑部受累 临床症状和体征:新发认知功能受损和/或行为异常和/或局灶性神经功能缺损和/或新发头痛 影像学:头颅 MRI 典型表现——T$_2$ 像(或 FLAIR 像)上多发、圆形、小的高信号病灶,至少一个胼胝体病灶("雪球样") 为满足第 1 条标准,需要至少一个临床表现和典型 MRI 表现
	2. 视网膜受累 临床症状和体征不是必需的 眼科检查:FLA 见 BRAO 或 AWH,或者眼底镜或 OCT 检查见视网膜分支缺血的特征性表现 为满足第 2 条标准,需要至少一个 FLA 上的 BRAO 或 AWH,或眼底镜上视网膜分支动脉缺血,或 OCT 上可见相关损害
	3. 前庭蜗受累 临床症状和体征:新发耳鸣和/或听力下降和/或周围性眩晕 内耳功能检查:听力图证实的听力下降;特异性检查证实的前庭性眩晕 为满足第 3 条标准,需要至少一个临床症状和听力下降或前庭性眩晕,并经内耳功能特异性检查证实
II. 很可能的 SS	不完全的三联征,前述 1~3 标准中只符合 2 条
III. 可能的 SS(SS 不是可能性最大的诊断)	对于仅表现出上述三联征中部分临床或亚临床症状的患者,但尚未满足标准 I 或 II,则需要在鉴别诊断中考虑 SS,但不应该作为最可能的诊断

注:FLA,吲哚氰绿眼底血管造影;AWH,动脉壁高荧光显像;BRAO,视网膜分支动脉闭塞;OCT,光学相干断层成像。

表 5-10-2 Egan 制定的 Susac 综合征的确诊标准

诊断标准	诊断条件
临床诊断	完全符合下列 3 个标准 1. 脑病 2. 至少有一只耳朵出现低频听力丧失 3. 至少有一只眼睛出现 BRAO
神经影像学诊断	完全符合下列 3 个标准 1. 白质病变 2. 灰质病变 3. 软脑膜强化 诊断性孤立性影像学表现 MRI 上可见中央胼胝体病变 荧光血管造影示 BRAO 远端的 AWH

注:AWH,动脉壁高荧光;BRAO,视网膜分支动脉闭塞。

表 5-10-3　Susac 综合征的鉴别诊断

疾病类别	具体疾病
中枢神经系统炎性脱髓鞘疾病	多发性硬化、急性播散性脑脊髓炎、视神经脊髓炎谱系疾病
脑血管疾病	卒中、短暂性脑缺血发作、伴皮质下梗死和白质脑病的常染色体显性遗传性脑动脉病（CADASIL）
血管炎、结缔组织病或其他自身免疫病	原发性中枢神经系统血管炎、边缘性脑炎、结节性多动脉炎、韦格纳肉芽肿、变应性肉芽肿性血管炎（Churg-Strauss vasculitis）、系统性红斑狼疮、结节病、干燥综合征、白塞综合征（贝切特病）、抗磷脂抗体综合征、Cogan 综合征、视网膜静脉周围炎（Eales disease）、自身免疫性内耳疾病
感染性中枢神经系统疾病	莱姆病、梅毒、肺结核、病毒性脑炎
恶性肿瘤	原发性中枢神经系统淋巴瘤、中枢神经系统转移瘤、副肿瘤综合征
其他	偏头痛、脑病、线粒体脑肌病伴高乳酸血症和卒中样发作（MELAS）、梅尼埃病、精神障碍（包括药物相关性精神病）、孤立性视网膜分支动脉阻塞

表 5-10-4　Susac 综合征鉴别诊断要点

疾病	与 Susac 综合征的相似点	与 Susac 综合征的不同点
感染性脑炎	急性/亚急性脑病,头痛,行为障碍	发热,PCR 检测呈阳性;脑脊液细胞数增多。MRI 提示典型的颞叶高信号,很少累及胼胝体
自身免疫性脑炎	急性/亚急性脑病,头痛,行为障碍	频繁发作;MRI 特征模式;特异性的脑脊液或血清抗体阳性
原发性中枢神经系统血管炎	脑病和头痛,小血管损伤在 MRI 上出现微梗死,胼胝体可能受累	不典型的 MRI 模式;中动脉的损伤;正常 RFA 和 TA
CADASIL	脑病,多发性脑梗死,有时伴有粟粒性病变	慢性病程,无软脑膜的增强,特别是颞极和外囊的病变,有微出血和家族史
多发性硬化	以女性为主,频繁的视力损害（复发性视神经炎）、白质病变（胼胝体、小脑和脑干受累常见）。脑干损伤可能会导致听力损失。眩晕和恐声症	有脑病和听力损失的并不常见,脊髓经常受累,OCB 通常阳性,MRI 提示直角脱髓鞘征（Dawson finger sign）,无雪球样病变或软脑膜增强,RFA 通常正常,OCT 显示弥漫性视网膜变薄,中央凹轮廓不受影响
急性播散性脑脊髓炎	急性/亚急性脑病、行为障碍、白质病变（特别是胼胝体、小脑和脑干受累）	感染或疫苗为诱发因素,脊髓常受累,肿块样病灶,呈单相病程
中枢神经系统淋巴瘤	有脑病可能,胼胝体可损害	增强可见明显浸润性病变,无微梗死
Cogan 综合征	头痛,行为障碍,局灶性神经功能缺损,视网膜血管炎和突发性听力丧失或眩晕	反复的眼部间质性角膜炎,与系统性血管炎有关,缺乏典型的 Susac 综合征的 MRI 表现
伏格特-小柳综合征	以精神病为特征的脑膜脑炎头痛、眩晕和感音神经性听力损失	无脑病症状。可有葡萄膜炎和视网膜脱离,感音神经性听力损失（高频率为主）

疾病	与 Susac 综合征的相似点	与 Susac 综合征的不同点
白塞综合征	认知功能障碍,与脑病相关 可出现视力障碍和听力损失。MRI T$_2$-FLAIR 像呈高信号病变,易累及脑干、丘脑和基底节	中枢神经系统静脉血栓形成。前、后全葡萄膜炎。在 TA 中高音调减弱。可见口腔和生殖器溃疡等全身性表现
结节病	局灶性神经症状、视力障碍和听力损失	前葡萄膜炎伴肉芽肿性角膜炎沉淀。视神经炎累及视交叉。大多数患者出现系统性损伤。MRI 提示增强可见结节性脑膜增厚,软脑膜强化
系统性红斑狼疮	卒中或脱髓鞘样病变 头痛和精神症状很常见	全身损害,血清学标志物和没有特殊的 Susac 综合征 MRI 表现
抗磷脂综合征	可出现脑梗死、视觉模糊、暗点和感音神经性听力损失	抗磷脂抗体阳性、血栓病史、脑脊液正常,无典型胼胝体病变或 RFA 表现

七、治疗

由于总的病例数太少和诊断延迟,目前尚无治疗 SS 的前瞻性随机对照研究。目前主要是基于其自身免疫性血管炎的经验性方法。在急性发作期,主要是大剂量激素治疗[16]。为预防疾病复发或疾病进展,一般建议进行长期免疫抑制疗法。常见治疗方法包括激素、免疫抑制剂、免疫球蛋白、血浆置换等,近期的一篇综述总结了目前的治疗方案。具体见表 5-10-5[23]。

表 5-10-5 SS 目前治疗方案

药物	剂量	频率	监测指标	常见的副作用	注意事项
甲泼尼龙	1g/d	3~7 天(根据疾病的严重程度而定)	血糖,血压	焦虑,高血糖和高血压	在环磷酰胺或利妥昔单抗输注中额外加入 1g。如果患者在减量下仍存在持续疾病活动,可以考虑每天增加 3 次连续输注
泼尼松	1mg/(kg·d)(最大 80mg)	每天	血糖、血压、心血管危险因素、营养评估、常规眼科和骨密度评估 预先评估因类固醇激素和/或血清学发现而加重既往疾病	高血糖和糖尿病、高血压、体重增加和肥胖、白内障和青光眼、皮肤变化、胃肠或精神紊乱、骨质疏松症和骨坏死。库欣综合征、肾上腺抑制、感染风险增加(包括卡卡氏肺孢子菌肺炎)	每 2 周减量 10%,直到达到每天 20mg。然后每 4 周减量 10%,直至降到每天 5mg

药物	剂量	频率	监测指标	常见的副作用	注意事项
丙种球蛋白	0.4g/（kg·d）×5d	每月,总时长6个月	输液过程中的不良事件:头痛、背痛、恶心、呕吐、皮疹、疲劳、不适感、发热、心血管事件,以及由IgA缺乏、肾功能减退导致的过敏	高血压、过敏(从轻微的皮肤变化到严重的过敏反应)、无菌性脑膜炎、静脉或动脉血栓形成	根据严重程度和疾病的稳定性决定。重症患者在前1~2个月每2周2g/kg
利妥昔单抗	1 000mg	诱导:2个周期,间隔14天,保持间隔在4~6个月,然后是6~12个月	心血管参数、过敏反应、常规血液检测(包括免疫球蛋白评估)、乙型肝炎病毒血清学检测(必要时接种疫苗避免病毒重新激活)	高血压、过敏(从轻微的皮肤变化到严重的过敏反应)、病毒性肝炎或潜伏的结核病再活化、低丙种球蛋白血症。感染风险增加	持续应用1~2年,根据严重程度和疾病的稳定性调整
细胞毒性药物	每剂量10~15mg/kg(最高1 200mg)	严重程度和治疗反应决定	心血管参数、常规血液检测、既往乙肝血清学状况(如需要接种疫苗)	诱导的白细胞减少,感染风险增加,潜伏的结核再活化,出血性膀胱炎和潜在的不孕症	如果有改善则改用吗替麦考酚酯。如果没有改善则前2次间隔2周,然后每3周(3个周期),最后是每4周(1~3个周期)
吗替麦考酚酯	500mg起始,每天2次	剂量调整可根据血清药物浓度(如可行)或临床反应	常规检测乙型肝炎病毒血清学、适当时接种疫苗、避孕。定期血细胞计数和肝酶常规检查	诱导性白细胞减少。肝毒性,感染风险增加,潜伏结核活化,胃肠道不耐受、患淋巴瘤和其他恶性肿瘤(特别是皮肤)风险增加	根据严重程度和疾病的稳定性。可联合他克莫司,每天1 000mg
他克莫司	通常4mg,需要监测药物水平	每天	常规检测乙型肝炎病毒血清学、适当时接种疫苗、避孕。需要监测药物水平直到确定最佳剂量	诱导白细胞减少,增加感染风险和胃肠道不耐受	与吗替麦考酚酯联合使用,直到疾病稳定,此后可吗替麦考酚酯单独使用

八、总结

SS 是一种罕见的、诊断不足和经常误诊的疾病，病因不明，由免疫介导的内皮病变导致微血管缺血，影响大脑、视网膜和内耳。它有多种临床表现，因此需要进行广泛的鉴别诊断。目前，该病诊断是基于影像学（脑 MRI）、眼科检查（包括荧光素血管造影）和临床怀疑病例的听力测试。早期和正确的诊断非常重要，进行适当的治疗可预防不可逆转的严重损害。

（李大伟）

参考文献

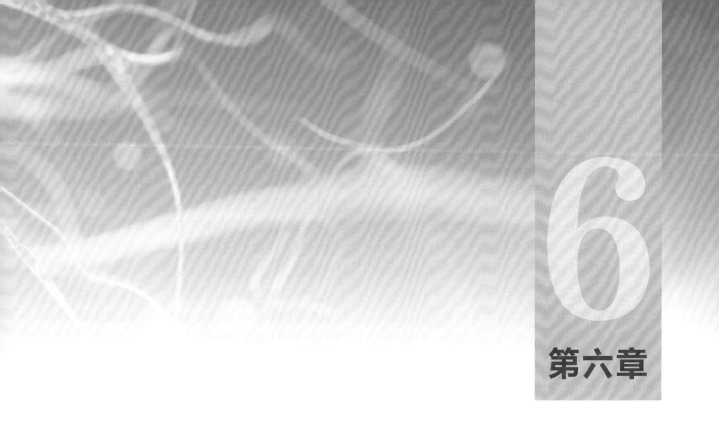

6

自身免疫性
周围神经病

第一节　概述

自身免疫性周围神经病是周围神经系统免疫性疾病,表现为孤立性周围神经病(运动、感觉及自主神经功能障碍),或是作为系统性自身免疫病中的一部分表现,例如血管炎、副肿瘤综合征。周围神经系统的不同成分可能选择性受累,如运动、感觉、自主神经和神经肌肉接头部位;不同的细胞结构也会选择性受累,如神经元胞体、轴膜或髓鞘。自身免疫性周围神经病主要累及中青年人群,具有高致残性、致死性和潜在的可治性,因而受到神经学界的高度关注,近年来获得了很多新的进展,新的自身抗体不断被发现。但需要强调的是,虽然很多周围神经病具有自身免疫病基础,但更多的此类疾病仍然没有发现特异性抗体;另外,自身抗体、神经系统病理损伤、临床综合征三者之间的具体联系尚存很多不确定性。

笔者从兼顾临床实用性和研究前沿的考虑,选择临床常见的和新发现特殊抗体相关的自身免疫周围神经病进行详细论述。由于抗体种类繁多、与临床表现之间存在复杂联系,因此有必要在本节对自身免疫周围神经病的共性做一概述,便于读者全面了解。

一、周围神经和血-神经屏障的结构特殊性与免疫易感性

周围神经的间质包括神经外膜、神经束膜、神经内膜,所有的神经纤维和施万细胞都在神经内膜中。周围神经的血-神经屏障由神经外膜、神经束膜和神经内膜的毛细血管内皮细胞之间的紧密连接构成,但这些部位的血管内皮不仅缺乏延续性的紧密连接,甚至存在"开窗",导致血循环中的溶质、大分子和活化的 T 细胞和 B 细胞能够渗漏到周围神经间质和神经内膜中,与神经纤维发生直接接触。不仅如此,周围神经在郎飞结处,施万细胞和微绒毛(microvillus)与神经轴索附着尤为松散,更易受到免疫攻击。"血-神经屏障"不如"血-脑屏障"严谨,即使在健康情况下也具有较高的通透性和易变性,而在疾病状态下,特异性黏附分子、基质金属蛋白酶和趋化因子都会进一步增加血-神经屏障的渗漏性,因此将其称为

"血-神经界面(blood-nerve interface)"更为贴切[1,2]。周围神经易受到循环中免疫因子攻击的部位包括背侧(感觉)、腹侧(运动)神经根,以及易受抗神经节苷脂抗体攻击的运动和感觉神经末梢。

周围神经中存在固有免疫细胞,包括巨噬细胞、淋巴细胞和肥大细胞,它们调节着自身免疫耐受,并在固有免疫应答中充当第一反应者。施万细胞和神经内膜中固有的朗格罕细胞,具有抗原呈递功能,可以诱发适应性免疫反应。神经组织本身也参与免疫反应,例如,伤害性痛觉纤维放电频率的增加可以在局部募集细胞因子,继而可能引发定向的体液免疫反应。

二、周围神经自身抗体的来源

周围神经自身抗体的来源尚未完全阐明,较为公认的两个触发因素分别是病原体感染和某些肿瘤组织。例如空肠弯曲菌脂多糖上的拟神经节苷脂抗原表位可以致敏,导致机体产生抗神经节苷脂抗体;巨细胞病毒、EB 病毒、肺炎支原体、流感嗜血杆菌、A 型流行性感冒病毒、戊肝病毒也是可引起吉兰-巴雷综合征(GBS)的相关前驱感染的病原体;一些肿瘤组织中含有神经细胞或表达神经元蛋白,也可诱导机体产生自身抗体。

三、自身免疫性周围神经病的免疫系统变化

虽然导致异常免疫状态的诱发因素仍不明确,但自身免疫性周围神经病患者的固有免疫系统和适应性免疫系统的免疫状态均有异常。

1. **固有免疫细胞**　包括自然杀伤细胞(natural killer,NK)、树突状细胞和单核巨噬细胞。慢性炎性脱髓鞘性多发性神经根神经病(chronic inflammatory demyelinating polyradiculoneuropathy,CIDP)患者经 IVIG 治疗后,外周血循环中 NK 细胞数量显著下降,Fc 受体被封闭,且上述变化呈剂量依赖性。树突状细胞的作用是抗原呈递,启动免疫应答。成熟的树突状细胞分为两个亚群,髓样树突状细胞(mDC)与细胞免疫应答相关,浆细胞样树突状细胞(pDC)与抗病毒作用和体液免疫应答有关,还可促进调节性 T 细胞的增殖。急性炎性脱髓鞘性多发性神经根神经病(acute

inflammatory demyelinating polyradiculoneuropathy, AIDP)患者起病2周内外周血中pDC显著增多,且与疾病严重程度成正比,经IVIG治疗后,pDC数量可恢复正常。CIDP患者外周血中的单核细胞的数量及活化性受体FcγR1表达均增加。

2. T细胞及相关细胞因子 CD4⁺T细胞分为Th1、Th2、Th17、Th22和调节性T细胞(Treg cell)等。Th1辅助细胞免疫、巨噬细胞吞噬杀伤效应和体液免疫中IgG的形成从而促进细胞免疫反应;Th2抑制细胞免疫和IgG形成并促进IgM和IgE形成,总体来说辅助体液免疫反应;Th17促进中性粒细胞吞噬杀伤效应,可以刺激多种炎性因子的合成,诱导局部炎症反应,调节体液免疫中抗体的合成;Th22控制慢性炎症进展;Treg细胞可以抑制CD4⁺T细胞和CD8⁺T细胞的增殖,有免疫负调节作用。CIDP及AIDP与T细胞的活化密切相关,活化的T细胞释放的细胞因子可以诱导巨噬细胞介导的脱髓鞘,在患者的神经活检组织中发现CD8⁺T细胞、CD4⁺T细胞、巨噬细胞的浸润即为证据。而CIDP与AIDP患者外周血中促炎性T细胞增多,同时负调节的T细胞减少,提示细胞免疫状态处于异常增强状态,IVIG或糖皮质激素治疗后可部分逆转。例如,AIDP患者外周血中Th1、Th17和Th22细胞数量增加,血浆中IL-17、IL-22水平相应升高,而Treg细胞数量减少,上述改变经IVIG治疗后均可部分逆转。CIDP和多灶性运动神经病(multifocal motor neuropathy,MMN)患者外周血中Th2细胞比例增多。研究显示,CIDP患者外周血中效应性CD4⁺T细胞数量增加,中央型记忆CD8⁺T细胞增加,IVIG治疗后,记忆性CD8⁺T细胞和终末分化的CD8⁺T细胞数量下降;经糖皮质激素治疗后NK细胞、初始CD4⁺T细胞、终末分化的CD4⁺T细胞和B细胞数量下降。

3. B细胞及相关细胞因子 B细胞可以分泌抗体、呈递抗原、产生细胞因子调节免疫反应。CIDP和MMN患者外周血中总B细胞数量下降,成熟浆细胞数量明显增加;CIDP患者的血浆中B细胞活化因子(B-cell activating factor,BAFF)浓度增加,增加程度与疾病严重程度正相关;单核细胞、记忆性B细胞和初始B细胞上的抑制性受体

FcγRⅡB表达降低(FcγRⅡB可以抑制B细胞进入生发中心转变为IgG阳性的浆细胞,FcγRⅡB的减少间接提示IgG阳性浆细胞的增多),经IVIG治疗后可部分恢复正常。

四、周围神经自身抗体的致病机制

(一)T细胞介导的细胞毒性作用

这一机制是靶抗原位于细胞内的一类自身抗体的重要免疫攻击机制,这一损伤机制以副肿瘤综合征相关的抗体为代表。大部分副肿瘤抗体(如抗Hu、Yo、Ma2抗体等)的靶抗原位于神经元细胞质或细胞核内,因此抗体不易接触到细胞内的抗原,并不产生直接病理作用,而是通过T细胞介导的免疫反应攻击神经元内抗原。早期研究发现,神经元可表达主要组织相容性复合体MHCⅠ和MHCⅡ,推测神经细胞内抗原可以通过MHC-肽复合物的形式被呈递给T细胞,从而被后者识别并杀伤。最近的研究显示,抗Hu抗体阳性的副肿瘤综合征患者,其脑和周围神经组织中有较多T细胞浸润,并与表达MHCⅠ类分子的神经元紧密接触;而在抗Yo抗体阳性的患者小脑中也有大量T细胞浸润,但无明显的IgG沉积或B细胞聚集。

(二)抗原内化或封闭引起的抗原表达减少或功能异常

这一机制常见于神经元表面抗原抗体结合引起的损伤,由于靶抗原多位于神经细胞表面,可被抗体直接结合后导致破坏。例如,抗电压门控钾通道(VGKC)复合物抗体与莫旺综合征及边缘叶脑炎有关,其靶抗原主要是LGI1和CASPR2。抗LGI1抗体使得LGI1与突触前、后膜上的一种解整联蛋白和金属蛋白酶(a disintegrin and metalloproteinase,ADAM)结合成蛋白复合物的过程受阻,阻断了膜电流或α-氨基-3-羟基-5-甲基-4-异噁唑丙酸受体(AMPAR)功能;抗CASPR2抗体的致病机制则是阻断轴索的钾离子通道,从而引起周围神经兴奋性升高或脑炎的症状。部分神经系统自身抗体如抗谷氨酸脱羧酶(GAD65)抗体和抗双载蛋白(amphiphysin)抗体,可穿过突触前末梢进入神经元内诱发病理损伤。抗双载蛋白抗体可降低γ-氨基丁酸(γ-aminobutyric acid,

6

GABA）能神经元表面钠钾氯协同转运蛋白的表达，阻断脊髓的抑制性突触传递和抑制性突触囊泡的再循环，导致肌肉强直和痉挛。由于这类抗体对靶抗原的作用多数是可逆性的阻断，而非T细胞介导的不可逆性的细胞损伤，因此神经损伤相对较轻，患者经积极治疗后症状体征常可逆转，预后相对较好。

（三）补体依赖的细胞毒性作用

有些神经系统抗体与抗原结合后，通过经典途径激活补体系统，可形成攻膜复合物造成靶细胞裂解死亡。例如与吉兰-巴雷综合征相关的抗神经节苷脂抗体，其靶抗原神经节苷脂位于郎飞结部位的轴索细胞膜脂质层内，空肠弯曲菌可以通过分子模拟机制诱导机体产生抗神经节苷脂抗体，抗原抗体结合后激活补体形成攻膜复合物，导致钙离子内流，引起脱髓鞘和轴索损伤及巨噬细胞的聚集。

（四）抗体依赖性细胞介导的细胞毒作用

抗体依赖性细胞介导的细胞毒作用（antibody-dependent cell-mediated cytotoxicity，ADCC）主要由自然杀伤细胞介导，其表面的 Fc 受体能够与自身免疫抗体结合，同时拥有细胞毒活性（cytotoxicity），即通过释放穿孔素、颗粒酶和 Fas/FasL 等途径杀伤靶细胞。利妥昔单抗是典型的通过 ADCC 机制杀伤 B 细胞的药物。

五、周围神经自身免疫抗体的分类

已知的自身免疫抗体没有统一的分类，从靶抗原在周围神经的分布看：有的靶抗原在神经间质，如 ANCA 相关的血管炎性周围神经病；靶抗原在神经上的又分为神经元（脊髓前角中的运动神经元、背根神经节中的感觉神经元）、周围神经轴突、髓鞘、郎飞结区、结旁区、近结旁区、神经肌肉接头等；神经元相关抗体又可按照靶抗原在神经细胞内的定位，可分为抗神经元胞内抗原抗体和抗神经元表面抗原抗体。

临床较实用的分类方法是分为肿瘤相关、特发性的抗体两大类，这种分类法有助于指导临床医生进一步的肿瘤筛查和免疫治疗方案选择。因为抗神经元表面抗原（如 NMDAR、Gly、mGluR、LGI1、CASPR2、GABA 等）抗体则常与特

发性自身免疫性脑炎和周围神经炎有关，对糖皮质激素、IVIG 或血浆置换等治疗反应较好；而副肿瘤抗体多为抗神经元胞内抗原［如双载蛋白（amphiphysin）、Ma2、Ri、Yo、Hu、CV2/CRMP-5、GAD 等］抗体，免疫抑制剂很难逆转神经的损害，须及时启动细胞毒性药物如环磷酰胺治疗，或许有机会避免神经功能继续恶化。因此，对可疑自身免疫性周围神经病进行全面的副肿瘤抗体筛查很有必要。

表 6-1-1 列出了已知周围神经系统恶性肿瘤相关的自身抗体，需要注意：①神经系统副肿瘤抗体与肿瘤种类及神经系统临床表现并非绝对对应的关系。如小细胞肺癌可产生抗 Hu、Ri、CV2、amphiphysin、VGCC、AChR 等多种抗体；同时，一种抗体又可能介导了不同部位的神经损害表现，如抗 Hu 抗体与副肿瘤性脑脊髓炎、边缘叶脑炎、感觉神经元病和亚急性小脑变性等多种神经功能障碍有关，使临床表现呈现多水平、多病灶且易于重叠的复杂特点。②判断筛检出来的自身抗体的临床意义需要结合患者临床（亚急性起病、中枢神经和周围神经系统同时受累则更倾向于副肿瘤综合征）和家族的免疫病史、肿瘤病史来决定进一步需要癌症筛查还是免疫筛查，例如抗 Tr、Zic4、mGluR1、ANNA3、PCA2 抗体为非特异性神经肿瘤抗体。有时候神经元抗原靶点虽然不明，但患者的含有自身抗体的血清与啮齿动物的神经组织发生特异性免疫结合反应时，染色阳性部位会提示靶抗原在神经元细胞核、细胞质、细胞膜或突触。一般来说，抗原靶点在细胞膜、突触和终末器官的自身免疫性周围神经病对免疫治疗的反应优于那些靶点在细胞核和细胞质的类型。

六、已知抗体相关的自身免疫性周围神经病

（一）非副肿瘤性免疫介导的周围神经病

1. **血管炎性周围神经病** 血管炎性周围神经病指靶抗原虽然在血管或免疫细胞［如抗中性粒细胞胞质抗体（ANCA）］，但周围神经受到继发的缺血性损害的一类自身免疫病，多与肿瘤无关。由于本章没有专门章节，而本书第九章中主要论述系统性血管炎，故在此略加介绍，主要强调神经

表 6-1-1　周围神经病相关的副肿瘤自身抗体

抗体	抗原	相关的肿瘤	周围神经症状
细胞膜和突触抗体			
AChR-IgG	肌肉 AChR	胸腺瘤,多种癌	脑,脊髓,周围神经
电压门控钙通道(VGCC)-IgG	N 型和 P/Q 型 VGCC	肺癌,乳腺癌或妇科癌症	神经超兴奋综合征(阵挛性肌束颤动),肌肉病,各种周围神经病(运动感觉、泌汗神经、疼痛)
乙酰胆碱神经节 α3-IgG	神经节 AChRα3 亚单位	腺癌,胸腺瘤,小细胞肺癌	泛自主神经病,痛性小纤维病,周围神经超兴奋综合征
电压门控钾通道(VGKC)-IgG	LGI1,CASPR2,VGKC 亚单位等	10%~30% 可见胸腺瘤,小细胞肺癌,腺癌,乳腺癌,前列腺癌	Isaacs 综合征,莫旺综合征,运动感觉神经病,疼痛
视神经脊髓炎 IgG	AQP-4	不常见:乳腺,胸腺瘤,B 细胞肿瘤	罕见神经根、肌肉受累
神经元细胞内抗体			
ANNA-1	RNA 结合蛋白 Hu 家族	小细胞肺癌,神经母细胞瘤,胸腺瘤	感觉重于运动,可累及自主神经(尿失禁和胃肠道功能障碍),运动神经受累可有 ALS 综合征
ANNA-2	Ri/RNA 结合蛋白 NOVA 家族	小细胞肺癌,乳癌,腺癌	感觉运动周围神经,泌汗和感觉神经,运动神经病
PCA-1	Yo/CDR2	腺癌,乳腺癌,卵巢淋巴上皮癌	感觉运动周围神经,泌汗神经,多灶性神经病伴共济失调,小脑
PCA-2	MAP1B	小细胞肺癌	自主神经,运动神经病
PCA-Tr	DNER	霍奇金淋巴瘤和卵巢癌	自主神经病变,肢体疼痛,强直性瞳孔
AGNA-1	SOX1	小细胞肺癌	兰伯特-伊顿综合征,颅神经病变,自主神经病变
抗 CRMP-5 抗体	CRMP-5	小细胞肺癌,胸腺瘤	感觉运动周围神经,自主神经,颅神经,神经根病,可叠加肌肉病
双载蛋白-IgG	双载蛋白(amphiphysin)	小细胞肺癌,乳癌,腺癌	感觉运动周围神经,自主神经,神经根病,可叠加肌肉病
GAD65-IgG	GAD65	不常见:胸腺瘤,肾细胞癌,乳腺癌,大肠,肺	糖尿病相关的感觉运动神经病,脊髓病,僵人综合征
外周蛋白-IgG	外周蛋白(peripherin)	不明	小纤维病变,全自主神经病,运动感觉神经病

注:ANNA,抗神经元核抗体;AGNA-1,抗磷脂/神经元核抗体,又名 Sox1;ALS,肌萎缩侧索硬化;NOVA,神经元特异性信使 RNA 剪接因子;AChR,乙酰胆碱受体;PCA,浦肯野细胞抗体。

活检和治疗原则。

血管炎性周围神经病常表现为单神经或多发单神经病,典型的神经病理改变为轴索变性。诊断的重点在于判断血管炎是属于原发性周围神经系统血管炎、系统性血管炎还是继发性系统性血管炎(表 6-1-2)。系统性血管炎通常合并消瘦、贫血、低热、肌肉损害、ESR 和白细胞计数增高等线索,而非系统性血管炎缺乏上述表现,神经活检是诊断金标准,对血管炎的分类和诊断具有重要意义。血管受累通常分为两种类型:直径

表 6-1-2　血管炎性周围神经病

分类	受累器官	实验室检查
系统性血管炎		
肉芽肿性多血管炎(韦格纳肉芽肿病)	耳鼻喉、眼、肺、肾、皮肤、关节、心脏受累;偶尔肥厚性脑膜炎和颅神经病变	大多有 ANCA 阳性、贫血、ESR 增快和白细胞、血小板增多
结节性多动脉炎	常见皮肤、关节、肾脏、肠道受累,肾动脉瘤;偶尔会有中枢神经系统和颅神经病变	ESR 增快和白细胞计数增高、贫血、ANA 或 ANCA 阳性、丙型肝炎
IgA 血 管 炎(Henoch-Schönlein purpura)	多有皮肤白细胞破坏性血管炎,关节、胃肠道、肾受累;罕见中枢或周围神经受累	IgA 血管沉积,通常 ESR 增快、白细胞升高
巨细胞动脉炎	风湿性多肌痛伴肝功能异常,可累及主动脉和肾脏;通常有听力减退,可有前部缺血性视神经病变	均有 ESR 和 CRP 增高,贫血常见
嗜酸性肉芽肿伴血管炎(Churg-Strauss vasculitis)	常见肺、耳鼻喉、皮肤损害;可伴有肾脏、眼、关节、心脏受累。偶尔累及中枢神经系统和肌肉损害	所有患者的嗜酸性粒细胞增多,通常可见 ESR 增快、ANCA 阳性
显微镜下多血管炎	常见肾脏、关节、皮肤、肺受累,偶尔累及胃肠道、耳鼻喉和心脏	通常 ESR 增快,ANCA 阳性,有时类风湿因子和 ANA 阳性
非系统性血管炎		
腰骶神经根丛病	常见勃起功能障碍,严重的神经痛,消瘦	很少 ESR 增快
臂丛神经病	偶可见遗传;罕见腰骶神经受累	很少 ESR 增快

75~300μm 的小动脉(在神经外膜中)的透壁性坏死提示系统性血管炎的存在[如结节性多动脉炎、韦格纳肉芽肿病(Wegener granulomatosis)、类风湿关节炎];直径 <40μm 的微血管(神经内膜中的毛细血管和小静脉)受累通常为非系统性血管炎。如前所述,一旦病理发现小动脉受累,高度提示系统性血管炎,建议立即启动皮质类固醇治疗,而不必等到所有的实验室检查完善。泼尼松 1mg/(kg·d),1 个月后随访,如果临床达到稳定改善,可数周减量 5~10mg,随着病情不断改善可延长随访间隔。如果上述方案副作用明显,或者糖尿病患者血糖不稳定,也可采用甲泼尼龙静脉输注,1g/d,3 天后逐渐减量为每周或每 2 周输注一次,或直接改口服激素,输注期间配合胰岛素治疗。如果使用上述剂量的糖皮质激素治疗,病情仍然继续恶化则需要环磷酰胺,首选口服 1~2mg/(kg·d),而不是脉冲静脉注射方式,优点是血药浓度更稳定,复发率更低[3],须注意白细胞减少症和出血性膀胱炎等副作用,需要大量补水。由于副作用较大,环磷酰胺的疗程一般建议不要超过 8 个月,亦可选用甲氨蝶呤 15~20mg/kg 和叶酸 1mg/d

长期口服作为替代方案,系统性血管炎的维持治疗一般疗程 18~24 个月。可采用硫唑嘌呤、吗替麦考酚酯替代单独甲氨蝶呤和/或最低有效剂量的泼尼松(5~7.5mg 每天或隔天)。如果病情仍然进展,可以尝试静脉注射免疫球蛋白(IVIG)、血浆置换和/或新的单克隆生物制剂,如利妥昔单抗或肿瘤坏死因子(TNF-α)抑制剂。非系统性血管炎使用激素方案同上,但很少需要细胞毒性的药物治疗。

2. 针对郎飞结区的免疫介导的周围神经病　传统的周围神经病分类(神经元、轴索变性、脱髓鞘)已经不能适应临床需要,郎飞结区、结旁、近结旁病变的概念引入,是自身免疫周围神经病近年来的重要进展。郎飞结区缺乏紧密的血-神经屏障,只有施万细胞绒毛覆盖着轴突,结区的电压依赖性 Na+ 通道和近结旁区的 K+ 通道,以及许多其他结构,包括锚定蛋白、糖蛋白和糖脂,容易暴露从而成为免疫攻击的靶点。三个与郎飞结相关的自身免疫介导的周围神经病得到了深入的研究:吉兰-巴雷综合征(Guillain-Barré syndrome,GBS)、慢性炎性脱髓鞘性多发性神经病(chronic inflammatory demyelinating polyradiculoneuropathy, CIDP）、多灶性运动神经病（multifocal motor neuropathy, MMN）。在这类疾病中均发现了多种神经结、结旁和近结旁抗体。详见本章的第二节、第三节及第四节。

神经节苷脂是广泛存在于中枢神经系统和周围神经系统细胞膜外表面的糖鞘脂成分，在周围神经主要分布于郎飞结区及结旁区和初级感觉神经元。其命名遵循 Svennerholm 命名规则，即依据其糖基结合唾液酸分子的位置和数量，含有 1 分子唾液酸的神经节苷脂为单唾液酸神经节苷脂（monosialotetrahexose ganglioside, GM），含有 2、3、4 个唾液酸分子的神经节苷脂分别命名为 GD、GT、GQ。抗神经苷脂抗体是针对糖基表位产生的。抗神经节苷脂抗体被首次发现于吉兰-巴雷综合征（Guillain-Barré sydrome, GBS）患者的血清中，之后不同的抗神经节苷脂抗体相继被发现，证实其与多种自身免疫病相关。神经节苷脂除了少数与中枢神经系统疾病相关（GM1a、GM2 与阿尔茨海默病、亨廷顿舞蹈症和帕金森病）之外，主要是自身免疫性周围神经病相关，目前已证实超过 20 种不同神经节苷脂和相关糖脂的抗体与一系列临床确诊的急慢性周围神经病相关（表 6-1-3）。

抗神经节苷脂抗体是 GBS 及其变异型疾病的重要诊断标志物（详见本章第二节）。抗神经节

表 6-1-3 抗神经节苷自身抗体相关的疾病/临床症状

特异性抗体	抗体类型	疾病/临床症状
GM1，GA1，GD1b	IgM	多灶性运动神经病
GM2，GalNAc-GM1b，GalNAc-GD1a	IgM	慢性运动神经病
GalC，LM1，SGPG，GM，GM2	IgG	吉兰-巴雷综合征
GM1a，GM1b，GD1a，GalNAc-GD1a	IgG	急性运动轴索性神经病
GQ1b，GT1a，GD3，GD1b	IgG	米勒-费舍尔综合征
SGPG，MAG	IgM（单克隆）	慢性感觉-运动性脱髓鞘性神经病
GD1b，GD3，GQ1b，GT1b，GT1a，GD2	IgM（单克隆）	慢性共济失调性神经病

苷脂抗体来源和致病机制可能是空肠弯曲菌外膜上的脂寡糖与人类神经节苷脂中糖肽类结构类似，可通过分子模拟及交叉免疫反应，诱导机体产生抗神经节苷脂抗体。例如抗 GD1b 特异性抗体可以结合初级感觉神经元，引起补体级联式激活导致神经损伤，导致 GBS 患者出现共济失调。

（二）副肿瘤性和特发性免疫介导的周围神经病

1. 神经元细胞核抗体相关周围神经病

（1）ANNA-1（抗 Hu 抗体）相关周围神经病：ANNA-1 可伴有边缘叶脑炎、脑脊髓炎和胃肠道运动障碍，但以周围神经病更为多见，是由于 ANNA-1 主要结合在脊髓的运动神经元和背根神经节。临床以感觉运动性为主，其次为单纯感觉性症状，而单纯运动性症状较少。起病时症状往往呈不对称或斑片状分布的感觉神经节病表现。运动神经元受累为主时，易误诊为肌萎缩侧索硬化，但亚急性起病和自主神经功能障碍有助于鉴别。

（2）ANNA-2（抗 Ri 抗体）相关周围神经病：86% 的 ANNA-2 血清阳性患者患有癌症，最常见的是小细胞肺癌、乳腺癌[4]。临床最常见脑干综合征（包括眼阵挛、肌阵挛或两者同时出现），其次是小脑综合征、脊髓病、周围神经病变、颅神经病变、运动障碍、脑病、兰伯特-伊顿综合征和癫痫、喉痉挛和下颌肌张力障碍[5]。

2. 神经元细胞质抗体相关周围神经病

（1）PCA-1 相关周围神经病：PCA-1（抗 Yo 抗体）的抗原靶点是作为转录抑制剂的小脑退行性变相关蛋白 2（CRR2），抗原在周围神经系统的施万细胞和运动神经元中表达，因此 10% 的血清阳性患者会出现多灶性或弥漫性周围神经病变[6]，而且 85% 患者在周围神经损害出现时就可检出癌症。

（2）PCA-2 相关周围神经病：PCA-2 较少见，大多与脑干炎和边缘叶脑炎相关，但也可与浦肯野细胞、肠壁内神经元和肾脏结合，可以伴有自主神经和运动神经元损害而出现相应临床表现[7]。

（3）PCA-TR 相关周围神经病：PCA-TR 多见于年轻的霍奇金淋巴瘤患者，偶尔也可见于非霍奇金淋巴瘤。临床表现以小脑性共济失调为主，

也有自主神经病、肢端疼痛和强直性瞳孔的个别报道[8]。靶抗原是 delta/notch 样表皮生长因子相关受体（DNER）。

（4）抗 CRMP-5 抗体相关周围神经病：较常见，临床症状复杂多样且常重叠出现，如疼痛性周围神经病变、神经根性神经病、颅神经病变、视神经病变、视网膜病变伴或不伴重叠性脊髓病、舞蹈症或小脑性共济失调[9]。

（5）双载蛋白-IgG 相关周围神经病：双载蛋白-IgG 的抗原靶点在中枢神经和背根神经节，可表现为感觉周围神经病、脑病、小脑性共济失调和脊髓病[10]、僵人综合征，多见于乳腺癌。

（6）GAD65-IgG 相关周围神经病：GAD65-IgG 在临床上与多发性周围神经病、癫痫、僵人综合征和 1 型糖尿病相关。经常与其他自身抗体共存，因此推测不是发生副肿瘤综合征单独的危险因素，当血清浓度高于 20nm/L（500U/ml）时考虑有致病意义[11]。

（7）外周蛋白-IgG 相关周围神经病：外周蛋白（peripherin）是一种广泛分布于周围神经系统的神经元中间丝的组成部分，在神经元发育和修复中起重要作用。54% 的外周蛋白-IgG 血清阳性患者有自主神经功能障碍[12]（主要是胃肠道运动障碍），30% 有不同症状的感觉神经病变，35% 有内分泌病（1 型糖尿病、甲状腺炎或卵巢早衰）。

3. 突触抗体相关的周围神经病

突触抗体包括靶抗原为周围神经的运动/感觉/自主神经、中枢神经系统突触前、突触后和突触蛋白的多种自身免疫抗体，可表现为神经元功能障碍和/或超兴奋，同一抗体可以与多种临床表型相关，可与肿瘤相关，也可与自身免疫病相关，因此需要进一步检查寻找病因。受自身免疫攻击的突触蛋白的功能异常，临床上与基因突变导致的突触蛋白功能异常难以鉴别，须注意遗传筛查。由于抗原存在于细胞表面，免疫治疗效果相对较好，可适当选用类固醇、IVIG、血浆置换、嘌呤和嘧啶生物合成抑制剂（吗替麦考酚酯或甲氨蝶呤）。

4. 神经节抗体相关周围神经病

（1）神经节型抗乙酰胆碱受体抗体相关周围神经病：1976 年 Lindstrom 等在重症肌无力患者中最早发现骨骼肌烟碱型抗乙酰胆碱受体（AChR）

自身抗体（针对 α1 亚单位）与周围神经病有关。后来又有与多种周围神经损害相关的抗乙酰胆碱受体抗体被发现，如快速突触传递自主神经节 α3 亚单位是多种自主神经（泌汗、血压、胃肠）和躯体神经（感觉、运动）神经病变中的自身免疫靶点[13]，可见于全自主神经型的 GBS，其滴度与临床症状的严重性相关，高滴度者往往不伴有肿瘤。这类抗体也可能与获得性神经肌肉超兴奋性有关，14% 表现为神经性肌强直（neuromyotonia），6% 表现为痉挛性束颤，20% 表现为涟漪性肌肉疾病。

（2）抗电压门控钙通道抗体相关周围神经病：神经元 P/Q 型和 N 型钙通道抗体共存的情况常见于肺癌患者，与兰伯特-伊顿综合征相关。约 16% 的患者有轻度长度依赖性周围神经病；抗体影响了乙酰胆碱的突触前释放，患者可表现为下肢近端肌肉无力，逐渐可累及面部和球部肌肉，活动后无力短暂改善后再次加重；轻度自主神经障碍，包括口干（77%）、勃起功能障碍（45%）、体位性低血压[14]。3,4-二氨基吡啶由于阻断 K^+ 通道、延长动作电位，并使 Ca^{2+} 通道开放更长时间，导致乙酰胆碱释放增加，可改善症状。溴吡斯的明通常无效。免疫治疗和肿瘤切除在改善自主神经和神经肌肉接头症状的效果不确切。

（3）抗电压门控钾通道抗体相关周围神经病：电压门控钾通道（voltage-gated potassium channel，VGKC）是较新发现的自身免疫抗体，早在 1995 年，在 Issacs 综合征发现的神经性肌强直与多汗被认为是与 VGKC 复合物抗体相关，后来发现抗原表位是 VGKC 中的 LGI1 和 CASPR2，在周围神经可有运动感觉性周围神经病、小纤维病变（疼痛）和中枢神经系统受累，出现边缘叶脑炎、癫痫、失眠，称为莫旺（Morvan）综合征，详见本章第四节。

（三）意义未明单克隆丙种球蛋白血症相关的自身免疫周围神经病和 POEMS 综合征

自身免疫病是由免疫球蛋白参与介导的，因此不难理解有许多明确与单克隆蛋白相关周围神经病，例如淋巴瘤、多发性骨髓瘤、IgM 沉积病或 IgG 病[15]、原发性淀粉样轻链（AL）均可导致多发性神经病。意义未明单克隆丙种球蛋白血症（monoclonal gammopathy of undetermined significance,MGUS)与它们不同,多发于老年人,正常老年人群中也会有单克隆免疫球蛋白,50岁以上人群有 3.2%,70 岁以上高达 5%,很难确定单克隆丙种球蛋白病是否为周围神经病的病因。POEMS 综合征会有严重的周围神经病,但目前已经存在有效的化疗方法。因此熟悉 POEMS 和 MGUS 的临床表现有利于鉴别诊断(详见本章第四节)。

七、自身免疫性周围神经病的治疗原则与注意事项

靶抗原在细胞表面的抗体相关周围神经病更多为非副肿瘤相关抗体导致的,对非细胞毒性的免疫治疗,如糖皮质激素、IVIG、血浆置换和嘌呤和嘧啶生物合成(吗替麦考酚酯或甲氨蝶呤)等效果更好。对于免疫球蛋白、皮质类固醇或血浆置换等一线治疗无效的周围神经疾病患者,考虑使用利妥昔单抗是合适的。CIDP 和系统性血管炎性周围神经病需要更长的疗程。在接受免疫治疗前 2~4 周内应避免接种活疫苗,即使是灭活疫苗效力也可能会降低。

判断免疫介导周围神经病的疗效,需要强调基线的评估,包括床旁查体、电生理检查和临床量表的评估。下肢神经病变损伤评分(Neuropathy Impairment Score of the Lower Limb,NIS-LL)比较常用也易于实施。周围神经功能的恢复只能在免疫炎症反应消退后数月才逐渐开始,因此临床的恢复过程是漫长的,甚至长达数年。

总之,20 余年来,越来越多周围神经相关的自身抗体被发现。许多最初被认为与中枢神经系统相关的自身抗体被发现也可以引起周围神经损害,大大促进了对自身免疫性周围神经病的认识。未来自身抗体-神经系统病理损伤-临床综合征三者之间的具体联系仍有待深入研究、加以阐明。

(徐敏)

参考文献

第二节 吉兰-巴雷综合征

吉兰-巴雷综合征(Guillain-Barré syndrome,GBS)是一组急性的、以周围神经损害为主的自身免疫病。世界范围内均有发病,急性起病,出现神经系统症状前常有前驱感染,神经系统症状和体征在 2~4 周内到达高峰。经典的 GBS 又叫急性炎性脱髓鞘性多发性神经根神经病(acute inflammatory demyelinating polyradiculoneuropathy,AIDP)。它以对称性、上升性肢体无力为主要特征,腱反射减弱或消失,可有轻度感觉障碍,累及颅神经和自主神经功能,严重病例出现呼吸衰竭。脑脊液蛋白增高而细胞数不增多称为蛋白-细胞分离现象。大多数 AIDP 为单时相病程。但 20 世纪 60 年代,Miller Fisher 报道了一组病例,临床表现与 AIDP 不同,但脑脊液特点相同,被称为 Miller Fisher 综合征(Miller Fisher syndrome,MFS)。1986 年 Feasby 及其同事报告了一组临床表现严重的 GBS 病例,但其电生理和尸检病理结果不同于以往 AIDP。20 世纪 90 年代对 Feasby 报道的类似病例进一步研究,提出 GBS 存在纯轴索型,命名为急性运动轴突性神经病(acute motor axonal neuropathy,AMAN)和急性运动感觉轴突性神经病(acute motor and sensory axonal neuropathy,AMSAN)。MFS、AMAN 和 AMSAN 均被认为是 GBS 的变异型。此外还存在纯感觉型、急性全自主神经功能不全神经病型、咽-颈-臂麻痹型等变异型 GBS。GBS 治疗上,从 20 世纪 80 年代开始研究血浆置换(plasma exchange,PE)和静脉滴注人血免疫球蛋白(intravenous immunoglobulin,IVIG)治疗,可以促进 GBS 的恢复,改善患者的预后。对出现呼吸肌麻痹的重症 GBS 及早给予机械通气,防治各种并发症,以及康复治疗有助于降低病死率,改善预后[1-3]。

一、疾病发展史

GBS 的历史最早可追溯至 1859 年 Landry 报告的"急性上升性瘫痪"病例,该病例亚急性起病,表现为由下肢开始逐渐发展至上肢的弛缓性瘫痪,感觉和运动功能均可受累,但以运动功能受累更严重。其描述的核心临床症状主要是与脊髓

灰质炎进行鉴别。1916 年，Guillain、Barré 和 Strohl 观察到这类患者的脑脊液（CSF）蛋白增高而细胞数正常，即蛋白-细胞分离现象。这是与感染性疾病造成的弛缓性瘫痪进行区别的重要特征，由此后人将这种疾病称为 Guillain-Barré-Strohl 综合征，1927 年为方便简称为 Guillain-Barré 综合征。

1949 年，Haymaker 和 Kernaohan 发表了包含 50 例 GBS 的尸检结果，显示 GBS 是体液免疫介导的损害。虽然按现在 GBS 的定义，其中部分病例不符合诊断，但仍然是最大和最全面的 GBS 病理学研究报告之一，对阐明 GBS 的发病机制具有深远影响。1955 年采用加入弗氏佐剂的坐骨神经匀浆来免疫兔子，成功建立了实验性过敏性神经炎（experimental allergic neuritis，EAN）模型，对研究 GBS 的病理生理机制有重要意义，至今仍在广泛使用。EAN 显示的病理学特征，以及 Asbury 等于 1969 年发表的 19 例 GBS 尸检报告，与前述 Haymaker 等的报告并不完全一致。Asbury 等认为 GBS 是 T 细胞和巨噬细胞介导的神经脱髓鞘损害。实际上，两种结果正反映了两种 GBS 亚型的病理特点，即节段性脱髓鞘或轴索变性。

1956 年 Miller Fisher 发表了以眼外肌麻痹、共济失调和腱反射减弱或消失三联征为特征的病例报告，由于其 CSF 特点和疾病恢复过程与 GBS 相似，被认为是 GBS 的变异型。以后进一步确认 MFS、Bickstaff 脑干脑炎（Bickstaff brainstem encephalitis，BBE）和 GBS 是同一免疫性疾病谱的不同表现。

1986 年，Thomas Feasby 等报道一例腹泻后 GBS 患者，因病情严重而去世，尸检显示神经根和周围神经表现为广泛而严重的轴索变性，而缺乏节段性脱髓鞘和淋巴细胞浸润的特征。20 世纪 90 年代，研究人员通过对中国华北地区的儿童 GBS 患者进行研究，发现了与 Feasby 报告相同的病理学特征，由此命名了轴索型 GBS，即 AMAN 和 AMSAN，作为 GBS 亚型或变异型，经典的 GBS 称为 AIDP[4]。

二、免疫机制与免疫病理

20 世纪 80 年代之前，GBS 被认为是一种免疫介导的周围神经髓鞘成分受到攻击而导致节段

性髓鞘脱失，继发轴索损害的疾病。而在此之后，逐渐认识到由于靶抗原的位置不同，GBS 可包括 AIDP、AMAN 等不同亚型。而抗糖脂抗体的发现更扩展了对 GBS 发病机制的认识[5]。

众所周知，上呼吸道感染和腹泻是多数 GBS 的前驱疾病。1982 年，科学家在一例腹泻后发生 GBS 的患者粪便中检测到空肠弯曲菌，随后对 56 例 GBS 回顾性研究发现其中 38% 的患者具有空肠弯曲菌感染的血清学证据。其后多项研究证实空肠弯曲菌感染与 GBS 发病具有密切关系。直到 1993 年 Yuki 等发现空肠弯曲菌株的主要脂寡糖与周围神经上的神经节苷脂结构相似，由此建立了 GBS 发病机制中的分子模拟学说。AMAN 和 MFS 的发病均支持这一学说。

神经节苷脂是含唾液酸的糖脂，在哺乳动物的神经系统，特别是郎飞结和运动神经末梢含量丰富，其抗体介导神经损害的内在机制包括郎飞结处离子通道的功能调节，以及结处和运动神经末梢依赖补体的细胞毒性作用，神经再生受到干扰。GBS 各种亚型常与各种特异性的抗神经节苷脂抗体有关，主要是因为糖脂在不同的神经上丰富程度有差异。AMAN 主要与 GM1、GD1a 和 GalNAc-GD1a 的 IgG 抗体有关。MFS 则以抗 GQ1b 抗体阳性为特点，因为它在支配眼外肌的运动神经的结旁区表达。AIDP 的靶抗原仍未明确。对 EAN 研究认为髓鞘蛋白（PMP22、P0 和 P2）和结蛋白、神经束蛋白可能是其靶抗原，但针对髓鞘蛋白的自身抗体仍未发现。AIDP 患者中也极少发现抗神经束蛋白抗体。

病理上，AIDP 以 T 细胞和巨噬细胞浸润、节段性脱髓鞘为特征。疾病早期巨噬细胞可介导髓鞘脱失，补体沉积在施万细胞上，轴索变性是继发性改变，但其程度是影响预后的因素。恢复期可见髓鞘再生，表现为结间距离减小。AMAN 显示原发轴索损害，没有明显的 T 细胞浸润和脱髓鞘，IgG 和激活的补体沉积在郎飞结及结间轴膜上，巨噬细胞侵及轴索周围间隙，导致结旁髓鞘脱离，使结被延长。AMAN 的恢复取决于轴索损害的程度。抗体与轴索的新生部分结合后阻止轴索再生。MFS 的病理在某种程度上类似 AIDP，是脱髓鞘改变。

三、前驱事件、临床表现与临床分型

（一）前驱事件

约 2/3 的 GBS 患者在发病前 2~4 周有上呼吸道感染或胃肠道感染。感染因子包括空肠弯曲菌、巨细胞病毒、EB 病毒、肺炎支原体、流行性感冒病毒、肝炎病毒、寨卡病毒（Zika virus）等。近年来也有新型冠状病毒（SARS-CoV2）感染后引起经典的 GBS 和 MFS 的报告。疫苗接种或可诱发 GBS，但仍有争议，而接种疫苗则可以减少由于感染引起 GBS 的机会。外科手术、分娩及流产均是导致 GBS 发病的前驱事件。免疫检查点抑制剂治疗改善了肿瘤患者的预后，但可能引起神经系统不良反应，GBS 即是其中一种[5]。

（二）临床表现与临床分型[2-6]

1. **AIDP** 是 GBS 中最常见的类型，又称经典型 GBS。主要为神经根和周围神经节段性脱髓鞘改变，其临床表现如下。

（1）任何年龄、任何季节均可发病。

（2）病前 2~4 周常有呼吸道或胃肠道感染症状或疫苗接种史。

（3）急性起病，病情多在 2 周左右达到高峰，一般不超过 4 周。

（4）首发症状多为肢体对称性弛缓性肌无力，自远端逐渐向近端发展或自近端向远端发展，常由双下肢开始逐渐累及上肢、躯干、颅神经支配肌肉。严重病例累及肋间肌和膈肌导致呼吸麻痹，约 30% 的患者需要机械通气。四肢腱反射减弱或消失。

（5）发病时患者常有脊背疼痛和肢体感觉异常如烧灼感、麻木、刺痛等，但客观检查感觉障碍相对较轻，呈手套-袜套样分布。少数患者可有肌肉压痛。可出现克尼格征（Kernig sign）等神经根刺激症状。

（6）颅神经受累以双侧面神经麻痹最常见，舌咽、迷走、副神经损害也较常见，还可累及动眼、外展、舌下神经。极少数患者可出现视力减退和视盘水肿。部分患者以颅神经受累为首发症状或主要表现。

（7）部分患者可有自主神经功能障碍，表现为皮肤潮红、出汗增多、心律失常（以心动过速多见）、体位性低血压或一过性高血压、手足肿胀或营养障碍、尿便障碍等。

（8）多数 AIDP 为单相病程，少数患者治疗好转后可再次加重，称为 GBS 治疗相关性波动。

2. **AMAN** 以颅神经运动纤维和脊神经前根及运动纤维轴索损害为主，其临床表现如下。

（1）可发生在任何年龄，儿童更常见，男女患病率相似，国内患者多在夏秋季节发病。

（2）多有腹泻和上呼吸道感染等前驱症状，以空肠弯曲菌感染多见。

（3）急性起病，平均在 6~12 天达到高峰，少数患者在 24~48 小时内即可达到高峰。

（4）对称性肢体无力，少数患者有颅神经运动功能受损，重症者可出现呼吸肌无力。腱反射减弱或消失与肌力减退程度较一致，少数患者也可表现为腱反射正常或活跃。无明显感觉异常，无或仅有轻微自主神经功能障碍。

3. **AMSAN** 以广泛神经根和周围神经的运动与感觉纤维的轴索变性为主。其临床表现如下。

（1）急性起病，平均在 6~12 天达到高峰，少数患者在 24~48 小时内达到高峰。

（2）对称性肢体无力，多有颅神经运动功能受累，重症者可有呼吸肌无力、呼吸衰竭。患者同时有感觉障碍，甚至出现感觉性共济失调。常有自主神经功能障碍。

4. **MFS** 与经典 GBS 不同，MFS 以眼肌麻痹、共济失调和腱反射消失为主要临床特点。推测病变可能累及小脑、肌梭内本体感受器等。其临床表现如下。

（1）任何年龄和季节均可发病。

（2）可有腹泻和呼吸道感染前驱症状等，以空肠弯曲菌感染常见。

（3）急性起病，病情在数天至数周内达到高峰。

（4）多以复视起病，也可以肌痛、四肢麻木、眩晕和共济失调起病。相继出现对称或不对称性眼外肌麻痹，部分患者有上睑下垂，少数出现瞳孔散大，但瞳孔对光反射多正常。可有躯干或肢体共济失调，腱反射减弱或消失，肌力正常或轻度减退，部分有吞咽和面部肌肉无力，四肢远端和面部麻木和感觉减退，膀胱功能障碍。少数患者以单纯的眼外肌麻痹或急性共济失调性神经病为表现,可能是 MFS 的局限型。

（5）多数 MFS 患者恢复较好。

5. Bickerstaff 脑干脑炎（Bickerstaff's brainstem encephalitis,BBE） BBE 也是 GBS 谱系疾病的一种类型,发病较少,可有前驱感染,主要表现为眼外肌麻痹、共济失调、不同程度的意识障碍或锥体束征。

6. GBS 其他亚型

（1）咽-颈-臂型（pharyngeal-cervical-brachial variant）:也被认为是轴索型 GBS 的局限性形式,但临床和血清学特征却与 MFS 有所重叠。急性起病,进行性加重,累及口咽、颈肌、肩带肌及上臂肌肉,上肢腱反射减弱或消失,而下肢则正常或轻度减弱,伴或不伴有感觉障碍。CSF 蛋白增高,电生理检查可见支配上肢肌和颈肌的神经传导速度减慢。

（2）下肢轻瘫型（paraparetic variant）:以双下肢轻瘫,下肢腱反射减弱或消失为主要表现,可伴有下肢远端感觉障碍。电生理检查除下肢神经传导速度减慢外,上肢神经传导速度也可减慢。

（3）纯感觉型:多有呼吸道和消化道感染史。急性起病,表现为肢体远端麻木、疼痛。查体可见肢体远端痛触觉减低或消失,音叉振动觉和位置觉减低或消失,感觉性共济失调,腱反射减弱或消失。CSF 蛋白增高,电生理检查 SNAP 波幅明显减低。

（4）急性全自主神经功能不全性神经病（acute pan-dysautonomic neuropathy）:急性或亚急性起病,多发生于中、青年,病前多有呼吸道或消化道感染症状。主要累及交感神经和副交感神经功能。临床有头晕、视物模糊、瞳孔变化常为双侧瞳孔散大、瞳孔对光反射明显减弱或消失、体位性低血压、心律失常、胃肠功能低下,可伴有恶心、呕吐、便秘或腹泻,甚至可出现麻痹性肠梗阻。阳痿大多较明显,有些有尿潴留(无张力型膀胱)等。CSF 有蛋白-细胞分离现象。免疫抑制剂治疗有效。

四、辅助检查

（一）常规化验

少数患者可见轻度血白细胞增高,少数患者发病一周后血钠降低,特别是需要机械通气的危重患者,可能是抗利尿激素分泌失调综合征。部分患者血清抗神经节苷脂抗体阳性,阳性率高于脑脊液。如 AMAN/ASMAN 患者主要是抗 GM1、GD1a 和 GalNAc-GD1a 的 IgG 抗体,MFS 和 BBE 主要是抗 GQ1b 的 IgG 抗体,MFS 还可检出抗 GT1b 的 IgG 抗体,咽-颈-臂型主要检出抗 GT1b 的 IgG 抗体,纯感觉型 GBS 则与抗 GD1b 的 IgG 抗体有关,急性全自主神经功能不全性神经病则与抗神经节乙酰胆碱受体（α-3 亚单位）的 IgG 抗体有关。部分患者粪便中可分离或培养出空肠弯曲菌[2-5]。

（二）脑脊液检查

GBS 发病一周内 CSF 细胞数正常或轻度增高,2 周后多恢复正常。细胞学可见淋巴细胞激活现象。CSF 细胞数增高超过 $50/mm^3$ 应考虑是否患癌性脑膜炎、HIV 感染、莱姆病等。CSF 蛋白一般早期一周内无明显升高,多在 2 周后逐渐升高,随病程延长 3~4 周明显增高,可达 100~1 000mg/dl,称为蛋白-细胞分离。因此腰椎穿刺的时间点非常重要,没有蛋白-细胞分离现象并不能排除诊断。脑脊液 IgG、IgM、IgA 升高提示脱髓鞘免疫球蛋白合成率升高,有诊断意义。CSF 抗神经节苷脂抗体可阳性。

（三）神经电生理检查

电生理检查包括肌电图、神经传导速度,是 GBS 的重要诊断指标。

1. AIDP 发病早期可仅有 F 波或 H 反射延迟或消失,常代表神经近端或神经根损害,对 GBS 诊断有重要意义。AIDP 患者神经传导速度（NCV）减慢,远端潜伏期延长,波幅正常或轻度减低,波形离散,传导阻滞,提示脱髓鞘改变;波幅明显减低为轴索损害的特征,严重脱髓鞘病变常出现继发性轴索损害,也可见波幅减低。针极肌电图最初改变是运动单位动作电位（MUAP）降低,发病 2~5 周可见纤颤电位或正锐波,6~10 周纤颤电位明显并可持续数月。复合肌肉运动电位（CMAP）波幅与 GBS 预后关系密切,CMAP 降至正常低限的 10% 以下常提示预后不良。腓肠神经豁免现象（sural sparing）是指腓肠神经感觉传导速度正常而正中神经和尺神经感觉传导速度不正常,作为 AIDP 的特征可用来进行鉴别诊断。

2. AMAN 运动神经传导检查远端刺激时 CMAP 波幅较正常值下限下降 20% 以上,严重时引不出 CMAP 波形，2~4 周后重复测定 CMAP 波幅无改善。感觉神经传导测定通常正常。针极肌电图早期即可见运动单位募集减少，发病 1~2 周后，肌电图可见大量异常自发电位，此后随神经再生出现运动单位电位时限增宽、波幅增高、多相波增多。

3. AMSAN　除感觉神经传导测定可见感觉神经动作电位波幅下降或无法引出波形外，其他同 AMAN。

（四）影像学检查

周围神经影像检查正在成为 GBS 诊断的新的方法。GBS 可见马尾和腰神经根强化。神经超声可见颈神经根增粗。颈神经根和迷走神经增粗，而感觉神经缺乏这种改变，由此可以用来区分 CIDP。随着疾病恢复，神经增粗现象可改善。

五、诊断与鉴别诊断

（一）诊断

急性前驱感染或手术、流产等事件后 1~3 周发病，急性或亚急性起病，对称性双下肢或进行性四肢无力，少数从双上肢无力发展至双下肢，可伴颅神经麻痹；部分患者主诉肢体远端麻木或伴有颈部、腰背部疼痛，少数患者出现呼吸肌麻痹；四肢腱反射减弱或消失。根据以上表现可早期初步诊断 GBS。随病情发展，出现 CSF 蛋白-细胞分离现象，肌电生理学出现 F 波或 H 反射延迟或消失，神经传导速度（NCV）减慢，远端潜伏期延长，波幅正常或轻度减低，波形离散，传导阻滞等神经脱髓鞘改变，考虑为 AIDP；若出现运动神经传导检查远端刺激时 CMAP 波幅较正常值下限下降 20% 以上，严重时引不出 CMAP 波形，则考虑为 AMAN。病情在 4 周内，多数患者在 2 周内达到高峰，然后开始逐渐恢复。20 世纪 70 年代美国国立神经疾病和卒中学会（NINDS）为了监测和应对当时猪流感疫苗接种引起的 GBS，帮助医生作出诊断，提出了一个诊断标准，以后又对此标准进行了修订，增加了相关的注释（表 6-2-1）。2011 年 Brighton 合作组 GBS 工作小组同样为了全球标准的资料收集提出了自己的 GBS 和 MFS 病例定义，该工作组认识到资料来源有局限性，将诊断确定性进行了分层（表 6-2-2）[5-7]。

表 6-2-1　修订的美国国立神经疾病和卒中学会（NINDS）GBS 诊断标准

诊断必需特征	强烈支持诊断的特征	不支持诊断的特征
进行性双侧上肢和下肢无力（开始可仅累及下肢）	疾病在数天至 4 周内达高峰（通常少于 2 周）	脑脊液白细胞数（单核或多形核细胞）大于 50×10^6/L
受累肢体腱反射减弱或消失	症状和体征相对对称	显著且持续的不对称性肢体无力
	感觉症状和体征相对较轻（纯运动亚型无感觉症状和体征）	起病时即有或持续存在尿便功能障碍
	颅神经可受累，尤其双侧面神经麻痹	起病时肢体无力很轻但呼吸障碍严重
	自主神经功能损害	起病时肢体无力很轻但感觉体征为主
	可出现肌肉或神经根性背痛或肢体疼痛	起病时有发热
	脑脊液蛋白增高，但蛋白正常不能除外诊断	疾病不到 24 小时即达高峰
	电生理诊断支持运动性或感觉运动性神经病（疾病早期电生理可正常）	明确的感觉平面提示脊髓疾病
		腱反射活跃或出现阵挛
		病理反射阳性
		腹痛
		缓慢进展的肢体无力不伴有呼吸受累
		症状在 4 周以上仍持续进展
		意识障碍（在 Bickerstaff 脑干脑炎可出现）

6

表 6-2-2 Brighton 合作组 GBS 诊断标准

疾病特征	诊断确定程度			
	Level1	Level2	Level3	Level4
肢体无力不支持其他诊断	+	+	+	+
无力肢体腱反射减弱或消失	+	+	+	+/-
单相病程,疾病在 12 小时至 28 天内达高峰	+	+	+	+/-
双侧肢体弛缓性瘫痪	+	+	+	+/-
CSF 白细胞数小于 50/μl	+	+	-	+/-
CSF 蛋白升高	+	+/-		+/-
神经电生理支持 GBS 一种亚型	+	+/-	-	+/-

（二）鉴别诊断

许多疾病可出现肢体无力,临床医生在作出 GBS 诊断时必须排除其他疾病。如果出现以下表现,则一般不支持 GBS 的诊断:①显著、持久的不对称性肢体无力;②以膀胱或直肠功能障碍为首发症状或持久的膀胱和直肠功能障碍;③脑脊液单核细胞数超过 50×10^6/L;④脑脊液出现分叶核白细胞;⑤存在明确的感觉平面。

需要鉴别的疾病包括:急性横贯性脊髓炎、周期性瘫痪、多发性肌炎、脊髓灰质炎、重症肌无力、肉毒毒素中毒、急性横纹肌溶解症、白喉神经病、莱姆病、卟啉病、癔症性瘫痪,以及中毒性周围神经病等。此外,与急性起病的慢性炎性脱髓鞘性多发性神经根神经病(A-CIDP)鉴别也很重要。

1. 脊髓灰质炎 多见于儿童,为脊髓灰质炎病毒感染,起病时多有发热,可伴恶心、呕吐、头痛、肌肉疼痛。急性起病,肢体瘫痪常局限于一侧下肢,无感觉障碍。CSF 白细胞数增多,电生理检查为下运动神经元损害。

2. 急性横贯性脊髓炎 发病前 1~2 周有发热病史,起病急,1~2 天出现截瘫,受损平面以下运动障碍伴传导束性感觉障碍,早期出现尿便障

碍,颅神经不受累。急性期患者处于脊髓休克期,瘫痪肢体肌张力减低,随病程延长,瘫痪肢体肌张力升高,腱反射活跃,病理反射阳性。

3. 低钾性周期性瘫痪 多在进食较多碳水化合物、疲劳、受寒后,于晨起时发病,急性四肢弛缓性瘫,无感觉障碍,呼吸肌、颅神经一般不受累,脑脊液检查正常,血清钾降低,心电图可见低钾性改变。常有反复发作史。补钾治疗后肢体瘫痪恢复快。

4. 重症肌无力(myasthenia gravis,MG) 受累骨骼肌病态疲劳、症状波动、晨轻暮重,新斯的明试验阳性、神经重复频率刺激试验低频刺激可见波幅减低现象,血抗乙酰胆碱受体抗体、抗 MuSK 抗体或抗 LRP4 抗体阳性可协助鉴别。

5. 肉毒毒素中毒 多有进食腌制豆制品、蛋类、肉类制品史,或注射肉毒毒素制剂后发病,开始有恶心、呕吐、腹痛、腹泻症状,后出现眼肌麻痹、复视、视物模糊、后组颅神经麻痹、肢体无力。如忽视中毒病史,与 AIDP 鉴别困难,但 CSF 正常,电生理检查神经传导速度正常,重复频率电刺激试验阳性。

6. 急性间歇性卟啉病 女性多见,由于基因突变,胆色素原脱氨酶部分缺失,导致酶活性下降,致使胆色素原转变为尿卟啉原的途径受阻,δ-氨基-γ 酮戊酸与胆色素原增多,尿中排泄也增加。由于血红素及其远端产物均减少,导致正常反馈抑制作用减弱,δ-氨基-γ 酮戊酸合成酶活性增强,使 δ-氨基-γ 酮戊酸、胆色素原进一步增加。同时在某些药物,如巴比妥类、磺胺类等,以及饮酒、抽烟、感染等诱导因素的刺激下,卟啉生成增多,蓄积在胃肠道、神经组织、肝脏及肾脏,同时排泄增多,进而引起多种临床症状。急性起病,先出现剧烈腹痛,可伴有恶心、呕吐、便秘、腹胀,以后出现神经精神症状和运动性周围神经症状,如四肢无力、弛缓性瘫痪,重者出现呼吸肌麻痹,腱反射减弱或消失,感觉受累较轻,可伴有血压、心率改变等自主神经症状,此时须与 AIDP 进行鉴别。也可有焦虑、失眠、烦躁、幻觉等精神症状。患者尿液颜色加深,在阳光暴晒后呈红紫色。化验尿胆色素原增多,羟甲基胆素合成酶基因突变,胆色素原脱氨酶活性下降。

7. 急性起病的慢性炎性脱髓鞘性多发性神经根神经病（A-CIDP）　约16%的A-CIDP可以急性或亚急性起病，早期症状与AIDP相似，二者在临床和电生理表现中高度重合，不易区分，但GBS病情达到高峰多在4周内，然后开始好转，而A-CIDP超过8周疾病仍在进展。如果发病时患者的表现符合GBS，但8周后病情再次恶化或病程中病情出现超过3次的恶化就考虑诊断A-CIDP。荷兰一项研究显示，A-CIDP患者很少出现颅神经受累，症状较轻，在疾病高峰时仍保持独立行走功能，更不需要机械通气，电生理上可表现持续且长久的脱髓鞘表现。A-CIDP需要长期应用激素、IVIG或PE维持治疗。

六、治疗

GBS的治疗在疾病的不同阶段有不同的侧重点。在急性期，即发病2周内，疾病处于进展期，神经损害不断加重，并可出现各种并发症，极有可能发生呼吸肌麻痹及呼吸衰竭，自主神经功能障碍及衰竭。对判断可能发生严重并发症导致危及生命的患者应及时收住ICU，给予密切监护，并尽早给予IVIG或PE等免疫治疗。而患者度过疾病高峰期，转入恢复阶段，仍应防治各种并发症，给予康复治疗、营养支持，使患者神经功能得到更好恢复，减轻残疾程度。

（一）一般治疗

1. 呼吸功能监测和管理　危重患者可累及呼吸肌，致呼吸衰竭，约1/4的患者需要气管插管或气管切开，给予机械通气。应密切观察呼吸功能，当肺活量下降至正常的25%~30%，血氧饱和度、氧分压明显下降时就应尽早气管插管，给予呼吸机辅助呼吸。实际上在患者出现明显的呼吸困难、动脉血气CO_2分压上升之前已经有严重的通气障碍了。呼吸急促、心动过速、出汗、烦躁不安等症状提示患者呼吸功能受损，出现了缺氧的表现。加强气道护理，翻身、拍背、吸痰，保持呼吸道通畅，防治呼吸道和肺部感染。一旦呼吸道分泌物不易清除，气管插管后2周患者呼吸功能无改善，预计较长时间使用呼吸机辅助通气就应该考虑气管切开。气管切开后必须按照气管切开术后护理常规进行护理，并针对肺部感染、泌尿系感染给予敏感抗生素治疗。

2. 营养支持　延髓支配肌肉麻痹者出现吞咽困难和饮水呛咳；气管插管或气管切开者均需要留置鼻词饮食，保证足够热量供给，防止电解质紊乱。合并消化道出血或胃肠麻痹者应给予静脉营养支持。

3. 对症治疗和并发症防治　由于累及自主神经，可出现低血压或高血压、心动过速、肠麻痹和肠梗阻、尿潴留和便秘等；还可出现电解质紊乱如低钠血症；由于丧失运动功能，可导致压疮、下肢静脉血栓，甚至肺栓塞等并发症。要密切观察患者症状体征，及时给予预防和治疗。部分患者有明显的疼痛，包括脊背部、下肢剧烈的疼痛、触痛，加巴喷丁、卡马西平等可减轻症状，严重疼痛可能需要给予阿片类镇痛药，但应注意其副作用。

（二）免疫治疗

GBS是自身免疫病，血浆置换和静脉注射免疫球蛋白为特异性免疫治疗，如果患者不能独立行走，肺活量显著降低，或有严重的口咽肌肉瘫痪，应立即开始给予治疗。严重者发病后立即给予治疗，一般患者在发病1~3周内开始治疗。

1. 血浆置换（plasma exchange，PE）　可迅速清除血浆中抗体和其他炎性因子。在GBS进展期，特别是2周内，给予PE治疗可使患者使用机械通气的时间、住院天数及恢复到独立行走的时间缩短一半。每次交换量为30~50ml/kg体重；隔天治疗，共4~6次。替换液为生理盐水和5%白蛋白。并发症包括静脉置管引起气胸、感染、出血，治疗过程中出现低血压、心律失常等。禁忌证包括严重感染、心律失常、心功能不全和凝血功能障碍等。

2. 静脉注射免疫球蛋白（intravenous immunoglobulin，IVIG）　IVIG用于GBS的治疗始于1989年。其作用机制尚不完全清楚，可能为：①封闭Fc受体，阻断自身免疫反应；②结合和中和致病性抗体，加速致病性抗体的分解代谢；③抑制自身抗体介导的补体激活，阻止攻膜复合物的形成；④上调Fc受体ⅡB的表达，调节T细胞的功能；⑤促进髓鞘的修复。IVIG可减轻症状和缩短病程。疗效不劣于PE，且使用时更方便，不需要较大的静脉置管，更安全。成人剂量0.4g/（kg·d），连用5天为1个疗程。开始时可出现发热、面红等不良反应，可减慢输液速度，给予苯海拉明或小剂量激素进行防治。偶可出现无菌性脑膜炎、肾衰、脑梗死等。禁忌证为免疫球蛋白过敏或先天性IgA缺乏症。PE治疗后可继续使用IVIG治疗，但不主张IVIG治疗后使用PE。

3. 糖皮质激素 目前国内外指南均不推荐糖皮质激素用于GBS治疗。对于无条件行IVIG或PE治疗或重症患者可试用。甲泼尼龙500mg/d静脉滴注，连用5天后逐渐减量；或地塞米松10mg/d，静脉滴注7~10天为1个疗程。应用过程中应注意其毒副作用。

（三）神经营养药

可给予B族维生素治疗，包括维生素B_1、维生素B_6、维生素B_{12}等。

（四）康复治疗

急性期即可给予肢体被动活动，保持肢体在功能位，避免关节挛缩。病情稳定后加强康复治疗，包括被动、主动运动，理疗、针灸、按摩等，促进肢体功能恢复。

（五）GBS治疗相关性波动

GBS治疗相关性波动（Guillain-Barré syndrome treatment-related fluctuation，GBS-TRF）是指GBS患者在IVIG或PE治疗后症状先好转或稳定，短期内再度加重或恶化。其具体定义为GBS治疗后残障程度至少提高1个级别或MRC总得分（Medical Research Council Sumscore）评分提高5分，或治疗后病情稳定1周以上，随后在起病的2个月内症状再次加重，残障程度至少下降1个级别或MRC评分下降5分；约8%~16%GBS患者出现TRF，首次TRF出现在起病的8周内，绝大多数出现在起病的4周内，时间中位数是18天（10~54天）。30%左右的患者有第二次TRF。TRF的发生可能是免疫治疗暂时抑制了免疫病理的过程，治疗结束后免疫性神经损害过程继续作用。GBS-TRF应该与A-CIDP鉴别，GBS病程在8周后病情再次恶化或病程中病情出现≥3次的复发就要考虑诊断A-CIDP。GBS-TRF可重复IVIG或PE等免疫治疗，仍能获得好的疗效；而A-CIDP需要长期应用激素、IVIG或PE维持治疗。

七、预后

约2/3的GBS患者在半年左右的时间内获得完全或几乎完全恢复。约5%的患者死亡，死因包括呼吸衰竭和由于严重自主神经功能障碍导致的心力衰竭，少见原因包括气管切开术的并发症，以及长期卧床产生的肺栓塞等并发症。约10%的患者遗留严重的残疾，主要见于疾病严重、进展迅速，使用机械通气时间早且持续时间长，肌电图神经传导检查显示广泛轴索损害的患者。老年患者往往恢复缓慢，容易遗留残疾症状。下肢无力、手足麻木，轻度面瘫是常见的后遗症状，严重者可有感觉性共济失调。少数患者可出现肢体远端神经源性疼痛，自主神经功能障碍罕见。一些患者患病后持续感到疲乏无力、肌肉痉挛、头晕、气短、肢体疼痛等，但并不能确定是GBS的后遗症状还是患者本身抑郁焦虑的表现[5-7]。

GBS是一种自限性疾病，免疫治疗可加速其恢复。一般患者恢复期在数周至半年内，若轴索损害则恢复期较长，可达1年半以上，部分患者在患病后3年以上神经功能仍有部分改善。GBS可以复发，文献报告复发率在1%~6%。GBS完全康复后数月或数十年后再次出现症状，考虑为GBS复发。男性患者、年龄在30岁以内、症状较轻者、分型为AIDP和MFS者容易复发。复发后症状与初发症状类似。复发因素可能与遗传易感性、个体免疫基础有关。

（王锁斌）

参考文献

第三节 慢性炎性脱髓鞘性多发性神经根神经病

一、概述

慢性炎性脱髓鞘性多发性神经根神经病

（chronic inflammatory demyelinating polyradiculone-uropathy，CIDP）是一组免疫介导的炎性脱髓鞘疾病，呈慢性进展或复发性病程[1]。多伴有脑脊液蛋白-细胞分离，电生理检查表现为周围神经传导速度减慢、传导阻滞及异常波形离散，病理显示有髓纤维多灶性脱髓鞘、神经内膜水肿、炎症细胞浸润等特点[2]。从疾病名称可以看出受累的神经部位包括神经根、神经丛和周围神经，临床表现为近端、远端无力，以及感觉障碍，影像学检查可发现神经根强化，免疫治疗有效。

CIDP分类包括经典型和变异型，后者少见，如纯运动型、纯感觉型、远端获得性脱髓鞘性对称性神经病（distal acquired demyelinating symmetric neuropathy，DADS）、多灶性获得性脱髓鞘性感觉运动神经病（multifocal acquired demyelinating sensory and motor neuropathy，MADSAM）（或称Lewis-Sumner综合征）等。2021年欧洲神经病学会和周围神经病协会将CIDP变异型分为远端型CIDP、多灶型CIDP、局灶型CIDP、运动型CIDP、感觉型CIDP[3]。

CIDP较GBS起病更加隐匿，只有少数患者发病后引起注意就诊。复发缓解或进行性加重的自然病史有别于GBS的单相病程，尽管少数CIDP患者表现为急性发病。CIDP罕见颅神经损害、呼吸衰竭和自主神经损害。CIDP患者的前驱感觉病史（例如感染、疫苗接种）也较GBS少见。

二、流行病学

目前还没有国内的流行病学数据，国外报道本病的发病率为（0.8~8.9）/10万[4-7]。同GBS类似，男性更多见，随年龄增加患病率增加[8]。CIDP的临床病程与MS相似，呈现复发缓解或进行性加重。年轻的CIDP患者有复发的趋势，而老年患者更趋向于隐袭起病逐渐进展[9]。与CIDP相关的前驱感染还不明确，使用某些药物［例如肿瘤坏死因子（TNF-α）抑制剂］后可能发展为CIDP。少数CIDP患者罕见地合并中枢脱髓鞘疾病，甚至符合MS诊断标准，称为中枢周围联合脱髓鞘疾病（combined central and peripheral nervous system demyelinating disease，CCPD），这些患者中许多有抗郎飞结和结旁抗原抗体，例如抗神经

束蛋白抗体。CIDP也存在与其他疾病相关性的争议，包括HIV、黑色素瘤、结缔组织病、器官移植、意义未明单克隆丙种球蛋白血症（monoclonal gammopathy of undetermined significance，MGUS）、丙型肝炎和糖尿病。

三、病理生理

病因不明，CIDP患者体内可发现抗β-微管蛋白抗体和抗髓鞘结合糖蛋白抗体，但却未发现与AIDP发病密切相关的针对空肠弯曲菌及巨细胞病毒等感染因子发生免疫反应的证据。

CIDP与AIDP相似，同为免疫介导的周围神经病，细胞免疫和体液免疫机制发挥了重要作用，但是这些机制的直接和确切相互作用尚未完全阐明[10]。目前认为可能的发病机制是外来抗原激活CD4+ T细胞增殖活化介导细胞免疫，以及自身免疫性抗体介导体液免疫，导致施万细胞或髓鞘的免疫损伤，从而引起周围神经脱髓鞘和轴索损害（图6-3-1）。在CIDP患者的神经活检标本中发现CD4+和CD8+ T细胞是支持细胞免疫的证据[11]。免疫发病机制的第一步是激活的T细胞入侵周围神经并且破坏血-神经屏障（blood-nerve barrier，BNB），BNB渗透性增加，导致免疫细胞进入周围神经。首先，CIDP患者腓肠神经活检发现紧密连接蛋白［例如闭合蛋白（occludin）5和ZO-1］下调或异常表达[12]；其次，脑脊液和血清的细胞因子包括趋化因子水平升高[13]；最后，在实验性自身免疫性神经炎（experimental autoimmune neuritis，EAN）的活检标本中证实整联蛋白下调[14]，而且CIDP患者的活检标本显示基质金属蛋白酶表达升高[15]。一旦T细胞入侵神经，则通过抗原呈递克隆扩增，有证据表明抗原呈递细胞有助于CIDP的发展。另外，BNB渗透性增加导致正常时不能通过的分子，如抗体，进入神经根和周围神经。

体液免疫参与CIDP的证据是一些变异型患者出现了抗体，其靶抗原是郎飞结和结旁蛋白，例如接触蛋白1（contactin-1，CNTN1）、接触相关蛋白1（contactin-associated protein，CASPR1）和神经束蛋白155（neurofascin 155，NF155）、NF186、NF140等，这些是郎飞结的重要组成蛋白。近年来发现自身抗体CNTN1-IgG4和NF155-IgG4与

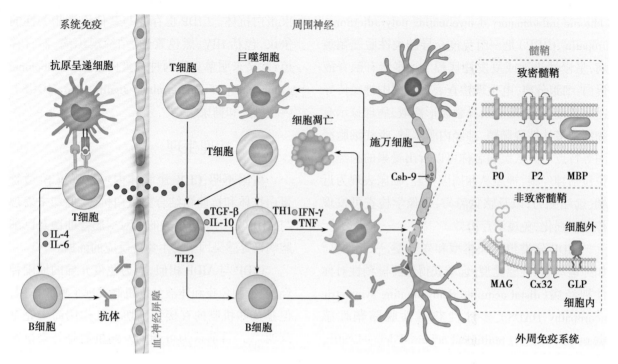

图 6-3-1 CIDP 发病机制示意

CIDP 的某些亚型发病相关[16]，这些抗体在 CIDP 患者中很罕见[17]，但是这些抗体的出现表明抗体介导了非致密髓鞘的破坏，而且髓鞘在郎飞结、结旁与轴索的相互作用对一些 CIDP 患者的疾病发展起了重要作用。部分患者血清和脑脊液中抗神经节苷脂抗体可为阳性，类似于 AMAN 中出现的可逆性传导衰竭，施万细胞与轴索相互作用的完整性受损，可能是 CIDP 肢体无力发展的潜在机制，也能解释治疗后快速恢复的临床现象[18]。

但是对于多数 CIDP 患者来说，早期无力是起因于脱髓鞘性传导阻滞（例如单独的传导速度下降并不导致无力）。与 AIDP 中抗原呈递细胞参与细胞免疫介导通路的终点是巨噬细胞相似，巨噬细胞介导的脱髓鞘是经典 CIDP 典型病理特点[19]。随着疾病的进展，特别是难治性或延迟治疗的患者，运动功能的缺失是由继发性轴索丢失导致的[20]。病理上常见血管周围巨噬细胞、局灶的淋巴细胞（主要是 T 细胞）[21]。实际上，T 细胞调节障碍是构成 CIDP 持续进展或复发的免疫反应基础，这也与 GBS 有区别[22]。

CIDP 的炎症反应不如 AIDP 明显，病理显示有髓纤维多灶性脱髓鞘、神经内膜水肿、炎症细胞浸润等特点。脱髓鞘与髓鞘再生并存，施万细胞

再生可呈"洋葱头"样改变，可见薄髓纤维或裸髓纤维，轴索变性也常见（图 6-3-2）。

四、临床表现

（一）一般临床特征

各年龄组均可发病，男女发病率相似。病前少见前驱感染，起病隐匿并逐步进展，2 个月以上达高峰，约 13%~16% 患者以亚急性起病。临床表现主要为对称性肢体远端或近端无力，大多自远端向近端发展。一般无吞咽困难，呼吸困难更为少见。部分患者可伴自主神经功能障碍，表现为体位性低血压、括约肌功能障碍及心律失常等。查体示四肢肌力减退，肌张力低，伴或不伴肌萎缩，四肢腱反射减弱或消失，四肢末梢性感觉减退或消失，腓肠肌可有压痛，克尼格征（Kernig sign）可阳性。

CIDP 的主要体征是对称性、非长度依赖性（例如近远端同时出现症状）无力和感觉缺失，主要影响大纤维（关节位置觉和振动觉丧失），足部出现症状后很快累及双手[23]。这是区别于经典长度依赖性轴索性多发周围神经病的特点，后者的运动功能缺失很轻，下肢的感觉症状发展到膝部时指尖才出现症状（长度依赖性）。客观的感觉

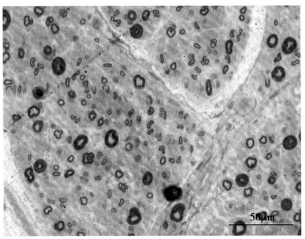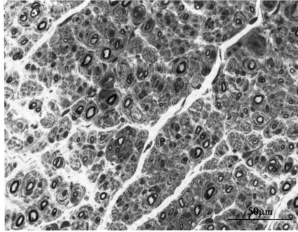

图 6-3-2 裸髓纤维和薄髓纤维
施万细胞呈"洋葱头"样改变。

障碍有助于区分急性起病的 CIDP 与 AIDP（少见客观感觉障碍）[24]。感觉障碍可以出现但并不是最明显的症状（与 C 组无髓神经纤维相对不受累一致）。姿势性震颤相对常见，文献报道发生率可高达 80%[25]。纯运动的类型可以感觉完全正常[26]。也存在以感觉为主的类型，但是电生理经常发现亚临床的运动神经受累。

13% 的患者可能出现急性起病的 CIDP（acute-onset CIDP，A-CIDP），他们在 4 周内迅速进展，最初可能被诊断为 GBS。区分 A-CIDP 和 GBS 较为困难，因为 5% 最初诊断为 GBS 的患者后来被重新归类为 A-CIDP。与 GBS 患者相比，A-CIDP 患者在发病后 8 周以上继续恶化，或在最初改善后至少复发 3 次。通常，A-CIDP 患者仍然能够独立行走，少有面部无力、呼吸或自主神经系统受累，并且更有可能出现感觉体征。虽然这些特征可能有利于 A-CIDP 的诊断，但目前还没有特定的临床特征或实验室检查可以区分疾病急性期的 GBS 和 A-CIDP[3]。

（二）CIDP 各亚型的临床表现

1. 经典型 CIDP 经典型 CIDP 约占 50% 以上，主要表现为对称的肢体无力、感觉异常，偶可伴颅神经受累、自主神经症状和震颤。

（1）运动症状：无力多累及四肢的近端和远端，但以近端肌无力为特点。四肢反射减低或消失，其中踝反射消失最多见。

（2）感觉症状：主要表现为四肢麻木，罕见疼痛，体检时可有手套-袜套样感觉减退，肢体的本体觉和振动觉减退，严重时出现感觉性共济失调、步态异常和龙贝格征（Romberg sign）阳性。

（3）颅神经症状：CIDP 的颅神经受累较少，面瘫仅占 4%~15%，眼肌麻痹占 4%~7%，支配延髓肌的颅神经也偶可累及。偶见视盘水肿。

（4）自主神经症状：可表现为体位性低血压、大小便障碍和心律失常。CIDP 中严重的自主神经症状比较罕见。

（5）肢体震颤：以双手震颤为主，有报道高达一半以上 CIDP 患者可出现此症状，机制不明，可能与深感觉受累有关。震颤呈对称或不对称，多表现为姿势性和/或意向性震颤，频率多为 3~5Hz。该症状在郎飞结旁抗体，如抗 NF155 抗体阳性的 CIDP 患者中比较突出[3]。

2. 变异型 CIDP

（1）远端型 CIDP：即 DADS，约占 10%，肢体的无力和/或感觉障碍相对局限在肢体远端。部分以 DADS 为临床表型的周围神经病可检出 IgM 型 M 蛋白（κ 型常见），多为抗髓鞘相关糖蛋白（myelin-associated glycoprotein，MAG）抗体，属于单克隆丙种球蛋白病伴周围神经病范畴。DADS 对 CIDP 的标准治疗，如 IVIG[27]，反应不佳或短暂有效，文献中多称为抗 MAG 周围神经病，不能归类于 CIDP。伴有 M 蛋白的 DADS 可能对利妥昔单抗反应良好。一项随机对照研究提供了低级别证据，提示利妥昔单抗治疗可获益[28]，但是在更大样本的随访中并没有证实[29]，有专家提出可能是两者的评价方法[30]，以及利妥昔单抗的给药剂量不同导致了结果的差异。而不伴 M 蛋白的DADS 属于 CIDP 变异型，对免疫治疗敏感。抗NF155 抗体阳性的 CIDP 患者临床以此型多见。

（2）多灶型 CIDP：MADSAM 或 Lewis-Sumner综合征约占 15%，主要表现为不对称的感觉运动周围神经病，临床颇似多灶性运动神经病（multifocal motor neuropathy，MMN），但存在感觉症状，且未发现抗神经节苷脂 GM1 抗体滴度升高。上肢常早于下肢受累，相对进展缓慢，可伴面瘫等颅神经症状。单个神经运动和感觉均受累，随着病情发展严重，逐渐表现为对称性，与典型 CIDP类似。电生理检查可见多灶性运动和感觉神经传导阻滞，与典型 CIDP 类似[31]。血管炎性周围神经病也可表现为多发单神经病，但是以轴索损害为主[32]。与典型 CIDP 相比，多灶型 CIDP 使用IVIG 的疗效好于糖皮质激素[33]。

（3）局灶型 CIDP：约占 2%，多累及单侧臂丛或其分支，如果疼痛起病，临床与臂丛神经炎很相似，但局灶性 CIDP 电生理表现为传导阻滞。局灶型罕见，诊断难度也相对较大。

（4）运动型 CIDP：小于 10%，仅表现为肢体无力而无感觉症状，激素治疗可能加重。

（5）感觉型 CIDP：约占 10%~30%，仅表现为感觉症状，如麻木、疼痛、感觉性共济失调等

五、辅助检查

（一）电生理检查

运动神经传导测定提示周围神经存在脱髓鞘性病变，在非嵌压部位出现传导阻滞或异常波形离散对诊断脱髓鞘病变更有价值。通常选择一侧的正中神经、尺神经、胫神经和腓总神经进行测定。当临床高度怀疑 CIDP 时，如果一侧不符合标准还要检测对称神经。神经电生理检测结果需要与临床表现相一致。电生理诊断标准如下[3]。

1. 运动神经传导 至少要有 2 根神经均存在下述参数中的至少 1 项异常：①远端潜伏期较正常值上限延长 50% 以上（腕管综合征导致的正中神经损害除外）；②运动神经传导速度较正常值下限下降 30% 以上；③F 波潜伏期较正常值上限延长 20% 以上［当远端复合肌肉动作电位（CMAP）负相波的波幅较正常值下限下降 20% 以上时，则要求 F 波潜伏期延长 50% 以上］；④无法引出 F 波；⑤运动神经部分传导阻滞：周围神经常规节段近端与远端比较，CMAP 负相波的波幅下降 30% 以上，且远端负相波 CMAP 波幅≥20% 正常值下限；⑥异常波形离散：周围神经常规节段近端与远端比较 CMAP 负相波时限增宽 30% 以上，当 CMAP 负相波波幅不足正常值下限 20% 时，检测传导阻滞的可靠性下降；⑦远端 CMAP 时限延长：多于 1 条神经存在此异常，且多于 1 条其他神经存在多于 1 项其他脱髓鞘参数（远侧 CMAP 时限指第一个负峰起始与最后一个负峰回到基线之间的间隔）。

2. 感觉神经传导 2 条神经感觉传导异常（远端潜伏期延长，或 SNAP 振幅降低，或传导速度减慢超出正常范围）。

3. 针电极肌电图 通常正常，继发轴索损害时可出现异常自发电位、运动单位电位时限增宽和波幅增高，以及运动单位丢失。

获得性脱髓鞘的电生理特点是非均匀一致的传导速度下降、传导阻滞、远端潜伏期延长、异常波形离散和异常的迟发反应（例如 F 波和 H反射）[34]。神经传导的异常可能是亚临床的，正中神经感觉异常而腓肠神经正常（即"腓肠神经豁免"）是 CIDP 和 AIDP 的常见现象，但原因还不清楚，推测可能是由是在肢体上进行检测的位置差异所致：小腿远端是腓肠神经逆向感觉 NCS的记录部位，记录部位的腓肠神经比较粗大，还没有变细；而正中神经和尺神经逆向感觉 NCS的记录部位是远端手指，那里的神经已经逐渐变细。另一个可能的因素是由于早期远端受累或更容易累及较小的有髓纤维。或者两个因素共同导致选择性累及正中神经和尺神经，目前还不能确定[35]。

（二）脑脊液检查

80%~90% 患者存在脑脊液蛋白-细胞分离现象，脑脊液中蛋白质含量通常在 0.75~2.00g/L，偶可达 2.00g/L 以上。约 1/3 的 MADSAM 脑脊液蛋白正常或轻度升高。年龄大的患者当蛋白轻度升高时要谨慎。

(三) 血清抗体检查

血尿免疫固定电泳和游离轻链在慢性获得性脱髓鞘性周围神经病中是必要的检测项目,可以帮助鉴别 M 蛋白相关周围神经病。当临床疑似结旁抗体相关的 CIDP 时,需要利用基于细胞的间接免疫荧光检测法(cell-based assay),进行抗 NF155、CNTN1、NF186、CASPR1、MAG 等抗体的检测。

(四) 神经影像

周围神经超声可以对臂丛及神经干进行测定,沿神经走行连续扫描时,在部分患者可见神经横截面积节段性增粗、回声增强、神经束增粗,尤其是近端神经节段,也有表现为普遍轻微增粗或正常者,可能与 CIDPD 病程、严重程度等因素有关。神经增粗的程度与病情活动有关,缓解期减小,难治性患者则增加[36]。

在 MRI 的 T_2 相可见神经根和神经丛粗大,增强 MRI 可有神经根强化。MRI 改变不具特异性,但在电生理检查不确定的情况下,对受累部位的定位有帮助。

(五) 腓肠神经活体组织检查

临床怀疑 CIDP 但电生理检查结果表现为髓鞘伴轴索或轴索损害时,或者诊断不明时,需要行神经活检。神经活检并非常规检查,主要用于鉴别诊断,多数患者可根据临床标准诊断。而且多数 CIDP 以近端运动神经病变为主,并不容易取得标本,而且 CIDP 存在 "腓肠神经豁免",也使得腓肠神经活检的阳性率下降。近年梅奥诊所在影像学指导下进行了很多神经根部分活检,为诊断提供了更多的信息。然而对于不典型的 CIDP,仍有必要进行神经活检,因为可以鉴别与 CIDP 类似的疾病,例如遗传性周围神经病、结节病、淀粉样神经病和血管炎。

CIDP 主要病理改变为有髓神经纤维出现节段性脱髓鞘,施万细胞增生并形成 "洋葱球" 样结构,轴索变性,单核细胞浸润等[37];应用常规组织病理染色或单纤维或电镜可以观察到这些病理改变。神经内膜可见单核细胞浸润,可见巨噬细胞从髓鞘上活动性地剥离髓鞘表层,并最终吞噬掉髓鞘,这一过程称为巨噬细胞介导的脱髓鞘[38]。其次,还可见到轴索变性,与脱髓鞘比较起来,轴索变性跟预后不良更有关[39]。

结旁抗体相关 CIDP 还可发现髓襻结构与轴膜脱离现象,但无巨噬细胞侵入。神经活检还可以鉴别血管炎性周围神经病、遗传性周围神经病和获得性淀粉样神经病。

六、诊断

CIDP 的诊断目前仍为排除性诊断。符合以下条件的可考虑本病[2]:①症状持续进展超过 8 周,慢性进展或复发缓解;②临床表现为不同程度的对称性肢体无力,少数为非对称性(如 MADSAM),近端和远端均可累及,四肢腱反射减低或消失,伴有深、浅感觉异常;③脑脊液蛋白-细胞分离;④电生理检查提示周围神经传导速度减慢、传导阻滞或异常波形离散;⑤除外其他原因引起的周围神经病;⑥除伴 IgM 型 M 蛋白的 DADS 外,大多数患者使用激素治疗有效。

非 CIDP 包括慢性免疫性多发性感觉神经根病(chronic immune sensory polyradiculopathy,CISP)和自身免疫性郎飞结病或结旁病[3]。

CISP:临床怀疑感觉型 CIDP,但运动和感觉神经传导检查均正常的患者可能为 CISP。由于后根神经节近端的感觉轴索病变,在 CISP 中躯体感觉诱发电位可能缺失或表现减慢。由于背根神经节的感觉神经元保持完整,标准的感觉神经传导检查是正常的。虽然很可能是免疫介导的并且对免疫治疗有反应,但没有足够的证据来明确 CISP 是否脱髓鞘或与感觉 CIDP 相关,因此 2021 版欧洲指南没有将其放在 CIDP 变异分类中[3]。

自身免疫性郎飞结病或结旁病:针对结旁区、结区细胞黏附分子(CNTN1、NF155、CASPR1 和 NF140/186)的抗体已经有相当多的研究。具有这些抗体的患者通常有特定的临床特征:抗 CNTN1 抗体阳性的患者表现为急性或亚急性发病、运动受累或共济失调特征,对 IVIG 治疗无反应或反应差;抗 NF155 抗体阳性的患者发病时较年轻,亚急性或慢性病程、远端无力、共济失调、震颤,对 IVIG 治疗无效或反应不良;抗 CASPR1 抗体阳性患者表现为急性/亚急性起病,常与共济失调、神经性疼痛、颅神经受累和对 IVIG 反应不良相关。对所有神经束蛋白亚型的抗体阳性会导致严重临床症状的表型,特别是 IgG3 亚型。不将它们视为 CIDP 变异型,而将这些疾病命名为"自身免疫性郎飞结病或结旁病",是因为它们具有独特的临床特征,而且神经病理没有明显的炎症或巨噬细胞介导的脱髓鞘,主要表现为郎飞结增宽、髓襻与轴索间隙增大、横带消失,并且对 CIDP 治疗方法反应较差,特别是 IVIG。然而,利妥昔单抗可能是有效的[3]。

七、鉴别诊断

CIDP 是一种容易过度诊断的疾病实体[40],原因之一是当临床症状不典型时,过度依赖支持性的检查结果,例如蛋白-细胞分离;另外一个容易犯的错误是电生理检查结果的误读、检查技术的不达标,导致将多发性周围神经病误判为获得性原发性脱髓鞘的特点[41],例如长度依赖性轴索性周围神经病由于最快传导神经纤维的丢失,导致传导速度减慢,经常被误判为原发性脱髓鞘[42];最后,误诊 CIDP 的风险是不适当的免疫治疗[43]。最常见容易误诊的疾病是糖尿病,因为糖尿病性周围神经病也可以出现蛋白-细胞分离、电生理出现原发性脱髓鞘特点及典型的传导速度减慢,但无异常波形离散或传导阻滞[44]。

常见的其他慢性多发性周围神经病有代谢性、营养障碍性、药物性、中毒性、血管炎性周围神经病,多以轴索受累为主,只要有规范的电生理检查和血生化检查,加上详细询问病史,鉴别并不难。其中的血管炎性周围神经病多表现为多数单神经病,临床上也易与典型的 CIDP 鉴别。这里从脱髓鞘的角度出发,对易与 CIDP 混淆的其他慢性获得性脱髓鞘性周围神经病和遗传性脱髓鞘性周围神经病进行鉴别。

1. 多发神经病/器官肿大/内分泌病/单克隆蛋白/皮肤改变综合征(polyneuropathy, organomegaly, endocrinopathy, M protein, skin abnormality syndrome, POEMS) 相对于意义未明单克隆丙种球蛋白血症(monoclonal gammopathy of undetermined significance, MGUS)伴周围神经病,POEMS 更为常见,它的命名体现了疾病的特点,即多发性周围神经病(髓鞘脱失为主)、脏器肿大(如肝、脾、淋巴结肿大)、内分泌异常(糖尿病、甲

状腺功能低下等)、M 蛋白(通常为 IgG 型,λ 轻链增多)和皮肤改变(肤色发黑)等。与典型 CIDP 不同,POEMS 的症状早期以下肢为主要表现,下肢更严重,伴有轴索丢失[45]。电生理特点不同也有助于区别二者,虽然二者均有脱髓鞘表现,但 POEMS 是均匀一致脱髓鞘(例如少见波形离散或传导阻滞)、轴索丢失更多(神经传导 CMAP 减低和肌电图上显示长度依赖性活动性失神经改变)、无腓肠神经豁免现象[46]。视盘水肿在 CIDP 罕见,而常见于 POEMS[47]。血管内皮生长因子(vascular endothelial growth factor, VEGF)升高可协助诊断,还可以作为治疗效果的生物标志物,可能是周围神经的致病因素[48]。还可以行骨髓穿刺和扁平骨摄片,以除外潜在的骨硬化性骨髓瘤。少数患者血清或尿液免疫固定电泳阴性,必须进行骨髓活检免疫组织化学分析。放疗、化疗、自体干细胞移植等治疗后,周围神经病可以得到明显改善[49]。CIDP 和 POEMS 都是可治性疾病,但治疗方法不同,因此鉴别不典型或难治性 CIDP 与 POMES 非常重要。

2. MMN 是一种仅累及运动的不对称的慢性获得性脱髓鞘性周围神经病。成人男性多见,初为不对称的上肢远端无力,渐及上肢近端和下肢,也可下肢起病。受累分布呈现多数单神经病的特点。肌电图有特征性表现,即多灶性运动神经传导阻滞。显然,MMN 与典型的 CIDP 不难区别,但与 MADSAM(Lewis-Sumner 综合征)却很相似,两者的鉴别点在于:前者无感觉症状、血清中可检出 IgM 型抗 GM1 抗体、静脉丙种球蛋白治疗有效而激素无效;后者伴感觉症状、血清中无抗 GM1 抗体、激素治疗有效。所以目前均倾向将前者独立列出,而将后者归为变异型 CIDP。

3. MGUS 伴周围神经病 最多见的是 IgM 型 MGUS,与 CIDP 略有不同的是,MGUS 伴发的周围神经病感觉症状重于运动症状,远端受累更明显,约 50% 患者抗 MAG 抗体阳性。IgM 型 MGUS 伴脱髓鞘性周围神经病有别于 IgG 型或 IgA 型,对一般免疫抑制剂或免疫调节剂治疗反应差,用利妥昔单抗治疗可能有效。抗 MAG 抗体阳性的周围神经病常见 IgM 型 κM 蛋白,临床特点是感觉为主的、远端脱髓鞘性多发神经病(例

如 DADS）。对于 DADS 患者应进行全面的血液疾病检查，可能与冷球蛋白血症、瓦尔登斯特伦巨球蛋白血症（又称华氏巨球蛋白血症）共病，对标准的 CIDP 免疫治疗反应不佳[50]。偶尔 IgG 型或 IgA 型 MGUS 亦可伴发慢性获得性脱髓鞘性周围神经病，其临床、免疫治疗的反应和电生理特点与 CIDP 无异[51]。免疫固定电泳发现 M 蛋白是 MGUS 伴周围神经病诊断的关键。丙种球蛋白病对免疫介导周围神经的作用非常值得关注，是三个诊断筛查之一（另两个是维生素 B_{12} 和糖尿病筛查）[52]。伴有 M 蛋白的 CIDP 患者与 λ 轻链有关。

IgM 型 M 蛋白还与另外一个综合征——慢性共济失调周围神经病、眼外肌麻痹、冷凝集素、disialosyl 抗体综合征（chronic ataxic neuropathy, ophthalmoplegia, cold agglutinins, and disialosyl antibodies, CANOMAD）有关[53]。这个综合征可能与其他免疫性周围神经有重叠（例如 DADS 的感觉性共济失调和 MFS 的眼外肌麻痹及颅神经损害），从名字可以看出 IgM 攻击了 disialosyl 神经节苷脂（主要是 GD1b）。感觉性共济失调导致严重的步态障碍，以及眼外肌麻痹是该综合征的主要临床特点。各种临床亚型并不都具备 CANOMAD 的所有特点。伴有 disialosyl 抗体的慢性共济失调周围神经病（chronic ataxic neuropathy with disialosyl antibodies, CANDA）表现为慢性共济失调伴 disialosyl 抗体周围神经病，但无眼外肌麻痹、单克隆蛋白、冷凝集素，是 CANOMAD 的一种亚型，神经超声显示周围神经增粗，IVIG 和利妥昔单抗治疗有效。

4. 恶性肿瘤伴发的周围神经病　为非肿瘤直接浸润所致，而是通过免疫介导的周围神经病，因此临床表现为 GBS 或 CIDP。霍奇金淋巴瘤较为常见，当周围神经病症状出现在淋巴瘤诊断之前时，较难与 CIDP 鉴别[2]。

5. 遗传性周围神经病　根据临床表现和电生理证据，一旦明确存在原发性脱髓鞘周围神经病，那么必须排除遗传性周围神经病。遗传性疾病的特点是有家族史和特殊的电生理表现。脱髓鞘性遗传性运动感觉神经病（hereditary motor sensory neuropathy, HMSN），也称夏科-马里-图

思病（Charcot-Marie-Tooth disease, CMT），多数电生理表现为均匀一致的传导速度下降、无传导阻滞和异常波形离散、F 波潜伏期延长（但出现率和时间离散度正常）[54]。遗传性压力易感性周围神经病（hereditary neuropathy with liability to pressure palsies, HNPP）表现为无痛性、多发性卡压性神经病[55]。少数情况下，淀粉样变性，特别是家族性转甲状腺素蛋白淀粉样变性周围神经病（transthyretin familial amyloid polyneuropathy, TTR-FAP）也可以表现为脱髓鞘的特点，与 CIDP 的主要鉴别点包括：疼痛为主、自主神经障碍（主要累及 C 型和 A 型 δ 纤维）与轴索损害并存[56]。

八、治疗

（一）治疗原则

本病目前以免疫治疗、维生素、对症治疗、康复治疗为主。

（二）免疫抑制和免疫调节治疗

治疗首选糖皮质激素、静脉注射免疫球蛋白（IVIG）（纯运动型 CIDP 首选 IVIG），如两者均无效，可考虑血浆置换（或双膜法血液过滤）。除了诱导期的治疗，临床医生更要重视维持期的治疗，减少患者的功能残疾。

1. **糖皮质激素**　诱导期治疗：甲泼尼龙 500~1000mg/d，静脉滴注，连续 3~5 天。维持期治疗：逐渐减量或直接改口服泼尼松 1~1.5mg/（kg·d），清晨顿服，维持 1~2 个月后逐渐减量；或地塞米松 10~20mg/d，静脉滴注，连续 7 天，然后改为泼尼松 1~1.5mg/（kg·d），清晨顿服，维持 1~2 个月后逐渐减量。也可以直接口服泼尼松 1~1.5mg/（kg·d），清晨顿服，维持 1~2 个月后逐渐减量[57]。上述疗法口服泼尼松减量直至小剂量（5~10mg）均需维持半年以上再酌情停药。

3 个月症状无改善可认为激素治疗无效。在使用激素过程中注意补钙、补钾和保护胃黏膜。一般激素疗程在 1.5~2.0 年左右。单纯运动型 CIDP 用激素可能加重。

2. **静脉注射免疫球蛋白（IVIG）**　约半数以上患者大剂量 IVIG 治疗有效，与激素的疗效类似[58]。一般用 IVIG 0.4g/（kg·d），连续 3~5 天为 1 个疗程。每月重复 1 次，连续 3 个月，有条件或病

情需要者可延长应用数月。维持期治疗使用皮下注射免疫球蛋白（SCIg）也能达到同样的效果[59]。需要注意的是，在应用 IVIG 后 3 周内，不能进行 PE。运动型 CIDP 首选 IVIG。

3. 血浆置换（PE） PE 每个疗程 3~5 次，间隔 2~3 天，每次交换量为 30ml/kg，每月进行 1 个疗程。PE 可能有短期的疗效[60]，停用后可以迅速加重，而且有一些潜在的风险，因此可以在激素、IVIG 无效时使用。

4. 免疫抑制剂 以上治疗效果不理想、产生激素依赖或激素无法耐受者，可试用免疫抑制剂，如环磷酰胺、硫唑嘌呤、环孢素、吗替麦考酚酯等。临床较为常用的是硫唑嘌呤，使用方法为 2~3mg/（kg·d），分 2~3 次口服。对于难治性 CIDP 可使用利妥昔单抗治疗。

5. 单抗治疗 目前有一些单抗正在研究中例如伊奈利珠单抗（inebilizumab）（抗 CD19）、ocrelizumab（抗 CD20）、obexelimab（抗 CD19/FcγRⅡB）、FcRn 拮抗剂［艾加莫德 α（efgartigimod）、ozanolixizumab、nipocalimab］，有些可能取得突破性进展。

如同其他免疫介导的疾病，CIDP 的治疗目标是获得"缓解"。起初治疗之后，相对密切监测患者的治疗反应是非常重要的，建议每 3 个月评估一次。根据下面的方法评估治疗后疾病状态并分类：治愈（停止治疗后 5 年以上无疾病活动）、缓解（停止治疗后 5 年内无疾病活动）、稳定的活动性疾病（治疗 1 年以上无疾病活动）、改善（治疗 3 个月以上、1 年以内无疾病活动）和不稳定的活动性疾病[61]。临床症状稳定后，治疗要维持 1 年以上，之后可以考虑停止免疫调节治疗。持续监测复发的临床证据非常关键，如果患者对激素或 IVIG 单独治疗失败，在考虑用二线药物治疗之前应当维持一线治疗或合并用药治疗。如果患者对以上治疗无效，应当考虑为难治性 CIDP，需要重新评估患者的诊断，以明确是否存在误诊为 CIDP 的类似疾病可能。

（三）其他治疗

1. 神经营养 可应用 B 族维生素治疗，包括维生素 B_1、维生素 B_{12}、维生素 B_6 等。

2. 对症治疗 有神经痛者，可应用卡马西平、阿米替林、加巴喷丁、普瑞巴林等。

3. 康复治疗 病情稳定后，早期进行正规的神经功能康复锻炼，以预防失用性肌萎缩和关节挛缩。

4. 心理治疗 患者可能存在一定的焦虑抑郁，以及无助感、乏力感，需要接受心理疏导，必要时使用抗焦虑抑郁药物。

九、预后

约 10% 的 CIDP 患者因各种并发症死于发病后 2~19 年，完全恢复者仅占 4%，神经系统症状较轻，能正常生活和工作的病例约占 60%，不能正常工作和生活者占 8%，卧床不起或需要依靠轮椅者占 18%。

（陈海）

参考文献

第四节 特殊抗体相关性周围神经病

随着抗体检测技术的发展，临床医生和免疫学家对特殊抗体相关性周围神经病有了更进一步的认识。研究者及临床医学专家从既往 GBS、CIDP 等临床综合征中，逐渐区分出具有精准病因的某些疾病，例如郎飞结病/郎飞结旁疾病。近 10 年来，对抗郎飞结抗体的研究逐渐增多，有学者从微观结构角度提出了郎飞结病/郎飞结旁疾病的概念，甚至根据不同部位的抗体提出了周围神经病新的分类方案，而非传统简单的脱髓鞘和轴索性神经病。

自从发现第一个抗髓鞘相关糖蛋白抗体开始，免疫和周围神经病方面的学者一直在寻找新的致病抗体。早期的研究多集中在结间区的致密髓鞘，试图找到致病抗体，例如抗 PMP22、P0、P2、MBP 抗体等，但最终都以失败告终。郎飞结是有髓纤维进行跳跃式传导的结构基础，包括结区、结旁区和近结旁区 3 个区域，同时也是免疫介导的周围神经病的关键靶点。结区密集分布着参与动作电位传导的电压门控钠通道，以及参与维持结区结构稳定的神经束蛋白186（neurofascin 186，NF186）和神经细胞黏附分子和神经胶质蛋白[1]。在结旁区，锚定于轴膜的接触蛋白1（contactin-1，CNTN1）、接触蛋白相关蛋白1（contactin associated protein 1，CASPR1）与位于髓鞘的神经束蛋白155（neurofascin 155，NF155）组成复合体，使髓襻与轴膜紧密连接，形成的隔样结构（也称横带）确保结区的离子通道蛋白与近结旁区的钾离子通道（K1.1和K1.2为主）各居其位，从而保证跳跃式传导的正常进行。周围神经病中的绝大多数抗原位于郎飞结及相邻解剖结构。43%的吉兰-巴雷综合征（Guillain Barré syndrome，GBS）、30%的慢性炎性脱髓鞘性多发性神经根神经病（chronic inflammatory demyelinating polyradiculoneuropathy，CIDP）患者血清中存在与结/结旁区结合的IgG型抗体。随着研究热点转向郎飞结相关区域，NF186、神经胶质蛋白、NF155、CNTN1、CASPR1等靶点抗原被逐一确认，体内外实验也证实了这些自身抗体可破坏轴膜与髓襻的黏附，改变离子通道的分布，从而影响神经冲动的传导。

一、抗NF155抗体阳性的周围神经病

神经束蛋白（neurofascin，NF）在构建和维持结区稳定性中起着至关重要作用，根据结构的不同，分为NF186、NF180、NF155、NF166几个亚型（图6-4-1）。这些多肽主要在神经组织中表达，包括6个免疫球蛋白样结构域、5个纤维连接蛋白III型结构域、1个跨膜结构域和1个细胞质结构域。成熟神经系统主要表达神经元亚型NF186和胶质亚型NF155，而未成熟神经元则表达NF180和NF166。

与抗NF155抗体阴性的CIDP相比，抗NF155抗体阳性的周围神经病具有独特的临床特征，包括发病年龄小、亚急性起病、对称性远端感觉运动神经病、震颤、脑脊液蛋白明显升高、对静脉注射免疫球蛋白（IVIG）反应较差，活检组织病理显示腓肠神经施万细胞末梢髓襻与轴索分离，无巨噬细胞及炎症细胞浸润，三叉神经、面神经脱髓鞘发生率高等。抗NF155抗体阳性的CIDP占4%~18%[77]，与其他类型抗体检出率相比，抗NF155抗体的检出率明显呈现较高水平，且以IgG4型为主[2-4]，抗体的检测为鉴别诊断提供了客观依据[5]。

（一）发病机制

CIDP是免疫介导的获得性、脱髓鞘性、多发性、运动感觉神经病，但是具体机制仍未完全阐明，目前认为细胞免疫和体液免疫共同参与和介导。CIDP患者出现神经兴奋性异常、神经传导减慢，以及神经膜电位异常为主的临床症状的原

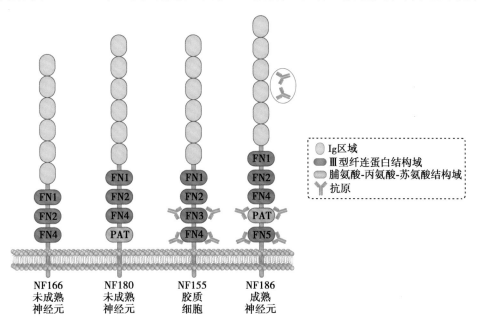

图6-4-1 神经束蛋白结构及抗体攻击位置

因是异常抗体结合了郎飞结和结旁区负责神经传导的蛋白，从而干扰了郎飞结正常的跳跃式神经传导[6]。周围神经的结构主要包括结区、结旁区、近结旁区和结间区，结区的钠通道主要参与神经冲动的传导，作用是维持郎飞结的结构稳定和钠通道的聚集，主要依赖由 NF186、神经细胞黏附分子、神经胶质蛋白共同形成的复合物并黏附在轴突上[7]；近结旁区分布有钾通道、接触蛋白 2（CNTN2）和接触蛋白相关蛋白 2（CASPR2），其作用是参与神经发育，包括神经突起延伸、轴突生长等。结旁区同样分布了大量的蛋白，包括神经束蛋白 155（NF155）、接触蛋白 1（CNTN1）和接触蛋白相关蛋白 1（CASPR1），这些蛋白的主要作用是将髓鞘终襻固定在轴索，在髓鞘和轴索之间形成间隔状横向带（称为横带），同时还起到阻隔效果，确保相邻结区的钠通道和钾通道相互绝缘[8]。NF155 缺失将导致神经传导速度显著降低，伴旁区 CASPR1 和近结旁区钾通道向结区迁移，因此，NF155 对于隔离结区钠通道和近结旁区钾通道是必不可少的蛋白。使用基因修饰的小鼠进行研究发现，NF155 和 CNTN1 的缺失破坏了横带连接，轴膜和髓鞘终襻之间产生空隙，不能绝缘钠通道和钾通道，不能顺利完成跳跃式传导，从而导致神经传导速度下降[6,9,10]。

2012 年 NG 等[11]在 CIDP 患者中检测出以 IgG4 亚型为主的抗 Nf155 抗体，2017 年，国内学者报道 1 例抗 NF155 阳性的 CIDP 患者，临床表现与国外报道一致。抗 NF155 阳性的 CIDP 平均发病年龄 27 岁，男女比例为 2.1∶1，引起这种差异的具体原因尚不明确，Hidenori 等[12]对 22 例 NF155-IgG4 阳性患者的 HLA-Ⅱ 等位基因表达情况进行分析，与 HLA-DRB1*15:02-DQB1*06:01 携带者相比，HLA-DRB1*15:01-DQB1*06:02 携带者女性居多，典型 CIDP 发生率较高，这种基因表型差异能解释抗 NF155 抗体阳性 CIDP 患者性别的差异。而 Martinez 等[13,14]在研究中对 13 例抗 NF155 抗体阳性和 35 例抗 NF155 抗体阴性 CIDP 患者进行 HLA-DRB1 等位基因频率分析，结果显示在抗 NF155 抗体阳性 CIDP 患者中 10 例存在 HLA-DRB1*15 等位基因，而 35 例抗 NF155 抗体阴性 CIDP 患者中只有 5 例，且抗 NF155 抗

体阳性 CIDP 患者中 HLA-DRB1*15 等位基因出现比例明显高于正常人群。7 例抗 NF155 抗体阳性 CIDP 患者（53%）和 5 例抗 NF155 抗体阴性 CIDP 患者具有 HLA-DRB1*15:01 等位基因，而 3 例抗 NF155 抗体阳性 CIDP 患者和抗 NF155 抗体阴性 CIDP 患者均无 HLA-DRB1*15:02 等位基因。但这些基因如何发挥作用尚需进一步研究。

（二）临床特点

CIDP 的临床特点分为经典型和变异型[15,16]，前者表现为慢性、进行性发展、四肢近端和远端弛缓性瘫痪，伴或不伴感觉障碍。变异型的临床特征呈现多样，包括纯运动型、纯感觉型、多灶型、远端型、病变累及单侧臂丛或其分支的较为罕见的局灶型。其中抗 NF155 抗体阳性的 CIDP 患者的临床上多表现为远端型 CIDP，下肢远端无力突出，发病年龄更早，男性比例显著高于女性，震颤和感觉性共济失调明显，对 IVIG 治疗反应差[17,18]，对利妥昔单抗反应良好，少部分患者表现为 A-CIDP 起病。

除四肢远端肢体运动感觉障碍外，抗 NF155 抗体阳性 CIDP 患者常合并有特征性意向性震颤，且震颤发生率明显高于抗体阴性患者。推测抗 NF155 抗体阳性 CIDP 患者的震颤可能是抗体攻击中枢神经系统所致（例如小脑）。法国 2017 年的一项多中心研究发现，抗 NF155 抗体阳性的 CIDP 患者大部分有感觉性共济失调，这部分患者神经系统查体时发现肌力正常，但有步态不稳体征，提示存在深感觉障碍相关的感觉性共济失调，但抗 NF155 抗体参与感觉性共济失调的机制尚不明确，推测为深感觉通路异常所致。有研究显示[19,20]，部分抗 NF155 抗体阳性的患者有面部感觉障碍，影像学检查发现三叉神经增粗，提示神经损害发生在三叉神经分支部位。此外，小脑性共济失调、构音障碍和眼球震颤等临床表现也支持可能小脑受损[21]。

笔者团队报道抗 NF155 抗体阳性的结旁病患者共 5 例，均为男性，平均 32.6 岁；发病至确诊时间平均 22.8 个月。其中 2 例合并糖尿病。本组 5 例患者急性发病 1 例，亚急性发病 2 例，缓慢进展 2 例。临床均主要表现为肢体无力，远端重于近端、下肢重于上肢，其中 4 例自下肢远端逐渐进展至上肢，1 例为四肢对称发病。神经系统查

体:5 例均表现为四肢对称性无力,下肢腱反射无法引出,4 例上肢腱反射无法引出,4 例四肢远端震颤,表现为细小的姿位性或意向性震颤,其中 1 例站立时震颤,余 1 例头部震颤。总体神经功能限制量表(ONLS)评分 3~10,平均 5.6 分。

本组 5 例抗 NF155 抗体阳性结旁病患者均为男性,发病年龄 10~61 岁,年龄跨度较大。日本学者发现结旁病患者的平均发病年龄为 25 岁,而法国、比利时和瑞士的 1 500 份血清样本中检出 15 例 NF155-IgG4 阳性的 CIDP 患者,其平均发病年龄为 54 岁,而血清 NF155-IgG4 阴性患者的发病年龄为 66 岁,提示 NF155-IgG4 阳性患者发病年龄跨度较大,并非均为青年患者。由此可见,亚洲人群的发病年龄偏小,而欧洲人群的发病年龄较大,可能系种族差异所致,还有待研究进一步证实。

(三)辅助检查

1. 电生理检查　典型 CIDP 患者的电生理检查可以出现运动神经传导速度(MCV)降低,在非嵌压部位出现传导阻滞或波形离散[22,23]。抗 NF155 抗体阳性的 CIDP 患者神经电生理表现为运动、感觉均受累,感觉重于运动,下肢的运动传导损害明显重于上肢。正中神经、尺神经感觉受累较腓肠神经更为常见和严重。国内研究[24]对 8 例 NF155 抗体阳性患者的电生理分析证实,运动神经末端潜伏期明显延长,运动传导波幅下降,传导速度明显下降;F 波潜伏期延长明显,仅有 7 例上肢引出 F 波,下肢仅有 2 例能引出 F 波。F 波潜伏期显著延长和运动神经末端潜伏期延长提示脊神经根、神经末梢首先受累。与抗 NF155 抗体阴性 CIDP 相比,抗 NF155 抗体阳性 CIDP 的瞬目反射异常率明显增高,日本的一项研究表明[19],91.7%(11/12)的患者的 R1 和 83.3%(10/12)的患者的 R2 潜伏期缺失或延长。另一项研究表明,尽管抗 NF155 抗体阳性 CIDP 临床视觉障碍不常见,但有 76.9%(10/13)的患者视觉诱发电位(visual-evoked potential,VEP)异常,高于抗 NF155 抗体阴性 CIDP 患者中 VEP 异常发生率(47%~50%),表明颅神经的亚临床脱髓鞘是抗 NF155 抗体阳性 CIDP 的特征之一。这也与影像发现颅神经根增粗一致。

笔者团队报道的 5 例抗 NF155 抗体阳性的

患者均行神经电生理检查,发现呈多发性、运动感觉周围神经损害,髓鞘和轴索受累。运动传导检查:①正中神经,5 例均引出正中神经复合肌肉动作电位(CMAP),远端潜伏期 5.90~9.70ms,平均为(7.32±1.43)ms;远端波幅 3.20~12.30mV,平均为(7.90±2.89)mV;运动传导速度(MCV)14~37m/s,平均为(26.00±7.75)m/s;5 例亦引出 F 波,潜伏期 51.30~86.48ms,平均为(73.15±13.18)ms。②尺神经,5 例均引出尺神经复合肌肉动作电位,远端潜伏期 4.10~7.00ms,平均(5.32±1.00)ms;远端波幅 3.05~8.10mV,平均为(5.57±1.88)mV;运动传导速度 15~37m/s,平均(27.40±8.11)m/s;2 例引出 F 波,潜伏期分别为 61.94ms 和 93.50ms。③腓总神经,2 例引出腓总神经复合肌肉动作电位,远端潜伏期分别为 10.60 和 18.40ms,远端波幅为 0.16mV 和 0.50mV,运动传导速度为 16m/s 和 27m/s。④胫神经,3 例引出胫神经复合肌肉动作电位,远端潜伏期分别为 9.90ms、12.30ms 和 10.20ms,远端波幅为 0.51mV、1.70mV 和 0.10mV,运动传导速度为 20m/s、27m/s 和 20m/s;仅 1 例引出 F 波,潜伏期为 136.21ms。⑤神经传导阻滞,3 例存在正中神经和尺神经传导阻滞(图 6-4-2)、

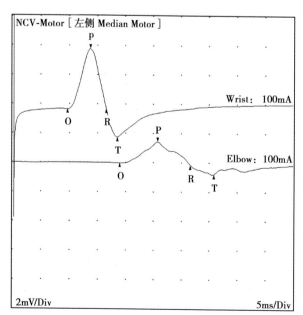

图 6-4-2　抗 NF155 抗体阳性患者正中神经电生理改变
正中神经可见传导阻滞,异常的波形离散并不明显。
[图片来源:陈海,等. 抗神经束蛋白 155 抗体阳性的结旁病临床异质性研究. 中国现代神经疾病杂志,2022,22(4):291-299]

波形离散。感觉传导检查显示5例均未引出正中神经和尺神经感觉神经动作电位（SNAP），仅1例引出腓浅神经感觉神经动作电位，1例引出H反射且潜伏期延长（92.23ms）。交感皮肤反应检查：有3例行交感皮肤反应（SSR）检查均异常，表现为潜伏期延长（1 640ms、3 640ms和2 900ms）、波幅降低（161.00μV、235.90μV和499.00μV）。1例行面神经传导检查，潜伏期延长（9.10ms）、波幅降低（0.20mV）。针极肌电图5例均呈现神经源性损害，其中3例可见下肢自发电位。4例肌肉轻收缩时限增宽、波幅增高（1 419μV、2 301μV、2 423μV和2 811μV）；2例肌肉重收缩募集为单混相。

本组5例患者神经电生理结果均呈多发性、运动感觉周围神经病，髓鞘和轴索均受累。运动传导检查发现，远端复合肌肉动作电位潜伏期明显延长，运动传导速度下降，波幅降低，上肢F波潜伏期平均>70ms，仅1例引出下肢F波且潜伏期延长，因潜伏期已超出常规检查的时限范围，易误认为未引出，较复旦大学附属华山医院报道的远端潜伏期延长（6.80ms）、传导速度下降（31.80m/s）、F波潜伏期延长（60.27ms）更显著[24]。由于F波最小潜伏期反映整个神经的脱髓鞘情况，包括神经根和远端神经末梢，可见这两者最先受到自身免疫抗体的攻击。加之有3例患者存在神经传导阻滞或波形离散。上述结果均提示脱髓鞘损伤，且相比于经典慢性炎性脱髓鞘性多发性神经根神经病更严重，因此提示为结旁病可能。本组4例患者复合肌肉动作电位波幅降低，提示轴索损伤；有3例患者针极肌电图显示下肢自发电位，提示活动性失神经改变，亦支持轴索病变。由此可见，早期诊断及时治疗可延缓髓鞘和轴索损伤，保留运动功能。本组5例患者均未引出感觉神经动作电位，若存在高弓足，易误诊为遗传性周围神经病。其他神经传导提示存在自主神经和颅神经损害。

2. 脑脊液检查　脑脊液蛋白-细胞分离现象是CIDP的一个特征性变化，抗NF155抗体阳性的患者脑脊液蛋白水平通常在95~367mg/dl，中位数为200mg/dl。研究[25]表明，抗NF155抗体阳性CIDP组脑脊液蛋白水平显著高于抗NF155抗体阴性CIDP组[（317.0±141.1）mg/dl vs.（103.8±75.8）mg/dl]，且抗NF155抗体阳性CIDP组细胞计数显著高于NF155阴性CIDP和其他非炎症性神经系统疾病（NIND）组，分别为（4.0±3.1）/μl、（2.1±2.3）/μl、（1.8±1.9）/μl，提示病变累及神经根或炎症反应造成血-脑脊液屏障通透性增加。另一项队列研究[26]通过多源荧光分析检测抗NF155抗体阳性CIDP患者的CSF中细胞因子、趋化因子和生长因子水平，并将其与抗NF155抗体阴性CIDP和NIND进行比较。与NIND组相比，抗NF155抗体阳性CIDP组白细胞介素-8（IL-8）、IL-13、肿瘤坏死因子（TNF）、趋化因子CCL11、CCL2和IFN-γ水平显著升高，而IL-1β、IL-1ra和GCSF水平显著降低；与抗NF155抗体阴性CIDP组相比，抗NF155抗体阳性CIDP组IL-8和IL-13水平显著升高，而IL-1β、IL-1ra和IL-6水平显著降低。重要的是，IL-8、IL-13、CCL11、CXCL10、CCL3、CCL4和TNF水平与CSF蛋白水平显著升高正相关，IL-13、CCL11和IL-17水平与CSF细胞数量增加正相关。相反，抗NF155抗体阴性CIDP组IFN-γ显著增加，并显示IFN-γ、CXCL10和IL-8水平与CSF蛋白水平正相关。

首都医科大学宣武医院神经内科报道的抗NF155抗体阳性的5例患者均行腰椎穿刺脑脊液检查，蛋白定量为106~445mg/dl，明显升高（正常参考值15~45mg/dl），平均271mg/dl；其余脑脊液常规、生化均在正常值范围。且治疗后临床症状好转，蛋白定量随之降低。

3. 神经影像学检查　神经超声显示CIDP患者的神经根普遍轻微增粗，且神经根的增粗程度与病程及疾病的严重程度正相关[27,28]。而抗NF155抗体阳性CIDP患者的影像学检查结果显示其增粗程度更为明显，T_2序列见颈神经根/神经丛和腰骶神经根/神经丛均发生明显的对称性粗大。与抗NF155抗体阴性患者对比，双侧C_5~C_8根中最大根直径的测量值有显著差别[（7.7±1.3）mm vs.（4.9±2.0）mm]。与抗NF155抗体阴性患者相比，抗NF155抗体阳性患者中直径>6.0mm的最大神经根出现频率更高（100% vs. 25%）。在抗NF155抗体阳性的CIDP患者中，神经根直径与病程正相关。甚至近端颅神经,如动眼神经和三叉神经也显示增粗。MRI 增强提示神经根强化,推测原因是 NF155 抗体阳性导致神经根处的血-神经屏障通透性增加,以及抗体在脑脊液中水平升高[29]。

笔者对 4 例患者进行颈神经根成像,均可见神经根水肿、增粗,其中 2 例进一步行腰骶丛神经根成像,亦可见明显的神经根水肿。这 4 例行周围神经超声检查,2 例周围神经均匀增粗,1 例节段性增粗,1 例无增粗。本组 5 例患者均行头部 MRI 检查,1 例存在左侧颞叶强化灶,1 个月后复查病灶消失,但出现左侧侧脑室旁新发病灶;余 4 例未见颅内病灶(图 6-4-3)。

脊神经根成像可见腰骶丛神经根和颈神经根增粗,提示神经根破坏,可以解释蛋白定量明显升高的现象。Ogata 等[19]发现,抗 NF155 抗体阳性的 CIDP 患者存在颅神经增粗,但原因尚不清楚,理论上抗结旁抗体仅攻击郎飞结区和结旁区,但

目前尚无针对近端神经根的病理学研究,蛋白定量升高和神经根增粗的原因有待进一步阐明。上述包含 5 例抗 NF155 抗体阳性患者的研究中仅 1 例反复出现颅内病灶,可能是抗 NF155 抗体同时作用于中枢神经系统所致,这类疾病称为中枢和周围神经联合脱髓鞘病(combined central and peripheral demyelination,CCPD),其发病机制尚待进一步研究。

4. 腓肠神经活体组织检查　神经活检能够有效与血管炎性周围神经病、遗传性周围神经病和获得性淀粉样周围神经病进行鉴别。"洋葱球"样结构的形成、反复脱髓鞘和髓鞘再生、炎症细胞浸润是经典型 CIDP 主要病理特征[30]。电子显微镜研究显示,在抗 NF155 阳性的 CIDP 患者中腓肠神经活体组织检查仅表现为神经束膜下水肿和神经内膜水肿,可见明显的结旁区结构破坏,未观察到巨噬细胞诱导的脱髓鞘,并无典型的炎症细胞浸润及"洋葱球"样的病理表现[31,32]。

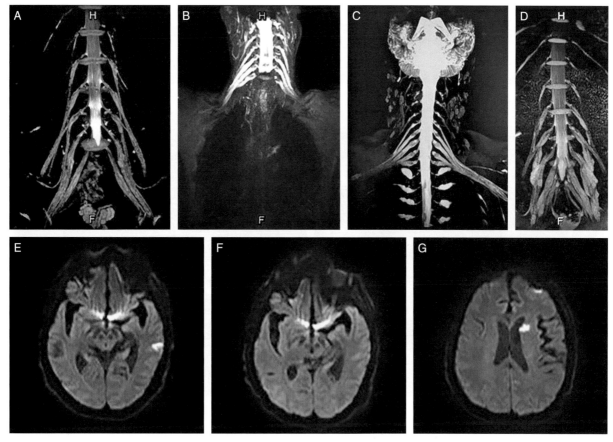

图 6-4-3　神经根成像及头 DWI 像

腰骶神经根增粗(A,D),颈神经根(B,C),颅内病灶(E~G)。[图片来源:陈海,等. 抗神经束蛋白 155 抗体阳性的结旁病临床异质性研究. 中国现代神经疾病杂志,2022,22(4):291-299]

笔者研究中有4例行腓肠神经组织活检术，光学显微镜下可见有髓纤维密度中至重度减少，分布均匀，未见炎症细胞浸润和"洋葱球"样结构，偶见个别轴索变性、个别裸轴索，可见神经束膜下水肿，未见血管壁增厚。透射电子显微镜下可见郎飞结增宽，横带消失，髓襻与轴索间隙增大，未见巨噬细胞浸润或明显脱髓鞘（图6-4-4）。

5. 抗体滴度与IgG亚型　抗NF155抗体滴度与周围神经病严重程度的关系尚未完全明确，有报道称随着治疗患者抗体滴度逐渐下降，患者的临床症状逐渐缓解，直至抗体转阴，但也有部分患者再次转阳。抗NF155抗体多数为IgG4亚型，亦有同时合并IgG3和IgG1阳性的报道，疾病早期可能以IgG3和IgG1为主，随着病情的发展逐渐转变为IgG4亚型，这还需要大规模临床证据来证实。

6. 其他检测　包括血、尿免疫固定电泳和游离轻链检测，可以帮助鉴别M蛋白相关周围神经病。Fukami等[33]研究了血清神经丝轻链蛋白（NfL）是否可作为CIDP患者轴索损伤的生物标志物，研究中包含13例抗NF155抗体阳性患者。13例抗NF155抗体阳性患者NfL水平高于抗体

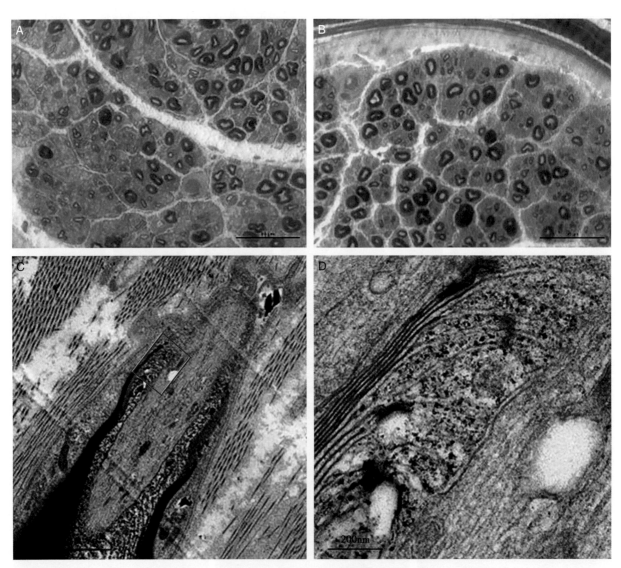

图6-4-4　腓肠神经病理

A.甲苯胺蓝染色，光学显微镜高倍放大显示有髓纤维密度中度减少；B.甲苯胺蓝染色，光学显微镜高倍放大显示有髓纤维密度中度减少，神经束膜下水肿；C.枸橼酸铅与醋酸铀双重染色，透射电子显微镜放大（×15 000）显示郎飞结增宽；D.枸橼酸铅与醋酸铀双重染色，透射电子显微镜放大（×40 000）显示郎飞结横带消失，髓襻与轴索间隙增大。［图片来源：陈海，等.抗神经束蛋白155抗体阳性的结旁病临床异质性研究.中国现代神经疾病杂志，2022，22（4）：291-299］

阴性患者。血清 NfL 水平与胫神经复合肌肉动作电位波幅负相关，与病理检查活动性轴索变性程度正相关，其中 NF155 抗体阳性患者治疗后 NfL 水平及抗体滴度均下降。

（四）治疗

目前经典型 CIDP 常用治疗方法包括糖皮质激素、静脉注射免疫球蛋白（IVIG）、血浆置换（PE），以及免疫调节剂[34,35]。国内外的 CIDP 研究证实，血浆置换疗法的有效率高于 IVIG，而糖皮质激素治疗有效率次之；IVIG 治疗的耐受性相对于糖皮质激素较好。然而，NF155 为神经束蛋白，其抗体主要为 IgG4 抗体，该亚型抗体不能激活补体，对 Fc 受体亲和力低，而 IVIG 的主要作用机制是抑制补体途径，因此 IVIG 效果不佳。有研究证实在抗 NF155 抗体阳性周围神经病 IVIG 治疗的有效率仅 20%[36]，远低于抗体阴性组报道的 54%~63%[34]；西班牙的一个队列研究得出相似的结果，其中 4 例抗 NF155 抗体阳性周围神经病者对 IVIG 治疗均无反应[37]。既往研究显示，激素治疗、血浆置换治疗、利妥昔单抗治疗的平均有效率分别为 51%、75%、85%[38,39]。一项最新队列研究[40]表明，对 IVIG 和激素的有效率分别为 13.1%（5/38）和 27.8%（10/36），血浆置换的有效率为 38.9%（7/18）；相反，77.3%（17/23）的患者对利妥昔单抗有良好的反应，56.5%（13/23）的患者在利妥昔单抗治疗后 mRS 改善≥2 分。

Atsushi 等[41]回顾性研究 3 例抗 NF155 抗体阳性 CIDP 患者的纵向临床病程并进行治疗后随访，患者的发病年龄分别是 16、26、34 岁，从起病开始分别随访 58、31、38 个月。3 例患者均进行了 IVIG、糖皮质激素、血浆置换、免疫抑制剂综合治疗，抗 NF155 抗体水平下降与临床和电生理改善平行，甚至先于临床变化。国内郭守刚团队[42]对抗 NF155 抗体阳性的 CIDP 患者首先给予 4 周的低剂量利妥昔单抗（100mg/次，1 次/周），再按照 100mg/月，连续 2 个月的治疗方案，并在利妥昔单抗治疗前和治疗后 1、3、6 个月对患者进行临床功能评分、Fahn-Tolosa-Marin 震颤评分（FTMTRS）和外周血流式细胞术检测，结果随访 1、3、6 个月所有患者的 MRC、INCAT、Hughes、mRS、ODSS、FTMTRS 等临床功能评分均较基线值有明显改善，且治疗后 1、3、6 个月淋巴细胞 CD19⁺CD27⁺、CD19⁺CD38⁺ 和 CD138⁺ 的比例均下降，证实低剂量利妥昔单抗治疗有效。其治疗作用是在治疗周期中清除患者 B 细胞并随后重建 B 细胞亚群，包括增加调节性 B 细胞、抑制记忆性 B 细胞和减少浆细胞。由于抗 NF155 抗体阳性 CIDP 患者的治疗效果及预后与病程有关，病程长者对免疫治疗反应较差，建议早期使用皮质类固醇和免疫抑制剂联合治疗（如利妥昔单抗）。监测抗 NF155 抗体滴度和 NfL 水平可以评估轴索损伤程度及对治疗的反应。未来应开展国际多中心前瞻性研究，探讨这一亚组患者并制定适当的治疗方案。

利妥昔单抗治疗的剂量和疗程目前没有一致的标准。文献报道应用方法多样：利妥昔单抗每周 375mg/m²，连续 4 周，之后 2 个月每个月给予一次治疗；两剂 1g 利妥昔单抗，间隔 2 周，之后每 6 个月 500mg；两剂 1g 的利妥昔单抗作为诱导剂量，然后在 3 个月和 6 个月时分别给药 1g，当 CD19 淋巴细胞计数超过 1% 时再给药；4 例患者每隔 2 周用 2 次剂量 1g，1 例患者每隔 2 周用 2 次剂量 500mg，1 例患者在 6 个月时再用一次 1g；每周 100mg，连用 4 次。从应用利妥昔单抗到出现第一个改善迹象的时间范围为 1~3 个月；最大程度改善的时间从 2 到 18 个月不等，多数在 6 个月内。

近期也有应用他克莫司治疗的报道，患者症状好转、抗体转阴，但缺乏随机双盲对照临床试验。

建议符合 CIDP 电生理诊断标准且 CSF 蛋白水平高（>100mg/dl）的患者应进行抗 NF155 抗体检测。神经根和颅神经增粗及 VEP 和瞬目反射试验异常也提示抗 NF155 抗体阳性可能。相信随着研究的不断深入，尤其是各类辅助手段的出现，必将能够为抗 NFF155 抗体阳性周围神经病患者的个性化治疗方案提供更为精准的方案。由于从临床表现、电生理检查、病理变化、对免疫的治疗反应与经典 CIDP 均有差异，因此 2021 年最新的欧洲神经病协会指南将抗 NF155 阳性的周围神经病定义为"非 CIDP"，意大利学者称为自身免疫性结病/结旁病。

6

二、抗 CASPR1 抗体阳性周围神经病

CASPR1 位于结旁区的轴膜端，是一种由结旁神经元表达的跨膜糖蛋白，它关系到神经元电压门控离子通道的正确定位，是细胞动作电位的重要调节因子。虽然早在 2013 年就有关于抗 CNTN1/CASPR1 复合物抗体的报道[43]，但直到 2016 年 Doppler 等[44]才首次系统、完整地报道了抗 CASPR1 抗体阳性 CIDP 患者的临床表现、神经活检和治疗反应等情况，患者未出现意向性震颤或小脑性共济失调，而以严重的神经病理性疼痛为主，但也有报道并非都有疼痛[45]，颅神经功能障碍和呼吸衰竭常见。神经活检并未显示出典型的脱髓鞘特征（图 6-4-5），但在腓肠神经和皮肤真皮神经纤维中却发现了结旁区的严重破坏和结间隙的拉长，以及钠离子通道的弥散，这可能是郎飞结神经传导受损的形态学表现，即强调了郎飞结是患者的发病部位。治疗方面对利妥昔单抗治疗反应良好。临床诊断 GBS 的患者主要是 CASPR1-IgG3，而 CIDP 患者主要以 CASPR1-IgG4 为主。

抗 CASPR1-IgG4 抗体患者的周围神经病变具有高度致残性。疼痛似乎并不是所有抗 CASPR1 抗体相关周围神经病患者的临床特征，CASPR1-IgG3 和 CASPR1-IgG1 应该在疾病早期出现，对 IVIG 部分有效，而 CASPR1-IgG4 则出现在病程相对慢性期，对 IVIG 效果不佳。成熟 B 细胞表达免疫球蛋白有其特定的顺序，依次是 IgM、IgG3、IgG1、IgG2、IgG4。

三、抗 CNTN1 抗体阳性周围神经病

CNTN1 位于结旁区，是轴膜端细胞黏附分子之一，广泛表达于后根神经节，是分隔结区和近结旁区离子通道的重要组分。Querol 等[43]2013 年报道在 2 例快速进展性 CIDP 患者中检出了 IgG4 型抗 CNTN1 抗体，这 2 例患者均表现为早期轴索受损、静脉注射免疫球蛋白（IVIG）反应较差。随后 Doppler 等[46]报道抗 CNTN1 抗体阳性 CIDP 患者有髓纤维结旁区破坏，光镜检查显示在没有炎症或水肿的情况下有髓纤维密度略有下降，偶见轴索变性（图 6-4-6）。此外，电镜检查显示轴膜上的髓鞘末梢脱落，所有这些神经结构的病理改变，一方面提示了抗 CNTN1 抗体的致病性，另一方面也显示了该抗体的作用靶点。随着研究的深入，现已确认基于上述病理改变而导致的共济失调是抗 CNTN1 抗体阳性周围神经病患者的显著临床特征。除了 IgG4 型抗 CNTN1 抗体，Appeltshauser 等[47]报道了 IgG3 型抗 CNTN1 抗体阳性周围神经病患者，它们之间的差别在于 IgG3 型患者 IVIG 治疗反应良好。

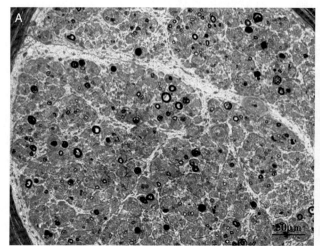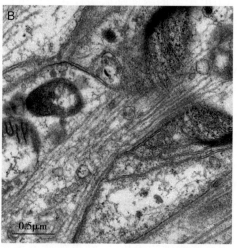

图 6-4-5　抗 CASPR1 抗体阳性 CIDP 的神经活检

A. 甲苯胺蓝半薄切片提示有髓纤维重度减少，轴索变性，束膜下水肿；B. 电镜可见郎飞结间隙增大，结旁区破坏，终襻结构不清。

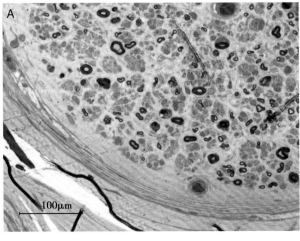

图 6-4-6　抗 CNTN1 抗体阳性 CIDP 的神经活检

使用半薄切片甲苯胺蓝染色,横切(A)可见有髓纤维密度中度减少,轴索变性,束膜下水肿;纵切(B)可见轴索变性。

近期有病例或个案报道了抗 CNTN1 抗体阳性周围神经病患者表现出不同程度的肾病综合征相关症状,如蛋白尿、低蛋白血症和肾小球滤过率的变化;肾活检提示肾小球肾炎伴 IgG4,无补体沉积,尚未完全明确它们之间联系的机制,仅有初步的证据表明这些患者出现肾病综合征是由含 CNTN1 的免疫复合物沉积所致。文献报道了 5 例抗 CNTN1 抗体相关的周围神经病伴膜性肾病(MN),1 例患者在抗 CNTN1 抗体阳性之前出现 MN,其他 4 例均是先出现抗 CNTN1 抗体阳性再发生 MN。大多数病例的主要 IgG 亚型为 IgG4,1 例患者的主要亚型是 IgG3。平均发病年龄为 60.2 岁±15.7 岁(范围为 43~78 岁,40% 的患者 >60 岁),男女比例为 4∶1。慢性发病 3 例,急性发病 1 例,亚急性发病 1 例。本体感觉障碍或感觉共济失调 3 例(60%)。脑脊液蛋白平均水平为(196±125)mg/dl(范围为 61~400mg/dl),大于 100mg/dl 的有 4 例(80%)。大多数患者最初对糖皮质激素(CS)、血浆置换(PE)和静脉注射免疫球蛋白(IVIG)等免疫疗法反应良好。

2012 年 Devaux 等[48] 在 2% 的 AIDP 和 2% 的 CIDP 患者血清中检测到抗 CNTN1 抗体阳性,Querol 等[38] 在 2014 年报道 6.5%(3/46)CIDP 患者 IgG4 型抗 CNTN1 抗体阳性。随后在 2016 年大样本调查中,2.4%(13/533)CIPD 患者中 IgG4 型抗 CNTN1 抗体阳性[21]。

与抗 NF155 抗体阳性患者临床特征不同,抗 CNTN1 抗体阳性患者发病年龄较大,病程进展快,肢体无力症状明显,可伴有震颤和感觉性共济失调,神经电生理提示早期动作电位幅度显著降低(轴索损伤),传导速度降低(脱髓鞘改变)[21,43,48]。因抗 CNTN1 抗体多为 IgG4 型,使用利妥昔单抗、糖皮质激素的治疗效果优于 IVIG。

四、抗 CASPR1/CNTN1 复合抗体阳性周围神经病

CASPR1 与 CNTN1 形成复合体,与 NF155 结合,形成分隔状横带连接轴索和施万细胞的终襻。2013 年,Querol 等[43] 在一例 CIDP 患者中检测到针对 CNTN1 和 CASPR1 共转染细胞的自身抗体,但未检测到针对 CNTN1 或 CASPR1 单独转染细胞的自身抗体,随后的研究表明,这些抗体识别富含甘露糖 N-聚糖的 CNTN1,并与同样含有寡甘露糖型糖的 CASPR1 独立反应。在抗 CNTN1/CASPR1 复合物抗体的研究报道中,患者年龄偏大,均大于 60 岁,临床症状快速进展,主要症状是肢体无力,可以有四肢远端的感觉障碍,共济失调,丙种球蛋白效果不佳。电生理检查表现为脱髓鞘的特点:运动神经传导速度下降、远端潜伏期延长、传导阻滞;另外明显的特征是 CMAP 明显下降,针极肌电图可见急性失神经改变;感觉神经动作电位消失。

2021 年,西班牙牵头全球多个国家研究了 15 例抗 CNTN1/CASPR1 复合物抗体的周围神

6

经病特点[49]，研究显示患者发病年龄在40~75岁之间，10例（67%）为男性。所有患者符合CIDP的2010年欧洲神经病学联盟/外周神经学会（European Federation of Neurological Societies/Peripheral Nerve Society，EFNS/PNS）诊断标准，12例（80%）典型，3例具有远端获得性脱髓鞘性对称性神经病（DADS）表型。7例（47%）患者最初因急性或亚急性起病诊断为吉兰-巴雷综合征。15例患者均出现反射消失或反射减弱，四肢感觉改变。6例（40%）患者有颅神经功能障碍，包括眼肌麻痹、面瘫、吞咽困难或呼吸受累。8例（53%）患者报告有神经病理性疼痛。10例（67%）有震颤，12例（80%）有共济失调。神经电生理检查提示不均一的运动神经传导减慢和F波潜伏期延长。此外，大多数患者还能观察到低波幅复合肌肉动作电位和急性失神经支配的自发活动。所有患者脑脊液蛋白水平均升高，6例行神经根MRI显示神经根增强。4例患者的神经活组织检查显示有髓纤维的密度重度减低或轴索变性，炎症细胞少见，没有"洋葱球"样结构；其中3例观察到轻度至中度的束膜下水肿，有髓纤维几乎完全消失，仅保留了小的、无髓鞘的轴索。IVIG效果不佳，1例患者（7%）对类固醇反应良好。10例患者中有9例（90%）对利妥昔单抗反应良好，改良的Rankin量表至少改善2分。与IVIG相比，利妥昔单抗治疗效果良好，差异具有统计学意义。10例患者的抗体为IgG4型，另外3例患者的抗体为IgG3型。

最近在意大利一组CIDP患者中也报道了6例（1.8%）抗CASPR1/CNTN1复合物抗体阳性患者，其中3例患者具有IgG4型抗CASPR1/CNTN1复合物抗体，并主要呈现无神经病理性疼痛的远端表型。抗CASPR1/CNTN1复合物抗体阳性周围神经病患者的特点是，超过3/4的患者出现快速起病的神经病变伴共济失调，与抗CNTN1阳性抗体患者的描述相当。只有一半的患者报告有疼痛。40%的患者出现颅神经受累，包括眼外肌瘫痪、面部无力或口咽无力，这些在血清抗CASPR1/CNTN1复合物抗体阴性的CIDP中并不常见。因此，快速发病并累及颅神经可能是CIDP中存在抗CASPR1/CNTN1复合物自身抗体的临床线索。神

经电生理学检查提示神经传导减慢和其他特征，并将其归因于获得性脱髓鞘，但也检测到CMAP波幅下降和早期失神经改变，提示轴索损伤，与抗CNTN1抗体和抗CASPR1抗体患者的电生理表现类似。神经活检显示有髓纤维丢失，保留小的无髓鞘轴索，神经周围轻度至中度水肿，无炎症细胞。与之前对抗CNTN1和抗NF155抗体阳性的CIDP患者的描述相似，尽管神经传导检查提示脱髓鞘，但病理并未观察到节段性脱髓鞘。

IgG4型是抗结旁蛋白抗体（如抗CNTN1抗体和抗NF155抗体）中最常见的类型，但也有少数患者为IgG3型抗体。Appeltshauser等证明IgG3型抗CNTN1抗体能够激活补体，可能与IVIG反应更好有关。这些最初是IgG3型的抗体，在随访期间转变为IgG4型。但目前尚缺乏前瞻性研究来验证IgG3型抗体是否后来会转化为IgG4型。IgG3型抗CASPR/CNTN1复合物抗体阳性患者都对IVIG有部分效果，而IgG4型抗CASPR/CNTN1复合物抗体阳性患者对利妥昔单抗反应良好。大多数病例恢复缓慢，可能是由于治疗开始时已发生轴索变性；这些患者的长期预后仍有待评估，但早期诊断和及时B细胞损耗疗法可能有助于避免这些患者的永久性轴索损伤。

五、抗NF140/186抗体阳性周围神经病

NF140/186主要位于结区，通过与其他细胞黏附分子的共同作用来维持郎飞结的稳定和钠离子通道的聚集，并在神经纤维的跳跃式传导过程中发挥重要作用。仅在少数亚急性、严重表型的CIDP患者中检出抗NF140/186抗体，约占CIDP总体患者的1%。临床表型以急性起病、逐渐进展，电生理检查以传导阻滞为主，其原因可能是抗NF140/186抗体直接影响髓鞘结旁区的绝缘性，使患者表现出髓鞘各区相应轴膜的离子通道分布紊乱，继而导致有髓纤维的快速传导障碍。

此外，Delmont等[45]发现抗NF140/186抗体阳性患者多伴有局灶节段性肾小球硬化的肾病综合征表现，提示NF140/186亚型神经细胞黏附分子可能会影响肾小球功能，但具体作用机制尚未明确。针对抗NF140/186抗体阳性CIDP患者的

电生理检测发现其远端复合肌肉动作电位波幅降低,病理切片显示有髓纤维大量丢失,无炎症细胞浸润。更重要的是,腓肠神经的超微结构显示施万细胞微绒毛消失,延伸的、拉长的施万细胞的胞质堵塞了结间隙,这种病理改变区别于其他 CIDP 亚型患者,或可作为抗 NF140/186 抗体阳性 CIDP 患者的诊断标志,但该型患者较为罕见,仍需要更大样本量的进一步验证。

六、抗泛神经束蛋白抗体周围神经病

抗泛神经束蛋白(pan-neurofascin,panNF)抗体是一类对 NF186、NF140、NF155 均有反应的 IgG,这些抗体为 IgG1 和 IgG3 型[50,51]。文献报道了 8 例抗 panNF 抗体阳性患者,年龄中位数为 68.5 岁(43~78 岁),大多数为男性(75%),初步诊断为 GBS,临床表现为震颤、神经病理性疼痛或颅神经麻痹、自主神经功能障碍、呼吸系统受累或急性恶化病程,并迅速发展为严重的四肢瘫痪。与血清抗 panNF 抗体阴性患者相比,抗 panNF 抗体阳性患者更可能出现急性或亚急性恶化,并诊断为 GBS。在治疗周围神经病过程中,2 例抗 panNF 抗体阳性患者被发现存在 IgG λ 蛋白,随后被诊断为淋巴增生性疾病(霍奇金淋巴瘤和慢性淋巴细胞白血病)。在抗 panNF 抗体阳性患者中,脑脊液(CSF)蛋白正常或仅出现轻微升高。所有患者在 5 天内接受静脉注射免疫球蛋白(IVIG)2g/kg 治疗,2 例患者有轻微和/或短暂的神经功能改善。6 例患者接受了至少一个周期的血浆置换,其中 3 例患者表现出轻微但非持续的神经功能恢复。4 例患者在发病后 3~4 个月接受利妥昔单抗治疗,神经功能均得到了逐步改善,恢复了独立活动能力。

总之,IgG1 和 IgG3 型抗 panNF 抗体阳性是一种非常严重的、可治性、自身免疫性周围神经病,临床医生应该引起重视。

七、抗 CASPR2 抗体阳性周围神经病

CASPR2 在近结旁区高度表达,促使电压门控钾通道($K_v1.1$ 和 $K_v1.2$)在有髓神经纤维聚集,二者与 CNTN2 相互作用形成复合物,共同定位至近结旁区以稳定郎飞结功能。抗 CASPR2 抗体已在脑炎、周围神经功能障碍或莫旺(Morvan)综合征等多种神经系统疾病中检测到,患者症状包括认知障碍、记忆丧失、幻觉、妄想、癫痫发作、周围神经高兴奋性和轴索性感觉运动神经病[52]。

尽管在诸多疾病中检测到抗 CASPR2 抗体的存在,但其致病机制仍不明确,目前考虑可能与其导致电压门控钾通道损伤,造成其密度降低、复极化受损和神经元过度兴奋有关[52-54]。Irani 等[53]报道抗 CASPR2 抗体攻击会引发外周神经轴突上 CASPR2/$K_v1.1$/$K_v1.2$ 复合物的下调,导致神经性肌强直、神经性疼痛和自主神经功能障碍。

Klein 等[54]认为,在治疗方面,接受免疫抑制(糖皮质激素、免疫球蛋白或免疫抑制剂)后部分患者症状好转[19,23,24],具体机制有待进一步研究。

八、抗 CNTN2 抗体阳性周围神经病

目前,在 CIDP、MMN 和伴有中枢脱髓鞘的 CIDP 患者的血清中未检测到抗 CNTN2 抗体,因此尚未认为 CNTN2 是外周神经病发病机制中的抗原靶点[55]。但值得注意的是,遗传关联研究表明编码 CNTN2 的 *TAG1* 基因中存在特异性单核苷酸多态性(SNP),且可能与 CIDP 患者的 IVIG 反应性显著相关[56,57],提示遗传可能决定患者对 IVIG 的敏感性,SNP 可作为预测患者对 IVIG 治疗反应的生物标志物[58]。此外,Derfuss 等[59]发现多发性硬化患者脑脊液中的 IgG 对 CNTN2 的反应性高于对照组。Boronat 等[59]检测出 7.8% 复发缓解型多发性硬化患者血清中存在抗 CNTN2 抗体,并且这些抗体持续时间约 9 年。因此,抗 CNTN2 抗体的相关机制有待进一步研究。

九、CANOMAD 综合征

CANOMAD(chronic ataxic neuropathy,ophthalmoplegia,IgM paraprotein,cold agglutinin,and disialosyl antibodies)综合征[60]是一类慢性共济失调性周围神经病,典型表现为眼肌麻痹(或延髓麻痹)、肢体麻木、腱反射消失,伴有共济失调、IgM 型 M 蛋白、冷凝集素、disialosyl 抗体,多表现为复发病

程,根据其临床特征不难鉴别,采用静脉注射丙种球蛋白、单克隆抗体等有一定疗效。CANOMAD综合征可能与其他免疫性周围神经有重叠(例如 DADS 的感觉性共济失调和 MFS 的眼外肌麻痹及颅神经损害),IgM 攻击 disialosyl 神经节苷脂,主要是 GD1b,其他被攻击的神经节苷脂分别是 GD3、GT1b 和 GQ1b,这些神经节苷脂均含有 NeuNAc(α2-8)NeuNAc(α2-3)Gal 序列的双糖基(图 6-4-7)。

CANOMAD 综合征主要临床特点是感觉性共济失调导致严重的步态障碍,以及眼外肌麻痹。各种临床亚型并不同时具备 CANOMAD 的所有特点(例如仅有 50% 的患者具有 IgM 型 M 蛋白和冷凝集素),其中一个亚型称为伴有 disialosyl 抗体的慢性共济失调周围神经病(chronic ataxic neuropathy with disialosyl antibodies,CANDA)。神经超声显示周围神经增粗,IVIG 和利妥昔单抗治疗有效。这种综合征可能与恶性血液病有关。法国近期的研究[60]发现的临床症状包括:100% 的患者出现感觉症状(共济失调、感觉异常、感觉迟钝),40% 出现肢体无力,45% 出现眼肌麻痹,13% 出现球部症状。45% 的患者有中至重度的功能残疾。34% 的患者有冷凝集素,60% 的患者电生理表现为脱髓鞘,27% 的患者表现为轴索损害,血清中发现单克隆 IgM(平均值 2.6g/L)。36% 有恶性血液病,最常见的是瓦尔登斯特伦巨球蛋白血症(又称华氏巨球蛋白血症)(20%)。91% 的患者需要治疗,激素和免疫抑制剂无效,IVIG 和利妥昔单抗有效率分别为 53% 和 52%。

十、抗 MAG 抗体相关周围神经病

在 20 世纪 80 年代初发现髓鞘相关糖蛋白(MAG)是自身免疫性脱髓鞘性神经病的一个靶抗原后,检测抗 MAG 抗体成为诊断抗 MAG 抗体相关周围神经病的基础。这为阐明慢性远端大纤维感觉运动神经病的临床特征、研究其发病机制和制定特定的治疗策略开辟了道路。20 世纪 90 年代末引入的利妥昔单抗(一种抗 CD20+ B 细胞的单克隆抗体),取代了最初使用的化疗药物,其他抗 B 细胞制剂也逐渐引入。最近,一种新型的抗原特异性免疫疗法正在研究中,其模拟了 MAG 的糖链部分的一个特异性的硫酸化三糖(HNK-1)表位,用于中和抗 MAG 抗体。

(一)发病机制

MAG 是髓鞘的次要成分,在中枢神经系统和周围神经系统中所占髓鞘蛋白的比例不到 1%。MAG 首先在大鼠中枢神经系统的髓鞘中通过放射性病灶敏感代谢标记法被检测到。精细划分髓鞘和髓鞘相关膜发现,MAG 富集于膜囊中,而膜囊比富含脂质的多层致密髓鞘部分重量更大,表明 MAG 的定位不同于致密髓鞘,由此将这种糖蛋白命名为"髓鞘相关蛋白(myelin-associated glycoprotein,MAG)"。

MAG 是一种分子量为 100kDa 的 I 型跨膜糖蛋白,存在于轴突周围形成髓鞘的施万细胞的细胞膜、施-兰切迹和内外轴索系膜、结旁区,是维持髓鞘及轴索结构和功能的重要成分。MAG 包含 5 个细胞外免疫球蛋白(Ig)样结构域、1 个跨膜结构域和 1 个细胞质结构域(图 6-4-8),由于 mRNA 的选择性剪接,这些结构域发生在两个发育调节的亚型中。Ig 样结构域的存在决定了 MAG 是 Ig 超家族的一员。MAG 具有较大的胞外结构域,非常适合与不同的配体和受体相互作用。髓鞘相关糖蛋白含有约 30% 的糖链,由位于细胞外 8 个位点的 N-连接的异质低聚糖组成。许多研究已经证实,MAG 不存在于致密的髓鞘中,而是在髓鞘

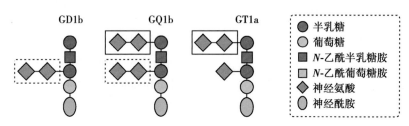

图 6-4-7 disialosyl 神经节苷脂结构
虚线代表内部 disialosyl,实线代表外部 disialosyl。

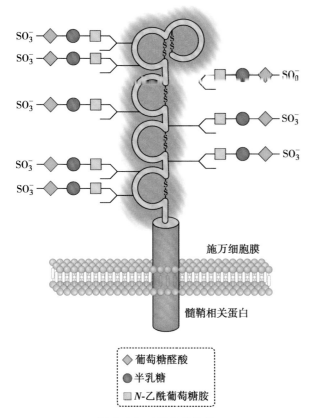

图 6-4-8 MAG 的结构

松散区域,髓鞘细胞和轴突之间的轴周间隙中。MAG 直接位于轴突表面最内层的髓鞘膜包裹层,参与了施万细胞和轴索之间的信号传递,并增强了轴索-髓鞘的长期稳定性和附着性。

人类抗 MAG 抗体是一种典型的 IgM,出现在单克隆丙种球蛋白血症患者中,由产生低亲和力自身抗体的 CD5+ B 细胞合成,这种抗体在正常的生理自身免疫系统中含量较低。抗 MAG 抗体相关周围神经病患者血液中的记忆 B 细胞可识别 MAG 抗原。某些细菌的多肽含有磺酸葡糖醛酸表位,是抗 MAG 抗体的靶点,可导致易感个体产生细菌诱导的自身抗体。分子模拟是自身免疫性周围神经疾病(如吉兰-巴雷综合征)的一种可能机制,它可以间接触发 B 细胞克隆的抗原驱动的演变。来自周围神经病变患者的单克隆 MAG-IgM 具有不同的免疫球蛋白链的可变区域,这些区域表现出许多体细胞突变,提示抗原驱动过程。因此,一个两步过程的假说被提出,第一步是抗原驱动,第二步依赖于致癌突变。在绝大多数(>90%)瓦尔登斯特伦巨球蛋白血症(Waldenström macroglobulinemia,WM)患者和 60% 的抗 MAG 多

神经病变患者中,髓样分化因子 88(MYD88)基因反复发生体细胞点突变,导致氨基酸从亮氨酸转变为脯氨酸(L265P)。MYD88 突变是布鲁顿酪氨酸激酶(BTK)介导的细胞增殖和存活增加的功能突变。这种激酶可被伊布替尼抑制,伊布替尼是一种用于治疗 WM 的新药物,因此在抗 MAG 抗体相关周围神经病变的治疗中也有潜在的获益。

抗 MAG 抗体的分泌受 T 细胞和细胞因子的调节。抗 MAG 抗体神经病变患者血清中 IL-6 和 IL-10 平均水平高于对照组。IL-6 可促进 B 细胞前体发育为浆细胞,其可能与抗 MAG 抗体相关周围神经病变的发病机制有关,可导致浆细胞的单克隆扩增。IL-10 还可以激活 B 细胞,促进自身抗体的产生。激活的 T 细胞表面的 CD70 与记忆 B 细胞表面表达的 CD27 相互作用,而产生抗 MAG 的 B 细胞来源于记忆 B 细胞,这一循环可能在 WM 进展中发挥重要作用。

这些细胞因子的作用,以及产生抗 MAG 抗体的 B 细胞和激活的 T 细胞之间的相互作用,也可能参与了调节周围神经病中自身反应性抗体通路和其他生物标志物,如高 B 细胞活化因子受体(BAFF)浓度,因此可能是新的治疗策略的潜在靶点。髓磷脂,特别是 MAG,与 NK 细胞具有相同的抗原决定簇,这种交叉反应可能在抗 MAG 抗体相关周围神经病变,以及其他免疫介导的脱髓鞘疾病的发病机制中发挥作用。

(二)临床表现

1980 年,Latov 等首次报道了周围神经病伴单克隆 IgM 的抗 MAG 抗体病例。2008 年,Nobile-Orazio 等比较了血 IgM 型单克隆球蛋白阳性伴或不伴有周围神经病的患者,在合并周围神经病的患者中 45% 的患者抗 MAG 抗体阳性,不伴有周围神经病的患者中仅 8% 阳性,进一步证明了抗 MAG 抗体与周围神经病的相关性。

抗 MAG 抗体相关周围神经病表现为中老年起病,典型临床表现为缓慢进展的远端对称性周围神经病,感觉受累为主,可合并运动受累,电生理符合脱髓鞘性周围神经病;其 M 蛋白类型多为 IgM κ 型。是由 MAG-IgM 在髓鞘沉积所致,属于免疫介导周围神经病,见于 IgM 型 M 蛋白血

症/单克隆免疫球蛋白血症相关周围神经病。

本病以中老年男性为主,大多数患者表现为慢性、缓慢进展的大纤维感觉运动多发性神经病变,通常最初影响下肢,经常伴有感觉性共济失调,一些患者出现手部动作性震颤。不影响颅神经,并在 10~20 年后缓慢恶化。在晚期病例中,可见手足功能的完全丧失,出现明显的肌肉无力和萎缩,以及严重的共济失调;可见典型意向性震颤。疼痛是一种突出的症状,通常以感觉异常和麻木抽筋为特征。

Latov[61] 等提出,抗 MAG 抗体相关周围神经病与慢性炎性脱髓鞘性多发性神经根神经病、多灶性运动神经病(multifocal motor neuropathy,MMN)和 POEMS 综合征同属于慢性获得性脱髓鞘性多发性神经病(chronic acquired demyelinating polyneuropathy,CADP)。尽管各类型会有重叠,但是它们具有特征性的临床表现,由不同的免疫机制介导,并对不同的治疗产生不同反应。

Svahn 等[62]研究了来自 14 个神经肌肉疾病诊治中心共 202 例抗 MAG 抗体相关周围神经病病例,结果显示,平均发病年龄为 62.6(25.0~91.4)岁,平均随访时间为 8.4(0.3~33.3)年。83% 存在典型的 DADS 表型,30% 有感觉性共济失调远端周围神经病,18% 有感觉性共济失调远端神经病变伴震颤,31% 有感觉性共济失调远端周围神经病伴进行性远端运动障碍,19% 为非共济失调感觉或感觉运动神经病,通常症状很少。患者在诊断时,按照抗 MAG 抗体滴度划分为低、中、高三组,占比分别为 11%、51% 和 38%。68% 患者存在意义未明单克隆丙种球蛋白血症(monoclonal gammopathy of undermined significance,MGUS)。不论抗 MAG 抗体滴度高低,17% 患者出现不典型临床表型,包括急性或慢性感觉运动性多发性神经根神经病(12.4%),以及非对称性或多灶性周围神经病(3%)。22.4% 患者在病情最严重时呈明显残疾,78% 患者接受免疫治疗。12%(11/92)患者在利妥昔单抗治疗时出现短暂的临床症状恶化,29% 患者在利妥昔单抗治疗后 7~12 个月表现出临床症状稳定。31.5% 患者在利妥昔单抗治疗后 6 个月和/或 7~12 个月可出现治疗反应,并与抗 MAG 抗体滴度 >10 000BTU(Bühlmann titer

units,Bühlmann 滴度单位)相关。

虽然在某些情况下病情进展缓慢,但大多数患者随着时间的推移会出现严重的残疾。5~10 年后的致残率为 22%,5 年残疾率为 16%,10 年残疾率为 24%,15 年残疾率为 50%。研究发现,起病年龄越大,残疾风险越高,但是很难确定这是衰老本身还是神经病变导致的。

(三) 抗体检查

抗体检查可以使用 ELISA 方法,通过人脑来源的纯化 MAG 在患者的血清中检测抗 MAG 抗体。也可以使用髓鞘或纯化的 MAG 作为抗原,用蛋白质印迹法(Western blotting)检测血清中的抗 MAG 抗体,并且确定此抗体结合的是典型的 100kDa MAG 蛋白,而不是髓鞘成分中的其他物质。具有抗 MAG 抗体的血清也能与磺酸葡糖醛酸糖脂(SGPG)相互作用,所以也可用 SGPG 代替纯化的人 MAG 作为抗原进行实验。然而,因为单克隆的 MAG-IgM 与 MAG 的亲和力是 SGPG 的 10~100 倍,更推荐使用 MAG 而不是 SGPG 作为靶抗原。如果在检测中使用 SGPG 作为抗原,低亲和力的抗 MAG 抗体可能会被漏检。一项大样本的研究表明,一些使用蛋白质印迹法检测抗 MAG 抗体为阴性的血清,用 ELISA 检测则呈阳性,提示 ELISA 检测比蛋白质印迹法更灵敏,而且操作简单,是更加可行的方法。

抗 MAG 抗体的 ELISA 检测试剂盒已上市,虽然该方法灵敏且可靠,但其 ELISA 阳性的理想界值一直存在争议。该试剂盒的检测结果以 Bühlmann 滴度单位(Bühlmann titer units,BTU)表示,制造商确定的阳性 cut-off 值为 1 000BTU。虽然这个值是保证灵敏度的最佳界值,但在低滴度范围内存在假阳性的灰区。因此,对低滴度患者应仔细进行临床和电生理评估,以区分 CIDP 和抗 MAG 抗体相关周围神经病。

在典型 IgM 单克隆丙种球蛋白血症相关脱髓鞘性多发周围神经病患者中,超过 70% 发现了抗 MAG 抗体,提示抗 MAG 抗体通常与 IgM 单克隆丙种球蛋白血病相关。在临床工作中,检测到 IgM 单克隆丙种球蛋白血病的患者应该进行抗 MAG 抗体检查。在神经活检中,单克隆 MAG-IgM 可能沉积在神经上,但血液中 IgM 单克隆丙种球蛋白可能还是阴性,随着病情的发展,才能够在血清中检测到。因此,无论是否检测到IgM单克隆丙种球蛋白,建议对慢性远端感觉运动脱髓鞘性周围神经病患者进行抗MAG抗体检测。准确诊断抗MAG抗体相关周围神经病还没有最佳方法,但随着新的治疗方法出现,人们对这种疾病的研究兴趣正在增加。

(四)电生理检查

抗MAG抗体相关周围神经病是一种脱髓鞘性周围神经病,远端传导速度减慢提示了长度依赖的特点符合DADS。电生理相关研究显示远端传导速度减慢和轴索丢失,在较长的轴索中更为突出,从近端到远端传导逐渐减慢,末端潜伏期延长。病理学检查发现了与这些电生理特点一致的表现,在抗MAG抗体阳性患者的尸检中已经证实主要是远端神经受累。

在比较抗MAG抗体相关周围神经病与CIDP患者、夏科-马里-图思病(Charcot-Marie-Tooth disease,CMT1a)患者时,抗MAG组的末端潜伏期指数(terminal latency index,TLI)明显降低,其他参数如修正的F比或残余潜伏期也证明可以区分抗MAG抗体相关周围神经病与CIDP。电生理检查仍然是区分CIDP和抗MAG抗体相关周围神经病的临床一线方法。

(五)神经病理检查

腓肠神经活检显示有髓纤维缺失,在超微结构检查中可见变薄的髓鞘和数量不等的髓鞘板层间距增大的纤维。增宽通常发生在最外层的髓磷脂层,但偶尔也可以在致密髓磷脂的深层看到。这种宽间距的髓鞘、中间线之间的距离增加,是抗MAG抗体相关周围神经病一个几乎特定的病理表现,髓鞘增宽的频率与单纤维中脱髓鞘的频率相关。

在抗MAG抗体相关周围神经病患者中,神经和皮肤活检均显示与神经纤维相关的抗MAG抗体或单克隆IgM沉积。在有髓纤维的外围可以看到IgM的沉积,通过共聚焦显微镜,在非致密髓鞘的位置,如施-兰切迹和结旁的终襻,可以看到IgM的沉积。IgM与MAG共定位于结旁区,并且在松散髓鞘板层的区域,抗MAG抗体对髓鞘脱落和崩解可能起直接作用。虽然有研究表明补体终

末复合物(terminal complement complex,TCC)可能参与抗MAG抗体相关神经病变,但大多数研究证实髓鞘上没有TCC,但存在补体成分,如C3d或C5,并认为这些补体成分可能是髓鞘变化的效应因子,最终导致髓鞘终襻从郎飞结区的轴膜分离,并进展到结间区的髓鞘间隙增宽。这一髓鞘崩解的过程与抗MAG抗体相关周围神经病多年的病情缓慢进展相一致,而TCC参与急性炎症性周围神经病变则相对较明确,例如吉兰-巴雷综合征等。在抗MAG抗体相关周围神经病中,髓鞘终襻从结旁轴膜分离引起的脱髓鞘可能是轴索萎缩,以及随后发生的轴索损伤的主要原因。抗MAG抗体相关神经病变患者的腓肠神经活检研究显示,脱髓鞘纤维的轴索直径缩小、神经丝间距缩小,根据这些结果,推测轴索萎缩可能是由抗体结合MAG介导的,MAG抑制了向轴索发送信号,导致神经丝磷酸化减少。

(六)治疗

抗MAG抗体相关周围神经病是最常见的致残性副蛋白血症,由于抗MAG抗体对髓鞘结构和功能产生直接致病性作用,B细胞清除疗法一直是主要的治疗方式。最初的化疗方案使用氯霉素、环磷酰胺或氟达拉滨,但由于毒性或继发性恶性肿瘤,已被抗CD20抗体取代。

1. 抗CD20抗体 利妥昔单抗是一种抑制B细胞克隆的单克隆抗体,不具有骨髓抑制作用,也不会导致继发性恶性肿瘤,因此可以进行早期靶向干预。CD20是一种B细胞表面抗原,存在于B细胞前期和整个B细胞生命周期中,但不存在于浆细胞中,利妥昔单抗是一种针对CD20的鼠-人嵌合单克隆抗体,会导致循环中$CD20^+B$细胞的快速清除。虽然疗效有限,但已被广泛应用,是目前首选的治疗模式。

利妥昔单抗不影响产生抗MAG抗体的浆细胞,因此神经系统改善通常在治疗后3个月开始,并在治疗后6个月明显改善,与抗MAG抗体缓慢减少相吻合。几项研究的累积数据表明,利妥昔单抗对30%~50%的患者有效。尽管目前认为MAG-IgM水平与抗MAG抗体相关神经病变的严重程度或疾病进展之间没有直接关联,但MAG-IgM水平的相对降低与反应组的临床改善有关,

而治疗无应答组的 MAG-IgM 水平没有或只有很小的变化；急性恶化与抗 MAG 抗体滴度的明显增加相关。

利妥昔单抗引起的神经病变恶化可能是因为 IgM 突然增加，已有一些个案报道，这种现象的机制包括 B 细胞裂解导致细胞内副蛋白的释放、个体基因型-抗个体基因型网络的破坏或细胞因子的过度产生。在接受利妥昔单抗治疗的 WM 患者中，高达 54% 的患者出现 IgM 突然增加现象，而在 MGUS 患者中，这一现象的发生率要低得多。有报道称，出现急性神经系统恶化和抗 MAG 抗体水平增加的患者使用血浆置换治疗有效，神经系统症状显著而迅速改善。

目前尚不清楚只有不到 50% 的患者受益于利妥昔单抗的原因，一些临床特征或生物标志物预测疗效的研究提示，脱髓鞘模式和高龄是残疾恶化的重要危险因素，主要是运动缺陷和亚急性进展与利妥昔有效相关，性别、共济失调、震颤和 IgM 型抗 MAG 抗体滴度对结果无影响。治疗前较短的症状持续时间和对利妥昔单抗的反应之间存在相关的趋势，提示患者应在轴索变性导致永久性功能障碍发生之前尽早治疗。新一代人源化抗 CD20 单克隆抗体可更彻底、更持久地清除 B 细胞，期待可以进一步改善疗效。

2. 新的治疗方法　在高达 90% 的 WM 患者和 IgM MGUS 患者中发现了 *MYD88* 基因的体细胞突变，其可通过激活 BTK 为肿瘤细胞提供生存刺激。BTK 抑制剂，如伊布替尼（ibrutinib），具有杀伤肿瘤细胞的作用，为 WM 开辟了一条新的治疗途径。伊布替尼在诱导深层和持久的 IgM 反应，以及改善 WM 患者的血液学参数方面表现出了很好的疗效。2 项研究的初步数据表明，伊布替尼可能对抗 MAG 抗体相关神经病变有效。

来那度胺是一种用于治疗多发性骨髓瘤和骨髓增生异常综合征的药物，目前，一项临床研究（NCT03701711）正在评估来那度胺治疗抗 MAG 抗体相关神经病的效果。其他潜在的治疗方法在不同的临床条件下使用，也可能使抗 MAG 抗体相关神经病患者获益。cusatuzumab 是一种抗 CD70 单克隆抗体，为消除干细胞的一种新药，其用于急性髓系白血病正在被初步研究。托珠单抗（tocilizumab）和 sarilumab 通过靶向 IL-6 炎症通路在类风湿关节炎治疗的作用正在研究。

到目前为止，所有用来降低 MAG-IgM 的策略都是非特异性的。其中包括使用利妥昔单抗靶向所有 CD20⁺ B 细胞，或使用伊布替尼或来那度胺抑制 B 细胞增殖，或在血浆置换疗法中去除循环中的自身抗体。最近，一种基于抗原特异性分子的新方法已经在动物模型中被成功验证。这种药物——PPSGG 是一种多糖聚合物，可以提供多种类似 HNK1 抗原的表位，通过与抗 MAG 自身抗体的糖链结合，可将抗 MAG 抗体迅速从体内清除。已有研究表明，PPSGG 可阻断患者 MAG-IgM 与非人灵长类动物坐骨神经髓磷脂的结合。PPSGG 给药后 24 和 96 小时的检测结果显示外源性 MAG-IgM 持续减少，证明了这种治疗方法的药理可行性。这种治疗被称为抗原特异性免疫疗法。

这些实验为在体内或体外临床试验中使用这种靶向治疗来清除抗 MAG 抗体提供了理论依据。该治疗可用于抗 MAG 抗体相关神经病变的单独治疗或联合抗 B 细胞治疗，患者受益于快速清除和长期抑制 MAG-IgM 自身抗体的产生。用合成 HNK-1 三糖包被的选择性免疫吸附柱可为快速减少抗 MAG 抗体提供一个有前景的选择，而且类似的体外方法已用于治疗一系列疾病，包括吉兰-巴雷综合征、CIDP 或重症肌无力。

总之，抗 MAG 抗体相关周围神经病临床表现并非与抗 MAG 抗体滴度高低相关。在疾病早期应用利妥昔单抗治疗可能会使患者获益更多。

十一、抗神经节苷脂抗体相关周围神经病

神经节苷脂广泛存在于中枢神经系统和周围神经系统，是富集于神经元、髓鞘细胞膜外表面的鞘糖脂成分，在周围神经主要分布于郎飞结区及结旁区的轴索和髓鞘，以及初级感觉神经元上。其命名是根据 Svennerholm 命名规则，即依据其糖基结合唾液酸分子的位置和数量，含有 1 分子唾液酸的神经节苷脂为单唾液酸神经节苷脂（monosialotetrahexose ganglioside，GM），含有 2、3、4 个唾液酸分子的神经节苷脂分别命名为 GD、GT、GQ

（图 6-4-9）。抗神经苷脂抗体是针对糖基表位产生的。首先在吉兰-巴雷综合征（Guillain Barré syndrome，GBS）患者的血清中发现了抗神经节苷脂抗体，之后相继发现了不同的抗神经节苷脂抗体，证实其与多种自身免疫病相关，除了少数中枢神经系统疾病（GM1a、GM2 与阿尔茨海默病、亨廷顿舞蹈症和帕金森病）之外，更主要是与自身免疫性周围神经病有关，目前已证实超过 20 种不同神经节苷脂和相关糖脂的抗体与一系列临床确诊的急、慢性周围神经病相关。研究最为深入的为吉兰-巴雷综合征（Guillain-Barré syndrome，GBS）、慢性炎性脱髓鞘性多发性神经病（chronic inflammatory demyelinating polyneuropathy，CIDP）、多灶性运动神经病（multifocal motor neuropathy，MMN）。抗神经节苷脂抗体是 GBS 及其变异型疾病的重要诊断标志物（详见本章第二节）。

（一）抗神经节苷脂抗体来源和致病机制

正常情况下神经节苷脂被遮盖，在致病因素作用下暴露而使 B 细胞有机会产生神经节苷脂自身抗体。神经节苷脂不同于蛋白质抗原，通常不能由 MHC Ⅱ 分子递呈给 T 细胞受体（TCR），其功能是帮助免疫系统产生适应性免疫反应，因此它们被称为 T 细胞非依赖性（TI）抗原[63]。CD1 抗原呈递系统是一个例外，在该系统中，TCR 可以识别由 CD1 分子呈递的聚糖[67,68]，这种对 TI 抗原的抗体反应为先天性和适应性抗菌免疫的重要组成部分，机体可以借此对脂多糖包裹的细菌加以清除。以 GBS 为例，其为 B 细胞对微生物聚糖反应的免疫控制失调，空肠弯曲菌外膜上的聚糖与人类神经节苷脂中糖肽类结构（包括 GM1、GM2、GD1a、GT1a 和 GD3）类似，可通过分子模拟及交叉免疫反应，诱导机体产生抗神经节苷脂抗体。

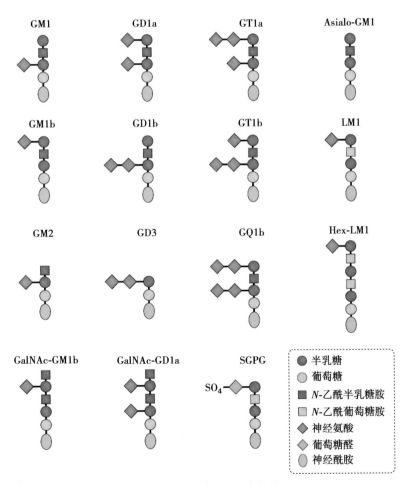

图 6-4-9　抗神经节苷脂抗体

根据 Svennerholm 的神经节苷脂命名法，"G" 表示神经节苷脂系列，第 2 个字母指唾液酸残基的数量（"M""D""T""Q""P"分别对应"单""二""三""四""五"）；数字（"1""2""3"）指神经节苷脂在薄层色谱上的迁移顺序（例如 GM3>GM2>GM1，取决于神经酰胺键糖单位的数量）；小写字母（"a""b""c"）表示异构形式。

例如抗 GD1b 抗体可以结合初级感觉神经元,引起补体级联式激活导致神经损伤,导致 GBS 患者出现共济失调。

(二) 抗神经节苷脂抗体与 GBS

在过去的二十年中,许多证据表明体液免疫在急性免疫介导的多根神经病变——吉兰-巴雷综合征(GBS)的发病机制中起主要作用。GBS 中自身抗体可能的靶点是糖脂,特别是含 N-乙酰神经氨酸(唾液酸)的鞘糖脂,称为神经节苷脂。间接证据表明自身抗体参与了免疫介导的疾病的发生发展,其中临床证据包括:具有某些抗体的患者具有相似的临床特征;抗体活性与症状、严重程度等特征存在关系。病理生理学证据包括:①在与疾病相关的特定组织中发现了靶抗原;②靶抗原致敏可诱导动物建立疾病模型(主动免疫);③主动免疫模型自身抗体可诱导动物建立被动转移模型。从这个角度来看,抗糖脂抗体在 GBS 发生过程中是最具致病性的,但最近的研究表明,郎飞结周围的周围神经蛋白也是 GBS 自身抗体攻击的靶点。

1. GBS 的抗神经节苷脂抗体与临床表型　自 20 世纪 80 年代首次报道抗糖脂抗体以来,对 GBS 发病机制的研究取得了很大进展。迄今为止发现的主要靶点是神经节苷脂类,神经节苷脂类在神经元膜上聚集并形成簇,在细胞表面上暴露寡糖。大约 50 个构型不同的神经节苷脂经高尔基糖基转移酶逐步加入单糖合成。神经节苷脂在神经组织中含量较高,占神经元细胞膜脂质总重量的 10%~12%,占神经元脂质双层膜的外层脂质的 20%~25%。神经节苷脂与其他鞘磷脂、胆固醇和糖基磷脂酰肌醇(GPI)锚定蛋白一起驻留在脂筏或抗去污剂膜中,它们可与抗神经节苷脂抗体结合。这些微域形成平台,促进各种膜介导的功能,包括信号转导。

大约 60% 的 GBS 患者和 90% 的米勒-费希尔综合征(Miller-Fisher syndrome,MFS)患者的血清抗体靶向外周神经系统(PNS)中的神经节苷脂,MFS 是一种以眼肌麻痹、共济失调和腱反射消失为特征的 GBS 变异型。抗神经节苷脂抗体的筛选通常采用酶联免疫吸附试验(ELISA)和薄层色谱(TLC)免疫染色法。从牛脑中提纯的

神经节苷脂类通常用作抗原。临床上,GBS 有不同的亚型,每个亚型与特异性的抗神经节苷脂抗体相关。最近在日本和意大利的一项合作研究显示,83% 的急性运动轴突性神经病变(AMAN)患者具有针对 GM1、GD1a、N-乙酰半乳糖胺基 GD1a(GalNA-GD1a)或 GM1b 的 IgG 抗体。相反,在西方国家流行的 GBS 形式——急性炎性脱髓鞘多神经病变(AIDP)中,与抗神经节苷脂抗体没有明确的联系,尽管在一些 AIDP 患者中存在抗半乳糖脑苷(Gal-C)、LM1 或 GD1b 抗体。PNS 中神经节苷脂表达的多样性被认为影响 GBS 亚型和症状的发展。

纯运动型 GBS 的特点是无感觉缺失,电生理检查结果为原发性轴索功能障碍,几乎与 AMAN 同义。针对神经节苷脂类(如 GM1、GalNA-GD1a、GD1a 或 GM1b)的 IgG 抗体,与这种变异有关。

(1)抗 GM1 抗体:抗 GM1 抗体是 AMAN 中最常见的抗体,与颅神经正常和远端肢体无力的临床特征有关。然而,一些研究显示,抗 GM1 抗体与提示轴索神经病变的神经生理学结果没有相关性。GM1 位于运动神经和背根神经节(DRG)的髓鞘上,以及郎飞结的轴膜上。在空肠弯曲菌脂寡糖(lipooligosaccharide,LOS)或含有 GM1 的神经节苷脂混合物接种的兔 AMAN 模型中,致病性抗 GM1 抗体的靶分子分布在运动神经郎飞结的轴索膜上。小鼠模型研究发现,在结旁区的脂筏部分中存在大量 GM1,是维持结旁区结构和电压门控钠通道(Na_v)集群所必需的。在带有抗 GM1 特异性抗体的兔 AMAN 模型中,在 Na_v 通道簇被补体介导破坏的位置,兔前根的郎飞结被拉长,结旁区轴索髓鞘连接、结区细胞骨架和施万细胞微绒毛也被破坏。这些结果提示,抗 GM1 抗体在结区上与 GM1 表位发生反应,通过补体激活导致结区功能、结构改变和破坏。

(2)抗 GD1a 抗体和抗 GM1b 抗体:抗 GD1a 抗体似乎与 AMAN 亚型有关,而非抗 GM1 抗体,尽管 GD1a 在人的运动和感觉神经中表达。目前已经阐明 GD1a 在运动神经中精确的细胞和亚细胞定位,运动神经的选择性易感可能与运动神经和感觉神经间 GD1a 糖表位的结构和化学差异有关。抗 GD1a 抗体抑制受损周围神经的再生,这

可能与抗 GD1a 阳性 AMAN 的恢复延迟或较差有关。

Kusunoki 等首先报道了一种较少的神经节苷脂 GM1b 可作为 GBS 中血清抗体的靶抗原。在携带抗 GM1b 抗体的 GBS 患者中,36% 携带抗 GalNAc-GD1a 抗体,32% 携带抗 GM1 抗体。另一项在日本和荷兰的研究表明,56% 的抗 GM1b 抗体阳性的 GBS 患者有抗 GM1 抗体并发生单纯的运动神经病变,但抗 GM1b 抗体的存在与电生理检查发现轴索神经病变没有相关性。GM1b 在人 PNS 中的组织定位也有待确定。最近的一项研究表明,抗 GM1b 抗体的真正靶点很可能是细胞膜上 GM1 和 GD1a 顺式相互作用产生的一个新的糖表位,即 GM1/GD1a 复合物可能是抗 GM1b 抗体的靶点。

2. 变异型 GBS 的抗神经节苷脂抗体与临床表型 米勒-费希尔综合征(Miller-Fisher syndrome,MFS)是 GBS 的一种变异型,其临床特征为眼肌麻痹、共济失调和腱反射消失。抗 GQ1b 抗体经常与 GT1a 发生交叉反应,是 MFS 极好的诊断标志物和致病因子,在 MFS 和 GBS 眼肌麻痹和共济失调的病理生理过程发挥了重要作用。免疫组织化学研究表明,GQ1b 密集分布于支配眼外肌的颅神经结旁区和大的 DRG 神经元亚群中。肌梭内的神经末梢也可以被抗 GQ1b 抗体靶向攻击。因此,GQ1b 很可能是 MFS 中的一个主要抗原,IgG 抗 GQ1b 抗体可能通过与这些区域特异性结合而引起眼肌麻痹和共济失调。

咽-颈-臂(pharyngeal-cervical-brachial,PCB)型 GBS 的定义为急性口咽和颈-臂无力,常伴有上肢反射消失。大约 50% 的 PCB 患者有抗 GT1a 抗体,常与 GQ1b 发生交叉反应。因此,PCB 属于由 GBS、MFS 和 Bickerstaff 脑干脑炎组成的连续谱,可能是一种不具有与 GQ1b 结合的单特异性抗 GT1a 抗体导致延髓麻痹。人的舌咽神经和迷走神经含有 GT1a 及 GQ1b,但定位不明。

一些 GBS 患者发病时伴有严重共济失调,但不伴有眼肌麻痹。有病例报道称抗 GD1b 抗体与感觉型或小脑型共济失调密切相关。GD1b 致敏的兔共济失调神经模型证明了这种关联,并提示单特异性抗 GD1b 抗体在共济失调神经病的发生发展中起关键作用。一项针对 GBS 伴或不伴共济失调患者中 GD1b 和另一神经节苷脂混合物的抗 GD1b 活性的研究也支持 GBS 中抗 GD1b 特异性抗体在共济失调发生中的重要性。GD1b 已被免疫组织化学证实定位于人 DRG 神经元,特别是大直径神经元。

急性炎性脱髓鞘性多发性神经病(AIDP)在西方国家约占 GBS 病例的 90%。用半乳糖脑苷(Gal-C)免疫的家兔的研究结果显示,髓磷脂糖脂抗体可引起脱髓鞘性神经病。LM1 和 GD1b 等糖脂类也被认为是 AIDP 的靶抗原,但没有确切的证据。AIDP 的病理改变类似于实验性过敏性神经炎(EAN)。

3. 免疫球蛋白亚型 IgG 型抗糖脂抗体比 IgM 型抗体更具致病性。在 GBS 和 MFS 中,IgG 型抗糖脂抗体分为 IgG1 和 IgG3 亚类,这可能与临床特征有关。抗 GM1 抗体的 IgG1 和 IgG3 亚类分别与症状的缓慢恢复和快速恢复有关。在针对 GM1、GM1b、GD1a 或 GalNAc-GD1a 的 IgG 抗体中,IgG1 抗体与腹泻、弯曲杆菌血清学阳性、空肠弯曲杆菌 LOS 的交叉反应和较差的预后有关,而 IgG3 抗体与上呼吸道感染、流感嗜血杆菌 LOS 的交叉反应和较好的预后有关。GBS 或 MFS 的前驱感染类型可能决定了 IgG 的亚型。

4. 抗神经节苷脂复合物抗体 在 GBS 血清中发现两种不同神经节苷脂混合抗体之前,抗神经节苷脂抗体的常规测定仅对纯化的单一糖脂抗原进行 ELISA 或 TLC 免疫染色。在质膜中,糖脂倾向于聚集并作为细胞功能的平台,每个糖脂的糖表位聚集并紧密结合在膜中形成复杂的糖表位。在 GBS 和 MFS 患者的血清中发现了两种不同神经节苷脂混合物的特异性抗体,并命名为抗神经节苷脂复合物(antiganglioside complex,GSC)抗体。在两种神经节苷脂 1∶1 的比例下,这些抗体的活性是最佳的。抗 GSC 抗体通常与神经节苷脂的每个组成部分反应性很小或没有反应性,但与 GSC 中形成的聚集的糖表位结合。自抗 GSC 抗体发现以来,可采用水平和垂直混合线网格法进行 ELISA,以筛选抗神经节苷脂类抗体。

(1)GBS 中抗 GSC 抗体:GBS 及其变体中的抗 GSC 抗体如表 6-4-1 所示。对 GBS 患者中由

表 6-4-1　GBS 及其变异型中抗神经节苷脂复合物抗体的频率和临床相关性

神经节苷脂复合物抗原	频率	前驱感染	临床特点
GM1/GD1a	17% 的 GBS	胃肠道感染(空肠弯曲菌)	
GD1a/GD1b	7% 的 GBS	胃肠道感染(空肠弯曲菌)	后组颅神经受损 严重残疾(机械通气)
GD1b/GT1b	6% 的 GBS	胃肠道感染(空肠弯曲菌)	
GM1/GalNAc-GD1a	3%~5% 的 GBS	上呼吸道感染	纯运动型,AMCBN
GM1/GQ1b,GM1/GT1a, GD1b/GQ1b,GD1b/GT1a	41% 的 MFS,28% 的伴眼肌麻痹的 GBS		眼肌麻痹
GD1a/GQ1b,GD1a/GT1a, GT1b/GQ1b,GT1b/GT1a	6% 的 MFS,19% 的伴眼肌麻痹的 GBS		眼肌麻痹
GA1/GQ1b,GA1/GT1a	不详		眼肌麻痹(MFS,GBS,BBE)
GM1/LM1	7.5% 的 GBS		AIDP?

注:GBS,Guillain-Barré syndrome,吉兰-巴雷综合征;AIDP,acute inflammatory demyelinating polyradiculoneuropathies,急性炎性脱髓鞘性多发性神经病;AMCBN,acute motor-conduction-block neuropathy,伴有传导阻滞的急性运动周围神经病;MFS,Miller Fisher syndrome,米勒-费希尔综合征;BBE,Bickerstaff's brain-stem encephalitis,Bickerstaff 脑干脑炎。

四种神经节苷脂类(GM1、GD1a、GD1b 和 GT1b)中的两种组成的抗 GSC 抗体的调查显示,17% 的 GBS 患者同时存在一种以上的抗 GSC 抗体,如抗 GM1/GD1a、GD1a/GD1b、GD1b/GT1b 和 GM1/GT1b 抗体,而抗 GD1a/GD1b 或 GD1b/GT1b 抗体与后组颅神经功能缺损和需要人工通气的严重残疾密切相关。对上述四种抗 GSC 抗体的免疫吸收研究表明,神经节-N-四糖基结构末端结合 Galβ1-3GalNAc 和 NeuAcα2-3Galβ1-3GalNAc 形成的表位对抗体结合至关重要。GSC 中更多的多价糖表位及抗 GSC 抗体和 GSC 抗原之间存在更紧密的相互作用,可以诱导更强的抗体介导的免疫反应,从而解释了抗 GSC 抗体阳性与患者严重残疾之间的关系。

在约 5% 的 GBS 患者中发现了一种针对 GM1/GalNAc-GD1a 复合物的抗体,该复合物由 GM1 和 GalNAc-GD1a 组成,与纯运动型 GBS 的发生有关。带有抗 GM1/GalNAc-GD1a 抗体的 GBS 的特点是有呼吸道感染(66%)和罕见颅神经、感觉神经受损。半数抗 GM1/GalNAc-GD1a 抗体阳性病例的电生理检查显示运动神经中间段早期传导阻滞(conduction block,CB),但常见的受压部位如腕、肘关节未见传导阻滞。一系列的神经传导研究显示 CB 快速恢复,没有发现提示髓鞘

再生和轴索变性。因此,CB 可能是由于郎飞结轴膜特性受损造成的,该郎飞结的电压门控钠通道(Na$_v$)密集聚集。Na$_v$ 功能障碍可导致 AMAN 可逆传导衰竭。暂时阻断 Na$_v$ 可引起 CB 在几天内迅速恢复正常,这在由 Na$_v$ 阻断毒素、石房蛤毒素和河鲀毒素引起的中毒中经常观察到。GM1 和 GalNAc-GD1a 可能在运动神经郎飞结的轴索膜上形成 GM1/GalNAc-GD1a 复合物,抗 GM1/GalNAc-GD1a 抗体的结合可能会直接或间接改变 Na$_v$ 的调控功能。

(2)MFS 和伴有眼肌麻痹的 GBS 中抗 GSC 抗体:半数 MFS 患者检测到含有 GQ1b 或 GT1a 的抗 GSC 抗体。抗 GM1/GQ1b 抗体与 GD1b/GQ1b、GM1/GT1a 或 GD1b/GT1a 反应,抗 GD1a/GQ1b 抗体与 GD1a/GT1a 或 GT1b/GQ1b 反应,表明具有抗 GM1/GQ1b 反应的血清可与 GSC 特异性结合,结合有神经节-N-四糖结构末端残基 Galβ1-3GalNAc 和 NeuAcα2-8 NeuAcα2-3Galβ1-3GalNAc。此外,具有抗 GD1a/GQ1b 反应的血清可通过 NeuAcα2-3Galβ1-3GalNAc 和 NeuAcα2-8 NeuAcα2-3Galβ1-3GalNAc 末端残基与 GSC 结合。与 MFS 相关的抗 GSC 抗体可细分为①GQ1b 特异性抗体;②GM1/GQ1b 反应性抗体;③GD1a/GQ1b 反应性抗体。在 47% 的眼肌麻痹的 GBS

患者中也发现含有 GQ1b 或 GT1a 的抗 GSC 抗体。MFS 中的眼肌麻痹、共济失调和反射消失三联征与抗 GSC 抗体的种类无关，这意味着 GQ1b、GM1 和 GD1a 通常在靶组织的神经膜中共定位。

部分 MFS 或 GBS 伴眼肌麻痹的患者存在针对 GA1/GQ1b 或 GA1/GT1a 组成的糖脂复合物的 IgG 抗体。GA1/GQ1b 的末端残基类似于 GM1/GQ1b 或 GD1b/GQ1b。然而，70% 的抗 GA1/GQ1b 或 GA1/GT1a 抗体不与 GM1/GQ1b 或 GD1b/GQ1b 结合。内半乳糖或末端残基上的唾液酸可能影响对含有 GQ1b 或 GT1a 的抗 GSC 抗体的亲和性。

（三）抗 GM1 抗体相关的慢性周围神经病

多灶性运动神经病（multifocal motor neuopathy，MMN）是一种罕见的慢性自身免疫周围神经病，1988 年由 Pestronk 等首先报道。针对郎飞结部位的抗 GM1 抗体可能参与了发病，影响神经冲动的传导。电生理以运动神经传导阻滞为特征。隐袭起病，最常见的首发症状为不对称性上肢远端无力，肌肉萎缩，不伴感觉障碍，缓慢进展，最终致残。

1. 流行病学　属于罕见病，发病率约为（0.6~2）/10 万[64]，任何年龄均可发病，平均发病年龄为 30~40 岁，男女比例为 2.7：1[65]。

2. 病因与发病机制　尚不完全明了，30%~80% 的患者可见抗 GM1 抗体滴度升高，该抗体可能参与了 MMN 的发病，针对神经结部位的抗 GM1 抗体封闭了郎飞结处的钠离子通道和其他神经成分，进而影响神经冲动的传导。电生理显示的传导阻滞，病理却并不常见节段型脱髓鞘，后期还会存在程度不等的轴索变性脱失。

3. 临床表现　MMN 临床表现为慢性多发性单神经病，单纯的运动神经受损。典型临床表现是亚急性起病的不对称性上肢远端无力和肌肉萎缩、腕下垂和手无力[66]，扩展到对侧手臂，接着发展到双下肢。在一项纳入 88 例患者的病例系列研究中，观察到发病时出现手臂远端和腿部远端肌无力的患者比例分别为 61% 和 34%。无力的特点是分布不对称，表现为双侧不对称，同一肢体不同神经受累程度不同，甚至同一神经支配的不同肌肉无力程度不同。病情缓慢进展或阶段性加重，受累的神经增多，不对称性逐渐不明显，而类

似多发性神经病分布形式。体征可有肌束颤动或痛性痉挛，腱反射减退（无力不明显的肢体可见腱反射活跃，非病理性），颅神经、延髓和呼吸肌一般不受累。

4. 辅助检查

（1）实验室检查：脑脊液常规、生化正常，蛋白可轻度增高，一般不超过 1g/L。血和脑脊液 IgM 型抗 GM1 抗体阳性率为 30%~80%。

（2）神经电生理检查：对临床怀疑 MMN 的患者应常规进行运动神经传导检查，常可见非嵌压部位传导阻滞，对多根神经由远及近分段测定可提高检出率。远端复合肌肉动作电位波幅正常或减低，同一神经节段的感觉传导正常。针极肌电图可见自发电位、运动单位时限增宽、波幅增高、募集减少；可见同一肢体不同神经支配的肌肉正常与异常并存现象。

（3）神经影像：受累神经异常 T_2 高信号和神经束增粗[67]。

5. 诊断与鉴别诊断

（1）诊断：欧洲神经病学联盟/外周神经学会（European Federation of neurological Societies/Peripheral Nerve Society，EFNS/PNS）已提出了 MMN 的诊断标准[68]。两条核心标准（必要条件）是：①缓慢进展或逐步进展的局灶性不对称性肢体无力。即至少有 2 条运动神经支配区受累，病程超过 1 个月。如果症状和体征仅存在于 1 条神经的支配区，只能作出疑诊。②除下肢振动觉轻微异常外，没有客观的感觉异常。支持性临床标准是：①以上肢受累为主；②受累肢体的腱反射减退或消失；③颅神经未受累；④患肢痛性痉挛和肌束颤动；⑤功能残疾或肌力对免疫调节治疗有反应。排除标准：①上运动神经元体征；②明显的延髓受累；③下肢的感觉损害比振动觉轻微缺失更明显；④在最初的几周内表现为弥漫性对称性无力。《中国多灶性运动神经病诊治指南 2019》[69] 提出的诊断标准较为简明，主要根据临床症状和运动神经传导测定在非嵌压部位至少 2 条神经或 1 条神经的 2 个节段出现运动神经部分传导阻滞，相应部位的感觉神经传导正常，并提出 IVIG 治疗有效可支持诊断。

（2）鉴别诊断：应考虑其他可导致多发性单

神经病的各种病因,重点是不伴感觉障碍。①肌萎缩侧索硬化的下运动神经元变异型:进行性肌萎缩、连枷臂综合征、连枷腿综合征;②平山病;③慢性炎症性脱髓鞘性多发性神经病,尤其是纯运动型 CIDP 需要重点鉴别;④遗传性压迫易感性神经病;⑤结缔组织病导致的周围神经病;⑥Lewis-sumner 综合征;⑦颈椎病、腰椎病。

6. 治疗 首选的方案是 IVIG,每天 0.4g/kg,连用 5 天,部分患者在 1 周内即可症状明显改善,但疗效仅能维持 1 个月至数个月,需要每 2~6 周进行 1 次 IVIG 维持输注。皮下免疫球蛋白(subcutaneous immune globulin,SCIg)治疗也可能对 MMN 有益[70]。对于病情严重或进展且 IVIG 难治或耐药的患者,可试用硫唑嘌呤、环孢素[71]、环磷酰胺[72]、利妥昔单抗[73],但都证据有限,均为个案报道,且要注意毒副作用。MMN 通常对糖皮质激素或血浆置换治疗无反应,甚至会引起临床恶化[74]。

7. 预后 大部分 MMN 患者病情进展缓慢,通常 10 余年后仍能生活自理,但不能自行缓解,若不接受治疗,则会逐渐进展和丧失生活自理能力。

十二、根据抗原和病变部位的分类

经过对上述特殊抗体相关周围神经病的描述可以发现,自身免疫性周围神经病包括一大类疾病谱,例如经典的吉兰-巴雷综合征(GBS)、慢性炎性脱髓鞘性多发性神经根神经病(CIDP)等,通常以病理和电生理分类为原发性脱髓鞘或轴索病变,但不能清楚地对所有的患者进行分类。尤其是随着近期对郎飞结和结旁区抗体的研究增多,发现郎飞结区域在发病机制上对此类疾病有非常重要的作用,很快有学者提出了结病和结旁病的概念[75-77],从而对自身免疫性周围神经病提出了新的分类方案。

周围神经分为四部分:结区(node)、结旁区(paranode)、近结旁区(juxtaparanode)和结间区(internode)(图 6-4-10)。结区有 NF186(在轴膜表达,与在髓鞘微绒毛表达的神经胶质蛋白和 NrCAM 相互作用来控制钠离子通道)和钠离子通道;结旁区有髓襻上的 NF155、轴膜上的 CNTN1、CASPR1(此三者形成横带);近结旁区有钾离子通道、CASPR2、TAG-1(此黏附分子表达于轴膜和

对应的施万细胞的细胞膜)。GM1 和 GD1a 也位于结区、结旁区的轴膜、施万细胞的细胞膜和微绒毛。结间区由多层致密的髓鞘组成,70%~80% 是脂类(脑苷脂、硫脂神经节苷脂 LM1 和 GM3),20%~30% 是蛋白。MAG 是非致密髓鞘的主要成分,对于结旁区髓襻和施-兰切迹的施万细胞的细胞膜的黏附、连接形成,以及轴突髓鞘相互作用有重要意义,同时在内侧和外侧轴系膜也表达。

针对结旁细胞黏附分子[接触蛋白 1(CNTN1),神经束蛋白 155(NF155),接触蛋白相关蛋白 1(CASPR1)和神经束蛋白亚型 NF140/186]的抗体已经有相当多的研究。具有这些抗体的患者通常有特定的临床特征。抗 CNTN1 抗体阳性的患者表现为急性或亚急性发病、运动受累或共济失调特征,对 IVIG 治疗无反应或反应差。抗 NF155 抗体阳性的患者发病较年轻,有亚急性或慢性病程、远端无力、共济失调、震颤,对 IVIG 治疗无或反应不良。抗 CASPR1 抗体阳性患者表现为急性/亚急性起病,常与共济失调、神经性疼痛、颅神经受累和对 IVIG 反应不良相关。对所有神经束蛋白亚型的抗体都会导致严重的表型,特别是 IgG3 亚型。这些疾病具有独特的临床特征,而且神经病理没有明显的炎症或巨噬细胞介导的节段性脱髓鞘,主要表现为郎飞结增宽、髓襻与轴突间隙增大、横带消失,并且对 CIDP 治疗方法反应较差,特别是 IVIG,但利妥昔单抗可能是有效的,因此将它们命名为"自身免疫性郎飞结病或结旁病",而不将它们视为 CIDP 变异型。2021 年欧洲神经病协会 CIDP 指南[78]将其归类为非 CIDP。

随着对于结区特殊自身抗原认识的提高,电生理检查和病理的结果存在不一致,并不能用经典的二分法,即脱髓鞘和轴索变性来解释所有的患者,因此 Uncini[79]提出根据抗原、受累的部位分类自身免疫性周围神经病(图 6-4-11)。

(一)伴有抗 NF140/186 抗体的结病

NF140/186 表达在郎飞结的轴膜,NF186 通过组装钠离子通道和锚蛋白 G 来协调结区组织结构。临床上较结旁区抗 NF155 抗体阳性患者少,主要表现为严重的亚急性运动感觉神经病。肌电图神经传导表现为脱髓鞘损害:远端潜伏期延长、传导阻滞、传导速度下降。治疗后随着抗体

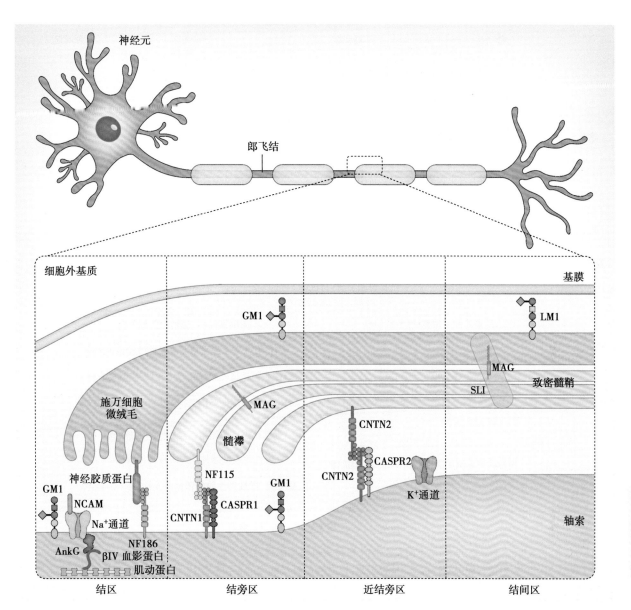

图 6-4-10　郎飞结的结构及分子抗原示意

SLI，Schmidt-Lanterman incisure，施-兰切迹。

滴度的下降，临床症状和电生理逐渐好转，传导阻滞消失，并没有形成过度的波形离散。神经病理电镜下可见施万细胞微绒毛消失、结区长度减小，直至施万细胞的细胞质完全闭塞结区缝隙。

（二）伴有结旁区抗体的结旁病

从 2013 年开始，许多研究发现电生理标准符合 CIDP 诊断并且结旁区抗体阳性的病例，主要为 IgG4 型抗体，靶抗原为 NF155、CNTN1 和 CASPR1。也有抗 CASPR1/CNTN1 复合抗体的报道。临床表现为急性或亚急性发病，严重慢性临床病程，轴索变性，对免疫球蛋白治疗反应不佳。主要致病机制为抗 CNTN1 或 CASPR1 的 IgG4 弥散进入结旁区，从而阻断了 CASPR1/CNTN1 复合体与 NF155 结合。这些患者的腓肠神经病理发现，轴索变性和轴索丢失（经常是严重的），伴有再生纤维，无炎症细胞浸润，无"洋葱球"样表现，单纤维无脱髓鞘和髓鞘再生。IgG4 型抗 NF155 抗体沉积的部位没有补体沉积，电镜发现由于横带缺失导致髓襻脱离轴索，结区变长，轴索周围空间不规律增宽，微绒毛的指状突起游离于髓襻和轴索之间；结间区的致密髓鞘是正常的。虽然这些患者的电生理检查可见远端潜伏期延长、传导速度减慢、传导阻滞、波形离散，符合欧洲神经病协会的 CIDP 诊断标准，但是 Uncini 等认为病理上

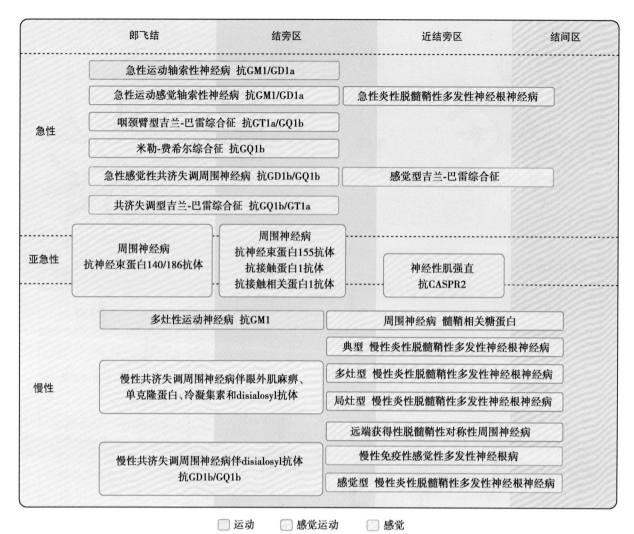

图 6-4-11　自身免疫性周围神经病分类

根据病程、感觉和运动是否受累,以及有髓纤维病变的部位和靶抗原进行分类。

并没有脱髓鞘和炎症细胞浸润,因此并不能分类为 CIDP,归类为特殊抗体的结旁病更合理[79]。

（三）伴有抗神经节苷脂抗体的结病-结旁病

目前许多 GBS 变异型与亚型会出现抗神经节苷脂抗体。50%~66% 的 AMAN 患者会出现 IgG 型抗 GM1 和抗 GD1a 抗体;80% 的米勒-费希尔综合征（Miller-Fisher syndrome）和 65% 的共济失调 GBS 患者会有 IgG 型抗 GQ1b 抗体;35% 的急性感觉性共济失调周围神经和 14% 的共济失调 GBS 患者有 IgG 型抗 GD1b 抗体;咽-颈-臂型患者可以有 IgG 型抗 GT1a 抗体。

AMAN 早期表现为单纯的轴索变性,肌电图主要表现为远端 CMAP 减低,而无脱髓鞘的特点。抗 GM1 抗体阳性的患者出现的传导阻滞和传导速度下降会很快恢复,并没有发展为过度的波形

离散。原因是抗 GM1 抗体影响了结区轴膜的兴奋性,即发生了"可逆性传导衰竭",需要与脱髓鞘性传导阻滞鉴别。

AMAN 患者的神经病理表现为补体介导攻击、郎飞结变长,无节段性脱髓鞘。这个过程开始于 IgG 沉积在郎飞结,补体和攻膜复合物结合,导致离子流障碍,钠离子通道进行性丢失,结旁区髓鞘分离。这些变化符合结病和结旁病的改变,从而导致传导速度下降和传导衰竭。

多灶性运动神经病（MMN）中 40% 出现 IgM 型抗 GM1 抗体阳性,肌电图有运动传导阻滞,对免疫球蛋白治疗反应良好。在传导阻滞位置病理发现有轻度脱髓鞘,多灶性的纤维变性和丢失、再生簇,而无经典脱髓鞘表现。推测与 AMAM 致病机制类似。

这些研究表明一些伴有抗神经节苷脂抗体的急性和慢性周围神经病有共同的病理生理机制，均聚集在郎飞结区，归类为结病-结旁病更适合，而非轴索性或脱髓鞘性周围神经病。

(四)伴有抗CASPR2抗体的近结旁病

获得性神经性肌强直或"Isaacs综合征"是运动神经过度兴奋的症状，但疼痛和感觉异常也经常出现，一些患者远端感觉缺失。肌电图显示束颤、肌纤维颤搐和神经性肌强直放电，一些患者的运动和感觉波幅减低，针极肌电图显示高波幅、复杂的运动单位电位和募集减少，这些均提示轴索丢失。这些患者存在抗CASPR2抗体，其中IgG1型可以诱导补体介导的损害，IgG4型会阻断CASPR2与TAG-1的相互作用。近结旁区的钾离子通道隐藏在髓鞘的下面，负责电流的稳定，维持静息电位，并且作为电流的挡板防止郎飞结的再兴奋。抗CASPR2抗体还与莫旺综合征(Morvan syndrome)有关。虽然获得性神经性肌强直通常分类到获得性离子通道病，但Uncini等直接分类为抗CASPR2抗体相关的近结旁病[79]。

(五)脱髓鞘的结旁-结间病

抗MAG抗体阳性的患者肌电图显示运动传导远端潜伏期明显延长，与传导速度不相匹配。病理发现在髓襻外侧和施-兰切迹有IgM和补体沉积，单纤维可见节段性脱髓鞘和轴索变性，电镜可见宽间隙的髓鞘(WSM)，推测是由于补体激活导致WSM、肿胀、髓襻从结旁区轴膜分离，从而使郎飞结区变长、脱髓鞘。所有抗MAG抗体阳性的周围神经病都属于脱髓鞘的结旁-结间病。

AIDP和CIDP是最常见的自身免疫性周围神经病，尽管有很多抗原还没有阐明，但共同的病理特点是节段性脱髓鞘和T细胞、巨噬细胞浸润。目前没有诊断的特异生物学标志物。目前的分类还不能解释所有的病理、电生理改变，需要我们发现更多的靶抗原来明确自身免疫性周围神经病的病理生理机制。

（陈海　徐敏）

参考文献

第五节　单克隆免疫球蛋白周围神经病

免疫球蛋白(immuneglobulin,Ig)由两条相同的重链和轻链铰合组成，不同类型的Ig分子根据重链不同分为IgA、IgD、IgE、IgG和IgM，轻链则包括κ链和λ链。单克隆免疫球蛋白血症(monoclonal immunoglobinemia或monoclonal gammopathy)，也称为副蛋白血症(paraproteinemia)，是由患者体内的单克隆B细胞或浆细胞产生的单克隆Ig分子或其片段，这些单克隆成分被称为M蛋白(monoclonal protein,M protein)，也称副蛋白(paraprotein)、M成分，在免疫固定电泳中显示为单一浓集区带(图6-5-1)。

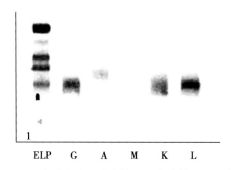

图6-5-1　血清免疫固定电泳显示克隆性IgG-λ条带

当外周血中存在低水平的M蛋白(<30g/L)、骨髓中存在低比例浆细胞(<10%)，并且无多发性骨髓瘤(multiple myeloma,MM)或其他相关B细胞肿瘤如瓦尔登斯特伦巨球蛋白血症(Waldenström macroglobinemia,WM)等的临床表现时，可以诊断为意义未明单克隆丙种球蛋白血症(monoclonal gammopathy of undetermined significance,MGUS)[1]。MGUS在一般人群中的发生率随年龄增长而增高，50岁以上人群的发生率大约为3%[2]。然而，当MGUS患者血清和尿中的M蛋白介导了周围神经病变(peripheral neuropathy,PN)，且无MM或WM证据，则被称为具有神经意义的单克隆丙种球蛋白病(monoclonal gammopathy of neurological significance,MGNS)。既往认为PN和M蛋白之间存在相关性是罕见的临床情况，然而近年来的研究发现在MGUS人群出现PN的相对风险增加，即PN与M蛋白的存在具有明显的相关性[3]。随着单克隆免疫球蛋白检出技术的普及，越来越多

的 MGNS 被识别;神经病理学的进展加深了对神经相关结构异常的认知;患者对抗浆细胞/B 细胞治疗的有效反应,进一步证实浆细胞/B 细胞疾病导致的单克隆免疫球蛋白血症在 MGNS 患者周围神经病变中的致病机制。常见的 MGNS 既包括神经系统症状是全身多系统症状的一部分的疾病,如 POEMS 综合征、原发性系统性轻链型淀粉样变性、冷球蛋白血症等,也包括神经系统症状是主要的临床表现的疾病,如 CANOMAD 和远端获得性脱髓鞘性对称性神经病变伴有 M 蛋白(distal acquired demyelinating symmetric neuropathy with M protein,DADS-M)等。

由于 MGUS 在一般人群中并不少见,M 蛋白和 PN 也可能是同时发生、没有关联的两种情况,不需要启动针对浆细胞/B 细胞的治疗,只需定期随访。因此,对具有周围神经病变表现的患者,应注意筛查是否存在 M 蛋白,如果体内存在 M 蛋白则需要进一步分析其与 PN 的关系,包括系统排查可能导致 PN 的其他疾病(如糖尿病、维生素 B_{12} 缺乏、长期酗酒、HIV 感染、自身免疫病等),从而明确诊断、制定精准治疗方案。

一、POEMS 综合征

POEMS 综合征是一种罕见的、与克隆性浆细胞疾病相关的副肿瘤综合征。该疾病于 1980 年由 Bardwick 命名,POEMS 由五个英文术语的首字母组成:多发性神经根神经病(polyradiculoneuropathy)、器官肿大(organomegaly)、内分泌病变(endocrinopathy)、单克隆浆细胞疾病(monoclonal plasma cell disorder),以及皮肤改变(skin changes),这也体现了最初对该疾病的认识[4]。随着对疾病认识的深入,发现这五个字母不能涵盖患者的所有表现,患者还会有很多其他的临床表现,包括视盘水肿、血管外容量超负荷、硬化性骨病、血小板/红细胞增多、血管内皮生长因子(vascular endothelial growth factor,VEGF)水平升高、卡斯尔曼病(Castleman disease)、易栓、肺功能异常等[5]。POEMS 综合征也曾被称为骨硬化性骨髓瘤、Takatsuki 综合征、Crow-Fukase 综合征,这些命名目前很少再被应用[6,7]。POEMS 综合征的发病率大约为 0.3/10 万,发病年龄中位数为 50 岁,男性略多于女性[8]。

(一)病因与发病机制

POEMS 综合征的病因不明,发病机制也不清楚。目前已有研究证实 VEGF 是与疾病活动程度关系最为密切的细胞因子,可能是引起患者多种症状的致病因素[9-11],然而抗 VEGF 治疗效果的不确定性提示 VEGF 水平升高不是疾病发生的驱动因素[12-14]。VEGF 主要由成骨细胞、骨组织、巨噬细胞、肿瘤细胞(包括浆细胞)和巨核细胞/血小板生成。VEGF 主要作用于血管内皮细胞,诱导血管通透性增高,在血管新生中发挥重要作用[15-18]。我国学者也发现骨髓浆细胞是 POEMS 综合征患者过度产生 VEGF 的主要来源,同时单克隆浆细胞内的白细胞介素-6(interleukin-6,IL-6)水平显著升高[19]。另外,IL-1β、IL-12 等细胞因子也被发现在 POEMS 患者中水平异常升高,但是其意义尚有待进一步确定[16,20]。

(二)临床表现

POEMS 综合征患者最突出的症状包括典型的周围神经病变、皮肤改变、内分泌功能异常(肾上腺、甲状腺、垂体、性腺、甲状旁腺、胰腺)和血管外容量负荷增加(胸腔积液、心包积液、腹水、水肿等)。周围神经病变是所有 POEMS 综合征患者最主要的临床特征,是大多数患者的首发表现。这种周围神经病变是上升性、对称性、同时累及感觉和运动功能的[21],多由肢体远端向近端逐渐进展,以下肢为著,主要表现为进行性加重的麻木、无力。运动功能下降逐渐进展至踝下垂、腕下垂,导致步态异常,甚至不能站立和行走;感觉功能异常可表现为麻木、感觉过敏、神经痛等。皮肤改变包括皮肤色素沉着、球形血管瘤、多毛、白甲、杵状指等。内分泌异常可见于大约 84% 的患者,最常见的是性腺功能减退,可以表现为男性睾酮水平低下而催乳素和/或雌二醇水平升高、女性睾酮水平升高而雌二醇水平降低、男性乳腺异常发育、性功能障碍、不孕,另外还有肾上腺皮质激素释放昼夜节律消失、甲状腺功能低下、胰岛素释放高峰延迟和血糖升高等,大部分患者存在多个内分泌轴异常。患者肺部表现各异,包括肺动脉高压、限制性肺疾病、神经肌肉源性呼吸功能不全、一氧化碳弥散功能降低等。部分患者有动脉和/或静脉血栓栓塞表现。眼底检查可发现至少 1/3 患者存在视盘水肿，患者还可表现为视力模糊、复视、眼部疼痛等（图 6-5-2）。

证实存在单克隆浆细胞增殖性疾病的证据包括：①血清蛋白电泳或免疫固定电泳阳性（轻链主要为 λ）；②尿免疫固定电泳阳性；③血清游离轻链比异常；④病理组织活检证实存在浆细胞瘤。4 条中符合 1 条即可判断存在单克隆浆细胞增殖性疾病。其他实验室检查可以发现血清或血浆 VEGF 水平升高及异常内分泌激素水平，54%~88% 患者血小板计数升高，12%~19% 患者红细胞计数增高。大约 2/3 患者骨髓中可以检出单克隆浆细胞（轻链限制性表达主要为 λ），浆细胞比例的中位数小于 5%。大部分患者血肌酐水平正常，不到 10% 患者血肌酐水平升高和蛋白尿，约 4% 患者发展为肾衰竭[22]。影像学检查可以发现骨硬化灶、肝脾淋巴结增大、浆膜腔积液及梗死病灶（图 6-5-3，图 6-5-4）。对肿大的淋巴结或占位病变行病理活检可能会发现 Castleman 病或浆细胞瘤。

POEMS 综合征患者的神经传导检查显示神经传导速度减慢，主要累及中等神经而不是远端神经，且下肢的肌肉复合动作电位的衰减较上肢更为严重，但罕见传导阻滞。脱髓鞘也主要发生在神经干而不是远端神经末梢，轴索丢失主要发生在下肢神经[8,23,24]。由于 POEMS 综合征神经病变主要累及中等神经，因此腓肠神经是最常选择的神经活检部位。神经病理可表现为脱髓鞘，经常伴有轴索丢失，以及典型的髓鞘板层疏松，罕见大量"洋葱球"样改变。神经外膜的血管周围可以见到炎性表现和神经外膜新生血管[25]（图 6-5-5）。

（三）诊断

POEMS 综合征属于罕见病，其诊断具有一定挑战性。但是详细地病史采集和全面地体格检查是 POEMS 综合征诊断的基本依据，结合有针对性的辅助检查并认真分析结果，可以保障诊断的准确性。POEMS 综合征的诊断基于一系列的临床和实验室特点（表 6-5-1）[5]，其中周围神经病变

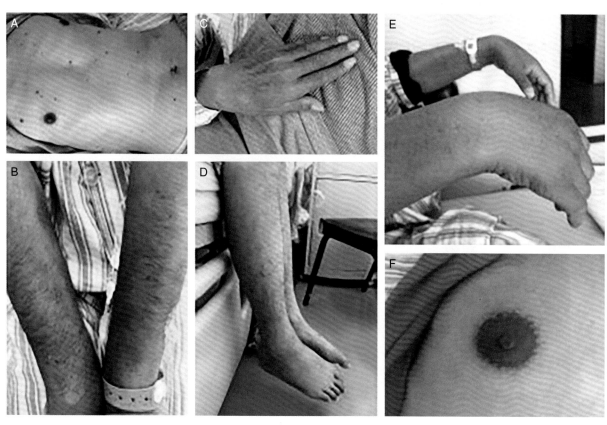

图 6-5-2 POEMS 综合征患者的临床表现

A. 球形血管瘤；B. 多毛；C. 白甲；D. 踝下垂（踝关节肌力 0 级），同时可以观察到多毛、白甲；E. 腕下垂（腕关节肌力 0 级）；F. 男性乳腺发育，皮肤色素沉着。

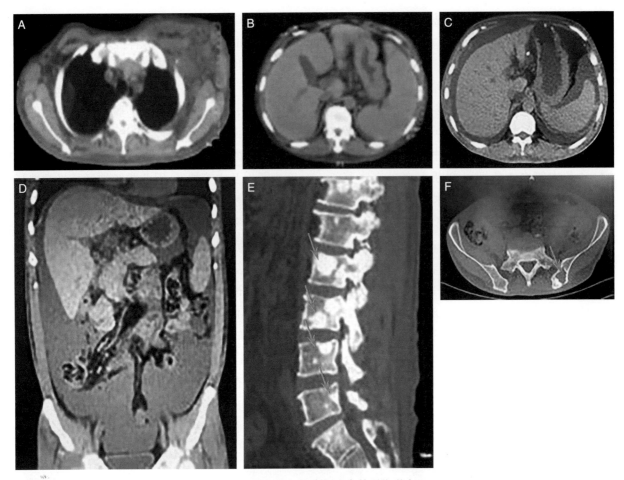

图 6-5-3　POEMS 综合征患者的影像学表现

A. 胸 CT 显示腋窝淋巴结增大,左侧腋窝淋巴结活检术后病理为 Castleman 病;B. 腹 CT 显示肝脾增大;C、D. 腹 CT 显示腹水;E. 腰椎 MRI 显示椎体多发骨硬化病变(箭头所示);F. 骨盆 CT 显示左侧髂骨骨质破坏(箭头所示),活检术后病理为浆细胞瘤。

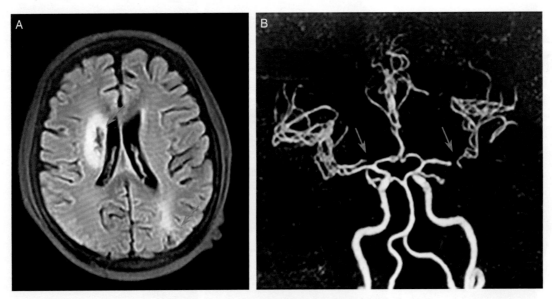

图 6-5-4　一例 POEMS 综合征患者发生脑梗死

A. 头颅增强 MRI 显示多发脑梗死(箭头所示);B. 脑血管造影显示两侧大脑中动脉 M1 段远侧重度狭窄或闭塞(箭头所示)。

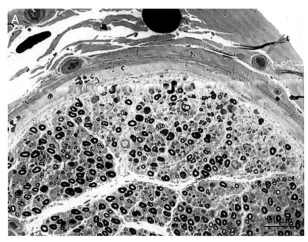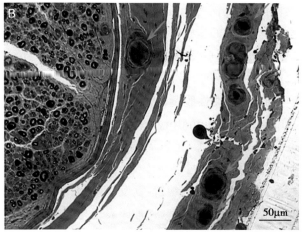

图 6-5-5 一例 POEMS 综合征患者的腓肠神经活检

腓肠神经半薄切片,甲苯胺蓝染色,放大倍数 200×,显示有髓纤维密度中度降低,可见轴索变性,束膜下水肿,神经外膜血管增多(箭头所示)。

表 6-5-1 POEMS 综合征诊断标准

标准类型	标准细则
强制主要标准	多发性神经根神经病(典型脱髓鞘改变) 单克隆浆细胞增殖性疾病(主要为 λ)
其他主要标准 (至少一条)	Castleman 病 硬化性骨病 血管内皮生长因子水平升高
次要标准	器官肿大(脾大、肝大,或淋巴结增大) 血管外容量超负荷(水肿,胸腔积液,或腹水) 内分泌疾病(肾上腺,甲状腺[a],垂体,性腺,甲状旁腺,胰腺[a]) 皮肤改变(色素沉着,多毛,球形血管瘤,多血质,发绀,面红,白甲) 视盘水肿 血小板增多/红细胞增多
其他症状和体征	杵状指、体重减轻、多汗、肺动脉高压/限制性肺疾病、易栓、腹泻、维生素 B_{12} 水平减低

注:[a] 由于糖尿病和甲状腺疾病在人群中的高发病率,单独具有这两种内分泌异常不作为诊断标准。

和单克隆浆细胞疾病是诊断的强制主要标准,当患者具有这两条强制主要标准及一条主要标准和一条次要标准时,POEMS 综合征诊断成立。

(四)鉴别诊断

1. 意义未明单克隆丙种球蛋白血症(MGUS) 外周血 M 蛋白 <30g/L、骨髓克隆性浆细胞比例 <10%,但无器官损害证据。患者存在进展为多发性骨髓瘤、轻链型淀粉样变、巨球蛋白血症和非霍奇金淋巴瘤的风险,年进展率大约为 1%。患者无全身表现,并且不需要针对浆细胞或 B 细胞进行治疗[1]。

2. 冒烟型多发性骨髓瘤(smoldering myel- oma,SMM) 外周血 M 蛋白 ≥30g/L 或 24 小时尿轻链≥500mg,骨髓克隆性浆细胞比例 10%~59%,且无骨髓瘤相关器官损害或淀粉样变性证据。SMM 患者具有进展为多发性骨髓瘤的风险,但大多数病程隐袭,不需要治疗。患者如存在神经系统表现,多数与 SMM 无关。

3. 多发性骨髓瘤(multiple myeloma,MM) 骨髓克隆性浆细胞比例≥10% 或活检证实存在浆细胞瘤,同时具有骨髓瘤相关的高钙血症、肾功能不全、贫血、骨病等表现。神经系统损害在 MM 患者中并不少见,包括周围神经病变,可能的原因包括骨髓瘤细胞神经浸润、肿块压迫脊髓或神经、高钙血症、高黏滞综合征、继发淀粉样变性、病理性骨折等。MM 的这些神经系统损害一般进展迅速，如不积极针对骨髓瘤细胞进行治疗，患者全身情况进行性恶化并危及生命。

4. 慢性炎性脱髓鞘性多发性神经根神经病（chronic inflammatory demyelinating polyneuropathy，CIDP） 是以周围神经近端慢性脱髓鞘为主要病变的自身免疫性运动感觉性周围神经病，呈慢性进展或缓解-复发病程，大部分患者对免疫治疗反应良好。其临床表现与 POEMS 综合征非常相似，两者极易混淆。神经传导检查提示 CIDP 病变主要影响远端神经段，并可见传导阻滞，而轴索丢失少见[25]。神经活检可见大量"洋葱球"样改变，神经内膜和神经外膜的血管周围均可见炎性表现，而血管新生少见[25]。另外，CIDP 患者中出现血小板计数增高的比例仅为 1.5%，显著低于 POEMS 综合征患者[26]。当诊断为 CIDP 的患者对标准 CIDP 治疗无反应时，应考虑 POEMS 综合征的可能，并进行相应的检查以排除。

（五）治疗

POEMS 综合征进展缓慢，在 20 世纪自体造血干细胞移植应用较少时，患者的生存时间中位数大约为 14 年[22]。随着对 POEMS 综合征的疾病本质是单克隆浆细胞疾病的认识逐渐深入，21 世纪以来，抗浆细胞治疗逐渐成为主要的治疗手

段。随着治疗手段的不断提高和丰富，患者的 10 年生存率由 55% 提高至 79%[27]。

由于 POEMS 综合征为罕见病，目前没有随机对照的临床试验可以提供强有力的治疗推荐。但是有限的临床试验数据、小宗病例系列和一些病例报道，都提供了有效的治疗信息。POEMS 综合征的治疗方案取决于疾病对全身的累及范围。对于骨髓中没有克隆性浆细胞且具有 1~2 个独立性骨骼病灶的患者，给予受累部位放疗可以改善患者症状并可能治愈疾病，来自梅奥诊所的数据显示，这部分患者接受放疗后的 10 年总生存率为 70%[27]。如果患者的骨髓弥漫受累，即使浆细胞比例很低，也需要启动系统性抗浆细胞治疗；如果有大的溶骨性病灶，则进行辅助局部放疗。无论采用何种治疗方案，需要注意的是，患者的神经系统反应与有效治疗并不同步，往往在有效治疗完成 6 个月后，神经症状和体征才得到逐步改善，因此最佳疗效需要 2~3 年的时间才能达到。而其他的表现，包括水肿、视盘水肿、皮肤改变等，可能会得到更早的缓解。

目前用于 POEMS 综合征的全身治疗方案主要借鉴于其他浆细胞疾病（多发性骨髓瘤、轻链淀粉样变性等）的治疗，各种常用的有效方案列于表 6-5-2[5]。传统抗浆细胞药物，包括美法仑、环磷酰胺、糖皮质激素等，能够改善一部分患者的临床症状。近年来，新药的加入，包括来那度胺、硼

表 6-5-2　POEMS 综合征全身治疗常用方案

方案	疗效	局限性
美法仑+地塞米松	81% 患者获得血液学反应，100% 获得部分神经病变改善	对造血干细胞动员有影响，不适合用于移植候选患者
糖皮质激素	50% 患者获得明显的临床改善	疗效不持久
环磷酰胺+地塞米松	至少 50% 患者获得改善	复发进展比例高
沙利度胺+地塞米松	有一定的有效率	神经毒性明显，加重患者周围神经病变
来那度胺+地塞米松	75%~95% 患者获得明显的临床改善和 VEGF 改善	对造血干细胞动员有影响，不适合用于移植候选患者
硼替佐米±环磷酰胺+地塞米松	76%~95% 获得血液学或神经症状缓解，尤其对浆膜腔积液改善明显	骨髓抑制
自体造血干细胞移植	100% 患者获得显著临床改善	不适用于年老、一般情况差、脏器功能不全患者

替佐米等，显著提高了患者疗效、延长了生存。对于年轻患者，经过前期诱导治疗、一般状况改善后，自体外周血造血干细胞移植是值得推荐的一项治疗手段。

在抗浆细胞治疗的同时，患者的个体化支持治疗至关紧要。矫形器佩戴、康复训练、持续的呼吸道正压对患者神经功能恢复、防止关节永久性畸形、预防肺部感染起到非常关键的作用。适时的心理疏导，防止患者出现抑郁、焦虑情绪，也是患者配合治疗的保障。内分泌功能的替代治疗，尤其是肾上腺皮质功能、甲状腺功能、血糖的调控，都是保证患者平稳完成放化疗的重要基础。

总之，POEMS综合征是一种罕见的、克隆性浆细胞疾病相关的副肿瘤综合征，由于其临床表现的复杂性、多样性和不典型性，导致诊断困难，需要提高对该疾病的认识，提高诊断准确率。一旦确诊，需开展个体化、综合化治疗，最大程度地改善患者症状和生活质量。

二、原发性系统性轻链型淀粉样变性

原发性系统性轻链型淀粉样变性（Primary systemic light chain amyloidosis，SLCA）是由单克隆免疫球蛋白轻链的完整结构或碎片错误折叠形成淀粉样物质沉积在各种组织器官中，造成组织结构破坏、器官功能障碍并进行性进展的疾病，主要与克隆性浆细胞异常增殖有关，少部分与淋巴细胞增殖性疾病有关[28]。大多数患者骨髓中存在单克隆浆细胞。SLCA是一种罕见病，报道的年发病率大概为1/10万[28,29]。SLCA多见于老年人，确诊的年龄中位数为64岁，95%以上的患者年龄>40岁；男性患者比例略高于女性。大约20%的SLCA患者存在浆细胞瘤[29-31]。

（一）临床表现

SLCA的临床表现多样，可累及多个器官[30]。肾脏及心脏是最常见的受累器官，其他受累器官包括肝脏、周围神经、消化道、皮下脂肪等。患者的临床症状和体征往往与淀粉样物质所沉积的器官和组织有关。患者的早期表现主要包括周围神经病变、腕管综合征和骨痛。充血性心力衰竭、肾病综合征、吸收不良都是相对常见的表现。体格

检查可以发现肝脏增大、舌体肥大、眶周或面部紫癜。由于淀粉样物质与凝血因子X结合、纤维蛋白溶解、弥散性血管内凝血、淀粉样物质沉积导致血管壁完整性受损等原因，患者可以有各种出血表现。患者在出现充血性心力衰竭或肾病综合征时，还可以出现水肿。而脾脏增大和淋巴结增大并不常见。大约17%的SLCA患者具有周围神经病变，表现为对称性感觉异常和麻木，并逐渐出现疼痛和运动障碍（表6-5-3）。

辅助检查可以发现不同器官受累的相应特点（表6-5-3）。99%的患者可以通过血清或尿液免疫固定电泳联合血清游离轻链比例，检出M蛋白[32,33]。血清M蛋白的浓度中位数为14g/L。IgG是最常见的M蛋白类型，其次为轻链型，再依次为IgA、IgM、IGD；λ轻链占70%[34,35]。大约20%患者具有低免疫球蛋白血症。大部分患者骨髓中可检出轻度增多的浆细胞或淋巴浆细胞，通过流式细胞术进行免疫表型分析证实为单克隆浆细胞或B细胞，部分患者存在病理证实的浆细胞瘤。

诊断性病理活检往往选取腹部皮下脂肪或骨髓[36]，如果活检结果阴性，应选择淀粉样变性可能累及的器官或组织进行活检，如肾活检、舌体活检、心脏活检、胃肠道活检、神经活检等。组织活检病理证实有淀粉样物质沉积，且淀粉样物质的前体蛋白为免疫球蛋白轻链或重轻链，具体病理表现为：①刚果红染色阳性，在偏振光下呈苹果绿色双折光，这是诊断淀粉样变性的基本手段；②免疫组织化学、免疫荧光或免疫电镜检查结果为轻链限制性表达，或质谱分析明确前体蛋白为免疫球蛋白轻链，这些手段较刚果红染色更为灵敏、特异；③电镜下可见纤维细丝状结构，无分支，僵硬，排列紊乱[37]。

（二）诊断

根据患者的临床表现、体格检查、实验室或影像学检查证实有组织器官受累，组织活检病理证实有淀粉样物质沉积并证实为单克隆性轻链，血、尿、骨髓检查发现M蛋白或单克隆浆细胞/B细胞，可以确定SLCA。如果患者没有合并其他血液系统肿瘤，包括系统性浆细胞疾病或B细胞淋巴瘤，则诊断为原发性SLCA。

表 6-5-3 SLCA 器官受累的表现[28]

受累器官	临床表现	辅助检查/表现
肾脏	外周性水肿、泡沫尿	白蛋白尿、肾病综合征、肾功能不全
心脏	胸闷气促、端坐呼吸、阵发性夜间呼吸困难、颈静脉怒张、水肿、心悸、心律不齐	心衰标志物或心肌损伤标志物升高；心电图：肢导联低电压,胸导联 R 波递增不良,可出现各种类型的心律失常；心脏超声：左右心室壁增厚、室间隔增厚、左右心房扩大、舒张功能降低、射血分数保留；心脏磁共振：弥漫性心内膜下延迟强化,细胞外容积增加
肝脏	肝区不适或疼痛、肝大、早饱、体重减轻	碱性磷酸酶升高、凝血功能异常、晚期出现胆红素升高；影像学检查提示肝大
神经系统	周围神经：表现为对称性感觉异常和麻木,逐渐出现疼痛和运动障碍；自主神经：体位性低血压、尿潴留、假性肠梗阻、排便不规律、勃起功能障碍	神经肌电图提示神经传导速率下降
胃肠道	胃轻瘫、早饱、吞咽困难、慢性腹泻、排便不规律、腹泻与便秘交替、胃肠道出血、体重减轻	低蛋白血症、贫血、胃镜和/或肠镜无特异性改变
软组织及皮肤	舌体肥大、齿痕、口干、吞咽困难、厌食、阻塞性睡眠呼吸暂停、构音障碍、唾液腺肿大、关节炎、眶周紫癜、腕管综合征、垫肩征、皮肤紫癜及皮肤增厚粗糙	无特异性检查
血液系统	出血倾向、获得性血管性血友病	凝血功能异常、X因子缺乏
脾脏	腹胀、早饱,极少数患者出现自发性脾破裂	影像学检查提示脾脏增大
肺部	气短、干咳	CT 提示肺部间质性改变,纤维支气管镜提示支气管壁增厚或管腔狭窄

(三) 鉴别诊断

1. **继发性 SLCA** 患者符合 SLCA 的诊断标准,但是继发于其他浆细胞/B 细胞疾病,如 MM、WM 或其他 B 细胞淋巴瘤,则诊断为继发性 SLCA。患者临床上具有浆细胞疾病或 B 细胞淋巴瘤的相应表现。

2. **遗传性淀粉样变性** 种类较多,由携带的基因突变导致,诊断依靠基因分析。常见的致病基因突变包括 TTR(编码甲状腺素转运蛋白)、APOA1(编码载脂蛋白 A I)、APOA2(编码载脂蛋白 A II)、APOC2(编码载脂蛋白 C II)、APOC3(编码载脂蛋白 C III)、FGA(编码纤维蛋白原 α 链)、GSN(编码凝溶胶蛋白)、CSN3(编码胱抑素 C)、LYZ(编码溶菌酶)基因等,这些淀粉样物质非免疫球蛋白轻链。遗传性系统性 SLCA 是由于轻链恒定区基因突变导致常染色体显性遗传的 SLCA,患者无浆细胞疾病也无须针对浆细胞治疗[38]。

(四) 治疗

原发性系统性轻链型淀粉样变性的患者一经确诊,应尽早启动治疗,治疗的目的是清除体内产生异常轻链的浆细胞或 B 细胞克隆。符合自体造血干细胞移植条件的患者首选移植;不符合移植条件或拒绝移植的患者,接受含蛋白酶体抑制剂硼替佐米为基础的联合治疗方案,部分可考虑联用抗浆细胞表面 CD38 抗原的达雷妥尤单抗;复发/难治患者推荐参加临床试验。同时,针对淀粉样变性累及器官和组织的功能情况,给予有效的支持治疗和对症治疗。

总之,原发性系统性轻链型淀粉样变性是一种典型的多学科诊疗模式病种,部分患者以周围神经病变起病。在诊断上应重视早期症状的甄别和 M 蛋白的筛查,及早进行组织活检,特别是仅有周围神经病变的患者,神经活检及刚果红染色是明确诊断的前提条件。

三、远端获得性脱髓鞘性对称性神经病变伴有M蛋白

远端获得性脱髓鞘性对称性神经病变伴有M蛋白（distal acquired demyelinating symmetric neuropathy with M protein，DADS-M）是一种具有IgM型单克隆免疫球蛋白血症和周围神经病变的疾病，大约占M蛋白相关周围神经病变患者的60%[39]。患者多为男性，年龄50~80岁。临床表现为远端脱髓鞘性对称性神经病变，如下肢感觉异常、抽搐、疼痛或步态不稳；神经系统查体可发现肢体远端对称性深感觉受累，晚期会有运动神经受累。感觉性共济失调是最常见的表现[40,41]。该疾病诊断是一种排除性诊断，即使存在M蛋白，也需要将其他可能导致周围神经病变的原因逐一排除，包括遗传性神经病变、糖尿病、酗酒、药物等。

神经病理检查表现为脱髓鞘和髓鞘板层增宽，并且在髓鞘纤维的增宽板层中可见IgM沉积，施万细胞和巨噬细胞内含有髓鞘碎片。约50%的患者体内可以检测到一种抗髓鞘相关糖蛋白（myelin-associated glycoprotein，MAG）抗体。尽管这些包括抗MAG抗体在内的M蛋白可能与有髓神经纤维表面的MAG或其他神经节苷脂结合，但抗MAG抗体对周围神经病变并无特异性，通过利妥昔单抗或其他抗CD20抗体降低抗MAG抗体滴度并不能获得疾病的临床改善。治疗包括静脉注射免疫球蛋白和利妥昔单抗。

四、CANOMAD

CANOMAD的名称是由慢性共济失调性神经病变（chronic ataxic neuropathy）、眼肌麻痹（ophthalmoplegia）、免疫球蛋白M型副蛋白（immunoglobulin M paraprotein）、冷凝集素（cold agglutinin）和disialosyl抗体（disialosyl antibody）的首字母缩写组合而成。CANOMAD是一种罕见疾病，男性居多，诊断年龄中位数为62岁，特征性表现为慢性神经病变伴有感觉性共济失调、眼球和/或球部肌肉无力、单克隆IgM型抗含有disialosyl位点的抗神经节苷脂抗体[42]。疾病呈慢性进展性发展，最终可导致患者无法独立行走。最常被攻击的神经节苷脂为GD1b、GD3、GT1b和GQ1b。近年的研究发现，1/3的CANOMAD患者继发于各种B细胞淋巴瘤，特别是WM。

患者除周围神经病变外，部分同时表现为肌肉无力，包括眼球运动麻痹和球部肌肉无力的临床表现。部分患者冷凝集素阳性。神经电生理检查可发现动作电位降低（轴索变性）伴传导速度减慢（脱髓鞘），神经活检可发现轴索几乎完全丢失。最有效的治疗是静脉注射免疫球蛋白和利妥昔单抗，有效率50%，其次为血浆置换[43]。

（孙婉玲）

参考文献

第六节 免疫相关的自主神经病变

一、自主神经系统的基本知识

（一）自主神经系统的功能和解剖

自主神经系统（autonomic nervous system，ANS）是指调控身体自主神经功能的神经系统，其调控不受意识的控制。自主神经系统是神经系统重要组成成分之一，之所以称为自主神经，是相对于受意识控制的躯体运动感觉神经而言的。自主神经包括交感神经和副交感神经。在遇到危险的时候，交感神经系统有助于身体作出"斗争（fight）或逃跑（flight）"的选择，在"休息（rest）和消化（digest）"的时候则是由副交感神经系统控制的，两者相反的作用维持着体内平衡。

按照分布的不同，自主神经可分为中枢部分和周围部分。

中枢自主神经包括大脑皮质、下丘脑、脑干的副交感神经核团，以及脊髓各节段侧角区。大脑皮质各区均有自主神经的代表区，如旁中央小叶与膀胱、肛门括约肌调节有关；岛叶、边缘叶与内脏活动有关。下丘脑是自主神经的皮质下中枢，前区是副交感神经代表区，后区是交感神经代表区，共同调节机体的糖、水、盐、脂肪代谢，以及体

温、睡眠、呼吸、血压和内分泌的功能。

交感神经系统节前纤维起始于 $C_8 \sim L_2$ 脊髓侧角神经元，经脊神经前根和白交通支到脊髓旁交感干的椎旁神经节和腹腔神经节并换元。节后纤维随脊神经分布到汗腺、血管、平滑肌，而大部分节后纤维随神经丛分布到内脏器官。

副交感神经系统节前纤维起自脑干和 $S_2 \sim S_4$ 脊髓侧角核团，发出纤维在其支配的脏器附近或在脏器内神经节换元。节后纤维支配瞳孔括约肌、睫状肌、颌下腺、舌下腺、泪腺、鼻腔黏膜、腮腺、气管、支气管、心脏、肝、胰、脾、肾和胃肠等。

自主神经的功能是通过神经末梢释放的神经递质来完成的，可分为胆碱能神经和肾上腺素能神经，前者包括交感神经及副交感神经节前纤维、副交感神经节后纤维，以及支配血管扩张、汗腺和子宫的交感神经节后纤维；后者包括支配心脏、肠道、血管收缩的交感神经节后纤维。内脏器官均受交感神经和副交感神经双重支配，两者既相互拮抗又相互协调，维持机体功能的平衡性、完整性，使机体适应内外环境的变化，任一系统功能亢进或不足都可引起机体功能失调。

因此，中枢或周围神经病变时常常伴有自主神经功能障碍的症状，而全身各系统的病变时也可有自主神经功能障碍的表现。

（二）自主神经功能障碍的表现与评估

交感神经功能降低或副交感神经功能亢进的症状表现为瞳孔缩小、唾液分泌增加、心率减慢、血管扩张、血压降低、胃肠蠕动和消化腺分泌增加、肝糖原储存增加以增加吸收功能、膀胱与直肠收缩促进废物的排出。

副交感神经功能降低或交感神经功能亢进的症状表现为瞳孔散大、眼裂增宽、眼球突出、心率加快、内脏和皮肤血管收缩、血压升高、呼吸加快、支气管扩张、胃肠道蠕动分泌功能受抑制、血糖升高及周围血容量增加等。

患有自主神经功能障碍疾病者可能会出现各种症状，包括疲劳、立位性头晕、光敏感、眼干和口干、早期饱腹感、便秘或腹泻、尿潴留或尿失禁，以及性功能障碍。这些症状中有一些是非特异性的，不能独立提示自主神经神经功能异常。详细的病史和体格检查是评估的第一步，必须包括评估远端感觉、测量站立期间的血压和心率，以及评估瞳孔对光反射。自主神经功能检查可以提供额外的客观信息。标准的检查包括以下一系列内容：①通过定量汗运动轴突反射检查（quantitative sudomotor axon reflex testing，QSART）或体温调节性出汗检查（thermo regulatory sweat test，TST）评估交感泌汗功能；②通过有节律性深呼吸的心率反应和瓦尔萨尔瓦动作（Valsalva maneuver）评估心迷走神经（副交感神经）功能；③通过瓦尔萨尔瓦动作的血压反应来评估交感肾上腺素能功能；④通过心率和血压对直立倾斜体位的反应来评估交感肾上腺素能功能。

（三）自主神经系统与免疫系统的相互关系

自主神经系统和免疫系统之间存在复杂的双向关系[1]。迷走神经控制心率、胃肠运动和许多其他内脏功能，但也介导神经炎症反射，控制感染或组织损伤期间的免疫反应和炎症。具体而言，传出迷走神经活动通过脾脏和其他免疫器官的胆碱能神经支配抑制动物模型中的促炎症细胞因子水平。肾上腺素能（交感神经）信号可增加促炎症细胞因子的产生，如白细胞介素-6（IL-6）。相反，自主神经系统也可能成为自身免疫病的攻击目标。

本章主要介绍常见的免疫相关的以自主神经功能障碍为突出表现的独立疾病和综合征。

二、自身免疫性自主神经节病

自身免疫性自主神经节病（autoimmune autonomic ganglionopathy，AAG）是一种由免疫介导、自身乙酰胆碱受体抗体相关、以自主神经功能不全为主要表现的获得性自主神经功能障碍疾病[2]。1969年，Young 等人首次将 AAG 描述为局限于自主神经系统的"纯泛自主神经病"，随后，Suarez 等人于1994年将 AAG 描述为"特发性自主神经病"[3]。根据美国国家自主神经功能紊乱研究基金会调查，目前自主神经功能不全的患者已超过 100 万，其中 AAG 为其重要原因。而国内尚无大规模的关于 AAG 的流行病学资料。该病属于罕见疾病，临床表现涉及多个系统，异质性高，容易漏诊误诊。由该病导致的自主神经功能不全具有致残性，甚至威胁患者生命。AAG 的发病机制尚不明确。Gibbons 等认为，大多数的 AAG 与神经节抗烟碱型乙酰胆碱受体（nicotinic acetylcholine receptor, nAChR）抗体密切相关，且接近 50% 的特发性自主神经疾病患者存在神经节抗 AChR 抗体[4]。

（一）神经节抗 AChR 抗体阳性 AAG

1. 发病机制 在自主神经节突触传导过程中，突触前神经元释放乙酰胆碱作用于突触后 AChR 从而介导快速突触传递。AChR 是配体门控阳离子通道家族的一员，遍布中枢和周围神经系统。在周围自主神经节，AChR 由 2 个 α3 亚基与 β2、β4 或 α5 亚基结合组成。神经节 AChR 在所有周围自主神经节中介导快速型突触传递。

目前研究发现 AAG 的发生发展与自身抗体有关的证据有：①自主神经病变程度与血浆 nAChR 抗体浓度成正比；②给实验兔免疫接种 nAChRα3 亚基蛋白可导致自主神经功能紊乱，症状类似 AAG；③给实验鼠被动输入 nAChR-IgG 抗体可导致自主神经功能紊乱；④将神经母细胞瘤细胞暴露于自身免疫性自主神经病患者 IgG 抗体后，其突触后膜 AChR 电流逐渐下降。这些研究充分证明 AAG 是一种抗体介导的自身免疫性自主神经功能紊乱性疾病[5,6]。

2. 临床表现 该病多发生于中年患者（平均年龄 45~61 岁），女性居多（约占所有病例的 65%）。典型病程为急性或亚急性，有些病例表现为缓慢的隐匿性发作，60% 的病例有前驱感染史，或发生在手术或常规免疫之后。其特征性的表现是体位性低血压、无汗和严重的胃肠运动障碍三联征[7]。

累及交感神经表现为体位性低血压和无汗。78% 的患者出现直立不耐受症状，包括头晕、头昏或站立时晕厥，并伴有直立后代偿血压减低的心率增快现象减弱或消失。严重的患者只能站立几分钟，或者坐起时因为血压逐渐下降而且心率没有代偿性上升，即出现晕倒现象。累及副交感神经时可因为分泌功能障碍表现为眼干和口干，最初可能会被认为是干燥综合征。其他副交感症状包括瞳孔对光反射障碍引起的视力模糊和光敏感、性功能障碍（男性常见的早期表现）、便秘和尿潴留。当心脏迷走神经出现心率控制障碍时，在深呼吸或瓦尔萨尔瓦动作期间，可能出现静息性心动过速和心率变异性减弱。胃肠道运动障碍也很常见（发生于 70% 的患者），表现为厌食、早饱（由

于胃轻瘫）、食物反流、呕吐和便秘（由于肠道运动不足）或腹泻和腹痛。在严重病例中，可出现危及生命的并发症假性肠梗阻，腹部平片显示小肠和结肠扩张，在某些情况下，需要进行剖腹手术和肠切除术。由于维持营养的能力下降，患者往往体重减轻[8,9]。

少数自身免疫性自主神经节病患者出现感觉症状[3]。据日本的一项研究报道，感觉异常的频率高达 46%。然而，在临床检查或神经生理学上均未发现感觉或运动神经受累的客观证据。少数患者还可出现认知障碍，在日本一项队列研究中还发现一些其他特征，包括精神症状、咳嗽发作和内分泌功能障碍[10]。

3. 辅助检查

（1）血液标志物检测：神经节乙酰胆碱受体（ganglionic acetylcholine receptor, gAChR）的抗体，大约一半的 AAG 患者存在抗 gAChR 抗体，该受体介导所有自主神经节的快速突触传递。抗 gAChR 抗体已被证明在主动免疫和被动免疫动物模型中都会导致自主神经功能衰竭。由于母体抗体的胎盘转移，存在短暂的新生儿自身免疫性自主神经节病。gAChR 由 2 个 α3 亚基和 3 个其他亚基（通常为 β4）组成。AAG 中的抗体与 α3 亚单位特异性结合。由于该亚单位对神经节受体具有特异性，因此抗 gAChR 抗体和抗肌肉 AChR 的抗体（导致重症肌无力）之间的交叉反应极小。抗 gAChR 抗体水平与疾病严重程度相关，抗体滴度大于 1.0nmol/L 被认为对 AAG 具有一定的特异性。中度抗体水平出现在多种其他情况下，包括慢性进行性自身免疫性自主神经节病和局限性自主神经功能衰竭，如孤立性胃肠运动障碍。低水平的抗 gAChR 抗体（小于 0.2nmol/L）是非特异性的；在 2%~4% 的健康对照组和其他神经系统疾病患者中可能发现低水平的抗 gAChR 抗体，包括周围神经病变、全身性自身免疫病和体位性心动过速综合征（postural orthostatic tachycardia syndrome, POTS）患者[5,7,11]。

（2）自主神经功能评估：包括直立倾斜测试、R-R 间期变异系数测量、去甲肾上腺素（noradrenalin, NA）输注测试、局部滴注的瞳孔反应、血浆儿茶酚胺水平、发汗试验、QSART、[123]I 间

碘苄胍(¹²³I-metaiodobenzylguanidine,¹²³I-MIBG)心肌闪烁显像、瓦尔萨尔瓦动作、皮肤活检、胃肠动力研究、尿动力学研究和膀胱测压。另外,可以使用复合自主症状量表-31(COMPASS-31)评估自主神经功能障碍,这是一种经过验证的、简短且内部一致的自主症状严重程度测量方法,用时 5~10 分钟。COMPASS-31 问卷可以很好地区分自主神经病变患者和非自主神经病变患者[12]。

在胃肠动力学研究(例如食管测压、胃排空研究和/或小肠转运)中,通过闪烁扫描法经常看到食物运输时间延迟[9]。男性经常报告急性至亚急性勃起功能障碍和尿潴留。自主神经功能检查对诊断至关重要,直立倾斜试验显示明显的体位性低血压和心率反应性增加受损。瓦尔萨尔瓦测试的Ⅱ期的晚期和/或Ⅳ期反应受损表示血管和心脏肾上腺素功能受损,而深呼吸和瓦尔萨尔瓦动作后的心率变异性降低,表示心脏迷走神经功能受损。QSART 或 TST 的全身性无汗或少汗的现象进一步提示 AAG 的可能。在适当的临床背景下,体检发现瞳孔无反应或呆滞,应怀疑本病,可以使用正式的瞳孔测量法进一步量化。定量瞳孔测量显示瞳孔在长时间的光刺激下提前出现瞳孔散大的现象,称之为早复现象(也可以理解为"瞳孔疲劳"),这是 AAG 的一个独特特征,被认为可能代表神经节突触传递的损伤,类似于重症肌无力的肌肉疲劳[13]。神经传导检查和肌电图通常是正常的。脑脊液分析可能显示蛋白轻度升高而无细胞增多。腓肠神经活检可能显示小纤维数量减少和其他非特异性异常。

AAG 的诊断需要血清中抗 gAChR 抗体阳性。如前所述,在 50% 的患者中发现靶向 α3 型 gAChR 的自身抗体,为这种疾病提供了明确的免疫学基础,更高的滴度与更严重的症状相关。然而,值得注意的是,抗体阴性并不能排除诊断。尽管抗体检测可能为阴性,但炎症血清学标志物、自身免疫病和恶性肿瘤的个人史和家族史,以及吸烟史的存在应引起怀疑。

4. 鉴别诊断 虽然 AAG 被归类为全身性自主神经病变,但仍需要与变异型和临床表现相似的疾病相鉴别。血清抗 gAChR 抗体阴性自主神经病变尤其重要。相对于血清抗 gAChR 抗体阳性 AAG,血清阴性 AAG 具有更多的感觉症状,以交感神经为主,瞳孔疲劳较少,并表现出对类固醇治疗效果的反应性,而对静脉注射免疫球蛋白(intravenous immunoglobulin,IVIG)或血浆置换效果欠佳[14]。此外,胃肠道自身免疫性神经病是另一种变异性的自主神经病,可以单独或是合并累及肠胃道系统,表现为严重的胃轻瘫和假性肠梗阻。特发性胃轻瘫是从胃肠道转诊到自主神经疾病专业门诊的常见原因。梅奥诊所的队列研究显示许多患者对免疫治疗有效,即使是血清阴性的患者。在适当的时候可以考虑进行实验性的免疫治疗,因为可能存在自身免疫性自主神经疾病单独累及胃肠道的亚型。然而,值得注意的是,采取实验性免疫治疗时应该存在一些客观的生物标志物,如利用闪烁扫描法检查提示胃排空速度减慢或存在血清学标志物证据。就血清学而言,只有 10% 的特发性胃肠道运动障碍患者和 50% 的慢性肠道假性梗阻患者的血清抗 gAChR 抗体呈阳性[15]。最后,如果有共济失调或大纤维感觉缺失的症状或体征,神经传导研究和额外的血清学检测有助于评估类似疾病,如副肿瘤性神经病变、干燥综合征神经病变或急性自主神经和感觉神经病(acute autonomic and sensory neuropathy,AASN)[16]。

亚急性或急性自身免疫症状可能与毒素或药物接触、糖尿病或淀粉样变性(通常与躯体神经病变相关)有关。兰伯特-伊顿肌无力综合征(Lambert-Eaton myasthenic syndrome)通常与口干、便秘和阳痿有关,但自主神经症状较轻,以神经肌肉症状为主。主要的鉴别诊断为副肿瘤性自主神经病变,其症状与 AAG 相同。副肿瘤性自主神经障碍也以突出的胃肠道症状和体位性低血压为特征。该综合征可能与胸腺瘤、小细胞肺癌或乳腺癌或淋巴瘤有关。潜在的恶性肿瘤通常在自主神经症状发作时隐匿存在。抗体检测有助于识别副肿瘤病例,包括抗 Hu 抗体或抗 CV-2 抗体。

如果患者有急性或亚急性自主神经功能紊乱伴肢体力弱,应考虑吉兰-巴雷综合征,并且许多吉兰-巴雷综合征患者会出现肠梗阻、便秘和血压波动。此外,如果患者出现与肌肉僵硬和自发性肌肉抽搐相关的自主神经过度活动(多汗症、心动过速),则可以考虑诊断为自身免疫性神经性肌强直或莫旺（Morvan）综合征。

自主神经症状的慢性和进行性加重可能提示糖尿病、淀粉样变性或干燥综合征等疾病。当自主神经症状隐匿出现时，AAG 可能难以与退行性自主神经功能障碍区分开来，例如纯自主神经衰竭或多系统萎缩。当症状与时间关系不明确时，存在明显的胃肠道动力障碍和瞳孔对光反射受损提示 AAG。

5. 治疗　一旦诊断 AAG 就应该制定治疗计划。尽管目前还没有标准的治疗指南，但现有数据表明 IVIG、皮质类固醇和血浆置换（plasma exchange，PE）具有治疗作用。目前没有标准给药方案，有研究使用每周 0.4g/kg IVIG 或每周 1g 甲泼尼龙静脉注射的 12 周的治疗方案。然而，这两种疗法的最佳剂量和频率的数据有限。血浆置换在小型研究中也显示出益处。在 12 周治疗完成时，如果有治疗反应，可以考虑使用硫唑嘌呤、吗替麦考酚酯或利妥昔单抗等药物进行长期免疫抑制治疗，但此类药物的治疗数据也相当有限。

AAG 的对症治疗包括扩容（氟氢可的松、增加盐的摄入、促红细胞生成素）、血管收缩剂（米多君）、去甲肾上腺素前体（屈昔多巴）和用于血压支持的下肢弹力绷带。肠道和膀胱管理及针对眼干和口干的保湿剂也很有用。溴吡斯的明或其他胆碱酯酶抑制剂可能有益于改善自主神经节中的胆碱能突触传递和自主神经末梢器官的毒蕈碱传递。溴吡斯的明可以刺激肠道蠕动，增加流涎和流泪，并适度改善体位性低血压。如果存在高位肠运动障碍，则可能需要在胃远端留置空肠造瘘管进行肠外营养。因无汗症而面临高热风险的患者要避免极端高温，并在需要时用水冷却皮肤[12]。

（二）神经节抗 AChR 抗体阴性 AAG

Sandroni 等人比较了血清抗 gAChR 抗体阳性和血清抗 gAChR 抗体阴性的特发性自主神经病变患者的临床特征[17]。亚急性起病模式在血清阳性患者组中更为常见，血清阳性组的瞳孔异常、干燥综合征和下消化道功能障碍相对较为明显。此外，在 6 名患者中，4 名血清阳性，2 名血清阴性并推定为 AAG，该研究还显示免疫调节治疗包括 IVIG、PE 和免疫抑制剂对两组均有效。然而，在 Golden 等人的研究中，6 名患者出现亚急性自主

神经功能衰竭，抗 gAChR 抗体阴性。虽然有 3 名患者对静脉注射类固醇有反应，但使用 PE、IVIG 和利妥昔单抗的其他免疫疗法在所有病例中均无效。该研究还显示这血清阴性的自身免疫性自主神经病的特征为明显的交感神经衰竭和感觉症状，因此，将其定义为一个新的独特临床实体。未来有望阐明血清阴性 AAG 的发病机制。

三、副肿瘤性自主神经病

副肿瘤性自主神经病是另外一类疾病。与特发性 AAG 不同，真正的副肿瘤病因发生在恶性肿瘤的情况下，最常见的是小细胞肺癌。虽然 ANNA-1（抗 Hu 抗体）是常见的，但也应考虑其他抗体，如抗 PCA-2、CRMP-5、VGKC 和 P/Q 钙通道抗体[8]。应注意确保正确抗体-表型相关性。在 ANNA-1 相关的副肿瘤性自主神经病变中，患者可出现严重的胃轻瘫和假性肠梗阻，通常在诊断为恶性肿瘤之前。胃肠道病理学显示浆细胞和淋巴细胞浸润肌间神经丛，以及神经元和轴突变性。兰伯特-伊顿肌无力综合征（Lambert-Eaton myasthenic syndrome，LEMS）代表了存在肺癌时的另一种副肿瘤病因（见于 60% 的 LEMS 患者）[18]。LEMS 是一种自身免疫介导的突触前神经肌肉传递缺陷，其中抗体靶向 P/Q 型电压门控钙通道。大多数患者存在自主神经症状，通常表现为急性胆碱能神经病变，即眼干、瞳孔易疲劳、无汗和便秘，症状轻微。副肿瘤综合征没有确切的治疗方法，自然病程取决于癌症本身。然而，在以前没有癌症的患者中出现周围神经症状应该引起对癌症的关注。在辅助检查方面，神经传导检查在有明确抗体阳性的副肿瘤性自主神经综合征的情况下特别重要，可用于评估伴随的感觉躯体神经病变，这些病变在抗 Hu 抗体和抗 CRMP5 抗体综合征中很常见。在上睑下垂、近端无力和胆碱能主要缺陷的患者中，重复性神经刺激研究（低频和高频）及运动前和运动后的复合肌肉动作电位测试可用于确认 LEMS 的诊断。

四、吉兰-巴雷综合征伴发自主神经病

吉兰-巴雷综合征（Guillain-Barré syndrome，

GBS）是一种自身免疫介导的非长度依赖性神经根神经病，主要针对躯体神经系统，但也包括自主神经纤维[19]。早在 1982 年 Osler 就已经描述了GBS 患者的自主神经功能障碍的现象。目前认为2/3 的 GBS 患者存在自主神经功能障碍，其表现多种多样，主要影响心血管和胃肠系统，可表现为交感和/或副交感神经系统功能亢进或功能减退。心血管表现包括最常见的窦性心动过速，以及高血压（可能严重到导致后部可逆性脑病综合征）、体位性低血压、可逆性心肌病、发作性低血压和心动过缓，这些可能会危及生命，可能需要放置起搏器。自主神经功能障碍在严重肢体无力的患者中很常见，并且可能与猝死和呼吸机脱机困难有关；然而，即使是轻度肢体无力的患者也可能出现自主神经功能障碍。其他自主神经表现包括胃肠功能障碍，如麻痹性肠梗阻和腹泻、尿潴留、汗液反应增加或减少，以及不常见的性功能障碍、面部潮红、瞳孔异常、支气管痉挛和体温失调等[20]。

GBS 患者自主神经功能障碍在最初的表现通常是轻微的，但是强调早期监测呼吸或心血管功能是很重要的。自主神经功能受累的患者死亡率较高，早期识别和适当的管理是减少自主神经功能异常导致的死亡的关键。

缓慢性心律失常、持续性窦性心动过速以及房性或室性心律失常等心脏自主神经功能障碍的现象在 GBS 患者中经常发生，其中窦性心动过速最为常见。心律失常被认为与心脏自主传入纤维脱髓鞘、心肌直接受累或继发于呼吸功能障碍有关。有理论认为，迷走神经核周围存在病理性损害，提示迷走神经功能异常参与了心脏自主神经功能障碍。血压变异性增大是 GBS 的一个显著特征，可能与儿茶酚胺水平的短暂升高和压力感受器反射的失调密切相关。交感神经节前纤维脱髓鞘或神经节后纤维轴突变性可能导致反馈控制的改变或产生不适当的异常神经活动，可以解释所观察到的血压波动[19]。去甲肾上腺素水平升高与交感神经递质转运增加有关。在 GBS 患者中，低血压和高血压之间的剧烈波动可导致心血管衰竭[21]。

迷走神经是支配结肠、小肠和胃的副交感神经。骶副交感神经纤维支配远端结肠。内脏神经和腰结肠神经为结肠、小肠和胃的交感神经。GBS 患者由于副交感神经和交感神经功能异常导致对胃肠道的支配障碍，可以出现麻痹性肠梗阻、胃瘫、胃排空延迟、腹泻和大便失禁。

GBS 患者伴有急性尿潴留，潜在的机制可能是尿道内括约肌梗阻（交感神经过度活跃）。

不同亚型的 GBS 其临床和免疫学特征不同。症状性自主神经功能障碍在急性炎性脱髓鞘性多发性神经病（acute inflammatory demyelinating polyradiculoneuropathies，AIDP）中比在急性运动轴突性神经病（acute motor axonal neuropathy，AMAN）或米勒-费希尔（Miller-Fisher）变异型中更常见。此外，AASN 也一种 GBS 的变异型，其在亚洲人中发病率较高。AASN 患者有严重的体位性低血压、无张力膀胱、胃轻瘫和血浆去甲肾上腺素水平低。受影响的患者通常有躯体神经的大、小纤维受累，以及轻微运动功能障碍。除了神经传导功能检查和脑脊液评估外，抗体检查（抗GD1a 抗体）有助于诊断轴索型 GBS。

自主神经功能障碍，尤其是心脏迷走神经损伤，预示着 GBS 更严重的病情和更高的死亡率。心律失常，包括可能致命的心律失常，具有很高的心血管疾病风险，死亡率高。因此，对所有自主神经功能受累的 GBS 患者都应在住院期间进行心电监测。就短期预后而言，自主神经功能障碍可以预测患者进展为需要机械通气的可能性较大[22]。伴有自主神经功能障碍的 GBS 患者死亡率也随之增加。

GBS 的治疗包括免疫治疗（PE 或 IVIG，其中PE 治疗在心血管不稳定患者中应谨慎使用）、密切监测急性期呼吸和自主神经功能的变化、细致的支持治疗以避免出现住院和因肢体无力造成的并发症，以及综合性康复训练几个部分。应在急性期密切监测血压和心律，血流动力学不稳定的患者应转入重症监护室[23]。

持续性窦性心动过速是 GBS 患者在监测中最常见的异常，由于其通常短暂发作，很少需要治疗。β 受体阻滞剂可用于治疗持续性或有症状性心动过速，但在老年冠状动脉疾病患者中的使用应非常谨慎。给药可能伴有低血压和心动过缓。无论年龄如何，GBS 患者通常对血管活性药物的作用非常敏感，因此应选择半衰期较短的药物，并且谨慎使用。

与不伴有自主神经功能障碍的 GBS 患者相比，伴有自主神经功能障碍的 GBS 患者出院的可能性较小、住院时间较长，出院时肢体肌力恢复至可以行走的比例较少。自主神经功能障碍患者 GBS 患者残疾评分显著增高。GBS 患者的总死亡率为 2%，伴有自主神经功能障碍的 GBS 患者的死亡率高达 6%。尽管如此，大多数研究还是显示，GBS 患者的临床自主神经功能障碍是短暂的，与 GBS 的运动症状相似，临床自主神经功能障碍通常会随着治疗和时间的推移而减轻或消退，但是自主神经功能检查会发现在 GBS 发病后很长一段时间内仍存在持续的自主神经功能障碍的亚临床异常。

五、其他伴有自主神经功能障碍的自身免疫病

（一）电压门控钾通道综合征

电压门控钾通道复合体是一组可能是多种自身免疫性神经疾病的靶点的外周神经或突触蛋白。具体而言，抗 LGI1（leucine-rich gliom-inactivated-1）抗体和抗 CASPR2（contactin-associated protein-like 2）抗体与脑病和周围神经高兴奋性疾病有关。在抗 LGI1 抗体和抗 CASPR2 抗体阳性患者中，约 25% 的患者出现自主神经症状。在自主神经功能测试中，体位性低血压和泌汗变化是最常见的症状。少数患者出现胃肠道症状[24]。

最近有研究发现，抗 LGI1 抗体和抗 CASPR2 抗体阳性患者也会发生神经心脏症状。3 例抗 LGI1 抗体阳性患者在出现脑炎症状之前，曾报告过阵发性心动过缓和暂时性窦性停搏，并且所有患者均被诊断为病态窦房结综合征，在出现其他神经症状之前的几个月内需要安装起搏器。在一个梅奥诊所的队列中，有 2 例抗 CASPR2 抗体阳性患者出现心动过缓和反复心脏停搏，需要安装起搏器。此外，有 2 例患者（1 例抗 LGI1 抗体阳性，1 例抗 CASPR2 抗体阳性）死于心脏骤停。

莫旺综合征是一种由电压门控钾通道（voltage-gated potassium channel，VGKC）相关蛋白抗体所介导的自身免疫病，其中抗 CASPR2 抗体较抗 LGI1 抗体更为常见，部分患者两种抗体同时存在。大约 40% 患者伴有肿瘤，以胸腺瘤最多见。主要特征包括明显的脑病、失眠、外周神经兴奋性亢进（肌束颤动、肌无力和神经性肌强直）和自主神经过度活跃。常见的自主神经症状包括多汗症、流涎、排尿困难和心动过速。自主神经功能测试可以发现心迷走神经和心血管功能受损，以及无汗或多汗患者体温调节受损[25]。

（二）干燥综合征

干燥综合征是一种外分泌腺和导管具有淋巴细胞炎症倾向的自身免疫病，因此可以解释其经典的干燥症状（眼干和口干）[26,27]。累及神经系统引起的最常见的症状是感觉异常和麻木，发生率为 20%~50%。无论是否有神经系统症状，患者都可能存在小纤维或大纤维感觉神经病变的客观证据。据报道，大约一半的干燥综合征患者出现自主神经症状，而神经病变患者出现自主神经症状的频率更高。干燥综合征涉及交感神经和副交感神经两部分，通常表现为固定性心动过速和体位性低血压，但也可以与体位性心动过速综合征重叠。提示性线索包括出现干燥症状，以及干咳、鼻腔干燥、反酸和腹痛，尤其是在进食高脂肪食物后。通过抗 Ro（SSA）抗体和抗 La（SSB）抗体的血清学检测明确诊断，但如果怀疑此病应进行唇唾液腺微活检，因为在许多情况下抗体可能呈假阴性[28]。就该病自然史而言，自主神经和躯体感觉障碍在干燥综合征患者的干燥症状之前出现并不少见。检查中存在共济失调或神经传导功能检测中存在感觉神经病更应考虑此病。当神经传导检查显示感觉神经动作电位的非长度依赖性或选择性丧失时，即使抗 Ro（SSA）抗体和抗 La（SSB）抗体的血清学为阴性，干燥综合征也应排在鉴别诊断的首位，因为这些检查的灵敏度较差。尽管尚无明确的治疗方法，但在目前小规模的研究中静脉注射免疫球蛋白治疗显示出自主神经症状和测试的改善[29]。

（丁岩　申致远）

参考文献

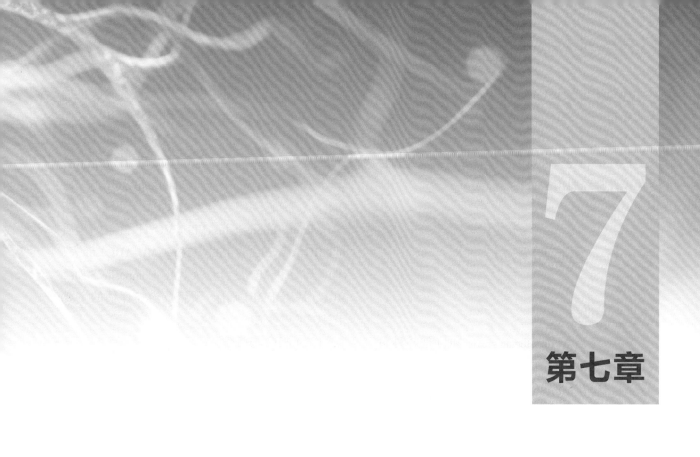

第七章

自身免疫性
神经肌肉接头疾病

神经肌肉接头（neuromuscular junction，NMJ）疾病是指一组 NMJ 处传递功能障碍疾病，包括重症肌无力，兰伯特-伊顿肌无力综合征，肉毒中毒和遗传性疾病先天性肌无力综合征。本章介绍自身免疫性神经肌肉接头疾病。

第一节　重症肌无力

一、前言

重症肌无力（myasthenia gravis，MG）是一种自身抗体与突触后膜上的乙酰胆碱受体（acetylcholine receptor，AChR）或其功能相关分子结合导致神经肌肉接头传递障碍的自身免疫病，主要表现为易疲劳性骨骼肌无力。从该病的首次报道至今，已历经三百多年[1]，本部分主要介绍 MG 的认识发展史。

（一）疾病的早期认识

1672 年，牛津大学 Thomas Willis 医生在《动物的灵魂》一书中首次描述了表现为易疲劳性四肢及球部无力的患者，并称之为"假性麻痹"。直到二百多年后英国医生 Samuel Wilks 才再次报道了一例类似症状的患者，由于对该患者进行延髓病理检查未见异常改变，Wilks 提出这例患者与运动神经元病延髓麻痹的患者不同，引起了人们的关注。2 年后德国医生 Wilhel Erb 明确了这一疾病的几个重要特征，即上睑下垂伴复视、吞咽困难、颈部无力的症状，以及缓解和复发的病程。随后类似的病例相继被报道，1893 年波兰医生 Samuel Vulfovitsj Goldflam 进行了文献回顾，详细分析了这一疾病的症候群，并总结了该病的诊断和鉴别诊断要点。鉴于 Erb 和 Goldflam 对 MG 认识的杰出贡献，MG 曾经被称作"Erb-Goldflam 综合征"。1899 年，在柏林精神病学和神经病学协会的会议上，正式确定把这一疾病命名为"myasthenia gravis（重症肌无力）"。其中，"myasthenia"为希腊语，意为"muscle weakness（肌无力）"；"gravis"为拉丁语，意为"severe（严重的）"。

随着对疾病临床表现的认识不断加深，1958 年，美国医生 Osserman 首次提出了 MG 的

临床分型，并于 1971 年进行了修订，称为改良的 Osserman 分型，在临床上得到广泛应用。2000年，美国重症肌无力基金会（Myasthenia Gravis Foundation Association，MGFA）推出了 MGFA 临床分型和定量 MG 评分（Quantitative MG Score，QMG）。目前，MGFA 分级、MGFA 干预后状态（Post-Intervention Status，PIS）、MG 日常生活质量（MG Activities of Daily Living，MG-ADL）量表、QMG 评分和 MG 复合量表（MG-Composite Scale，MGC）是用于 MG 临床、预后及治疗评估的主要工具。

（二）MG 与胸腺

1899—1901 年，德国医生 Hermann Oppenheim、Leopold Lacquer 和 Carl Weigert 首次报道了合并胸腺瘤的 MG 患者，当时人们还没有认识到 MG 与胸腺的关联，直到 1917 年 Bell 医生回顾文献时发现一半的 MG 患者有胸腺瘤或胸腺增生，以及 1936 年 Norris 医生分析了大量尸检病例，发现 MG 患者普遍存在胸腺增生。

1911 年，瑞士医生 Ferdinand Sauerbruch 首次对 MG 患者进行了胸腺切除术，术后患者肌无力症状部分缓解。美国医生 Alfred Blalock 自 1939年开始对 MG 患者进行胸腺切除治疗，取得良好疗效，其中大部分患者无胸腺瘤。此后，英国医生 Keynes 和美国医生 Eaton、Clagett 对大量 MG 患者进行了胸腺切除术，为确定胸腺病变与 MG 发病的相关性研究提供了重要的证据，提出胸腺可能是诱发 MG 异常免疫应答起始部位的假说。随后的几十年间，由于多个研究得出的结果不同，胸腺切除在 MG 中的疗效备受争议。英国医生 John Newsom-Davis 意识到要使人们广泛认可胸腺切除在 MG 中的应用，需要设计严谨的临床试验，于是2016 年他牵头了胸腺切除术治疗 MG 的Ⅲ期临床试验，并得到了阳性结果。

（三）对于发病机制的理解

在 19 世纪末到 20 世纪初，人们认为 MG 是由一种毒素或者微生物导致的。1895 年，Jolly 医生在一例患者中发现，如果刺激一组肌肉直至疲劳殆尽，未受刺激的肌肉也会出现明显的无力；1938 年 Mary Walker 设计试验验证了这一现象，由此人们认为 MG 是由血液中的某种物质导致

的。1960 年，英国医生 John Simpson 提出 MG 是由一种针对运动终板的抗体导致的自身免疫病，这一假说基于几条证据链：MG 与其他自身免疫病的关联；胸腺异常；慢性波动性病程；MG 母亲分娩的新生儿出现一过性肌无力症状。

1973 年，在 Patrick 和 Lindstrom 的研究中，高度纯化的 AChR 免疫兔在几周后出现了全身无力，并产生了高水平的抗 AChR 抗体，建立了实验性自身免疫性重症肌无力（experimental autoimmune myasthenia gravis，EAMG）。1976 年，Lindstrom 等人在 87% 的 MG 患者中检测到抗 AChR 抗体。此外，Andrew Engel 证明了 MG 患者运动终板电位 IgG 抗体和补体的出现，为 MG 免疫机制的确立提供了更多线索。到 20 世纪 80 年代，除了 AChR 和抗 AChR 抗体，人们还发现了 T 细胞在 MG 中的作用。20 世纪 90 年代至今，抗 MuSK 抗体、抗肌连蛋白（titin）抗体、抗雷诺丁受体（ryanodine receptor，RyR）抗体、抗 LRP4 抗体等被陆续检测到。同时，遗传学研究揭示了 MG 和人类白细胞抗原（human leukocyte antigen，HLA）的关联。

（四）药物治疗

1934 年，英国医生 Mary Walker 首次对 MG 患者注射了胆碱酯酶抑制剂新斯的明，观察到显著的一过性症状改善。此后，新斯的明被广泛用于治疗 MG。1954 年，4 个团队几乎同时报道了足量溴吡斯的明治疗 MG 获得满意疗效。由于其作用更持续、毒蕈碱样副作用较轻，从此取代了新斯的明作为 MG 患者首选的对症药物。同时期，正压机械通气被用于 MG 危象期治疗，使得患者死亡率从 20 世纪 60 年代的 40% 降低到 70 年代的 5%。

自 20 世纪中叶，对 MG 免疫机制的认识推动了免疫抑制剂在 MG 中的应用。美国医生 Torda 及 Wolff 在 1949 年首次应用促肾上腺皮质激素（adrenocorticotropic hormone，ACTH）治疗了 15 例 MG 患者并取得良好疗效。随后陆续有类似报道，但也有报道指出在用药之初肌无力症状出现一过性加重。在 20 世纪 60—70 年代，人工合成的糖皮质激素泼尼松被用于治疗 MG，成功的实践经验也逐渐增加，并出现了较大规模的临床试

验评价长期口服激素的方法与利弊。

同时，其他免疫抑制剂也被用于 MG 的治疗。20 世纪 60 年代，美国和欧洲率先在少部分 MG 患者中应用 6-巯基嘌呤和硫唑嘌呤，虽然部分患者症状得到改善，但严重副作用的发生使人们望而却步。较大规模的临床试验开始于 1963 年的德国，Mertens 等人对 38 例患者应用 6-巯基嘌呤、硫唑嘌呤等其他免疫抑制剂治疗，其中 32 例在数周至数月内取得良好疗效，最长持续 4 年之久。此后，环磷酰胺、环孢素、吗替麦考酚酯、甲氨蝶呤等陆续被用于 MG 的治疗，血浆置换和 IVIG 治疗 MG 危象分别在 1976 年和 1984 年受到认可。直到 1990 年，MG 传统免疫抑制剂的应用与目前大致相仿。随着药物开发能力的进步，近 10 年涌现出多种新型靶向生物制剂用于 MG，其中补体 C5 抑制剂、Fc 受体抑制剂、B 细胞耗竭剂等是 MG 靶向免疫治疗领域的研究热点，与传统治疗相比，有起效更快、副作用更小，以及疗效更持久等方面的优势。

二、疾病相关的重要分子结构和功能

重症肌无力是一种由自身抗体介导的、破坏神经肌肉接头（neuromuscular junction，NMJ）信号传递的自身免疫病。运动神经轴索产生电信号，使囊泡释放 ACh 至突触间隙，并与突触后膜 AChR 结合，通过兴奋-收缩偶联机制使肌纤维收缩。AChR 以团簇的形式聚集在突触后膜肌纤维终板上，而 agrin-LRP4-MuSK 信号通路通过诱导 AChR 簇集来维持 NMJ 信号转导。以上任意部位的损害均可以造成神经肌肉接头传递障碍（图 7-1-1）。下面就重症肌无力相关重要分子的结构及功能进行简单阐述。

（一）抗原的结构和功能

1. **乙酰胆碱受体**　乙酰胆碱受体（AChR）属于配体门控离子通道，其以团簇的形式聚集于突触后膜褶皱的顶部，保证了神经信号在神经肌接头之间快速稳定地传递[2]。成人成熟的 AChR 是由 2 个 α、1 个 β、1 个 γ、1 个 δ 四种同源亚单位构成的五聚体跨膜蛋白，5 个亚基以 α-γ-α-δ-β 的顺序围绕中心形成桶状结构（图 7-1-2）。其中 α_γ-γ 和 α_δ-δ 亚基交界处是配体 ACh 的结合位

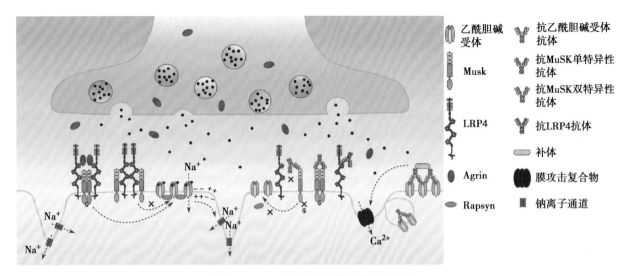

图 7-1-1 MG 相关的重要分子结构示意

MuSK,肌肉特异性受体酪氨酸激酶;LRP4,低密度脂蛋白受体相关蛋白 4;Agrin,聚集蛋白;Rapsyn,受体相关蛋白酪氨酸激酶合成蛋白。

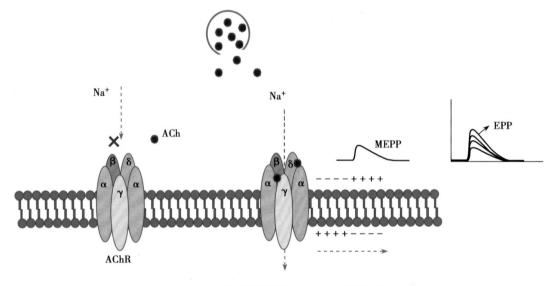

图 7-1-2 乙酰胆碱受体(AChR)结构示意

MEEP,微终板电位;EPP,终板电位。

点,当两个位点均被结合时,触发了配体结构域的改变,将 AChR 从"关闭"状态转变为"开放"状态,从而起到离子通道的作用。当神经冲动传至突触前膜时,囊泡释放的 ACh 与突触后膜上的 AChR 结合,使钠离子经 AChR 内流、突触后膜去极化产生终板电位(end-plate potential,EPP)。EPP 达到可以产生动作电位的阈值时,位于突触后膜褶皱凹陷处的电压门控钠通道开放,使得钠离子进一步内流产生动作电位,引起肌肉收缩[3]。

2. **突触蛋白聚糖** 突触蛋白聚糖(agrin)是一种硫酸乙酰肝素蛋白多糖,根据来源不同可分

为神经型突触蛋白聚糖(N-agrin)和肌肉型突触蛋白聚糖(M-agrin),其中参与神经肌肉接头发育的主要是 N-agrin[2]。N-agrin 由运动神经元合成,经轴索转运后被释放至突触基底层,其 C 端第 3 个 LG 结构域(LG3)中含有 8 个氨基酸残基(Z8)的剪接插入物,这一特殊结构能有效地绑定 LRP4,激活下游信号通路从而促进 AChR 聚集。

3. **LRP4** LRP4 是一种单通道跨膜蛋白,属于低密度脂蛋白受体(low-density lipoprotein receptor,LDLR)家族成员,其在肌肉和运动神经元等多种组织中都有表达,对神经突触的形成和

维持,以及突触可塑性、兴奋传递起重要作用[2]。在LRP4的4个β螺旋结构域中,以β1与β3的功能最为重要,β1可与N-agrin的LG3结构域上8个氨基酸(Z8)剪切插入物特异性结合而形成四聚体,β3可与MuSK的Ig1结构域结合而激活MuSK磷酸化,最终促进AChR聚集。

4. MuSK　MuSK是肌纤维上的一个跨膜蛋白,胞外段包含3个Ig结构域和1个半胱氨酸富集结构域,胞内段含有激酶结构域[2]。agrin与LRP4的β1螺旋结构结合形成1个异二聚体,2个异二聚体形成一个四聚体,LRP4的β3结构域与MuSK的Ig1结构域结合激活MuSK,MuSK再通过磷酸化DOK7介导AChR聚集及突触后膜分化。因此,agrin、LRP4和MuSK可以看作是一个功能单元,即agrin-LRP4-MuSK信号通路,共同促进NMJ的形成。

（二）抗体的结构和功能

1. 抗AChR抗体　大约85%的患者抗AChR抗体阳性,这些抗体主要属于IgG1和IgG3亚类,通过三种机制影响AChR的数量和功能[4]。

（1）激活经典补体途径:C1q结合抗AChR抗体的Fc段,随后C3分解为C3a和C3b,作为补体级联的下游产物启动攻膜复合物(membrane attack complex,MAC)的形成。补体的攻击导致突触后膜严重损伤,表现为褶皱减少、突触后膜变平,聚集于褶皱顶端的AChR及褶皱凹陷处的电压门控钠通道丢失。由于AChR的减少导致终板电位的下降,同时电压门控钠通道的减少则增大了突触后阈电位,最终降低神经肌肉传导的安全系数(safe factor,SF),从而使MG患者神经肌肉接头处传导障碍。

安全系数可定义为EPP和EAP的比值,其中EPP是终板电位振幅,EAP是静息电位(resting potential,RP)和引起动作电位(action potential,AP)阈值之间的电压差。正常终板上高浓度的电压门控钠通道通过降低产生AP所需的去极化阈值,增加了神经肌肉信号传递的安全系数,而MG患者因EPP降低,EAP升高,导致SF降低,从而出现NMJ传递障碍[3]。

（2）二价IgG1和IgG3:抗AChR抗体通过交联(cross-linking)邻近的AChR,加速其内化和

溶解,从而导致AChR密度下降和对ACh敏感性降低。

（3）抗体直接与AChR结合位点结合,从而阻止AChR通道的开放,影响肌膜去极化。

2. 抗MuSK抗体　抗MuSK抗体主要是IgG4,可能同时存在较低滴度的IgG1和IgG3。抗MuSK抗体具有IgG4共有的特征[5]。

（1）Fab段交换:MuSK-IgG4通过与其他抗体Fab段交换后获得两个不同的Fab段,从而具有两个不同的抗原表位,具有了双特异性,增强了MuSK自身抗体的致病性。

（2）并非通过激活补体致病:由于双特异性的抗体无法交联同种抗原,而IgG4分子相较于其他亚类的IgG铰链区更短,激活补体能力弱,因此抗MuSK抗体主要的致病机制是结合MuSK、阻断LRP4-MuSK的相互作用,从而中断agrin-LRP4-MuSK-DOK7信号轴,导致AChR无法聚集,减少AChR在突触后膜的密度。

与双特异性抗体相比,没有发生Fab臂交换MuSK-IgG1、MuSK-IgG3则可以诱导异常的、不依赖于agrin刺激的MuSK二聚化和激活,最终导致异位AChR簇的形成,因此致病性较低[2]。

3. 抗LRP4抗体　抗LRP4抗体可能通过几种病理生理机制引起MG。

（1）抗LRP4抗体可以直接或间接破坏agrin-LRP4或LRP4-MuSK,影响agrin-LRP4-MuSK信号通路。

（2）有研究表明抗LRP4抗体属于IgG1,但许多患者同时存在IgG2和IgG3,因此理论上抗LRP4抗体可以激活补体,引起补体介导的NMJ损伤。

（3）抗LRP4抗体可能通过交联诱导的内吞作用,导致肌肉细胞表面LRP4的减少[6]。

4. 抗agrin抗体　目前仅有少量关于抗agrin抗体的报道,且致病机制并不清楚,但一项研究发现患者血清可以抑制agrin诱导的C2C12肌管中的MuSK磷酸化,表明抗agrin抗体的作用可能与LRP4-agrin相互作用的阻断有关[2]。

5. 抗肌连蛋白抗体及抗雷诺丁受体抗体　肌连蛋白(titin,又称连接素)是迄今为止人类发现的分子量最大的蛋白质,主要存在于所有脊椎

动物的横纹肌组织中。雷诺丁受体（ryanodine receptor, RyR）是一种钙通道蛋白，有 3 种异构体，即 RyR1、RyR2 和 RyR3，分别位于骨骼肌、心肌和脑组织。参与 MG 发病的为 RyR1。抗 titin 抗体及抗 RyR1 抗体为非致病性抗体，但其抗体滴度会随着 MG 症状的好转而逐渐降低，可以作为判断 MG 患者病情严重程度及评估预后的指标[2]。

三、免疫机制与免疫原理

遗传因素与环境因素相互作用被认为是重症肌无力免疫调节异常的始动机制。尽管自身免疫性 MG 不遵循孟德尔遗传，但与其他许多自身免疫病类似，遗传风险仍是 MG 的疾病发展的因素之一。目前人类白细胞抗原（HLA）Ⅰ类和Ⅱ类基因与 MG 的关联已确定[7]。HLA-A1-B8-DR3 单倍型、HLA-DR3、HLA-DRB1*15:01 单倍型[4]等与 MG 之间具有显著且复杂的遗传效应；非 HLA 基因的多态性中，细胞毒性淋巴细胞相关蛋白 4（CTLA4）[8]、IFN-γ（IFNG）、IL-10（IL10）、IL-12（IL12B）和蛋白酪氨酸磷酸 nonreceptor-22（PTPN22），也影响罹患 MG 的易感性。Deitiker PR 等发现患者 HLA-DQ 基因座和早发型 MG（EOMG）之间存在新的关联，这在此前欧洲 MG 患者中没有被报道过。这一发现提示除了特定的遗传因素，区域特定的环境因素在发病的初始也扮演了不可或缺的角色。而环境因素对 MG 的发展很大程度上是未知的，目前认为病毒感染可能是重症肌无力的诱因，但尚未发现任何病毒与 MG 确切相关。病毒可能通过激活 Toll 样受体（Toll-like receptors, TLR）引起胸腺中Ⅰ型干扰素及干扰素刺激基因（interferon-stimulated gene, ISG）明显上调[9]，这种固有免疫的激活为适应性免疫的启动提供了必要的炎症环境[10]。同时某些药物如青霉胺被认为可能与 HLA Ⅱ类区域（DR1 和/或 DR7）相互作用，影响疾病遗传易感性。

胸腺与重症肌无力关系逐渐被人们所认识。胸腺是 T 细胞发育成熟的主要部位，为中枢免疫器官。骨髓中的淋巴前体细胞随血液循环进入胸腺成为前 T 细胞或胸腺细胞（thymocyte）。胸腺细胞从皮质向髓质迁移的过程中通过与胸腺基质细胞（胸腺上皮细胞、肌样细胞、B 细胞等）相互作

用逐步分化成熟。在皮质区，T 细胞与皮质胸腺上皮细胞等表面的 MHC Ⅰ类、Ⅱ类分子相互作用完成阳性选择，使 T 细胞在识别抗原时显示 MHC 限制性（MHC restriction）。在髓质区，T 细胞与基质细胞充分接触并通过阴性选择删除自身抗原反应 T 细胞，对自身抗原耐受的 T 细胞则继续分化成熟，最终迁移出胸腺并定居于周围淋巴器官。AChR 抗原表达在胸腺髓质上皮细胞（medullary thymic epithelial cells, mTEC）和胸腺肌样细胞（thymic myoid cell, TMC）上。其中，mTEC 表达的是非折叠的 AChR 亚单位，而 TMC 表达完整的成人或胎儿型 AChR，但缺乏 MHC Ⅱ分子。TMC 是骨骼肌外唯一表达 AChR、肌联蛋白（titin）和兰尼碱受体（RyRs）等功能性肌肉抗原的细胞[11]。由于阴性选择不能保证 100% 去除自身抗原反应性 T 细胞，正常人 T 细胞库中仍保留少许 AChR 反应性的 T 细胞，但由于免疫忽视、免疫无能及外周辅助 T 细胞的作用，这群细胞通常保持静止而不会引起免疫反应[12]。

在 AChR-MG 中，不同亚型的患者具有不同的胸腺改变。胸腺瘤相关 MG（thymoma-associated myasthenia gravis, TAMG）、早发型 MG（early-onset myasthenia gravis, EOMG）（起病年龄 <50 岁）和晚发型 MG（late-onset myasthenia gravis, LOMG）（起病年龄≥50 岁）的胸腺病理分别表现为肿瘤、增生和萎缩，其临床表现和遗传背景也不尽相同。此外，MuSK-MG 患者未发现胸腺异常，LRP4-MG 中胸腺的作用也尚不明确[9]。本节主要关注胸腺瘤相关的 MG、早发型 MG、晚发型 MG 和 MuSK-MG 的发病机制，其他抗体导致的 MG 发病率极低，在此不展开介绍。

（一）胸腺瘤相关的 MG

MG 患者中约 30% 合并胸腺瘤。胸腺瘤是胸腺上皮肿瘤，WHO 分类定义了五种主要的组织学亚型：A 型为髓质胸腺瘤，B1 和 B2 型为主要或完全皮质胸腺瘤，AB 型为髓质和皮质混合胸腺瘤，B3 型为非典型胸腺瘤。胸腺瘤相关 MG（TAMG）主要为 B1 和 B2 型，特点是存在未成熟胸腺细胞，可发育为 CD4$^+$ 或 CD8$^+$ T 细胞释放于外周。这种"胸腺细胞生成（thymopoiesis）"在 TAMG 的发病机制中至关重要，因为不能产生成熟 T 细胞的

胸腺瘤几乎不会伴发 MG[13]。相较于 EOMG 中自身免疫反应主要集中于 AChR，TAMG 中自身抗体更加广泛。这些自身抗体的靶点包括骨骼肌 AChR、横纹肌抗原[肌连蛋白（titin）和雷诺丁受体（RyR）]和细胞因子（IFN-α、IL-12）等。这种扩大的自身抗原谱侧面反映了 TAMG 的胸腺瘤中复杂的微环境变化和异常的胸腺细胞发育。

胸腺瘤内几乎没有可识别的髓质，也没有（或少量）肌样细胞、胸腺小体[又称哈索尔小体（Hassall corpuscle）]和 B 细胞等[13]。其中，肌样细胞的缺乏可能是胸腺瘤患者针对骨骼肌抗原优先自身免疫的关键因素，可导致多种横纹肌抗原不能通过树突状细胞（dendritic cell，DC）的交叉递呈用于 T 细胞的阴性选择，从而使自身抗原反应性的 T 细胞失去免疫耐受而流向外周。此外，在肿瘤性 TEC 中自身免疫调节因子（autoimmune regulator，AIRE）缺乏，很少或不表达 MHC Ⅱ 分子。AIRE 调控 mTEC 中大量组织特异性抗原的表达（包括 AChRα 亚单位），AIRE 的缺乏导致发育过程中的胸腺细胞不能与 mTEC 上 MHC Ⅱ 分子呈递的自身肽相互作用，影响免疫耐受的形成。值得注意的是，TEC 还表达多种横纹肌抗原表位，包括肌连蛋白表位和多种 AChR 亚单位（尤其 ε-亚单位），这些抗原正是自身反应性 T 细胞攻击的靶点。这种肿瘤上皮细胞的特征性改变显著干扰了胸腺细胞成熟过程中的阳性选择和阴性选择过程，并且影响了成熟 T 细胞的活化水平，最终导致自身抗原反应性 CD4+CD45RA+ 幼稚 T 细胞增多，免疫抑制的 FOXP3+ Treg 细胞数量减少。胸腺细胞响应肿瘤 TEC 的自身抗原而增殖，通过相邻抗原提呈细胞的呈递，形成预活化的辅助 T 细胞。这些缺乏免疫耐受的 T 细胞从胸腺开始分布于周围淋巴组织中，逐渐替代周围组织中原始、耐受性的 T 细胞。在周围淋巴组织中，这些 T 细胞在合适的刺激条件下可促进 B 细胞分化成浆细胞产生抗 AChR 抗体[11]。

由于在外周淋巴结中 Treg 细胞缺乏及骨骼肌来源的 AChR/抗体复合物聚集于区域淋巴结并对其产生持续刺激，胸腺瘤对外周免疫反应的影响一旦启动将持续存在，这也有效地揭示了为什么在完全切除胸腺后，TAMG 也能自我维持的临床现象。

（二）早发型 MG

早发型 MG（EOMG）患者胸腺的显著特点是 B 细胞浸润，其中 50%~60% 表现为淋巴滤泡增生和异位生发中心（ectopic germinal center，EGC）形成，并伴有活跃的血管新生和趋化因子过表达。生发中心通常位于二级淋巴器官，是 B 细胞发生体细胞高频突变并产生高亲和力抗体的场所。胸腺的以上病理改变使其成为三级淋巴器官，提示存在异常活跃的免疫反应，是自身免疫的起始部位。

胸腺是病毒感染常见的靶器官，且在 MG 患者胸腺中 Toll 样受体（TLR）及 Ⅰ 型干扰素（IFN-Ⅰ）明显上调，提示病毒感染可能是 EOMG 胸腺炎症的诱因。IFN-Ⅰ 是细胞受到病原体感染后分泌的可溶性糖蛋白，通过促进一系列干扰素刺激基因（ISG）表达启动抗病毒的固有免疫。IFN-Ⅰ 分泌通常是一过性的，该通路的慢性持续性激活与自身免疫病的发生密切相关[14]。在 Ⅰ 型干扰素中，干扰素-β（IFN-β）是胸腺病理改变最重要的协调者。IFN-β 能显著诱导 TEC 表达 AChRα 亚单位并促进 TEC 凋亡及 DC 对 TEC 蛋白的摄取，通过 DC 对 α-AChR 的交叉呈递诱导针对 AChR 的自身敏化[14]。IFN-β 还可促进 TEC 和淋巴管高表达 CXCL13、CCL21 和 BAFF 等趋化因子，募集外周 B 细胞、DC 细胞和 T 细胞进入胸腺，对 B 细胞存活和生发中心（GC）发育发挥重要作用[15]。综上，病毒感染可能通过诱导 IFN-Ⅰ 分泌促进了对 AChR 的自身敏化及外周细胞的异常募集，这一过程中 IFN-β 起到了连接固有免疫和适应性免疫的桥梁作用[9]。

在 EOMG 的炎性胸腺中，血管周围空间（perivascular space，PVS）明显扩张，在高内皮细胞小静脉（high endothelial venule，HEV）、淋巴管（lymphatic endothelial vessel，LEV）、mTEC 分泌的趋化因子的作用下，成熟的 T 细胞、B 细胞、DC 细胞自外周迁入胸腺并聚集于 PVS，使自身反应性 T 细胞和 B 细胞有了相互作用的微环境。髓质上皮区域被挤压形成髓质上皮带（medullary epithelial band，MEB），MEB 周围正常连续的髓质上皮细胞层和基底层被间断破坏，导致肌样细胞从耐受性的髓质区异位到破口处,使肌样细胞和 mTEC 的 AChR 抗原暴露于淋巴滤泡的炎症环境中[12]。在未知的诱发因素下(如病毒感染),表达 AChR 亚单位的 mTEC 直接激活或被 DC 摄取呈递后激活自身反应性辅助 T 细胞,促进 B 细胞产生少量针对线性 AChR 表位的低亲和力抗体。这些早期低亲和力抗体进一步攻击附近表达完整 AChR 的 TMC 并激活补体级联反应。TMC 损伤破坏后释放 AChR/自身抗体复合物,这些(AChR+)免疫复合物被专职抗原呈递的 DC 捕获并交叉递呈给自身反应性 T 细胞,此外还结合到滤泡树突状细胞(follicular dendritic cell,FDC)上。只有表达与抗原高亲和力受体的 B 细胞才能与 FDC 表面的抗原-抗体复合物结合,这些 B 细胞停留在淋巴滤泡中进一步增殖并逐渐形成生发中心。一些 B 细胞成为浆细胞进入循环,另外一些 B 细胞则进行体细胞高频突变,与抗原亲和力强,且接受辅助 T 细胞共刺激信号的 B 细胞免于凋亡并继续增殖,经历类别转换,最终分化为浆细胞和记忆 B 细胞并产生大量高亲和力抗 AChR 抗体(图 7-1-3)。

胸腺起源的自身反应性 T 细胞、B 细胞和浆细胞可扩散到胸腺外免疫系统长期存在。其中,长寿浆细胞可从胸腺迁移到骨髓定居,形成免疫记忆,即使在切除胸腺后也持续产生致病性抗体[16]。此外,区域淋巴结中 Treg 细胞调节功能缺陷和表达 TLR 的抗原提呈细胞的持续激活也参与了 EOMG 中自身免疫反应的维持。

(三)晚发型 MG

晚发型 MG(LOMG)的胸腺特点是退化或萎缩,其形态学特征与正常衰老的胸腺无显著差别:TMC 数量稀疏并随年龄进一步减少,至 60~70 岁时近乎消失并有较大个体差异;AIRE 阳性细胞也随年龄增大逐渐减少,但与年龄匹配的正常对照无显著差别。

晚发型 MG 具有与 TAMG 类似的免疫学特征:①70% 患者合并抗肌连蛋白抗体(特别是年龄大于 60 岁的患者),部分患者合并抗 RyR 抗体;②40% 患者合并抗 IFN-α 和抗 IL-12 中和抗体;③50% 患者的外周 T 细胞库存在与 TAMG 类似的克隆扩增。

因此,基于 LOMG 与 TAMG 类似的免疫学异常,提示 LOMG 的胸腺可能在无肿瘤的情况下表

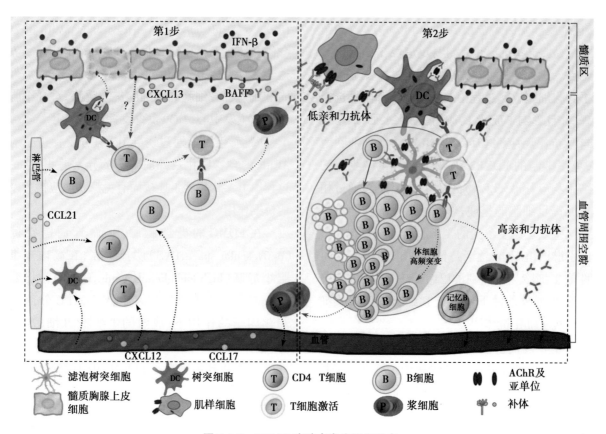

图 7-1-3 EOMG 胸腺内发病机制示意

现出与胸腺瘤类似的功能改变,向外周释放缺乏自身耐受性的 T 细胞。但在实际 LOMG 的诊断中并未发现大量初始 T 细胞向外周释放增多的现象,推测小叶的胸腺瘤有可能在诊断前自行退化。另外,在 AIRE 缺乏且 TMC 近乎消失的退化胸腺中可产生少量活跃的 AChR 和肌连蛋白自身反应性 T 细胞,这些细胞迁入外周并长期积累,后被激活并诱发 LOMG。与 TAMG 和 EAMG 类似,AChR/自身抗体复合物流向区域淋巴结中,刺激 LOMG 的自身免疫反应长期存在。

(四)MuSK 相关 MG

抗 MuSK 受体抗体阳性的 MG 主要由 IgG4 抗体介导,该抗体具有抗炎作用且不能激活补体,因此抗 MuSK 抗体的致病性主要与其竞争性结合从而影响了 MuSK 的功能有关。IgG4 型抗 MuSK 抗体通过阻断 MuSK 介导的信号传导导致神经肌肉接头乙酰胆碱受体簇丢失。MuSK 的主要免疫原性区域是 N 端免疫球蛋白样 1 结构域,该区域对于与 LRP4 的相互作用和 MuSK 的二聚化至关重要。抗体阻断 LRP4 和 MuSK 之间的相互作用,继而阻断 MuSK 的激活和磷酸化。MuSK 信号转导的长期丢失导致突触后乙酰胆碱受体簇解聚和突触解体,从而影响信号传递并产生肌肉无力,最终可能会引起肌肉萎缩。抗 MuSK 抗体也可阻断 MuSK 和胶原蛋白 Q 之间的相互作用,从而影响乙酰胆碱酯酶的锚定。乙酰胆碱酯酶的异位可解释 MuSK 相关 MG 患者对胆碱酯酶抑制剂的过度敏感现象[4]。

四、临床表现与分型

(一)临床表现

患者发病早期可单独出现眼外肌、咽喉肌或肢体肌肉无力,表现为波动性和易疲劳性,晨轻暮重,活动后加重、休息后可减轻。眼外肌无力所致对称或非对称性上睑下垂和/或双眼复视是 MG 最常见的首发症状,见于 80% 以上的患者;还可出现交替性上睑下垂、双侧上睑下垂、眼球活动障碍等。面肌受累可致鼓腮漏气、眼睑闭合不全。咀嚼肌受累可致咀嚼困难。咽喉肌受累出现构音障碍、吞咽困难、鼻音、饮水呛咳及声音嘶哑等。颈肌受累可出现抬头困难。肢体各组肌群均可出现肌无力症状,以近端为著。呼吸肌无力可致呼吸困难、无力,部分患者可出现肌无力危象。

重症肌无力危象指呼吸肌受累时出现咳嗽无力甚至呼吸困难,需要用呼吸机辅助通气,是 MG 致死的主要原因。咽喉肌和呼吸肌无力者易发生危象,诱发因素包括呼吸道感染、手术(包括胸腺切除术)、劳累、药物、精神紧张、全身疾病等。心肌偶可受累,可引起突然死亡。大约 10% 的重症肌无力出现危象。

(二)分型

Osserman 将成人 MG 根据发病年龄、受累部位、严重程度、疾病进展和预后进行分型,故称 "Osserman 分型",后将Ⅱ型明确分为ⅡA 和ⅡB 两种类型,形成 "改良的 Osserman 分型"(表 7-1-1)。

表 7-1-1　改良的 Osserman 分型

分型	表现
Ⅰ型:眼肌型	病变仅局限于眼外肌
Ⅱ型:全身型	有一组以上肌群受累
ⅡA 型:轻度全身型	四肢肌群轻度受累,伴或不伴眼外肌受累,通常无咀嚼、吞咽和构音障碍,生活能自理
ⅡB 型:中度全身型	四肢肌群中度受累,伴或不伴眼外肌受累,通常有咀嚼、吞咽和构音障碍,生活自理困难
Ⅲ型:重度激进型	起病急、进展快,发病数周或数月内累及咽喉肌;半年内累及呼吸肌,伴或不伴眼外肌受累,生活不能自理
Ⅳ型:迟发重度型	隐袭起病,缓慢进展两年内逐渐进展,由Ⅰ、ⅡA、ⅡB 型进展,累及呼吸肌
Ⅴ型:肌萎缩型	起病半年内可出现骨骼肌萎缩、无力

由于 Osserman 分型临床症状与分型关系并非绝对,存在类型转化的中间带,判断时主观性较强,最被广泛接受的临床分型是美国重症肌无力基金会(MGFA)的临床分型(表 7-1-2),它被广泛用于衡量重症肌无力的严重程度,而不是疾病类型。中国免疫学会神经免疫分会制定的《中国重症肌无力诊断和治疗指南(2020 版)》[11]也采用了 MGFA 临床分型替代 Osserman 分型,旨在对疾病严重程度进行量化评估。

严重程度根据定量 MG 评分(Quantitative MG Score,QMGS)评估(表 7-1-3)。

虽然 MGFA 临床分型较 Osserman 分型更为简便,但二者都具有主观性,在指导疾病的治疗和评估预后方面存在不足。因此,2016 年挪威的

表 7-1-2　MGFA 临床分型

分型	临床表现
I 型	眼肌无力,可伴闭眼无力,其他肌群肌力正常
II 型	除眼肌外的其他肌群轻度无力,可伴眼肌无力
IIa 型	主要累及四肢肌和/或躯干肌,可有较轻的咽喉肌受累
IIb 型	主要累及咽喉肌和/或呼吸肌,可有轻度或相同的四肢肌和/或躯干肌受累
III 型	除眼肌外的其他肌群中度无力,可伴有任何程度的眼肌无力
IIIa 型	主要累及四肢肌和/或躯干肌,可有较轻的咽喉肌受累
IIIb 型	主要累及咽喉肌和/或呼吸肌,可有轻度或相同的四肢肌和/或躯干肌受累
IV 型	除眼肌外的其他肌群重度无力,可伴有任何程度的眼肌无力
IVa 型	主要累及四肢肌和/或躯干肌受累,可有较轻的咽喉肌受累
IVb 型	主要累及咽喉肌和/或呼吸肌,可有轻度或相同的四肢肌和/或躯干肌受累
V 型	气管插管,伴或不伴机械通气(除外术后常规使用);仅鼻饲而不进行气管插管的病例为 IVb 型

表 7-1-3　QMGS 项目及评分标准

检查项目	评分标准			
	正常(0分)	轻度(1分)	中度(2分)	重度(3分)
左右侧视出现复视时间/s	≥61	11~60	1~10	自发
上视出现上睑下垂时间/s	≥61	11~60	1~10	自发
眼睑闭合	正常	闭合时可抵抗部分阻力	闭合时不能抵抗阻力	不能闭合
吞咽 100ml 水	正常	轻度呛咳	严重呛咳或鼻腔反流	不能完成
数数 1~50(观察构音障碍)	无构音障碍	30~49	10~29	0~9
坐位右上肢抬起 90°时间/s	240	90~239	10~89	0~9
坐位左上肢抬起 90°时间/s	240	90~239	10~89	0~9
肺活量占预计值/%	≥80	65~79	50~64	<50
右手握力/kg				
男	≥45	15~44	5~14	0~4
女	≥30	10~29	5~9	0~4

续表

检查项目	评分标准			
	正常(0分)	轻度(1分)	中度(2分)	重度(3分)
左手握力/kg				
男	≥35	15~34	5~14	0~4
女	≥25	10~24	5~9	0~4
平卧位抬头 45°时间/s	120	30~119	1~29	0
平卧位右下肢抬起 45°时间/s	100	31~99	1~30	0
平卧位左下肢抬起 45°时间/s	100	31~99	1~30	0

Gilhus 教授提出重症肌无力(MG)亚组分类的新建议[17],把 MG 分为:抗 AChR 抗体阳性的早发型和晚发型 MG、胸腺瘤相关 MG、抗 MuSK 抗体阳性 MG、抗 LRP4 抗体阳性 MG、抗体阴性全身型 MG 和眼肌型 MG(表 7-1-4)。

五、辅助检查

(一)床旁检查

1. 新斯的明试验(neostigmine test)　新斯的明是一种可逆性乙酰胆碱酯酶抑制剂。肌内注射新斯的明后临床症状改善可作为诊断 MG 的支持证据,对眼肌型重症肌无力(ocular myasthenia gravis,OMG)和全身型重症肌无力(generalized myasthenia gravis,GMG)的诊断灵敏度分别为 92% 和 88%[18]。成人肌内注射新斯的明 1.0~1.5mg,可同时或有过量反应后予以肌内注射阿托品 0.5mg,以对抗其 M 胆碱样不良反应;儿童可按 0.02~0.03mg/kg,最大用药剂量不超过 1.0mg。注

表 7-1-4　以免疫学为基础的多维度分型

分类	特点
抗 AChR 抗体阳性的早发型 MG	发病年龄 <50 岁,抗 AChR 抗体阳性,除外胸腺瘤。这组患者大多伴有胸腺滤泡增生,胸腺切除术可改善 MG 症状。女性患者是男性的 3 倍,可合并其他自身免疫病。该组患者与 *HLA-DR3* 和 *HLA-B8* 基因型相关
抗 AChR 抗体阳性的晚发型 MG	发病年龄 >50 岁,抗 AChR 抗体阳性,除外胸腺瘤。该组患者罕有胸腺增生,胸腺切除术无效。男性略多于女性,与 *HLA-DR2*、*HLA-B7* 及 *HLA-DRB1*15:01* 基因相关
胸腺瘤相关 MG	10%~15% 的 MG 患者可合并胸腺瘤,MG 是胸腺瘤最常见合并的副肿瘤综合征,约 30% 的胸腺瘤患者出现 MG 症状,胸腺瘤也可同时合并纯红细胞再生障碍及神经性肌强直等副肿瘤综合征。几乎所有患者抗 AChR 抗体阳性
抗 MuSK 抗体阳性 MG	1/3 的抗 AChR 抗体阴性患者可出现抗 MuSK 抗体,约占所有 MG 患者的 1%~4%。该组患者大多为成年起病的全身型 MG,易累及延髓肌。40% 的该组患者以延髓肌无力为首发症状,伴面肌、舌肌、抬头肌和呼吸肌无力,易出现肌萎缩;肌无力症状波动不显著,胸腺切除术无效。与 *HLA-DQ5* 相关
抗 LRP4 抗体阳性 MG	19% 的抗 AChR 抗体阴性患者可出现抗 LRP4 抗体,女性患者更多见,患者表现为眼肌型或轻度全身型 MG。20% 患者在发病 2 年内仅有眼外肌受累,呼吸肌受累罕见。胸腺萎缩、正常及增生均有报道
抗体阴性全身型 MG	上述抗体常规检测阴性。20%~50% 的患者用 CBA 可检测到上述低亲和力抗体,可同时合并抗 agrin 抗体
眼肌型 MG	东亚地区,早发 MG(发病年龄 <14 岁)中多见。症状仅局限于眼外肌。90% 在 2 年内症状没有向全身型发展的患者最终为眼肌型 MG。50% 患者可出现抗 AChR 抗体,抗 MuSK 抗体罕见

射新斯的明前,选取肌无力症状最明显的肌群记录肌力,注射后每 10 分钟记录 1 次,持续记录 60 分钟。以记录改善最显著时的单项绝对分数,计算相对评分作为试验结果判定值[(试验前该项记录评分－注射后每次记录评分)/试验前该项记录评分 ×100%],评分≤25% 为阴性,>25% 但 <60% 为可疑阳性,≥60% 为阳性[19]。需要注意的是,新斯的明会使胃肠道蠕动增强、心率减慢等,宜在餐后 2 小时以后行此试验,并评估患者心功能。

2. 上视疲劳试验(sustained upgaze test)和冰敷试验(ice-pack test) MG 患者受累骨骼肌快速重复收缩可诱发疲劳。对于 OMG 或有眼部症状的 GMG 患者,最常用的为双眼上视疲劳试验,患者持续向上凝视 1 分钟可能会出现单眼或双眼疲劳性的上睑下垂。

冰敷试验指将冰袋短时间置于上眼睑,降低提上睑肌的温度,可抑制神经肌肉接头处的乙酰胆碱酯酶的活性,增加突触间隙的乙酰胆碱。冰敷试验操作简单:首先嘱患者双眼向前平视,测量瞳孔轴线上的上下眼睑边缘之间的距离,即睑裂。然后用纱布包裹冰袋,置于下垂眼睑上方 2 分钟,冰敷完毕后迅速地(<10 秒)再次测量睑裂大小,增加 2mm 以上视为阳性。对上睑下垂或复视症状患者诊断灵敏度为 86%~92%,特异度为 79%~93%,与眼轮匝肌 SFEMG 基本一致[20]。

冰敷试验亦可与上视疲劳试验联合检查。联合检查时,嘱患者持续上视 2 分钟以诱发疲劳。分别用毫米尺测量 3 次边缘反射距离(margin reflex distance,MRD),即向前凝视时瞳孔中央距上睑缘中点距离:①持续上视之前(MRDa);②持续上视 2 分钟后即刻(MRDb);③持续上视后将冰袋置于闭合的上眼睑表面 2 分钟,去除冰袋后即刻(MRDc)。MRDc 较 MRDb 或 MRDc 改善≥2mm 为阳性。联合诊断的灵敏度和特异度分别为 73% 和 97%[21]。

3. 增强的上睑下垂现象(enhanced ptosis)/幕帘征(curtain sign) 幕帘征也被称作增强的上睑下垂现象、中枢补偿现象,是 MG 的众多眼部体征之一。根据 Hering 定律,双侧眼睑的提上睑肌受到统一的神经支配。在非对称受累的上睑下垂中,运动神经放电脉冲增加以补偿受累较重的一侧,从而减轻该侧的上睑下垂,同时也传向受累轻侧眼睑。被动抬高受累明显侧的上睑,使得维持眼睑抬高的负担减轻,引起核团放电减少,此时,运动脉冲的衰减会导致另一侧眼睑的上睑下垂程度加重[22]。

(二)电生理检查

MG 的特异性电生理检查包括重复神经刺激(repetitive nerve stimulation,RNS)和单纤维肌电图(single-fiber electromyography,SFEMG)。常规针状肌电图(routine needle electromyography,EMG)和神经传导检查用以除外鉴别诊断或确认伴随疾病[23]。

1. RNS 在 MG 中,由于乙酰胆碱受体、钠通道的丢失,以及正常突触后结构的紊乱,安全系数降低。在静息状态、低频(2~3Hz)RNS 中,当终板电位(end-plate potential,EPP)低于激活动作电位的阈值,即出现阻滞。随着连续刺激,越来越多肌肉纤维出现阻滞,在相应肌肉记录到的复合肌肉动作电位(compound muscle action potentials,CMAP)的幅度和面积随着重复刺激而减小,观察到异常波幅递减现象。结果以第 4 或第 5 波与第 1 波的波幅比值进行判断,波幅衰减 10% 以上为阳性。常规检测的肌肉包括三角肌、斜方肌和额肌等。不同类型的 MG 患者和肌肉对 RNS 的灵敏度不同,近端肌肉,尤其三角肌的灵敏度较高(灵敏度约为 75%)[24]。服用胆碱酯酶抑制剂的患者需停药 12~18 小时后进行检查,但需充分考虑病情。与突触前膜病变鉴别时需要进行高频 RNS(30~50Hz)或者大力收缩后 10 秒观察 CMAP 波幅变化,递增 100% 以上为异常,称为波幅递增。

2. SFEMG SFEMG 是使用特殊的单纤维针电极测量同一神经支配的两个相邻肌纤维电位间的间隔是否延长来反映 NMJ 处的功能,通过测定“颤抖”(jitter)值研究神经-肌肉传递功能。“颤抖”通常表示为 20 对肌纤维间电位间隔的连续平均差(mean consecutive difference,MCD),一般为 15~35μs,超过 55μs 为“颤抖增宽”,一块肌肉记录 20 个“颤抖”中有 2 个或 2 个以上大于 55μs 则为异常。检测过程中出现阻滞(block)也判定为异常。

SFEMG 检测诊断神经肌肉接头传导阻滞具有较高灵敏度(约 98%),而特异度较低(≤70%)。在任何终板功能紊乱的情况下,如肌无力综合征和正在发生的神经再支配,"颤抖"均可增加,因此这一现象不是 MG 特有的[25]。SFEMG 不受胆碱酯酶抑制剂影响,主要用于 OMG 或临床怀疑 MG 但 RNS 未见异常的患者,在 OMG 亚组中灵敏度接近 100%。SFEMG 检查较 RNS 能更敏感地反映神经肌肉接头传递异常;在大多数情况下,若临床上发现无力的肌肉 SFEMG 正常,可有效排除 MG 的诊断。

(三)血清抗体检测

MG 是一种自身免疫抗体介导的疾病,抗体主要针对乙酰胆碱受体(AChR)或受体相关蛋白、肌肉特异性酪氨酸激酶(MuSK)。其他包括抗肌连蛋白(titin)抗体、抗雷诺丁受体(RyR)抗体在内的针对细胞内肌肉表位的横纹肌抗体,虽不直接致病,但可用于评估胸腺瘤型和晚发型 MG[26]。新发现的抗体靶点包括低密度脂蛋白受体相关蛋白 4(low-density lipoprotein receptor-related protein 4,LRP4)和细胞外基质蛋白突触蛋白聚糖(agrin)等[27]。

抗 AChR 抗体、抗 MuSK 抗体或抗 LRP4 抗体检测呈阳性的患者为血清阳性 MG(seropositive myasthenia gravis,SPMG),约占 GMG 患者的 90%[28]。在 OMG 中,仅约一半患者可以检测到抗 AChR 抗体。抗 MuSK 抗体、抗 LRP4 抗体阳性 MG 患者较少见。尽管这些抗体的灵敏度因 MG 分型而异,但诊断特异度非常高。

抗体标准检测方法包括放射免疫沉淀法(radioimmunoprecipitation assay,RIA)、酶联免疫吸附法(enzyme-linked immunosorbent assay,ELISA)、基于细胞的测定法(cell-based assay,CBA)。目前认为 RIA 检测抗体的特异度和灵敏度高于 ELISA[29]。CBA 能够检测高特异性的低亲和力血清抗体。

1. 抗 AChR 抗体 约 50%~60% 的 OMG、85% 的 GMG 血清中可检测到抗 AChR 抗体[30]。但当抗 AChR 抗体检测结果为阴性时不能排除 MG 诊断。标准 RIA 检测为"血清阴性"的 MG 患者(10%~15% 的 GMG 及 5% 的 OMG)中具有 AChR 低亲和力抗体,约 2/3 通过 CBA 复测可发现抗 AChR 抗体阳性[31]。这部分患者在临床上与 RIA[32] 检测阳性患者相比,可能更年轻、病症更轻[33]。对于血清阴性患者,可以考虑用 CBA 复测。

在免疫抑制治疗和胸腺切除术后,抗 AChR 抗体滴度常随着临床改善而降低,因此应在免疫调节治疗之前进行血清学抗体检测。但抗 AChR 抗体的血清滴度与疾病严重程度无明显相关性,且不能预测治疗反应。

虽然抗 AChR 抗体的假阳性检测结果罕见,但在非 MG 的胸腺瘤患者、兰伯特-伊顿肌无力综合征、移植物抗宿主病、自身免疫性肝病、小细胞肺癌、青霉胺治疗的类风湿关节炎和运动神经元病中同样可出现抗 AChR 抗体阳性。

2. 抗 MuSK 抗体 在抗 AChR 抗体阴性的 GMG 患者中,抗 MuSK 抗体阳性的灵敏度为 50%~70%,在 OMG 患者中抗 MuSK 抗体一般为阴性[18]。抗 MuSK 抗体阳性的特异度非常高(94%~100%),且滴度与疾病严重程度之间存在相关性。血清抗 MuSK 抗体阳性患者通常为早发全身型 MG,女性多发,不伴胸腺瘤,延髓麻痹及呼吸困难的发生率较高,近半数患者起病即为延髓麻痹,部分患者对胆碱酯酶抑制剂治疗反应较为不佳,血浆置换及多种免疫抑制剂治疗反应良好。抗 AChR 抗体、抗 MuSK 抗体双阳性患者一般对治疗反应差或表现为不典型 MG[34]。约 6%~10% 的 MG 患者血清中抗 AChR 抗体、抗 MuSK 抗体均呈阴性,为血清双阴性 MG,可进一步检测抗 LRP4 抗体和抗横纹肌抗体(包括抗 Titin 抗体、抗 RyR 抗体)。

3. 抗 LRP4 抗体 在 7%~33% 的抗 AChR 抗体、抗 MuSK 抗体阴性 MG 患者中可检测出抗 LRP4 抗体。此外,抗 LRP4 抗体存在于 23% 的肌萎缩侧索硬化(ALS)患者、一定比例的其他神经免疫疾病患者和 20% 的抗 MuSK 抗体阳性 MG 患者中[34]。因此,与抗 AChR 抗体或抗 MuSK 抗体不同,抗 LRP4 抗体的阳性检测结果应结合临床背景进行解释[35]。抗 LRP4 抗体对诊断 MG 的特异度低于抗 AChR 抗体和抗 MuSK 抗体,其致病作用需要进一步阐明[4]。

4. 其他抗体 抗横纹肌抗体阳性MG患者多起病较晚，病情较重，易并发胸腺瘤，多数起病即需要免疫调节治疗等。在20%~30%的抗AChR抗体阳性MG中存在抗titin抗体。抗titin抗体阳性率与病情严重程度相关，其水平变化可作为MG疗效判断的指标之一。抗RyR抗体阳性对胸腺瘤的特异度（70%）高于抗titin抗体（39%）。在14%的晚发性MG、70%的胸腺瘤相关MG中存在抗RyR抗体。抗RyR抗体阳性MG患者临床症状较重，且抗RyR抗体滴度与伴严重病变胸腺瘤MG患者病情严重程度相关[36]。此外，在MG患者的血清中还发现了其他几种抗体，包括抗突触蛋白聚糖抗体、抗胶原蛋白Q抗体、抗接触蛋白抗体等，但对于该疾病的诊断无决定性作用[30]。

（四）胸部影像学检查

作为副肿瘤疾病，MG也可与胸腺瘤、小细胞肺癌相关的兰伯特-伊顿肌无力综合征相关。约80%的MG患者伴有胸腺异常，包括胸腺增生及胸腺瘤。抗MuSK抗体阳性患者很少有胸腺瘤[37]。CT为常规检测胸腺方法，胸腺瘤检出率可达94%，增强CT灵敏度并不优于普通平扫[38]；MRI有助于区分一些微小胸腺瘤和以软组织包块为表现的胸腺增生；必要时可行增强CT扫描；PET/CT有助于区别胸腺癌和胸腺瘤。

六、诊断与鉴别诊断

（一）诊断

在具有典型MG临床特征（波动性肌无力）的基础上，满足以下三项中的一项：①药理学检查：新斯的明试验阳性；②电生理检查：重复神经刺激（RNS）提示低频和高频刺激均递减，或SFEMG提示jitter值增宽或有阻滞；③血清抗体检测：抗AChR抗体、抗MuSK抗体或抗LRP4抗体阳性。同时须排除其他疾病，所有患者均需要进一步完善胸腺影像学检查（纵隔CT或MRI），进一步行亚组分型。

（二）鉴别诊断

MG的鉴别诊断需要依据患者就诊时不同的临床表现进行鉴别，需要详细询问起病方式、疾病进展过程和对治疗的反应（如果曾经有过治疗）进行鉴别，详细体格检查不可缺少。尤其是患者症状无波动性，缓慢进行性加重者，应注意与相应疾病鉴别。

1. 以单侧上睑下垂就诊

（1）鞍旁肿瘤及动脉瘤：鞍旁肿瘤及后交通动脉瘤可单侧上睑下垂及眼球活动障碍，须与OMG相鉴别，但查体可见面部感觉障碍，或瞳孔变大及对光反射异常，不符合OMG表现；颅底MRI薄层扫描及头颈部CTA或DSA可排除这些病变。

（2）先天性上睑下垂：出生至1岁前发病，男性多见，是青少年上睑下垂最常见原因，多为单侧上睑下垂，占63%~91.5%，须鉴别OMG。但该病可呈家族聚集性，同时合并弱视及斜视，眼科检查及基因检测可协助明确诊断。

（3）腱膜性上睑下垂：是由于上睑提肌腱膜自发断裂或裂开，导致其对睑板和眼轮匝肌的附着减弱，可由退化性变化或者由于佩戴角膜接触镜所致。出现单侧上睑下垂须鉴别OMG，但腱膜性上睑下垂患者无视物成双，查体无眼球活动障碍，上睑提肌功能正常。年老、角膜接触镜史及详细的查体可鉴别。

（4）霍纳综合征（Horner syndrome）：下丘脑发出的交感神经通路受累，患者可出现单侧上睑下垂，尤其当病变位于脑干时，可伴视物成双，须与OMG鉴别，但患者常同时出现同侧瞳孔缩小，同侧面部无汗，不同病变部位伴随症状亦不相同，如伴随眩晕、共济失调及单侧无力（脑干病变）；双侧或同侧无力、长束征，感觉平面，膀胱及直肠功能障碍（颈胸段脊髓受累）；手臂疼痛和/或手无力（肺尖部病变）；同侧眼外肌麻痹，尤其是展神经麻痹，提示损伤位于海绵窦；颈部或头部疼痛提示颈内动脉夹层。通过详细的病史及体格检查可鉴别。

2. 以双侧上睑下垂就诊

（1）脑干病变：脑干缺血性卒中、脱髓鞘病变（多发性硬化、视神经脊髓炎谱系疾病）、韦尼克脑病（Wernicke encephalopathy）、Bickerstaff脑干脑炎等均可出现双侧上睑下垂和或视物成双，易与OMG相混淆，但上述疾病患者症状无波动性，结合患者起病形式、血清抗体、头颅 MRI 等检测可鉴别诊断。

（2）先天性肌无力综合征（congenital myasthenic syndrome，CMS）：临床异质性较大，多在新生儿期常出现双侧上睑下垂，受累患儿常伴波动性全身四肢无力，部分患者对溴吡斯的明有效，易误诊为 MG。但患儿查体可见肌张力低下，合并关节挛缩，甚至出现威胁生命的呼吸暂停。患者出生发育史、血清抗体、电生理及基因检测可协助明确诊断。

（3）慢性进行性眼外肌麻痹（chronic progress external ophthalmoplegia，CPEO）及卡恩斯-塞尔综合征（Kearns-Sayre syndrome，KSS）：属于线粒体疾病，以慢性对称性上睑下垂及眼球活动障碍为主要表现，可出现轻度近端肢体无力，须与 MG 鉴别。但患者病程长，眼部症状无波动性，一般不伴有复视，可伴身材矮小、体毛增多等鉴别点；若同时出现心脏传导阻滞、视网膜色素变性及小脑萎缩等，则称为 KSS。乳酸检测、肌电图、肌肉活检及基因检测可明确诊断。

（4）眼咽型肌营养不良：常染色显性遗传，常在中年发病，表现为上睑下垂、吞咽困难及构音障碍、近端肢体无力，须与 MG 鉴别。但该病起病隐匿，进展缓慢，病程长，多有阳性家族史，肌酸激酶轻度升高，肌电图呈肌源性损害，肌肉活检及基因检测有助于诊断。

（5）眼咽型远端型肌病：典型的临床表现为缓慢进展的眼外肌、面肌、球部肌肉及肢体远端为主的肌无力。患者症状缓慢进展，当尚未累及远端肌肉或受累不明显时，易误诊为 MG。但该病发病年龄晚，症状无波动性，无疲劳不耐受现象，以进行性加重病程为其特点，多伴肌酸激酶升高。肌电图呈肌源性损害，肌肉活检及基因检测可协助鉴别诊断。

（6）肉毒毒素中毒：由肉毒毒素累及神经肌肉接头突触前膜所致，出现自上至下的弛缓性瘫痪（眼外肌麻痹、吞咽、构音、咀嚼无力、肢体），严重者累及呼吸肌；轻症患者可仅表现为眼外肌麻痹及吞咽费力，须与 MG 鉴别。但肉毒毒素中毒常出现瞳孔扩大及对光反射迟钝，四肢腱反射消失及明显的自主神经症状，可鉴别。电生理检查

可见低频 RNS 递减，高频 RNS 递增或无反应，严重时可见复合肌肉动作电位波幅降低。对血清、粪便及食物进行肉毒杆菌分离及毒素鉴定可明确诊断。

3. 以视物双影/眼动障碍就诊

（1）糖尿病性眼外肌麻痹：属于糖尿病单神经病变。临床表现包括急性至亚急性起病的复视（疼痛或无痛）和上睑下垂，视所累及的神经而定，多为单侧病例。糖尿病相关的动眼神经麻痹中，瞳孔功能通常正常，容易与 MG 混淆。此时，疲劳试验检查尤其重要。

（2）眼眶内占位性病变：眶内肿瘤、脓肿或炎性肉芽肿等压迫颅神经（Ⅲ、Ⅳ、Ⅵ），可出现单侧眼外肌麻痹，出现视物成双，须与 MG 鉴别。但患者通常伴结膜充血、眼球突出及眼睑水肿，眼眶CT、MRI 有助于诊断。

（3）多颅神经炎：常在前驱感染（感冒、发热、腹泻）后出现多个颅神经损害，最常见的为Ⅲ、Ⅳ、Ⅵ，表现为上睑下垂、视物成双、眼球活动障碍，有时很难与急性起病的眼肌型 MG 相鉴别。而此种类型起病的 MG 临床上无波动，新斯的明试验阴性，腰椎穿刺无异常发现，此时抗体检查尤其重要。

（4）海绵窦病变：单侧海绵窦感染、非特异性炎症、海绵窦动静脉畸形均可表现为单侧上睑下垂、眼球活动受限，出现视物成双，须鉴别眼肌起病的 MG，但海绵窦病变患者可伴疼痛及结膜水肿、充血及三叉神经受累症状，如面部感觉异常。头颅（海绵窦）MRI 平扫 + 增强、腰椎穿刺及 DSA 检查可明确诊断。

（5）格雷夫斯眼病（Graves ophthalmopathy）：Graves 病累及眼外肌可出现眼球活动障碍，水平或垂直复视，须与 OMG 鉴别。但该病常慢性起病，伴随眼球突出、眼睑挛缩且无上睑下垂。但 MG 常合并甲状腺疾病，故甲状腺功能全项及眼眶 CT 或 MRI 检查尤为重要。

（6）米勒-费希尔综合征（Miller-Fisher syndrome，MFS）：属于 GBS 的变异型，典型表现为眼外肌麻痹、共济失调及腱反射消失，其不完全形式可表现为不伴共济失调的急性眼肌麻痹，须与 OMG 鉴别。查体腱反射消失支持 MFS 诊断，肌电图、

腰椎穿刺及抗神经节苷脂抗体可鉴别。

4. 以球部受累（声音嘶哑、吞咽困难、饮水呛咳）为主要表现就诊

（1）运动神经元病［如肌萎缩侧索硬化（ALS）］：当球部起病时，须与MG，尤其是MuSK-MG相鉴别，两者均可出现吞咽困难、构音障碍，但ALS患者不会出现上睑下垂及视物成双，且ALS患者查体可同时出现上、下运动神经元受累体征，症状呈进行性加重。相关抗体检测、肌电图检查可鉴别。

（2）GBS变异型：咽-颈-臂型GBS（pharyngeal-cervical-brachial，PCB）以咽喉肌、颈部及上肢近端无力为主要表现，容易与MuSK-MG相混淆。PCB多有前驱感染史，查体可见双上肢腱反射减弱或消失，下肢肌力和反射不受影响。脑脊液、血清抗GT1a抗体、抗GQ1b抗体及电生理检查可明确诊断。

（3）咽喉部占位性病变：可出现进行性声音嘶哑、吞咽困难，须与MuSK-MG鉴别，但占位性病变症状无波动性，呈进行性加重，无晨轻暮重现象；病史、喉镜及局部影像学检查可鉴别。

（4）多颅神经炎：常在前驱感染（感冒、发热、腹泻）后出现，累及Ⅸ、Ⅹ颅神经时，表现吞咽困难、声音嘶哑及饮水呛咳，须与MuSK-MG鉴别。本病腰椎穿刺脑脊液中可发现白细胞数量升高，可协助明确诊断。

5. 以肢体无力为症状就诊

（1）代谢性肌病：脂肪、糖原及线粒体代谢障碍导致的肌肉疾病，临床上出现近端肢体无力伴疲劳不耐受现象。典型患者可出现肌酸激酶升高，肌电图呈肌源性损害，不易误诊。不典型患者可以肌酸激酶正常，容易与MG混淆。部分下肢无力起病的MG患者临床上易误诊为代谢性肌病，切记行肌肉活检前先做新斯的明实验，鉴别诊断较为容易。

（2）先天性肌无力综合征（CMS）：临床异质性较大，以肢带肌无力为主要表现的CMS，如酪氨酸激酶7（*DOK7*）及糖基化缺陷（*GFPT1*、*DPAGT1*、*ALG2*、*ALG14*和*GMPPB*）基因缺陷患者，伴运动后疲劳现象，易误诊为GMG。当患者病程长、进展缓慢、单用溴吡斯的明症状明显改善

或症状加重，尤其有阳性家族史时，须考虑CMS。*DOK7*基因突变使用溴吡斯的明后会明显加重，因此疑似患者明确基因诊断前禁行新斯的明试验。肌电图可见肌源性损害合并RNS低频递减，基因检测可明确诊断。

（3）兰伯特-伊顿肌无力综合征（LEMS）：是自身免疫性神经肌肉接头疾病，由抗体攻击神经肌肉接头突触前膜的电压门控钙通道（voltage-gated calcium channel，VGCC）导致其功能障碍而致病。典型患者主要表现为肢体近端无力、自主神经功能障碍及腱反射消失，不难鉴别，但部分患者以肢体近端无力和或眼外肌无力同时起病，伴疲劳不耐受现象，须与GMG相鉴别。鉴别点还包括：LEMS患者无明显晨轻暮重现象，对溴吡斯的明效果欠佳；RNS可见低频刺激（2~3Hz）出现CMAP波幅递减大于10%；RNS高频刺激（20~50Hz）或大力收缩10秒后CMAP波幅递增大于100%；血清抗VGCC抗体阳性。

七、治疗

（一）治疗目标

依据MGFA对MG干预后状态（post-intervention status）的分级（表7-1-5），MG的治疗目标为达到最小临床状态（minimal manifestation status，MMS）或更好、治疗相关副作用（Common Terminology Criteria for Adverse Event，CTCAE）≤1级[39]。MMS指没有任何因肌无力引起的功能受限，经专业的神经肌病医生检查可发现某些肌肉无力。CTCAE分级是把不良事件（AE）的严重程度进行归类，按照严重程度分为1~5级（表7-1-6）。CTCAE 1级为该治疗未引起临床症状或症状轻微，不需要干预。

（二）胸腺切除术与放疗

胸腺切除术的目标是在保证安全的情况下，尽可能多地切除胸腺组织，以及异位胸腺组织，同时避免损害膈神经、左迷走神经和喉返神经[40]。目前认为对于适合微创手术的患者，其接受微创胸腺切除术和经胸骨胸腺扩大切除术获益基本一致[41]。

1. 胸腺瘤相关MG　所有合并胸腺瘤的MG患者（包括OMG）均应尽早进行胸腺切除术。若

表 7-1-5 MGFA 干预后状态分级

分级	干预后症状描述
完全缓解（complete stable remission,CSR）	至少 1 年无肌无力的症状或体征,在此期间没有接受过任何 MC 的药物治疗,经专业的神经肌病医生检查未发现任何肌肉无力的证据,允许出现轻微眼睑闭合无力
药物缓解（pharmacologic remission,PR）	标准 CSR,需通过服药达到上述状态（服用胆碱酯酶抑制剂除外）
最小临床状态（minimal manifestation status,MMS）	没有任何因肌无力引起的功能受限,经专业的神经肌病医生检查可发现某些肌肉无力
改善（improved）	与治疗前相比,肌无力临床症状明显减轻或 MG 治疗药物剂量明显减少
无变化（unchanged）	临床症状及 MG 治疗药物剂量与治疗前无明显变化
加重（worse）	与治疗前相比,肌无力临床症状明显加重或 MG 治疗药物剂量明显增加
恶化（exacerbation）	已经达到 CSR、PR 或 MMS,出现了新的临床症状
死亡	死于 MG 或 MG 治疗的并发症,或者胸腺切除术后 30d 内死亡

表 7-1-6 CTCAE 分级

分级	描述
1 级:轻度	无症状或轻度症状;仅临床或诊断发现;无需治疗
2 级:中度	最小的、局部的或非侵入性治疗指征;年龄相关工具性日常生活活动受限。工具性日常生活活动是指做饭、购买杂货或衣服、使用电话、理财,等等
3 级:重度或重要医学意义,但不会立即危及生命	住院治疗或延长住院时间指征;致残。自理性日常生活活动受限。自理性日常生活活动是指洗澡、穿衣和脱衣、进食、如厕、服用药物,而不是卧床不起
4 级:危及生命	需要紧急治疗
5 级:死亡	

胸腺瘤已浸润周围组织,则应进一步行放射治疗。在老年和体弱患者中发现的胸腺瘤,可定期检查胸部 CT 或 MRI 进行监测,若胸腺瘤体积较小且生长缓慢,则无需手术治疗[26]。

2. 非胸腺瘤 OMG 非胸腺瘤 OMG 患者是否应该进行胸腺切除存在争议。通常不推荐胸腺切除术作为 OMG 患者的常规治疗手段,对于药物治疗无效或无法耐受的抗 AChR 抗体阳性的 OMG 患者,可以进行胸腺切除术[20,36]。

3. 非胸腺瘤 GMG 推荐 18~50 岁的非胸腺瘤 AChR-GMG 患者在疾病早期进行胸腺切除[42]。对于年龄≥50 岁或病程较长的患者,胸腺切除术的疗效仍有争议[43],应结合临床特征制定个体化治疗方案。

4. 抗 AChR 抗体阴性的 GMG 患者 如果对常规免疫抑制治疗效果不佳或存在难以耐受的副作用,可以考虑进行胸腺切除术。目前证据尚不支持 MuSK-MG、LRP4-MG 或 agrin-MG 进行胸腺切除术。在抗体阴性 MG 中,胸腺切除术疗效未知[20,36]。

（三）药物治疗

1. 对症治疗 大多数 MG 患者初始治疗采用口服乙酰胆碱酯酶抑制剂溴吡斯的明,15~30 分钟起效,约 2 小时作用达峰,效果持续 3~4 小时。常用起始剂量 30~60mg,3 次/d。如患者出现胆碱能副作用,如腹部绞痛、腹泻、唾液和支气管分泌物增多、恶心、发汗、心动过缓、肌束颤动和肌肉痛性痉挛等,可口服山莨菪碱予以改善;如患者耐受性良好,可逐渐增量直到达到满意疗效或受限于副作用,觉醒时最大剂量通常为180mg,每4小时1次。如果使用足量的溴吡斯的明后仍有显著持续性肌无力或者因副作用而无法有效给药,则通常需要免疫抑制治疗。

2. 快速免疫调节治疗 主要包括静脉注射免疫球蛋白(intravenous immunoglobulin,IVIG)和血浆置换(plasmapheresis,PLEX),可作为肌无力危象、病情控制不充分的MG患者的术前准备,以及MG恶化时的治疗,可快速诱导症状缓解。①IVIG用法:0.4g/(kg·d),连续5天静脉注射。其操作相对方便,出现严重副作用的风险较低,通常在开始治疗后的2~5天起效。②PLEX用法:标准疗程时隔天1次,连用6次,以后每周1次直到病情稳定,通常用1个月。其发挥作用稍快于IVIG,但操作相对复杂。IVIG和PLEX的疗效相当,两种药物的选择通常根据患者的共患病,以及治疗中心的条件、资源和经验等。

3. 非特异性长期免疫抑制剂 如患者使用胆碱酯酶抑制剂后仍有明显症状或者暂时缓解后再次出现症状,则通常需要免疫抑制治疗。因为糖皮质激素起效迅速,所以最常用作此时的初始免疫抑制治疗。糖皮质激素引起并发症的风险较高时,可通过几种措施尽量缩短初始泼尼松疗程或完全避免糖皮质激素,包括早期使用非激素类免疫抑制剂,IVIG或PLEX进行过渡性治疗。具体策略应根据病情严重程度和共存危险因素而个体化确定。

(1)糖皮质激素:目前仍为治疗MG的一线药物,起效迅速,70%~80%患者激素治疗有效[19],自开始治疗约2周内可观察到症状改善。在疾病过程中尽早开始激素治疗可以实现尽早、长期的症状缓解。适用于服用乙酰胆碱酯酶抑制剂后仍不能很好地控制症状的患者,单纯OMG患者早期口服激素可能会延迟或降低全身化风险[44]。

口服激素主要包括醋酸泼尼松及甲泼尼龙。醋酸泼尼松按体重0.5~1.0mg/(kg·d)清晨顿服,最大剂量不超过100mg/d(糖皮质激素剂量换算关系为:5mg醋酸泼尼松=4mg甲泼尼龙)。对于有球部症状的轻中度MG患者,为避免出现激素相关症状一过性加重,可予以低剂量(≤25mg)缓

慢递增,直至症状控制或达到60~80mg/d。对于无明显球部症状且需要更高剂量来控制疾病进展的患者,可以采用快速剂量递增并密切监测。对于轻症患者,可以从低剂量起始,一旦达到控制剂量,剂量应每月缓慢减少至最低有效剂量。当<20mg/d,可尝试从每个月2.5mg至每个月1.25mg的速度递减,以避免症状复发。住院患者或重症监护病房中出现严重肌无力症状的患者,可以在开始即予以更高剂量的泼尼松,以早期控制症状[45]。治疗初期与其他非激素类口服免疫抑制剂联用,可减少口服激素剂量,且更快达到治疗目标。

(2)硫唑嘌呤:是一种嘌呤拮抗剂,可阻断嘌呤合成并干扰T细胞和B细胞功能。多与激素联用作为激素助减药物,起效缓慢,作为单药治疗MG时,通常4~6个月可见症状改善。用法:起始剂量通常为50mg/d口服,每2~4周加量50mg,直到2~3mg/(kg·d)。常见副作用包括流感样症状、恶心、肝功能异常,少数出现血液系统异常和胰腺炎。由于副作用通常在用药早期出现,故应在启动治疗后的第一个月每周检测血常规和肝肾功能,以后每月检测直到用药后半年,半年后每3个月检测。当白细胞计数少于4×10^9/L应予以减量,少于3×10^9/L或肝功能检测值高于正常值的3倍时应予以停药。

(3)吗替麦考酚酯:是次黄嘌呤核苷酸脱氢酶的可逆抑制剂,阻断嘌呤从头合成途径,抑制T细胞和B细胞的增殖。吗替麦考酚酯可作为MG的单药治疗或作为激素助减剂与激素联用。用法:起始剂量通常为250mg每天2次口服,维持剂量为750mg每天2次口服。快速减量或突然停药可能会导致复发。患者通常耐受性良好,常见的副作用包括恶心、腹泻、感染。可出现白细胞数减少,但很少因此停药。启动治疗后的前6个月需要每月监测血常规和肝肾功能,以后根据情况可降低检测频率。由于有高度致畸风险,备孕和妊娠期女性应避免服用。

(4)甲氨蝶呤:是一种叶酸类似物,抑制嘌呤和嘧啶合成,导致T细胞增殖减少。当全身型MG患者对于其他激素助减药物不能耐受或疗效不佳时,可考虑甲氨蝶呤。其具有价格低、用药频率低,以及患者耐受性良好的优势。用法:起始剂

量为每周 10mg,逐渐增加至每周 15mg 口服。其副作用相对较轻,常见的如恶心、口腔炎。可出现肝酶升高,但很少导致停药。少数患者会出现光敏感、皮疹、血细胞减少,以及肺毒性。在用药的同时需要补充叶酸,同时监测血常规和肝肾功能。备孕和妊娠期女性禁止服用。

（5）环磷酰胺(cyclophosphamide):是一种烷化剂,能干扰 DNA 复制,抑制淋巴细胞、单核细胞和巨噬细胞增殖。多用于对其他传统免疫抑制剂无效的难治性 MG,可改善肌力(尤其是对球部和眼部症状),并有激素助减作用。起效迅速,通常开始治疗后 1~3 个月即可见效,但疗效维持时间短暂。用法:成人 400~800mg/周,静脉滴注,或 100mg/d 分 2 次口服,直至总量达到 10~20g。主要副作用包括肺毒性、肾毒性和骨髓抑制。可采用静脉冲击诱导治疗(每月注射 1 次,连续 6 个月)后口服另一种免疫抑制剂的方法来减少毒副作用的发生。有致畸作用,备孕和妊娠女性禁止使用。

（6）环孢素(cyclosporine):主要作用是抑制钙调磷酸酶的功能,阻断辅助性 T 细胞合成白细胞介素-2 和干扰素。其他副作用包括血压升高、震颤、牙龈增生、肌痛、肾功能损害等,目前国内基本被他克莫司取代。

（7）他克莫司(tacrolimus,FK506):与环孢素作用机制类似,他克莫司抑制钙调磷酸酶的功能,但其肾毒性较小。可作为单药或激素助减药物用于 MG,尤其是抗 RyR 抗体阳性和合并胸腺瘤的患者。一般 2 周左右起效,疗效呈剂量依赖性。用法:3mg/d 口服或根据体重 0.05~0.1mg/(kg·d)。*CYP3A5* 位点基因型影响他克莫司的代谢速率,应在开始治疗前予以检测;开始治疗后 3~4 天需要检测血药浓度,目标血药浓度是≥4.8ng/ml。其吸收率和生物利用度也受到饮食和其他药物的影响。淋巴细胞减少是最常见的副作用之一,但很少导致停药。其他副作用包括血糖升高、震颤、肾功能异常、关节痛等。

4. 靶向生物制剂 目前国内临床上用于 MG 治疗的靶向生物制剂主要为 B 细胞靶向药利妥昔单抗(rituximab,RTX)。RTX 为人鼠嵌合的单克隆抗体,通过靶向 B 细胞膜分子 CD20,实现补体介导的细胞毒性,特异性耗竭 B 细胞,阻止 B

细胞活化和增殖。RTX 用于难治性或症状较重的 GMG,可以减少甚至减停激素和其他免疫抑制剂[46]。与 AChR-MG 相比,MuSK-MG 对 RTX 的疗效更为明显,70%~89% 可达到最小临床状态(MMS)或更好,而 AChR-MG 仅为 30%~47%,缓解率分别为 47% 和 16%[47]。RTX 用药方案目前尚无统一标准,通常为诱导治疗序贯维持治疗。临床推荐诱导方案包括按体表面积 375mg/m² 每间隔 1 周给药 1 次,持续 4 周,或 2 次共注射 1 000mg,间隔 2 周,尽管后者剂量较低,但同样证明有效[48]。维持剂量为按体表面积 375~750mg/m²[19]。通常在给药后第 4 周,患者外周血 B 细胞比例可降至 0,1 次给药为 1 个循环,作用可维持 6 个月,6 个月后 B 细胞开始爬升,维持治疗更多为经验性治疗。CD19⁺CD27⁺(而非总 CD19)记忆 B 细胞的监测有助于判断疾病复发及指导 RTX 追加给药[49]。可每隔 3~6 个月进行重复给药[50]。RTX 主要副作用包括输液反应(瘙痒、潮红、呼吸困难和寒战)、血液系统疾病和进行性多灶性白质脑病等。RTX 还与乙型肝炎、丙型肝炎、结核病的感染和复发有关,因此在开始治疗前需要进行血清学评估。在完成利妥昔单抗治疗后至少 6 个月内应避免接种减毒活疫苗[51]。

（四）个体化药物选择治疗经验

虽然各国指南都对 MG 的药物治疗进行了详细的阐述,但临床遇到的 MG 患者个体情况千变万化,此时个体化药物选择极其重要。

1. 是否每个患者都适合一线药物 如前所述,新斯的明试验阳性是诊断 MG 的标准之一,也是各个指南推荐的一线用药,但本药并不适合所有患者。有冠脉血管重度狭窄和哮喘的患者是绝对禁忌证。因此,临床上对有心绞痛或冠脉支架或冠脉搭桥病史者,应先完成冠脉 CTA,排除严重的冠脉狭窄后再做新斯的明试验或口服溴吡斯地明治疗。对哮喘患者,胆碱酯酶抑制剂会加重哮喘,因此,需要尽早使用激素。

2. 糖皮质激素 副作用较多,使用前须签署知情同意。①会导致 25%~70% 的 MG 患者出现一过性病情加重,甚至危象。肌无力危象前期患者使用大剂量冲击发生危象概率极高,小剂量递增也有诱发危象的风险。因此,危象前期患者建议优先选用 IVIG 或血浆置换治疗。对于非危象前期患者,也要对患者预知应用激素早期有加重的可能性,使患者有足够的心理准备。②用药前需要筛查肝炎(既往有肝炎患者需要确定病毒复制情况)和结核,确诊患者先到相应专科就诊,给予相应的抗病毒和抗结核治疗药物后方可启动大剂量或长期激素治疗,以免产生急性重型肝炎(暴发性肝炎)或结核的播散。③骨密度检测,MG 患者特别容易合并骨质疏松,尤其老年女性患者,使用激素前务必常规筛查骨密度,而且要优先查腰椎和股骨头的骨密度,二者对激素的敏感性高于肢体远端骨。对于这类患者需要加强补钙,减少骨质流失,以避免出现生理性骨折。④合并高血压、糖尿病和冠心病等内科系统疾病患者,使用激素时要定期检测血压、血糖,不建议长期、大量使用。

3. 非激素类免疫抑制剂 此类药物都有诱发肿瘤的风险,使用前需要签署知情同意。①他克莫司因起效快和疗效好,已在国内广泛用于各种类型 MG 的治疗,需要根据血药浓度和基因型调整药物剂量,以达到最好的临床疗效。*CYP3A5* 基因 rs776746(*3)对血药浓度影响最大,如该位点基因型是 *CYP3A5*1/*1*,则为快代谢型,需要很高的剂量才能使血药浓度达标,考虑到药物经济学,不建议长期使用。其与激素联合使用时,容易引起血糖的明显升高和合并高血压、糖尿病的老年患者出现肾功能损害,因此,需要定期检测血糖和肝肾功能,停药后可恢复。②吗替麦考酚酯是相对最安全的用药,适合于老年患者,但起效相对慢,适合于非危象前期的患者或预防从眼肌型向全身型转化。③硫唑嘌呤是传统的免疫抑制剂,价格低廉,起效慢,部分患者会出现骨髓抑制和肝肾功能损害,使用前需要检测 *TMPT* 基因 8 个位点[包括 rs1800462(*2),rs1800460+rs1142345(*3A),rs1800460(*3B),rs1142345(*3C),rs1800584(*4),rs75543815(*6),rs72552736(*7),rs56161402(*8)]和 *NUDT15* 基因 4 个位点[rs116855232+rs746071566(*2),rs116855232(*3),rs186364861(*5),rs746071566(*6)]。④环磷酰胺适用于胸腺瘤和/或胸腺瘤转移的患者,以及部分难治型 MG。

4. IVIG 和 PLEX 二者的有效率一致,PLEX 起效更快。有条件的单位,如患者病情允许,可优先使用 PLEX,如疗效不佳,继续应用 IVIG。如先使用 IVIG 治疗,对疗效不佳者,需 3 周后再进行 PLEX 治疗。

（五）治疗进展

近年来,MG 的靶向治疗进展较快,目前在国外获批上市的药物包括补体抑制剂依库珠单抗和 FcRn 拮抗剂艾加莫德 α。很多药物正在进行 Ⅱ/Ⅲ 期临床试验,在此作简单介绍。

1. 补体激活抑制剂

（1）依库珠单抗（eculizumab）:为针对补体 C5 的单克隆抗体,能抑制 C5 酶解及攻膜复合物形成,减轻补体对突触后膜及神经肌肉接头传递的损害。2017 年已获美国 FDA 批准用于治疗难治性全身型重症肌无力。用法:每周静脉注射药物,前 3 周为 900mg,第 4 周起 1 200mg 使用 26 周。60% 的患者用药后 ADL 评分至少改善 3 分。

（2）zilucoplan（RA101495）:为人工合成的大环肽,能够抑制补体 C5 被裂解为有活性的 C5a、C5b[52]。药物为皮下注射。在 Ⅱ 期 RCT 试验中,zilucoplan 能够安全有效地改善患者临床症状,0.3mg/kg 的剂量能使患者 QMG 评分平均降低 6 分、ADL 评分降低 3.4 分,显著高于安慰组。2022 年 2 月,在 zilucoplan 的 Ⅲ 期 RAISE（NCT04115293）研究中终点均取得了阳性结果,且耐受性较好。具体结果有待进一步报道。

2. FcRn 拮抗剂 针对新生儿 Fc 受体（neonatal Fc receptor）拮抗剂的创新药物在 MG 中取得了显著的成果。FcRn 表达于胎盘上的合体滋养层,能够与 IgG 的 Fc 段结合,将 IgG 自母亲体循环跨胎盘转运至胎儿[53]。FcRn 在体内广泛表达,包括血管内皮细胞、抗原提呈细胞、组织的上皮细胞等。目前认为血管内皮细胞上的 FcRn 主要起到维持血浆内 IgG 及血清白蛋白稳态的作用。血管内皮细胞在内吞蛋白后,将蛋白转运至溶酶体降解。在中性偏碱性的 pH 下,FcRn 与 IgG 亲和力低,而在 pH 降低时亲和力增强。结合了 FcRn 的 IgG 能够免于溶酶体降解并被再次转运至循环,延长半衰期,而未与 FcRn 结合的蛋白将被降解。使用 FcRn 拮抗剂可以通过竞争性结合 FcRn,增加血浆中总 IgG 的代谢和清除,降低致病性抗体的水平。

（1）艾加莫德 α（efgartigimod）:是一种人源 IgG1 来源的 Fc 片段。经修饰后,在中性和酸性条件下药物与 FcRn 的亲和力均增强[54]。注射 10mg/kg 能达到单次注射药物的最大效应,重复使用时增加对 IgG1 的清除。单次注射艾加莫德 α 能够使外周总 IgG 水平较用药前降低 50%,每周 1 次,连续 4 周的注射能使 IgG 水平下降超过 70%,停药后约第 8 周,IgG 水平恢复至基线水平。IgG2、IgG3 下降水平与 IgG1 类似,而 IgG4 下降程度稍低;而 IgA、IgD、IgE、IgM 及白蛋白水平不受药物影响[54]。

2021 年 12 月,艾加莫德 α 获得美国 FDA 批准,用于治疗抗 AChR 抗体阳性的全身型 MG 患者。随后于次年 2 月在日本获批,用于针对激素或其他免疫抑制剂效果不佳的全身型 MG,而不限制抗体情况。在欧洲处于预注册阶段。

（2）batoclimab（HBM9161）:为针对 FcRn 的纯人源 IgG1 类单克隆抗体[55],目前在中国完成了针对全身型 MG 的 II 期临床试验。在连续 6 周,每周 1 次分别皮下注射 340mg、680mg 的患者中,第 7 周时 85.7% 的患者 ADL 改善至少 2 分,95.2% 的患者 QMG 改善至少 3 分。总 IgG 水平下降程度与艾加莫德 α 接近,首次用药（680mg）后第 1 周下降 44.2%,而在第 6 次用药后降低至 74.4%。药物相关副作用症状轻微。

（3）rozanolixizumab（UCB7665）:为针对 FcRn、高亲和力的人源 IgG4 类单克隆抗体。抗体经修饰后减少了不必要的单链交换。II 期试验[56]获得了较好的结果,在 2021 年 12 月的 III 期试验报告中,与安慰剂组相比,治疗组中治疗终点达到统计学差异的阳性结果,用药未发现严重副作用。

（4）nipocalimab（M281）:为针对 FcRn 的去糖基化的全人源 IgG1 抗体,抗体的 Fc 段不能结合补体、不激活或结合 FcγR,与 FcRn 结合不受 pH 影响。2018 年 12 月—2021 年 10 月的 II 期 RCT 试验在北美及欧洲完成（NCT03772587）,III 期 RCT 试验（NCT04951622）采用每 2 周用药的治疗方案,目前正在全球招募患者进行,其中包括我国多家医疗中心。

3. B 细胞清除剂　伊奈利珠单抗（inebilizumab）为人源化、对 CD19 高亲和力的 IgG1 单克隆抗体[57],可减少致病性抗体产生。CD19 广泛表达于 B 细胞系,自祖 B 细胞（pro-B cell）阶段至外周血中大部分浆细胞表达 CD19,而外周血中成熟浆细胞不表达 CD20,因此针对 CD19 的单克隆抗体能够更广泛地清除 B 细胞。该药在 2020 年 7 月获批用于治疗抗 AQP4 抗体阳性的视神经脊髓炎谱系病。推荐治疗方案为初始静脉注射 300mg,间隔 2 周后再次用药,后续每 6 个月（首次注射后 6 个月）单次 300mg 静脉输注。目前该药正在进行全球重症肌无力患者的 III 期临床试验。

（笪宇威）

参考文献

第二节　兰伯特-伊顿肌无力综合征

兰伯特-伊顿肌无力综合征（Lambert-Eaton myasthenic syndrome,LEMS）是一种累及神经肌肉接头突触前膜电压门控钙通道及兴奋-收缩耦联过程的自身免疫病。该病的临床特征是肢体无力、自主神经症状和腱反射减低,常合并肿瘤。

1953 年 Anderson 首次描述了一例 47 岁男性患者出现肌无力症状,逐渐加重,查体发现患者腱反射减低,检查发现小细胞肺癌（small-cell lung cancer,SCLC）,切除后患者症状明显改善[1]。1956 年 Lambert、Eaton 和 Rooke 描述了 6 例类似表现的肌无力患者,1957 年 Eaton 和 Lambert 对该病进行了深入研究,发现这些患者具有特征性电生理改变[2],部分患者不合并 SCLC。

一、流行病学

LEMS 是罕见病,全球年发病率约为 0.48/100 万,患病率为（2.5~3.3）/100 万[3]。47%~62% 的 LEMS 患者发现恶性肿瘤,小细胞肺癌最常见[4]。

未发现恶性肿瘤的患者可能合并其他自身免疫病。SCLC-LEMS 多发生于男性（59%~70%），平均发病年龄 60 岁。非肿瘤性 LEMS（non-tumor LEMS，NT-LEMS）有两个发病高峰（35 岁和 60 岁），年龄及性别分布与重症肌无力（myasthenia gravis，MG）基本一致[5]。

二、病因与发病机制

本病是针对神经末梢电压门控钙通道（voltage-gated calcium channel，VGCC）的免疫介导性疾病。在肿瘤相关 LEMS 患者中存在 P/Q 型抗电压门控钙通道抗体，该抗体直接作用于神经肌肉接头突触前膜电压门控钙通道，抑制钙离子通道开放，导致前膜 ACh 释放减少，影响终板电位产生与肌肉收缩过程（图 7-2-1）。此抗体同时与自主神经末梢 N 型 VGCC 结合，影响自主神经递质的释放[6]。将患者血清 IgG 注入小鼠体内，观察到 ACh 释放减少，超微结构发现 ACh 释放区域结构紊乱[7]。此抗体是针对肿瘤细胞抗原决定簇产生的，从肺癌中获得的细胞株显示有钙通道蛋白活化抗原。SCLC 表达三种类型的 VGCC：N 型、P/Q 型和 L 型。10%~15% 的 LEMS 患者未检测到 P/Q 型抗 VGCC 抗体[8]，推测可能是产生了针

对其他类型抗 VGCC 抗体或其他抗体，如抗 SOX1 或突触结合蛋白（synaptotagmin）抗体[9]。非肿瘤 LEMS 患者的免疫机制尚不清楚，可能与 *HLA B8-DR3* 有关，约 65% 的 NT-LEMS 患者携带此基因型[10]，且在青年患者中更常见；NT-LEMS 患者及其亲属合并其他自身免疫病明显增多，如自身免疫性甲状腺疾病、类风湿关节炎、红斑狼疮等，45% 的患者有一种或多种特异性自身抗体[11]。

三、临床表现

LEMS 通常亚急性起病，表现为近端无力、自主神经症状和反射减低三联征。与重症肌无力相似，LEMS 的肌无力是疲劳性的，无力分布与 MG 不同，下肢近端肌无力是最常见的症状。首发症状常表现为起立、上楼及步行困难，逐渐向上肢发展，下肢重于上肢，近端重于远端；颅神经支配肌肉受累较轻，通常不累及呼吸肌。患者通常晨起时症状较重，活动后出现疲劳，但短暂用力收缩后肌力反而增强，持续收缩又呈疲劳，如握力检查数秒后握力一过性增加（Lambert 征），因为在持续收缩过程中钙累积增加，释放更多的乙酰胆碱。O'Neill 等对 50 例 LEMS 患者总结显示，所有患者均有下肢近端无力，39 例伴上肢无力，复视 25 例、

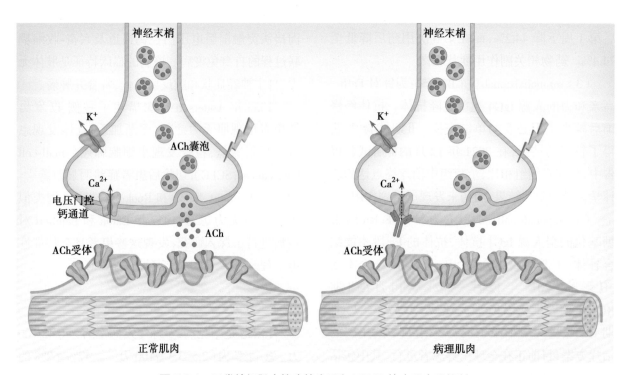

图 7-2-1　正常神经肌肉接头的生理和 LEMS 的病理生理机制

上睑下垂 21 例和构音障碍 12 例。LEMS 患者在发病 3 个月时出现眼外肌麻痹约 30%,1 年时为 49%;以上睑下垂为唯一症状者罕见。

80%~96% 的患者出现自主神经症状,最常见唾液分泌减少引起口干,其次是阳痿和便秘,也可见体位性低血压、排尿困难、眼干和汗液分泌减少等。12% 有肌痛或强直,以大腿肌肉明显,但无肌束颤动。少数患者有感觉异常、关节炎样疼痛。查体绝大多数患者腱反射减低或消失,运动后会出现短暂的反射恢复现象。小脑性共济失调虽然罕见,但在副肿瘤性 LEMS 中可能出现,原因是小脑中有抗 P/Q 型 VGCC 抗体。

癌性与非癌性 LEMS 临床表现相似。癌性 LEMS 男性患者居多,多在 60~70 岁发病,60% 的患者合并小细胞肺癌,也见于前列腺癌、乳腺癌、胃癌、肾癌、直肠癌、淋巴瘤、急性白血病和网织细胞肉瘤等,个别合并胸腺瘤。肌无力常见于发现恶性肿瘤前数月至数年,患者常因肿瘤本身在数月至数年内死亡。非癌性 LEMS 患者约占 30%,多伴其他自身免疫病,如恶性贫血、甲状腺功能减退、甲状腺功能亢进、干燥综合征、类风湿关节炎、系统性红斑狼疮、斑秃、乳糜泻、银屑病、溃疡性结肠炎、早发型糖尿病及重症肌无力等。

四、辅助检查

(一) 血清学检查

85% 的 LEMS 患者血清抗 P/Q 型 VGCC 抗体阳性,SCLC-LEMS 患者几乎达 100%;约 30% 的患者可发现抗 N 型 VGCC 抗体,或同时存在这两种抗体。推荐放射免疫测定作为检测抗 VGCC 抗体的实验方法。此外,存在抗 SOX1 抗体也提示 SCLC-LEMS。虽然有抗突触结合蛋白抗体和抗毒蕈碱 AChRm1 抗体存在,但没有诊断价值。抗 VGCC 抗体也可出现在 MG 患者中,但出现率 ≤5%,有助于鉴别。

(二) 电生理检查

1. LEMS 患者神经传导检查可见运动神经 CMAP 波幅下降,运动后动作电位波幅明显增加。

2. 重复频率电刺激 低频(2~5Hz)重复电刺激复合肌肉动作电位波幅降低,与 MG 不同,LEMS 为持续性波幅递减。高频(20~50Hz)重复电刺激 10 秒后,动作电位波幅明显增加(图 7-2-2)。波幅增加 100% 以上为阳性,波幅增加 60% 对诊断 LEMS 灵敏度达 97%,特异度为 99%。

3. 不能耐受高频电刺激者可行 10 秒大力运动试验。运动神经传导波幅增高超过 25% 时高度怀疑本病,超过 100% 可确诊,灵敏度可达 84%~96%,特异度可达 100%。针极 EMG 可见小的多相运动单位电位数目增加,单个肌肉复合动作电位波幅明显降低。单纤维肌电图可见颤抖(jitter)增加和阻滞现象,但不能鉴别 LEMS 和 MG。

(三) 肿瘤筛查

胸部 CT 检查,^{18}F-FDG-PET 是筛查肿瘤的有

图 7-2-2　LEMS 患者尺神经高频重复电刺激可见波幅递增 >100%

效手段,胸部 X 线检查灵敏度不足,不宜用于筛查。91% 的 SCLS 在 LEMS 诊断 3 个月内被发现,96% 的 SCLC 在 1 年内被发现。

在荷兰包含 100 多名 LEMS 患者的队列研究中显示,LEMS 发病最初 3 个月内独立预测存在 SCLC 的临床因素有:年龄≥50 岁、诊断时有吸烟史、体重减轻≥5%、延髓受累、男性勃起功能障碍,以及卡氏体能状态(Karnofsky Performance Status)评分 <70 分。通过这些预测因素,研究者制定了 DELTA-P 评分(表 7-2-1)。DELTA-P 评分为 0 或 1 时,合并 SCLC 的可能性分别为 0~2.6%;DELTA-P 评分为 3~6 时,合并 SCLC 的可能性分别为 83.9%~100%[12]。此评分办法在英国 LEMS 患者队列中得到验证。据此,提出一种肿瘤筛查策略:DELTA-P 评分为 0 或 1 的患者,建议间隔 6 个月进行 2 次充分的肿瘤筛查,如果阴性,停止筛查,SCLC 的概率低于 1/1 000。如果得分为 2 分,则每 6 个月进行 1 次筛查,持续 2 年。如果评分为 3~6 分,则应在 3 个月后进行第 2 次筛查,并在 2 年内每 6 个月进行 1 次筛查[17]。

表 7-2-1　LEMS 患者 SCLC 的预测评分——荷兰-英国 LEMS 肿瘤关联预测评分(Dutch-English LEMS Tumor Association Prediction,DELTA-P)

分类	标准	起病 3 个月内	分值
D	构音障碍,吞咽困难,咀嚼无力,颈部肌力,咽喉部肌肉无力	无	0
		有	1
E	勃起障碍	女性	0
		男性:无	0
		男性:有	1
L	体重下降	无或 <5%	0
		≥5%	1
T	吸烟	无	0
		有	1
A	发病年龄	<50 岁	0
		≥50 岁	1
P	卡氏体能状态评分	70~100 分	0
		0~60 分	1
DELTA-P 分值范围		0~6	

五、诊断与鉴别诊断

(一)诊断

主要根据肢体近端肌无力、自主神经症状及腱反射减低典型临床三联征;用力收缩后肌力短暂增强,持续收缩后呈病态疲劳;血清抗 VGCC 抗体阳性,肌电图高频神经重复电刺激高频递增,通常可诊断 LEMS。须注意广泛寻找潜在的恶性疾病,如 SCLC。

(二)鉴别诊断

本病临床上应注意与 MG 鉴别。MG 患者是下行发展的,从眼外肌起始逐渐向咽部、上肢、下肢发展,90% 的 MG 患者以眼咽部症状起病,仅有 5% 的 LEMS 患者以眼部症状起病[13]。MG 患者通常不伴有自主神经功能障碍和腱反射减低。LEMS 患者偶见血清抗 AChR 抗体增高,提示可能合并 MG,应检查是否合并胸腺瘤。肌炎或癔症性瘫痪患者在连续自主收缩运动后也会稍有好转,帕金森患者亦主诉下肢无力,刚开始活动时运动困难,连续活动后可减轻,均应注意根据病史及查体等加以鉴别。还要与其他表现肌无力的亚急性进行性神经肌肉疾病,如吉兰-巴雷综合征、腰骶神经丛病及多发性神经根病等鉴别,这些疾病多数同时存在感觉神经受累表现,具有鉴别价值,运动神经传导可发现局灶性脱髓鞘和传导阻滞的证据。

六、治疗

LEMS 的治疗取决于病因。对症治疗包括 3,4-二氨基吡啶、溴吡斯的明、盐酸胍,自身免疫性 LEMS 应用免疫治疗,肿瘤性 LEMS 首选肿瘤治疗。

(一)对症治疗

3,4-二氨基吡啶(3,4-diaminopyridine,3,4-DAP)是 LEMS 患者的首选用药,2009 年 12 月在欧洲首次被批准,2010 年欧洲神经学会推荐作为 LEMS 的一线对症治疗。二氨基吡啶是可逆性突触前膜钾通道抑制剂,通过阻滞神经末梢钾通道,延长动作电位持续时间,使钙通道开放时间延长,Ca^{2+} 内流增加,从而增加突触前膜 ACh 释放。也有证据表明,它直接作用于 VGCC 的 β 亚基。剂量为 10~20mg/d,分 4 次口服,可单独服用或与溴吡斯的明合用,可改善肌无力及自主神经功能。

阿米吡啶（amifampridine phosphate）是 3,4-DAP 的磷酸盐形式，稳定性好，可室温贮存。美国 FDA 于 2018 年 11 月批准阿米吡啶用于成人 LEMS。成人使用阿米吡啶的推荐起始剂量为 15~30mg/d，口服，分 3~4 次使用。可根据效果和耐受情况逐渐增加药物剂量，每 3~4 天增加 5mg/d。最大单次剂量为 20mg，批准的每天最大剂量为 80mg。有肾脏或肝脏损伤的患者，推荐的阿米吡啶起始剂量为一次 5mg，每天 3 次。对于体重不足 45kg 的儿童，推荐起始剂量为 7.5~15mg/d，分 2~3 次给药，随后可酌情每 3~4 天增加 2.5~5mg，最大剂量为一次 15mg 或 50mg/d。

3,4-DAP 几乎不能渗透入中枢神经系统，因此耐受性最好，在常规治疗剂量时的副作用轻微，主要是口周和肢体感觉异常，见于 50%~60% 的患者，也可出现恶心、腹痛、腹泻、肝酶升高和室上性心动过速、QT 间期延长等不良反应。3,4-DAP 可引起癫痫发作，尤其是使用高剂量时，阿米吡啶药品说明书中将癫痫病史作为禁忌证。在大多数试验中，癫痫病史是排除条件，因此有关癫痫患者的数据有限。对于合并癫痫的症状性 LEMS 患者，如果在权衡利弊后认为用药更好，应谨慎使用最低有效剂量的 3,4-DAP。重症哮喘患者使用 3,4-DAP 时也应谨慎。

盐酸胍（guanidine hydrochloride）也是突触前膜钾离子通道抑制剂，但副作用限制了该药的使用，不推荐将其作为一线治疗。盐酸胍的副作用包括骨髓抑制、肾毒性及消化道症状等；起始剂量为 5~10mg/（kg·d），分 3~4 次给予，按需逐渐增加。每天剂量不超过 1 000mg 可以降低不良反应风险。使用盐酸胍时需要常规监测血液系统、肝脏和肾脏指标，尤其是当总剂量高于 1 000mg/d 时。

溴吡斯的明也有部分缓解症状作用，尽管一项小型临床试验报道，与单独使用 3,4-DAP 相比，溴吡斯的明与 3,4-DAP 合用没有发现有任何改善[14]。溴吡斯的明可与盐酸胍联合使用，一项观察性研究发现，溴吡斯的明与小剂量盐酸胍联合用药有效，比单用大剂量盐酸胍安全。

（二）免疫治疗

对于不伴恶性肿瘤或恶性肿瘤已经治疗过的 LEMS 患者，如果存在中重度肌无力且对症治疗后无显著改善，建议采用免疫调节治疗。没有证据表明 SCLC-LEMS 患者禁用免疫抑制治疗。

建议首选静脉用免疫球蛋白（intravenous immuneglobulin，IVIG）。总剂量为 2g/kg，分 2~5 天给药。此药既能改善临床症状，也能减少抗 VGCC 抗体。一项关于 IVIG 治疗 LEMS 的随机试验分为使用 IVIG 1g/（kg·d）、2 天组和安慰剂组，发现 IVIG 治疗组肢体肌力、呼吸肌肌力和延髓支配肌肉力量的改善有统计学意义，但静息 CMAP 波幅的改善无统计学意义。治疗效果在 2~4 周达到高峰，可持续 8 周。血浆置换建议在患者不能耐受 IVIG 或 IVIG 治疗无效、病情严重时进行。

泼尼松、硫唑嘌呤联合治疗的有效性在回顾性研究和部分前瞻性研究中得到证实[15]。70% 的患者需要泼尼松和硫唑嘌呤联合治疗，43% 的患者在治疗 3 年内实现了持续的临床缓解。但 3 年随访后仍需使用泼尼松，平均剂量隔天 30mg。泼尼松起始剂量通常为 1mg/（kg·d）或隔天 1~1.5mg/（kg·d），维持该剂量至出现明显、有临床意义的改善可能需要数月。之后缓慢逐渐降低泼尼松剂量至停药。减量至停药的过程应根据临床状况个体化决定。

当以上免疫抑制剂无效时，可使用利妥昔单抗（rituximab），回顾性研究显示其对 LEMS 患者有效[16]。

七、预后

LEMS 预后的主要决定因素是肿瘤。与无 LEMS 的 SCLC 患者相比，LEMS 相关的 SCLC 患者的生存期更长，可能是因为 SCLC-LEMS 患者发现肿瘤早于无 LEMS 的 SCLC 患者[17]。在没有肿瘤的 LEMS 患者中，生存率正常或接近正常[18]。一项研究中，47 例无 SCLC 的 LEMS 患者中，10 例患者平均死亡年龄为 70 岁，死亡原因与 LEMS 无关，2 例死亡与激素治疗并发症相关[15]。

（邱丽）

参考文献

8

第八章

特发性炎症性肌病

特发性炎症性肌病（idiopathic inflammatory myopathy，IIM）是一组获得性累及骨骼肌、皮肤、肺，有时也累及结缔组织的免疫介导性肌病。分为皮肌炎（dermatomyositis，DM）、多发性肌炎（polymyositis，PM）、包涵体肌炎（inclusion body myositis，IBM）、免疫介导的坏死性肌病（immune-mediated necrotizing myopathy，IMNM）、重叠性肌炎（overlap myositis，OM）等。

IIM 传统上分为 PM 或 DM，得到认可的最早的诊断标准是 Bohan 和 Peter 于 1975 年制定的 IIM 诊断标准[1,2]，其灵敏度高，特异度低，是排除性诊断。为了提高其特异度，经过数代神经病学专家和风湿病学专家的努力，随着 IIM 的病理学特征和肌炎特异性抗体被更深入地认识，逐渐从 PM 中分出 IBM 和 IMNM。而合并其他结缔组织病，常常伴有抗合成酶抗体的一组病例归为重叠性肌炎。本章介绍了 IIM 相关的重要分子的结构和功能、IIM 发展史，以及 IIM 不同亚型的流行病学、发病机制、免疫病理、临床表现、诊断和鉴别诊断、治疗和预后。

第一节　特发性炎症性肌病相关的重要分子结构和功能

肌炎领域的一个重大进展是发现了肌炎的特异性自身抗体（myositis-specific autoantibody，MSA），高达 60% 的特发性炎症性肌病（idiopathic inflammatory myopathy，IIM）的患者 MSA 阳性[3]，MSA 与不同的临床表型密切相关，因此 MSA 有助于疾病的诊断和疾病预后的预测。除此之外，肌炎相关性抗体（myositis-associated autoantibody，

MAA）也是 IIM 分类诊断的重要分子。图 8-1-1 展示了 MSA 和 MAA 首次报道的时间线。表 8-1-1 总结了成人 IIM 中自身抗体的主要临床表现及阳性率。

一、肌炎特异性自身抗体

（一）皮肌炎相关的肌炎特异性抗体

1. 抗 Mi-2 抗体　1976 年，Reichlin 等人对一名 DM 患者的血清进行免疫沉淀（immunoprecipitation，IP）实验、补体结合实验，以及补体结合特异性抑制实验，首次发现了抗 Mi 抗体，并将免疫扩散实验中观察到的两条独立的条带定义为 Mi-1 和 Mi-2。随后的研究证实，DM 患者血清中的特异性沉淀是 Mi-2（包括 Mi-2α 和 Mi-2β，分别为 220kDa 和 218kDa），因而该抗体被命名为抗 Mi-2 抗体[4,5]。Mi-2（240kDa）位于哺乳动物细胞核内，可与组蛋白去乙酰化酶形成核小体重构去乙酰化酶复合物，该复合物通过组蛋白去乙酰化酶和 ATP 依赖的核小体重构酶参与染色体水平的转录调控[6,7]。血清中负责补体固定功能的免疫球蛋白（抗 Mi-2 抗体）几乎全部是 IgG。

在 IIM 中，抗 Mi-2 抗体主要在 DM 患者中被发现。成年型 DM（4%~20%）和青少年 DM（JDM）（5%）均可检测出抗 Mi-2 抗体，抗 Mi-2 抗体诊断 IIM 的灵敏度和特异度约为 4%~18% 和 98%~100%[8]。几乎所有抗 Mi-2 抗体阳性的患者都诊断为经典 DM（classic DM，CDM），临床表现为 Gottron 丘疹、向阳疹、"披肩"征和颈部"V"形征等皮肤相关症状及肌炎[6,9]。近期研究显示，抗 Mi-2 抗体阳性 DM 患者比抗 Mi-2 抗体阴性 DM 患者肌炎更严重[10,11]。抗 Mi-2 抗体滴度、血清中的肌酸激酶（CK）水平与肌纤维坏死程度正

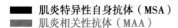

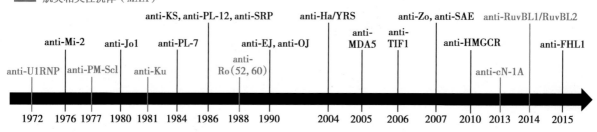

图 8-1-1　肌炎特异性自身抗体（MSA）和肌炎相关性抗体（MAA）首次报道的时间线

表 8-1-1 成人 IIM 中自身抗体的主要临床表现及阳性率

IIM 自身抗体	阳性率	主要临床表现
肌炎特异性抗体（MSA）		
抗 Mi-2 抗体	4%~20%	DM;PM
抗 NXP2 抗体	3%~24%	DM;JDM
抗 MDA5 抗体	13%~30%	DM
抗 TIF1 抗体	3%~24%	DM;DM 合并肿瘤
抗 SAE 抗体	<10%	DM
抗 SRP 抗体	5%~15%	IMNM
抗 HMGCR 抗体	6%~10%	IMNM
抗 Jo1 抗体	15%~30%	ASyS;PM;OM
抗 PL-7 抗体	5%~10%	ASyS;OM
抗 PL-12 抗体	<5%	ASyS;OM
抗 KS 抗体	<2%	ASyS;OM
抗 EJ 抗体	<2%	ASyS;OM
抗 OJ 抗体	<2%	ASyS;OM
抗 Ha/YRS 抗体	<1%	ASyS;OM
抗 Zo 抗体	<1%	ASyS;OM
抗 FHL1 抗体	5%~10%	IIM
肌炎相关性抗体（MAA）		
抗 U1RNP 抗体	10%	MCTD
抗 PM-Scl 抗体	8%~10%	PM/DM-SSc 重叠综合征;PM
抗 Ku 抗体	<2%	PM-SSc;SLE
抗 Ro（52,60）抗体	10%~40%	IIM;多种结缔组织病
抗 cN-1A 抗体	4%~21%	IBM;SjS;SLE
抗 RuvBL1/2 抗体	3%	PM/SSc 重叠综合征

注:DM,皮肌炎;PM,多发性肌炎;JDM,青少年皮肌炎;IMNM,免疫介导的坏死性肌病;ASyS,抗合成酶综合征;OM,重叠性肌炎;IIM,特发性炎症性肌病;MCTD,混合结缔组织病;SSc,系统性硬化;SLE,系统性红斑狼疮;IBM,包涵体肌炎;SjS,Stevens-Johnson 综合征。

相关[12]。抗 Mi-2β 抗体与低发生率的 ILD 和恶性肿瘤及良好的治疗反应及预后相关[13]，成年型 DM 患者 10 年生存率几乎维持在 100%[8]。

抗 Mi-2 抗体的作用机制尚未完全明确。Kashiwagi 等人[14]发现，Mi-2 在表皮基底层发育过程中发挥着重要作用，通常抗 Mi-2 抗体阳性患者具有典型的 DM 皮肤病变和更温和的反应性肌肉疾病。Burd 等人[15]发现，紫外线照射后，人角质细胞系中的 Mi-2 蛋白水平迅速上调并维持，这是通过 mRNA 5'-UTR 区域的调控元件提高转录效率和蛋白稳定性来实现的，这表明紫外线照射下的角质细胞中 Mi-2 的表达增强可导致自身免疫发生，进而导致皮肌炎的皮肤损害。Casciola-Rosen 等人[16]发现，肌炎患者肌肉组织中 Mi-2 抗原的表达增加，而且主要在再生肌纤维中表达，提示再生的肌纤维为自身免疫性肌炎持续供应抗原。Mi-2/NuRD 核小体重构复合体负责巨噬细胞免疫反应的调控[17];Ramirez-Carrozzi 的研究显示 Mi-2β 可能被特定的 DNA 结合蛋白招募，进而去调控炎症反应或其他诱导反应的强度[18]，因此，抗 Mi-2 抗体的作用机制可能与拮抗 Mi-2/NuRD 核小体重构复合体调控免疫反应的作用相关。因此，在这类患者中，自身免疫反应可能始于皮肤，然后诱发肌肉中的免疫反应。

2. 抗核基质蛋白 2（nuclear matrix protein 2,NXP2）抗体 1997 年,Oddis 等人在检测 JDM 患者(临床表现为严重难治性 DM 伴多发性关节炎、关节挛缩、严重钙质沉着和肠道血管炎)血清时发现了这类抗体，称为抗 MJ 抗体。2007 年,Targoff 等人确定了该抗体的靶抗原，重新命名为抗 NXP2 抗体[19]。NXP2(约 140kDa) 是 MORC 家族 CW 类锌指蛋白 3（又称为 MORC3），是一种定位于核基质的骨架蛋白，具有 RNA 结合活性，主要发挥调控细胞衰老，维持骨骼和钙稳定的作用[20]。

抗 NXP2 抗体在 JDM 患者中的阳性率为 20%~29%，是 JDM 患者最常见的 MSA 之一，在成年 DM 患者中的阳性率 3%~24%[8]。几乎所有抗 NXP2 抗体阳性的患者都诊断为典型 DM 并伴有明显的肌炎，而且青少年型和成年型患者临床表现相似，包括皮疹、肌无力、外周水肿、吞咽困难/声音嘶哑和皮下钙质沉着[21,22]。携带抗

NXP2 抗体的患者似乎更容易出现肌肉无力,在钙质沉着的 DM 患者中更常见[23]。Yan 等人[24] 通过多变量 logistic 回归分析发现,发病年龄和吞咽困难是抗 NXP2 抗体阳性的独立危险因素。成年抗 NXP2 抗体阳性 DM 患者的肿瘤阳性率为 24%~37.5%[25]。抗 NXP2 抗体阳性青少年型患者和成年型患者通常没有或有轻症 ILD[22,26]。一个病例报告提示,胃肠道穿孔(死亡率为 38%,8/21)可能是抗 NXP2 抗体阳性 JDM 的致命并发症,对其早期诊断非常重要[27]。在中国儿童抗 NXP2 抗体阳性 JDM 患者中,水肿、皮肤溃疡和严重肌无力可以预测难治性、胃肠道受累和死亡率[22]。

抗 NXP2 抗体的作用机制尚不明确,可能与恶性肿瘤发生相关,参与肿瘤抑制基因的激活和定位。肿瘤抗原可能会突变、过表达、异常修饰或暴露隐藏的抗原。伴随诱导的抗肿瘤免疫反应,异常的肿瘤抗原可以导致针对自体组织的交叉性自身免疫反应。特定肌肉损伤中过表达肌炎自身抗原的再生肌细胞增强了该反应。交叉反应的免疫效应细胞或分子,导致了持续的肌肉损伤[28]。

3. 抗黑色素瘤分化相关基因蛋白 5（melanoma differentiation-associated gene5, MDA5）抗体 2005 年,Sato 等人[29] 首先在一组临床无肌病性皮肌炎（clinically amyopathic dermatomyositis, CADM）患者血清中发现了抗 MDA5 抗体。他们对纳入研究的 298 例患者(包括 PM、DM、类风湿关节炎、SLE、混合型结缔组织病、系统性硬化、干燥综合征,特发性肺间质纤维化患者、正常受试者)进行免疫沉淀（immunoprecipitation, IP）检测,在 8 例 CADM 患者血清中发现了沉淀的 140kDa 多肽的抗体,因此该抗体被称为抗 CADM-140 抗体。2009 年,进一步确定该抗体的靶抗原为 MDA5,故名称改称为抗 MDA5 抗体[30]。MDA5 蛋白是一种细胞质维 A 酸诱导基因蛋白 I（retinoic acid induced gene protein I, RIG I）样受体,可以识别单链 RNA 病毒,促进 I 型干扰素（IFN-I）和其他炎症细胞因子的表达,参与抗病毒感染的固有免疫过程。IgA 和 IgG 是抗 MDA5 抗体的主要的亚型,其中抗 IgG1 与较高的血清铁蛋白水平、严重间质性肺炎（interstitial lung disease, ILD）和较高的死亡率相关[31]。

抗 MDA5 抗体是目前公认的与 DM 相关的五种 MSA 之一,在 IIM 中的阳性率为 13%~30%,在 DM 中的阳性率为 3%~58%,而在 CADM 中阳性率可增至 100%[32]。抗 MDA5 抗体仅在 DM 患者体内表达[33],女性多见[34],临床主要表现为独特的黏膜皮肤特征(口腔溃疡、皮肤溃疡、疼痛的手掌丘疹、脂膜炎、关节炎、脱发)[35,36]。成人肌炎发病率较低[37]。但是几乎所有抗 MDA5 抗体阳性的儿童都有明显的肌炎[8]。除此之外,此类患者 ILD 的风险较高,快速进展型 ILD（rapidly progressive ILD, RP-ILD）在抗 MDA5 抗体阳性患者中的特异度为 86%,灵敏度为 77%。抗 Ro52 抗体和抗 MDA5 抗体双阳性的 DM 患者发生 RP-ILD 的风险增高[38]。抗 MDA5 抗体阳性患者若伴有 RP-ILD 和皮肤溃疡,预后更差,约 30% 发生呼吸衰竭而死亡[39]。抗 MDA5 抗体阳性 DM 总体死亡率在 33%~67%[40]。

目前关于抗 MDA5 抗体相关皮肌炎的确切病因及发病机制尚不明确。抗 MDA5 抗体可能是 DM 发病中 IFN-I 通路失调的基础。病毒感染导致抗 MDA5 抗体阳性 DM 患者 IFN-I 通路的异常激活,或进一步触发自身免疫和炎症反应的失控,进而诱发"炎症瀑布"[30],这可能是 CADM 伴有急性进行性 ILD 的发病机制。在病理状态下,MDA5 抗原在患者皮肤组织或细胞表面过表达[41],抗 MDA5 抗体与抗原结合,诱导 MDA5 的不当激活,导致靶组织中 IFN-I 通路的失调和慢性激活,加重已存在的病变。MDA5 抗原抗体复合物也可通过补体固定或抗体依赖的细胞毒性反应,诱导免疫介导的细胞毒性,使病变进一步恶化。除此之外,凋亡的皮肤和/或肺成纤维细胞释放的 MDA5 蛋白可与抗 MDA5 抗体结合形成免疫复合物,这些免疫复合物随后会沉积在器官(真皮/肺血管)中,导致更多的血管损伤。同时,抗 MDA5 抗体也可以进入细胞,并与细胞质 MDA5 相互作用,改变一些功能通路[36,42,43]。近期研究发现,WDFY4 的内含子变体与日本抗 MDA5 抗体阳性 DM 患者有关[44],这种变异可诱导 WDFY4 蛋白的截断亚型的高表达,进而显著增强了 MDA5 介导的 NF-κB 信号通路的激活和细胞凋亡。WDFY4 蛋白是 CD1c+树突状细胞交叉递呈的关键调节器[45],WDFY4 的定性和/或定量改变可能会导致病毒相关抗原交叉递呈的显著缺陷,从而引发继发性异常的自身免疫反应[36]。

4. 抗转录中介因子 1(transcription intermediary factor 1,TIF1)抗体 2006 年,Targoff[46]等人对244 例 IIM 患者和其他受试者的血清进行 IP,首次发现了一种可以与大小为 155kDa 蛋白发生沉淀反应的自身抗体,并命名为抗 p155 抗体。该研究中受试者纳入标准及抗 p155 抗体的阳性率如下:①244 例 IIM 患者中,103 例为 JDM 患者(抗p155 抗体阳性 30 例,29%),9 例为青少年 PM 患者(无抗 p155 抗体阳性),15 例为青少年结缔组织病(connective tissue disease,CTD)相关性肌炎(抗p155 抗体阳性 5 例,33%);39 例成人 DM 患者(抗p155 抗体阳性 8 例,21%),48 例成人 PM 患者(无抗 p155 抗体阳性),13 例成人 CTD 并发的肌炎患者(抗 p155 抗体阳性 2 例,15%),8 例肿瘤并发的肌炎患者(抗 p155 抗体阳性 6 例,75%)和 9 例其他 IIM 患者(无抗 p155 抗体阳性)。②138 例非 IIM 患者(抗 p155 抗体阳性 1 例,0.7%)中包括49 例 SLE(抗 p155 抗体阳性 1 例,2%)、系统性硬化(SSc)、其他 CTD 和肌肉疾病患者,以及健康受试者。2012 年,Fujimoto 等人进一步发现抗 p155抗体的靶抗原为 TIF1α(140kDa)、TIF1β(100kDa)和 TIF1γ(155kDa),故这种抗体被正式命名为抗TIF1 抗体[47]。TIF1 属于转录辅助因子(TIF)家族,在转录、DNA 修复和调控 TGF-β 信号转导中起重要作用[21]。TIF1γ 蛋白也称为 TRIM33 蛋白,该蛋白具有抑癌因子功能和转录因子功能,在人类和啮齿动物恶性肿瘤中起抑癌作用[48]。因此,抗 TIF1γ 抗体阳性肌炎与肿瘤相关,是目前用于预测肿瘤相关性肌炎的一个较敏感的生物标志分子。

抗 TIF1γ 抗体在 IIM 的阳性率为 3%~24%,在 JDM 和成年 DM 患者的阳性率分别为30%~40% 和 20%~30%,是 JDM 中最常见的 MSA之一[8]。几乎所有抗 TIF1γ/α 抗体阳性的患者都有典型 DM 皮疹(向阳疹、"披肩"征和"V"形征、银屑样皮疹、手掌过度角化),肌肉受累轻、肌痛明显,血清 CK 水平正常,ILD 患病率没有升高[49,50]。在 40 岁以上抗 TIF1γ/α 抗体阳性的患者中 75%

伴有恶性肿瘤,60 岁以上的患者中有 86% 伴有恶性肿瘤[32]。Dani 等[51]发现,在 DM 相关的癌症中,抗 TIF1γ 抗体可在临床症状出现前被检测出,并且在成功治疗癌症后消失,同时伴随着 DM 症状的缓解,这提示抗 TIF1γ 抗体阳性的 DM 可能是副肿瘤综合征的一种表现。该抗体的检测有助于早期肿瘤筛查。抗 TIF1γ 抗体阳性的成人患者 5年生存率一般为 60%~68%,多因肿瘤而致死。而在 JDM 患者中 TIF1γ 抗体与恶性肿瘤无关,仅与皮肤溃疡及其他皮肤疾病相关[52]。

TIF1γ 可能通过以下途径发挥抑癌或促癌发生的作用:①在 TGF-β/Smad 信号通路中,一方面,TIF1γ 通过单泛素化 Smad4 并抑制其核配合物的形成,进而抑制 TGF-β 诱导上皮细胞向间充质细胞转化的作用,而发挥抑癌作用[48,53];另一方面,TIF1γ 可抑制 Smad4 介导的 TGF-β 信号通路在细胞中的凋亡作用,从而减少异常细胞的凋亡,而发挥促癌作用。TGF-β 对凋亡和上皮-间充质转化的控制似乎是矛盾的,但选择凋亡还是上皮-间充质转化可能与细胞周期阶段有关[53]。②在 Wnt/β 联蛋白(β-catenin)途径中,TIF1γ 通过参与 β-catenin 降解,抑制 Wnt 激活诱导的基因转录,而发挥抑癌因子的作用[54]。肿瘤细胞中TIF1γ 的等位基因突变或杂合性缺失可能导致肿瘤特异性新抗原的表达,新抗原与 MHC 分子结合,进而激活特异性 T 细胞/B 细胞,启动抗肿瘤免疫应答并产生自身抗体。新形成的自身抗体可能与肌肉和皮肤中的 TIF1γ 抗原发生交叉反应,推动了 DM 及其相关肿瘤的发展[53,55]。有研究显示,高甲基化、组蛋白修饰、短非编码微 RNA(microRNA)或泛素化导致的 TIF1γ 的失活、突变或下调均可降低其抑癌作用,从而促进肿瘤的发生[56,57]。

5. 抗小泛素样修饰物活化酶(small ubiquitin-like modifier activating enzyme,SAE)抗体 2007 年,Betteridge 等人[58]在 DM 患者的血清中发现了抗 SAE 抗体。在该研究中,对 20 例DM、24 例 PM、150 例 SSc、40 例 SLE 和 40 例正常受试者的血清进行 IP 实验,结果显示仅在 2 例DM 患者血清中检测到可以沉淀大小约为 40kDa和 90kDa 多肽的抗体,经 IP 和 SDS-PAGE 实验证实,该抗体的靶抗原为小泛素样修饰活化酶-1激活酶异二聚体:SAE1(40kDa)和SAE2(90kDa)。该抗原可以对转录因子进行类泛素化修饰,进而控制基因的表达[58]。

抗 SAE 抗体是一种罕见的自身抗体,仅在 DM 患者(<10%)中检测到,在 JDM 患者中几乎不存在[3,8]。抗 SAE 抗体阳性患者皮肤病变中,向阳疹和 Gottron 皮疹(82%)的发生率较高,吞咽困难发生率在 30%~78%[21],肿瘤并发率在 14%~57%[28]。无论是成人还是儿童,抗 SAE 抗体阳性者最后均进展为典型 DM,其 CK 水平通常正常,肌肉活检显示轻度炎症。有种族差异性,在欧洲人群中,6%~8% 的 DM 患者都有这种抗体;而亚洲人群中,仅 1.5%~3% 的成年 DM 患者有这种抗体,且皮肤特征表现之一为弥漫性红斑[59,60]。与抗 ARS 抗体或抗 MDA5 抗体阳性的患者相比,抗 SAE 抗体阳性 DM 患者仅表现轻度的 ILD[61],大多对免疫抑制治疗反应良好,预后亦良好[62]。

SAE 通过其泛素化作用参与翻译后修饰,可以与导致包括转录因子在内的许多蛋白质形成稳定的偶联物。而泛素化作用可以介导 Mi-2/NuRD 复合体的转录抑制,以及对 NXP2 抗原的修饰[63-65]。这表明皮肌炎亚群之间可能有共同的发病机制。

(二)免疫坏死性肌病相关的肌炎特异性抗体

1. 抗信号识别颗粒(signal recognition particle,SRP)抗体　1986 年,Reevest 等人[66]对 PM 患者血清与 SRP 蛋白[来自人红白血病细胞系(K562)提取物]进行 IP 实验,首次检测到可以拮抗 SRP 蛋白的自身抗体,即抗 SRP 抗体。SRP 蛋白是由 7SL RNA 和 72、68、54、19、14、9kDa 蛋白组成的核糖核酸蛋白复合体,属于信号识别颗粒,可识别分泌蛋白和膜结合蛋白,在内质网中调节蛋白的易位[32]。免疫印迹试验结果显示,血清中的抗 SRP 抗体主要拮抗 SRP 的 54kDa 蛋白,而与其他 5 种蛋白的反应性很低或没有反应性。抗 SRP 抗体主要以 IgG1(81%)的形式存在,29% 的患者有 IgG4 抗体,有些患者两种抗体都有,该抗体与 SRP54 的 N 端或 G 中心区域结合,在体外可抑制 SRP 复合物的功能。

抗 SRP 抗体与即将介绍的抗 HMGCR 抗体主要与 IMNM 相关,据此,IMNM 被分为抗 SRP 抗体阳性 IMNM、抗 HMGCR 抗体阳性 IMNM 和抗体阴性 IMNM 三种类型[67]。抗 SRP 抗体在 IIM 患者中的阳性率为 5%~15%[67],40~50 岁为发病高峰,比抗 HMGCR 抗体阳性患者有更严重的对称性四肢近端肌无力、肌萎缩和肌外表现(包括心脏受累和吞咽困难),其中吞咽困难的发病率为 30%~70%[67]。患者 CK 水平显著升高,其升高程度与抗 SRP 抗体水平相关[68],主要病理表现为以巨噬细胞浸润为主的坏死性肌病,MHC I 表达不上调,肌肉 MRI 显示广泛的肌肉水肿伴早期脂肪变性[69]。抗 SRP 抗体阳性患者对标准治疗的反应性不确定,大多数患者有较好的预后。复发率较高,部分患者的死亡原因为合并其他疾病(如间质性肺炎、肿瘤等)[70]。

抗 SRP 抗体在 IMNM 中的具体作用机制仍不清楚。自身抗原驱动论认为,在受到感染、药物和紫外线不同程度损伤的肌肉组织中,SRP 等抗原分子可能发生构象改变,被颗粒酶 B 等剪切成小片段,从而产生针对 SRP 抗原的抗体及相应的炎性细胞因子,导致肌炎的发生[71]。有研究显示,抗 SRP 抗体阳性血浆能诱导小鼠肌肉缺失,而且抗 SRP 抗体阳性患者 IgG 处理组往往比抗 HMGCR 抗体阳性患者 IgG 处理组小鼠肌肉损伤更严重。这个结果与两者所致疾病临床表现一致[72],证实抗 SRP 抗体具有直接致病作用。Miller 等[73]在抗 SRP 抗体阳性肌病患者的肌肉组织毛细血管周围观察到 C5b-9 沉积;另一研究[74]发现,抗 SRP 抗体阳性血清仅略微降低细胞活力,然而,补体的加入可导致细胞存活率显著降低;免疫组织化学显示,在抗 SRP 抗体阳性血清和补体预孵育的细胞表面,以及肌病患者的肌肉活检存在 SRP、C3c 和 C5b-9 分子[74]。这证实了 SRP 与抗 SRP 抗体相互作用形成免疫复合物诱导补体激活而损伤肌组织。体外实验显示,抗 SRP 抗体能够抑制其靶酶的活性。因此,抗 SRP 抗体的致病性可能还包括其在体内抑制 SRP 活性,进而阻断 SRP 分子介导的蛋白转位的能力,从而造成肌肉损伤[75]。

2. 抗 3-羟基-3-甲基-辅酶 A 还原酶(3-hydroxy-3-methylglutaryl CoA reductase,HMGCR)

抗体　2010 年,Christopher-Stine 等人[76] 在 IMNM 患者的血清中发现了一种可以拮抗大小为 200kDa 和 100kDa 蛋白的抗体,被称为抗 200/100 抗体。该临床研究首先纳入 225 例血清及肌肉标本保存完善,表现为近端肌无力、CK 水平升高、肌电图肌源性损害表现、MRI 显示肌肉水肿或肌肉活检显示坏死性肌病特征的受试者,并对其进行临床评估,筛选出 26 例肌肉活检显示为坏死性肌病且无已知抗体的受试者。对其血清进行 IP 实验,结果显示 16 例血清沉淀反应(200kDa 和 100kDa 蛋白)阳性,而另外 187 名无明显坏死性肌病受试者中,仅有 1 例阳性。这说明抗 200/100 抗体对坏死性肌病具有特异性。2011 年 Mammen 等人证实该 100kDa 的蛋白为 HMGCR。因此,将该抗体命名为抗 HMGCR 抗体[77]。HMGCR 是一种位于内质网膜上的酶,可催化 HMG-CoA 转化为甲羟戊酸,这是生物合成胆固醇的必要步骤,也是他汀类药物(HMGCR 抑制剂)的药理靶点,可被他汀类药物抑制[72]。抗 HMGCR 抗体的靶点与他汀类药物的靶点相同,这可能是部分抗 HMGCR 抗体阳性 IMNM 患者与他汀类药物暴露相关的一个因素。

在 IIM 中,抗 HMGCR 抗体阳性 IMNM 发病率为 6%~10%,该病多发于 40 岁以上的女性,儿童的发病率为 1%[78]。有研究显示,92% 的 50 岁以上的抗 HMGCR 抗体阳性 IMNM 患者曾接触过他汀类药物[79]。因此,他汀类药物可能是该疾病的一个诱因。也有相当数量的抗 HMGCR 抗体阳性 IMNM 患者无他汀类药物暴露史,因此提出"抗 HMGCR 抗体介导的坏死性肌病"这个概念,这些患者通常较年轻,临床表现与经典的他汀暴露患者相似,但肌病更加严重而且预后更差[80]。大多数抗 HMGCR 抗体阳性肌病患者首次发病时已成年,临床特征性表现为亚急性、进行性、对称性肌无力、肌痛、CK 水平升高,吞咽困难和非特异性全身和肌肉外症状(皮疹、雷诺现象和肿瘤)[80,81];抗 HMGCR 抗体阳性肌病患者肌肉活检表现为肌纤维变性、坏死,再生,MHC Ⅰ 在非坏死纤维染色阳性。Allenbach 等人[82]发现,抗 HMGCR 抗体阳性的患者患恶性肿瘤的风险是 11.5%,平均诊断年龄在(67±15)年,说明有必要对抗 HMGCR 抗体

阳性的患者进行癌症的筛查。抗 HMGCR 抗体并非肌炎所特有,在 SSc 患者中也可出现,阳性率仅为 1.3%,但这不影响临床上对 IMNM 的诊断。抗 HMGCR 抗体阳性坏死性肌病对治疗的反应多变,其中他汀类药物介导的 IMNM 患者对治疗的敏感性明显高于非他汀类药物介导的 IMNM。大多数患者对激素治疗的效果不明显,需要结合免疫抑制剂来控制病情[83]。

抗 HMGCR 抗体介导的坏死性肌病的发病机制尚不完全明确。使用他汀类药物可诱导肌肉和其他组织中 HMGCR 表达升高,诱导抗原提呈细胞的处理异常,产生可能引发自身免疫反应的隐性抗原表位,进而导致肌细胞损伤。再生肌细胞中也存在 HMGCR 高表达,这为停药后肌病症状持续进展提供了依据[80]。因存在无他汀药物暴露史的抗 HMGCR 抗体阳性患者,故这可能仅是该抗体产生并发挥作用的机制之一。一项研究显示,抗 HMGCR 抗体阳性血浆可通过 IgG 诱导小鼠肌肉缺失,而肌纤维仅表现轻微坏死;血清抗 HMGCR 抗体阳性患者的 IgG 在补体(C3)缺陷小鼠中的致病性明显低于野生型小鼠,人补体血清可增强血清阳性 IMNM 患者体内 IgG 对 C3 缺陷小鼠的致病性;HMGCR 免疫小鼠可诱导特异性抗体的产生,进而导致肌纤维缺失和肌肉力量下降[72]。另一研究显示,骨骼肌 HMGCR 基因的特异性诱导敲除导致小鼠出现坏死性肌病和 CK 水平升高[67];肌肉活检发现,抗 HMGCR 抗体阳性坏死纤维的肌膜上存在补体,包括 C5b-9 和 C1q,提示抗体介导的补体激活[80]。这些发现支持了抗 HMGCR 抗体可诱导补体激活产生直接致病作用,进而导致肌纤维损伤。

(三)重叠性肌炎相关的肌炎特异性抗体——抗氨基酰 tRNA 合成酶抗体

抗氨基酰 tRNA 合成酶(aminoacyl-tRNA synthetase,ARS)抗体是一组可识别胞质氨基酰 tRNA 合成酶(在蛋白质合成的翻译阶段催化特定氨基酸与匹配的 tRNA 结合)的自身抗体,是最常见的 MSA 类型,主要见于 25%~35% 的 PM 和 DM 患者[84]。目前已知的抗 ARS 抗体包括抗组氨酰-tRNA 合成酶(抗 Jo-1)抗体、抗苏氨酰-tRNA 合成酶(抗 PL-7)抗体、抗丙氨酰-tRNA

合成酶（抗 PL-12）抗体、抗异亮氨酰-tRNA 合成酶（抗 OJ）抗体、抗甘氨酰-tRNA 合成酶（抗 EJ）抗体、抗酪氨酰-tRNA 合成酶（抗 Ha/YRS）抗体、抗天冬氨酰-tRNA 合成酶（抗 KS）抗体和抗苯丙氨酰-tRNA 合成酶（抗 Zo）抗体等，其中抗 Jo-1 抗体在 IIM 中占 15%~30%，阳性率最高，抗 PL-7 抗体阳性率为 5%~10%，抗 PL-12 抗体阳性率<5%，其他抗 ARS 抗体的阳性率均不足 2%。抗 ARS 抗体阳性患者最常见的临床表现为 ILD（>90%），其他临床表现为肌炎（58%）、"技工手"（41%）、关节炎（37%）、雷诺现象（24%）和发热（31%）[8]。临床上将抗 ARS 抗体阳性，且具有上述临床表现的 IIM 称为抗合成酶综合征（antisynthetase syndrome，ASS）。肌炎、ILD 和对称性多关节炎是 ASS 经典三联征。

ASS 患者的临床表现和病程因抗 ARS 抗体的不同存在差异。抗 ARS 抗体阳性患者的临床诊断主要为 PM、经典皮肌炎（classic DM，CDM）、临床无肌病性皮肌炎（clinically amyopathic DM，CADM）和 ILD[8]，其中超过 1/3 的抗 Jo-1 抗体、抗 EJ 抗体、抗 PL-7 抗体或抗 PL-12 抗体阳性患者被诊断为 CDM 或 CADM。其组织学特征为炎症细胞侵袭肌束膜和血管、肌束膜碎裂、束周肌纤维坏死，以及肌纤维中 MHC I 和 MHC II 过表达。目前，这些自身抗体的免疫机制尚未明确。已有研究表明，ARS 可参与炎症反应（具有细胞因子样结构域）、免疫细胞募集、IFN-γ 和 p53 信号通路，因此其免疫原性比基本的抗原-抗体驱动的反应更为复杂[85,86]。

1. 抗 Jo-1 抗体 1980 年，Nishikai 和 Reichlin[87] 利用 Jo-1 抗原对 102 例受试者［26 例 PM、22 例 DM、22 例重叠综合征、22 例系统性红斑狼疮（systemic lupus erythematosus，SLE）、11 例进行性系统性硬化（progressive systemic sclerosis，PSS）、9 例风湿性关节炎（rheumatoid arthritis，RA）、14 例重症肌无力和 12 例进行性假肥大性肌营养不良（Duchenne 型进行性肌营养不良）患者，12 例正常受试者］血清进行双向免疫扩散试验，结果显示 PM 有 8 例、DM 有 1 例血清结果阳性，而其他受试者结果阴性，首次证实在 PM 和 DM 患者体内存在抗 Jo-1 抗体。抗 Jo-1 抗体 IgG1 水平

的变化与炎性肌病活动有关。组氨酰-tRNA 合成酶（HisRS）是由两个 50kDa 的多肽组成的同型二聚体，在该酶的活性中心有个反向平行 β 折叠结构[88]。Jo-1 主要存在于细胞质内，也可存在于细胞核、核仁内，在细胞增殖、分化和死亡，转录调控，免疫调控，以及血管生成中起到了重要的作用[89]。

抗 Jo-1 抗体与 PM/DM 的发生发展密切相关，20%~30% 的 PM/DM 患者抗 Jo-1 抗体阳性，抗 Jo-1 抗体阳性患者典型症状为肌炎、关节炎和 ILD 三联征，但是病程初期患者通常仅表现三联征之一[90]，易导致疾病误诊或延迟诊断。如出现"技工手"、雷诺现象和发热等临床表现，患者出现典型"三联征"的概率增加 4 倍[91]。抗 Jo-1 抗体综合征中 70%~90% 的患者伴 ILD[92]，呼吸衰竭是其发病和死亡的主要原因。相比于抗 PL-7/PL-12 抗体阳性患者，抗 Jo-1 抗体阳性患者更容易发生关节炎（40% vs. 63.3%）[93]。在一项随访时间中位数为 78.3 个月的研究中，抗 Jo-1 抗体阳性患者 5 年生存率为 87.7%，10 年生存率为 75.4%，肺部并发症和癌症是主要死亡原因[92]。但与其他 ASS 相比，抗 Jo-1 抗体阳性患者通常预后较好，死亡率较低。

抗 Jo-1 抗体在 IIM 中的作用机制尚不完全明确。Kryštůfková 等人[94]通过横断面研究发现，肿瘤坏死因子家族 B 细胞激活因子（B-cell activating factor of the TNF family，BAFF）水平和抗 Jo-1 抗体水平显著相关（而抗 Jo-1 抗体与 CK、肌红蛋白、AST 和 CRP 水平相关），而且 BAFF、抗 Jo-1 抗体和 CK 水平之间存在显著的多变量关联；纵向分析显示，随着时间的推移，个体内血清 BAFF 水平的差异很大（97%），这可以预测抗 Jo-1 抗体水平变化的 79%；个体间差异（68%）解释了抗 Jo-1 抗体变异性；BAFF、抗 Jo-1 抗体和疾病活动水平之间密切的纵向关系得到了高比例差异的支持，这些差异可以用血清 CK 和 CRP 水平或肺部和肌肉受累程度来解释，这间接说明抗 Jo-1 抗体参与疾病的发生发展。

人类和动物模型实验证实 HisRS（有/无同源 tRNA）均可触发固有免疫和适应性免疫，最终导致免疫细胞介导的不同组织的损伤，主要包括肌

肉和肺[95]。①固有免疫:具有 α 螺旋卷曲螺旋的 N 端结构域(alpha-helical coiled-coil N-terminal domain)的 HisRS 可在肺泡上皮特异性表达。在体外,颗粒酶 B(granzyme B)作用于其 N 端结构域,可将 HisRS 裂解为一个 50kDa 的多肽片段。在正常人肺组织裂解物中可检测到该多肽片段,而在其他组织如肝脏、卵巢和结肠中检测到较少。有趣的是,抗 Jo-1 抗体识别的显性表位也位于该 50kDa 的多肽片段。肺泡上皮细胞在应激状态下,可增强 NK 细胞的细胞毒性,而 NK 细胞是快速产生大量颗粒酶 B 的最有效的细胞。这种级联反应可诱导颗粒酶 B 以 NKp30 依赖或 NKp30-配体依赖的方式释放,最终导致肺靶细胞裂解。HisRS 裂解新肽的生成和 NK 细胞的激活可以协同驱动自身免疫反应[86,96],这可能是 ILD 及 ASS 的触发机制。Howard 等[97]证明 HisRS(即 Jo-1)抗原具有细胞因子和趋化因子特性,HisRS 可选择性与 C-C 趋化因子受体 5(C-C chemokine receptor 5,CCR5)的第 3 和第 4 个胞外结构域结合,进而诱导 CD4+ 和 CD8+ 淋巴细胞、IL-2 激活的单核细胞和未成熟树突状细胞(iDC)迁移到炎症组织(肺和肌肉组织),这将固有免疫和适应性免疫联系起来。②适应性免疫:HisRS 具有免疫原性。用重组 HisRS 片段免疫小鼠肌肉组织可诱发严重的肌肉和肺部炎症[98]。Kryštůfková 等人[99]发现自身免疫因子作用于浆细胞样树突状细胞表面受体,可刺激其分泌 IFN-I,这可与树突状细胞表面的 MHC I 相结合诱导其分泌 B 细胞活化因子,进而作用于 B 细胞使其分化为特异性 CD138+ 的浆细胞而分泌抗 Jo-1 抗体。而抗 Jo1 抗体和抗 Ro52/60 抗体可激活肌肉组织中浆细胞样树突状细胞(肌炎的重要诱发因素)产生 IFN-α,进而诱导黏病毒抵抗 1(myxovirus resistance 1,MX-1)蛋白和 MHC I 在肌纤维中表达,MHC I 具有诱发肌炎和肌无力的作用[100]。上述研究提示抗 Jo-1 抗体的产生及作用机制是由固有免疫和适应性免疫共同组成的。

2. 抗 PL-7 抗体 1984 年,Mathews 等人[101]首次检测到了抗 PL-7 抗体。他们通过对流免疫电泳实验在 84 例肌炎患者、10 例美国肌炎患者,以及 >1 000 例无明显肌炎的结缔组织病患者血清中共发现 4 例患者(分别为 3 例、1 例和 1 例)存在 PL-7 抗原抗体复合物条带(80kDa),首次证实了抗 PL-7 抗体的存在。苏氨酰-tRNA 合成酶(ThrRS)结构及功能与 HisRS 相似,其经典功能是催化氨基酸连接到对应的 tRNA 上,为蛋白质合成提供原料。除此之外,也可参与机体的免疫调控。

抗 PL-7 抗体在 IIM 中的阳性率为 5%~10%,在 ASS 中的阳性率为 10%~15%[93],且抗 PL-7 抗体阳性患者的临床特征与抗 Jo-1 抗体阳性患者报道的相似。近期文献综述[102]显示抗 PL-7 抗体阳性患者女性居多(15/18),所有患者都有肌炎表现(包括 PM 和 DM),除此之外,ILD(77%)、关节炎(56%)和心包积液(50%)是其常见的临床表现,57% 的患者抗 Ro52 抗体或 Ro60 抗体阳性。与抗 Jo-1 抗体阳性患者相比,抗 PL-7 抗体阳性患者心包积液发生率较高,抗 PL-7/PL-12 抗体阳性患者发生胃肠道症状的发生率更高,而肌痛和肌无力的发生率低[93,103]。抗 PL-7/PL-12 阳性患者总体预后较差,ILD 是其主要致死原因。

3. 抗 PL-12 抗体 1986 年,Bunn[104]等人通过对流免疫电泳实验首次在 6 例(其中 4 例为肌炎患者)受试者血清中检测到了 PL-12 抗体。丙氨酰-tRNA 合成酶(AlaRS)大小为 110kDa,结构及功能与 HisRS 相似,其经典功能是催化氨基酸连接到对应的 tRNA 上,为蛋白质合成提供原料。除此之外,也可参与机体的免疫调控。

抗 PL-12 抗体在 IIM 中的阳性率 <5%,在 ASS 中的阳性率为 5%~10%,其阳性患者与抗 PL-7 抗体阳性患者相似,主要临床表现为 ILD、肌痛和肌无力及 ASS 的相关的临床表现。除此之外,还涉及胃肠道反应及心功能不全[93]。与抗 Jo-1 抗体阳性的 ASS 不同,抗 PL-12 抗体阳性病例肌炎发生率较低,而 ILD 发生率更高。大剂量糖皮质激素与免疫抑制剂联合治疗后,预后较好。

(四) 抗 FHL1 抗体

2015 年,Albrecht 等人[105]首次检测到抗 FHL1(four and a half LIM domains protein 1)抗体。他们首先筛查了由 3 个有代表性的 IIM 亚型患者的血清(DM、肿瘤并发 DM 和抗 Jo-1 抗体阳性 PM),建立肌肉相关的 cDNA 文库,并在前两个血清中发现了开放性阅读框（open reading frame, ORF）为843bp的克隆，其281个氨基酸序列与FHL1同源性为100%。然后对纳入该临床研究的受试者［141例IIM患者，性别和年龄匹配的健康受试者，19例混合型结缔组织病（mixed connective-tissue disease, MCTD）、67例RA、35例进行性系统性硬化（pSS）、33例SLE、32例SSc和9例无炎症的神经肌肉疾病患者］的血清进行ELISA检测，结果显示35例（24.8%）IIM患者抗FHL1抗体阳性，而其他受试者血清对FHL1大多没有反应。这证实了抗FHL1抗体的存在，以及其高度的IIM特异性。FHL1属于LIM超家族，LIM结构域是由富含半胱氨酸的55个氨基酸残基组成，形成2个锌指结构，其组氨酸残基和高度保守的半胱氨酸形成具有锌结合的稳定三级蛋白结构，能够介导蛋白质之间的相互作用[106]。FHL1以三种蛋白——FHL1A、FHL1B和FHL1C拼接异构体形式存在，FHL1主要在骨骼肌中表达，可参与肌纤维的转录调控、生长、分化及其结构的维持等。*FHL1*基因突变会导致几种严重的X连锁遗传性肌病[107]。

国外研究显示，25%的IIM患者存在抗FHL1抗体（使用ELISA检测），其中DM（58%）患者抗FHL1抗体阳性率最高［DM（30%），JDM（3%），IBM（9%）］[105]，与我国的一项临床研究结果相似[23]。抗FHL1抗体阳性与严重肌纤维损伤、肌肉萎缩、血管炎和吞咽困难的发生相关。国外报道显示，抗FHL1抗体阳性组吞咽障碍发生率高达85%[105]。抗FHL1抗体与抗MDA5抗体、抗SRP抗体的重合率高。虽然目前认为抗FHL1自身抗体是IIM的"特异性抗体"，但是7%的系统性硬化患者也存在抗FHL1抗体阳性[106]。抗FHL1抗体阳性IIM患者有生存时间更短的趋势，原因可能是因为骨骼肌损伤严重，炎症反应剧烈，病情重，导致生存时间缩短[105]。

FHL1作为骨骼肌质量调控因子，其功能的缺失可能是肌肉退化和严重肌肉病理的原因[108]。Albrecht等[105]发现，应用FHL1免疫肌炎易感小鼠可使其肌肉功能障碍加重且死亡增加。在抗FHL1抗体阳性IIM患者的肌肉组织中，FHL1表达模式发生改变并出现局灶性积聚，这表明抗FHL1抗体和肌肉损伤之间存在直接联系。颗粒

酶B可介导自身抗原的裂解和新抗原表位的产生，从而促进免疫反应的启动。在体外，FHL1是颗粒酶B的靶点，导致了肌肉中低分子量FHL1的出现。对颗粒酶切割的敏感性可以驱动FHL1新的表位的暴露，并可以破坏其耐受性和启动自身免疫反应，触发对FHL1的二次免疫[105]。目前抗FHL1抗体在IIM发生机制方面的报道较少，还需要我们进一步去探索。

二、肌炎相关性抗体

（一）抗U1小核糖核蛋白颗粒（anti-U1-RNP）抗体

1972年，Sharp等人[109]最先在MCTD患者血清中发现了抗U1RNP抗体，该抗体的靶抗原是可提取性核抗原（ENA）组成之一，属于核小核糖核蛋白颗粒（snRNP）家族，即U-核小核糖核蛋白（U-snRNP），分子量70kDa，在信使RNA的加工过程中发挥重要作用[110]。

高滴度抗U1RNP抗体是MCTD患者临床特征之一，其阳性率约为91%，该抗体也可出现在其他结缔组织病中，如SLE（25%~47%）、SSc（2%~14%），以及DM和PM[111,112]。抗U1RNP抗体在IIM中的阳性率仅为7.6%，且通常与其他MAA同时存在，包括抗PM/Scl抗体和抗Ro60抗体。抗U1RNP抗体阳性患者通常表现有雷诺现象、手肿胀、肌炎、关节炎和食管功能障碍，同时有发生肺动脉高压的危险[33,112]，对糖皮质激素反应良好，预后较好，该抗体阳性与死亡率降低相关。其发病机制尚不明确。

（二）抗PM/Scl抗体

1977年，Wolfe等人[113]在PM患者血清中发现了PM-1抗原。1984年，Reichlin及其同事在20/22个受试者血清中发现了抗PM/Scl抗体，包括7例多肌炎/硬皮病（PM/Scl）、2例皮肌炎/硬皮病（DM/Scl）重叠综合征、7例DM、5例PM患者和1例Scl/风湿性多肌痛患者。抗PM/Scl抗体（属于抗核抗体）的靶抗原主要位于核仁的颗粒部分，由11~16种蛋白组成，其主要抗原表位为PM/Scl-100（100kDa）和PM/Scl-75（75kDa）[114]。PM/Scl是一种人类外泌体复合体，既存在于细胞核中，也存在于核仁中，可参与核糖体RNA的加

工和 mRNA 的降解[115]。

各种系统性自身免疫病中（包括 SSc、DM、PM 和重叠综合征）均可检测到抗 PM/Scl 抗体[116]。其中抗 PM/Scl 抗体在 SSc 患者中阳性率较高，大约为 2%~18%；在 PM 和 DM 患者中阳性率分别为 7%~8% 和 1%~2%，而在多发性肌炎/系统性硬化（PM/SSc）重叠综合征患者中，抗 PM/Scl 抗体阳性率可达到 25%[117]。有研究显示在抗 PM/Scl 抗体阳性患者中，有 59% 的患者被诊断为 PM/SSc 重叠综合征[118]，47% 抗 PM/Scl 抗体阳性的 SSc 与 DM/PM 重叠[115]。由此可知，抗 PM/Scl 抗体主要与 PM/SSc 重叠综合征有关。抗 PM/Scl 抗体阳性的 SSc 患者皮肤受累局限（仅肘部和膝盖远端皮肤增厚），周围血管疾病、肺动脉高压和胃肠道受累的频率比抗 PM/Scl 抗体阴性的 SSc 患者低，而 ILD 更常见[115]。抗 PM/Scl 抗体阳性的 PM/SSc 重叠综合征最常见的临床症状有肌无力（93%，手臂外展肌比髋关节屈肌弱）、Gottron 皮疹（85%）、雷诺现象（78%）、手指硬结（66%）、ILD（10%）、皮肤硬化、钙质沉着等[119]。临床研究显示该抗体阳性患者从诊断 SSc 或 SSc 重叠综合征开始，10 年累积生存率超过 91%，20 年累积生存率为 66%。通常此类患者激素需要量较低，没有严重的内脏病变，预后较好[115]。

PM/Scl 抗原抗体复合物可能损害核糖体的合成或合成故障核糖体，进而导致各种蛋白质错误折叠，即"缺陷核糖体产物"在细胞质过度累积。为了防止细胞应激和细胞毒性反应，这些产物通过其多泛素化和随后的蛋白酶体降解从细胞质中去除，在此过程中产生的肽通常进入 MHC I 通路，并呈递给 CD8+ T 细胞，进而导致机体自身免疫的发生[119]。

（三）抗 Ku 抗体

1981 年，Mimori 等人[120]对 330 例结缔组织病患者（150 例 SLE、45 例 Scl、30 例 PM、54 例 RA、26 例上述疾病的重叠综合征、25 例 MCTD 患者）和 56 例正常受试者的血清进行免疫扩散和电泳实验，首次证实抗 Ku 抗体的存在及其主要在多肌炎/硬皮病（PM/Scl）重叠综合征患者血清中表达，阳性率为 55%。其靶抗原 Ku 抗原是一种 DNA 结合蛋白，是一个由 70kDa 和 80kDa 亚基组成的异二聚体，主要参与 DNA 的修复、复制，以及基因的转录调控和许多核蛋白磷酸化调节[121,122]。

虽然抗 Ku 抗体在 SLE、SSc（1.5%~16%）[123]、MCTD、RA 和 IIM（<2%）在内的多种自身免疫病患者中都有报道[124]，但对 PM/SSc 重叠综合征具有高度特异性。在最近的一篇综述中，55% 的 PM/SSc 重叠综合征患者中发现了抗 Ku 抗体[125]，该抗体阳性患者临床特征性表现为关节痛（62%）、雷诺现象（56%）、ILD（56%）、"技工手"、肌炎和关节炎等[124,126]。40% 抗 Ku 抗体阳性的 SSc 患者肌肉活检证实存在肌炎，单独抗 Ku 抗体阳性 IIM 出现严重的 ILD 的概率高于其他 MSA[126,127]。而抗 dsDNA 抗体阳性的抗 Ku 抗体阳性患者发生肾小球肾炎的风险增加了 13 倍[128]，临床上还需要注意抗 Ku 抗体阳性患者血小板减少的现象[126]。抗 Ku 抗体阳性患者对糖皮质激素治疗反应良好，预后较好。其发病机制尚不明确。

（四）抗 Ro52 抗体

1988 年，Ben-Chetrit 等[129]以 Wil-2 细胞提取物为抗原源检测 61 例干燥综合征（Sjögren syndrome，SS）和 SLE 患者的血清中的抗 SSA/Ro 抗体，结果显示有 42 例（69%）患者抗体阳性，并首次发现其靶抗原包含 Ro52（52kDa）和 Ro60（60kDa）多肽，其相应的抗体称为抗 Ro52 抗体和抗 Ro60 抗体。Ro52 属于 TRIM 蛋白超家族（即 TRIM21），主要发挥泛素化、调节细胞周期、细胞凋亡，以及调控细胞氧化应激的功能[130]。

抗 Ro52 抗体不具有疾病特异性，可以在多种自身免疫病及非自身免疫病中检出，如 SS（45%~60%）、SLE（35%）、新生儿红斑狼疮（>90%）、IIM（25%~50%）等[131]。在 I 型自身免疫性肝炎（AIH）的患者，抗 Ro52 抗体阳性率为 34%。该类患者发生肝脏及肝外自身免疫性疾病的可能性较高，I 型 AIH 的可能与抗 Ro52 抗体和 IgG 共同作用致病，通常抗 Ro52 抗体阳性患者并发肝脏损害比例高，且预后不良[132]。在 IIM 中，抗 Ro52 抗体阳性患者女性多于男性，年龄大多集中在 30~59 岁，且在各种 IIM 亚型中阳性率没有差异，临床表现为 ILD、心脏受累、"技工手"、关节炎和雷诺现象。抗 Ro52 抗体是 DM 患者中最常见的抗体,阳性率为52.9%[133]。抗Ro52抗体在抗MDA5阳性的CADM-ILD患者中的阳性率为74.7%,并且与RP-ILD(54.8%)和皮肤溃疡发生率增加有关,该抗体与抗ARS抗体和抗MDA5抗体被认为是ILD发生的危险因素。抗MDA5抗体和抗Ro52抗体双阳性患者的生存率明显低于单独抗MDA5抗体阳性患者[38,134]。抗Ro52抗体也易与抗ARS抗体合并出现(58%的抗Jo-1抗体阳性患者合并抗Ro52抗体)[130],而Ro52抗体和抗Jo-1抗体阳性的PM/DM患者与肿瘤相关,包括结肠癌、乳腺癌、肺癌、卵巢癌和食管癌。有研究显示30%的卵巢癌患者中抗Ro52抗体阳性,其总体生存率相对较好[135]。

Ro52是一种E3泛素连接酶,可介导泛素向靶蛋白的转移,进而通过蛋白酶体途径降解被标记的蛋白,保护宿主免受长时间免疫系统激活的损伤[131,136]。Ro52缺失会导致干扰素调节因子(interferon regulatory factor,IRF)活性增加,而IRF3可增加Th17通路相关促炎因子的表达(包括IL-6、IL-12、IL-23p40和IL-17)。Ro52基因敲除小鼠同时IL-23/p19基因缺失导致IL-23/IL-17缺失,进而可抑制组织炎症和系统自身免疫,说明Ro52是通过IL-23/p19发挥作用的[137]。TRIM21基因敲除小鼠从标记耳洞处组织损伤部位开始发展为严重的皮炎,受影响的小鼠进一步发展为SLE的症状,伴有高γ球蛋白血症、抗DNA抗体、蛋白尿和肾脏疾病[137],这说明抗Ro52抗体可能通过拮抗其抗原功能而促使自身免疫反应的发生。抗Ro52抗体对一些疾病具有直接致病性,可通过激活肌肉组织中浆细胞样树突状细胞(肌炎的重要诱发因素)产生IFN-α,进而诱发肌炎和ILD的发生。抗Ro52抗体可以直接结合心肌细胞,导致胎儿房室时间延长,进而导致先天性心脏传导阻滞;也可延长成人心脏平均QT间期[131]。这可能是抗Ro52抗体阳性患者发生危及生命的心律失常的原因。

(五)抗cN-1A(cytosolic 5'-nucleotidase 1A)抗体

2011年,Salajegheh及其同事[138]将正常人肌肉组织与65例受试者(25例IBM、10例PM、10例DM、5例重症肌无力患者和15例正常受试

者)的血浆进行免疫印迹分析实验,结果显示仅有13例(52%)IBM患者血浆中存在一种可拮抗约43kDa肌肉抗原的抗体。2013年,Pluk等人[139]在一组sIBM患者血浆中验证了该抗体的存在,其抗原分子量为44kDa。随后发现该抗原即为cN-1A多肽,因此称其抗体为抗cN-1A抗体,该抗体有IgG、IgA和IgM三种亚型。cN-1A属于5'-核苷酸酶家族,是一种肌肉特异性酶,可催化单磷酸腺苷水解为腺苷和无机磷酸盐,与该酶家族的其他成员一起参与能量平衡、代谢调节和细胞复制的生理过程[140]。

抗cN1A抗体在一些自身免疫病中有较高的阳性率,如SS(36%)和SLE(20%)[141]。在sIBM患者中的阳性率为39.2%~47.1%[142],肌肉免疫组织化学显示抗cN-1A抗体位于核周区域、边缘空泡和肌核变性区域[143,144]。抗cN-1A抗体在PM、DM或非自身免疫性神经肌肉疾病中不常见(<5%)。某种程度上,抗cN-1A抗体可以作为sIBM诊断的分子标志物[143]。Amlani等人发现,抗cN1A抗体阳性的IBM患者更有可能出现更严重的无力(指屈肌和股四头肌)、并发严重吞咽困难风险更大[145]、呼吸系统并发症风险增加。但该抗体似乎与恶性肿瘤的发生无关[140]。抗cN-1A抗体阳患者诊断后的生存时间中位数为17.6年,而阴性患者为24.2年[140]。

sIBM的关键病理机制是自噬机制失调导致蛋白降解受损,几种错误折叠蛋白在细胞内的异常积累导致它们聚集并形成包涵体,抗cN-1A抗体可能通过这种受损的自噬过程触发sIBM的发生[119]。体外和体内被动免疫模型结果证实抗cN-1A自身抗体可能影响肌纤维中蛋白的降解[146]。沉默cN-1A可以激活AMP活化蛋白激酶(adenosine monophosphate activated protein kinase,AMPK)。而在骨骼肌组织中,激活的AMPK可上调分解代谢途径[140]。有研究显示IBM患者肌肉组织中的AMPK水平增高,而cN-1A抗原水平降低,这说明该抗体可能通过AMPK介导的分解代谢途径发挥作用[140]。

(六)抗RuvBL1/2抗体

2014年Kaji等人[147]利用白血病细胞系K562对316例SSc患者、疾病对照(60例SLE、

20 例 PM、80 例 DM、30 例 RA、80 例单纯 ILD、20 例自身免疫性肝炎患者)和 50 例健康受试者的血清进行 RNA 及蛋白 IP 实验,结果显示仅 6 例 SSc 患者血清存在可以沉淀约 50kDa 多肽的抗体,经实验证明该多肽是 RuvBL1/2 复合物。该研究首次在 SSc 患者血清中检测到抗 RuvBL1/2 抗体(属于抗核抗体)。RuvBL1/2 复合物是由 RuvBL1 和 RuvBL2 单体交替组成的双六聚体或者十二聚体多肽,属于 AAA+ATP 酶家族,具有高度保守三维蛋白质结构。它可以水解 ATP 产生化学能,进而参与胞内的多种生命活动,如双链 DNA 解旋。除此之外,该复合物还具有基因调控及染色质重塑的功能[148]。除此之外,它们也是 R2TP/prefolin 样协同伴侣复合物的组成部分,可参与蛋白质复合物的组装,包括 snoRNP、RNA 聚合酶、端粒酶和磷脂酰肌醇 3 激酶相关蛋白激酶(PIKK)家族成员[149]。

抗 RuvBL1/2 抗体在 IIM 患者的阳性率为 3%,在 SSc 患者的阳性率为 1%~2%,而在 PM/SSc 重叠综合征患者的阳性率为 60%[150]。其主要临床特征为弥漫性皮肤增厚、雷诺现象、关节疼痛和手臂肌无力[147,150]。因而,抗 RuvBL1/2 抗体被认为是 PM/SSc 重叠综合征并弥漫皮肤受累的血清学标志物。抗 RuvBL1/2 抗体阳性患者发病年龄较大,男性比例高,弥漫性皮肤受累率高[147],并与心脏受累和癌症的发生发展密切相关[148]。

有研究显示,RuvBL1 或 RuvBL2 的缺失都会导致 LPS 介导的 *NOS2* 基因表达和 NO 生成的抑制。其中 NO 是巨噬细胞前炎症反应标志物,可促使巨噬细胞对病原体发挥细胞抑制或细胞毒性作用。RuvBL1/2 通过介导 Toll 样受体激活的促炎症反应,在人类和小鼠巨噬细胞参与的固有免疫防御中发挥作用。而促炎介质的过度产生与多种疾病的发展密切相关[149]。

(郭军红)

参考文献

第二节　特发性炎症性肌病诊断标准及分类的演进

在 IIM 认识的早期,多发性肌炎是这类疾病的主要名称。1863 年,有学者描述了一种伴有皮疹的疾病亚群,并被命名为皮肌炎[1]。1891 年 Unverricht 教授将皮肌炎和多发性肌炎分为截然不同的两种疾病[2]。1912 年,Batten 教授在一例皮肌炎患儿的肌肉活检标本中首次描述了"束周萎缩"这一病理现象。1963 年,梅奥诊所学者分析了大量数据后肯定了糖皮质激素对多发性肌炎和皮肌炎的疗效。1966 年 Banker 和 Victor 教授在皮肌炎患者尸检中发现疾病早期肌束膜小动脉、小静脉及毛细血管周围明显的炎症细胞浸润。20 世纪 50—70 年代,多位学者对多发性肌炎和皮肌炎进行了病例报道,并对其临床特征进行了更加全面的描述,为临床诊断标准的制定做了良好的铺垫[3]。1976 年,美国学者 Reichlin 和 Mattioli 在一例 60 岁女性皮肌炎患者血清中首次发现抗 Mi-2 抗体。1980 年,Nishikai 和 Reichlin 发现了另一种自身抗体抗 Jo-1 抗体,拉开了肌炎抗体研究的序幕。

一、IIM 诊断标准的更新与发展

1975 年,Bohan 和 Peter 制定了第一个得到普遍认可的多肌炎-皮肌炎诊断标准,为 IIM 的早期识别及诊断奠定了基础[4]。该标准将 IIM 分为 5 个亚型:Ⅰ型为多肌炎;Ⅱ型为皮肌炎;Ⅲ型为肿瘤相关的皮肌炎或多肌炎;Ⅳ型为儿童皮肌炎;Ⅴ型为结缔组织病相关的多肌炎或皮肌炎。此分类进一步按照诊断标准分为确诊、可能、可疑,其内容包括临床表现、肌肉病理、骨骼肌酶学、肌电图、皮疹等 5 个方面。①对称性近端肌无力表现:肩胛带肌和颈屈肌对称性无力,持续数周到数月,伴或不伴吞咽困难或呼吸肌受累;②肌肉活检病理提示肌纤维变性、坏死,细胞吞噬、再生(嗜碱性、胞质核大、核仁明显),束周萎缩,肌纤维大小不一,伴炎性渗出;③血清肌酶升高,尤其是肌酸激酶,其他升高的肌酶有醛缩酶、谷草转氨酶、谷丙转氨酶、乳酸脱氢酶;④肌电图三联征:时限短、短小多相的运动单位电位,纤颤电位、正锐波和插入电位电活动增多,复杂重复放电;⑤典型的皮肤损害:包括眶周皮疹,眶周水肿的眼睑淡紫色斑疹(向阳疹),掌指及近端指间关节背面的红斑性鳞屑疹(Gottron 征),累及膝、肘、踝关节、面部、颈部和上半身出现的红斑性皮疹。

判定标准:确诊 PM 应符合上述①~④条中的任何 3 条标准;可疑 PM 符合上述①~④条中的任何 2 条标准;确诊 DM 应符合上述⑤加①~④条中的任何 3 条;④拟诊 DM 应符合上述⑤加①~④条中的任何 2 条;⑤可疑 DM 应符合上述⑤加①~④条中的任何 1 条标准。鉴于其临床实践的可行性及简便性,该标准至今仍是临床应用最广泛的 DM/PM 分类及诊断标准。但也存在诸多临床应用局限,例如分类系统较为简单,对经典 DM 皮疹定义模糊,组织病理学特征缺乏特异性等,必须排除其他疾病导致的肌无力才可诊断,如中枢或周围神经系统疾病、肌营养不良症、肉芽肿性炎性肌病、嗜酸性粒细胞肌炎、感染、横纹肌溶解综合征、代谢性肌病、内分泌性肌病、中毒性肌病、家族性肌红蛋白尿、副肿瘤综合征、风湿性多肌痛等。此标准虽然灵敏度高,但特异度低,限制了该标准在临床中的应用。

1978 年 Carpenter 等发现 IIM 患者在临床表现、病理、免疫治疗反应等方面存在明显异质性,首次对"包涵体肌炎"(inclusion body myositis,IBM)进行了系列的病例报道,确定了包涵体肌炎为一独特的临床病理实体的地位,并对其临床特点进行了详细阐述[5]。

Carpenter 描述的 IBM 临床特征性表现为男性明显多于女性,远端肌无力重于近端,疾病进展缓慢,免疫抑制治疗无效,血清肌酸激酶正常或轻度升高,部分患者肌电图提示肌源性及神经源性损害共存,病理上存在大量管状细丝的聚集、肌束内大量单核炎症细胞浸润、有成角萎缩肌纤维的群组化提示神经源性损害的特征。鉴于其临床表现、肌电图、病理、免疫治疗方面的独特性,Carpenter 认为包涵体肌炎是不同于皮肌炎和多发性肌炎的一类独特的 IIM[5]。

随着包括抗 Mi-2 抗体、抗 SRP 抗体等 7 种 MSA 的陆续发现且每种抗体都对应着独特的临床特征。1990 年,研究者提出基于 MSA 的新分类方法[6],并从临床特征和预后等方面详述了各个亚型,以及与 ILD、发热、关节炎、"技工手"、肌炎和抗合成酶抗体相关的抗合成酶综合征(antisynthetase syndrome, ASS)。次年,Dalakas 等根据专家意见制定了 IIM 诊断标准,提出 IIM 分为 3 个亚型:多发性肌炎、皮肌炎、包涵体肌炎,把包涵体肌炎正式纳入 IIM 体系中,关注 DM、PM 和 IBM 的组织病理学特征,同时强调了免疫组织化学染色的重要作用[7]。

1995 年 Tanimoto 团队在 Bohan 和 Peter 的诊断标准基础上,加入 4 项新诊断条件[8]。调整后的诊断标准:①皮损(向阳疹、Gottron 征、Gottron 丘疹);②近端肌无力(四肢及躯干);③血清 CK 或醛缩酶升高;④抓握时肌痛或自发痛;⑤肌电图肌源性损害(短时限多相运动单位电位,伴有纤颤电位);⑥抗 Jo-1 抗体阳性;⑦非破坏性关节炎或关节痛;⑧系统性炎症(腋下体温高于 37℃、血清 C 反应蛋白升高、红细胞沉降率增快高于 20mm/h);⑨肌肉病理符合炎性肌病的改变(骨骼肌炎性浸润,伴有肌细胞变性或坏死、再生、活跃的吞噬、中央核)。判定标准:皮肌炎为上述标准①+其余指标中的 4 项;多发性肌炎为至少满足除标准①以外的其他指标中的 4 项。自此以后,MSA 进入 IIM 的诊断体系,逐渐在 IIM 诊断中发挥越来越重要的作用。1997 年,Targoff[9]等对 B/P 标准进行修订以增加其特异度,同时整合了当时所有已知的 MSA 和肌肉 MRI 表现,表明肌炎相关血清学标志物及肌肉 MRI 检查作为诊断指标逐渐走向大众视野。

从 19 世纪 80 年代的第一例皮肌炎的描述到 21 世纪初对 PM 和 DM 的诊断,Bohan 和 Peter 的诊断标准自 1975 年提出,一直被广泛应用于临床实践中。虽有包涵体肌炎和肌炎特异性抗体的认识和发现,但 IIM 一直是一种排除性诊断。随着肌肉活检免疫组织化学研究的发展,2003 年 Dalakas[10]描述了 IIM 不同亚型的病理特征,使得病理学成为 IIM 分型的重要诊断标准。在 DM 中,炎症主要发生在血管周围或肌束间及周围;肌内血管显示内皮细胞增生伴管网状结构,毛细血管闭塞导致毛细血管密度下降;肌纤维发生坏死和吞噬,通常成组出现(微梗死);束周萎缩,即使没有炎症,也是皮肌炎的病理诊断依据。皮肤活检显示真皮层血管周围 CD4$^+$炎症细胞浸润;在慢性阶段有浅表毛细血管扩张。在 PM 中,多灶性淋巴细胞浸润包围并侵袭结构正常肌纤维,CD8$^+$淋巴细胞浸润、MHC Ⅰ 表达阳性的结构正常肌纤维是 PM 的典型病理学表现和诊断依据;在慢性期,结缔组织增生,可能出现碱性磷酸酶染色阳性。在 IBM 中,除了多发性炎症外,还有肌纤维内镶边空泡,空泡内或邻近有刚果红染色阳性的淀粉样蛋白沉积(congophilic amyloid deposition)。

虽然 20 世纪 60 年代后期的研究提出了带有"免疫背景"的坏死性肌病,但在 20 世纪 70 年代中期,Peter 和 Bohan 在对皮肌炎和多发性肌炎进行区分时,并没有将其作为一个单独的疾病实体。抗 SRP 抗体在 1985 年被发现,2002 年学者们总结一系列抗 SRP 抗体阳性的肌炎患者的病理结果显示肌纤维坏死为突出表现,而炎症细胞浸润并不明显。2003 年,在欧洲神经肌肉中心(European Neuromuscular Centre,ENMC)的第 119届国际研讨会上学者们提出"免疫介导坏死性肌病(IMNM)"应作为 IIM 的一个亚组[11]。2010年,一种新的自身抗体(可识别 200kDa 和 100kDa 蛋白,最初称为"抗 200/100 抗体")在 38 例经病理鉴定的 IMNM 患者中首次被发现[12],2011年,被命名为抗 HMGCR 抗体[13]。学者们发现抗 HMGCR 抗体阳性患者的病理符合"坏死性肌病"的诊断,且 63% 的患者曾暴露于他汀类药物。2014 年,研究证实在抗 SRP 抗体阴性的 IMNM 患者中存在抗 HMGCR 抗体[14]。

伴随着 IMNM 的认识过程,2004 年欧洲神经肌肉中心(ENMC)提出了新的分类标准[11],将 IIM 分为以下类型:①包涵体肌炎;②多肌炎;③皮肌炎;④非特异性肌炎(非特异性肌周/血管周炎性浸润,但无 PM 或 DM 的特征);⑤免疫介导的坏死性肌病。在这次标准修订中还提出无肌病性皮肌炎、无皮疹性可能皮肌炎的概念。影像学方面强调骨骼肌 MRI 肌肉组织水肿信号提示肌肉存在炎症性改变;免疫组织化学染色方面,除了 MHC Ⅰ 表达上调外,将毛细血管壁 MAC 沉积也作为 IIM 的诊断指标之一,并正式确立了 IMNM 的诊断标准。

在随后的 10 年里,IIM 疾病谱的演变,从主要以肌肉无力和部分患者出现皮肤皮疹为特征的疾病,发展到包括多器官受累的复杂性疾病。发现了一些有明显特征的患者群:①伴有 ILD,可能严重甚至致命的患者。②ASS 患者,抗 ARS 抗体(最常见的是抗 Jo-1 抗体)阳性、早期出现关节炎。MSA 不仅与不同的临床表型相关,还与不同的 *HLA-DR* 等位基因相关。③还有一群患者具有典型的 IBM 临床特征,但肌肉组织病理提示多发性肌炎,没有镶边空泡,现在可以被拟诊为 IBM,强调临床和组织病理学特征在 IIM 亚群分类中的重要性。

2015 年 Troyanov 及其同事基于临床血清学证据引入了一个新的临床亚组[15]——重叠性肌炎(肌炎和至少一个临床重叠特征和/或一个重叠自身抗体)。重叠性肌炎抗体包括抗 ARS 抗体(通常称为抗合成酶抗体)、抗 SRP 抗体、系统性硬化相关抗体等。这个分类系统比以前的标准包含的范围更广,但仍然需要有炎症性肌病的体征才能被归类为 IIM。

随着对 IIM 研究的不断深入,发现上述这些标准存在很多局限性。例如亚组之间的组织病理学特征可能有重叠;同时还需要与同样出现炎症病理特征的肌营养不良及其他非炎症性肌病相鉴别;在一些 IIM 患者中,其组织病理学特征可能是非特异性的或接近正常的。此外,亚组间、亚组内治疗反应和预后的不同,表明这些亚组间和亚组内发病机制可能存在差异。近年来多种 MSA 及不同 IIM 临床表型特征的相关研究取得了较大进展,为 IIM 的进一步精确分型提供了证据。鉴于上述原因,亟待制订一整套准确的 IIM 的诊断和分类标准。新标准不仅要识别和区分 IIM 患者和其他肌病,而且要能识别以肌外表现为主要临床特征的轻度或无明显临床肌无力的患者,如无肌病皮肌炎和 ASS。

2017 年欧洲抗风湿病联盟(European League Against Rheumtism,EULAR)和美国风湿病学会(American College of Rheumatology,ACR)联合制定了新的成人 IIM 和青少年 IIM 分类标准,即 EULAR/ACR 标准[16]。该标准采用评分和权重的方法,希望通过对最基本和最易获得的临床和实验室特征进行规范和定义,提高 IIM 诊断的灵敏度和特异度,并有助于 IIM 的主要临床亚型的区分。新的评分标准对发病年龄、肌无力、皮肤损害、吞咽困难等临床表现、实验室检查(CK 及抗体)、肌肉活检等 6 类 16 个变量进行评分,每个变量赋予不同的分值,同一变量在有无肌肉活检状态下的分值也不同,最后将所得分值相加。若总分≥7.5(无肌肉活组织检查)或≥8.7(有肌活组织检查)为确诊 IIM(诊断可能性 90%);若总分≥5.5(无肌活组织检查)或≥6.7(有肌肉组织检查)为拟诊 IIM(诊断可能性分别为 55%、<90%);若总分≥5.3(无肌活组织检查)或≥6.5(有肌活组织检查)为可疑 IIM(诊断可能性分别为≥50%、<55%);若总分<5.3(无肌活组织检查)或<6.5(有肌活组织检查)则诊断为 IIM 的可能性低于 50%。国际肌炎分类标准工作组推荐将诊断可能性≥55%[即总分≥5.5(无肌活组织检查)或≥6.7(有肌活组织检查)]定义为诊断 IIM 的界值。若患者诊断为 IIM 后,则可进一步根据分类树确定 IIM 亚型(图 8-2-1)。

EULAR/ACR 标准亦存在一定的局限性。第一个局限性为一些变量没有被包括在此标准中,例如没有纳入肌电图、肌肉 MRI 及肌炎特异性抗体等项目。其原因为在该研究队列中只有不到

38% 的患者有 MRI 结果;当项目开始时,对 MSA 的商业可用测试很少,而且一些 MSA 还没有被识别(例如与 IMNM 相关的抗 HMGCR 抗体)。第二个局限性为纳入具有 IMNM 临床特征的患者太少,同样的限制也适用于 ASS 患者,这些患者在纳入的患者中没有被明确识别出来。第三个局限性与归类为 IBM 的患者有关,因为在数据收集时大多数专家依赖组织病理学变量(镶边空泡和肌内膜 T 细胞浸润)来定义 IBM,而 IBM 的临床标准已被提出。第四个局限性为一些患者也可能被误诊为 IIM,而实际上他们是类似于 IIM 的炎症浸润性肌营养不良。

其中,EULAR/ACR 标准最大的局限性在于没有纳入新近发现的肌炎特异性抗体(MSAs)。已知对 MSAs 的认识是近年 IIM 研究的最大进展,其在 IIM 诊断和评估中具有重要作用。MSAs 在 EULAR/ACR 标准中的缺失也会导致其临床推广中受到限制。因此,进一步通过外部队列验证 EULAR/ACR 标准,该队列需纳入 IMM 患者的新亚型,包括 IMNM 患者,无肌病患者,如无肌病皮肌炎和 ASS;基于临床特征诊断的 IBM;各种 MSAs 的患者;以及没有 IIM 的患者。目前该标准

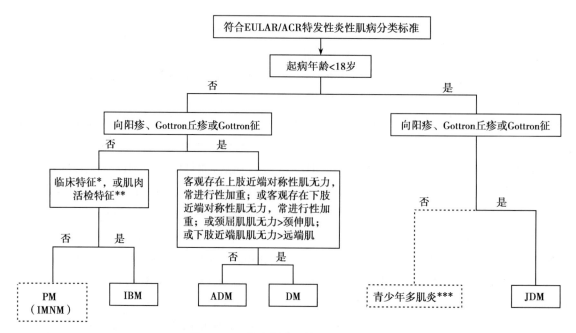

图 8-2-1 特发性炎症性肌病分类标准

* 包涵体肌炎符合以下标准之一:指屈无力,并且治疗无改善,** 或肌肉活检见镶边空泡;*** 基于专家意见的青少年多肌炎。PM,多肌炎;IMNM,免疫介导的坏死性肌病;IBM,包涵体肌炎;ADM,无肌病性皮肌炎;DM,皮肌炎;JDM,青少年皮肌炎。

主要推荐用于临床试验和研究,作为疾病诊断标准尚需要进一步临床验证。

2014 年,在患者数据和深度机器学习的基础上,一套相当简单和临床适用的 IBM 诊断标准被提出,且具有 90% 的灵敏度和 96% 的特异度。该标准包括存在指屈肌或股四头肌无力、肌内膜炎症,并且非坏死肌纤维 CD8[+] T 细胞浸润或者出现镶边空泡。如果组织病理学表现以肌内膜炎为主,应积极寻找其他组织学特征(如线粒体改变和轻微的 p62 沉积)及典型临床特征,包括远端肌肉的不对称无力(如指深屈肌或胫骨前肌)[17]。

二、基于肌炎抗体的分类系统

随着 MSA 的深入研究,一些 MSA 与皮肌炎的特征性皮肤表现有关。抗 Mi-2 抗体是首个报道的与皮疹相关的 MSA[18]。在皮肌炎中,抗 Mi-2 抗体阳性的患者经常出现典型的向阳疹,而抗 MDA5 抗体阳性的患者经常出现指间关节溃疡,指间关节掌侧折痕及手掌和指尖红色斑疹,并且抗 MDA5 抗体与临床无肌病性皮肌炎和 RP-ILD 发生率有关。某些皮肌炎患者及抗 ARS 抗体阳性的患者常常出现“技工手”。抗 ARS 抗体阳性的患者也可以观察到皮肌炎的皮肤损害症状。因此,认识到 IIM 亚组之间在皮肤表现方面的常见的重叠是很重要的。抗 TIF1γ 抗体阳性的皮肌炎患者通常皮肤受累更广泛,出现手掌角化过度丘疹、牛皮癣样病变、色素减退和毛细血管扩张[“白底红斑(red on white)”][19]。

不同的 MSA 谱相关肌肉组织,具有不同组织病理学特征。与抗 Mi-2 抗体相关的皮肌炎患者通常表现为肌肉中的“血管病”(即毛细血管缺失,C5b-9 在毛细血管上沉积,内皮细胞微管样包涵体),肌束萎缩,伴有 MHC Ⅰ 染色强阳性,坏死肌纤维发生吞噬现象,束周膜血管周围有淋巴细胞和巨噬细胞灶性浸润。相反,抗 MDA5 抗体阳性的患者往往缺乏皮肌炎的这些形态学特征。抗 NXP2 抗体及抗 TIF1γ 抗体阳性患者的肌肉活检结果相似,包括束周萎缩、束周萎缩肌纤维 MHC Ⅰ 表达上调和血管周围炎症,但原发性炎症(即单核细胞侵犯非坏死纤维)很少。抗 ARS 抗体与一些皮肌炎病理特征相似(如微血管异常),但与典型皮肌炎不同的是束周区域肌纤维坏死、束周碎裂和碱性磷酸酶活性增加。而抗 HMGCR 抗体和抗 SRP 抗体阳性的 IMNM 主要表现为肌纤维坏死和轻微炎症。值得注意的是,部分皮肌炎患者的组织病理学表现与 IMNM 相似,包括肌纤维变性、坏死和吞噬,但没有血管周围炎症、束周萎缩和内皮细胞微管样包涵体。此外,一些肌营养不良也可能模拟炎症性肌病,如 dysferlinopathy。总之,自身抗体谱和肌肉病理形态之间的关系尚不完全清楚,对特定的组织病理学模式进行解释是很复杂的。在以后的研究中,对肌肉活检组织样本评估的拟评分系统应达成共识。

2018 年,Mariampillai 等提议基于临床特征及已发现的 MSA 开发一种新的分类系统[20]。该项多中心回顾性研究纳入了 260 例成年肌炎患者,根据患者的流行病学、临床表现、血清学和病理等数据将患者分为 4 个亚组:DM、IBM、IMNM 和 ASS。该研究表明 MSA 与肌炎亚型有关,对 IIM 分类很重要,ASS 是与 DM 截然不同的疾病实体。

2018 年,在第 239 届 ENMC 研讨会上,全球多名专家参与研讨并正式提出 DM 最新分类系统[21]。该分类系统提出 MSA 是 DM 特有的,可用于定义 DM 的 6 种不同亚型:①抗 TIF1γ 抗体阳性 DM;②抗 NXP2 抗体阳性 DM,③抗 Mi-2 抗体阳性 DM;④抗 MDA5 抗体阳性 DM;⑤抗 SAE 抗体阳性 DM;⑥自身抗体阴性 DM。每种 DM 亚型具有不同的临床特征,每种亚型都有可能具有“不同潜在疾病机制”。同时建议 ASS 是不同于 DM 的疾病实体,抗 HMGCR 抗体或抗 SRP 抗体阳性的患者,即使有经典 DM 皮疹,也应纳入 IMNM。具有典型临床影像和 MSA 的患者可在缺乏肌肉活检的情况下诊断为 DM,但如果临床表现不典型或缺乏 MSA 者仍需要进行肌肉活检以明确 DM 诊断。ENMC 研讨会提出的分类标准基于 MSA 和组织病理学,进一步细化了 DM,有助于临床早期识别及诊断,但尚需要在多中心临床队列中进行验证。

随着研究的深入,皮肌炎的新亚群已日益被认识。皮肌炎患者可根据是否存在临床或实验室肌肉特征进行再分类,或根据是否存在某些 MSA 进行亚分类。临床无肌病性皮肌炎(clinically amyopathic dermatomyositis,CADM）定义了一个以皮肤损害为主要临床特征的皮肌炎患者亚组,既包括无肌病性皮肌炎患者,也包括少肌病性皮肌炎（hypomyopathic dermatomyositis）患者。无肌病皮肌炎亚群通常需要皮肤活组织检查证实存在皮肌炎的显著皮肤表现,持续 6 个月或更长时间且无近端肌无力的临床证据,血清肌酶水平无异常,实验室和/或 MRI 成像检查均正常。少肌病性皮肌炎（hypomyopathic dermatomyositis）患者的皮肤临床表现与无肌病性皮肌炎患者相同,但在实验室检查中显示一些临床难以察觉的肌肉异常。在可能的情况下需要进行皮肤活检,以排除类似皮肌炎的各种疾病。CADM 常合并 ILD,病程进展快,预后差,且因缺乏肌无力表现,部分 CADM 患者在皮疹出现时常被误诊为皮肤 SLE 或其他结缔组织疾病等,常常延误诊治。因此准确识别 CADM 对于评估病情及治疗预后非常关键。

总之,对 IIM 的准确分类及诊断是进行有效治疗、预测和预防并发症的关键。随着越来越多的 MSA 被发现,研究人员已经认识到 IIM 是一种广泛的谱系疾病,包括多器官受累的患者,以及可能没有肌肉症状的患者。这个疾病谱需要在未来临床分类标准中被不断地完善。在经典 B/P 标准的基础上,新的 EULAR/ACR 成人和青少年 IIM 及其主要亚组分类标准是向前迈出的重要一步,不同的临床表型与特定的肌炎自身抗体相关,MSA 在 IIM 的诊断和预后中显示出了重要的作用,以上这些标准尚需要在多学科的国际合作中不断发展和验证。

（郭军红）

参考文献

第三节　皮肌炎

皮肌炎（dermatomyositis,DM）是特发性炎症性肌病（idiopathic inflammatory myopathy,IIM）的

一个亚型,主要累及横纹肌,以淋巴细胞浸润为主的非化脓性炎症病变,可伴有或不伴有多种皮肤损害。临床上以对称性肢带肌、颈肌及咽肌无力为特征,常累及多种脏器,亦可伴发肿瘤和其他结缔组织病。

一、流行病学

DM 在世界范围内,各个地区的发病率和患病率差异很大,并且均以 IIM 或 DM/PM 形式进行研究,没有 DM 的单独研究数据。

在北美洲,美国 2003—2008 年医疗管理数据提示 IIM（包括了重叠性肌炎）发病率为（5.8~7.9）/10 万人年,患病率为（14.0~17.4）/10 万[1]。加拿大某省一项调查显示 2003 年全省 DM 和 PM 患病率为 21.5/10 万,女性和老年人的患病率较高,城市地区患病率高于农村,农村年轻男性的患病率最低,城市老年女性的患病率最高[2]。而随后加拿大阿尔伯塔省开展的 DM/PM 流行病学研究显示,患病率相似,土著人群患病率 25.0/10 万,非土著人群患病率为 33.8/10 万。在这两组中,女性患病率均高于男性,但农村女性高于城市女性,与魁北克省的研究结果不一致[3]。

来自北欧的数据显示,IIM 的发病率低于北美。根据瑞典国家患者登记,发病率为 11/100 万,女性多于男性（13∶9.7）,发病率随年龄增加而增加,在 50~79 岁年龄组达到高峰,患病率为 14/10 万[4]。而挪威公立医院以 Peter/Bohan 标准和 Targoff 标准为诊断标准的研究显示,DM/PM 年发病率为（6~10）/100 万,患病率 8.7/10 万,发病率高峰在 50~59 岁（DM）和 60~69 岁（PM）[5]。但发现白种人 DM/PM 的患病率较低。位于欧洲西部的法国阿尔萨斯地区的一项针对青少年皮肌炎（juvenile dermatomyositis,JDW）发病率的回顾性多中心研究显示,排除重叠性肌炎,JDW 的年发病率为 0.27/10 万人年［95%*CI*（0.26~0.29）/10 万人年］[6]。发病率因季节而异,50% 的患者在夏季发病。16 例患者中 12 例为女孩（男女之例为 3∶1）。而亚洲的 IIM 流行病学数据尚缺乏。

二、免疫机制

DM 的发病机制目前尚不完全清楚,遗传、环境和免疫机制都在 DM 的发病中起重要作用。

(一)遗传易感性

多项研究发现,主要组织相容性复合体(major histocompatibility complex,MHC)突变与 DM 发生之间存在联系,并且某些人类白细胞抗原(human leukocyte antigen,HLA)等位基因与成人和儿童自身抗体的产生有关。此外,表观遗传,包括 DNA 甲基化、组蛋白修饰和 miRNA 活性的改变都可能在 DM 的发病中起作用[7]。

(二)环境因素

在遗传易感人群中,许多环境因素会导致免疫系统持续激活。紫外线、病毒感染、药物和吸烟都被认为是 DM 的诱发因素。病毒感染可能在免疫激活或免疫耐受破坏中起作用[8]。

(三)免疫因素

DM 本质上是一种自身免疫病,免疫因素在其中发挥着重要作用。DM 患者肌肉活检标本的免疫病理示微小血管内有 IgG、IgM、补体和攻膜复合物沉积,证实了自身免疫机制在 DM 发病中起关键作用。

1. B 细胞和抗体的作用 体液免疫是由抗体介导的特异性免疫反应,60%~70% 的 IIM 患者血清可检测到 MSA(约 50%)或 MAA(约 20%),这些抗体由浆细胞产生,少部分由外周血中含量很少的浆母细胞产生。抗原驱动的 B 细胞特异性免疫应答在 DM 患者发病中的作用尚未完全了解,但最近的研究发现,在 DM 患者中,B 细胞活化因子(B cell-activating factor,BAFF)表达上调。BAFF 是一种促 B 细胞成熟和分化的有效刺激因子。BAFF 通过结合其受体,激活 PI3K/Akt/mTORx 信号通路,进而调节 B 细胞活化、增殖和抗体产生等,表明抗原驱动的免疫反应及 B 细胞在 DM 发病中起重要作用。

2. 自身抗体的作用 目前已经鉴定了 30 多种 MSA 和 MAA。DM 特异性抗体包括抗 Mi2 抗体、抗 MDA5 抗体、抗 NXP2 抗体、抗 TIF1γ 抗体和抗 SAE 抗体。在 DM 中,MSA 不仅提示不同亚型的不同临床表现,而且部分抗体与恶性肿瘤发生和/或肌外表现相关,对预测预后具有重要价值。目前,大多数 MSA 的致病机制是未知的,有关 MSA 和癌症发生的确切病理生理机制尚不清楚。

抗原是否存在于肌膜表面从而被抗体靶向攻击,或者抗体如何到达肌细胞内以攻击不位于肌膜表面的抗原,这些问题仍然有待研究。关于癌症相关性肌炎(myositis associated with cancer,CAM)潜在机制的一个假说是共同抗原的表达。在 DM 患者中,观察到肿瘤和再生肌纤维之间存在抗原的共同表达,提示抗癌的自身免疫反应可以与再生肌纤维交叉反应,导致自身免疫病的发生。

3. 补体系统紊乱 补体系统是固有免疫的关键组成部分,并且参与特异性免疫调节,存在三种激活途径:经典途径、凝集素途径和旁路途径。DM 患者自身免疫的触发机制仍不清楚,可能是因补体激活不当引起。一项研究探究了 DM 患者补体激活的触发因素,发现尽管没有免疫球蛋白复合物(IgG)的结合,但在 DM 中补体激活的模式与经典途径的激活是一致的。补体系统的经典激活途径是由抗原-抗体复合物(即免疫复合物)结合 C1q 启动补体激活的补体活化途径,C1q 是经典途径的识别和调节蛋白,DM 患者中存在 MAC 阳性毛细血管,以及血管对 C1q 的应答。DM 活动期补体 C3a 和 C5b-9/MAC 水平明显高于非活动期 DM 患者和健康对照组;毛细血管 C5b-9/MAC 沉积是 DM 肌肉病理中的典型表现,在 DM 的早期阶段肌内膜毛细血管壁上 C5b-9 的沉积可能先于炎症细胞浸润;C5b-9 沉积的程度似乎与疾病的临床活动有关。尽管引发补体激活的因素,以及每条激活途径对 DM 的贡献尚不确定,但现有证据表明,表面结合的抗体触发补体激活的经典途径,从而引起补体的级联反应,补体活化导致毛细血管破坏、低灌注、微梗死和束周萎缩。因此,DM 在一定程度上是一种主要由经典途径介导的微血管病变[9]。

4. 干扰素通路 干扰素(IFN)通路可以通过三种不同类型的配体与细胞表面受体的结合来激活:Ⅰ型 IFN(如 IFN-α 和 IFN-β)、Ⅱ型 IFN(如 IFN-γ)和Ⅲ型 IFN(如 IFN-λ),这些蛋白与其相应的细胞表面受体结合,然后通过 Janus 激酶(JAK)/信号转导和转录激活因子(STAT)信号通路刺激 IFN 诱导基因的表达。

近年来发现 DM 患者束周萎缩区域肌纤维黏液病毒抗性蛋白 A(MxA,一种 IFN-Ⅰ诱导的蛋白)

免疫染色阳性,正常束周肌纤维中也存在 MxA 染色阳性肌纤维,而 IFN-Ⅰ 诱导基因在 DM 患者的肌肉组织中存在过表达。Greenberg 等人研究发现 DM 患者肌肉活检中的浆细胞样树突状细胞(干扰素产生细胞和固有免疫系统的效应细胞),可以局部产生 IFN-Ⅰ。Radke 等人证实 IFN-Ⅰ 相关的基因表达水平与 B 细胞含量平行,推测 DM 肌肉组织中的原位 B 细胞分化可能会导致免疫失调,引起 IFN 过度应答,进一步造成免疫应答的循环放大。有研究发现 DM 患者皮肤损害活动程度与肌无力程度、血清 CK 水平、IFN-β 水平升高有关,证实 IFN-Ⅰ 诱导基因的表达与 DM 疾病活动性相关。此外,在 DM 中也观察到 IFN-Ⅱ 通路的激活[10]。

三、免疫病理

(一) 皮肤活检

角化过度,表皮萎缩、空泡型界面皮炎、基底膜增厚、真皮水肿、色素失禁、黏蛋白沉积,以及血管周围浸润 CD4+淋巴细胞,并可见内皮细胞损伤、毛细血管减少和血管扩张。通常没有或很轻的炎症细胞浸润,主要位于真皮和表皮的交界区。一些患者在表皮基底膜区有免疫球蛋白和补体的颗粒状沉积。

(二) 肌肉活检

在皮肌炎中,肌肉活检显示在血管周围、束间间隔和/或肌束周围有炎症细胞浸润。束周肌纤维出现萎缩,即特征性的"束周萎缩"(图 8-3-1A)。束周萎缩的原因仍不完全清楚,可能是由于 IFN-Ⅰ 诱导的产物的表达,或由于毛细血管耗竭引起的缺血,或两者皆有。束周萎缩的存在具有很高的特异度(90%),但灵敏度有限(50%)。束周萎缩肌纤维细胞色素氧化酶(COX)染色缺失和/或 CD56[神经细胞黏附分子(NCAM)]染色阳性,并且 MxA 高表达。MxA 在肌纤维中的表达在 DM 中具有高度特异性。最近的研究表明,肌纤维胞质中 MxA 的阳性表达可能是 DM 患者肌肉受累更好的指标,对诊断更为灵敏(94%)[11-13]。

毛细血管异常提示微血管病变参与 DM 发病的组织病理学证据,且发生在疾病早期,先于炎症细胞浸润、肌纤维损伤和其他结构的变化。MAC 沉积于肌内膜毛细血管壁上,对 DM 的诊断具有很高的灵敏度和特异度,可与其他免疫坏死性肌病亚型区分开来。

最近的研究表明,典型的皮肌炎临床病理图像应更准确地描述为皮肌炎伴血管病理(dermatomyositis with vascular pathology,DM-VP)。DM-VP 活检肌肉病理显示束周区域肌纤维萎缩而无坏死,束周 COX 染色酶活性缺失(图 8-3-1B),MHC Ⅰ 表达上调(图 8-3-1C),毛细血管补体 C5b-9 沉积(图 8-3-1D),血管病理显示束周血管周围淋巴细胞浸润和肌内膜毛细血管改变(碱性磷酸酶染色加深)[14]。

局部缺血性免疫性肌病(regional ischemic immune myopathy,RIIM)是 DM 患者另一独特的病理表现,很可能是由受损的中等大小肌束膜血管之间的分水岭区域局部缺血导致。组织病理学表现为灶状分布的肌纤维坏死和再生,伴有中等大小的肌束膜血管之间的分水岭区毛细血管减少,血管病理学显示中等大小的肌束膜血管壁受损,结缔组织表达缺血标志物碳酸酐酶Ⅸ(carbonic anhydrase Ⅸ),但无单核细胞浸润[14]。

四、临床表现

DM 通常表现为亚急性起病的四肢对称性无力,近端重于远端,并伴有特征性皮疹。患者也可以出现肌痛、关节痛、吞咽困难和构音障碍等症状。儿童青少年和成人均可发病,但成人发生恶性肿瘤的风险较高,DM 可能发生在明确恶性肿瘤的诊断之前、同期或之后,大约 1/3 的 DM 患者可能在 3 年内出现恶性肿瘤,且与皮肌炎相关的恶性肿瘤可以发生在任何内脏器官。

(一) 发病特点

多为亚急性起病,发病年龄不限,儿童和成人多见,女性多于男性。

(二) 骨骼肌受累的表现

DM 通常为对称性四肢近端无力,可伴肌痛,常从盆带肌开始逐渐累及肩带肌,表现为上楼、蹲起困难、梳头困难等;颈肌无力出现抬头困难(垂头征);咽喉肌无力出现构音障碍和吞咽困难。在局灶性病变,仅有颈肌和椎旁肌受累可出现躯干

正常对照　　　　　　　　　　　　　皮肌炎

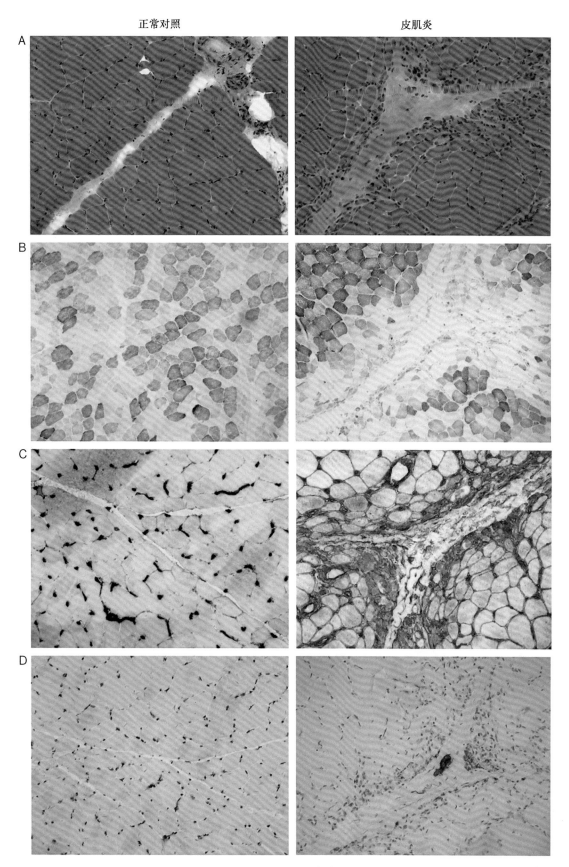

图 8-3-1　DM 肌肉病理

A. HE 染色（×200），与正常对照相比，DM 肌肉病理可见束周萎缩；B. COX 染色（×200），DM 肌肉病理可见束周 COX 染色活性降低；C. MHC I 染色（×200），DM 肌肉病理可见束周 MHC I 高表达；D. 补体染色（×200），DM 肌肉病理束周毛细血管 C5b9 沉积：第一列为正常对照，第二列为患者病理。

前屈征。在病程晚期或少部分进展迅速的患者会累及呼吸肌，出现呼吸困难。一些依赖于远端肌肉的精细动作也可执行困难，如系纽扣、开锁等，多在 DM 晚期出现。眼外肌一般不受累。查体可见四肢近端肌肉无力、压痛，感觉查体正常，腱反射一般正常，严重的肌无力可伴有腱反射减弱或消失，晚期可出现肌萎缩和关节挛缩[15]。

（三）皮肤受累的表现

DM 患者皮疹多先于或与肌肉无力同时出现，少数患者皮疹出现在肌无力之后。DM 常见的皮肤病变包括：①向阳疹（heliotrope rash），是 DM 特征性的皮肤损害，发生率约为 60%~80%。表现为上眼睑或眶周的水肿性紫红色皮疹，可为一或双侧，光照加重（图 8-3-2A）。这种皮疹还可出现在两颊部、鼻梁、颈部、前胸 "V" 形区（"V" 字征）、肩背部（"披肩" 征）。②Gottron 丘疹和 Gottron 征，出现在关节的伸面，特别是掌指关节、指间关节或肘关节伸面的红色或紫红色斑丘疹，边缘不整或融合成片，常伴有皮肤萎缩、毛细血管扩张和色素沉着或减退，偶有皮肤破溃，发生率约 80%，此类皮损亦可出现在膝关节伸面及内踝等处，表面常覆有鳞屑或有局部水肿（图 8-3-2B）。③甲周病变，甲根皱襞处可见毛细血管扩张性红斑或瘀点，甲皱及甲床有不规则增厚，局部出现色素沉着或色素脱失。④"技工手"，手指外侧或掌面皮肤过度角化、裂纹及粗糙，类似于长期从事手工作业的技术工人手，故名 "技工手"（图 8-3-2C）。还可出现足跟部的皮肤表皮增厚，粗糙和过度角化，此类患者常常血清抗 Mi-2 抗体阳性。⑤臀部侧面的红色或紫红色皮疹称为 "手枪套" 征（holster sign）。⑥皮肤异色病（poikiloderma），为皮肌炎皮肤特征性皮损之一，在同一部位红斑鳞屑基础上逐渐出现褐色色素沉着，点状色素脱失，点状角化，轻度皮肤萎缩，毛细血管扩张等，自觉瘙痒，多见于面、颈、上胸躯干部。⑦其他皮肤黏膜改变，如皮肤血管炎和脂膜炎，也是 DM 较常见的皮肤损害；另外还可有手指的雷诺现象、手指溃疡及口腔黏膜红斑。部分患者还可出现肌肉硬结、皮下小结或皮下钙化等改变。持续性严重瘙痒可显著影响患者的生活质量[12-15]。

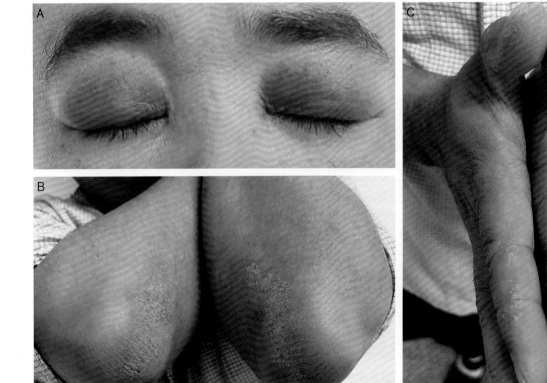

图 8-3-2　DM 患者常见的皮肤受累的表现
A. 向阳疹；B. Gottron 征；C. "技工手"。

（四）肺部疾患

DM 患者可出现间质性肺病、肺纤维化、胸膜炎，严重时可出现呼吸困难。临床统计发现 5%~10% 患者发生 ILD。急性 ILD 可有发热、干咳、呼吸困难、发绀，随着病情进展，迅速出现呼吸衰竭，常在 6 个月内死亡。慢性 ILD 患者起病缓慢而隐匿，出现干咳、进行性呼吸困难，易伴发肺部感染，大多伴有肌无力现象，早期体征不明显。另外，由于咽部肌群无力，可出现吞咽困难，易致吸入性肺炎[12-15]。

（五）其他系统受损

除了肺部疾患之外，DM 常合并其他系统受损：①全身症状，如发热、不适、体重下降、关节疼痛；②心脏受累，出现房室传导阻滞、心动过速、扩张型心肌病、低射血分数、充血性心力衰竭等；③肾脏受累，少数患者累及肾脏，可出现蛋白尿、血尿、管型尿；④关节受累，可出现关节痛和关节炎表现，通常见于疾病的早期[12-15]。

五、特殊类型皮肌炎

具有典型的向阳疹、Gottron 征、"V" 字征等特征性皮疹，根据是否具有肌肉受累，分为经典皮肌炎、临床无肌病性皮肌炎（clinically amyopathic dermatomyositis，CADM）[16]。CADM 应具有特征性的活检证实的 DM 皮疹表现，发病 6 个月或更长的时间未出现近端肌无力及血清肌酶谱的升高；若该类患者仅有亚临床轻微肌源性损害（经血清肌酶谱、肌电图、肌肉活检等检查），称为微肌病性皮肌炎或低肌病性皮肌炎（hypomyopathic DM）；若有典型的皮肌炎的皮肤损害而没有肌炎的客观体征，并且实验室检查如血清酶学、肌电图和肌肉活检无异常或只有轻微异常，则称为无肌病性皮肌炎（amyopathic dermatomyositis，ADM）。ADM 根据无肌病期是否达到 2 年分为确诊的 ADM 和暂时的 ADM（指病程在 6 个月到 2 年之间）。由于 CADM 患者缺少肌无力等肌肉损害临床证据，临床易被误诊。CADM 患者的皮肤表现与典型 DM 患者相同。在对 291 例 CADM 患者的大型回顾研究中发现 70% 患者为 ADM，13% 患者为微肌病性皮肌炎。而不伴皮疹但在肌肉活检中有典型 DM 组织病理学特征的患者称为无皮疹性皮肌炎（DM sine dermatitis）。经典皮肌炎（classic DM，CDM）患者和 CADM 患者发生 ILD 和隐匿性恶性肿瘤的风险均升高。

六、临床分型

近年来，越来越多的研究集中在识别 DM 中的 MSA 和描述其相关表型。大多数 DM 患者只存在一种 MSA。检测 MSA 的金标准是免疫沉淀法。大约 20% 的 DM 患者中发现 MSA，MSA 阳性可以协助 DM 的诊断。鉴于一些 MSA 有独特的临床特征，有专家建议将 DM 细分为 6 种不同的亚型：抗 Mi-2 抗体阳性 DM、抗 MDA5 抗体阳性 DM、抗 TIF1γ 抗体阳性 DM、抗 NXP2 抗体阳性 DM、抗 SAE 抗体阳性 DM 和自身抗体阴性 DM。抗 Mi-2 抗体或抗 NXP2 抗体阳性 DM 患者往往有明显的肌炎表现，而抗 MDA5 抗体、抗 TIF1γ 抗体或抗 SAE 抗体阳性 DM 患者的肌炎表现较轻[17,18]。

（一）抗 Mi-2 抗体阳性 DM

成年 DM 患者抗 Mi2 抗体阳性率为 2%~38%，这些患者表现为典型皮肌炎，有特异性皮肤表现，包括：面部皮损、"披肩" 征和皮肤异色征等。其他更严重的皮肤表现，如钙沉着症和溃疡性血管病，在这一临床亚群中并不常见。此外，抗 Mi-2 抗体阳性 DM 的特征性表现为轻度近端对称性肌无力，且 CK 明显升高，与肌肉受累的程度不成比例。总体而言，抗 Mi-2 抗体阳性 DM 通常对治疗反应好且预后良好，与恶性肿瘤或 ILD 无关，但容易复发，需要长期的随访[17,18]。

（二）抗 MDA-5 抗体阳性 DM

在大部分 CADM 及 10%~30% 的 DM 中可见抗 MDA5 抗体阳性。与白种人（0~13%）相比，抗 MDA-5 抗体在亚洲人（11%~57%）更为普遍。该亚型发生 ILD 的风险高，包括 RP-ILD。RP-ILD 特征性表现为急性进展性 ILD（<4 周），有主观症状或客观指标（如胸部 CT 上的磨玻璃样改变、氧分压降低）。抗 MDA5 抗体对诊断 DM 相关 RP-ILD 有 77% 的灵敏度和 86% 的特异度，6 个月死亡率约为 59%。抗 MDA5 抗体阳性 DM 还有一些独特的皮肤表现，包括发生于 Gottron 丘疹和侧甲皱襞处的皮肤溃疡、痛性掌部丘疹，称为反

转型 Gottron 丘疹（inverse Gottron's papules），以及脂膜炎。此外，抗 MDA5 抗体阳性 DM 患者发热和关节炎的发生率更高[17,18]。

（三）抗 TIF1γ 抗体阳性 DM

与亚洲人（17%）相比，该抗体在白种人（41%）中更为普遍。已有研究显示成人抗 TIF1γ 抗体与恶性肿瘤存在明显的相关，有报道显示，20%~65% 的患者合并肿瘤。成人抗 TIF1γ 抗体阳性 DM 患者典型临床表现：①严重的光敏性皮肤病伴眶周紫红斑、"V" 区皮疹和 Gottron 丘疹；②独特的皮肤黏膜表现，如手掌角化过度、银屑病样斑块、卵圆形上腭斑和萎缩性色素减退斑块伴表面毛细血管扩张；③微肌病（hypomyopathic disease）DM；④胃肠道受累；⑤全身表现轻微，如 ILD、雷诺现象和关节炎。儿童抗 TIF1γ 抗体阳性 DM 患者与恶性肿瘤无关[17,18]。

（四）抗 SAE 抗体阳性 DM

约 8% 的成人 DM 可检测到该抗体，其阳性率因种族而异，与 HLA-DQB1*03 密切相关。HLA-DRB1*04 和 HLA-DRB1*03-DQB1*03 也是危险因素。该亚型通常会随着时间的推移出现进行性肌肉受累，并出现严重的吞咽困难，全身症状明显，如发热和体重减轻。此外小队列研究发现抗 SAE 抗体阳性 DM 患者发生轻度 ILD 和恶性肿瘤的风险增加。值得注意的是，有抗 SAE 抗体导致羟氯喹药疹的报道。抗 SAE 抗体阳性患者只占 JDM 一小部分（欧洲为 6%~8%，亚洲为 2%），其典型特征是皮肤受累严重和类似成人的轻微肌病[17,18]。

（五）抗 NXP-2 抗体阳性 DM

在成年 DM 患者中抗 NXP-2 抗体的阳性率为 2%~30%，有种族差异。抗 NXP2 抗体阳性 DM 患者常表现为严重的反复肌痛，肢体近端和远端无力和严重的吞咽困难，典型的皮肤表现，偶可观察到钙质沉着和远端溃疡。成人患者潜在恶性肿瘤风险增高，ILD 风险较低。抗 NXP2 抗体是 JDM 患者中最常见的自身抗体，阳性率为 20%~25%，在儿童患者中钙质沉着发生率（>40%）远高于成人患者。抗 NXP-2 抗体阳性 DM 患者存在血管受累，肌肉缺血引发严重的肌病，同时血管受累也可导致胃肠道出血。抗 NXP-2 抗体阳性 JDM 患儿无恶性肿瘤相关性[17,18]。

七、辅助检查

（一）血常规

急性期周围血 WBC 增高，红细胞沉降率增快；70%~80% 的患者血清 CK 水平升高，10% 的 CK 正常的患者血清醛缩酶可能升高。24 小时尿检测发现尿肌酸增高是肌炎活动期的一个指标。如合并横纹肌溶解者，可出现肌红蛋白尿。

（二）肌炎抗体

抗核抗体可以阳性，但非特异性。DM 与抗 Mi-2、MDA5、TIF1γ、SAE 和 NXP2 抗体等 MSA 相关，这些抗体通常与典型的临床特征有关。

（三）心电图

52%~75% 的患者有心电图异常，QT 延长、ST 段下降。

（四）肌电图

可见大量纤颤电位和正锐波，运动单位电位时限缩窄、波幅降低、多相波增多、病理干扰相等肌源性损害的表现。在慢性期也可以见到复杂重复放电。神经传导通常正常。这些表现是非特异性的，可以在其他肌病中看到。

（五）肺部 X 线或 CT 检查

可发现肺间质改变，主要表现为不规则网状、线状阴影、肺纤维化、毛玻璃样阴影、结节影，可为上述单一表现，也可有上述两种以上混合性病变同时存在。

（六）骨骼肌磁共振成像

受影响的肌肉水肿，有时筋膜异常信号提示筋膜炎。慢性期可出现大量的脂肪沉积。

（七）肌肉活检

肌肉活检是诊断与排除其他肌病的重要手段，病理改变见前文所述。

（八）皮肤活检

DM 患者的皮肤病理改变见前文所述。

（九）肿瘤筛查

一旦诊断为 DM，就需要彻底地筛查肿瘤。多项研究已经证实成人 DM 患者发生恶性肿瘤的风险较高。以下因素与恶性肿瘤正相关，如年龄较大、男性、皮肤坏死、皮肤血管炎、吞咽困难、红细胞沉降率升高和肌炎快速进展，而 ILD、关节痛和雷诺现象与恶性肿瘤负相关[12]。

八、诊断标准与鉴别诊断

(一)诊断标准

最早的诊断标准为 1975 年 Bahan 和 Pater 诊断,此标准简单、操作性强,但特异度较低,易纳入肌营养不良症、代谢性肌病、周围神经病等,造成误诊。

目前公认的 DM 诊断标准为 2004 年第 119 届欧洲神经肌肉中心研讨会(ENMC)确定的特发性炎性肌的分类标准[16](表 8-3-1、表 8-3-2)。

(二)鉴别诊断

DM 的肌无力分布和很多肌病类似,同时 DM 皮疹也需要与其他有类似皮疹的疾病进行鉴别诊断。

表 8-3-1 特发性炎症性肌病(IBM 除外)分类标准的诊断要求

诊断要求	支持诊断/不支持诊断
临床标准	**支持诊断** a. 通常在 18 岁后(青春期后)发病,DM 和非特异性肌炎发病年龄可在儿童期 b. 亚急性或隐匿性发病 c. 肌无力模式:对称性分布,近端重于远端,颈屈肌无力重于颈伸肌 d. 典型的 DM 皮疹:紫色眼眶周围水肿(向阳疹);掌指关节和指间关节及其他骨突起处的紫色丘疹(Gottron 丘疹)或斑疹(Gottron 征);如果是慢性的,则为鳞状;胸部和颈部红斑("V"形征)和上背部红斑("披肩"征) **不支持诊断** a. IBM 的临床特征:非对称性无力,手腕/手指屈肌与三角肌肌力相同或更差;膝关节伸肌和/或踝关节背屈肌与髋关节屈肌肌力相同或更差; b. 眼肌无力,孤立的构音障碍,颈伸肌无力重于颈屈肌 c. 中毒性肌病(例如最近接触了肌肉毒性药物)、活动性内分泌病(甲状腺功能亢进或减退、甲状旁腺功能亢进)、淀粉样变、肌营养不良家族史或近端运动神经病(例如脊肌萎缩症)
实验室标准	a. 血清肌酸激酶(CK)升高
	b. 肌电图检查: **支持诊断** Ⅰ. 以纤颤电位、正锐波或复杂重复放电的形式增加的插入和自发电活动 Ⅱ. 轻收缩显示存在短时程、低振幅、多相运动动作电位(MUAP) **不支持诊断** Ⅰ. 肌强直性放电提示近端肌强直性营养不良或其他通道疾病 Ⅱ. 轻收缩时显示长时程、高波幅的 MUAP Ⅲ. 大力收缩募集相减少
	c. MRI:脂肪抑制序列(STIR)肌肉组织内弥漫性或斑片状增强信号(水肿)
	d. 在血清中 MSA 阳性
肌肉活检标准	a. 肌内膜炎症细胞(T 细胞)围绕并侵入非坏死肌纤维
	b. 肌内膜 CD8+ T 细胞围绕但不一定侵入非坏死肌纤维,或 MHC Ⅰ广泛表达
	c. 束周萎缩
	d. 攻膜复合物(membrane attack complex,MAC)在小血管沉积,或毛细血管密度降低,或电镜看到内皮细胞管网状包涵体,或束周纤维表达 MHC Ⅰ
	e. 血管周围、肌束膜炎症细胞浸润
	f. 散在的肌内膜 CD8+ T 细胞浸润,但是否包绕或浸润肌纤维不肯定
	g. 多量坏死肌纤维为肌肉病理上的突出表现。血管周围炎症细胞稀少或轻微;肌束膜炎性浸润不明显。电镜下可见 MAC 沉积在小血管或毛细血管上,但内皮细胞的管网状包涵体不常见或不明显
	h. 存在镶边空泡、破碎红纤维、细胞色素氧化酶染色阴性纤维,提示 IBM
	i. MAC 沉积在非坏死肌纤维膜上,以及具有肌营养不良症免疫病理学的其他指征

表 8-3-2 DM 分类诊断标准

诊断分类	诊断标准
确诊的 DM	1. 符合所有临床标准 2. 肌肉活检符合标准 c
可能的 DM	1. 符合所有临床标准 2. 肌肉活检符合标准 d 或 e，或血清 CK 升高，或其他实验室标准(肌电图、MRI、MSA，3 条中满足 1 条)
无肌病性 DM	1. DM 的典型皮疹：向阳疹、Gottron 丘疹/征、"V"字征、"披肩"征、"手枪套"征 2. 皮肤活检显示毛细血管密度降低，MAC 沉积在真皮-表皮交界处的小血管周围 3. 无客观存在的肌无力 4. 血清 CK 正常 5. 肌电图正常 6. 肌肉活检结果不符合确诊的或可能的 DM 的病理诊断标准
可疑无皮疹性 DM	1. 排除皮疹后符合所有临床标准 2. 血清 CK 升高 3. 符合其他实验室标准(肌电图、MRI、MSA，3 条中满足 1 条) 4. 肌肉活检标准包括 c 或 d

1. 肌营养不良 多为四肢近端无力，部分肌肉病理结果甚至有炎症细胞浸润，需要与炎性肌病鉴别，但阳性家族史、慢性病程、不同的肌营养不良症的独特的病程可帮助鉴别。肢带型肌营养不良多是 30 岁以前发病，表现为肢体近端肌无力、肌萎缩。进行性假肥大性肌营养不良(Duchenne 肌营养不良)和贝克(Becker)肌营养不良最常累及肩带肌和骨盆带肌。Duchenne 肌营养不良常在 5 岁前发病，除肌无力和肌肉萎缩外，还可形成翼状肩、脊柱高度前凸和腓肠肌假性肥大，通常 11 岁后不能行走，20 岁前后死于呼吸衰竭。Becker 肌营养不良与 Duchenne 肌营养不良相似，但症状较轻，患者 16 岁还能行走。面肩肱肌营养不良症是一种常染色体显性遗传病，预后良好，典型的肌无力多以面部肌肉无力起病，一般累及肩带肌后才会就诊，早期面肌无力可帮助鉴别诊断。

2. 系统性红斑狼疮(systemic lupus erythematosus,SLE) DM 和 SLE 颜面部均有持续不消退的红斑，需要在皮疹特征及分布特点、肌无力、血清学结果、肌肉病理等方面进行鉴别。①DM 红斑以颜面上半部较明显，特别是双上眼睑水肿性紫红斑最明显。SLE 以颜面下半部红斑最明显，即双颊部的蝶形红斑，水肿不明显。②DM 患者双手背掌指关节和近端指关节可见萎缩性鳞屑红斑，即特征性的 Gottron 征，在 SLE 少见。③DM 四肢及躯干部皮损较广泛，四肢皮损好发于关节伸面，红斑干燥。而 SLE 多发生于四肢末端屈侧的指、趾、足跗侧，为小片红斑和紫癜样渗出性皮损。④DM 肌无力明显而 SLE 极轻微或缺如。⑤血清酶特别是肌酸激酶和醛缩酶等增高，SLE 有抗双链 DNA 抗体和抗 Sm 抗体阳性，狼疮试验阳性。⑥DM 肌肉活检示束周萎缩，易与 SLE 相鉴别。

3. 药物诱导的肌病 很多药物都可引起肌病改变，包括风湿科的常用药，如秋水仙碱、氯喹、羟氯喹可引起伴有空泡的轴突神经肌病，此外，DM 长期使用激素可引起皮质类固醇肌病，常呈隐匿性发病，主要表现为下肢的肌无力加重，但血清 CK 正常或与以前比无明显变化。在 DM 的治疗过程中，有时很难区别肌无力加重是激素诱导还是疾病活动或他系统性疾病所致，分析病程演变、复查肌电图、必要时肌肉活检可以提供一定的帮助。①临床病程：急性皮质类固醇肌病多发生在类固醇治疗后的 5~7 天内，常为联合使用其他药物的重症患者，如神经肌肉阻滞剂、氨基糖苷抗生素等，与类固醇用药剂量无关。急性皮质类固醇肌病由于常常有非 DM 的重症的背景，易与 DM 在临床上区别开来，而慢性皮质类固醇肌病为泼尼松 40~60mg/d 或同等量的其他类固醇激素，治疗 3~4 周后缓慢出现典型的肢体无力，四肢近端无力为主,需要与 DM 相鉴别。②肌电图:慢性皮质类固醇肌病患者部分可以出现低波幅短时程的MUAP,但无自发电位,易与 DM 复发鉴别。③血CK:慢性皮质类固醇肌病 CK 多正常。④肌肉活检:慢性皮质类固醇肌病表现为 2 型肌纤维萎缩,而无束周萎缩及补体在束周毛细血管沉积,可与DM 复发鉴别。

4. 代谢性肌病　是指肌肉能量代谢异常而导致肌肉功能障碍的一组异质性疾病,包括糖原代谢紊乱,如糖原贮积症;内分泌疾病,如甲状腺功能亢进和甲状腺功能减退;脂肪代谢紊乱,如脂酰辅酶 A 脱氢酶缺乏;线粒体功能障碍性肌病等,均可导致与 DM 相似的临床症状体征。通过详细的病史询问、查体、血清学检查、血尿有机酸和血清肉碱检测、酶学检查、肌肉活检等进行鉴别。

九、治疗

DM 是一组异质性疾病,临床表现多种多样且因人而异,治疗方案也应遵循个体化的原则,综合考虑患者皮肤受累的严重程度、肌无力的严重程度、是否伴有全身受累、其他共病,以及疾病对患者生活质量的总体影响等。

(一)糖皮质激素

为首选药物,可抑制自身免疫反应。通常泼尼松 $0.5\sim1\mathrm{mg/(kg\cdot d)}$,$4\sim6$ 周后酌情逐渐减量至最小的维持剂量。不应过早停药,复发后用药反应较差。在急性和特别严重的病例可早期使用大剂量甲泼尼龙($1\mathrm{g/d}$ 静脉滴注 $3\sim5$ 天)治疗,随后口服用药。长期服用皮质类固醇治疗应注意预防副作用,监测血压、血糖;给予高蛋白饮食,注意钾、钙和维生素 D 的补充;必要时服用抑酸药保护胃黏膜。不常规使用糖皮质激素作为皮肤疾病的治疗,除非有伴随的皮肤外表现[19,20]。

(二)静脉注射免疫球蛋白

静脉注射免疫球蛋白(IVIG)对难治性皮肤损害和肌炎都很有效。在对糖皮质激素和其他免疫抑制剂反应差或早期病情严重的 DM 患者,静脉注射免疫球蛋白是有益的,$0.4\mathrm{g/(kg\cdot d)}$,连续 $3\sim5$ 天,每月可重复一次,连续 $3\sim5$ 个月。一项

DM 治疗的随机双盲安慰剂对照试验(RCT)显示9/12(75%)患者的肌肉力量和皮肤症状有显著改善,8/12(67%)患者的皮肤症状有明显改善,在第一次输注后 15 天开始改善,并且在第 2 个月全第3 个月达到峰值。总的来说,IVIG 不良反应较少,但可有头痛、寒战、胸部不适等表现,对于有免疫球蛋白缺陷的患者应禁用 IVIG[19,20]。

(三)血浆置换

泼尼松和免疫抑制剂治疗无效并伴有明显吞咽困难、构音障碍的患者可用血浆置换治疗,以去除血液中的淋巴因子和循环抗体,快速改善肌无力的症状。

(四)免疫抑制剂

在激素治疗不满意或激素依赖时加用。可选用其中一种,如甲氨蝶呤、硫唑嘌呤、环磷酰胺、环孢素等,用药期间注意定期查血常规和肝肾功能。

(五)利妥昔单抗

利妥昔单抗是一种嵌合单克隆抗体,靶向 B细胞上的 CD20 抗原蛋白,对 DM 相关的 ILD 和难治性肌炎效果良好,对于皮肤症状的改善结论尚不一致,还需要更多的临床研究。

(六)Janus 激酶(JAK)抑制剂

JAK 是细胞内非受体酪氨酸激酶,在许多细胞因子的信号通路中起关键作用,主要包括IFN-Ⅰ、IL-6、IL-12 和 IL-23。IFN-Ⅰ信号转导相关的生物标志物在皮肌炎患者的肌肉和皮肤中升高。抑制 JAK/STAT 通路可以减低 IFN 信号通路,口服 JAK 抑制剂具有减少糖皮质激素依赖和降低不良事件发生率等优势,可能是难治性皮肌炎一种可行的治疗方法。目前批准的 JAK 抑制剂包括托法替布(tofacitinib)、芦可替尼(ruxolitinib)等[21]。

(七)其他

①给予高蛋白和高维生素饮食,进行适当体育锻炼和理疗。重症者应预防关节挛缩及失用性肌萎缩。②皮肤损害的治疗:一线治疗应包括积极的光保护、止痒药物和局部抗炎药物(皮质类固醇和钙调磷酸酶抑制药)。少数患者通过上述干预措施就可以缓解其皮肤症状。考虑到 DM 皮肤病的难治性,在绝大多数 DM 患者中,这些疗法应作为全身药物的辅助治疗。

十、预后

在无恶性肿瘤的情况下,DM患者的预后一般良好,5年生存率为70%~93%。高龄、合并ILD、心脏病和治疗不及时或前期治疗不充分是导致预后不良的因素。

（郭军红）

参考文献

第四节　多发性肌炎

多发性肌炎（polymyositis,PM）是以四肢近端肌肉受累为主要表现的获得性肌肉疾病[1]。PM的定义最早于20世纪50年代提出[2],Bahan和Pater在1975年制定了最初的诊断标准[1,3],但随后的研究显示,在回顾性诊断时,早期被诊断为PM的部分患者实际是包涵体肌炎或免疫介导性坏死性肌炎。近期有专家认为PM并不代表IIM的一个亚组,非特异性肌炎可能更适合作为PM的替代诊断[4,5]。

一、流行病学

PM/DM可以发生在任何年龄,10~15岁与45~60岁2个阶段发病率最高,女性多于男性,5年死亡率达23%~73%,死亡原因主要有继发肿瘤、继发肺部疾病、继发心脏疾病及感染等[6]。因早期诊断标准将非PM疾病也纳入PM的诊断,高估了PM的患病率,其患病率有待进一步研究。

二、免疫机制与病理表现

（一）免疫机制

多发性肌炎可被视为多种原因引起的综合征,可单独发生或与系统性自身免疫性或相关组织疾病,以及某些已知的病毒或细菌感染相关[7]。

PM肌肉活检可见CD8+ T细胞,其包绕、侵入、破坏肌细胞,提示细胞介导的细胞毒性在多发性肌炎的发病机制发挥重要的作用[8]。

一些小型观察性研究中显示,环境因素与IIM有关。胃肠道和下呼吸道感染、大量的体力消耗等是PM的危险因素[9,10]。

（二）病理表现

PM非特异性改变包括苏木素-伊红染色（HE染色）示肌纤维大小不一、散在和/或灶性分布的肌纤维变性、坏死及再生,肌内膜多发散在和/或灶性分布的、以淋巴细胞为主的炎症细胞浸润,酸性磷酸酶红染。免疫组织化学染色提示炎症细胞大部分为T淋巴细胞,其中具有相对特异性的是CD8+ T细胞,其包绕、侵入、破坏肌细胞。少数情况下炎症细胞会浸润肌束膜,罕见浸润血管。此外,多肌炎发生时,大多数肌细胞膜均广泛表达MHC I[8]。而CD8+ T细胞浸润MHC I表达阳性的正常结构肌细胞是PM的病理学特征。

三、临床表现

PM临床表现并不特异,亚急性起病,颈屈肌及四肢近端无力,成年人为主要患病群体,青少年少见。属于排除性诊断（排除皮肌炎、肌营养不良、代谢性肌病等）。

除颈屈肌及四肢近端无力外,肺、关节、心肌及肾等脏器都可能受累,当咽肌受累时表现为吞咽困难[11]。

IIM患者的恶性肿瘤风险都有所增加,PM与肿瘤相关性没有DM强。DM患者卵巢癌、肺癌的风险最高,PM患者淋巴和造血系统癌症的风险较高[12]。

四、辅助检查

（一）实验室检查

急性期可有血白细胞增多。约半数患者红细胞沉降率加快。肌酸激酶（CK）、乳酸脱氢酶（LDH）、谷草转氨酶（GOT）、谷丙转氨酶（GPT）等酶在血清的水平明显增高[13]。

（二）自身抗体

自身抗体筛查是常见的。然而,它们在IIM

病理生理学中的作用尚不清楚。一些可能直接涉及病理生理学，而另一些只是附带现象。抗体分为肌炎特异性自身抗体（myositis-specific autoantibody，MSA）和肌炎相关自身抗体（myositis-associated autoantibody，MAA）。MSA 主要存在于 IIM 患者的血清中，但并非 100% 特异于 IIM[14,15]。MAA 主要见于其他结缔组织疾病，偶尔也见于 IIM 患者。

1. MSA　25%~35% 的成人 PM/DM 患者可检测到抗氨基酰 tRNA 合成酶（aminoacyl-tRNA synthetase，ARS）抗体，而在青少年肌炎患者中很少被检测到。其中抗 Jo-1 抗体在 IIM 中占 15%~30%，阳性率最高，抗 PL-7 抗体阳性率为 5%~10%，抗 PL-12 抗体阳性率<5%，其他 ARS 抗体的阳性率均不足 2%[16]。除 ARS，抗 NXP2 抗体、抗 HMGCR 抗体和抗 SRP 抗体等 MSA 阳性率在 1%~5%[17]。其他 MSA 在 PM 患者中表达情况报道较少。

2. MAA　抗 PM/Scl 抗体、抗 Ku 抗体、抗 RuvBL1/2 抗体等抗体在 PM 中阳性率较低（分别为 7%~8%、<2%、<3%），但在 SSc（系统性硬化）/PM 重叠综合征患者中上述抗体阳性率均>50%，提示这些抗体主要与 SSc/PM 重叠综合征有关[18-21]。抗 Ro52 抗体在 IIM 阳性率 25%~50%，通常表现有 ILD、心脏受累、"技工手"、关节炎和雷诺现象[22]。抗 cN1A 抗体、抗 U1RNP 抗体在 PM 中不常见[23,24]。

（三）肌电图

针极肌电图显示存在活动性肌源性损害，包括：静息时纤颤电位和自发电位增多；轻收缩时动作单位电位（MUP）时限缩短，波幅降低，多相波百分比增加；大力收缩时出现病理性干扰相。神经传导常正常，严重弥漫性肌无力患者可出现复合动作单位（CMAP）波幅降低[25,26]。

（四）肌肉磁共振（MRI）

肌肉磁共振能够清楚显示肌肉病变部位、病损程度与分布情况，T_1 为低或等信号，T_2 为高信号，脂肪抑制序列（STIR）为高信号，提示受累肌肉以炎症性水肿样病变为主[27]。

（五）肌肉活检

对疾病诊断起决定性作用（详见前述病理表现），在准确区分肌炎和其他肌病方面是不可或缺的。

五、诊断标准与鉴别诊断

（一）诊断标准

参照 2004 年第 119 届欧洲神经肌肉中心研讨会（ENMC）确定的特发性炎症性肌病（IBM 除外）的分类标准（表 8-3-1、表 8-4-1）[28]。

表 8-4-1　PM 分类诊断标准

诊断分类	诊断标准*
确诊的 PM	1. 符合除皮疹外的所有临床标准 2. 血清 CK 升高 3. 肌肉活检符合标准 a，并排除 c、d、h、i
可能的 PM	1. 符合除皮疹外的所有临床标准 2. 血清 CK 升高 3. 其他实验室标准（肌电图、MRI、肌肉特异性抗体，3 条中满足 1 条） 4. 肌肉活检符合标准 b，并排除 c、d、g、h、i

注：分类标准的诊断要求见表 8-3-1。

（二）鉴别诊断

PM 需要和其他特发性炎症性肌病、代谢性肌病、肢带型肌营养不良、药物性肌病、横纹肌溶解、内分泌肌病等鉴别，具体如下。

1. 皮肌炎（dermatomyositis，DM）　DM 通常有典型皮损（详见本章第三节）。典型 DM 皮损常先于肌肉症状出现，容易鉴别，但对于无皮损的 DM 则很容易与 PM 混淆，此时，病理检查是鉴别两者的主要手段，DM 表现为束周萎缩和束周炎症细胞浸润，而 PM 表现为肌束内炎症细胞浸润，CD8⁺ T 细胞浸润 MHC Ⅰ 表达阳性的正常结构肌细胞是 PM 的病理学特征。另外，DM 可发生于青少年，而 PM 罕见于 20 岁以下；DM 可伴有关节挛缩、肢体水肿而 PM 通常不伴有；DM 急性期肌酸激酶可以正常而 PM 的肌酸激酶总是升高。

2. 散发性包涵体肌炎（sporadic inclusion body myositis，sIBM）　sIBM 的起病年龄相对较大，起病过程相对缓慢，肌无力分布以上肢远端屈肌和下肢近端伸肌为主，两侧不对称。肌酸激酶升高不明显，肌电图除肌源性损害外，可伴有神经源性损害。病理表现除炎症细胞浸润外，可有镶边空泡,P62 染色阳性。此外,约 66% 的 sIBM 病例出现吞咽困难。因此,与 PM 鉴别并不困难。

3. 免疫介导坏死性肌病(immune mediated necrotizing myopathy,IMNM) IMNM 临床表现与 PM 相似,主要依靠肌肉活检鉴别。IMNM 的病理以坏死为主,罕有炎症细胞浸润。部分 IMNM 患者血清抗 SRP 抗体阳性,症状进展快,CK 明显升高,可伴体重减轻、肌肉萎缩,吞咽困难和呼吸困难多见。部分抗 HMGCR 抗体阳性 IMNM 者有他汀暴露史。

4. 脂质沉积性肌病(lipid storage myopathy,LSM) LSM 是脂肪代谢障碍导致肌纤维形态结构破坏和功能异常的骨骼肌疾病。其临床表现为进行性肌无力、低糖低酮发作时肌无力或在持续运动或禁食时发生反复的横纹肌溶解。部分脂质沉积性肌病的表现非常类似于 PM,如短期内出现四肢肌无力,进展较快,且对激素治疗有较好的效果。此时肌肉活检肌纤维内脂滴堆积呈筛孔样变性,严重者肌纤维内脂滴可融合成片状而呈空泡样变性,油红 O 染色可显示肌纤维呈阳性或强阳性,同时血尿有机酸和血清肉碱检测发现特定脂肪代谢酶的缺乏或肉碱缺乏对诊断有重要意义。最后基因检测可明确诊断。

5. 皮质类固醇肌病 在 PM 治疗过程中肌无力不改善甚至加重,要注意和慢性皮质类固醇肌病的鉴别。慢性皮质类固醇肌病常在泼尼松40~60mg/d 或同等量的其他类固醇激素治疗 3~4 周后缓慢出现,表现为四肢近端无力为主肌无力。①肌电图:慢性皮质类固醇肌病患者部分可以出现低波幅短时程的 MUAP,但无自发电位,易与 PM 复发鉴别。②血 CK:慢性皮质类固醇肌病 CK 多正常,易与 PM 复发相鉴别。③肌肉活检:慢性皮质类固醇肌病表现为 2 型肌纤维萎缩,无炎症细胞浸润,可与 PM 复发鉴别。

6. 横纹肌溶解综合征(rhabdomyolysis,RM) RM 是剧烈运动、高热、创伤、感染、癫痫、药物、毒物等原因导致横纹肌破坏和崩解,导致肌酸激酶、肌红蛋白等肌细胞内成分释放入细胞外液及循环,引起内环境紊乱、急性肾衰竭等组织器官损害的临床综合征。RM 的临床表现为急性或亚急性起病的肌痛、肌无力、CK 明显升高、尿色变

深(肌红蛋白尿)等,需要和 PM 鉴别。CK 是反映肌细胞损伤的敏感指标,CK 在肌肉损伤后 2~12 小时内开始升高,1~3 天达到高峰,3~5 天开始下降,如下降速度缓慢提示可能存在进行性的肌肉损伤。CK 超过 5 倍正常值对 RM 的诊断有意义。因此,对于具有诱因的横纹肌溶解综合征,在诱因解除的情况下,CK 下降较快,症状恢复较快,提示 RM 诊断的可能。详细询问患者病史及复查 CK 对诊断很重要。

7. 甲状腺功能减退性肌病(甲减性肌病) 常表现为肌酸激酶升高和肢体无力,需要与 PM 相鉴别。①PM 肌力减退较明显,多累及颈肌和四肢近端肌,肌肉可有压痛。而甲减性肌病的肌无力以主观无力为主,主要表现为耐力减低,运动后肌痛,并伴有食欲缺乏、迟钝、肢体的黏液水肿等表现。②PM 血清 MSA 阳性,而甲减性肌病可发现 TT 减低而促甲状腺激素升高。③PM 活检可见炎症细胞浸润,而甲减肌病肌肉活检无特异性改变,无炎症细胞浸润。④PM 治疗需糖皮质激素或免疫抑制剂,而甲减性肌病补充甲状腺素后肌力改善。

六、治疗

(一)糖皮质激素

目前,糖皮质激素仍然是治疗 PM 的首选药物。激素疗程一般在 2~3 年甚至更长。临床缓解并稳定、肌酸激酶基本正常、肌电图无自放电活动时可以考虑停药。

对于症状严重的患者,如出现吞咽困难、呼吸困难或同时合并其他脏器受累,如间质性肺炎等,可在口服前进行甲泼尼龙冲击治疗,剂量为 1 000mg/d 静脉滴注,每 3~5 天剂量减半,后改为口服。

大部分 PM 患者在治疗 2~3 个月后症状改善,若改善不明显或激素无法耐受,则加用或换用免疫抑制剂。

使用糖皮质激素时,注意补钾、补钙、保护胃黏膜并检测血压、血糖、血脂等。注意糖皮质激素的禁忌证。

(二)免疫抑制剂

对于糖皮质激素不敏感、耐受差及部分起病

即较为严重者,可加用或换用免疫抑制剂,目前最常用的免疫抑制剂为硫唑嘌呤和甲氨蝶呤,前者起效慢于后者,症状改善分别在开始治疗后 3 个月和 1 个月左右。甲氨蝶呤服用期间需同时补充叶酸。由于甲氨蝶呤存在潜在的肺部损害危险,一般不用于伴发间质性肺炎的患者。

利妥昔单抗(RTX)已被广泛研究用于 IIM 的治疗,包括 DM、PM 和抗合成酶综合征。一项综述报道,458 例接受 RTX 治疗的 IIM 患者(包括 144 例难治性 PM 患者),78.3% 的病例表现出满意的疗效[29]。

他克莫司是一种钙调磷酸酶抑制药,对难治性 PM 患者和难治性 PM 相关间质性肺病有效[30]。

其他免疫抑制剂有环磷酰胺、环孢素和吗替麦考酚等。

(三)静脉免疫球蛋白(IVIG)

大剂量 IVIG 在治疗皮肌炎的临床试验中被证实明确有效,但在 PM 中疗效尚不明确。目前,对于较为严重的 PM 患者,在使用激素的同时可以加用 IVIG 治疗,一般剂量为 0.4g/(kg·d),连续 5 天静脉滴注。

(四)其他

血浆置换一般不推荐。

阿巴西普(阻断 T 细胞活化)、阿那白滞素(IL-1 受体拮抗剂)、阿普米司特[磷酸二酯酶-4(PDE-4)抑制剂]、巴利昔单抗(针对活化的 T 细胞的单抗)、贝利尤单抗(通过与 B 细胞激活因子结合,促 B 细胞凋亡)、Janus 激酶(JAK)抑制剂等新型药物目前使用较少,疗效不明,尚需要进一步研究[31]。

最后,对于治疗稳定后再次出现无力、肌酶升高的患者,需要考虑 PM 复发的可能,并予以激素加量等治疗,具体视症状轻重而定。

(郭军红)

参考文献

第五节　免疫介导的坏死性肌病

免疫介导的坏死性肌病(immune-mediated necrotizing myopathy,IMNM)是特发性炎症性肌病(idiopathic inflammatory myopathies,IIM)的一个亚型,临床表现为肢体近端无力,血清肌酸激酶(creatine kinase,CK)明显升高,肌肉病理特征性表现为多量肌纤维坏死,无或少量淋巴细胞浸润。血清学可见抗 SRP 抗体或抗 HMGCR 抗体。近端肢体无力伴 CK 水平升高的患者,如抗 SRP 抗体或抗 HMGCR 抗体阳性,即可诊断 IMNM。

一、流行病学

IMNM 仍经常被误诊为 PM,其发病情况不明。IIM 的全球发病率为(1.16~19)/100 万人年,患病率为(2.4~33.8)/10 万[1]。在 IIM 患者中,抗 SRP 抗体阳性 IMNM 的患病率为 5%~15%,抗 HMGCR 抗体阳性 IMNM 的患病率为 6%~10%。根据 2016 年欧洲神经肌肉中心诊断标准,2010—2019 年在美国明尼苏达州奥尔姆斯特德县居民中 IMNM 的发病率为 8.3/100 万人年[2]。

抗 SRP 抗体阳性 IMNM 多在 40~50 岁发病,但也可出现在儿童期,女性多见。

抗 HMGCR 抗体阳性 IMNM 多见于 40 岁以上的女性,也可出现在儿童期[1]。50 岁以上抗 HMGCR 抗体阳性 IMNM 患者 89% 以上有他汀类药物暴露史,其中欧美国家更常见[1,3]。

二、免疫机制

(一)免疫因素

IMNM 的发病机制尚不清楚,病毒感染可能是一个触发因素[3]。SRP 的 54kDa 亚单位和 HMGCR 蛋白分别与水痘-带状疱疹病毒和 58 型人乳头瘤病毒蛋白具有同源区域,接触这些病毒可能通过分子模拟产生免疫反应。

肌肉病理上无淋巴细胞或少量淋巴细胞浸润、非坏死肌细胞膜上存在 MAC 沉积,提示抗 SRP 抗体和抗 HMGCR 抗体可能是致病的,且通过补体介导细胞死亡。补体介导的肌细胞损伤在 IIM 中的作用已经在补体缺陷和野生型小鼠中进行了研究。小鼠实验表明,抗 HMGCR 抗体阳性

IMNM 或抗 SRP 抗体阳性 IMNM 患者的血清被动转移可诱发 IMNM。此外,在抗体阳性的 IMNM 中[1],抗体滴度与疾病活动性(CK 水平)和严重程度(肌无力)相关。

抗 SRP 抗体或抗 HMGCR 抗体结合在细胞表面异位表达的靶自身抗原,和/或可能穿透肌纤维。自身抗体与抗原结合激活经典补体途径,导致攻膜复合物的形成和肌纤维坏死。巨噬细胞的聚集导致肌吞噬和释放促炎症细胞因子,如 IL-1、IL-6 和 TNF。正常的肌肉再生是通过激活常驻卫星细胞(即成肌细胞)来实现的,这些细胞分裂并参与融合过程(形成肌管),生成成熟的肌纤维,肌肉再生受到自身抗体介导的成肌细胞分化障碍和低水平的 IL-4 和 IL-13 的影响[1]。离体研究证实,抗 SRP 抗体和抗 HMGCR 抗体均可诱导肌小管萎缩、促炎症细胞因子释放增加,以及 IL-4/IL-13 水平降低,最终导致成肌细胞融合受损[4]。

(二) 遗传易感性

虽然 IMNM 的原因尚不清楚,但 IMNM 中已经发现了遗传易感因素。在白种人中,没有特异性的 *HLA* 单倍型与抗 SRP 抗体阳性的 IMNM 相关,而在日本和韩国人群中,*DRB1*08:03* 和 *DRB1*14:03* 等位基因分别与该疾病相关[1]。

在成人中,MHC Ⅱ 等位基因 *DRB1*11:01* 与抗 HMGCR 抗体阳性 IMNM 密切相关,70% 抗 HMGCR 抗体阳性 IMNM 患者存在 MHC Ⅱ 等位基因 *DRB1*11:01*,但在普通人群中出现率低于 20%。因此,*DRB1*11:01* 是自身免疫病的较强的已知免疫遗传危险因素之一。而在婴儿中这种风险与 *DRB1*07:01* 相关[5-7]。

已知使用他汀类药物易使患者发生抗 HMGCR 抗体阳性 IMNM。因此推测,肌肉和其他组织对他汀类药物的反应可能导致 HMGCR 表达异常,HMGCR 的表达上调和/或构象改变可能会导致基因易感人群的耐受性打破,进而发展为 IMNM[7]。

三、免疫病理

多量坏死肌纤维,但血管周围炎症细胞浸润少(IMNM 肌肉病理的特征表现),同时伴有肌纤维再生,非坏死纤维不同程度地表达主要组织相容性复合体 Ⅰ(MHC Ⅰ),P62 弥漫沉积在肌浆。电镜下可见 MAC 沉积在小血管或毛细血管上,但内皮细胞的管网状包涵体不常见或不明显。在抗 SRP 阳性和抗 HMGCR 抗体阳性的患者中,未观察到 CD8+ T 细胞浸润非坏死肌纤维[8]。

抗 SRP 抗体阳性和抗 HMGCR 抗体阳性的 IMNM 患者病理学也存在差异:①抗 SRP 抗体阳性的肌纤维坏死和再生较抗 HMGCR 抗体阳性的患者严重;②在抗 HMGCR 抗体阳性的 IMNM 患者中肌纤维及血管周围炎症细胞浸润更常见,并且呈簇的肌纤维表达 MHC Ⅰ,而抗 SRP 抗体阳性的 IMNM 患者则多表现为 MHC Ⅰ 灶性分布;③在抗 HMGCR 抗体阳性的 IMNM 患者中肌内膜补体 C5b-9 沉积(约 54%)较抗 SRP 抗体阳性患者(18%)更为常见。

四、临床表现

部分患者发病前有感染、应激、强体力劳动等诱发因素[7]。抗 SRP 抗体阳性的 IMNM 发病有季节性,在每年 11 月达高峰,可能与病毒感染有关。近期有一例新型冠状病毒 mRNA 疫苗接种后第二天出现肌无力和 CK 升高的个案报道[9],最终血清学和肌肉活检证实是抗 SRP 抗体阳性 IMNM。

(一) 肌无力表现

IMNM 特征性表现为快速进展的严重近端肌无力,血清 CK 多明显升高。根据自身抗体可分为抗 SRP 抗体阳性 IMNM、抗 HMGCR 抗体阳性 IMNM、抗体阴性 IMNM,各占 IMNM 患者的 1/3。其中超过 2/3 的抗体阳性患者为急性(数周)或亚急性(数月)病程,其他则为慢性病程(进展数年),类似肢带型肌营养不良。血清 CK 水平在血清抗体阳性的 IMNM 中通常都很高(6 000~8 000IU/L,大于正常上限的 30 倍)。此外,血清 IMNM 抗体阴性的患者比血清 IMNM 抗体阳性的患者更易出现肌痛(62.5% vs. 23.3%)。

IMNM 患者近端肌肉无力,主要累及下肢,下肢无力先于上肢。吞咽困难发生在 30%~70% 的抗 SRP 抗体阳性 IMNM 和 25% 的抗 HMGCR 抗体阳性 IMNM 患者中。与抗 HMGCR 抗体阳性

IMNM 患者相比,抗 SRP 抗体阳性 IMNM 患者肌肉无力更严重,肌萎缩更常见。在病程较长的患者(>12 个月),肌肉萎缩可能更为严重。在疾病进展缓慢者,特别是年轻患者,可见翼状肩胛,需要与肢带型肌营养不良鉴别。因此,表现为缓慢进行性肌无力的年轻患者,伴 CK 升高,无骨骼肌外表现,应首先考虑抗 SRP 和抗 HMGCR 自身抗体的检测,以免延误有效治疗。肌肉体积正常的患者血清 CK 正常很大程度上可以排除未治疗的 IMNM。

(二)骨骼肌外表现

抗 SRP 抗体阳性 IMNM 患者往往有更严重的肌肉疾病和骨骼肌外表现。在抗 SRP 抗体阳性 IMNM 患者中 2%~40% 的患者观察到心肌炎的征象。表现为胸痛、心悸、充血性心力衰竭,以及心电图和超声心动图改变或 MRI 异常。而 ILD 并不罕见,大多数患者表现为轻度至中度,无呼吸困难,肺功能检查也正常。近期对一项 60 例抗 SRP 抗体阳性 IMNM 患者的回顾性研究发现,其中 45% 患者通过影像学诊断 ILD,对其中 9 例患者的长期随访病情均稳定[10]。

抗 HMGCR 抗体阳性 IMNM 的骨骼肌外病变罕见,有临床和/或影像学提示的心肺功能异常报道,免疫抑制剂治疗有效[11]。

抗体阴性 IMNM 的临床特征尚未得到很好的研究。但已有报道经常发生相关结缔组织病,特别是系统性硬化,而且骨骼肌外表现的比例明显高于抗体阳性的 IMNM 患者。抗体阴性患者较抗体阳性 IMNM 患者更易发生亚临床心脏受累(心脏超声或磁共振提示)[12]。

(三)肿瘤相关性

在一系列的 IMNM 患者中,抗体阴性 IMNM 患者与癌症相关性较高(21%),其癌症的发病率增高。

五、辅助检查

(一)肌酸激酶

在 IIM 中,IMNM 患者的肌酸激酶(简称肌酶)升高最明显[3]。抗体阳性 IMNM 患者的 CK 中位数约为 4 700IU/L。疾病活动性几乎总是与 CK 水平升高相关。

评估 IMNM 患者 CK 水平有以下注意事项:①CK 的升高可能先于 IMNM 肌无力,因此,一些抗 HMGCR 抗体阳性 IMNM 患者可能会误诊为"良性高 CK 血症";②CK 再次升高可提示停药患者的复发早期,要注意密切观察这部分患者的 CK 变化;③在开始治疗后,往往先表现为 CK 水平下降,几周甚至几个月后肌肉再生和肌力恢复,因此,有专家建议不要对 CK 已正常化的 IMNM 患者进行升级治疗;④在长期患病或治疗不良的患者中,大量的肌肉组织可能已经被脂肪和结缔组织永久取代,这些患者即使在他们剩余的肌肉中有活跃的疾病活动,也可能没有 CK 升高,评估这类患者疾病活动的唯一方法可能是肌肉 MRI;⑤CK 的水平在肌肉疾病中是指数级增长,因此,CK 水平从 100IU/L 增加到 1 000IU/L,与 CK 水平从 1 000IU/L 增加到 10 000IU/L 时,疾病活动度的倍数变化相同,这意味着在研究中需要对 CK 的水平进行对数转换来进行统计分析,以免遗漏临床关联性或由于极高的个体 CK 水平而导致结果偏差;⑥血清 CK 水平与坏死肌纤维百分比相关,因为血清肌酸激酶水平与肌肉体积相关,随着时间的推移,血清肌酸激酶水平的升高可能会降低,特别是在病程较长的患者和严重的肌肉萎缩者。

(二)神经电生理

肌电图(EMG)在早期可以帮助诊断是否为肌源性损害,并帮助排除神经源性病变或神经肌肉接头疾病。

(三)自身抗体

抗 SRP 抗体和抗 HMGCR 抗体的检测是 IMNM 诊断的重要手段。

抗 SRP 自身抗体通常通过 ELISA 或线印迹技术(line blot technique)进行筛选。然而,需要注意的是,商业试剂盒通常只检测 54kDa 的 SRP 亚基。由于少数抗 SRP 抗体阳性患者对该蛋白没有反应性,可能会导致一些假阴性。RNA 免疫沉淀技术(RNA-IP)可能是抗 SRP 自身抗体最可靠的验证技术。然而,RNA-IP 不容易自动化,需大量人力,并且需要专家进行解读,仅限于专业的实验室或科研使用。

筛查抗 HMGCR 抗体将适用于任何肌肉活检

证实的 IMNM 的患者。抗 HMGCR 抗体通常通过 ELISA 检测方法进行筛选。但需要注意的是，抗 HMGCR 抗体的 ELISA 的假阳性率可能高达 0.7%。因此，建议不要在有大量他汀类药物相关肌肉症状的患者中检测抗 HMGCR 抗体。相反，在临床实践中，建议只有在抗 HMGCR 抗体阳性 IMNM 可能性很大时检测此抗体，如停用他汀类药物后升高的 CK 和肌无力没有改善的患者。此外，当筛查大量 IMNM 的诊断并不确定的患者时，应通过纯化的 HMGCR 蛋白的免疫沉淀等方法确定抗 HMGCR 自身抗体的存在。

（四）肌肉组织活检

诊断与排除其他肌病的重要手段，病理改变见前文所述。

（五）肌肉磁共振成像

肌肉磁共振成像（MRI）在诊断 IMNM 患者方面的价值有限，然而，肌肉 MRI 是观察肌病演变的有用工具。肌肉受累分布是斑片状的，因此肌肉 MRI 可以用来提高肌肉活检的准确性，水肿但脂肪替代少的肌肉是首选的活检位置。最近的一项研究表明，在水肿区域进行活检会增加获得有诊断价值结果的可能性，而当选择没有水肿或有明显脂肪替代的肌肉时，更可能获得无诊断价值的活检结果。

与抗 HMGCR 抗体阳性 IMNM 患者相比，抗 SRP 抗体阳性 IMNM 患者 MRI 显示更严重的肌病、更高的肌萎缩和更多的脂肪替代。到目前为止，自身抗体阴性 IMNM 的肌肉 MRI 特征尚未被描述。

（六）其他检查

如果怀疑肺部受累，肺功能检查和胸部高分辨计算机断层扫描（HRCT）可能有助于检测和监测。考虑到癌症可能与 IMNM 有关，建议进行胸部和腹部 CT，以及进行与年龄和性别相匹配的癌症筛查（即 50 岁以上的结肠镜检查，女性的乳腺 X 线检查、宫颈刮片试验和妇科检查）。

六、诊断标准与鉴别诊断

（一）诊断标准

参照 2004 年第 119 届欧洲神经肌肉中心研讨会（ENMC）确定的特发性炎症性肌病（IBM 除外）的分类标准（表 8-3-1，表 8-5-1）

表 8-5-1　IMNM 诊断标准

诊断分类	诊断标准 *
确诊的 IMNM	1. 符合除皮疹外的所有临床标准 2. 血清 CK 升高 3. 其他实验室标准（肌电图、MRI、肌肉特异性抗体，3 条中满足 1 条） 4. 肌肉活检标准包括 g，排除所有其他

注：* 分类标准的诊断要求见表 8-3-1。

（二）鉴别诊断

IMNM 临床表现为肢带性肌病受累模式，是肌肉病变常见的受累模式，需要鉴别的肌病如下。

1. 皮肌炎（dermatomyositis，DM） DM 可表现为亚急性起病，进行性近端无力及皮肤损害表现，部分患者可能出现孤立的肌肉无力，从未出现皮疹或发病几个月后才出现皮疹，临床表现易与 IMNM 相混淆。一些 DM 患者会出现显著的束周坏死，而不是萎缩，另一些患者可能有轻微的炎症浸润和类似于 IMNM 的显著坏死，病理上 IMNM 也有时容易与 DM 混淆。强调典型的 DM 的鉴别诊断价值。典型的 DM 临床病理为表现为束周肌纤维萎缩，束周 COX 染色活性缺失，MHC I 表达上调，毛细血管补体 C5b-9 沉积。部分患者血清中检测出 MSA 可以帮助诊断。

2. 抗合成酶综合征（anti-synthethase syndrome，ASS） 重叠性肌炎发生在伴有其他自身免疫病的患者，如系统性红斑狼疮、类风湿关节炎、干燥综合征或系统性硬化。患者可表现为炎症性肌病、间质性肺病、关节炎、雷诺现象、发热、"技工手"等。肌肉活检最常见的表现为免疫肌病伴肌束膜病理（immune myopathies with perimysial pathology，IMPP）模式，肌束膜受损、碎片化，伴有相邻束周肌纤维坏死、再生。抗合成酶抗体检测帮助明确诊断。

3. 包涵体肌炎（inclusion body myositis，IBM） IBM 通常表现为缓慢的进展，临床首先腕屈肌、指深屈肌和股四头肌不对称无力，常常非优势侧受累更为严重。IBM 患者的肌肉活检显示为 IIM 伴有空泡、蛋白聚集和线粒体病理［IIM with vacuoles，aggregates，and mitochondrial pathology（IM-VAMP）］。特征性的临床表现和肌肉病理易与 IMNM 进行鉴别。

4. 中毒性肌病（toxic myopathy，TM）[13,14] 中毒性肌病临床表现多种多样，使用降胆固醇药物的肌病症状包括肌痛、疼挛、无症状 CK 水平升高、近端肌无力、横纹肌溶解伴肌红蛋白尿等，其急性或亚急性肌病过程需要与 IMNM 进行鉴别。中毒性肌病的诊断须符合以下条件：①症状或体征必须在服药后出现，通常为数周至数月。在停药 5~7 周内，坏死性和空泡性肌病随着肌纤维再生的时间进程而肌无力改善。重新用药物肌病复发。②与药物使用的时间关联并不意味着因果关系。药物和症状之间的联系必须具有病理生理学意义。③中毒性肌病通常是一种排除性诊断，必须进行肌肉活检明确其特征性病理结构才可确诊。

在大多数情况下，中毒性肌病的临床表现在停止致病药物后会改善，甚至痊愈。然而，他汀类药物和免疫检查点抑制剂导致的免疫介导性肌病需要免疫调节治疗。

5. 危重症肌病（critical-illness myopathy，CIM）[15,16] 危重症肌病是一种急性肌病过程，需要与同样起病较快、典型肢带肌受累的 IMNM 相鉴别。①有危重疾病（多器官功能障碍和衰竭）的病史，如感染性休克或严重感染（即感染合并多器官功能障碍）和昏迷患者的发生率高达 100%。②排除非神经肌病病因导致的肢体无力或脱离呼吸机困难。复合肌肉动作电位的波幅降低到正常值下限的 20% 以上，针极肌电图提示肌源性损害，可见自发电位。③在肌肉活检中原发性肌病和失神经的表现并存。活检可见不同程度的肌纤维坏死，早期Ⅱa纤维萎缩，电镜可见肌球蛋白丝选择性缺失。

6. 肌营养不良（muscular dystrophy，MD）[17-19] MD 是一组遗传性进行性骨骼肌变性疾病。临床特征为缓慢进行性对称性肌肉无力和萎缩，血清 CK 升高；肌电图提示为肌源性损害。尤其是假肥大型肌营养不良（DMD/BMD）和肢带型肌营养不良（LGMD），均为突出的肢体近端肌无力，临床表现易与部分起病较慢的 IMNM 相混淆。肌肉病理显示广泛肌纤维萎缩呈小圆形，伴肌纤维变性、坏死和再生，严重者伴大量脂肪化及结缔组织增生，但 MHC Ⅰ 和补体染色阴性支持 MD 的诊断。免疫组织化学可帮助进一步确定肌营养不良的类型。检测到肌细胞中的特定蛋白异常，如用抗肌萎缩蛋白（dystrophin）抗体检测 DMD 和 BMD，用抗 dysferlin 抗体检测 LGMD2B，抗 γ-肌聚糖蛋白（γ-sarcoglycan）抗体检测 LGMD2C，用抗 α-肌聚糖蛋白抗体检测 LGMD2D，用抗 β-肌聚糖蛋白抗体检测 LGMD2E 等。必要时进行基因检测确诊肌营养不良的类型。

7. 脂质沉积性肌病（lipid storage myopathy，LSM） LSM 是脂肪代谢障碍导致肌纤维形态结构破坏和功能异常的骨骼肌疾病。临床特征性表现为进行性肌无力、低糖低酮发作时肌无力或在持续运动或禁食时发生反复的横纹肌溶解。部分 LSM 的临床表现非常类似于炎性肌病，如短期内出现四肢肌无力，进展较快，且对糖皮质激素治疗有较好的效果。此时肌肉活检是非常重要的鉴别手段。苏木精-伊红染色显示肌纤维内脂滴堆积呈筛孔样变性，严重者肌纤维内脂滴可融合成片状而呈空泡样变性，甚至肌纤维破碎。油红 O 染色（ORO）和苏丹黑 B（SBB）染色呈阳性或强阳性；电镜观察到肌纤维内的肌原纤维之间存在大量脂滴，有的融合成片状，挤压和破坏肌原纤维支持 LSM 的诊断。

七、治疗

到目前为止还没有关于 IMNM 患者的随机、双盲、对照试验发表，对 IMNM 的治疗大多是经验性的，并参考回顾性系列病例报道和专家共识。尽管如此，大多数专家都一致认为，IMNM 的治疗应该尽早开始，治疗强度应个体化，最强化的治疗适用于疾病最严重和/或进展迅速的患者，以避免长期残疾[1,3,4,20-23]。

（一）糖皮质激素

为首选药物，可抑制自身免疫反应。根据病情严重程度，静脉注射甲泼尼龙（IVMP），通常每天 1g，持续 3~5 天。病情较轻时使用泼尼松，起始剂量为 0.5~1mg/（kg·d），最高为 100mg/d，4~6 周逐渐减少剂量，在此期间注重患者的评估和复诊。

（二）其他免疫抑制剂

其他常用的免疫抑制/免疫调节药物包括甲

氨蝶呤、硫唑嘌呤、吗替麦考酚酯、环孢素、他克莫司、静脉注射免疫球蛋白（IVIG）、利妥昔单抗和环磷酰胺。ENCM 工作组认为，糖皮质激素加甲氨蝶呤可能是一种很好的治疗起始方法[20,24]。甲氨蝶呤的替代品包括硫唑嘌呤、霉酚酸盐、他克莫司、环孢素或环磷酰胺，但使用其中一种药物替代另一种药物的证据有限。绝大多数 IMNM 患者在开始治疗的 6 个月内需要除糖皮质激素外的二线药物。

甲氨蝶呤是一种有效的非类固醇药物，当要求相对起效较快（数月）时，用于治疗肌肉和关节疾病，但可能会引起肺毒性，在 ILD 患者中应避免使用。

硫唑嘌呤可用于硫嘌呤甲基转移酶活性正常的患者，当不需要快速起效时，可用于长期免疫抑制。

吗替麦考酚酯、环孢素和他克莫司可能对糖皮质激素耐药的 ILD 有效。对糖皮质激素耐药的较严重的 ILD 患者可使用环磷酰胺。

（三）物理治疗

物理治疗对疾病活动没有负面作用，可以改善功能结局。

（四）抗 HMGCR 抗体阳性 IMNM 的治疗

抗 HMGCR 抗体阳性 IMNM 病程长，绝大多数患者在确诊后多年仍需要使用免疫抑制剂或免疫调节药物，导致这些治疗的副作用和合并症积累。

在绝大多数（92%~100%）抗 HMGCR 抗体阳性 IMNM 患者中，单独糖皮质激素治疗不能控制疾病的进展。并且伴血清 CK 升高的 IMNM 病例中，在肌无力发生之前，糖皮质激素加其他免疫抑制/免疫调节药物的联合应用是有效的。IMNM 应在首次出现后 1 个月内同时使用糖皮质激素和免疫抑制剂，并建议甲氨蝶呤作为 IMNM 的初始免疫抑制剂。如果在治疗 6 个月内没有观察到足够的反应，应在上述治疗中加入静脉注射免疫球蛋白（IVIG）治疗。ENMC 指南建议，如果抗 HMGCR 抗体阳性 IMNM 患者在治疗 6 个月内没有观察到足够的疗效，除了上述治疗外，还应使用静脉注射免疫球蛋白（IVIG）。即使没有糖皮质激素治疗，单用 IVIG 在治疗中是有效的。

在与他汀类药物相关的抗 HMGCR 抗体阳性 IMNM 患者中，IVIG 治疗可以与免疫抑制剂合用。对于在肌无力发生之前就被诊断出来的、伴有血清 CK 水平升高的早期抗 HMGCR 抗体阳性 IMNM 病例，无糖皮质激素诱导策略被认为是有效的[20,24]。

（五）抗 SRP 抗体阳性 IMNM 的治疗

利妥昔单抗（RTX）作为一线治疗可能是 IMNM 的一种选择，特别是在抗 SRP 抗体阳性亚群的非洲裔美国人。有专家建议，首选甲氨蝶呤用于治疗抗 SRP 抗体阳性 IMNM，而利妥昔单抗可替代甲氨蝶呤治疗抗 SRP 抗体阳性 IMNM；于对类固醇和其他药物无反应的抗 SRP 抗体阳性患者可以选用利妥昔单抗。抗 B 细胞治疗可能对伴有抗 SRP 抗体阳性 IMNM 患者有效。

此外，对于临床症状严重的患者，可能需要两种或多药物联合治疗（如大剂量皮质类固醇、甲氨蝶呤、利妥昔单抗和 IVIG），抗 SRP 抗体阳性肌病的年轻患者可能更需要联合治疗[21,22]。

（六）自身抗体阴性 IMNM 的治疗

对于与恶性肿瘤相关的血清阴性 IMNM 的治疗有一些特别的考虑。大剂量的糖皮质激素和/或免疫抑制剂可能与癌症手术或化疗不兼容。此外，免疫检查点抑制剂不推荐用于治疗活动性自身免疫性肌病的癌症患者。基于这些原因，可以考虑将 IVIG 用于治疗血清阴性 IMNM 和癌症患者。

八、预后

IMNM 是一种病程较长的慢性疾病，患者的两个主要问题是死亡率和残疾，其中恶性肿瘤和心脏受累是常见的死亡原因。预后比大多数其他类型的肌炎更差。IMNM 血清学阳性的患者在肌肉相关症状如肌萎缩、持续肌无力方面最为严重。免疫治疗开始 2 年后，1/4 血清阳性的 IMNM 患者日常生活有困难。不到一半的抗 HMGCR 抗体阳性患者在发病 2 年内恢复正常肌力，只有 2/3 的患者在 4 年内恢复正常肌力。与大多数老年患者（>60 岁）相比，只有一半的年轻患者（<50 岁）在发病后 4 年达到正常的肌力。

（郭军红）

第六节　包涵体肌炎

包涵体肌炎（inclusion body myositis,IBM）是老年人最常见的获得性肌肉疾患[1]。IBM起病隐袭，进展缓慢，早期选择性累及股四头肌与指屈肌，光学显微镜下可见肌内膜淋巴细胞浸润，目前尚缺乏有效的治疗手段。

一、流行病学

对高质量流行病学研究进行荟萃分析，发现IBM患病率为45.6/100万[2]。不同种族之间的患病率可能存在差异，亚洲地区患病率低于欧美地区[1]。2003年日本IBM患病率为9.83/100万[3]。

IBM平均发病年龄为61~68岁，一般认为其主要影响50岁以上人群，但20%的患者在40~50岁发病[4]。男性患者是女性的1.6倍。

40%~53%的IBM患者最初被误诊为其他疾病，平均诊断延迟为4.6~5.8年[4]。

二、免疫机制与免疫病理

肌内膜淋巴细胞浸润伴淋巴细胞包绕肌纤维是IBM主要的光学显微镜下病理改变，有时可见到淋巴细胞侵入非坏死肌纤维（图8-6-1A~C）。苏木精-伊红染色与改良嗜银染色（Gomori staining）还可见肌纤维大小不一、核内移、肌细胞坏死与再生，以及Ⅱ型肌纤维萎缩。部分肌纤维内可见镶边空泡（图8-6-1D）与线粒体异常（图8-6-1E~F）。在缺乏镶边空泡的情况下，一般不作出IBM的诊断，但有20%的患者具有典型临床特征但缺乏镶边空泡。免疫组织化学证实肌内膜淋巴细胞主要是CD8+ T细胞（图8-6-1G）。肌纤维表面广泛表达MHCⅠ（图8-6-1H）。刚果红染色、泛素染色，以及识别神经丝蛋白重链的抗SMI-31抗体染色可发现细胞内包涵体[1]。电镜下可以发现细胞质和核内丝样包涵体，直径在16~20nm之间。

关于IBM的发病机制仍存在分歧，目前认为既是一种变性病，也是一种自身免疫病。支持变性病的依据主要包括两方面：①肌纤维内蛋白聚集；②免疫治疗效果差[5]。早期对蛋白聚集物的研究集中在刚果红染色、泛素、β淀粉样蛋白和Tau蛋白上。其中关于β淀粉样蛋白及其毒性的研究最多，但是研究结果在不同实验室之间的可重复性差，有学者认为这些蛋白在疾病发生过程中的作用可能被夸大了[4]。目前对蛋白聚集物的研究集中在P62、LC3和TDP-43，这些蛋白参与了应激的过程，特别是内质网应激、未折叠蛋白反应与自噬。这些蛋白在不同实验室均能被稳定地检出，是IBM相对于其他炎性肌病较为可靠的生物标志物，也被认为是变性的证据[5]。然而，炎症本身也会导致内质网应激[6]。最近研究发现免疫介导的坏死性肌病患者肌纤维内也存在大量的P62和LC3蛋白聚集物，研究者推断自身免疫导致了内质网应激，而非把免疫介导的坏死性肌病归为变性病[7]。

大量间接和直接证据表明IBM的肌肉损伤由自身免疫导致[5]。间接证据主要包括遗传学研究及IBM与其他免疫相关疾病的相关性。遗传学研究发现HLA-DRB1等位基因（HLA-DRB1*03:01、HLA-DRB1*01:01与HLA-DRB1*13:01）是IBM的独立危险因素[8]，而很多免疫相关疾病也与HLA变异有关，例如干燥综合征与T细胞大颗粒淋巴细胞白血病。IBM还可以继发于HIV和HTLV-1感染，在这种情况下病毒蛋白存在于浸润肌内膜的T细胞和巨噬细胞，而非肌纤维内。对IBM患者肌肉内免疫分子与细胞的检测提供了关于自身免疫最直接的证据。这些研究发现，IBM肌肉中含有大量T细胞、巨噬细胞、浆细胞、髓样树突状细胞，以及大量炎症分子（如干扰素-γ、趋化因子、颗粒酶）。考虑到这些免疫系统成分的正常功能，有理由推测这些成分参与了IBM的发病。IBM在病理上，可以在光镜下看到细胞毒性T细胞侵入非坏死肌纤维，T细胞作用于肌纤维的细胞毒性是目前能确定的唯一发病机制。这些侵入肌纤维的T细胞具有限制性T细胞受体序列，提

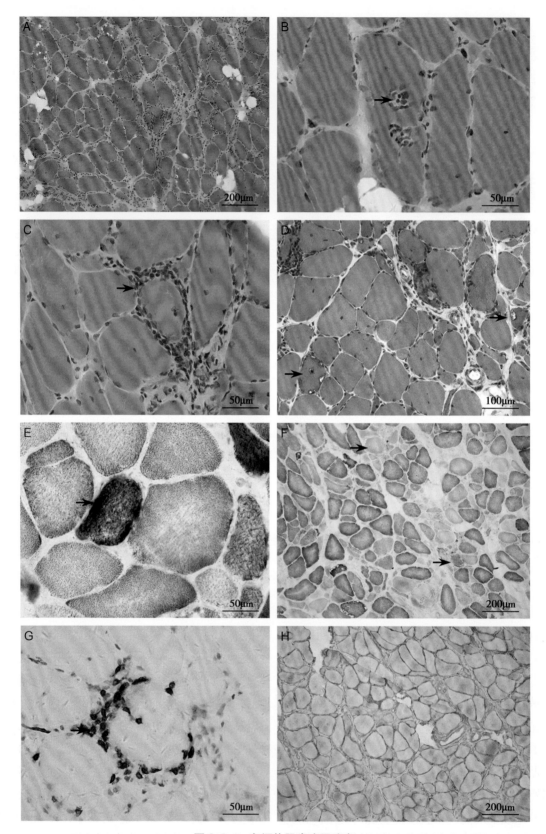

图 8-6-1　包涵体肌炎病理改变

A. 苏木精-伊红染色,可见淋巴细胞浸润肌内膜;B. 苏木精-伊红染色,箭头示淋巴细胞侵入非坏死肌纤维;C. 苏木精-伊红染色,箭头示淋巴细胞包绕非坏死肌纤维;D. 改良 Gomori 三色染色,箭头所示肌纤维内有镶边空泡;E. 琥珀酸脱氢酶染色,箭头示破碎蓝纤维,提示线粒体异常;F. 琥珀酸脱氢酶/细胞色素氧化酶染色,箭头示蓝染纤维,提示细胞内缺乏细胞色素氧化酶,见于线粒体异常;G. CD8 染色,CD8⁺ T 细胞包绕并侵入肌纤维。H. MHC I 染色,肌纤维广泛表达 MHC I。

示其扩增是受到抗原刺激的结果,但目前并不清楚是何种肌细胞的抗原介导。抗原诱导的 CD8⁺ T 细胞激活并不只引起限制性 T 细胞序列的表达,还导致表面分子的表达。这些细胞可通过其表达的 CD57、CD244、KLRG1 识别,被称作 TEMRA 细胞(效应记忆 T 细胞,RA+)。IBM 对免疫治疗效果不佳可能与这些 TEMRA 细胞有关。在体外,这一类细胞对凋亡或其他免疫系统控制的机制具有抵抗性。使用激素后,健康人血液中的这种高度分化的细胞毒性 T 细胞数量扩增,而非像未分化 T 细胞一样减少。

三、临床表现

典型的 IBM 表现为缓慢进展的、无痛的行走困难或使用双手困难,影响中老年人群。行走困难通常表现为膝关节打弯(由膝关节伸肌无力所致)或经常绊倒(由踝关节背屈无力所致)。由于手指屈肌无力,患者也常表现抓握物品不牢。IBM 的诊断常常存在延迟。患者的症状最初常被认为与年龄增长或关节炎有关。当考虑到神经肌肉疾病时,多发性肌炎与运动神经元病的诊断相较于直接诊断为 IBM 也更常见。

肌痛较为罕见,有部分患者主诉大腿或膝关节疼痛,这可能与关节退行性病变有关。吞咽困难是 IBM 一个常被忽视的症状,有意地询问病史或者通过影像学手段发现其并不少见,甚至个别患者以吞咽困难起病。随着疾病进展,吞咽困难逐渐变得明显,甚至会导致营养不良、体重下降及吸入性肺炎,吸入性肺炎是 IBM 患者的主要死因。

IBM 的体征有特殊性,通过识别其体征的特点可以缩短诊断延迟。不同肌群受累程度不一,控制屈指、伸膝和踝背屈的肌群更易受累,而在其他肌病中常常被累及的肩外展、髋外展及屈髋反而程度较轻。肌肉的萎缩和无力可以是不对称的,非优势侧程度更重。IBM 的肌无力分布常被称作"远端型",但这种描述并不准确,真正的远端型分布,手内肌也会无力;但在 IBM,手内肌往往回避。轻度面瘫常见,但眼外肌即使晚期也不受累,存在回避现象。不典型的临床表现包括仅前臂受累、肩胛型或面肩肱型分布的无力,

以及由于颈肌或椎旁肌无力导致的垂头或躯干前驱。

随着疾病进展,一般在起病 7.5~10 年后需要借助拐杖行走,13~15 年后需要借助轮椅出行。多数患者寿命不受影响。

IBM 患者中,13%~24% 合并其他自身免疫病,最常见的是干燥综合征(10%~12%)[4]。一部分患者符合大颗粒淋巴细胞白血病诊断标准。IBM 可以发生在 HIV 与 HTLV-1 病毒感染后,除了发病年龄较早外,此类患者临床表现典型。IBM 患者合并高血压、糖尿病、高脂血症、心肌梗死和充血性心力衰竭的比例也较对照更高。

四、辅助检查

(一) 实验室检查

血清肌酸激酶可以正常或轻度升高,部分患者中度升高(小于正常上限 10 倍),诊断意义有限[1]。

抗核抗体、抗-Ro 抗体、抗-La 抗体、类风湿因子可能阳性[4]。

抗 cN1A 抗体能较为特异地将 IBM 与其他神经肌肉疾病区分开。但此抗体诊断 IBM 的灵敏度偏低,为 37%~76%[4]。因此,抗体阴性不能除外 IBM。值得注意的是,抗 cN1A 抗体可以出现在系统性自身免疫病中,例如系统性红斑狼疮和干燥综合征。甚至有学者认为抗 cN1A 抗体出现在 IBM 患者中的主要原因是这部分患者同时合并了干燥综合征[9]。

(二) 电生理检查

典型的针肌电图可见肌源性损害伴纤颤电位,即刺激性肌病(irritative myopathy)的表现。在一个 IBM 队列中,60% 患者表现为刺激性肌病类型,12% 为非刺激性肌病类型[10]。另外 28% 的患者运动单位电位上肌源性损害与神经源性损害混合存在,这可能与失神经支配肌纤维或分裂肌纤维的再支配有关。在有些病例中,神经源性运动单位电位可能会掩盖肌源性损害而得出运动神经元病的诊断。

(三) 影像学检查

IBM 患者肌肉 MRI 可见急性和慢性损害[10]。急性损害表现为 T_2 脂肪抑制序列高信号,提示水

肿。水肿与疾病的病程与功能状态无明显关系，可能与炎症的活动程度有关。慢性损害表现为肌肉容积减少与脂肪浸润。IBM患者不同的肌肉无力与萎缩程度不一，与之相似，脂肪浸润程度也不一，其中腓肠肌内侧头、指深屈肌和股四头肌（股外侧肌）最严重[11]。需要注意的是，一部分患者影像学上肌肉受累分布并不典型[12]。

五、诊断标准与鉴别诊断

（一）诊断标准

从1987年开始，学者个人或专家组发表了多种IBM诊断标准[13]。这些标准特异度都很高（≥97%），但灵敏度欠佳（11%~84%），部分患者不能满足诊断标准。例如显微镜下的镶边空泡，在很多标准中是必须满足的，但有约20%的患者缺乏此病理特征。在欧洲神经肌肉病中心（ENMC）2011年IBM标准中很可能（probable）的诊断级别具有最高的灵敏度（84%）[13,14]。推荐使用ENMC于2011年提出的IBM诊断标准[13,14]（表8-6-1）。

表 8-6-1　IBM 分类诊断标准

分类	临床和实验室检查	病理
临床-病理确诊IBM	1. 病程>12个月 2. 起病年龄>45岁 3. 伸膝力弱重于髋和/或屈指无力重于肩外展 4. CK不高于15倍上限	具备以下全部特征 1. 炎症浸润肌内衣 2. 镶边空泡 3. 蛋白沉积*或15~18nm细丝包涵体
临床确诊IBM	1. 病程>12个月 2. 起病年龄>45岁 3. 伸膝力弱重于屈髋和屈指无力重于肩外展 4. CK不高于15倍上限值	具备一项或多项，非全部特征 1. 炎症浸润肌内衣 2. MHC I上调 3. 镶边空泡 4. 蛋白沉积*或15~18nm细丝包涵体
临床很可能IBM	1. 病程>12个月 2. 起病年龄>45岁 3. 伸膝力弱重于屈髋或屈指无力重于肩外展 4. CK不高于15倍上限值	具备一项或多项，非全部特征 1. 炎症浸润肌内衣 2. MHC I上调 3. 镶边空泡 4. 蛋白沉积*或15~18nm细丝包涵体

注：*证明淀粉样物质沉积（刚果红染色、TSH染色阳性），以及其他蛋白（P62、TDP-43、SMI-31）。

（二）鉴别标准

IBM常被误诊为多发性肌炎，而在治疗效果欠佳时才怀疑IBM。由于存在肌肉萎缩，也常被误诊为运动神经元病。不同于其他炎性肌病，IBM起病隐袭，成人起病的慢性进行性下肢近端无力有一组疾病需要鉴别。在病理上，IBM需要和其他空泡性肌病鉴别。

1. 多肌炎（PM）　因IBM病理上多有炎症细胞浸润，有肌内膜CD8+ T细胞浸润，肌纤维MHC I表达上调常常误诊为多肌炎。临床病程、症状体征、CK升高程度、肌电图、肌肉活检可帮助鉴别。PM：①多亚急性起病、对称性四肢近端无力、肌酶明显升高、肌电图提示肌源性损害伴自发电位；②肌肉活检提示肌内膜CD8+ T细胞浸润，肌纤维MHC I表达上调，无镶边空泡，可与IBM进行鉴别。在IBM的早期，病理上可能只有炎症细胞浸润，而无明确镶边空泡，极易误诊为PM，因此对临床不典型的难治性PM，要注意是否为IBM，必要时可以重复肌肉活检明确诊断。

2. 运动神经元病　发病年龄中位数50岁，慢性病程，进行性肌无力肌萎缩，易误诊为IBM，可通过临床病程、症状体征、CK升高程度、肌电图、肌肉活检鉴别。①无力与萎缩不对称，病理征阳性，有肌肉束颤、痉挛，肌电图提示广泛神经源性损害；②肌肉活检可见神经源性损害骨骼肌病理改变。此疾病不难与IBM鉴别。

3. 面肩肱型肌营养不良　隐袭起病，不对称受累的肌源性损害，正常或轻度升高的肌酶需要与IBM鉴别。但面肩肱型肌营养不良：①大部分患者十余岁开始出现症状。不对称，面肌早期受累，伴有肩胛肱骨肌、骨盆带肌和胫骨前肌肌无力、肌萎缩，翼状肩胛，比弗征（Beevor sign）阳性；②肌肉活检可见早期肌纤维坏死与再生，一部分肌纤维核内移，后期结缔组织增生，血管周围炎症细胞浸润，但无镶边空泡。

4. 肢带型肌营养不良（limb-girdle muscular dystrophy，LGMD）　常染色体隐性或显性遗传，但隐匿起病，部分患者起病较晚，肌源性损害需要与IBM鉴别。LGMD：①多10~30岁起病，首发症状多为骨盆带肌肉萎缩、腰椎前凸、鸭步、下肢近端无力，上楼困难，可有腓肠肌假性肥大。逐渐发生肩胛带肌肉萎缩、抬臂和梳头困难、翼状肩胛，面肌一般不受累。②血清 CK 升高或明显升高。③肌肉活检显示广泛肌纤维萎缩呈小圆形，伴肌纤维变性、坏死和再生，严重者伴大量脂肪化及结缔组织增生。免疫组织化学检测可帮助进一步确定 LGMD 的亚型。用抗 dysferlin 抗体检测 LGMD2B，抗 γ-肌聚糖蛋白（γ-sarcoglycan）抗体检测 LGMD2C，用抗 α-肌聚糖蛋白抗体检测 LGMD2D，用抗 β-肌聚糖抗体检测 LGMD2E 等。必要时进行基因检测明确 LGMD 的诊断。

5. 晚发型糖原贮积症Ⅱ型（庞贝病） 属于空泡性肌病，需要与 IBM 鉴别。晚发庞贝病常 1 岁以后隐匿起病，对称性四肢近端肌肉受累，呼吸肌受累，CK 轻度升高（≤正常上限 10 倍），肌源性损害伴自发电位、肌强直电位。空泡性肌病，空泡内糖原 PAS 染色阳性，自噬性空泡酸性磷酸酶染色阳性提示庞贝病。必要时行酶学检查和基因检测明确诊断。

6. 肌原纤维肌病 属于空泡性肌病，肌肉活检可见镶边空泡，需要与 IBM 鉴别。肌原纤维肌病为：①成年早中期隐袭起病，对称，四肢远、近端肌肉受累，心脏受累常见，肌酶正常或轻度升高，肌电图肌源性损害伴自发电位；②肌肉活检可见肌膜下和/或肌细胞内病理性蛋白沉积形成包涵体，可伴镶边空泡。以上临床和病理特点可以与 IBM 鉴别。

7. 遗传性包涵体肌病 由于有共同的镶边空泡的病理特征，常常与 IBM 混淆。遗传性包涵体肌病多为 20~40 岁隐袭起病，对称，下肢远端，足下垂，有步态障碍；肌酶正常或轻度升高，肌电图提示肌源性损害；肌肉活检可见镶边空泡，但无炎症细胞浸润，可通过这些特征与 IBM 鉴别。基因检测明确诊断。对病理上只有镶边空泡，基因排除遗传性包涵体肌病的患者，伸膝肌力弱于屈髋肌力，高度提示 IBM。

8. 眼咽型肌营养不良 成年晚期隐匿起病，

病理上存在的镶边空泡，需要与 IBM 鉴别。眼咽型肌营养不良起病时上睑下垂、吞咽困难、肢带型肌无力可与 IBM 鉴别。CK 正常或轻度升高，肌肉活检病理提示肌源性损害与神经源性损害并存，伴有镶边空泡，电镜提示核内细丝样包涵体。而基因检测可以帮助鉴别。

六、治疗

目前 IBM 的治疗以非药物为主，包括心理疏导、物理疗法、预防摔倒、吞咽功能评估及功能锻炼[4]。由于免疫抑制剂最多仅有一过性的疗效，一般不常规应用。

使用糖皮质激素治疗 IBM 主要源于专家经验。糖皮质激素能降低 IBM 患者血清肌酸激酶水平，会被误以为治疗有效，但实际上，并不能阻止疾病继续进展。

广泛的淋巴细胞清除策略在两项开放标签研究中（抗胸腺细胞球蛋白联用甲氨蝶呤与单用甲氨蝶呤相比较，以及阿仑单抗治疗前后相比较）被证明具有改善肌力的作用。静脉用免疫球蛋白与皮下注射免疫球蛋白也被报道能够改善患者吞咽困难。

虽然公认 IBM 免疫治疗效果十分有限，但事实上，高质量的临床试验并不多。盲法、安慰剂对照的 IBM 临床试验药物主要包括静脉用免疫球蛋白、甲氨蝶呤[15]、增肌药物［氧雄龙（oxandrolone）、bimagrumab］、热休克反应诱导剂 arimoclomol。在多数试验中，结果是阴性的。氧雄龙能临界性地改善全身力量，但这项研究仅有 13 名患者完成了全部试验过程。

（郭军红）

参考文献

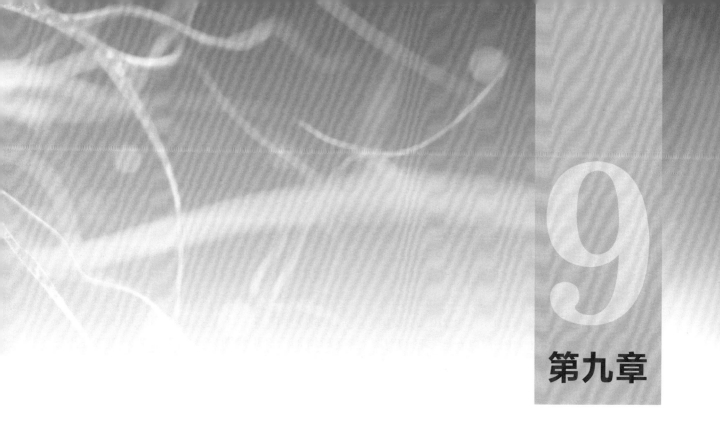

第九章

系统性自身免疫病的
神经系统损害

第一节 神经精神性系统性红斑狼疮

一、系统性红斑狼疮概述

系统性红斑狼疮（systemic lupus erythematosus，SLE）是一种致病性自身抗体和免疫复合物形成并介导器官组织损伤的系统性自身免疫病。临床上常存在多系统受累表现，血清中存在以抗核抗体为代表的多种自身抗体。SLE 的患病率因人群而异，全球平均患病率为（10~39）/10 万，我国患病率为（30.13~70.41）/10 万，以女性多见，尤其是 20~40 岁的育龄期女性[1]。SLE 至今病因未明，遗传、环境，以及性激素等因素均可能参与其发病。根据 2020 年中国 SLE 诊疗指南推荐[2]，SLE 的临床诊断主要依据 2012 年国际狼疮研究临床协作组（SLICC）[3]或 2019 年欧洲抗风湿病联盟（EULAR）/美国风湿病学学院（ACR）制定的 SLE 分类标准[4]。SLE 的治疗原则为早期、个体化治疗，最大程度地延缓疾病进展，降低器官损害，改善预后[2]。糖皮质激素和免疫抑制剂依然是 SLE 主要的治疗药物，但随着生物靶向药物的不断涌现和应用，SLE 的治疗正进入生物制剂时代[5]。

二、神经精神性系统性红斑狼疮的定义与流行病学

SLE 临床表现多种多样，可累及几乎全身所有器官系统。其中，神经系统受累是 SLE 较为常见的临床表现，并且表现形式极为复杂和多样化。中枢神经、外周神经和自主神经系统均可受累，并可出现精神类疾病。早先人们对于 SLE 相关的神经系统损害表现给予了许多名称，如中枢神经系统血管炎、中枢神经系统狼疮、神经狼疮、神经精神狼疮、狼疮脑病等，最终于 1999 年由 ACR 将 SLE 相关的神经精神损害统一命名为神经精神性系统性红斑狼疮（neuropsychiatric systemic lupus erythematosus，NPSLE），并对 NPSLE 的 19 种临床表现进行了明确定义，从而将 NPSLE 的概念正式确立下来[6]。但随着近年来对于 SLE 神经系统受累的认识不断深入，人们发现 SLE 相关的神经精

神（neuropsychiatric，NP）表现可能不局限于这 19 种，同时发现原来的 19 种 NP 表现中的一些情况可能并非 SLE 所特异，从而使得传统的 NPSLE 的概念受到了挑战[7]。表 9-1-1 对 NPSLE 在不同定义标准下的临床特征进行了归纳，体现出人们对于 NPSLE 的理解和认识在不断更新。

NPSLE 在 SLE 患者中的发生率约为 37%~95%[8]，导致如此巨大变异的因素包括研究方法、流行病学特征、诊断方法、种族、地域等。NP 表现可出现于 SLE 首次发病时，但更多见于 SLE 发病后的前 3 年内，并随着病程延长，NPSLE 的发生率逐渐增加[9]。儿童期发病的 SLE 患者其 NPSLE 发病率和患病率均明显增高[10]。

表 9-1-1 不同定义标准中 NPSLE 的临床表现

1999 年 ACR 定义 NPSLE 的表现	2012 年 SLICC 关于 SLE 分类标准中列出的 NPSLE 表现	2019 年 EULAR/ACR 关于 SLE 分类标准中列出的 NPSLE 表现
无菌性脑膜炎	癫痫发作	谵妄
脑血管病	精神异常	精神异常
脱髓鞘综合征	多发性单神经炎	癫痫
头痛（包括偏头痛和良性颅内高压）	脊髓炎	
运动障碍（舞蹈症）	周围神经病变	
脊髓病	颅神经病	
癫痫	急性混乱状态	
急性混乱状态		
焦虑		
认知障碍		
情感障碍		
精神病		
吉兰-巴雷综合征		
自主神经病		
单发/多发性单神经炎		
重症肌无力		
颅神经病		
神经丛神经病		
多神经病		

三、神经精神性系统性红斑狼疮的发病机制

目前认为,NPSLE 的发病机制主要包括两方面[11]:①由抗磷脂抗体(aPL)、免疫复合物,以及血管内血栓所介导的大、小血管缺血性机制。对应的临床特征主要为局灶性 NP 表现,如卒中、癫痫、运动障碍,以及脊髓病等。②自身免疫介导的神经炎症机制,伴有补体活化、血-脑屏障(BBB)通透性增加、神经元抗体的鞘内迁移、局部免疫复合物形成、促炎症细胞因子及其他炎症介质的产生。相对应的临床特征主要为弥漫性 NP 表现,如精神错乱、情感障碍、认知障碍和急性混乱状态等(图 9-1-1)。除以上两个机制外,多种自身抗体,如抗神经元抗体、抗 NR2 抗体、抗核糖体 P 抗体和抗内皮细胞抗体等均在NPSLE 的发病中起了重要作用[12]。另外,I 型干扰素(IFN)的表达增加与 SLE 发病关系密切,而NPSLE 患者脑组织小胶质细胞中同样高表达 IFN信号,说明I 型 IFN 在 NPSLE 的发病中也具有重要作用[13]。

四、神经精神性系统性红斑狼疮的临床表现

目前临床仍主要依据 1999 年 ACR 定义的19 种表现类型对 NPSLE 进行认定,但随着临床研究的不断深入,人们对 NPSLE 的认识也在发生着变化。NPSLE 的临床表现是极为复杂多样的,不同的 NP 表现在 SLE 患者中发生的频率也有所不同(图 9-1-2)[11]。而且,无任何一种 NP表现为 SLE 所特有,因此对于 SLE 患者的 NP 表现,临床上往往需要鉴别其与 SLE 疾病本身是否相关。

(一)常见 NP 表现

1. 认知障碍 SLE 患者常常存在认知障碍,也被称为"脑雾(brain fog)"。ACR 将 SLE 的认知障碍定义为存在以下任一或全部认知功能的显著缺陷:语言、记忆、简单或复杂注意力、推理、执行力、视觉空间处理和精神运动速度[6]。SLE患者多表现为轻或中度认知障碍,重度认知障碍仅见于 3%~5% 的 SLE 患者。高血压、APS 抗体、累积损伤、卒中和存在 MRI 影像与神经定位相关联的病变等可能是导致严重认知障碍的因素[14]。

2. 情感障碍 在 SLE 患者中常见,约 25%以上患者存在抑郁,37% 存在焦虑。需要强调的是,所有关于精神疾病的诊断均需要由精神科专家进行标准的临床评价。情感障碍可以独立存在,也可与 SLE 其他 NP 表现共同存在,并可在SLE 病程中持续较长时间。SLE 的情感障碍可严重影响患者的预后。抑郁和焦虑状态与工作能力和效率下降、认知功能障碍、睡眠障碍和健康相关生活质量(HRQoL)下降有关,而与疾病的严重程度无关[15]。另外,有研究表明,存在抑郁的女

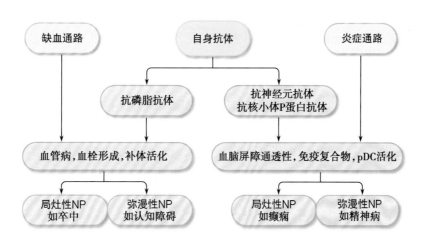

图 9-1-1 NPSLE 的发病机制
pDC,浆细胞样树突状细胞;NP,精神神经性表现。

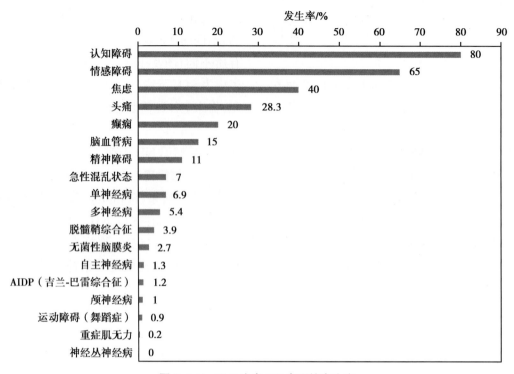

图 9-1-2　SLE 患者 NP 表现的发生率

性 SLE 患者其心血管疾病风险增加近 4 倍,且独立于年龄、教育程度、血压、腰臀比和 C 反应蛋白水平[16]。目前关于 SLE 患者发生情感障碍的危险因素尚不清楚。有研究报道抗核糖体 P 蛋白抗体、抗 β2 糖蛋白 I 抗体与 SLE 情感障碍相关,但这两个抗体也可见于 SLE 的其他 NP 表现,缺乏特异性[12]。另外,有抑郁或焦虑的 SLE 患者血清 TNF 水平增高,提示系统性炎症可能参与情感障碍的发生[17]。贫困、低收入、教育程度低,以及经济压力、睡眠障碍、慢性疼痛和疲劳等均可能是情感障碍发生的危险因素[15]。

3. 头痛　是 SLE 患者常见的临床表现,可表现为偏头痛、紧张性头痛或丛集性头痛[18]。与普通人群相比,SLE 患者头痛在发生率和发作类型上无明显区别,因此缺乏特异性[19]。约半数 SLE 患者在其病程中会发生头痛,但与疾病活动性相关的"狼疮性头痛"报道较少。所谓狼疮性头痛是指在除外其他继发因素后,由 SLE 直接导致的严重头痛[18],事实上,这个概念在临床上很难确定。在 SLE 患者中,一些可导致颅内压升高或脑膜炎症的疾病状态(如颅内静脉窦血栓形成、可逆性后部脑病综合征、无菌性脑膜炎或特发性高颅内压等)均可出现头痛。由于 SLE 患者头痛的机

制尚不清楚,因此,临床上很难判定 SLE 患者的头痛是否由疾病所致。尽管如此,SLE 患者的头痛可严重影响患者的生活质量,因此在疾病整体评价时须予以关注[18]。

(二)较常见 NP 表现

1. 癫痫　SLE 患者的癫痫发生率显著高于普通人群[20],而儿童癫痫的 SLE 患病率又高于成人[21]。癫痫可以是 SLE 的首发表现,也可在 SLE 诊断之后发生,常表现为全面强直阵挛性发作,但也可表现为局灶性发作[21]。目前认为,癫痫是 NPSLE 的一个重要表现,往往与 SLE 疾病活动或复发有关。多种机制可能参与了 SLE 的癫痫发生,如 SLE 疾病本身的病理机制、继发于 SLE 的并发症[如颅内静脉窦血栓(CVST)和可逆性后部脑病综合征(PRES)]、脑内微栓塞、脑膜含铁血黄素沉着症或自身抗体的直接神经毒性[22]。导致 SLE 患者发生癫痫的危险因素包括疾病活动、女性、种族、aPL 和抗核糖体 P 蛋白抗体,以及低龄。另外,在部分人群中还发现了 SLE 癫痫相关的遗传易感基因(如欧洲的 *TREX1*,印度的 *TLR4* T3991)[23,24]。

2. 脑血管病　脑血管事件是 NPSLE 最常见的表现之一,见于 3%~20% 的 SLE 患者,死亡率

高达 15%[25,26]。SLE 的脑血管病可表现为颅内大血管受累和脑小血管病。脑卒中以缺血性脑卒中为主,其发病机制包括:继发于 APS 的高凝状态、继发于 Libman-Sacks 心内膜炎的心源性栓子、SLE 相关的早发高度动脉硬化,以及罕见的中枢神经系统血管炎[27]。在儿童 SLE 中,脑血管病的发生主要与继发的 APS 相关[28]。临床表现因卒中类型和累及的动脉区域而异。典型症状包括:突然出现的偏瘫或单侧瘫痪、偏身感觉障碍、视觉障碍、构音障碍、面瘫、共济失调、失语和意识水平突然下降等。出血性脑卒中除有上述表现外,还可有头痛、呕吐、恶心和突发意识丧失等。脑卒中可作为 SLE 的首发表现,可单独出现,也可伴随其他症状共同出现[26]。脑小血管病是另一种近年受到关注的 SLE 中枢神经系统表现。脑内小血管的炎症或非炎症因素可导致血管损伤,从而造成局部脑组织的缺血变性,在 MRI 上多表现为 T_2WI/FLAIR 的白质高信号(white matter hyperintense lesion,WMH)。WMH 往往随年龄和心血管危险因素的增加而增多,但也可见于约 5% 的青年健康者。WMH 与 NPSLE 有密切相关性,约见于 60% 的有 CNS 受累的 SLE 患者,但缺乏特异性 NP 表现。大约 18%~40% 无任何 NP 表现的 SLE 患者在脑 MRI 上也有此类病变[29],通常位于额叶、顶叶皮质下和脑室周围(70%~80%)。研究表明,存在 WMH 的患者卒中风险增加 3 倍[30]。另外,有 WMH 者脑卒中和死亡的相对风险分别为 3.5 和 3,且倾向于发生更大面积的脑梗死,临床结局更差[31]。目前缺乏有关 SLE 患者 WMH 与临床结局之间的相关研究。

(三)少见 NP 表现

1. 急性混乱状态和精神异常 属于弥漫性 NPSLE 表现,通常缺乏相应影像学证据。急性混乱状态的特点是急性发生的意识障碍、注意力下降,程度可从谵妄到昏迷。SLE 疾病活动、感染或代谢紊乱可能是潜在的原因。SLE 的精神症状表现为妄想和/或幻觉,多数患者可在症状发作的 2~4 周内缓解[32,33]。SLE 患者出现精神症状时应注意与精神分裂症、药物滥用、糖皮质激素不良反应,以及代谢或内分泌紊乱等情况鉴别。一般情

况下,糖皮质激素诱发的精神症状通常表现为情感障碍,而非真正的精神病[34]。有研究表明,抗 Sm 抗体、抗核糖体 P 蛋白抗体可能与 SLE 精神症状相关[35,36]。

2. 周围神经病 见于 1.5%~14% 的 SLE 患者,最常见的类型是外周多发性神经病,可为轴索性、脱髓鞘性或混合性,以感觉和感觉运动性为主[37,38],也可见小纤维神经病[39]。最常见的症状是无力和麻木,其次是受累区域的疼痛[37]。肌电图(EMG)是基本的诊断手段。SLE 的周围神经病变与狼疮疾病活动性、器官累积指数、年龄、高血压和网状青斑有关[39,40]。应注意排除如糖尿病、药物和维生素缺乏等情况所致的周围神经病[38]。

(四)罕见 NP 表现

1. 运动障碍 舞蹈症是 SLE 最常见的运动障碍,患病率为 1.2%~2%[41]。儿童和青少年 SLE 常见[42],女性居多,经常与 APS 合并存在。舞蹈症常于 SLE 发病早期甚至先于 SLE 出现,其发病机制尚不清楚,但可能与自身抗体与基底节富含脂质区域的直接结合有关,导致神经元去极化和损伤[41]。舞蹈症主要基于临床诊断,脑部 MRI 通常正常,但 PET/CT 可出现纹状体的高代谢,对疾病部位有提示作用。其他运动障碍包括帕金森病、共济失调、僵人综合征或肌阵挛等[43]。

2. 脱髓鞘疾病 中枢神经系统脱髓鞘疾病在 SLE 中的发生率<1%[44],可作为 SLE 的首发症状出现,可累及脑和脊髓。在临床中区分 SLE 所致的脱髓鞘病和多发性硬化是比较困难的,主要依据临床症状、影像学和实验室的综合证据[45]。SLE 多表现为肾脏受累、网状青斑、皮疹、关节炎、肌痛、头痛、脑膜炎、脑静脉窦血栓、脑血管意外、复发性自然流产或血栓性事件。SLE 脱髓鞘病的头颅 MRI 可观察到散在的、小的多灶性脱髓鞘病变[46,47],而 MS 更典型的是存在细长的卵圆形病变(直角脱髓鞘征)和"黑洞"影像[48]。缺少 SLE 样表现、脑脊液中发现寡克隆区带有利于 MS 的诊断[49]。ANA、抗 dsDNA 抗体、抗磷脂抗体更多见于 SLE。近些年,人们认识到,约 50% 的 SLE 相关脱髓鞘病符合视神经脊髓炎谱系疾病(NMOSD)的标准[50]。患者体内可检出抗水通道

蛋白4(抗AQP4或NMO-IgG)抗体或抗MOG抗体[51]。临床表现为视神经炎或脊髓炎,尤其是长节段横贯性脊髓炎,目前关于NMOSD与SLE的关系尚存在争论,多数认为是一种共病情况。除了NMOSD外,SLE患者还可因血栓性或缺血性原因导致横贯性脊髓炎,多与抗磷脂抗体的存在有关[52],需要与脱髓鞘病变相鉴别。

3. 无菌性脑膜炎 见于约0.2%的SLE患者[53],通常发生在疾病早期,但也可在病程其他时间发生[54]。主要表现为发热、头痛、脑脊液淋巴细胞或多形核细胞增多,微生物学阴性。有报告非甾体抗炎药(NSAID)尤其是布洛芬可能与无菌性脑膜炎有关[54]。

4. 自主神经病 极少情况下SLE患者可出现自主神经病。因症状不典型或诊断方法不一,其报道的发生率差异较大。常见症状包括鼻干/流鼻涕、头痛/偏头痛、腹泻/便秘、足痛、四肢热/冷感异常、汗液分泌异常和勃起功能障碍[55]。通过临床表现、无创性心血管检查,以及皮肤交感反应的电生理学检查有助于诊断[56,57]。

5. 重症肌无力(MG) 约0.1%~0.2%的SLE患者可合并MG[37,40]。MG多出现于SLE之前,但也可出现在SLE之后[58]。据报道,7.7%的女性MG患者符合SLE标准[59]。MG患者行胸腺切除术可能会引发SLE[58],其机制可能与胸腺切除导致中枢耐受性丧失,同时T细胞减少和B细胞多克隆激活有关[60]。通常在临床上表现为眼部症状和/或疲劳、无力,通过肌电图神经传导检查和抗乙酰胆碱受体抗体的检测有助于临床诊断。对于胸腺切除术后的MG患者应定期观察其是否出现SLE样的症状或自身抗体,而对于存在无力和/或疲劳的SLE患者要警惕是否合并MG[59]。

(五)ACR定义之外的NP表现

1. 颅内静脉窦血栓(CVST) 见于<1%的SLE患者[61],与SLE疾病活动和继发APS相关。主要表现为头痛、恶心或呕吐、癫痫、眼睑或结膜水肿、视力模糊、复视和/或精神状态改变。最常累及横窦,其次为乙状窦和上矢状窦。脑MRV和颅静脉血管造影是诊断的最佳成像方法。静脉缺血性脑梗死、脑内出血或癫痫的存在与预后较差相关[62]。

2. 可逆性后部脑病综合征(PRES) 在SLE发生率为0.4%~1.8%[63,64]。PRES的发生与青年女性、狼疮活动、肾脏受累、淋巴细胞减少、血脂异常和高血压有关[65]。通常表现为脑病、癫痫发作、头痛、视觉障碍或局灶性神经功能缺损[66]。脑MRI显示血管源性水肿,主要位于后循环区域,双侧对称。SLE发生PRES的确切病理生理机制尚不清楚,但最为公认的理论假设是与脑血流自主调节功能障碍有关,导致血管扩张和过度灌注,从而造成血-脑屏障破坏和血管源性水肿[67]。另有报道发现在使用某些免疫抑制剂(如环磷酰胺、环孢素等)后,可诱发SLE患者发生PRES,须予以注意。在正确治疗和控制动脉血压的情况下,临床症状及影像学表现多可完全逆转,因此多数患者预后良好[68]。

五、神经精神性系统性红斑狼疮的生物学标志物

生物学标志物对于疾病的临床诊断、病情评价、疗效及预后判断均有重要作用。这些生物学标志物可以是存在于血流或体液中的自身抗体、细胞因子,也可以是完整细胞或细胞成分,还可以是微量元素或代谢产物等。

(一)诊断相关生物标志物

许多自身抗体和细胞因子与NPSLE密切相关,一方面参与了NPSLE的发病机制,另一方面与临床表现有关。通过对这些生物标志物的研究,有助于临床医生判断患者的NP表现是否与SLE相关,或预测患者可能会出现哪些NP表现。表9-1-2中列出了目前与NPSLE相关的自身抗体情况[69-71]。

除以上自身抗体外,NPSLE患者中补体水平(C3、C4)减低和细胞因子(IL-6、IL-17、IL-2、IFN-γ、IL-8等)的升高也与NPSLE相关,可作为区分SLE与其他疾病相关NP表现的指标[72]。

(二)疾病活动相关生物学标志物

NPSLE患者血清IFN-α水平与其疾病活动性呈正相关[73],而血清神经元特异性烯醇化酶水平与活动性NPSLE呈负相关[74]。

(三)疗效与预后相关生物标志物

目前有关NPSLE的疗效与预后相关的生物学标志物的研究尚少。有学者比较了传统免疫治

表 9-1-2 与 NPSLE 相关的自身抗体

抗体名称	靶抗原	频率	临床相关性
抗核抗体（ANA）	细胞核抗原	50%~60%	与 SLE 疾病活动性有关
抗 dsDNA 抗体	双链 DNA	~80%	与 SLE 疾病活动性有关
抗组蛋白抗体	组蛋白	~60%	与 SLE 疾病活动性有关
抗 Sm 抗体	snRNP 蛋白核心成分	18%~48%	与急性混乱状态和 BBB 破坏有关
抗 RNP 抗体	U1 snRNP 蛋白核心成分	18%~60%	与 NPSLE 可能相关
抗 SSA/Ro 抗体	Ro 抗原	36%~86%	与 NPSLE 有关
抗核糖体 P 蛋白（rib-P）抗体	酸性核糖体磷酸化蛋白	10%~47%	与精神病有关
抗心磷脂抗体（aCL）	心磷脂	10%~14.5%	与头痛、急性精神障碍、认知障碍、高级皮质功能障碍、意识改变有关
抗 NMDAR 抗体	N-甲基-D-天冬氨酸受体	~60%	与 CNS 表现，尤其是弥漫性症状如认知障碍有关
抗神经节苷脂抗体（AGA）	神经节苷脂	15.5%~29.4%	与偏头痛、痴呆和周围神经病有关
抗微管相关蛋白 2（MAP-2）抗体	MAP-2	17%	与 NP 症状有关
抗神经丝抗体（ANFA）	神经丝	41%	见于具有弥漫性病变患者
抗磷酸丙糖异构酶（TPI）抗体	磷脂丙糖异构酶	42.9%	与精神病、癫痫、脱鞘病、抑郁和多神经病有关
抗水通道蛋白 4 抗体	水通道蛋白 4	3%	见于 SLE 合并 NMOSD 的患者
抗 suprabasin 抗体	suprabasin		与 NPSLE 有关
抗 UCH-L1 抗体	泛素 C 末端水解酶	37.5%	与 NPSLE 有关

疗和在此基础上加用利妥昔单抗治疗两组患者之间的差异，结果发现 IL-8、IL-13 和 G-CSF 水平下调可作为预测对利妥昔单抗治疗反应的指标[75]。在预后方面，低 C3 水平和蛋白尿是预测 SLE 发生癫痫的指标[76]，而血清肌酐水平升高与 NPSLE 患者过早死亡有关[77]。

六、影像学检查

神经影像在帮助临床医生判断 NP 表现与 SLE 的相关性方面具有重要作用。但是，至今尚无任何影像学技术或影像学征象对于 NPSLE 诊断是具有特异性的。而且，约 50% 的 NPSLE 事件缺乏影像学异常表现，而影像学的改变也不一定与临床的 NP 表现相对应[78]。尽管如此，随着影像学技术的不断更新发展，其在 NPSLE 尤其是脑部病变的临床应用越来越受到人们的重视。对

于 NPSLE 患者，CT 检查通常适用于急症需要尽快明确病因的情况（如评估急性脑出血、大面积梗死或占位病变）或 MRI 有禁忌者。MRI 在无禁忌证的情况下，是 NPSLE 患者排查神经系统病变最常用、可靠的影像学检查。

根据 NPSLE 病变的性质和累及范围，其 MRI 表现极为多样，如 T_2 白质高信号（WMH）、T_2 灰质高信号（GMH）、局灶性或弥漫性脑萎缩、大面积梗死、腔隙性梗死、炎性病变、脊髓炎、脑实质内出血、蛛网膜下腔出血、脑微出血和梗死或出血后的软化区等[78,79]。Sibbitt 等通过对 NPSLE 患者脑 MRI 异常的研究，将 SLE 患者脑 MRI 表现分为急性病变和慢性病变两种（表 9-1-3）[80]。而 Sarbu 等则将 MRI 表现分为三种类型[81]：①大血管病（LVD）（图 9-1-3）；②小血管病（SVD）（图 9-1-4）；③炎性病变（图 9-1-5）。

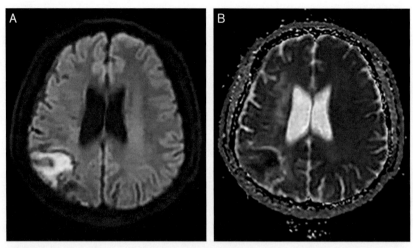

图 9-1-3　SLE 患者并发脑梗死的 MRI 表现

44 岁女性 SLE 患者,头颅 MRI 示右侧额颞顶枕叶皮质及皮质下、基底节、放射冠、半卵圆中心可见斑点、片状异常信号,DWI 呈高信号(A),ADC 呈低信号(B)。

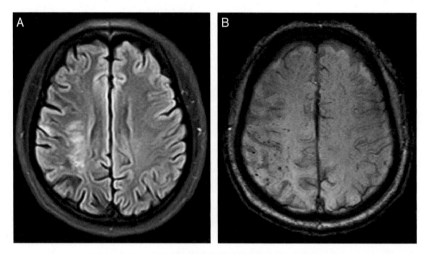

图 9-1-4　SLE 患者并发脑小血管病的 MRI 表现

39 岁女性 SLE 患者,头颅 MRI 示右侧放射冠、半卵圆中心、额顶叶、颞枕叶交界区皮质及皮质下点片状异常信号,T_2WI/FLAIR 高信号(A),SWI 提示微出血(B)。

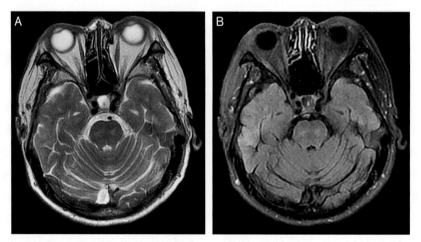

图 9-1-5　SLE 患者合并脑内炎性脱髓鞘的 MRI 表现

75 岁女性 SLE 患者,合并视神经脊髓炎。头颅 MRI 示脑桥两侧对称性斑片状异常信号,T_1WI 稍低信号(A),FLAIR 为稍高信号(B)。

表 9-1-3 SLE 患者脑 MRI 病变的临床分类

分类	病变形式
急性病变	大面积梗死
	实质性出血
	蛛网膜下腔出血
	炎症性病变
	脊髓病
	可逆性后部脑病综合征（PRES）
慢性病变	白质高信号（WMHIs）
	灰质高信号（GMHIs）
	腔隙性脑梗
	梗死或出血后软化区
	脑萎缩（局灶性和弥漫性）
	脑微出血

除常规 MRI 检查外，近些年一些高级 MRI 检查方法也被应用于 NPSLE 的研究。通过 MRI 弥散张量成像（DTI）技术发现 NPSLE 患者与普通 SLE 在看似正常的白质区内存在扩散率的潜在差异，提示可能存在显微镜下的损伤[82]。动态对比增强 MRI 可用来评价血-脑屏障的完整性，在早期发现或研究 SLE 的中枢神经系统病变方面具有一定的潜力[83]。

七、诊断与鉴别诊断

（一）诊断

由于 SLE 患者的 NP 表现繁杂多样且缺乏特异性，因此 NPSLE 的诊断常常是困难的。首先要确定 SLE 的诊断是否成立，然后需要明确神经系统表现的定位和定性，最后也是最关键的是要明确 NP 表现与 SLE 的关系。例如对于一个老年 SLE 患者发生的急性脑梗死，是应该属于 SLE 病情活动所致的 NPSLE 情况，还是仅仅是一起老年人常见的脑血管事件呢？明确二者之间的关系对于下一步治疗决策非常重要。为此，系统性狼疮国际合作组（SLICC）提出在判断 NP 表现与 SLE 关系时要考虑以下几点：①SLE 确诊和 NP 表现发生之间的时限性；②是否存在导致 NP 表现的非 SLE 因素；③普通人群中高发的一些 NP 表现

（如头痛、焦虑、轻度抑郁、轻度认知障碍和未经神经电生理证实的多神经病等）；④存在 NP 表现归因于 SLE 的支持因素[84,85]。Bortoluzzi 等建议的关于 NP 表现与 SLE 关系的判断标准可供参考（表 9-1-4），4 项总分≥7 可认为 NP 表现与 SLE 相关，灵敏度 87.9%，特异度 82.6%[85]。事实上，有关 NP 表现与 SLE 相关性的判别始终是临床中的难点，目前缺乏统一共识，需要进一步研究和探索。

表 9-1-4 Bortoluzzi 等建议的关于 NP 表现与 SLE 关系的判断标准[85]

项目	分数
NP 表现距离 SLE 发病的时限	
在 SLE 发病前>6 个月	0
在 SLE 发病前后 6 个月内	3
在 SLE 发病后>6 个月	2
存在次要或非特异的 NP 表现	
存在	0
缺乏	3
存在混杂因素或非 SLE 相关因素	
没有或不适用	2
存在 1 个混杂因素	1
存在 1 个以上混杂因素	0
支持 SLE 相关的因素	
没有或不适用	0
存在 1 个支持因素	1
存在 1 个以上支持因素	2

（二）鉴别诊断

许多累及神经系统的其他疾病状态会模拟 NPSLE 表现，在临床中需要仔细地进行鉴别。

1. 中枢神经系统感染 CNS 感染与 NPSLE 表现有时极难区分，C 反应蛋白和降钙素原升高，脑脊液中白细胞计数高、蛋白和葡萄糖含量降低，以及乳酸增加支持感染可能。MRI 弥散加权成像发现环形强化的单或多个结节空腔病变也支持感染表现。

2. 肿瘤 颅内肿瘤占位可表现为头痛和逐

渐出现的局灶性神经功能缺损,须与 SLE 的神经精神表现相鉴别。少数 SLE 患者可合并脑膜瘤,有时肿瘤压迫可导致局部或全身性癫痫发作。另外,原发性中枢神经系统淋巴瘤在 SLE 患者中也有报道,MRI 可表现为纹状体包膜区和胼胝体单发、实心较大的占位病变。10% 颅外恶性肿瘤会有脑转移,多数为脑内单发或多发的占位病变,颅外肿瘤病变的证实有利于诊断。肿瘤相关的边缘性脑炎表现有时也需要在 NPSLE 的鉴别诊断中加以考虑。

3. 药物相关神经表现 用于 SLE 治疗的常用药物,如非甾体抗炎药、皮质类固醇和免疫抑制剂,有时会导致患者出现神经精神症状,需要与 SLE 引发的 NP 表现相鉴别。如皮质类固醇可引发精神失常,而环磷酰胺、环孢素等可诱发可逆性后部脑病综合征(PRES)等。

4. 其他 NPSLE 还需要与酒精相关疾病、代谢性疾病的神经系统损害相关鉴别。

八、治疗与预后

2010 年 EULAR 发布了关于 NPSLE 的治疗推荐,为 NPSLE 的临床治疗决策提供了参考[32]。根据该推荐,NPSLE 的治疗决策分为四个步骤。首先必须建立正确的诊断(即原发性或继发性 NPSLE),即作出准确的"归因"。其次,仔细寻找继发因素,针对加重和可改变的风险因素进行治疗。再次,确定 NP 表现是急性(进行中)还是慢性(后遗症)的,同时考虑 SLE 的潜在活动。评估 NP 事件的严重性,以便选择更积极或更保守的治疗。最后,明确最可能的发病机制,即缺血性机制还是炎症性机制。如前所述,NPSLE 的发病机制主要存在两方面,一方面是由抗磷脂抗体介导的以血栓形成、血管狭窄或闭塞为主的缺血性机制;另一方面是以自身抗体介导的以免疫复合物形成、补体活化为主的炎症性机制。不同的发病机制决定不同的治疗策略,表 9-1-5 列出了根据发病机制而采取不同治疗策略的判断依据,供参考。

总体而言,NPSLE 的治疗主要包括三个方面,见图 9-1-6。

(一)针对 NP 表现相关危险因素的处理

积极寻找和处理导致 NP 表现的一些非 SLE 因素,如感染、药物、肿瘤、代谢紊乱,以及心脑血管病危险因素等。如对于 SLE 脑梗死患者,应戒烟、忌酒,控制血压、血糖和血脂等危险因素,并应用抗血小板药物治疗。

(二)针对 NP 表现的对症治疗

根据不同 NP 表现的性质和特征,在神经科医生的指导下,采取相应的神经药物治疗。如针对癫痫可给予抗癫痫药物控制发作,对于反复发作者抗癫痫药物需要长期维持治疗[32]。可使用抗精神类药物如抗抑郁药、镇静药治疗精神或情

表 9-1-5 根据发病机制而采取不同治疗策略的判断依据

支持免疫抑制治疗	支持抗血栓治疗
年轻	aPL 抗体阳性,尤其是中/高滴度
NP 表现临近 SLE 诊断	aPL 抗体阳性的脑血管病
全身性(非神经性)狼疮疾病活动增加或发作	与动脉粥样硬化危险因素或 aPL 抗体相关的 MRI 缺血性/血栓性病变
NPSLE 风险评分高	心血管病高风险
推测存在炎症介导机制	对免疫抑制剂无反应的缺血机制介导的 NP 表现
aPL 抗体阴性且排除其他栓塞原因后的脑血管事件	
进展或恶化的 NP 表现,对症治疗无反应	
复发性 NPSLE	
中重度神经功能损伤	
炎性脑脊液表现	
去除混杂因素以后存在 MRI 异常表现	
试验性应用糖皮质激素治疗有效	

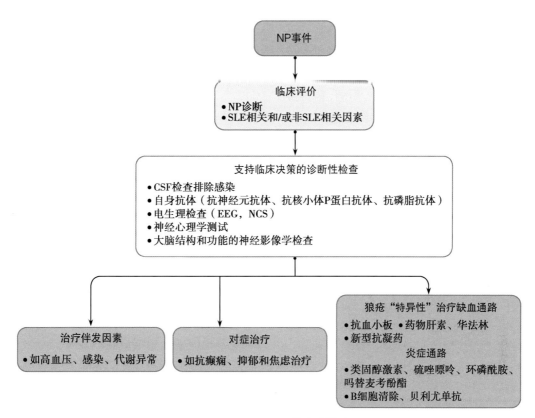

图 9-1-6　NPSLE 的诊治策略

NP,神经精神性表现;CSF,脑脊液;EEG,脑电图;NCS,神经传导研究。

感障碍。周围神经病变引起的肢体疼痛可应用加巴喷丁、普瑞巴林治疗。舞蹈症患者应给予抗多巴胺能药物治疗。

(三) 针对 NP 发病机制的治疗

1. 缺血损伤的治疗　与常规脑血管病治疗相似。抗磷脂抗体阳性的 SLE 患者发生的脑卒中,应给予羟氯喹和华法林治疗,也可应用新型口服抗凝药(如利伐沙班)。

2. 炎性损伤的治疗　由免疫介导的炎症所致病变,主要依赖于免疫抑制治疗。与活动性 SLE 的治疗类似,糖皮质激素、传统免疫抑制剂(如环磷酰胺、硫唑嘌呤、吗替麦考酚酯等)、大剂量丙种球蛋白,以及生物制剂(利妥昔单抗)等均可用于 NPSLE 的治疗。免疫治疗方案的制订需要在风湿科医生的指导下,根据 SLE 病情评估情况和神经系统病变的严重程度而定。对于一些急性、重症或可能造成不良预后的情况(如急性混乱状态、癫痫持续状态、无菌性脑膜炎、急性脊髓炎或脱鞘病、反复脑梗死、PRES 等),应及时给予积极、足量、足疗程的免疫治疗;而对于慢性、病情较

轻或预后良好的情况(如腔隙性脑梗死、CIDP、情感障碍、轻度认知障碍等),可采取小剂量长疗程的维持治疗方案。表 9-1-6 列出了主要的免疫治疗方案,供参考[8]。

表 9-1-6　NPSLE 常用免疫治疗方案

急性期治疗	慢性期治疗	复发的治疗
大剂量糖皮质激素(GC)	小剂量 GC	血浆置换
大剂量 GC 冲击治疗	羟氯喹	静脉用免疫球蛋白
静脉用环磷酰胺(CTX)	硫唑嘌呤	利妥昔单抗
血浆置换	吗替麦考酚酯	自体造血干细胞移植
静脉用免疫球蛋白		

NPSLE 患者的预后因病情多样性和相关神经功能损害程度(从轻度麻木到偏瘫)不同而有很大差异。证据表明,中枢和外周神经系统受累与 SLE 发病率和死亡率的增加有关[86]。一个大

型国际队列研究结果显示,随访10年,SLE所致NP事件的死亡率为16%,而无NP事件的SLE患者死亡率为6%,与SLE无关的NP事件患者的死亡率为7%[87]。在不同NP表现中,癫痫、精神异常和周围神经病的治愈率高、复发率低,但对生活质量有负面影响。而脊髓病、脑血管病和脱髓鞘病常常造成患者明显的神经功能障碍。与普通人群罹患卒中相比,SLE患者罹患卒中后其在复发、恢复和死亡率等预后方面都较差[88]。

(赵义)

参考文献

第二节　神经结节病

一、概述

结节病(sarcoidosis)是一种免疫介导的多系统疾病,其特征是受累组织中非干酪性上皮样肉芽肿形成,伴散在淋巴细胞浸润[1]。英国医生Hutchinson于1877年首次报道了1例皮肤结节病,后来的研究发现,它可累及全身各个系统,常见受累器官包括肺部(90%)、皮肤(15%)、眼睛(10%~30%)、肝脏(20%~30%)和淋巴结(10%~20%)[1,2]。神经系统受累被称为神经结节病(neurosarcoidosis,NS),其发病率报道各不相同,为5%~26%[3,4],近年有一法国的研究报道,系统性结节病中神经系统受累比例可高达34%[5]。NS可累及中枢神经系统或周围神经系统或两者同时受累,是结节病患者死亡率增加的几个因素之一。神经系统表现可以是结节病首发症状,或唯一症状,后者被称为孤立性神经结节病,约占NS患者的10%~38%[3,4]。结节病全球范围内均可发生,发生率为(10~65)/10万,最新的数据提示结节病有两个高峰年龄:25~29岁和65~69岁,其中70%发病年龄在25~45岁,女性稍多于男性,NS在英国西南部和南威尔士的发生率为1/10万,

平均发病年龄介于33~41岁之间,晚于其他类型结节病[6]。

二、病因

结节病及神经结节病病因尚不清楚,可能是先天易感的个体在某种不明抗原的刺激下产生过度的肉芽肿性反应的结果[7],与基因和环境因素有关。结节病有明显的地区和种族差异,以及家族发病现象,患者的同卵双胞胎亲属患结节病的风险高达80倍,异卵双胞胎高达7倍,非双胞胎兄弟姐妹高达2~5倍,而且结节病易感性风险因种族而异[8]。环境中的抗原,无论是感染性的还是非感染性的,可通过直接作用诱导肉芽肿性炎症反应或间接作用影响与结节病相关的表观遗传和免疫反应来影响结节病的发展[7]。

三、发病机制

目前对结节病发病机制的了解主要来自肺结节病的研究,神经结节病的机制研究同样参考肺结节病的研究。结节病的特征是肉芽肿的形成,进而破坏正常组织结构并导致器官功能障碍。该肉芽肿是由上皮样巨噬细胞和CD4[+] T辅助细胞组成,周围有环形分布的成纤维细胞和散在分布的B细胞和CD8[+] T细胞。活化的巨噬细胞过表达肿瘤坏死因子(TNF)-α,刺激幼稚的CD4[+] T细胞,后者对肉芽肿的形成和维持至关重要[3]。T辅助细胞分泌白介素-2(IL-2)、促进免疫细胞增殖和细胞毒性。在肺结节病患者的肉芽肿、血液和支气管肺泡灌洗液中均可检测到Th17效应细胞,Th17效应反应(包括干扰素-γ的产生)可能影响结节病的病程和严重性[9]。而且,感染因素,如结核病的临床表现与肺结节病部分重叠,提示二者可能存在相似的炎症通路,结节病患者的全血基因表达谱显示其与活动性结核病的炎症反应存在共同的基因通路,也证实了上一论点[9]。

四、临床表现

50%~70%的NS患者有神经系统临床表现,临床表现多样,不同的症状和体征取决于肉芽肿浸润的神经解剖学部位的不同。神经结节病在儿

童中的表现研究较少。癫痫发作是 NS 儿童最常见的症状，与成人一样，患者也可能发生颅神经病变、横贯性脊髓炎和脑病。

（一）颅神经病变

颅神经病变是最常见的临床表现，可见于 50%~75% 的 NS 患者。颅神经可受到肉芽肿直接浸润、包绕神经根的脑膜病变、海绵窦受累等影响，或颅内压升高而导致神经麻痹。44% 的颅神经病变患者累及 1 条以上的颅神经，通常同时或连续累及双侧[10]。典型的临床过程为亚急性、渐进性发展。

NS 可影响任何颅神经，最常受累的是面神经（24%）和视神经（21%），其次是三叉神经和听神经[10-12]。面神经受累表现为面神经麻痹或舌前 2/3 味觉减弱或消失，可能是单侧的，但 1/3 是双侧受累，可以同时或顺序受累。复发的双侧面神经麻痹，或伴有其他邻近的颅神经病变，应怀疑 NS 的可能，软脑膜造影增强和/或有其他神经系统表现也应引起 NS 的怀疑。面神经受累常常是系统性结节病和更广泛的神经系统受累的先兆[13]。Heerfordt 综合征（腮腺炎、面神经麻痹、前葡萄膜炎和低热）是 NS 中一种罕见的面神经麻痹表现[14]。NS 可引起视神经炎或神经周围炎，可累及视交叉，或出现压迫性视神经病，临床表现为视力模糊和视野缺损。视神经炎占结节病眼部受累的 50%，双侧发病高于单侧，即使治疗后，视力恢复也可能不佳[15]。听神经受累通常由大脑底部的软脑膜炎发展而来，导致前庭功能障碍、眩晕和/或感音神经性听力损失，可能是间歇性发作；双侧感音神经性听力损失提示应筛查 NS[25]。三叉神经受累可能表现为面部麻木和三叉神经痛。其他颅神经受累较少，颅神经 XI 和 XII 最不常见。疾病评估应包括大脑高分辨 MRI，并酌情进行眼眶或颅骨成像，30% 的 NS 患者可见颅神经强化；面神经和三叉神经的神经节可见局灶性结节状强化。除了视神经受累，NS 颅神经病变的预后较好。

（二）脑膜病变

10%~20% 的 NS 可出现症状性脑膜炎，但 46%~67% 的患者 MRI 检查发现脑膜强化[4,11]。脑膜受累可表现为亚急性或慢性淋巴细胞性脑膜炎、肥厚性硬脑膜炎或硬脑膜肿块；它优先影响颅底。最常见的脑膜表现是无菌性脑膜炎，常表现为头痛、发热和颈部僵硬，伴或不伴颅神经病变，病程通常是良性的，对免疫抑制治疗反应良好，预后良好，部分持续发展为慢性脑膜炎。弥漫性脑膜受累可导致头痛和脑积水。基底膜受累可出现。其他表现包括单个或多个颅神经病变和共济失调。脑脊液（cerebrospinal fluid，CSF）通常表现为淋巴细胞和单核细胞增多，蛋白升高，在更严重的情况下，CSF 葡萄糖低（低于同期血糖值的一半）。免疫调节治疗情况下仍会有持续性脑积水的患者可能需要进行静脉-腹膜分流术。硬脑膜炎不太常见，须排除其他可能病因[16]，通常伴有头痛和颅神经病变。MRI 检查发现约 40% 的患者有软脑膜受累，34% 的患者出现硬脑膜受累。MRI 可以显示软脑膜增厚和强化，尤其是颅后窝部位，软脑膜可以是光滑的或结节状的。硬脑膜病变在 T_2 加权序列上的病变通常为低信号或等信号，肥厚性硬脑膜炎可明显增强[16]。17% 的脑膜疾病表现为结节状强化，与肿瘤类似[17]，通常可以进行活检，对于诊断不明的患者应进行活检[18]。

（三）脑实质病变

脑实质受累可由脑膜扩散或血管病变引起，20%~45% 的患者可出现脑实质肿块[19]，大脑的任何部位均可受累，包括白质、皮质、深部灰质、垂体和下丘脑，并引起多种症状。临床表现取决于病变部位，头痛和癫痫是常见的症状，还可出现偏瘫、共济失调、失用症等脑病和局灶性神经功能异常。脑干实质受累可表现为颅神经病变。脑室系统占位病变可导致阻塞性脑积水，影像学检查可以较好地发现病灶，MRI 通常有 T_2/液体抑制反转恢复（FLAIR）信号变化和不同程度的信号增强。10%~25% 的患者出现垂体-下丘脑受累导致的神经内分泌功能障碍，可表现为腺垂体（垂体前叶）功能减退、尿崩症或闭经、溢乳，以及垂体功能障碍的其他症状[20]，MRI 表现为垂体或垂体柄增厚、对比增强，有时病变可延伸至下丘脑，通常多灶性[21]。

（四）脑血管病变

NS 直接相关的脑血管病变并不常见，肉芽肿性炎症可直接累及血管或肿块性病变导致血管压迫,表现包括缺血性和出血性卒中,以及静脉窦血栓形成[22]。伴有血管周围和血管壁肉芽肿的小穿支动脉受影响最为常见;大血管受累的概率要低得多,大面积脑梗并不常见,通常发生在基底节、丘脑和脑干;短暂性脑缺血发作很少报道。大多数 NS 相关卒中患者是年轻男性,同时患有全身性疾病,其典型缺血性或出血性卒中可能有多种危险因素,可能不是 NS 直接引起,需要仔细诊断和鉴别诊断。有报道结节病导致的孤立性 NS,仅表现为颅内多发微梗死灶[23]。在极少数情况下,缺血性卒中可能更为浅表性,因为伴随脑膜疾病的皮质血管受到影响[22]。海绵窦受累者颈动脉可能发生外源性压迫[17]。NS 引起的烟雾样血管病亦有报道[24]。颅内出血很罕见,可由肉芽肿累及静脉或动脉引起。静脉窦血栓形成罕见;上矢状窦最常受累,表现为颅内压升高伴或不伴相关静脉出血的症状[22]。

检查方面,由于血管病变最常见于较小的血管,常规血管造影和 CTA 可能难以发现病变。可选择对比增强 MRI、MR 血管造影或静脉造影。MRI 有助于识别小卒中和微出血,尽管它可能无法直接识别小血管病变[22]。"黑血" MRI 等高分辨率血管壁成像和血管壁强化显示的新技术已被用于鉴别颅内炎性血管病变[25]和结节病血管壁强化[26,27]。该技术可用于疑似结节病相关脑卒中的评估。

(五)脊髓病变

结节病相关脊髓病(sarcoidosis-associated myelopathy,SAM)发生在 15%~20% 的 NS 患者中,破坏性较大。可表现为横贯性脊髓炎或纵向广泛的横贯性脊髓炎,纵向广泛的横贯性脊髓炎是指跨越 3 个或 3 个以上椎体节段的脊髓受累。脑膜受累也可导致压迫性脊髓病。患者可能有一系列症状,如混合运动和感觉表现,可能有肠道或膀胱功能障碍,部分患者可有背痛。SAM 的特征性影像学表现是 MRI 显示背侧软膜下强化,从脊髓背侧向内延伸并伴有中央管强化,轴位序列类似三叉戟,被描述为三叉戟征[28,29],但只有 9% 的 SAM 患者会出现该典型特征[30]。纵

向广泛性病变往往更常见于颈部,并可延伸至胸髓;下胸段脊髓和圆锥可见短的瘤样病灶[10,30]。脊髓圆锥和马尾神经受累很少见,通常与恢复不佳有关[31]。在 SAM 中,脑脊液淋巴细胞增多和蛋白升高很常见(70%~80%)[10,30]。在疾病早期,脊髓可能肿胀;随着时间的推移,会出现局灶性脊髓萎缩。纵向广泛横贯性脊髓炎的鉴别诊断包括视神经脊髓炎谱系病、白塞综合征(Behçet disease)、急性播散性脑脊髓炎和其他脱髓鞘疾病[32]。

(六)周围神经病

较少见,仅 1% 至 2% 的系统性疾病患者出现周围神经病[4]。在 NS 中,14%~21% 的病例累及外周神经系统[11]。周围神经结节病大纤维神经病常表现为轴突远端感觉运动多发性神经病、手套袜套样分布的疼痛和感觉异常,或非对称性多神经根神经病,其中近端和远端神经段均非长度依赖性分布。不常见的表现包括多发性单神经炎、伴有传导阻滞的多灶性运动神经病、单神经病和神经丛神经病[10,12]。肌电图/神经传导检查(EMG/NCS)通常显示轴突丢失,脱髓鞘不常见[10]。小纤维神经病变主要表现为神经病理性疼痛、麻木和痛觉超敏,常见于肉瘤患者。它可能与长度无关,可能涉及自主神经小纤维,导致张力障碍和倾斜试验异常[33]。小纤维神经病被认为代表"副神经结节病",这提示它可能不是小纤维肉芽肿的直接后果,而是一种远距离效应,可能是由炎症细胞因子引起的[12]。CSF 可以是正常的,但当出现异常时可表现为蛋白升高和细胞增多[4,10,12]。

(七)肌肉病变

在进行了肌肉活检的结节病患者中,50%~80% 的患者可以看到无症状的肌肉受累[4],症状性受累少见。临床表型包括急性肌炎、可触及的肌肉结节和慢性肌病。在肌炎和结节性肌病中,患者表现为肌痛。无肌痛症状的肌肉结节患者肌力和 CK 通常正常。肌肉 MRI 可显示肌肉结节[34]。在慢性肌病表型中,近端肌肉和躯干逐渐出现进行性无力[35]。肌电图可以确认肌病的存在,但在诊断上没有特异性[36]。

五、辅助检查

（一）血清学检查

常规血清学检查一般无明显异常。研究发现，血清血管紧张素转换酶（angiotensin converting enzyme，ACE）和可溶性白细胞介素-2受体与结节病有关，但缺乏特异性。连续升高的血清ACE水平被认为是结节病进展的标志，部分患者还可出现高钙血症、红细胞沉降率增快。

（二）脑脊液检查

除非有禁忌，所有疑似中枢NS的患者都应进行腰椎穿刺。脑脊液特征缺乏结节病特异性，但有助于确定神经系统炎症的证据，排除感染和恶性肿瘤，在某些情况下，还可监测疾病活动。应测量脑脊液压力，完善CSF细胞计数、总蛋白、脑脊液和血清中的葡萄糖、IgG指数、寡克隆区带、细菌和真菌培养、分枝杆菌培养、VDRL和细胞病理学检查，如果条件允许，还建议进行流式细胞术检查。部分NS患者CSF正常。在孤立性视神经病变、非常小的局灶性病变和周围神经受累的患者中，CSF多正常[37]。异常表现包括中度（10~500个细胞/μl）单核细胞或淋巴细胞为主的细胞增多和蛋白升高；葡萄糖水平通常正常，少部分患者葡萄糖水平较低，严重脑膜炎症患者葡萄糖水平较低[38]。IgG指数可以升高[10]，部分患者可以看到寡克隆区带[30,38]。脑脊液ACE水平可升高，但对疾病诊断缺乏灵敏度和特异度。脑脊液CD4/CD8比值和白细胞介素-6水平的检测可能有用，CD4/CD8比值>5提示活动性疾病，IL-6水平改变不具有特异性，>50pg/ml在NS比其他CNS炎症性疾病更常见；IL-6升高与疾病进展相关[39]。CSF二代基因测序可用于NS的鉴别诊断。

（三）影像学

头颅CT扫描对于许多中枢性NS的灵敏度不如MRI，但可显示脑积水、颅内钙化及肿瘤样病变邻近白质水肿或占位效应等。MRI是NS首选的影像学诊断技术。不同部位病变在MRI上有不同的表现，软脑膜受累时常见表现为弥漫性或结节性软脑膜增厚和强化；颅神经受累在增强T_1WI可表现为单侧或双侧颅神经增粗或强化。垂体、下丘脑和硬脑膜受累表现为病变部位的增厚、对比增强；脊髓病变的影像学特点根据受累部位不同而改变，特征性MRI影像学表现是三叉戟征。怀疑结节病脑血管受累时，需借助血管造影、CTA、MRA、黑血MRI等技术进行诊断和鉴别诊断。必要时完善全身PET/CT，以筛查隐匿性疾病和发现活检靶点。

（四）神经电生理

肌电图和神经传导检查可以提示大纤维神经病变和肌病，当周围神经受损，神经传导检查可以提示感觉或运动神经传导异常，表现为无/小电位和速度降低[22]。视觉诱发电位、脑干诱发电位和瞬目反射有助于颅神经病变的检测。脑电图可以检测由NS引起的急性脑膜脑炎早期阶段和癫痫样放电。

（五）组织学

组织病理显示典型的非干酪样肉芽肿。因考虑到中枢神经系统组织活检的风险，通常认为另一个器官的活检足以帮助诊断神经系统疾病，尤其是当中枢神经系统疾病过程与系统性疾病过程相同时。然而，对于孤立性中枢神经系统结节病的患者，只有通过神经系统活检才能确诊，在确保安全的前提下，应进行神经系统活检。脑膜活检通常是安全的，实质病变活检的风险应与诊断确定性和排除恶性肿瘤的必要性相权衡。脊髓活检风险高，不建议进行。

（六）系统评估

所有疑诊NS的患者，均应完善系统评估，有助于NS的早期诊断。包括全面的体检，如眼科检查可确定眼部结节病的证据，胸部X线/CT明确有无胸腔淋巴结病和肺部受累，腹腔、盆腔超声/CT、心脏超声等检查排查系统性结节病。

六、诊断与鉴别诊断

（一）诊断

神经结节病联盟小组于2018年12月制定了针对中枢和周围神经系统的神经结节病的定义和诊断标准共识（表9-2-1）[12]。符合"确定的"或"很可能的"者被认为患有NS，而符合"可能的"者则为可能患有NS并可能对治疗有反应。病理检查提高了结节病诊断的可信度，如果病理结果提示炎症但无肉芽肿性病变，则不符合"确定

表 9-2-1 神经结节病诊断的临床标准（2018 年神经结节病联盟共识）

诊断级别	具体内容
确定的	1. 临床表现和检查均提示神经结节病,定义为临床表现和 MRI、CSF 和/或肌电图/神经传导系统检查结果符合典型的神经系统肉芽肿性炎症,且严格排除其他疾病 2. 神经系统病理学结果符合神经结节病 　　a 型:存在明显的神经外结节病 　　b 型:无明显的神经外结节病证据(孤立性中枢神经系统结节病)
很可能的	1. 临床表现和检查均提示神经结节病,定义为临床表现和 MRI、CSF 和/或肌电图/神经传导系统检查结果符合典型的神经系统肉芽肿性炎症,且严格排除其他疾病 2. 病理学结果证实的符合非神经系统肉芽肿性病变
可能的	1. 临床表现和检查均提示神经结节病,定义为临床表现和 MRI、CSF 和/或肌电图/神经传导系统检查结果符合典型的神经系统肉芽肿性炎症,且严格排除其他疾病 2. 未经病理证实存在肉芽肿性病变

的" NS 标准,但若临床表现支持,则可被认为"可能的"或"很可能的" NS。

（二）鉴别诊断

不同受累部位的 NS 需要与不同的疾病进行鉴别诊断,具体见表 9-2-2。

七、治疗

NS 治疗的目的是减少或预防器官损害。多系统受累时往往需要多学科协同治疗。目前的治疗多基于专家意见和病例系列和单个报告的观察。NS 的治疗应个体化,权衡风险和获益。

（一）糖皮质激素

一般来说,糖皮质激素被广泛认为是 NS 的标准一线治疗药物。起效迅速,对于重症患者,可初始静脉注射甲泼尼龙（1g/d,持续 3~5 天）,序贯糖皮质激素 1mg/（kg·d）口服,并逐渐减量,并根据严重程度、耐受性、风险、临床和影像学等反应调整减量速度和总治疗疗程。对于病情较轻的患者,在密切监测的情况下,给予适量 [0.5~1mg/（kg·d）] 的糖皮质激素和较短的疗程可能就足够了。在糖皮质激素减量过程中,应注意考虑和评估复发或恶化。长期使用激素会出现不良反应,如血糖升高、向心性肥胖、股骨头无菌性坏死、高血压、诱发感染和骨质疏松等,应密切监测并给予预防。2016 年的一项荟萃分析表明,71% 的 NS 患者使用糖皮质激素后疗效良好[11]。然而,减量或小剂量维持过程中,容易对糖皮质激

素耐药或疾病复发[40,41]。因此,通常应联合使用免疫抑制剂或生物制剂类药物。

（二）免疫抑制剂

许多免疫抑制剂已用于治疗 NS,包括硫唑嘌呤、甲氨蝶呤、吗替麦考酚酯、羟氯喹、环磷酰胺等,有利于更好地控制疾病活动,保护重要脏器功能,减少复发,以及减少长期糖皮质激素的需要量。不同免疫抑制剂的选择是基于临床判断、共病情况和现有文献,包括对系统性结节病治疗的观察。研究发现,甲氨蝶呤疗效优于吗替麦考酚酯,甲氨蝶呤、环磷酰胺或英夫利西单抗（TNF-α 抑制剂）治疗的患者复发风险较低,吗替麦考酚酯治疗的患者复发风险较高[3,5]。但免疫抑制剂一般起效较慢,起效前需要继续口服糖皮质激素。

（三）TNF-α 抑制剂

TNF-α 抑制剂已被用于治疗结节病和 NS[42,43]。NS 治疗中研究最好的 TNF-α 抑制剂是英夫利西单抗（一种抗 TNF-α 的嵌合单克隆抗体）,多个研究均发现该类药物对 NS 有效。2017 年的一项多中心研究显示,77% 的患者对英夫利西单抗临床反应良好（其中 29% 的患者获得完全缓解）,82% 的患者 MRI 反应良好（其中 44% 的患者获得完全缓解）[42]。TNF-α 抑制剂的不良反应包括肝酶升高、白血病、输注相关反应、感染、超敏反应、恶性肿瘤、CNS 炎性脱髓鞘,以及罕见的进展性多灶性白质脑病。也有罕见的 TNF 抑制剂引起反常肉芽肿反应报告[44]。其他 TNF 抑制剂,如阿达木

表 9-2-2 神经结节病不同表型的鉴别诊断

神经结节病	鉴别诊断
颅神经病变	视神经脊髓炎谱系疾病、多发性硬化、干燥综合征、系统性红斑狼疮、莱姆病、梅毒、HIV 感染、单纯疱疹病毒感染、水痘-带状疱疹病毒感染、浸润性恶性肿瘤(包括淋巴瘤)、胶质瘤/脑膜瘤、组织细胞增生症和贝尔麻痹
软脑膜炎	真菌性、结核性、肿瘤性脑膜炎,莱姆病、布鲁氏菌病、浸润性组织细胞病和自身免疫性星形胶质细胞病
硬脑膜炎	感染(尤其是分枝杆菌和真菌感染)、IgG4 相关性疾病、ANCA 相关性血管炎、脑膜瘤、浸润性组织细胞增多症和低颅内压等
脊髓病	多发性硬化、视神经脊髓炎谱系疾病、系统性红斑狼疮、单纯疱疹病毒感染、水痘-带状疱疹病毒感染、结核、自身免疫性星形胶质细胞病
脑实质病变	1. 非占位性病变:营养性代谢性脑病、遗传性/神经退行性病变、硬脊膜房室瘘、视神经脊髓炎谱系疾病、多发性硬化、抗 MOG 抗体病、肿瘤(包括淋巴瘤)、组织细胞增生症、自身免疫性星形胶质细胞病、血管炎和非血管性疾病 2. 占位性病变:脑脓肿、进行性多灶性白质脑病、肿大性脱髓鞘病变和其他占位性病变
脑积水	软脑膜炎或肿块病变
下丘脑/垂体轴受累	IgG4 相关性疾病、肉芽肿性多血管炎、梅毒、结核、淋巴细胞性垂体炎、非结节病肉芽肿性垂体炎、黄色瘤性垂体炎、颅咽管瘤、腺瘤、生殖细胞瘤和浸润性组织细胞增多症
血管疾病	动脉粥样硬化、栓塞、缺血性小血管病、血管炎和血管侵袭性淋巴瘤(罕见)
周围神经病	1. 大纤维病或混合大/小纤维:急性炎性脱髓鞘性多发性神经根神经病、慢性炎性脱髓鞘性多发性神经根神经病、ANCA 相关性血管炎和感染性神经病变 2. 小纤维病:糖尿病、维生素 B_{12} 缺乏和干燥综合征
肌病	炎性肌病(多发性肌炎/皮肌炎、干燥综合征、系统性红斑狼疮、类风湿关节炎、包涵体肌炎和血管炎)、感染性肌炎和肌病(内分泌、毒性/代谢和遗传)

单抗,也可能对神经鞘瘤病有效[45]。

(四)其他

抗 CD20 单抗主要作用机制是清除体内 B 细胞,在神经结节病和系统性结节病中的作用尚不清楚。JAK 抑制剂被报道可用于治疗难治性皮肤结节病,其他系统临床症状也得到改善[46]。抗 IL-6 单抗也被报道对糖皮质激素治疗失败的结节病患者有临床疗效[47]。

八、预后

NS 患者的预后差异很大,与疾病的严重程度、范围和神经解剖学定位相关。如研究发现,与 NS 相关的面神经麻痹患者 80% 可以恢复面部运动,NS 视神经病变患者中 24% 的患者患眼的视力低于 20/200(0.1),NS 脊髓病变患者中 52% 有中度残疾[3]。

(孔芳)

参考文献

第三节 系统性血管炎相关神经系统损害

一、概述

系统性血管炎(systemic vasculitis)指以血管壁炎症和损伤、管腔狭窄、受累血管相应供血组织、器官缺血和功能障碍为特征的一组自身免疫病,可分为原发性和继发性。继发性血管炎是指血管炎继发于另一确诊疾病,本文探讨的是原发性血管炎。根据 Chapel Hill 会议,主要根据受累血管的大小对系统性血管炎进行了命名和分类,包括累及大血管、累及中等大小血管、累及小血管、累及血管大小可变(变异性)的系统性血管炎,以及单器官血管炎、与系统性疾病相关的血管炎、与可能病因相关的血管炎。

系统性血管炎可累及中枢神经系统(central nervous system,CNS)和/或外周神经系统(peripheral nervous system,PNS),仅发生在 CNS 或 PNS 的血管炎分别称为原发性 CNS 血管炎或孤立性 PNS 血管炎。本章重点介绍几种较常见的系统性血管炎的神经系统损害。

二、分类

目前对血管炎的分类不统一,1993 年 Chapel Hill 会议主要根据受累血管的大小对系统性血管炎进行了命名和分类[1],2012 年进行了更新,表 9-3-1 列举了常见的及本文要探讨的系统性血管炎。

三、病因

系统性血管炎的病因尚不确定,目前认为其是在一定遗传背景的基础上,由环境因素所诱发。在众多因素中,以感染因素的证据最多。10% 的

结节性多动脉炎患者合并乙型肝炎病毒感染,80% 的混合型冷球蛋白血症患者合并丙型肝炎病毒感染。60%~70% 的肉芽肿性多血管炎患者是金黄色葡萄球菌带菌者。在部分国家,TA 和高结核暴露率相关。这些微生物都具有超抗原的特点,可激活 T 细胞和 B 细胞,并可产生自身抗体或形成免疫复合物而引起血管壁的损伤。

血管炎是复杂遗传性疾病,不是单基因变异导致。全基因组关联研究揭示了 GCA 和 TA 在 IL12B 位点内有共同易感性因素,在 HLA 区域有显著遗传差异[2]。TA 的地理聚集性提示发病中遗传和环境因素的参与。GPA 患者一级亲属患 GPA 的相对风险是 1.56,与类风湿关节炎的风险相当[3]。GPA 的基因研究发现其与 HLA、PTPN22、CTLA4 和 SERPINA1 相关[4]。HLA-B51 是最早发现的与 BS 发病及严重程度密切相关的基因,约 50% 的患者携带该等位基因[5]。

药物也可诱发 AAV,如最常报道引起 AAV 的药物包括丙硫氧嘧啶、可卡因、米诺环素和肼屈嗪,其他药物如生物制剂、免疫抑制剂等均可诱发药物相关的 AAV[6,7]。白三烯拮抗剂和奥马珠单抗与 EGPA 的发病相关。

表 9-3-1 Chapel Hill 会议关于系统性血管炎的分类(2012 年)

分类	具体
大血管炎	巨细胞动脉炎(giant cell arteritis,GCA)和大动脉炎(Takayasu arteritis,TA)
中血管炎	结节性多动脉炎和川崎病
小血管炎	抗中性粒细胞胞质抗体(anti-neutrophil cytoplasmic antibody,ANCA)相关性血管炎(ANCA-associated vasculitis,AAV):显微镜下多血管炎(microscopic polyangiitis,MPA),肉芽肿性多血管炎[granulomatosis with polyangiitis,GPA(曾称韦格纳肉芽肿)]和嗜酸性肉芽肿性多血管炎[eosinophilic granulomatosis with polyangiitis,EGPA(曾称 Churg-Strauss 综合征)] 免疫复合物性小血管炎:抗肾小球基底膜病,冷球蛋白性血管炎,IgA 性血管炎(过敏性紫癜)和低补体血症性荨麻疹性血管炎(抗 C1q 性血管炎)
变异性血管炎	白塞综合征(Behcet syndrome,BS,既往称白塞病)和 Cogan 综合征
单器官性血管炎	皮肤白细胞破碎性血管炎,皮肤动脉炎,原发性中枢神经系统血管炎及孤立性主动脉炎
与系统性疾病相关的血管炎	狼疮性血管炎,类风湿性血管炎和结节病性血管炎
与可能的病因相关的血管炎	丙型肝炎病毒相关性冷球蛋白血症性血管炎,乙型肝炎病毒相关性血管炎,梅毒相关性主动脉炎,药物相关性免疫复合物性血管炎,药物相关性 ANCA 相关性血管炎和肿瘤相关性血管

四、发病机制

血管炎的发病机制比较复杂,细胞免疫和体液免疫都对发病有影响。研究证明中性粒细胞、巨噬细胞、淋巴细胞和内皮细胞及其分泌的细胞因子都参与了血管炎的炎症反应。

ANCA 是第一个被证实与系统性血管炎相关的自身抗体。ANCA 的靶抗原为中性粒细胞的细胞质内成分:丝氨酸蛋白酶 3(PR3)、髓过氧化物酶(MPO)、弹性蛋白酶、乳铁蛋白等,其中 PR3 和 MPO 是主要的靶抗原。致病性 ANCA 引起血管炎和肉芽肿。ANCA 造成小血管炎的机制可能为:中性粒细胞与肿瘤坏死因子-α(TNF-α)接触后,将原本大部分位于中性粒细胞颗粒内的 PR3 和 MPO 移位至细胞表面,进而活化中性粒细胞,释放到细胞外后成为细胞外靶标。二者可以在黏附分子作用下附着于血管内皮细胞的表面,一旦 ANCA 与内皮细胞表面的 PR3 和 MPO 结合,将导致内皮细胞受损,导致血管壁纤维素样坏死,从而诱发血管炎。补体系统尤其是 C5a 在中性粒细胞激活过程中发挥关键作用[8]。免疫复合物在 AAV 的发病中不起作用。血管外肉芽肿的发病机制尚不清楚。目前认为,急性中性粒细胞介导的坏死启动了慢性炎症过程。随后,细胞死亡机制的缺陷和单核巨噬细胞的异常反应导致 AAV 中慢性炎症和肉芽肿的形成。AAV 影响中枢神经系统的可能机制包括:系统性血管炎引起的脑中小血管炎症、阻塞或渗透性增加;肉芽肿从邻近组织结构浸润或压迫;中枢神经系统内新发肉芽肿性病变。一般来说,累及硬脑膜或垂体的轴外病变主要归因于肉芽肿性炎症,而实质病变由血管炎和血-脑屏障破坏介导[9]。然而,目前致病性 ANCA 是通过鞘内还是通过体循环产生的,以及这两种 ANCA 血清型导致不同的 CNS 状态的机制尚不清楚。

免疫复合物在血管壁的沉积可以引起炎症反应,是导致组织损伤的始动因素,如冷球蛋白血症、过敏性紫癜等,但此机制在 AAV 中参与较少。当小血管或微血管的内皮细胞遭受外来抗原和细胞因子等刺激时,分泌和表达多种细胞因子,使血管壁的舒张收缩、通透性和凝血功能被改变,受损的血管内皮细胞吸附血流中的白细胞,并通过通透性增高的血管壁转移到血管外,引起局部炎症反应。抗内皮细胞抗体在多种血管炎中可出现,如 TA、GPA、MPA 等,也反映出内皮细胞与血管炎的相关性。

五、病理

系统性血管炎的基本病理改变:①血管壁炎症细胞浸润,包括淋巴细胞、中性粒细胞、巨噬细胞等。EGPA 血管壁及其周围有大量嗜酸性粒细胞浸润,其余类型血管炎很少见。②血管弹力膜和肌层受损形成动脉瘤和血管扩张。③内皮细胞和纤维组织增生造成血管腔狭窄甚至闭塞。病变在同一血管常呈节段性分布,可累及大小不等的多种血管。

六、临床表现

(一)巨细胞动脉炎相关神经系统表现

巨细胞动脉炎(giant cell arteritis,GCA)又称颞动脉炎,是一种发生于老年人的慢性肉芽肿性血管炎,累及主动脉弓及其一级分支,以颞动脉最常见。GCA 多隐袭起病,有时会急性起病,患者可出现发热、疲劳、全身不适、厌食、体重减轻、关节肌肉疼痛等非特异性全身症状。头痛是全身症状以外最常见的,出现于约 3/4 的患者,与颞动脉受累相关[10]。GCA 是老年人继发性头痛常见的原因[11]。表现为一侧或双侧颞部头痛、头皮触痛、颞颌部间歇性运动障碍(长时间咀嚼或谈话时,患侧颞颌部明显疼痛、无力,休息后可消失)。头颅任何部位均可出现疼痛,颞部最常见。颞浅动脉增粗、变硬,呈结节状,触诊有压痛;偶尔枕后、颜面及耳后动脉亦可受累。30% 有头、颈动脉缺血症状,包括颅神经病变、一过性脑缺血或脑卒中,是颈动脉或椎基底动脉狭窄或闭塞导致。眼部症状表现为复视、眼肌麻痹,视力下降甚至失明。失明多由前部缺血性视神经病导致,是供应视神经的睫状后短动脉的动脉炎性受累所致,后期可出现视神经萎缩。视觉丧失是无痛的、部分或完全的、单侧或双侧的,一旦出现,不可逆转。眼肌麻痹通常由部分或完全动眼神经或展神经麻痹引起,是影响眼外肌、颅神经或脑干的缺血并发症引起。GCA 的其他缺血性并发症包括短暂性脑缺血发作和脑卒中,是老年人脑卒中的罕见原因,可能与椎基底动脉受累有关,由血栓形成、微栓塞或内膜增生和远端血栓形成等引起[12]。听力减退、眩晕亦是常见的症状。GCA 的神经病变包括单神经病和周围性多神经病,累及上肢或下肢,推测可能与滋养动脉受累相关。C_5 神经根易受累,导致肩外展受限,这在其他血管炎中极少见,但其他类型血管炎中常见的手足单神经病在 GCA 中少见。GCA 易累及后循环,前循环与后循环所致脑卒中和一过性脑缺血的发生比例达 1:1,而正常人群中为 3:2[13]。少见症状有可逆性痴呆症、谵妄和脊髓病变等。由于 GCA 多发生于老年人群,常有多种脑血管疾病的危险因素,因此对中枢神经系统缺血性事件确切原因的判定具有挑战性。

(二)大动脉炎相关神经系统表现

大动脉炎(Takayasu arteritis,TA)是一种病因未知的非特异性炎症性疾病,可导致主动脉及其主要分支狭窄、闭塞或扩张[14]。年轻女性常见,男女比例 1:8,平均发病年龄 25 岁。发病率为 1.11/100 万人年[15],最常见于日本、中国、印度和东南亚地区,墨西哥也较为多见。TA 的初始症状和体征包括不明原因的发热、乏力和全身不适。随后,可能会出现器官缺血的症状和体征,临床表现随受累血管的位置不同而不同,如颈痛、无脉、四肢间歇性跛行等。大约 40% 的 TA 患者出现神经症状,症状多样,与动脉数量和动脉受累部位相关,从轻微(如头晕)到致命的缺血性神经事件(如卒中)均可出现[16]。常见的表现包括头晕、头痛、视觉障碍或丧失、脑卒中和短暂性脑缺血发作(TIA)等。头晕和头痛是最常见的神经系统表现,常有头颈部多血管受累,如锁骨下动脉、颈总动脉和椎动脉。TA 是青年患者缺血性脑卒中中的重要原因,卒中也是 TA 最严重和致命的并发症。文献报道 5%~20% 的 TA 出现缺血性脑卒中,35% 的患者出现 TIA[17],我国的一项研究发现高达 34.4% 的 TA 患者合并脑血管事件,其中 27% 的患者出现有临床症状的缺血性脑卒中,9% 的患者出现无症状腔隙性脑梗死,部分 TA 患者以脑卒中为首发症状[18]。缺血性卒中患者锁骨下动脉和颈总动脉的狭窄性闭塞病变较常见。而出血性卒中患者降主动脉、腹主动脉和/或肾动脉的狭

窄性闭塞病变较常见,患者常因上述动脉的严重病变导致血压突然升高而发病。顽固性高血压是 TA 患者出血性卒中最重要的危险因素之一。TA 还可出现后部可逆性脑病综合征、癫痫、颅神经受累(如耳聋、面瘫等)等较少见的临床表现[19-21]。8.1%~68.0% 的 TA 患者出现眼部症状,表现为视力下降、视力丧失、畏光、眼部疼痛等。眼缺血综合征多因颈总动脉狭窄所致,视网膜病变常表现为高血压视网膜病变或大动脉炎型视网膜病变(主要表现为缺血性眼底改变)[22,23]。

(三)ANCA 相关性血管炎相关神经系统表现

ANCA 相关性血管炎(ANCA-associated vasculitis,AAV)是一组与 MPO-ANCA 或 PR3-ANCA 有关的血管炎,为坏死性血管炎,可累及小血管,无免疫复合物沉积[24]。主要包括肉芽肿伴多血管炎(GPA)、显微镜下多血管炎(MPA)和嗜酸性肉芽肿性多血管炎(EGPA)。三种血管炎都属于 AAV,但各有特点,如 GPA 与 PR3-ANCA相关,以呼吸道肉芽肿性炎症为特征,MPA 与 MPO-ANCA 相关,以具有少量或无免疫沉积物的坏死性血管炎为特征。在 MPA 和 GPA 中,血清中 ANCA 的阳性率约为 80%。EGPA 和过敏有密切的关系,尤其是哮喘和嗜酸性粒细胞增多也与 ANCA 相关,主要是 MPO-ANCA,但阳性率较低(仅 30%~40%)。AAV 患者可有疲劳、体重减轻和发热等全身症状,耳鼻喉、气管或肺、肾是常受累的系统,还可累及全身多系统,包括皮肤和神经系统[25]。

神经系统受累在 AAV 中并不少见,22%~54% 的 GPA、34%~72% 的 MPA 患者病程中可出现神经系统症状[9,26]。中枢神经系统受累在 AAV 中不到 15%,表现为头痛、脑病、肥厚性硬脑膜炎、脑血管事件、垂体炎或肿块性病变,很少有脊髓症状[9,24,25]。AAV 可引起可逆性后部脑病,表现为脑病、癫痫、头痛和视觉障碍,AAV 晚期患者常见,尤其是合并高血压、肾功能不全、使用免疫抑制剂的患者[27]。缺血性脑卒中或脑出血虽然罕见,但可能是首发症状。孤立的实质性肿块病变报道较少,通常伴有离散性粒细胞瘤,症状因病灶位置而异,最常见的表现是癫痫发作[9]。约 30%

的患者会出现亚临床和轻微的认知功能下降[9]。AAV 中硬脑膜受累比软脑膜受累常见，肥厚性硬脑膜炎导致硬膜炎性肥厚和邻近神经和血管受压，导致神经功能缺损，其表现取决于炎症部位相程度，可导致头痛和颅神经病变，如视力丧失、复视和面瘫等[28]。垂体和垂体柄受累导致的垂体炎罕见，但须特别警惕，GPA 中 2% 的患者可有垂体受累[29]。AAV 很少累及脊髓，可表现为肥厚性脊髓硬脑膜炎、压迫性脊髓病、脊髓炎、马尾综合征等[30,31]。颅神经受累在 AAV 患者中很少单独发生，多与其他中枢神经系统症状并存，在 GPA 和 MPA 中的发生率在 2%~10%，最常受累的颅神经包括Ⅱ~Ⅷ颅神经[9]。EGPA 患者中枢神经系统受累罕见，我国的一项研究发现 17.3% 的 EGPA 出现中枢神经系统受累，以缺血性病变最常见，其次是可逆性脑病综合征、脊髓受累、延髓受累和颅内出血。年龄、病程和发热是 EGPA 累及中枢神经系统的潜在独立危险因素[32]。

AAV 的周围神经病变可表现为感觉性多神经病或多发性单神经炎合并感觉和运动障碍，而单纯运动神经病变是血管炎性神经病变的排除标准[33]。通常，四肢远端，尤其是下肢的刺痛或痛性感觉异常是神经病变的初始症状，随后发展至单个神经支配区域内[33]。多处病变可能产生对称或不对称的远端为主的多发性神经病。AAV 的神经病理性特征的研究发现，70%~90% 的患者出现多发性单神经炎，而其他患者表现为对称或不对称的多发性神经病[34]。与受累神经相对应的肌肉可能出现肌肉萎缩。根据受累神经的不同，深反射减少或消失。EGPA 出现外周神经系统受累较中枢神经系统受累更常见。

（四）白塞综合征相关神经系统表现

白塞综合征（Behet syndrome，BS）是一种病因不明的系统性血管炎，以反复口腔溃疡、生殖器溃疡，以及皮肤和眼部病变为特征，并可出现血管、胃肠道及神经系统受累表现[5,35]。该病由土耳其医生 Hulusi Behçet 根据复发性口腔、生殖器溃疡和葡萄膜炎于 1937 年首次报道，命名为白塞病，2018 年国际上提出用白塞综合征取代白塞病的旧称。BS 直接导致的神经系统受累称为神经白塞综合征（neuro-Behcet syndrome，NBS），是 BS

最严重的并发症之一，也是发病和死亡的重要原因。由于种族、地理分布等差异，NBS 的发生率为 9%（3%~30%），男性和年轻人中更为普遍，多于 BS 起病 5 年后发生，有 5% 的患者神经系统受损可为首发症状，并有复发倾向。NBS 可导致中枢神经系统受累（实质型和非实质型）和外周神经系统受累（神经病和肌病）。

中枢神经系统受累由主要是免疫介导的脑膜炎发展而来，较常见，其次的原因是静脉窦血栓[36]。实质型 NBS 的临床表现随受累部位而不同，大脑半球受累最常见的症状是头痛，其次可出现麻木等感觉异常、偏瘫和锥体束征等运动异常、癫痫、精神症状；脑干受累较常见，以中脑和脑桥受累最常见，表现为眼肌麻痹，听力障碍、面瘫、霍纳综合征，还可出现周围性面神经麻痹、前庭神经异常等症状；脊髓受累，最常累及颈段和胸段，可出现截瘫、横贯性脊髓炎、脊髓前动脉综合征等，大多数表现出原发性或继发性进行性病程，预后比其他类型的 NBS 差；肌萎缩侧索硬化与 NBS 共存，表现为尿频、急迫感或失禁[37-39]。NBS 的临床病程分为单次发作、复发型、继发进展型和原发进展型，急性期患者有更多的脑干症状，慢性期患者更常出现意识模糊、痴呆、构音障碍和共济失调等症状。非实质型 NBS 分为静脉受累和动脉受累。20% 的患者出现静脉受累，包括静脉窦血栓，表现为头痛、视盘水肿、局灶性神经系统缺损、恶心/呕吐、癫痫发作、眼肌麻痹和/或脑病等症状，上矢状窦、横窦和乙状窦是最常见的血栓发生部位；还可表现为无明显的血栓形成的颅内高压，即孤立的颅内高压[37]。非实质型以儿童多见，动脉受累比静脉窦血栓少见，颈总动脉、颈内动脉、大脑前动脉、前交通或椎动脉均可受累，可出现动脉狭窄、动脉瘤形成、动脉闭塞，导致实质内和/或蛛网膜下腔出血、缺血性脑卒中，缺血性脑卒中的发生率是 4.2%，是无 BS 人群的 2.77 倍[40]。

周围神经系统受累表现为神经病和肌病。BS 的神经病相对罕见，可出现吉兰-巴雷综合征、感觉运动性多发性神经病、多发性单神经炎、自主神经病变，亚临床型交感神经和副交感神经自主神经功能障碍，甚至交感神经风暴。肌病可表现为重症肌无力和肌炎。

七、辅助检查

(一) 血清学检查

多数血管炎患者可见红细胞沉降率加快,C反应蛋白升高,正细胞正色素性贫血,白细胞、血小板计数升高,球蛋白增高等。一些患者碱性磷酸酶、血清 IgG 和补体水平亦升高。肾脏损害者,如部分 MPA 患者可见血清肌酐水平升高。GCA 和 TA 患者血清 IL-6 水平升高,且与炎症活动程度相关[41,42]。

ANCA 阳性是支持 GPA、MPA 和 EGPA 分类和诊断的独特标志物。间接免疫荧光通常是ANCA 的初始筛查方法,但最好采用高质量的免疫分析。ANCA 除了诊断价值,还有助于监测,ANCA 升高、持续高水平或由阴性转为阳性的患者复发的可能性较大。

(二) 脑脊液检查

除非有禁忌,所有疑似中枢 NS 的病例都应进行腰椎穿刺。脑脊液检查在血管炎相关中枢神经系统疾病的诊断中灵敏度高但特异度低。脑脊液蛋白水平和细胞数通常正常,部分 AAV 患者有以淋巴细胞为主的轻度细胞增多,蛋白质水平正常和葡萄糖水平升高。脑脊液检查有助于确定神经系统炎症的证据,排除感染和恶性肿瘤。

(三) 影像学

1. 血管造影 是目前诊断 TA 最有效的检查,能够直接确定病变血管的部位、范围和狭窄程度。

2. 血管彩色多普勒超声 超声检查无创,方便易行,可复诊和随诊,适合检查浅表血管管腔的狭窄和管壁情况,但准确性不如血管造影。对诊断大动脉炎,可探及主动脉及其主要分支狭窄、闭塞或瘤样扩张及血流速度改变等,有较好的灵敏度和特异度。大动脉炎超声检查的特征性表现是血管壁全层弥漫性增厚,即"被褥征",可监测血管壁炎症变化[43]。颞动脉超声发现颞动脉管腔周围暗光晕,即"晕轮征",是 GCA 特征性表现,灵敏度和特异度分别可达到 69% 和 82%,是 GCA 一线诊断工具[44]。

3. CT 和 MRI 对于大血管炎,MRI 可清晰显示动脉瘤,可以发现部分肺动脉病变,还可以了解血管壁的厚度及发现附壁血栓,可帮助判断病

情活动性。CT 和 MRI 是诊断和评估 GCA 主动脉受累的可靠手段。头颅 CT 和 MRI 有助于发现神经系统受累的各种病变。MRI 是 NS 首选的影像学诊断技术,不同部位病变在 MRI 上有不同的表现,头颅 CT 对于许多中枢性 NS 的灵敏度不如MRI,但可显示脑积水、脑出血等。

(四) 组织活检

组织活检是诊断血管炎的重要手段,可发现血管壁或管壁周围炎症的变化,明确血管的病变类型、炎症表现种类(坏死、肉芽肿和纤维素样改变等)和程度。TA 动脉活检早期可发现血管外膜和外层的肉芽肿性炎症,有淋巴细胞、浆细胞和多核巨细胞等浸润,最终可侵犯血管壁全层,阳性率约 1/3,活检阴性不能否定诊断。颞动脉活检有肉芽肿性动脉炎是诊断 GCA 的"金标准",但有一定局限性,灵敏度低,活检部位应选择症状明显的一侧,对诊断 GCA 敏感且有较高的阴性预测意义[45]。AAV 可以从受累器官中采集样本,最常见的是肾脏和皮肤。组织病理见小血管壁纤维素样坏死和中性粒细胞、淋巴细胞、嗜酸性粒细胞等多种细胞浸润,是诊断 ANCA 相关血管炎的金标准,GPA、EGPA 病理显示是肉芽肿性血管炎,且 EGPA 血管外有嗜酸性粒细胞浸润,MPA 是坏死性血管炎。对于合并神经病的患者,必要时还可进行脑组织、肌肉、神经活检。脑活检包括硬脑膜、脑实质和软脑膜。通常有两种类型的病理改变,中小型血管的坏死性血管炎和肉芽肿伴炎症细胞浸润(单核细胞、浆细胞、嗜酸性粒细胞和多形核白细胞)。因为其病变呈节段性分布,所以活检阴性并不能排除 AAV。

(五) 神经电生理

肌电图和神经传导检查对于神经病变具有极高的诊断价值。

八、诊断与鉴别诊断

(一) 诊断

系统性血管炎神经系统受累的诊断与系统性血管炎的诊断总体相似,需要考虑临床、血清学、放射学,以及病理学证据。确诊系统性血管炎、出现新发神经功能异常的患者,如果影像学和/或脑脊液(CSF)发现异常提示神经系统受累,并除外

可能引起相关神经系统症状的其他疾病后,可诊断系统性血管炎相关神经系统损害。系统性血管炎相关神经系统损害在诊断过程中,系统性血管炎诊断是核心,以下部分对系统性血管炎的分类诊断做介绍。

各种系统性血管炎均有其分类标准,2021 年美国风湿病学会(American College of Rheumatology,ACR)与欧洲抗风湿病联盟(European League Against Rheumatism,EULAR)联合制定了系统性血管炎的分类标准,通过权重得分和减分来进行分类诊断,GCA、TA 和 AAV 的分类标准具体见表 9-3-2~表 9-3-6。白塞综合征的诊断主要依据临床症状,1990 年国际白塞综合征研究组制定的 BS 诊断/分类标准灵敏度为 85%,特异度为 96%。但该标准将口腔溃疡作为诊断的必要条件,对不典型表现,尤其是以预后不良的系统性病变起病的患者却难以确诊。2014 年由来自 27 个国家的学者组成的白塞综合征国际研究小组对其进行修订后提出了新标准[46],具体见表 9-3-7。

表 9-3-2 2021 ACR/EULAR 制定的巨细胞动脉炎(GCA)分类标准

条目	定义	得分
诊断必要条件	确诊时年龄≥50 岁,影像学检查提示存在大血管炎	
其他临床标准	肩/颈部晨僵	2
	突然失明	3
	下颌或舌头活动不利	2
	新发暂时性头痛	2
	头皮压痛	2
	颞动脉检查异常	2
实验室、影像学和活检标准	红细胞沉降率(ESR)加快(≥50mm/h)或 C 反应蛋白(CRP)最高水平≥10mg/L	2
	颞动脉活检显示血管炎或超声上有"晕轮征"	5
	双侧腋窝受累,记为+2 分	2
	FDG-PET 提示主动脉弥散性吸收	2

注:当确诊为大血管炎时,采用这一分类标准用于确诊 GCA。在确诊前,应先排除类似血管炎的其他诊断。确诊标准:上述 10 项条目,得分≥6 分可确诊 GCA。该标准灵敏度为 87%、特异度为 95%。

表 9-3-3 2021 ACR/EULAR 制定的大动脉炎(TA)分类标准

条目	定义	得分
诊断必要条件	确诊时年龄≤60 年,影像学检查提示存在血管炎	
其他临床标准	女性	1
	心绞痛或缺血性心痛	2
	上肢/下肢活动不利	2
	血管杂音	2
	上肢脉搏减弱	2
	颈动脉异常	2
	双上肢收缩压差≥20mmHg	1
其他影像学标准	受影响的动脉数量:	
	1 条动脉	1
	2 条动脉	2
	≥3 条动脉,记为+3 分	3
	对称动脉成对受累	1
	腹主动脉受累伴肾脏或肠系膜受累	3

注:上述 10 项,得分≥5 分可确诊 TA。该标准灵敏度 94%、特异度 99%。

表 9-3-4 2021 ACR/EULAR 联合制定的显微镜下多血管炎(MPA)分类标准

条目	定义	得分
临床标准	鼻腔血性分泌物、溃疡、鼻痂或鼻窦-鼻腔充血/不通畅、鼻中隔缺损或穿孔	-3
实验室标准	p-ANCA 或 MPO-ANCA 阳性	6
	胸部影像检查提示肺纤维化或肺间质病变	5
	极少或没有免疫复合物沉积的肾小球肾炎	1
	c-ANCA 或 PR3-ANCA 阳性	-1
	嗜酸性粒细胞计数≥1×10/L	-4

注:上述 10 项,得分≥6 分可确诊 MPA。该标准灵敏度 91%、特异度 94%。

表 9-3-5　2021 ACR/EULAR 肉芽肿性多血管炎（GPA）分类标准

条目	定义	得分
临床标准	鼻部受累：血性分泌物、溃疡、结痂、充血、堵塞或鼻中隔缺损/穿孔	3
	软骨受累：耳/鼻软骨炎、声音嘶哑或喘鸣、支气管受累或鞍鼻	2
	传导性或感音性听力下降	1
实验室、影像学和活检标准	c-ANCA 或抗 PR3 抗体阳性	5
	肺部影像显示为结节、肿块或空洞	2
	影像提示鼻/鼻窦炎症、实变或渗出，或乳突炎	1
	活检为寡免疫复合物肾小球肾炎	1
	p-ANCA 或抗 MPO 抗体阳性	−1
	血嗜酸性粒细胞≥1×10/L	−4

注：当患者诊断为小、中血管炎后，此分类标准可用于 GPA 的分类。在使用该标准之前，应排除类似血管炎的其他诊断，尤其应格外注意淋巴瘤、真菌感染、IgG 相关疾病的耳鼻喉表现，除外后，即对已考虑为血管炎的患者才适用此标准进行分类。确诊标准：上述 10 项，得分≥5 分可确诊 GPA。该分类标准的灵敏度达 93%，特异度达 94%。

表 9-3-6　2021 ACR/EULAR 嗜酸性肉芽肿性多血管炎（EGPA）分类标准

条目	定义	得分
临床标准	阻塞性气道疾病	3
	鼻息肉	3
	多发性单神经炎	1
实验室、影像学和活检标准	血嗜酸性粒细胞计数≥1×10⁹/L	5
	活检提示血管外嗜酸性粒细胞为主的炎症	2
	c-ANCA 或者抗 PR3-ANCA 阳性	−3
	血尿	−1

注：应用此标准应注意，当患者诊断为小、中血管炎后，此分类标准可用于 EGPA 的分类。在应用此分类标准前，应排除类似血管炎的其他诊断。确诊标准：上述 10 项，得分≥6 分者可以诊断为 EGPA。该分类标准的灵敏度达 85%，特异度 99%。

（二）鉴别诊断

应与感染、其他系统性结缔组织病和恶性肿瘤相鉴别，尤其要警惕恶性肿瘤和一些感染，它们可能与血管炎的临床表现很类似。

GCA 应与多种疾病相鉴别，具体见表 9-3-8。

TA 应与其他可累及主动脉的疾病相鉴别，具体见表 9-3-9。

AAV 应首先明确其小血管炎的诊断，后与可能引起其常见临床表现的其他疾病相鉴别，具体

表 9-3-7　2014 年白塞综合征国际研究小组修订的白塞综合征评分标准[46]

症状/体征	得分
眼部病变（前葡萄膜炎，后葡萄膜炎，视网膜血管炎）	2
生殖器阿弗他溃疡	2
口腔阿弗他溃疡	2
皮肤病变（结节性红斑、假性毛囊炎）	1
神经系统表现	1
血管受累（动静脉血栓、静脉炎或浅静脉炎）	1
针刺试验阳性 *	1

注：* 针刺试验是可选项，主要评分系统不包括针刺试验，如果进行了针刺试验，且结果为阳性，则额外加 1 分，上述项目，得分≥4 分提示 BS。该评分标准的灵敏度为 94.8%，特异度为 90.5%。

表 9-3-8　巨细胞动脉炎的鉴别诊断

疾病类型	具体疾病
其他血管炎	大动脉炎、风湿性多肌痛、AAV、结节性多动脉炎、原发性中枢神经系统血管炎，以及其他导致前部缺血性视神经病变的血管疾病
感染性疾病	结核病、细菌性心内膜炎、艾滋病等
肿瘤性疾病	淋巴瘤、恶性骨髓瘤等
其他	淀粉样变病

表 9-3-9　大动脉炎的鉴别诊断

疾病类型	具体疾病
风湿病	巨细胞动脉炎、Cogan 综合征、复发性多软骨炎、白塞综合征、强直性脊柱炎、系统性红斑狼疮、IgG4 相关性疾病
感染性疾病	梅毒、结核，以及其他细菌和真菌感染
其他	结节病、炎性肠病、先天性动脉缩窄、马方综合征、临床孤立性动脉炎

见表 9-3-10。合并神经系统症状时需要进一步
与神经系统感染性疾病、肿瘤性疾病、代谢性疾病
及急性脑血管病等相鉴别。

BS 应与可引起其常见临床症状的其他多种
疾病相鉴别，具体见表 9-3-11。

九、治疗

血管炎神经系统损害的治疗以积极治疗原发
病为主，早期诊断、早期治疗，积极控制炎症，尽量
减少脏器损害。同时根据不同的神经系统受累症
状，给予对症治疗。

（一）血管炎对症处理

关节炎和结节红斑为主要症状者可使用非甾
体抗炎药。口腔溃疡和外阴溃疡者，可给予秋水仙
碱 1.0~1.5mg/d。其他对于合并眼炎的患者，轻型
的前葡萄膜炎可予含糖皮质激素的眼药水或眼膏。
对于有肾损害的患者应严格控制血压，使其在正
常范围，推荐使用血管紧张素转换酶抑制剂或血
管紧张素受体阻滞剂。其他对症治疗包括周围血
管扩张药、改善微循环药物、抗血小板药物等。

（二）系统性治疗

分为诱导缓解与维持缓解两个阶段[47,48]。首
选糖皮质激素及免疫抑制剂的联合治疗。

糖皮质激素是一线治疗药物。诱导缓解治疗
通常为足量糖皮质激素联合免疫抑制剂，其中最
常用的为环磷酰胺，维持缓解治疗主要为小剂量
糖皮质激素联合免疫抑制剂治疗，如硫唑嘌呤、甲
氨蝶呤等。

（三）生物制剂

针对 CD20$^+$B 细胞的单克隆抗体利妥昔单抗
既可以用于 AAV 的诱导治疗，也可用于维持缓解
治疗[49]。由于 AAV 非常容易复发，因此需要维
持治疗 2 年以上。总体来说，PR3-ANCA 阳性患
者的复发率明显高于 MPO-ANCA 阳性患者。抗
IL-6 单抗治疗大血管炎疗效可，尤其是难治性和
复发性大血管炎患者[47]。TNF-α 抑制剂，尤其是
英夫利西单抗和阿达木单抗，治疗 BS 葡萄膜炎
有效，可诱导病情缓解、提高视力、减少黄斑水肿
和减少糖皮质激素需求，是难治性 BS 和复发型
NBS 患者较好的选择[35,50]。

表 9-3-10　ANCA 相关性血管炎的鉴别诊断

疾病类型	具体疾病
肉芽肿性多血管炎	鼻咽部疾病：鼻窦炎、鼻咽癌 呼吸系统疾病：肺炎、肺结核、肺癌 其他：慢性肾炎、败血症（特别是真菌和分枝杆菌感染）、淋巴瘤性肉芽肿、显微镜下多血管炎、嗜酸性肉芽肿性多血管炎、肺出血-肾炎综合征、复发性多软骨炎、淋巴瘤等
显微镜下多血管炎	肉芽肿性多血管炎、嗜酸性肉芽肿性多血管炎、结核病、细菌性心内膜炎、人类免疫缺陷病毒感染、慢性肾炎等
嗜酸性肉芽肿性多血管炎	嗜酸性粒细胞增多相关疾病：原发性（克隆性）嗜酸性粒细胞增多症、遗传性（家族性）嗜酸性粒细胞增多症、继发性（反应性）嗜酸性粒细胞增多症和特发性嗜酸性粒细胞增多症等 其他自身免疫病：肉芽肿性多血管炎、显微镜下多血管炎、结节性多动脉炎、IgG4 相关性疾病等

表 9-3-11　白塞综合征的鉴别诊断

疾病类型	具体疾病
风湿病	系统性红斑狼疮（可引起口腔溃疡、神经系统受累等）、大动脉炎、巨细胞动脉炎、可引起眼炎的风湿病（如强直性脊柱炎、类风湿关节炎等）
感染性疾病	结核（可引起肠道溃疡、结节红斑、神经受累等）、病毒（如 HIV 可引起口腔溃疡）
其他	口腔感染、维生素缺乏（可引起口腔溃疡）、急性脑血管病（与神经白塞综合征相鉴别）、淋巴瘤（可出现神经系统受累、肠道口腔黏膜溃疡等）、炎症性肠病

（四）丙种球蛋白

重症患者，尤其是 AAV 患者，病情危重时可选择使用丙种球蛋白。

（五）手术

TA 患者接受手术概率较其他类型血管炎患者高。对缓解期患者，如血管狭窄、闭塞影响脏器供血可考虑手术治疗，包括血管成形术、球囊扩张术、经皮腔内血管成形术或血管旁路移植术（血管搭桥）等。

（六）神经系统症状治疗

根据不同受累系统给予不同的对症治疗，如神经病给予营养神经治疗，静脉窦血栓给予溶栓或抗凝等治疗，高颅内压给予降颅内压等治疗。

十、预后

GCA 大多预后良好。TA 多缓慢起病，易形成侧支循环，只要不影响重要脏器供血，多数患者预后良好。5 年生存率为 93%，10 年生存率为 90%，常见死亡原因为脑血管事件、心力衰竭及肾衰竭。AAV 患者不治疗预后较差。在环磷酰胺用于治疗 AAV 之前，患者的平均生存期仅为 6 个月，糖皮质激素联合免疫抑制剂治疗大大改善了预后，5 年生存率已上升至 70%~80%。其预后取决于脏器受累的部位与严重程度，影响预后的初始临床因素包括年龄、肾功能不全的严重程度、肺出血，以及疾病活动性。诊断后 5 年复发的概率约为 50%。GPA 主要的死亡原因是感染和肾衰竭。MPA 主要死亡原因是不能控制的病情活动、感染、肾衰竭和肺出血。EGPA 预后不良因素是氮质血症、蛋白尿、心肌病变、胃肠道受累和中枢神经系统受累。BS 大部分患者预后好，伴有眼炎者可有视力下降甚至失明，累及心血管、中枢神经系统和胃肠道者死亡率高。

（孔芳）

参考文献

第四节 干燥综合征的神经系统损害

一、干燥综合征疾病概述

干燥综合征（Sjögren syndrome, SS）是一种以灶性淋巴细胞在外分泌腺体内高度浸润造成进行性腺体损伤为特征的慢性炎症性自身免疫病。唾液腺和泪腺为最常受累的外分泌腺体，除此之外，该病还可出现腺体外的多系统受累，如肺、肾、神经系统等。SS 患者常伴高免疫球蛋白血症，血清中存在多种自身抗体[1]。在中国人群中，SS 的患病率为 0.33%~0.77%，女性明显多于男性［男女约为 1：（10~20）］，发病高峰年龄 40~50 岁[2]，但随着人口老龄化，该病发病率和患病率均呈上升趋势，在老年人群中 SS 患病率可达 3%~4%。根据是否合并其他结缔组织病，干燥综合征可分为原发性和继发性。

本病病因不明。一般认为是感染因素、遗传因素、内分泌因素等多因素相互作用的结果。某些病毒如 EB 病毒、柯萨奇病毒、疱疹病毒、反转录病毒、肝炎病毒和巨细胞病毒等可能与本病的发生和发展有关[3]。早期研究发现 *HLA-B8* 和 *HLA-DR3* 基因与原发性干燥综合征（primary SS, pSS）相关，近期通过全基因组关联分析（GWAS）发现 *GTF2I*、*STAT4*、*IRF5*、*TNPO3*、*IL12A* 等基因存在 pSS 的易感性位点[2]。该病的发病机制尚不清楚。免疫功能紊乱可能是 pSS 发病及病变延续的主要基础。唾液腺组织内的导管上皮细胞作为抗原提呈细胞，通过细胞因子促使 T 细胞与 B 细胞增殖，使后者分化为浆细胞，产生大量免疫球蛋白及自身抗体，同时 NK 细胞功能下降，导致机体细胞免疫和体液免疫功能异常，进一步产生各种细胞因子和炎症介质造成组织损伤（图 9-4-1）[3]。病理可见腺体间质内有大量淋巴细胞浸润、腺体导管管腔扩张和狭窄等，小唾液腺的上皮细胞破坏、萎缩，腺体功能受损。血管炎也是本病的基本病变之一，可见小血管壁或血管周炎症细胞浸润，管腔出现栓塞、局部组织供血不足[4]。

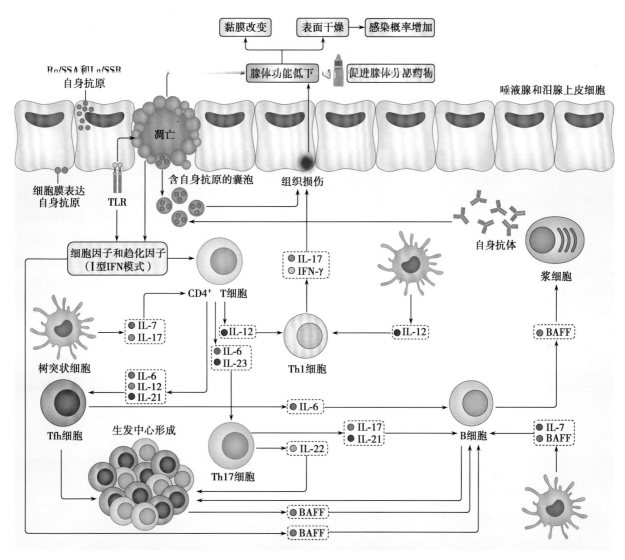

图 9-4-1　干燥综合征发病机制示意

原发性干燥综合征（primary SS,pSS）具有五个临床特征,即干燥表现、多系统受累、外分泌腺中淋巴细胞浸润、自身抗体和淋巴瘤风险增加[3]。80% 以上的患者会出现干燥、疲乏和疼痛等症状,其中口干和眼干症状最为常见,其他外分泌腺同样可以受累,出现相应干燥表现,如皮肤干燥、阴道干燥、呼吸道干燥等。约 1/3 患者可出现腺体外多系统损害（表 9-4-1）。血清抗 SSA/Ro 抗体为 pSS 的标志性抗体,但该抗体也可见于其他自身免疫病,如系统性红斑狼疮、类风湿关节炎等。小唾液腺活检病理发现灶性淋巴细胞浸润（灶性指数≥1）对于诊断具有重要价值。目前关于 pSS 的诊断主要依据 2002 年美国和欧洲共识工作组（AECG）分类标准和 2016 年美国风湿病学会（ACR）/欧洲抗风湿病联盟（EULAR）制定的分类标准[1]。在治疗方面,因为 pSS 的病因和发病机制尚不清楚,患者的临床表现、器官受累及预后个体差异极大,所以尚缺乏普遍公认且有效的治疗方法,现有的药物多为经验性治疗或借鉴其他疾病治疗。对于因外分泌腺受累所致的各种干燥表现,多以促进腺体分泌或替代为主的局部治疗。而对于存在重要脏器受累者,可使用糖皮质激素、免疫抑制剂和生物制剂治疗。通常情况下,pSS 病变发展缓慢,仅外分泌腺受累者预后良好,存在脏器受累者经适当的免疫治疗也多可控制病情。存在进行性肺纤维化、中枢神经病变、肾功能不全,以及合并恶性淋巴瘤者预后较差[1]。

表 9-4-1　pSS 常见腺外器官系统受累表现

器官或系统	常见表现	发生率/%
皮肤	紫癜	不详
	溃疡	不详
	雷诺现象	13
	结节红斑	不详
关节肌肉	关节痛/关节炎	60~70
	雅库关节病	不详
	肌肉疼痛	20~40
	肌炎	5
呼吸系统	支气管炎或细支气管炎	不详
	肺间质病变	50
	胸腔积液	不详
心血管系统	肺动脉高压	不详
	心包炎	不详
泌尿系统	肾小管酸中毒	9
	肾小球肾炎	4
	间质性膀胱炎	不详
消化系统	慢性萎缩性胃炎	不详
	肝酶升高	20
	反复胰腺炎	不详
神经系统	周围神经病变	15
	中枢神经病变	5
血液系统	溶血性贫血	不详
	白细胞减少	不详
	血小板减少	不详
	血栓性血小板减少性紫癜	不详
	伊文思综合征（Evans syndrome）	不详
	淋巴增生性疾病	不详

二、pSS 神经系统损害的表现形式及特征

神经系统损害是干燥综合征腺体外受累

的重要临床表现，其发生率为 5%~20%，其中周围神经系统（PNS）病变较为常见，发生率约 5%~15%，而中枢神经系统（CNS）病变的发生率约为 2%~5%。报道差异较大的原因与研究设计方法、样本量大小、种族差异、诊断标准不同，以及对该类疾病的检测方法和认知度等有关[5]。

pSS 患者的神经系统病变表现形式非常多样化（表 9-4-2）[6]，既可表现为单独的外周或中枢神经病变，也可出现外周和中枢神经系统同时受累的表现。CNS 病变既可表现为局部性的，也可表现为弥漫性的，既可累及脑，也可累及脊髓。PNS 病变以感觉性或感觉运动性神经病为常见，但也可出现运动性神经病或自主神经病。

表 9-4-2　干燥综合征的神经系统损害

中枢神经系统损害	外周神经系统损害
局部性	感觉性神经病
运动和/或感觉障碍	小纤维神经病
失语/构音障碍	感觉性运动失调性神经病
癫痫	感觉运动性多神经病
小脑综合征	多发性神经根神经病
弥漫性	多发性单神经病
急性或亚急性脑病	自主神经性神经病
非化脓性脑膜炎	颅神经病
认知障碍/痴呆	重症肌无力
运动障碍	
脊髓疾病	
横贯性脊髓炎	
慢性进展性脊髓炎	
下运动神经元病	
其他	
视神经脊髓炎	
多发性硬化样疾病	

目前 pSS 患者发生神经系统损害的机制尚未明确。血管炎可导致血管内皮细胞纤维素样坏死和血管闭塞，造成组织缺血和神经损伤，从而与单神经病、多发单神经病的发生密切相关[7]。另外，B 细胞及其产生的自身抗体在发病中可能也起了

重要作用。在 pSS 并发神经病变的患者血清中发现了针对神经组织抗原的多种自身抗体,如抗抑微管装配蛋白(stathmin)-4 抗体、抗 M3 毒蕈碱受体抗体、抗 AQP4 抗体等[8-11]。

尽管 pSS 患者出现神经系统损害形式多样,但缺乏特异性,即没有任何一种神经病变为 pSS 所特有,这些神经系统损害也可为原发性或见于其他疾病状态,因此临床判断二者之间的关系非常困难。另外,神经系统表现常作为 pSS 神经系统损害患者的首发症状,而这部分患者的干燥表现并不明显,给临床诊断进一步增加了难度。目前关于 pSS 神经系统损害的临床诊断过程主要包括三方面:①pSS 的诊断是否成立;②神经系统损害的定性与定位;③神经病变与 pSS 之间的关系判断。与神经精神性系统性红斑狼疮不同,pSS 神经系统损害尚无统一的分类命名标准,也无相应的诊治共识或指南,更多依赖于专家经验和临床综合分析。近些年,一些学者对于 pSS 神经系统损害的特点也进行了一些研究,但多为单中心、回顾性、小样本研究。笔者团队通过对有或无神经系统损害的 pSS 患者的临床特征进行比较,发现年龄≤45 岁、病程≤4 年、类风湿因子滴度升高≤3 倍上限和干燥综合征疾病活动指数(EULAR Sjögren's syndrome disease activity index,ESSDAI)评分>3 分是 pSS 并发神经病变的危险因素,而口干症是 pSS 并发神经病变的保护性因素[12]。北京协和医院的研究则提示,在 pSS 患者中,与神经系统非广泛受累者相比,广泛受累者女性占比更高,血 IgG 水平和脑脊液特异性寡克隆区带阳性率也更高[13]。事实上,人们对于 pSS 并发神经系统损害的认知还远远不够,在二者之间关系的判断、特异性生物学标志物,以及早期诊断和预测方面还存在很多亟待解决的问题。在治疗方面,pSS 神经系统损害的治疗关键在于判断神经病变与 pSS 活动性的关系,如二者相关,则应进行免疫抑制治疗,如二者无关,则分别给予相应治疗。

三、常见 pSS 神经系统病变

(一)周围神经病

周围神经病变是 pSS 更常见的神经系统损害形式,发生率为 14%~28%[14]。临床表现多种多样,包括感觉运动性轴索性多发性神经病、感觉共济失调性神经病(神经节病)、多发性单神经炎、颅神经病变、神经根病、小纤维神经病、自主神经病变和炎性脱髓鞘性多神经病[15]。不同类型的周围神经病变可在同一患者中共存,感觉性、感觉运动性神经病和小纤维神经病变是最常见三种类型,其他类型相对少见。

1. 感觉性轴索神经病 见于约 4.5%~9% 的 pSS 患者,临床表现为远端对称性的手套袜套样分布的感觉缺损,呈慢性或亚急性起病。下肢远端最常、最先受累,随病变恶化逐渐向近端延伸。也可累及上肢远端。除感觉缺失或异常外,还可伴有疼痛。受累肢体腱反射减弱或消失。除颅神经病变和小纤维神经病变以外,对于所有怀疑周围神经病变者应进行神经传导速度(NCV)检查,常提示局限于感觉神经轴索性损害。神经活检对于怀疑血管炎者可能有一定帮助。诊断中要注意排除引起周围神经病变的其他原因,如糖尿病、代谢、毒物和遗传等[5]。三环类抗抑郁药、加巴喷丁、普瑞巴林、度洛西汀、阿片类药物和局部麻醉药可有效缓解不适性感觉异常[16]。

2. 感觉性共济失调神经病/神经节病 见于 0.6%~4.8% 的 pSS 患者,以感觉性共济失调为特征,无运动障碍,可伴有自主神经症状[17]。该类型病变部位是背根神经节,非长度依赖性[18]。临床主要表现为亚急性或慢性发病,首发症状为不对称性感觉异常,逐渐进展,深感觉障碍较为突出,严重者无法独立行走,出现假性手足徐动。体格检查可见位置觉和振动觉缺失,腱反射消失,龙贝格征阳性,至疾病晚期因肌肉失用性萎缩而影响肌力。神经电生理学检查可见感觉神经传导速度明显减慢,运动神经传导速度正常,感觉神经动作电位波幅呈非长度依赖性、广泛性下降或消失[5]。在治疗上,有报道称使用静脉注射免疫球蛋白(IVIG)[19],血浆置换[20],青霉胺[21]、英夫利西单抗[22]、干扰素 α[23],以及早期使用利妥昔单抗治疗可能有效[24,25]。

3. 小纤维神经病(SFN) 主要累及直径小的有髓纤维(Aδ 类纤维)和无髓鞘纤维(C 类纤

维),而大直径有髓纤维不受累或较少受累[26]。导致 SFN 的原因包括代谢性、药物性、中毒性、自身免疫性、遗传性和感染性因素等。在自身免疫因素中,pSS 最为常见,占所有病因的 0.8%~30%[27]。在 pSS 周围神经病变中,SFN 约占 5%~22%[17,27,28]。SFN 患者在 pSS 发病时较年轻,男性更为常见,与高丙种球蛋白血症和自身抗体相关性较低[29]。临床表现主要为受累神经支配区域的感觉异常,表现为烧灼感、麻木感、针刺样疼痛、放电样疼痛、异常疼痛、痛性发冷、瘙痒感、触觉迟钝、针刺觉迟钝。自主神经功能障碍(如血管收缩异常、多汗、便秘等)亦较为常见[27]。因为疾病不累及或较少累及大直径有髓纤维,神经电生理学检查一般正常,所以易漏诊,而皮肤交感反应(SSR)检查常见异常。小纤维神经病目前尚无统一诊断标准,皮肤组织活检病理显示无髓神经的表皮内神经纤维密度(IENFD)降低(低于正常对照组的第 5 个百分位)有助于诊断[5]。SFN 的治疗主要是对症治疗。一项小型非对照试验(n=5)显示,与 pSS 相关的 SFN,IVIG 可改善神经病理性疼痛,但需要今后大规模研究的验证[30]。

4. 轴索性感觉运动性多神经病　初期表现为与感觉性神经病相似的肢体远端感觉缺失,但逐渐出现远端对称分布的肌无力[31],通常症状轻微,仅限于脚趾或足部伸肌,但偶尔有严重病例可能需要辅助工具。深肌腱反射可减弱或消失。神经传导检查通常显示影响运动和感觉纤维的轴突性多发性神经病[32]。一般不建议进行神经活检,除非怀疑存在血管炎可能。有学者认为,在 pSS 患者中,感觉运动性多发性神经病似乎与感觉性多发性神经病同样普遍[32,33]。然而,与感觉性多发性神经病相比,感觉运动性多发性神经病者其腺外病变的发生率更频繁、病情更严重[31,32,34],常伴有紫癜、血管炎、低补体 C4 和冷球蛋白血症[32,35],而且与淋巴瘤风险增加相关[34]。因此,当 pSS 患者出现感觉运动性多发性神经病和系统性病变时,应警惕发展为淋巴瘤的可能,应定期进行检查。在治疗方面,对于有阳性神经症状者应给予对症治疗。有报道使用 CHOP(环磷酰胺、多柔比星、长春新碱、泼尼松)和/或利妥昔

单抗治疗 pSS 患者淋巴瘤合并周围神经病变,患者的神经症状有所缓解[36]。

5. 单神经病和多发性单神经病　是 pSS 患者罕见的神经病变[17,31,33]。呈急性或亚急性起病,临床表现为个别神经支配区域的感觉和/或运动缺陷,常伴疼痛,如见紫癜等全身表现,提示存在血管炎。红细胞沉降率和 C 反应蛋白水平通常升高。电生理学检查可见轴突损伤和受影响区域的“假阻滞”。根据不同程度的血管壁损伤、纤维蛋白样坏死和单核血管或血管周围浸润,以及神经活检可明确血管炎[17,31]。由于血管炎常为节段性,因此神经和肌肉联合活检可将诊断灵敏度提高到 85%[37]。为防止缺血性神经损伤引起的永久性轴突变性,需要及时进行免疫抑制治疗[38]。环磷酰胺和糖皮质激素是主要的治疗方法[39]。病情缓解后,可应用硫唑嘌呤或吗替麦考酚酯维持治疗[40,41]。利妥昔单抗可能是一种有效的替代治疗方法[42]。

6. 自主神经病　见于少数个案报道[43-45],可表现为瞳孔收缩异常、排汗异常、泌尿系统症状或体位性低血压。由于干燥症状也是特发性自主神经病变的核心特征,因此有干燥症状的患者需要进行自主神经功能评价[46]。与原发性自主神经病变不同,pSS 患者更多表现为比较轻微的亚临床型自主神经功能障碍,如心血管反射试验异常[47-49]、胃排空延迟、胃反流和尿路异常等[50,51]。

7. 脱髓鞘性多神经根神经病　脱髓鞘神经病变是 pSS 患者的罕见表现[17,31,33],通常较为严重,表现为近端和远端无力,以及亚急性发作的感觉缺失。深肌腱反射减弱。脑脊液检查提示细胞数正常而蛋白含量升高,神经传导检查提示典型的脱髓鞘特征[52]。及时使用皮质类固醇和 IVIG 治疗是此类神经病变的有效干预措施[17,52,53]。

总之,对于 pSS 患者并发的周围神经病变,应明确周围神经病的性质和程度,积极排查引起周围神经病的各种可能原因,在除外其他因素后,眼干、口干的客观证据、抗核抗体和抗 SSA/Ro 抗体阳性,以及唇腺活检发现灶性淋巴细胞浸润等均支持 pSS 的诊断。治疗方面

应根据周围神经病变性质与程度、pSS病情活动性等制定个体化的对症治疗和免疫治疗(表9-4-3)[5]。

(二)中枢神经病变

约5%的pSS患者可出现中枢神经系统受累。与周围神经病变相比,中枢神经受累往往发病突然、病情更重、预后更差。pSS的中枢神经病变可表现为局部性,如脊髓炎、MS样症状、视神经病等,也可表现为弥漫性,如认知障碍、无菌性脑膜炎、癫痫、精神症状等。

1. 中枢神经系统脱髓鞘疾病　pSS患者最常见的中枢神经系统脱髓鞘疾病是视神经脊髓炎(NMO)或视神经脊髓炎谱系疾病(NMOSD)。NMO是一种以反复发作的长节段纵向横贯性脊髓炎和视神经炎为临床表现,以血清及脑脊液中存在的抗水通道蛋白4(AQP4)抗体为标志的中枢神经系统免疫病。具有抗AQP4抗体但尚不完全符合经典NMO诊断标准的被归类为NMOSD[54]。NMO/NMOSD与pSS的关系较为密切,目前普遍认为二者属于共病关系。另外,一些研究发现,在NMOSD患者中有11%~19%存在抗SSA抗体,而且在抗AQP4抗体阳性患者中出现频率最高[55,56]。在pSS合并脊髓炎的患者中,50%会出现抗AQP4抗体阳性[57]。来自中国的数据显示,NMOSD患者中合并pSS的发生率为6.5%(1 124/17 416),是所有系统性自身免疫病中发生率最高的[58]。一项研究回顾性分析

了116例pSS合并NMOSD的患者群,结果显示,女性占87.9%,抗AQP4抗体阳性率为83.7%,抗SSA抗体阳性率为96.97%,神经症状常先于干燥症状出现,且患者干燥症状往往轻微,合并pSS的NMO患者较单纯NMO病情更为复杂严重[59]。北京协和医院对合并有NMOSD的pSS患者与单纯pSS患者的临床特征进行了比较,发现pSS合并NMOSD者神经表现突出、腺体干燥表现及腺外表现相对较轻[11]。此外,与单纯NMO患者相比,NMO合并pSS患者体内ANA、抗SSA和抗SSB自身抗体阳性率明显增加,免疫球蛋白水平显著增加,而疾病复发率、抗AQP4阳性率无差异[60]。目前关于pSS与NMOSD共病的原因或机制尚不清楚,推测二者间可能存在共同的遗传(HLA、PTPN22或IL23R)或环境因素(病毒感染),或存在相似的免疫学机制(如抗体针对交叉抗原)。由于两病共存时往往NMO的临床表现为主,病情较重,相对pSS的症状较轻,因此,临床治疗以NMO发作时的控制病情和维持缓解为主要目标,兼顾pSS的病情控制和监测。

多发性硬化(MS)是另一种常见的中枢神经系统脱髓鞘疾病。关于MS与pSS之间的关系一直存在争议。Alexander等报道在pSS患者中发现MS样的中枢神经系统病变[61]。但在此后MS患者群中发现真正符合pSS诊断的患者并不多,仅占0~3%[62-64]。然而,抗SSA抗体

表9-4-3　pSS相关周围神经病变的治疗策略

PNS病变性质	对症治疗	免疫治疗
无严重共济失调的纯感觉性轴突神经病,三叉神经痛,非严重的小纤维神经病	症状治疗(物理治疗,镇痛药)	无需免疫治疗
伴严重共济失调的纯感觉性轴突神经病,严重的小纤维神经病	症状治疗(物理治疗,镇痛药)	IVIG;利妥昔单抗或糖皮质激素效果不佳
伴神经病变的冷球蛋白血症性血管炎	症状治疗(物理治疗,镇痛药)	利妥昔单抗和/或糖皮质激素;如为难治性的,可考虑利妥昔单抗联合贝利尤单抗
轴突感觉-运动神经病变伴运动障碍≤3/5;血管炎导致的周围神经病(多发性单神经炎);CIDP;神经节病变引起的严重共济失调	症状治疗(物理治疗,镇痛药)	激素联合免疫抑制治疗(利妥昔单抗、IVIG、环磷酰胺或吗替麦考酚酯);对于CIDP,在严重期或难治时,可考虑IVIG、激素和血浆置换

可出现于高达 7% 的 MS 患者,但 67% 的患者唇腺活检呈阴性[65]。事实上,在 2004 年发现抗 AQP4 抗体后,Alexander 等报告的 MS 样中枢神经系统病变的 pSS 患者可能实际上是合并了 NMOSD[66]。在一项对 12 例反复出现中枢神经系统局灶性表现的 pSS 患者的研究中发现,所有患者的 NMO 特征区域均有脑损伤,75% 的患者有抗 AQP4 抗体,9 名患者符合 NMOSD 或 NMO 标准[67]。

2. 认知障碍　认知障碍可能是 pSS 患者最常见的神经系统表现,多为轻度认知障碍,但也有一些严重痴呆病例的报道。导致 pSS 出现认知障碍的机制可能包括抑郁、慢性疼痛和共存的自身免疫性脑炎。有学者把 pSS 或 SLE 患者出现的这种认知障碍称为“脑雾”[68]。有研究显示 60% 的 pSS 患者可出现认知障碍(包括痴呆),其发生率与 MS 相似,与年龄、认知障碍或 pSS 的病程没有任何相关性[69]。而且,也未发现 pSS 患者的认知障碍与自身抗体、脑 MRI 特征或腺体外特征有相关性,但是脑 MRI 和 CSF 正常的 pSS 患者可表现出记忆力受损和言语、注意力和集中能力的下降[70,71],脑白质病变的程度似乎与认知障碍的严重程度相关。有研究显示,在 34 660 名自身免疫病中年患者中,痴呆在 SS 患者更易发生痴呆[原发性 SS HR=1.57(1.24~1.98),继发性 SS HR=1.64(1.20~2.25)][72],而且 pSS 是痴呆发生的独立危险因素(HR=1.21,95%CI 1.02~1.45),在随访的 12 年期间,pSS 组与对照组相比,痴呆的累积发生率更高,因此对于年龄<60 岁、无合并症的痴呆患者要警惕 pSS 可能[73]。应用 ^{99m}Tc-ECD 脑 SPECT 对 pSS 患者进行脑部检查显示,pSS 患者特定脑区的异常低灌注发生率明显高于健康对照组,提示 pSS 患者可能存在认知障碍的病理基础[74]。目前关于对 pSS 患者认知障碍的研究尚少,但综合各研究结果有四点提示[68]:①pSS 患者可发生痴呆,约占痴呆的 5%[75];②pSS 患者出现的痴呆可能与自身免疫机制有关,这种痴呆经治疗有可能是可逆的,但由于常被误诊为原发退行性的痴呆,常常导致治疗延误或失去治疗机会;③pSS 患者的脑部 MRI 常常表现正常;④认知障碍可以是 pSS 的首发临床表现。

3. 无菌性脑膜炎　脑膜炎是 pSS 相对常见的并发症,与脑膜血管炎症有关。症状包括头痛、流感样症状、精神错乱和脑膜刺激征,伴或不伴发热。患者也可出现局部神经症状,表现为颅神经麻痹、小脑症状或癫痫发作。脑脊液检查显示无菌性淋巴细胞增多,最高可达 900/ml[76]。

4. 自身免疫性脑炎(AE)　AE 是泛指一类由于免疫系统与脑实质相互作用而导致的急性或亚急性的炎性疾病,临床上以脑炎综合征为主要表现,病理上表现为以淋巴细胞为主的炎症细胞浸润脑实质,并在血管周围形成“套袖样”结构,可伴有小胶质细胞激活及脑膜浆细胞浸润,而组织中出血坏死、病毒抗原、核酸及包涵体少见。国内一项对 517 例 AE 患者进行的回顾性研究显示,AE 患者合并 pSS 的发生率约为 0.06%~0.34%[77]。目前有关 pSS 合并 AE 多为个案报道,已发现 pSS 患者可合并有边缘叶脑炎[78]、抗 NMDAR 脑炎[79]和抗 LGI1 抗体相关脑炎[80]。另外,也有患者以脑炎症状起病,后被确诊为 pSS[81]。pSS 患者出现脑炎症状时应进行血清和脑脊液的 AE 相关抗体检查和影像学检查,而对于 AE 患者最好进行抗核抗体谱的筛查,必要时请风湿科医生会诊以排除存在系统性自身免疫病。而对于 pSS 合并 AE 的患者要警惕肿瘤,做相应的排查[82]。

因为 pSS 中枢神经病变较为罕见,所以很难进行大规模的临床研究。一般根据中枢神经系统受累的类型、是否存在活动性病变及其严重程度制定治疗方案,可参照表 9-4-4 列出的治疗原则[5]。药物治疗包括大剂量糖皮质激素、环磷酰胺和利妥昔单抗,但效果常欠佳,虽经治疗后病情得到控制,但往往留存神经后遗症,而且疾病高度活动者其治疗的反应率仅有 20%~30%[83]。

表 9-4-4　pSS 相关中枢神经病变的治疗策略

中枢神经病变	治疗方案
急性或快速进展的 CNS 表现；MS 样表现	糖皮质激素(大剂量甲泼尼龙冲击治疗 5 天,后续口服治疗)联合每月 1 次环磷酰胺($0.7g/m^2$),连续 6~12 个月;硫唑嘌呤或吗替麦考酚酯可用于维持治疗;利妥昔单抗效果不肯定
单纯精神或认知障碍；"脑雾"表现	支持治疗;除外其他原因后,严重患者可试用糖皮质激素和免疫抑制剂

(赵义)

参考文献

9

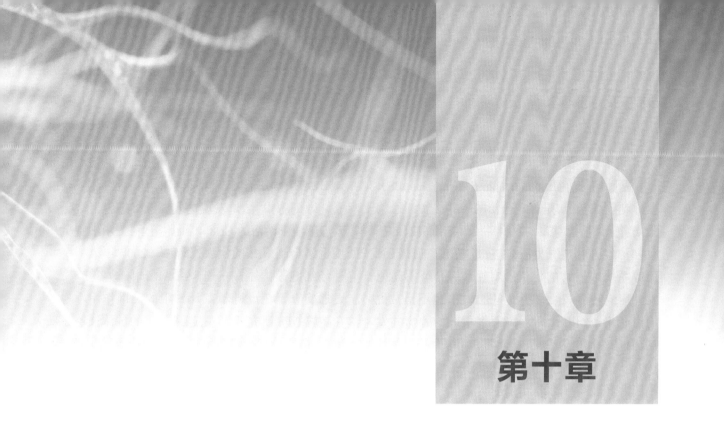

第十章

神经系统副肿瘤综合征

第一节　概述

一、定义

副肿瘤综合征（paraneoplastic syndrome，PS），也称副癌综合征，是肿瘤分泌的一些生物活性物质或者是因肿瘤继发的自身免疫反应所引起的一系列神经、内分泌、胃肠道、皮肤、肾脏、血液、骨骼等系统或器官的症状。副肿瘤综合征不是原发肿瘤或转移病灶直接浸润造成的，也不是常说的由感染、放化疗、营养障碍等引起的肿瘤并发症，而是一种更为少见、复杂的临床综合征。估计10%~15%的癌症患者患有PS，PS是癌症患者的第二大直接死因，仅次于癌症本身。

神经系统副肿瘤综合征（neurological paraneoplastic syndrome，NPS）也称作副肿瘤神经综合征（paraneoplastic neurological syndrome，PNS/paraneoplastic neurological disorder，PND），是指由肿瘤继发的自身免疫反应而导致的中枢神经系统、周围神经系统、自主神经系统或肌肉损害的临床症候群，与转移性侵袭、营养和代谢缺陷、感染、凝血功能障碍或原发肿瘤治疗的副作用没有直接关系。NPS的病程及严重程度与肿瘤的大小及生长速度也不一定平行，可以出现在肿瘤诊断之前，也可以出现在肿瘤诊断之后的任何时间，甚至少部分患者可以一直未发现肿瘤。

随着NPS领域研究的进展，2021年NPS国际专家小组（NPS-Care）更新了NPS的定义[1]，NPS是一类特殊的神经系统疾病：①可累及神经系统任何部位，临床表现较为刻板；②其发生与肿瘤相关；③存在免疫介导的发病机制，其可由特定神经元抗体支持。

二、发展史与流行病学

早在1888年，Oppenheim在一个伴有认知障碍、性格改变和失语症的胃癌患者的报告中就怀疑NPS，这些表现的潜在病因被认为是与潜在癌症相关的毒性或代谢紊乱。直到1965年，当患者血清被用于猪脑间接免疫荧光检测，显示神经自身抗体的存在时，人们才认识到免疫机制在NPS中的作用[2]。1985年，第一个神经细胞内抗体——

抗Hu抗体在肺癌感觉神经元病中的作用被揭示，这是一个里程碑式的发现，证实了NPS与体液免疫密切相关[3]。进一步研究发现[4]，把NPS患者自身的成纤维细胞与干扰素-γ孵育，在其表面诱导HLA-I类分子，然后将重组的Hu蛋白注入到成纤维细胞中，结果发现这些成纤维细胞可被患者静脉血中激活的CD8+ T细胞溶解，提示细胞免疫也参与到NPS的疾病过程中。2007年第一个神经细胞膜抗体——抗NMDAR抗体被鉴定[5]，更加确立了免疫机制在NPS中的关键作用。现在随着NPS研究的深入，越来越多的抗体被鉴定出来，抗原分布在神经元细胞核、细胞质、细胞膜、神经传导突触和囊泡等位置，这也带动了免疫治疗在NPS中的发展。

NPS是一种临床少见且复杂的疾病，在我国尚缺乏大型流行病学调查的数据，确切发病率不清楚。来自法国的一项流行病学研究显示NPS和自身免疫性脑炎（autoimmune encephalitis，AE）的发病率为3.2/100万人年[6]。来自一项意大利的基于人群的研究发现NPS的发病率约为1/10万人年，患病率为4/10万[7]。最近在美国明尼苏达州奥姆斯特德县开展的一项时间跨度为31年（1987—2018）的基于人群的回顾性流行病学研究显示，NPS发病率为0.6/10万人年，患病率为5.4/10万[8]。值得注意的是，随着时间的推移，2003—2018年间NPS发病率为1987—2002年间发病率的两倍，NPS检出率明显上升可能是由于医生对血清学检测的认识和可用性的提高。此外，因神经系统综合征和肿瘤类型的不同，NPS的发病率也不相同。小细胞肺癌患者中有3.8%发生兰伯特-伊顿肌无力综合征（Lambert-Eaton myasthenic syndrome，LEMS），胸腺瘤中有1.5%的患者会发生重症肌无力。在一个患者身上同时出现一种或多种NPS的现象也很常见，大约9%的小细胞肺癌患者会见到2种或2种以上NPS并存[9]。

值得注意的是，近年来NPS发病率增加的一个不可忽视的原因，是肿瘤治疗领域里程碑式的新药——免疫检查点抑制剂（immune checkpoint inhibitor，ICI）的应用[10]。ICI在癌症治疗中的应用越来越广泛，引起的NPS也明显增加，需要包括肿瘤科、神经科医生在内的所有医生加以重视。

三、发病机制

目前 NPS 发病机制尚未明确,但免疫因素似乎是最相关的,针对肿瘤中表达的神经抗原的抗体或自身抗原特异性细胞介导的免疫反应是 NPS 的潜在病因[11]。从肿瘤细胞中释放出的原始或突变的抗原通常会被固有免疫反应所溶解,但是其中一些抗原在肿瘤和神经组织中有共同表达,其有限表达使得它们逃脱了免疫耐受,进而被抗原提呈细胞吞噬并激活抗原特异 B 细胞。抗原提呈细胞迁移到区域淋巴结并通过主要组织相容性复合体 II(MHC II)通路激活 CD4[+]辅助 T 细胞,然后分化和增殖成辅助/调节细胞。T 细胞可以激活 B 细胞成为分泌特异性抗体的浆细胞。这些特异性的自身抗体可能攻击表达这些有相同或类似表位的抗原的神经细胞,直接导致抗原功能受损,或引起抗原内化或补体激活[12]。

在 NPS 患者的血液和脑脊液中可以检测到特定的自身抗体,如 ANNA1(抗 Hu 抗体)、ANNA2(抗 Ri 抗体)、PCA1(抗 Yo 抗体)、抗 CRMP5(CV2)抗体、抗 SOX1 抗体、PCA2(抗 MAP1B 抗体)、抗双载蛋白(amphiphysin)抗体等。这些特定抗体可分为细胞内抗体和细胞膜表面或突触蛋白抗体两大类,经典的 NPS 如副肿瘤边缘叶脑炎,其靶抗原在细胞内,主要介导细胞免疫反应;而新型的 NPS 如抗 LGI1 抗体相关脑炎,其靶抗原在细胞膜或突触上,主要通过体液免疫机制引起神经元功能障碍。

四、临床表现与临床分型

NPS 多亚急性起病,临床表现多变,既有原发肿瘤的表现,也有神经系统受累的表现。神经系统受累可以很广泛,既可以有中枢神经受累,也可累及周围神经、自主神经、肌肉等,故 NPS 缺乏典型症状和特异症状。在中枢神经系统可能会出现小脑和脊髓的病变,表现为共济失调或肢体无力,累及边缘叶或大脑皮质可以引起记忆障碍、精神症状、癫痫发作、睡眠障碍等。当累及周围神经可以表现为感觉神经元病、胃肠道假性梗阻。累及肌肉或神经肌肉接头可以引起肌炎、皮肌炎、肌无力综合征,表现为肌肉的无力、疼痛、兴奋性增高等。

对于 NPS 有绝对诊断价值的神经系统表现尚不存在,随着 NPS 领域研究的不断进展,发现既往称为"经典型 NPS"常提示副肿瘤性病因。为了更好地研究 NPS,NPS 国际专家管理小组综合 NPS 临床表型与肿瘤发生率的关系,将 NPS 分为"高危表型""中危表型"和"低危表型"三种:"高危表型"既往也被认为是"经典型 NPS",与肿瘤的因果关系>70%;"中危表型"代表与肿瘤的因果关系为 30%~70%;"低危表型"意味着与肿瘤的因果关系<30%。高危或中危 NPS 临床表型及相关的自身抗体、好发肿瘤简要总结于(表 10-1-1)。NPS 临床分型及临床表现详细内容将在本章第二节阐述。

五、免疫检查点抑制剂的神经免疫相关副作用

免疫检查点抑制剂(immune checkpoint inhibitors,ICI)通过阻断免疫检查点,加强患者对肿瘤的免疫攻击而发挥作用,其对于恶性肿瘤的治疗具有划时代的意义。主要包括程序性死亡 1(programmed death 1,PD-1)抑制剂、细胞毒性 T 淋巴细胞相关抗原 4(cytotoxic T lymphocyte associated antigen-4,CTLA-4)抑制剂和程序性死亡配体 1(programmed death ligand-1,PD-L1)抑制剂。这些药物已经被证实在肺癌、恶性黑色素瘤、泌尿系统肿瘤、胃肠道肿瘤等多种恶性肿瘤中有效。随着 ICI 药物的不断发展和药物可及性的不断提高,由其带来的免疫相关不良事件(immune-related adverse event,irAE)也逐渐被人们发现和关注[10]。

ICI 在限制肿瘤免疫应答的同时,也破坏了免疫耐受和免疫应答之间的平衡。irAE 几乎可影响所有器官,但是发生的频率和严重程度各不相同,通常发生在治疗后 1~6 个月,也有在停药后数月或数年才发生。发生在神经系统的 irAE 并不常见,接受 PD-1 抑制剂的发生率为 6.1%,接受 CTLA-4 抑制剂的发生率为 3.8%。神经系统 irAE 主要包括:重症肌无力、炎症性肌病、无菌性脑膜炎/脑炎、吉兰-巴雷综合征等。但需要注意的是神经系统的 irAE 虽不常见,但却是最难预测和发现的 irAE 之一,需要神经科医生提高对 irAE 的认识,

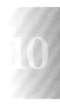

表 10-1-1　高危或中危 NPS 表型、相关的自身抗体、好发肿瘤

NPS 表型	相关的自身抗体	好发肿瘤
高危表型		
脑脊髓炎	ANNA1（抗 Hu 抗体），抗 CRMP5（CV2）抗体，抗双载蛋白（amphiphysin）抗体	小细胞肺癌，乳腺癌
边缘叶脑炎	ANNA1（抗 Hu 抗体），抗 Ma2 抗体，抗双载蛋白抗体，ANNA3，抗 AMPAR 抗体，抗 GABA$_B$R 抗体，抗 LGI1 抗体，抗 CASPR2 抗体，抗 mGluR5 抗体	小细胞肺癌，霍奇金淋巴瘤，乳腺癌，胸腺瘤/胸腺癌，睾丸生殖细胞瘤
快速进展小脑综合征	PCA1（抗 Yo 抗体），PCA-Tr（抗 DNER 抗体），PCA2（抗 MAP1B 抗体），抗 CRMP5（CV2）抗体，抗 KLHL11 抗体，抗 Ma2 抗体，抗 LUZP4 抗体，ANNA3，抗 TRIM46 抗体	小细胞肺癌，霍奇金淋巴瘤，卵巢癌，乳腺腺癌，子宫/输卵管癌，胸腺瘤/胸腺癌，睾丸生殖细胞肿瘤
斜视眼阵挛-肌阵挛综合征	ANNA2（抗 Ri 抗体），ANNA1（抗 Hu 抗体）	神经母细胞瘤（儿童），小细胞肺癌或乳腺癌（成人）
感觉神经元病	ANNA1（抗 Hu 抗体），抗 CRMP5（CV2）抗体，PCA2（抗 MAP1B 抗体），抗双载蛋白抗体	小细胞肺癌
胃肠道假性梗阻	ANNA1（抗 Hu 抗体），抗 CRMP5（CV2）抗体	小细胞肺癌
兰伯特-伊顿肌无力综合征	抗 P/Q 型 VGCC 抗体	小细胞肺癌
中危表型		
抗 NMDAR 脑炎	抗 NMDAR 抗体	卵巢或卵巢外畸胎瘤
脑干脑炎	抗 KLHL11 抗体，抗 Ma2 抗体，抗 LUZP4 抗体，ANNA2（抗 Ri 抗体），抗 TRIM46 抗体	睾丸生殖细胞肿瘤，小细胞肺癌
莫旺综合征	抗 CASPR2 抗体，抗 LGI1 抗体，抗 netrin 1 抗体	胸腺瘤，胸腺癌
孤立性脊髓病	抗 CRMP5（CV2）抗体，抗双载蛋白抗体，PCA2（抗 MAP1B 抗体）	小细胞肺癌，乳腺癌
僵人综合征	抗双载蛋白抗体，抗 DPPX 抗体，抗 GAD65 抗体，抗甘氨酸受体抗体	乳腺腺癌，小细胞肺癌，非霍奇金淋巴瘤
多发性神经根神经病	抗 CRMP5（CV2）抗体，PCA2（抗 MAP1B 抗体），抗双载蛋白抗体，ANNA1（抗 Hu 抗体）	小细胞肺癌，乳腺癌，胸腺瘤

早期识别并尽早加以治疗，改善患者预后。关于 irAE 的详细内容将在本章第四节做进一步阐述。

六、辅助检查

一旦怀疑 NPS，如果没有肿瘤相关病史，应积极进行肿瘤筛查，如血清肿瘤标志物、超声检查、CT、磁共振、ECT、PET/CT 等检查。需要注意的是，NPS 可以合并 1 个以上的肿瘤，因此，如果发现的肿瘤对于怀疑的表型或抗体类型而言是非典型的，则应考虑筛查第 2 个肿瘤。当初次肿瘤筛查为阴性时，对于高风险表型伴高风险抗体的患者，应每

4~6 个月进行复查，持续 2 年。如果患者有已知肿瘤病史，也应分析 NPS 临床表型、抗体类型是否与已知肿瘤一致，决定是否进行必要的肿瘤筛查。

此外，根据患者不同临床表型，进行相应的自身免疫性抗体的筛查，以利于明确诊断。证实神经元抗体的存在对 NPS 的诊断有特别的意义，这些抗体已成为 NPS 非常重要的生物标志物。不同的自身免疫性抗体提示肿瘤发生的风险的级别是不同的，有研究将因果关系>70% 称为高风险抗体，因果关系在 30%~70% 之间称为中风险抗体，<30% 成为低风险抗体[2]，详见表 10-1-2。

表 10-1-2　NPS 自身抗体风险度分类

高风险抗体 （与肿瘤因果关系>70%）	中风险抗体 （与肿瘤因果关系 30%~70%）	低风险抗体 （与肿瘤因果关系<30%）
ANNA1（抗 Hu 抗体）	抗 AMPAR 抗体	抗 mGluR1 抗体
抗 CRMP5（CV2）抗体	抗 GABA$_B$R 抗体	抗 GABA$_A$R 抗体
抗 SOX1 抗体	抗 mGluR5 抗体	抗 CASPR2 抗体
PCA2（抗 MAP1B 抗体）	抗 P/Q 型 VGCC 抗体	抗 GFAP 抗体
抗双载蛋白抗体抗体	抗 NMDAR 抗体	抗 GAD65 抗体
ANNA2（抗 Ri 抗体）	抗 CASPR2 抗体	抗 LGI1 抗体
PCA1（抗 Yo 抗体）		抗 DPPX 抗体
抗 Ma 和/或 Ma2 抗体		抗甘氨酸受体抗体
PCA-Tr（抗 DNER 抗体）		抗 AQP4 抗体
抗 KLHL11 抗体		抗 MOG 抗体
抗 LUZP4 抗体		
抗 TRIM46 抗体		
抗 KCTD16 抗体		
ANNA3		

七、诊断与鉴别诊断

NPS 的诊断较为困难，在诊断 NPS 之前，应仔细排除继发于基础肿瘤的神经系统损害的其他病因，如癌症转移、凝血功能障碍、营养缺乏，以及放疗或细胞毒性化疗等癌症治疗的神经系统不良反应等。大多数需要鉴别的疾病患病率比 NPS 高且部分可以治疗，因此对其正确识别很重要。在诊断过程中证明潜在肿瘤和神经系统表型之间的因果关系，而非巧合，对明确诊断 NPS 也至关重要。

2004 年 NPS 国际诊断标准是由西班牙巴塞罗那 Graus 医生和法国巴黎 Pitié-Salpêtrière 医学院神经科 Delattre 教授共同起草的[13]，将 NPS 分为"确定的"和"可能的"两个层次。

2021 年 NPS 国际管理小组[1]再次更新了 NPS 的诊断标准，并采用 NPS-Care Score 用于定义具有不同确定性程度的神经系统副肿瘤综合征，根据评分结果分为"确定的""很可能的"和"可能的"NPS。NPS 的诊断及鉴别诊断将在本章第三节进一步阐述。

八、治疗

NPS 缺乏有效的治疗手段。目前主要包括两个方面：一是针对原发肿瘤的切除、放疗和化疗等；二是免疫治疗，包括应用糖皮质激素、免疫抑制剂、血浆置换等。其中免疫治疗分为一线治疗和二线治疗。一线治疗包括静脉注射及口服糖皮质激素、静脉注射丙种球蛋白和血浆置换。二线治疗包括吗替麦考酚酯、硫唑嘌呤、甲氨蝶呤、利妥昔单抗和环磷酰胺等。NPS 治疗的详细内容将在本章第五节详细阐述。

九、预后

NPS 总体预后不良，其预后不仅与全身肿瘤的预后有关，也与 NPS 的表型有关，免疫疗法不是对所有的表型都有疗效。

（冯娟）

参考文献

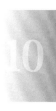

第二节　神经系统副肿瘤综合征的临床表型

一、神经系统副肿瘤综合征的高危表型

神经系统副肿瘤综合征可以影响神经系统的任何部位,如脑、脊髓、周围神经、神经肌肉接头和肌肉等。目前来讲,仍不能只根据神经系统的临床表现来确诊神经系统副肿瘤综合征,但存在几种特殊的有副肿瘤综合征代表性的神经系统临床表现的类型,在 2004 年的 NPS 诊断标准中将其称作"经典的神经系统副肿瘤综合征",2021 年 NPS 国际专家组定义这几种表现类型为神经系统副肿瘤综合征的"高危表型"[1]。在这些表型中,肿瘤发挥着重要的触发作用,当在临床中发现这些表型后,应该积极寻找潜在的肿瘤发生情况。肿瘤的寻找可根据患者的年龄、性别,以及神经元抗体的种类等方面寻找线索。目前来看,肿瘤的发现对确诊神经系统副肿瘤综合征是必要的。神经系统副肿瘤综合征高危或中危表型相关的自身抗体、好发肿瘤见本章第一节的表 10-1-1。

即使近年来神经系统副肿瘤综合征的研究取得了长足的进步,但"高危表型"仍为如下七种,即:①脑脊髓炎;②边缘叶脑炎;③快速进展性小脑综合征;④斜视眼阵挛-肌阵挛综合征;⑤感觉神经元病;⑥胃肠道假性梗阻(肠神经病);⑦兰伯特-伊顿肌无力综合征。下面将逐一介绍。

(一)脑脊髓炎

脑脊髓炎(encephalomyelitis,EM)是指脑和脊髓广泛受损,可侵及边缘叶、脑干、脊髓,甚至周围神经系统的疾病。如边缘叶受累,可呈现亚急性、慢性或隐匿性起病,主要表现为以近记忆减退为主的遗忘综合征,可有虚构、抑郁、幻觉、癫痫、定向障碍及行为异常等;脑干受累表现为眩晕、眼球震颤、复视、凝视麻痹、构音障碍、吞咽困难、共济失调及锥体束征等;脊髓受累可见慢性进行性对称或不对称性肌无力、肌萎缩,上肢多见,提示脊髓前角受累。根据 2004 年 NPS 诊断标准,EM 是仅用于描述有两个或多个神经系统部位临床功能障碍的表型[2]。除脑和脊髓受累外,也包括周围神经受累,如背根神经节、周围神经或神经根。但在表型描述时,这些周围神经受累区域应叙述出来,例如,EM 伴背根神经节炎或感觉神经元病(sensory neuronopathy,SNN)或 EM 伴周围神经病等。EM 可能是由于肿瘤抗体攻击神经元细胞内或细胞外蛋白造成的神经系统损伤。脑脊液检查呈炎性改变,MRI 有时可见颞区 T_2 高信号或晚期见小脑萎缩等。在抗体检测与相关肿瘤方面,EM 几乎总是与抗神经元核抗体 1(antineuronal nuclear antibody 1,ANNA1)/抗 Hu 抗体或抗坍塌反应调节蛋白 5(collapsin response-mediator protein 5,CRMP5)抗体/抗 CV2 抗体相关,也常与小细胞肺癌(small-cell lung cancer,SCLC)联系在一起[3]。除此之外,乳腺癌、睾丸癌、前列腺癌、妇科肿瘤、霍奇金淋巴瘤等也可能引起副肿瘤性脑脊髓炎[4,5]。另外,免疫检查点抑制剂也可以导致副肿瘤性脑脊髓炎。

(二)边缘叶脑炎

边缘叶脑炎(limbic encephalitis,LE)可累及海马、杏仁核、岛叶及扣带回皮质等边缘结构,通常表现为 3 个月内迅速进展的近期记忆丧失,癫痫发作,精神症状。也有 20% 的患者表现为非典型症状,比如非特异性的头痛、小脑功能障碍等。LE 目前被认为是自身免疫病,发病机制尚不完全明确,可能为位于神经系统外的抗原触发了免疫应答,抗体和细胞毒性 T 细胞穿过血-脑屏障与表达相同抗原的神经元反应,对神经系统造成损伤。当发生 LE 时,头颅 MRI 常提示 T_2 加权及 FLAIR 像的异常高信号局限于双侧内侧颞叶;^{18}F-FDG-PET 可在 MRI 显示正常的区域显示高代谢;脑脊液细胞增多($>5/mm^3$);脑电图提示对应的颞叶出现慢波或癫痫活动。因为在抗体发现方面取得了很大的进展,LE 的诊断标准于 2016 年更新。当应用 2004 年 NPS 诊断标准时,副肿瘤和自身免疫性 LE 未被充分诊断,报告的病例数量远远低于快速进展性小脑综合征和感觉神经元病。关键的更新是,一些常见的细胞表面抗体与典型的非副肿瘤性 LE 相关,如抗富含亮氨酸的胶质瘤灭活 1 蛋白(leucine-rich glioma-inactivated 1,LGI1)或抗接触蛋白相关类蛋白 2(contactin-associated protein-like 2,CASPR2)

抗体[6,7]。在抗 LGI1 抗体相关脑炎中,47% 的患者出现了面臂肌张力异常发作,这是一种特殊的癫痫发作,对抗 LGI1 抗体相关脑炎来说非常特异,这些癫痫发作是非常短暂的不自主收缩(1~2 秒),影响单侧手臂和面部,每天发生数百次。60%~74% 的患者出现低钠血症,11% 的患者与肿瘤具有相关性,影像学表现见图 10-2-1 和图 10-2-2。抗 CASPR2 抗体相关脑炎患者可出现单纯 LE,然而,在边缘系统之外还会出现其他症状,如小脑症状、周围神经过度兴奋、自主神经功能障碍、失眠、神经性疼痛和体重减轻等。抗 γ-氨基丁酸 B 型受体(gamma-aminobutyric-acid B receptor,GABA_BR)抗体相关性 LE 通常伴有早期和突出的癫痫发作,50% 的患者有潜在肿瘤,最常见的是 SCLC[8],影像学表现见图 10-2-3 和图 10-2-4。抗 α-氨基-3-羟基-5-甲基-4-异噁唑丙酸受体(α-amino-3-hydroxy-5-methyl-4-isox-azolepropionic acid receptor,AMPAR)相关性 LE 可表现为明显的精神症状,64% 的病例中发现肿瘤(肺癌、胸腺瘤、乳腺癌和卵巢畸胎瘤)[9],影像学表现见图 10-2-5。成人和具有隐匿性的癌症的 LE 患者常可检测到肿瘤神经抗体,如抗 Hu 抗体和抗 Ma2 抗体,而患 LE 的儿童通常抗 Hu 抗体为阴性,与癌症无关。因此,"LE 主要是副肿瘤引起的疾病"这一概念在过去 10 年发生了巨大的变化。然而,由于 LE 具有多种变异,如不常见的临床表现形式几乎总是与癌症相关,这一表型一直被视为副肿瘤综合征的高危表型。

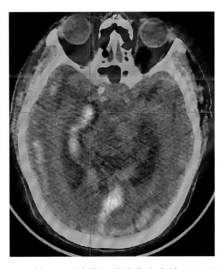

图 10-2-2 抗 LGI1 抗体相关脑炎患者脑 PET/CT 表现

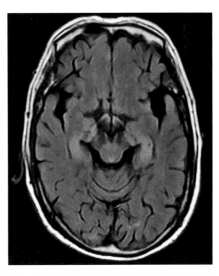

图 10-2-3 抗 GABA_BR 抗体相关脑炎患者 MRI-FLAIR 表现

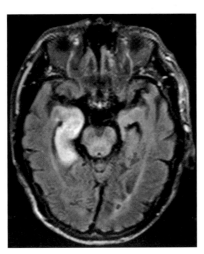

图 10-2-1 抗 LGI1 抗体相关脑炎患者脑 MRI-FLAIR 表现

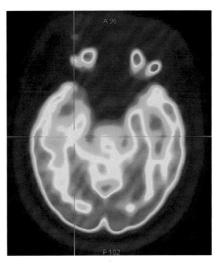

图 10-2-4 抗 GABA_BR 抗体相关脑炎患者 PET/CT 表现

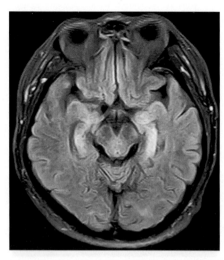

图 10-2-5 抗 AMPAR 抗体相关性边缘叶脑炎 MRI-FLAIR 表现

（三）快速进展性小脑综合征

快速进展性小脑综合征（rapidly progressive cerebellar syndrome）以前被称为亚急性小脑变性，多见于成年人，女性稍多，以快速进展的小脑综合征为特征，在疾病的早期阶段没有明显的小脑萎缩。超急性起病、单侧起病或缓慢进展和隐匿的临床过程类似神经退行性疾病表现的病例也有报道。但一般来说，患者在 3 个月内迅速发展为严重的双侧小脑综合征，日常活动受限。虽然步态共济失调可能是主要或唯一的初始特征，但需要在病程后期出现躯干和肢体的对称性小脑性共济失调才能将其定义为快速进展性小脑综合征。除以上症状外，可伴有构音障碍和眼震（多为垂直性眼震），还可以出现大脑与周围神经受损的表现，如精神症状、认知功能障碍、上睑下垂、锥体束征、眼肌麻痹、腱反射减弱、周围性面瘫、肌肉萎缩等。脑脊液检查可见轻度淋巴细胞增多，蛋白含量增高。在疾病早期阶段，CT 及 MRI 通常显示正常，在极少数病例中，患者会出现小脑半球弥漫性增大，伴有脑沟模糊、弥漫性脑膜增强，或小脑附近出现其他信号异常，提示软脑膜肿瘤转移的情况；晚期 MRI 可出现小脑白质 T_2WI 高信号，以及小脑和脑干萎缩。特异性诱发小脑症状的抗体是抗浦肯野细胞抗体 1（purkinje cell antibody 1，PCA-1）/抗 Yo 抗体和抗 Tr/delta/notch 样表皮生长因子相关受体（Tr/delta/notch-like epidermal growth factor-related receptor，Tr/DNER）抗体[10]。

抗 Yo 抗体通常在卵巢癌或乳腺癌中表达阳性，抗 Tr/DNER 抗体在霍奇金淋巴瘤中表达阳性[11]。另外，在快速进展性小脑变性患者的血清、脑脊液中可发现抗 VGCC 抗体、抗 Hu 抗体、抗 mGLUR1 抗体等阳性。目前，新发现的副肿瘤（和非副肿瘤自身免疫性）快速进展性小脑综合征的抗体仅在少数患者病例报告或小样本患者的研究中有报道，阐明小脑功能障碍的相关特异性抗体仍需要进一步研究。

（四）斜视眼阵挛-肌阵挛综合征

斜视眼阵挛-肌阵挛综合征（opsoclonus-myoclonus syndrome，OMS）表现为：①眼阵挛。双眼不自主、无节律、大幅度、多方向地快速运动，在眼球寻找目标时眼阵挛最明显，在眼球注视目标后眼阵挛减轻，常伴快速的眼睑扑动。眼阵挛为 OMS 最重要的临床表现。②全身性肌阵挛。常表现为躯干、四肢和头部多发游走性肌阵挛，是一种非痛性不自主运动，严重影响随意运动，睡眠可减轻或消失。③共济失调。可有言语不清，坐或独立步态不稳、易摔倒，不能完成精细运动等表现。④精神行为异常。表现为智力障碍、语言发育落后、易怒、易激惹等。⑤睡眠障碍等。OMS 的两类发病机制包括副肿瘤过程引起的自身免疫反应和特发性机制，越来越多的证据表明特发性机制通常是感染后免疫介导的过程。OMS 患者 CSF 检查可发现轻度的白细胞增高和轻度的蛋白增高，MRI 检查有时可见脑干部位异常信号。在儿童中，约 50% 的 OMS 病例与神经母细胞瘤有关，通常伴有张力过低、易怒、行为改变、睡眠障碍和精神运动性阻滞。每一个患有 OMS 的儿童都应该进行胸部和腹部 CT 增强扫描、尿液儿茶酚胺检测（包括香草扁桃酸和高香草酸）和间碘苄胍（meta-iodoenzylguanidine，MIBG）等检查筛查隐匿性神经母细胞瘤[12]。成人 OMS 中副肿瘤性病例约占 39%，通常与 SCLC、乳腺癌或卵巢畸胎瘤相关。乳腺癌伴副肿瘤性 OMS 的患者通常可见抗神经元核抗体 2（antineuronal nuclear antibody 2，ANNA2）/抗 Ri 抗体阳性[13]。在年轻女性中，OMS 可能与卵巢畸胎瘤有关，不伴有神经元抗体。与非副肿瘤性 OMS 的成年人相比，副肿瘤性 OMS 患者更有可能是老年人，更容易发展成脑病，并且预后更差[14]。

（五）感觉神经元病

感觉神经元病（sensory neuronopathy，SNN）是指背根神经节感觉神经元受损导致的一种临床表型。表现为步态和肢体的共济失调，特点是严重的位置觉和振动觉丧失，腱反射消失，深感觉严重受累时可出现行走困难、假性手足徐动症等。此外，疼痛和感觉过敏的症状也常有发生，通常是斑片状的、非长度依赖性的或全身性的分布。一般情况下，上肢比下肢受到的影响更为严重。面部和舌头也可能出现感觉过敏或感觉减退，而且通常是不均匀分布的。SNN的病因多样，如副肿瘤、自身免疫病、感染、药物、遗传性疾病等，包括小细胞肺癌、干燥综合征或铂类药物化疗等。但是如果患者有炎症性脑脊液或运动受累，应特别考虑副肿瘤病因。在神经电生理方面，大多数SNN患者表现为感觉神经动作电位减少或缺失、感觉传导速度正常或轻微下降，运动传导速度一般正常。脑脊液检查可见蛋白升高，淋巴细胞轻度增多。MRI检查可见脊髓 T_2WI 高信号。当临床和电生理结果提示周围神经或神经根受累时，应使用感觉运动/感觉神经病、多发性神经根病或多神经根神经病等病名。与SNN最相关的肿瘤是SCLC，其中SNN经常与脑脊髓炎并发。最常见的SNN特异性抗体是抗Hu抗体，其次是抗CRMP5/CV2和抗双载蛋白抗体[15,16]。

（六）胃肠道假性梗阻

胃肠道假性梗阻（gastrointestinal pseudo-obstruction）以反复发作的腹痛、腹胀、便秘和/或呕吐为特征临床表现，无机械性梗阻的证据。其组织学特征为肠肌丛浆细胞和淋巴细胞浸润，并伴有轴突和神经元变性。导致胃肠道假性梗阻的病因包括神经、内分泌、血管、副肿瘤、感染性因素，以及遗传疾病。胃肠道假性梗阻可与其他特征表型（SNN或EM）一起发生。SCLC和类癌是目前为止最常见的诱发胃肠道假性梗阻的肿瘤[17]。抗Hu抗体阳性可提示其来源于副肿瘤性病因，而且常先于肿瘤发现，有助于肿瘤的提前发现并改善预后。神经节乙酰胆碱受体的抗体在非副肿瘤病例中更常见[18]。

（七）兰伯特-伊顿肌无力综合征

兰伯特-伊顿肌无力综合征（Lambert-Eaton myasthenic syndrome，LEMS）是一组由免疫介导的累及神经肌肉接头功能的肌无力综合征，病变主要累及突触前膜，导致神经末梢乙酰胆碱的释放减少。临床表现特点是渐进性发展的对称性肢体近端（肩胛肌、骨盆带等）和躯干肌无力，通常始于下肢，随后累及上肢、远端肌肉，最后可能累及眼、咽喉部肌肉。患者首先出现起立、上楼梯或步行困难。短暂收缩无力的肌肉后，可暂时改善肌无力的状态，持续收缩无力的肌肉会出现病态的疲劳。约90%的患者有自主神经功能障碍的症状，包括口干、勃起功能障碍和便秘，这是LEMS的标志性症状。除了肌肉无力和自主神经功能障碍外，患者的肌腱反射减弱或消失，在重复运动或最大自主收缩后改善。临床怀疑LEMS时，必须通过肌肉电生理学检查加以证实，重复神经电刺激高频（20~50Hz）刺激试验可见复合肌肉动作电位（compound muscle action potential，CAMP）波幅增加100%以上，而低频（3~5Hz）刺激试验CAMP波幅递减。血清抗P/Q型电压门控钙通道（voltage-gated calcium channel，VGCC）抗体存在于近90%的患者中，VGCC是位于细胞膜上的大分子多亚基蛋白复合物，介导细胞钙离子内流，对神经肌肉、内分泌腺，以及其他可兴奋细胞的生理功能至关重要[19]。抗VGCC抗体出现在副肿瘤与非副肿瘤性LEMS中是类似的，为LEMS的致病性抗体。但仍有少部分LEMS的患者血清中抗VGCC抗体阴性，其致病抗体仍有待进一步研究。抗胶质核抗体（或SOX1抗体）与SCLC或与SCLC相关的副肿瘤综合征密切相关，因此在LEMS患者中检测到抗SOX1抗体强烈提示潜在SCLC的存在，但SOX1的致病性尚无相关研究[20]。

二、神经系统副肿瘤综合征的中危表型

在最新的NPS临床表型分类研究中，用"高危表型"代替了"经典NPS"，强调出现这些高危临床表型时，需要积极寻找潜在的恶性肿瘤的可能性。并且提出"中危表型"作为"高危表型"的补充，来进一步明确NPS的诊断与治疗。

中危表型是一组可伴有或不伴有恶性肿瘤的神经系统疾病。在没有找到其他原因和诊断时，

识别了这些临床表型应考虑 NPS,同时患者应检测神经元特异性抗体。当发病进展迅速(<3 个月)或脑脊液或脑/脊髓 MRI 有炎症表现时,考虑可能存在中危表型。NPS 的中危表型的疾病谱还在不断完善中。

(一)除外 LE 的自身免疫性脑炎

除了 LE 以外的脑炎,如果符合可能的自身免疫性脑炎的诊断标准,并且可以检测到高或中风险抗体,则可以认为是中危表型[21]。特别适用于不局限于边缘系统的多灶性或弥漫性受累的病例,如抗代谢性谷氨酸受体 5(metabotropic glutamate receptor 5,mGluR5)抗体相关脑炎[22],或抗 γ-氨基丁酸 A 型受体(gamma-aminobutyric-acid A receptor,GABA$_A$R)抗体相关脑炎[23]。抗 mGluR5 抗体相关脑炎常见于霍奇金淋巴瘤,表现出不同的神经精神异常,如情感性格改变、顺行性遗忘、头痛、不自主运动和乏力等[24,25]。抗 GABA$_A$R 抗体相关脑炎在成人患者中常见于恶性胸腺瘤,可能会出现癫痫发作的临床表现[26,27]。

(二)抗 N-甲基-D-天冬氨酸受体脑炎

抗 N-甲基-D-天冬氨酸(N-methyl-D-aspartate receptor,NMDAR)脑炎有明确的诊断标准并与肿瘤有不同寻常的联系,也被认为是一种中危表型。抗 NMDAR 脑炎的诊断主要通过检测血清或脑脊液中 NMDAR 的 GluN1(也称 NR1)亚基的 IgG 抗体,排除近期单纯疱疹脑炎或其他可能导致免疫介导神经症状复发的脑炎病史[28]。在脑组织活检中,炎症浸润主要发生在基底神经节、杏仁核和海马,这解释了抗 NMDAR 脑炎患者运动障碍、行为异常和记忆障碍的临床症状[29]。抗 NMDAR 脑炎患者发生的相关肿瘤高度依赖于年龄和性别[21,30]。抗 NMDAR 脑炎与多种肿瘤相关,如成熟畸胎瘤、纵隔畸胎瘤、小细胞肺癌和卵巢囊腺纤维瘤,其中成熟畸胎瘤发生率最高[31]。儿童和年轻男性很少患肿瘤,但 18~35 岁的女性经常患卵巢畸胎瘤,其发生率在 35%~50%。在大多数情况下,畸胎瘤是良性成熟的,然而病理研究表明,其中含有 NMDAR 表达的神经组织和结构,通常可以作为异位生发中心。肿瘤驻留的抗 NMDAR 抗体诱导产生的 B 细胞,可以直接导致 NPS 的发

生[32,33]。NMDAR 免疫反应性程度与疾病严重程度密切相关[29]。不成熟卵巢畸胎瘤不常见,但比一般人群更常见,其他恶性肿瘤几乎只发生在老年患者中[34,35]。

(三)脑干脑炎

脑干脑炎是一类多因素多结局的异质性疾病,通常表现为眼球运动异常和延髓功能障碍,有时伴有运动异常或小脑功能障碍[36]。脑干脑炎的病因类型包括感染、自身免疫病和 NPS,其中 NPS 为第三大病因[37]。脑干脑炎可与 LE 同时存在,并与抗 Ma2 抗体密切相关,通常存在潜在的睾丸肿瘤或非小细胞肺癌。抗 Ma2 抗体阳性的脑干脑炎患者可伴有间脑受累,表现为白天嗜睡、嗜食、高热和内分泌异常[38]。延髓功能障碍和中枢低通气常见于抗 Hu 抗体阳性患者[39],而 OMS 和下颌肌张力障碍与抗 Ri 抗体相关[40]。抗 KLHL11 抗体及睾丸癌或畸胎瘤相关的脑干脑炎常发生感音神经性耳聋[41-43]。

(四)莫旺综合征

莫旺综合征是指周围神经高度兴奋,并伴有以行为改变、幻觉、自主神经功能障碍和睡眠障碍,特别是兴奋性失眠为特征的脑病[44]。莫旺综合征患者基本均可检测到抗 CASPR2 抗体,有时合并抗 LGI1 抗体和抗 netrin1 受体抗体阳性。抗 CASPR2 抗体和抗 LGI1 抗体存在于多个脑区,有助于解释该病的多灶性临床特征[45,46]。莫旺综合征与恶性胸腺瘤相关,常伴有重症肌无力[47]。需要注意的是,患者同时发生 LE 和神经性肌强直不应被认为是莫旺综合征。

(五)孤立性脊髓病

孤立性脊髓病作为一种副肿瘤表现,其临床表现各异,在脊髓 MRI 中通常表现为对称的、纵向的、广泛的传导束或灰质特异性异常。由此导致的残疾往往是严重的,只有少数患者经治疗后病情好转。它主要与乳腺癌和肺癌相关,常伴有抗 CV2/CRMP5 抗体和抗双载蛋白抗体阳性[48]。然而,有些患者可能没有神经抗体,在这种情况下,当 MRI 提示特征性脊髓表现且没有其他诊断时,应考虑副肿瘤起源的可能性。

(六)僵人综合征

僵人综合征(stiff-person syndrome,SPS)特征

是进行性的躯干和四肢肌肉僵直和痉挛,SPS 根据临床表现可分为经典型 SPS 和变异型 SPS,包括局灶性或节段性 SPS、抽动性 SPS 和伴有强直和肌阵挛的进行性脑脊髓炎[49]。非副肿瘤性 SPS 通常与抗谷氨酸脱羧酶 65(glutamic acid decarboxylase,GAD65)抗体或抗甘氨酸抗体相关,而副肿瘤性 SPS 主要与抗双载蛋白抗体和乳腺癌有关[50]。双载蛋白相关副肿瘤 SPS 患者年龄更大,且常累及颈部和上肢[51]。尽管一些具有抗 GAD65 抗体的 SPS 患者可能患有肿瘤,但除非发现肿瘤细胞表达 GAD65,否则不应考虑副肿瘤病因。

(七)多发性神经根神经病

多发性神经根神经病的主要病理改变为轴突损伤,经常同时累及中枢神经系统的多个部位,临床表现多样,疼痛、自主神经功能障碍和分布是多变的。副肿瘤性多神经根神经病最常见的抗体是抗 CV2/CRMP5 抗体、PCA-2/抗 MAP1B 抗体和抗双载蛋白抗体,且通常见于非小细胞肺癌,或与抗双载蛋白抗体相关的乳腺癌[16,52,53]。值得注意的是,在肿瘤患者中,符合吉兰-巴雷综合征或慢性炎症性脱髓鞘性多发神经根神经病标准的神经病变不应被认为是副肿瘤性的,除非检测到高危抗体的存在。

笔者根据最新的 NPS 专家组意见,总结了神经系统副肿瘤综合征的高危和中危表型。但是,随着抗体检测技术的进展和对疾病认识的更新,越来越多的抗体及临床症状在肿瘤患者中被发现,神经系统副肿瘤综合征的表型不仅限于以上所提到的高危、中危表型,还有其他的临床表型正在被人们所认识。神经系统副肿瘤综合征患者的临床表现是多变的,可以同时存在多种临床表型,需要神经内科医生提高对疾病的认识,早诊断早治疗,提高患者预后。

(冯娟)

参考文献

第三节　神经系统副肿瘤综合征的诊断标准

神经系统副肿瘤综合征(neurological paraneoplastic syndrome,NPS)最初被认为是由免疫介导的、与恶性肿瘤伴发并表达抗神经元胞内抗原抗体的一组神经系统综合征(即经典 NPS),2004 年第一个 NPS 的诊断标准出现,为这组疾病的诊断和深入研究提供了明确的参考依据[1]。随着 NMDAR 等抗神经元细胞表面抗原抗体相关脑炎被越来越多地报道,研究者们发现有一些自身免疫介导的神经系统综合征合并恶性肿瘤的概率低于传统的 NPS[2],因此,2021 年 NPS 国际专家组对 2004 年 NPS 诊断标准进行了修订与更新,并提出了一个代表专家共识建议的新的临床评分系统(NPS-Care Score),以指导临床决策和相关研究开展。

2004 年的诊断标准将 NPS 定义为两个级别的诊断证据:“确定的”和“可能的”,参考依据中同时纳入了临床表现与神经系统副肿瘤自身抗体的检测,而 2021 年最新标准则从三部分重新定义 NPS[3]:①可影响神经系统的任何部分,通常表现为刻板的临床表现;②发生与肿瘤有关;③具有免疫介导的发病机制,该机制由特异性神经元抗体的频繁出现支持。此外,还将 NPS 的诊断细化分层,划分为 3 个水平,即确诊的 NPS、很可能的 NPS 和可能的 NPS。新的诊断标准除将既往经典 NPS 定义为“高危表型”外,将可能合并或不合并恶性肿瘤的神经系统疾病表述为新增的“中危表型”,除目前已经列举的几种“中危表型”,其疾病谱将会随着临床实践及研究的深入不断扩充。

一、诊断标准

NPS 的 2021 年最新诊断主要依赖于临床表型的识别、肿瘤及其他自身免疫相关抗体的检测及新的诊断评分系统[3]。

(一)表型识别

根据患者是否存在恶性肿瘤,按照临床表型与 NPS 的相关性对 NPS 进行危险分层,其中对于“高危表型”的确定在于积极搜寻潜在的恶性肿瘤,而"中危表型"指可能合并或不合并恶性肿瘤的神经系统疾病,对这些表型的识别应提示考虑NPS,特别是当没有找到其他解释时,应检测患者的神经元特异性抗体。

1. 高危表型　NPS 的临床高危表型往往为以下一些特殊的临床综合征:脑脊髓炎、边缘叶脑炎、快速进展性小脑综合征、斜视性眼阵挛-肌阵挛综合征、感觉神经元病、胃肠道假性梗阻和兰伯特-伊顿肌无力综合征。其临床特征可参阅本章第二节。

2. 中危表型　专家组建议在起病迅速(3个月内)或脑脊液或脑/脊髓磁共振发现炎症时,考虑可能的中危表型。专家组还定义了几种 NPS 的中危表型,如能够检测到高风险或中风险抗体并除外边缘叶脑炎的自身免疫性脑炎、抗 NMDAR 脑炎、脑干脑炎、莫旺综合征、孤立性脊髓病、僵人综合征及副肿瘤性多发性神经根神经病。随着研究的深入,中危表型的疾病谱将会进一步扩大。其临床特征可参阅本章第二节。

(二)抗体检测

随着越来越多的神经系统副肿瘤自身抗体被陆续发现,相关抗体阳性对于 NPS 具有一定的诊断意义,根据是否合并肿瘤可将抗体大致分为两类:副肿瘤抗体包括抗 Hu、Yo、Ri、Ma2、双载蛋白、恢复蛋白(recoverin)抗体;自身免疫性脑炎抗体包括抗 NMDAR、LGI1、CASPR2、AMPAR、$GABA_BR$ 抗体。NPS 自身抗体风险度分类见本章第一节的表 10-1-2。

本小节将神经系统副肿瘤自身抗体进行分类梳理,根据抗体的细胞定位可大致分为以下 3 类:抗细胞核抗原抗体、抗细胞质抗原抗体、抗细胞膜结构或离子通道抗体。

1. 抗细胞核抗原抗体

(1)特异性神经元 Hu 抗核抗体(抗 Hu 抗体):又称抗神经元细胞核抗体 1(anti-neuronal nuclear antibody type 1,ANNA1),该抗体主要与大脑神经元细胞的细胞核结合,该抗体与高危表型脑脊髓炎、边缘叶脑炎、感觉神经元病及快速进展性小脑综合征有关[4]。抗 Hu 抗体阳性患者有2/3 合并小细胞肺癌,也可见于其他癌症。

(2)特异性神经元 Ri 抗核抗体(抗 Ri 抗体):

又称抗神经元细胞核抗体 2(anti-neuronal nuclear antibody type 2,ANNA2),该抗体主要与神经元细胞的细胞核的骨架相结合,与高危表型斜视性眼阵挛-肌阵挛综合征有关联。见于神经母细胞瘤、乳腺癌、肺癌等。

(3)抗神经元细胞核抗体 3(anti-neuronal nuclear antibody type 3,ANNA3):该抗体主要与小脑浦肯野细胞核结合,与高危表型的感觉运动神经病、快速进展性小脑综合征、脑干脑炎、边缘叶脑炎有关。相关肿瘤为小细胞肺癌或肺腺癌及食管癌。

(4)抗 Ma2 抗体:该抗体能够与小脑神经元细胞的核仁结合,表现为脑炎和肌萎缩,伴有癫痫和进行性遗忘,常见于小于 50 岁的睾丸生殖细胞肿瘤患者,大于 50 岁的患者常见于小细胞肺癌、肺腺癌、乳腺癌、直肠癌、胃癌、淋巴瘤、胸腺瘤等。

(5)抗 SOX1 抗体:多见于小细胞肺癌,无特殊临床综合征,可表现为高危表型中的兰伯特-伊顿肌无力综合征、边缘叶脑炎等。

(6)抗锌指蛋白 4(zinc finger protein 4,Zic4)抗体:该抗体能够识别小脑颗粒细胞的细胞核抗原,大多数抗 Zic4 抗体阳性的 NPS 患者表现为快速进展性小脑综合征,常见于小细胞肺癌患者。近期有报道表型为兰伯特-伊顿肌无力综合征的患者,同时具有抗 SOX1、Yo、Zic4 多重抗体阳性[5]。

2. 抗细胞质抗原抗体

(1)抗双载蛋白抗体:该抗体识别的抗原分子双载蛋白常在神经元的突触终末囊泡中表达,常合并乳腺癌与小细胞肺癌[6],与非肿瘤性僵人综合征、边缘叶脑炎、脑干脑炎、快速进展性小脑综合征、孤立性脊髓病有关[7]。

(2)抗浦肯野细胞抗体-1(purkinje cell antibody-1,PCA-1):又称抗 Yo 抗体,主要见于快速进展性小脑综合征,多见于乳腺癌及卵巢癌患者。此外,也有少数表达抗 Yo 抗体的患者表现为周围神经病变,纯运动性神经病多于感觉神经元病,自主神经极少受累。

(3)抗浦肯野细胞抗体-2(purkinje cell antibody-2,PCA-2):该抗体与神经元结合的部位主要是小脑浦肯野细胞的细胞质和树突及内颗粒层与齿状核,也是肺癌的标志物,尤其与小细胞肺癌高度相关,可见于快速进展性小脑综合征,表现为小脑性共济失调,还可见于高危表型中的脑干脑炎、边缘叶脑炎、兰伯特-伊顿肌无力综合征等。

(4)抗小脑浦肯野细胞Tr抗体:抗Tr抗体可与浦肯野细胞的细胞质及小脑中的分子层突触终末结合,表现为小脑综合征。该抗体主要见于霍奇金淋巴瘤与非霍奇金淋巴瘤患者。

(5)抗CV2抗体:又称抗坍塌反应调节蛋白5(collapsin response-mediator protein 5,CRMP5)抗体,该抗体可以与小脑、脑干、视交叉中少突胶质细胞的细胞质中的坍塌反应调节蛋白特异性结合,可见于快速进展性小脑综合征、孤立性脊髓病[7],多见于在小细胞肺癌、胸腺癌、甲状腺或肾脏肉瘤及淋巴瘤等。

(6)抗谷氨酸脱羧酶65(glutamic acid decarboxylase 65,GAD65)抗体:抗GAD65抗体阳性可表现为非肿瘤性僵人综合征[6]、边缘叶脑炎、脑干脑炎等,常见于胸腺瘤、肾癌、乳腺癌或结肠腺癌患者。

(7)抗恢复蛋白(recoverin)抗体:抗recoverin抗体为肿瘤相关视网膜病(anti-cancer associated retinopathy,CAR)的主要标志物,可与视网膜内、外丛状层及内、外颗粒层细胞结合。常表达于小细胞肺癌、非小细胞肺癌、乳腺癌、子宫内膜癌、前列腺癌相关性视网膜病患者体内。随着检测手段的发展,更多的自身免疫抗体,如抗鸟苷酸环化酶激活蛋白1(guanylate cyclase activating protein 1,GCAP1)抗体、抗Rab6抗体、抗热休克蛋白27(heat shock protein 27,HSP27)抗体被报道发现与CAR相关。

3. 抗胞膜结构或离子通道抗体

(1)抗NMDAR抗体:NMDAR广泛分布于中枢神经系统,抗NMDAR抗体是一种新型NPS抗体,常表达于18~35岁患卵巢畸胎瘤的女性,也见于霍奇金淋巴瘤患者,也可发生于不合并肿瘤的儿童和青年男性患者[5]。抗NMDAR抗体阳性患者常表现为边缘叶脑炎,首发症状多为精神症状如焦虑、妄想、行为障碍等。

(2)抗LGI1抗体:该抗体主要与高危表型边缘叶脑炎相关,多见于胸腺瘤,少见于小细胞肺癌。

(3)抗CASPR2抗体:抗CASPR2抗体可见于莫旺综合征[8],有时合并抗LGI1抗体和抗netrin 1受体抗体阳性,也可见于中危表型中非边缘叶脑炎。常合并胸腺瘤。

(4)抗AMPAR抗体:该抗体主要与高危表型边缘叶脑炎相关,可合并胸腺瘤及乳腺癌。

(5)抗电压门控钾通道(voltage-gated potassium channel,VGKC)抗体:VGKC为神经元电压门控钾通道自身抗体,是一组跨细胞膜蛋白,广泛分布于整个神经系统,是边缘叶脑炎患者中常见的膜抗体,与髓细胞样的白血病等恶性肿瘤也有关系。

(6)抗电压门控钙通道(voltage-gated calcium channel,VGCC)抗体:VGCC有3种亚型、P/Q型、N型、L型,抗P/Q型VGCC主要见于小细胞肺癌、乳腺癌及卵巢癌患者,常表现为兰伯特-伊顿肌无力综合征及副肿瘤性多根神经病变。抗N型VGCC抗体主要见于肺癌、卵巢癌及乳腺癌患者。表现为兰伯特-伊顿肌无力综合征、获得性小脑性共济失调及副肿瘤性多发性神经根神经病变。

(7)抗谷氨酸脱羧酶(glutamic acid decarboxylase,GAD)抗体:抗GAD抗体表现为副肿瘤性僵人综合征及小脑性共济失调,主要存在于乳腺癌、肺癌及霍奇金淋巴瘤患者体内。

(8)抗代谢性谷氨酸受体(metabotropic glutamate receptor,mGluR)抗体家族:mGluR1属于谷氨酸盐受体家族,表达抗mGluR1抗体的患者常表现为小脑性共济失调症状。抗mGluR5抗体常见于霍奇金淋巴瘤合并中危表型的除LE的自身免疫性脑炎[9]。

(9)抗GABA受体抗体:其中,抗GABA$_A$R抗体常见于恶性胸腺瘤合并中危表型的除LE的自身免疫性脑炎[10],抗GABA$_B$R抗体阳性患者常合并小细胞肺癌及其他神经内分泌肿瘤,表现为边缘叶脑炎[11]。

（三）NPS-Care Score

综合考虑患者的临床表型、是否存在神经元抗体,以及是否合并肿瘤等情况,将NPS分为3个诊断层级(可能的、很可能的和确诊的),评分标准见表10-3-1。

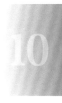

表 10-3-1　NPS-Care Score

项目	分数
临床表型	
高危临床表型	3
中危临床表型	2
流行病学定义与恶性肿瘤无关的临床表型	0
抗体检测*	
高风险抗体	3
中风险抗体	2
低风险抗体或抗体阴性	0
肿瘤筛查	
发现且与临床表型及抗体相关（如果存在）或虽然不相关但肿瘤组织有抗原表达	4
未发现（或不相关）但随访<2 年	1
未发现且随访≥2 年	0
诊断层级	
确诊的	≥8
很可能的	6~7
可能的	4~5
非 NPS	≤3

注:* ①如果发现的肿瘤并不典型,但因条件限制,无法行肿瘤抗原表达检测,则默认为"不一致";②随访 2 年以上发现的"不一致"肿瘤(未行肿瘤表面抗原表达检测或检测阴性),则该项评分也为 0(等同于"未发现且随访>2 年")。其中,"可能的"或"很可能的"NPS 的诊断水平或随着随访时间(大于或小于 2 年)的推移而发生改变。

二、鉴别诊断

NPS 的诊断需要合理排除其他更为常见的病因。NPS 的鉴别诊断范围较广,包括感染、自身免疫性非副肿瘤性疾病、肿瘤、神经退行性疾病和中毒性/代谢性疾病等。大多数需要鉴别的疾病患病率比 NPS 高且部分可治,因此对其识别十分重要。其中高危表型的主要鉴别诊断见表 10-3-2。

表 10-3-2　高危表型的主要鉴别诊断

高危 NPS	应鉴别诊断的疾病
脑脊髓炎	脑膜癌病(癌性脑膜炎)
	神经结节病
	急性播散性脑脊髓炎
边缘性脑炎	单纯疱疹脑炎
	人类疱疹病毒-6 脑炎
	神经梅毒
	惠普尔病(Whipple disease)
	系统性自身免疫病
	胶质瘤
	淋巴瘤
	癫痫持续状态
	慢性颞叶癫痫
	韦尼克脑病
快速进展性小脑综合征	自身免疫性小脑性共济失调
	小脑型多系统萎缩(MSA-cerebellar)
	克-雅病(Creutzfeldt-Jakob 病)
斜视性眼阵挛-肌阵挛综合征	特发性斜视性眼阵挛-肌阵挛综合征
感觉神经元病	特发性感觉神经元病
	干燥综合征
	顺铂治疗
胃肠道假性梗阻	合并其他疾病
	机械性梗阻
兰伯特-伊顿肌无力综合征	特发性兰伯特-伊顿肌无力综合征
	重症肌无力

研究者基于近年来对 NPS 诊断标志物的认识逐渐全面,以及对其发病机制了解的加深,于 2021 年提出了 NPS 最新诊断标准。这一标准将会进一步规范此类疾病的临床诊疗及临床研究,减少 NPS 患者的误诊率,并将患者根据诊断确定性水平进行分层,便于对患者进行细化管理,有利于对患者特异性甚至个体化治疗方案治疗的制定[12]。未来需要更多大样本、多中心的临床研

究,对最新诊断标准进行进一步检验及升级,不断提高诊断标准的可操作性及特异度。

(冯娟)

参考文献

第四节　免疫检查点抑制剂的神经免疫相关副作用

免疫检查点抑制剂(immune checkpoint inhibitor, ICI)通过阻断免疫检查点,加强患者对肿瘤的免疫攻击而发挥作用,其对于恶性肿瘤的治疗具有划时代的意义。ICI 靶向程序性死亡 1(programmed death 1,PD-1)和细胞毒性 T 淋巴细胞相关抗原 4(cytotoxic T lymphocyte associated antigen-4,CTLA-4),抑制了针对免疫 T 细胞激活过程中的两个关键抑制性通路 PD-1/PD-L1 和 CTLA-4/B7-1/2,从而对多种肿瘤有抑制作用。随着免疫检查点抑制剂的广泛应用,其副作用也日益突显,其中最主要的是免疫相关不良事件(immune-related adverse event,irAE)。与皮肤组织、胃肠道系统等的 irAE 相比,神经免疫相关不良反应(immune-related neurological adverse event,irNAE)的发生较为少见,但却是最难预测和发现的 irAE 之一。了解 irNAE 的可能机制、临床表现及分型、诊断、治疗将有助于预测患者发生 irNAE 的风险,寻找预防 irNAE 发生的措施,以及采取更为有效的临床治疗手段。

一、目前常用的免疫检查点抑制剂

目前已上市的 ICI 主要的靶向目标为 PD-1、PD-L1 和 CTLA-4。截至 2022 年 5 月,我国已上市的 ICI 品种有 14 个,其中 PD-1 抑制剂 9 个(包括国产 7 个:赛帕利单抗、特瑞普利单抗、信迪利单抗、卡瑞利珠单抗、替雷利珠单抗、派安普利单抗、斯鲁利单抗;进口 2 个:纳武利尤单抗、帕博利珠单抗),PD-L1 抑制剂 4 个(包括国产 2 个:恩沃利单抗、舒格利单抗;进口 2 个:阿替利珠单抗、度伐利尤单抗),CTLA-4 抑制剂 1 个(进口:伊匹木单抗)。

二、免疫机制

第一,肿瘤和正常神经、肌肉组织存在交叉免疫反应。某些肿瘤和神经、肌肉组织中存在相同的抗原决定簇,这些抗原在神经元或肌肉细胞上生理性表达,在肿瘤细胞上异常表达[1]。因此,ICI 针对这些抗原改善肿瘤免疫攻击的同时会介导对神经肌肉系统的继发免疫损伤[2]。第二,ICI 治疗可能会使副肿瘤综合征患者的症状加重并诱发 irNAE。神经系统相关自身抗体在 ICI 引起的 irNAE 发病机制中的作用尚未完全阐明,但存在自身抗体(如抗 Ma2 抗体、抗 Hu 抗体或抗 NMDAR 抗体)的患者经 ICI 治疗后发生 irNAE 的风险增加[3-5]。第三,肠道微生物群可调控免疫和神经系统功能,进而影响神经系统炎症和损伤的病理生理过程。特定肠道微生物与免疫系统的相互作用是 irNAE 的可能机制之一。第四,参与自身免疫病的免疫细胞在 ICI 治疗前后的变化也可能是 irNAE 的促发因素。最后,遗传因素可能参与诱导 irNAE,可在基因层面采用遗传易感性和多基因风险评分来筛选高风险患者,避免 irNAE 的发生。

三、临床表现与分型

ICI 治疗后 irNAE 的发生率为 1%~5%[6-8],作为 ICI 常见(≥1%)的不良反应之一,应予以重视。irNAE 多发生于患者 ICI 治疗的诱导阶段。靶向 CTLA-4 和 PD-1/PD-L1 的药物均可引发不同程度的副作用。梅奥诊所和皇家马斯登医院的数据显示,从开始 ICI 治疗到 irNAE 发作的时间中位数是 3 个疗程[7,8]。最常见的 irNAE 包括重症肌无力、脑炎/脊髓炎、吉兰-巴雷综合征和非感染性脑膜炎。ICI 诱发的 irNAE 具有选择性,重症肌无力常见于抗 PD-1/PD-L1 治疗者,而非感染性脑炎/脊髓炎更多见于抗 CTLA-4 和抗 PD-1 联合治疗[9]。重症肌无力患者经常伴有肌炎和/或心肌炎,又称重叠综合征,诊断困难,死亡风险极高[9]。新近研究提示,irNAE 发生可能是肿瘤对 ICI 治疗反应的积极预测因子。发生 irNAE 患者的肿瘤客观缓解率为 70%,中位生存期长达 45.7

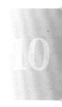

个月,而未发生 irNAE 患者的中位生存期则为 11.2 个月[7]。以下将分别从中枢神经系统及周围神经系统角度简述免疫检查点抑制剂引发的神经免疫相关副作用。

（一）中枢神经系统神经免疫相关不良反应

接受 ICI 治疗的患者可出现非特异的神经系统症状,包括头晕、头痛、嗜睡、虚弱、精神萎靡、迟钝等反应,无局灶神经系统体征。在除外神经系统局部病变后给予对症治疗,维持生命体征平稳,水电解质平衡。特异性 irNAE 主要包括免疫介导脑炎、垂体炎、无菌性脑膜炎等。

1. 免疫介导脑炎　约 0.2% 接受 PD-1 治疗的患者出现免疫介导的脑炎,包括边缘叶脑炎、脑干脑炎、坏死性脑炎[10-12]。病理可见髓鞘脱失、水肿坏死、血管周围淋巴细胞浸润[13]。其临床表现与体征缺乏特异性,主要以头痛、发热、精神错乱、记忆力障碍、嗜睡、幻觉、癫痫发作、颈项强直、精神状态下降、注意力受损和定向障碍等脑病症状与体征为主[5,14]。头颅 MRI 可见边缘系统弥散相位信号受限[12]。脑脊液检查可见淋巴细胞或中性粒细胞增多,蛋白水平升高[13]。

2. 垂体炎　多发生于接受伊匹木单抗治疗的患者,发病率高达 10%。其多出现于治疗开始后 2~3 个月[13]。诊断检查包括头颅 MRI,可显示腺体增大,内分泌轴相关的血清学指标异常。大多数情况下,垂体炎所致垂体损伤是不可逆的,需要长期的激素替代治疗。

3. 无菌性脑膜炎　是一种罕见的 irNAE,通常在 ICI 后的第 1~7 周发生。主要症状包括颈项强直、发热、头痛。脑脊液细胞以淋巴细胞为主。头颅 MRI 可见脑膜强化。类固醇治疗通常有效[15]。

4. 其他　包括炎性脱髓鞘疾病,如多发性硬化、视神经炎、横断性脊髓炎和急性肿瘤性脱髓鞘病变等。

（二）周围神经系统神经免疫相关不良反应

1. 炎性肌病　肌病是抗 PD-1/PD-L1 最常见的 irNAE,最常见的类型是坏死性自身免疫性肌炎、皮肌炎和多发性肌炎[7,8,16,17]。另外还有眼眶肌炎、嗜酸性筋膜炎等较罕见肌病相关的病例报告[18,19]。常见症状包括肌肉疼痛、近端肢体无力、言语困难、吞咽困难、上睑下垂或眼肌无力,个

别患者可合并有重症肌无力。实验室检查显示肌酸激酶升高,电生理检查提示肌源性损害,肌肉活检可见坏死的肌纤维和炎症变化[18]。大剂量皮质类固醇治疗通常可以改善症状。大多数患者可获得完全康复。

2. 重症肌无力　ICI 可导致潜在的自身免疫系统紊乱,导致重症肌无力。多发于治疗开始后 7~11 周。临床表现包括上睑下垂、复视、肌肉无力、呼吸困难和吞咽困难。抗乙酰胆碱受体抗体可为阳性。ICI 所致重症肌无力可合并肌炎。约 1/3 的患者对于类固醇激素、免疫球蛋白、血浆置换等治疗反应性差,最终死亡。

3. 周围神经病　周围神经病在 ICI 所致 irNAE 中的发生率小于 1%,为罕见副作用。ICI 所致周围神经病中最常见的为吉兰-巴雷综合征。多发于第 3 个治疗周期,主要症状为感觉丧失、轻瘫、虚弱、感觉异常、麻木、吞咽困难等。患者脑脊液提示蛋白-细胞分离,肌电图提示多发性周围神经脱髓鞘。治疗包括免疫球蛋白治疗、糖皮质激素治疗、免疫球蛋白及糖皮质激素联合治疗、免疫抑制剂(如他克莫司)治疗、血浆置换治疗等。预后方面,40% 患者治疗后死亡,40% 患者症状明显好转,20% 患者症状维持。ICI 治疗后还可出现面神经麻痹,患者的临床表现主要以典型的周围性面神经麻痹为主,可伴有弥漫性丘疹,头颅 MRI 检查及脑脊液检查多无明显异常。糖皮质激素治疗有效。此外,ICI 还可引起痛性周围神经病,应对症止痛治疗。

（三）irNAE 严重程度分级

对于 irNAE 的治疗,首先根据其严重程度的分级制定不同治疗策略[20],分级见表 10-4-1。

表 10-4-1　药物不良反应分级

分级	
G1	无症状或症状轻微;无需特殊干预可自行缓解
G2	轻微日常活动受限,需要局部治疗
G3	致残或中度日常活动受限,不会危及生命;需要住院治疗
G4	危及生命,需要立即急救治疗
G5	死亡

四、诊断

由于 irNAE 可导致严重的后遗症甚至死亡，其快速诊断及治疗至关重要。然而 irNAE 的诊断尚未形成统一标准，目前主要基于对自身免疫性神经系统疾病的经验进行判断。对于接受 ICI 治疗后出现新发的中度至重度神经系统体征或症状的患者，根据临床表现，应尽快完善头部 MRI、脑脊液检查、肌电图检查等，应重点排除其他病因（如血管病、进行性肿瘤疾病如脑转移或脊髓压迫、感染、副肿瘤综合征和毒性/代谢物因素）后方可诊断 irNAE[8]。诊疗流程图见图 10-4-1。

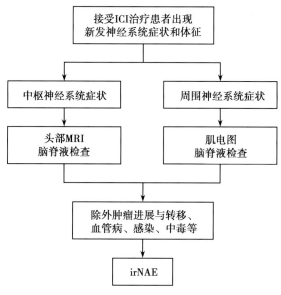

图 10-4-1　神经免疫相关不良反应（irNAE）诊疗流程

五、治疗

irNAE 的治疗目前尚无相关临床指南，治疗决策很大程度上取决于临床判断和经验。轻度非特异性的神经系统症状通常不需要治疗或仅进行对症支持，对于轻度的脑膜炎和周围神经病变，可暂不停用免疫疗法，并依据症状发展情况决定是否启用免疫调节治疗[21]；对于重度的重症肌无力、吉兰-巴雷综合征、横贯性脊髓炎等，应永久停止免疫治疗，并针对不同症状进行针对性治疗[21]。

（一）皮质类固醇治疗

皮质类固醇为一线治疗药物。常用的治疗方案包括静脉注射甲泼尼龙（1g/d）、口服泼尼松（1~2mg/kg）等[21]。研究提示，口服或静脉注射皮

质类固醇治疗的患者预后较非激素治疗患者好[22]。目前缺乏比较皮质类固醇药品疗效、探索最佳治疗剂量和疗程等方面的研究。对于≤G2 级的非吉兰-巴雷综合征多发性神经根神经病、≤G2 级的眼肌型重症肌无力应根据严重程度选择泼尼松 0.5~1mg/（kg·d）或同等剂量其他激素治疗。

（二）静脉注射免疫球蛋白或血浆置换

对于类固醇疗效欠佳的 irNAE，可考虑给予静脉注射免疫球蛋白或血浆置换。目前对于 irNAE 所致吉兰-巴雷综合征患者，与非 irNAE 所致吉兰-巴雷综合征处理方案类似。对于任何级别重症肌无力，都应停止 ICI，给予溴吡斯的明（30mg，每天 3 次；根据症状和耐受性，可增量至 120mg，每天 4 次）治疗。如果症状未改善，进行静脉注射免疫球蛋白或血浆置换。G2 级的重症肌无力患者还需要口服泼尼松 1~1.5mg/（kg·d）或同等剂量的其他激素，症状改善后逐渐减量，G3~G4 级的重症肌无力患者应永久停用 ICI。

（三）其他治疗方法

新近研究提出可通过阻断关键炎性因子治疗类固醇无效的 irNAE，即针对 irNAE 免疫病理潜在靶点（如 IL-1 和 CD20）进行细胞因子靶向治疗。目前研究药物包括阿那白滞素、康纳单抗、利妥昔单抗、那他珠单抗等。潜在给药方案是阿那白滞素 100mg/d 或康纳单抗 300~600mg，每 8 周 1 次[23]，然而其治疗安全性及有效性尚有待进一步研究。利妥昔单抗和那他珠单抗可考虑用于 ICI 引起的自身免疫性脑炎患者。报道提示，由 ICI 引起自身免疫性脑炎的患者经静脉注射甲泼尼龙及免疫球蛋白治疗均无明显改善，甚至应用甲泼尼龙后出现临床恶化，而后给予利妥昔单抗或那他珠单抗，患者影像学表现和神经系统功能均有所改善[7,16]。然而其具体用药方案及其用药安全性仍有待进一步研究。

（冯娟）

参考文献

第五节 神经系统副肿瘤综合征的治疗与预后

NPS 的治疗目前没有统一的治疗指南，大多数是基于回顾性研究和专家建议。人们对 NPS 的认识与肿瘤相关神经抗体的发现密切相关。1965 年首次提出一些神经系统疾病与恶性肿瘤之间的副肿瘤机制，随后越来越多的神经元抗体的发现，证实了 NPS 的免疫介导的致病机制[1]。NPS 的治疗也逐渐由肿瘤对症治疗发展至目前以对潜在肿瘤治疗与免疫治疗为基础。在 NPS 患者中，抗肿瘤与免疫治疗相结合应尽早应用，免疫治疗不应因为等待抗体检测结果而延迟治疗，以免出现不可逆的神经功能缺损及严重的神经系统后遗症[2]。

一、对潜在原发肿瘤的治疗

包括肿瘤切除、放疗、化疗，以及分子靶向治疗等，目的是停止免疫反应对神经元的损害，是影响预后的重要因素。在一项包括 200 例与抗 Hu 抗体相关的副肿瘤性脑脊髓炎的研究中发现，抗肿瘤治疗是改善及稳定疾病的独立预测因子[3]。

二、免疫治疗

在不同类型 NPS 中的效果有所不同。由细胞内结构（T 细胞）相关抗体（如 PCA-1 等）介导的 NPS 对于免疫治疗反应不佳，由细胞表面或突触蛋白抗体（B 细胞）介导的 NPS（如 LGI1 等），免疫治疗效果更好，而伴有多种神经系统副肿瘤自身抗体（onconeural antibody，ONA）阳性的 NPS 患者的治疗较为困难。

（一）急性期的免疫治疗

急性期免疫治疗应该在 NPS 诊断后尽早应用。

1. 大剂量糖皮质激素冲击治疗 甲泼尼龙（methylprednisone）静脉滴注（IVMP），1g/d，连用 3~5 天，后续口服泼尼松（prednisone），逐渐减量。

2. 静脉注射免疫球蛋白（intravenous immunoglobulin，IVIG） 剂量为 0.4g/（kg·d），连用 5 天。

3. 血浆置换（plasma exchange，PLEX） 置换量为 40ml/kg，隔天 1 次，连用 4~6 次。有研究表明，同时联合应用 IVMP 及 IVIG 疗效更好，如效果不佳，可考虑应用血浆置换[4-7]。

（二）免疫维持治疗

1. 免疫抑制剂 维持期多选择使用免疫抑制剂治疗，如环磷酰胺（cyclophosphamide）、环孢素等。很多二线药物，如吗替麦考酚酯（mycophenolate）、硫唑嘌呤（azathioprine）由于起效较慢，开始应用时需要与泼尼松重叠用药。对于由 T 细胞介导的 NPS，多选用环磷酰胺、吗替麦考酚酯这类对 B 细胞及 T 细胞均有抑制作用的药物。

2. 免疫靶向药物 免疫靶向药物治疗成为近年来研究热点，被认为可以改善难治性 NPS 的临床症状，包括利妥昔单抗（rituximab）[8]、托珠单抗（tocilizumab）[9]、阿那白滞素（anakinra）[10]等。

常用一、二线免疫治疗的用法和副作用总结于表 10-5-1。

同时，对于长期使用糖皮质激素及免疫抑制剂的副作用应有所关注，例如消化道溃疡、骨质疏松、肝肾功能损害等。虽然目前普遍认为免疫抑制剂治疗不会影响肿瘤复发或生长，但两项对于转移性梅克尔细胞癌（Merkel cell carcinoma）及肛门癌的研究发现，免疫抑制剂治疗会导致更高的肿瘤复发率[11,12]。因此，长期使用免疫抑制剂对于肿瘤生长的研究仍需要更多的临床试验来证实。

三、对症支持治疗

包括癫痫、肌强直、肌无力等并发症的治疗，以及康复治疗、护理等。

对于僵人综合征可以应用大剂量苯二氮䓬类药物、巴氯芬、加巴喷丁等来缓解肌肉强直及痛性痉挛，有研究表明，IVIG 疗效优于血浆置换[13]。

对于 LEMS 的治疗，目前应用 3,4- 二氨基吡啶（3,4-diaminopyridine）和溴吡斯的明（pyridostigmine bromide）改善肌无力症状[14]。

应用左乙拉西坦、丙戊酸钠等抗癫痫药物控制癫痫发作，应用氟哌啶醇、苯二氮䓬类药物治疗舞蹈症[15]。

表 10-5-1　常见一线、二线治疗剂量及副作用

药物	剂量	常见副作用	监测
一线治疗			
甲泼尼龙	1g/d,连用 3~5 天	高血压,高血糖,骨质疏松,感染,消化道溃疡	血清离子,血常规,肝肾功能,骨密度
静脉注射人免疫球蛋白	0.4g/(kg·d),连用 5 天	过敏,高凝状态,肾功能不全,肺水肿	血清 IgA,肾功能
血浆置换	40ml/kg,隔天 1 次,连用 4~6 次	过敏,感染	血清离子,纤维蛋白原
二线治疗			
吗替麦考酚酯	开始 500mg,每天 2 次;渐增至 1 000mg,每天 2 次	感染,消化道症状,胎儿致畸风险,增加某些肿瘤风险等	血常规,肝肾功能,孕前检查
环磷酰胺	$0.6~1.0g/m^2$,每月 1 次,连用 4~6 个月	恶心呕吐,心脏毒性,出血性膀胱炎,增加某些肿瘤风险	血常规,尿常规,肝肾功能,孕前检查
硫唑嘌呤	开始 1.5mg/(kg·d);渐增至 2mg/(kg·d)	过敏,白细胞减少,肝损伤等	血常规,肝肾功能,孕前检查
利妥昔单抗	$375mg/m^2$,每周 1 次,连用 4 周	过敏,发热,感染	血常规,孕前检查,肝炎、结核筛查

四、预后

NPS 总体预后不良,其预后不仅与全身肿瘤的预后有关,也与 NPS 的表型有关。虽然近年来 NPS 患者的生存率有所提高,但这主要是由于肿瘤治疗的改进。大多数 ONA 阳性的 NPS 患者,在免疫抑制治疗后通常没有改善。在一个抗 Hu 抗体阳性的 SCLC 患者队列中,肿瘤治疗是副肿瘤综合征改善或稳定的唯一预测因素[16]。在另外一些对照的 ONA 阳性的 NPS 患者队列研究中,使用免疫抑制剂、静脉注射免疫球蛋白、血浆置换或者使用环磷酰胺并没有显示令人信服的治疗结果,30%~50% 的患者仍然存在严重残疾[2,17,18]。然而,一些抗 Ma2 抗体阳性的患者在肿瘤治疗和/或免疫抑制治疗后表现出改善[19]。一些小样本病例研究报告显示,免疫治疗后 NPS 有所改善,特别是在症状出现后不久就开始治疗的情况下[4]。

与之形成鲜明对比的是,绝大多数具有神经元表面抗体的患者是免疫治疗敏感的。除了肿瘤治疗外,这些患者值得进行免疫治疗试验。超过 80% 的经免疫治疗的抗 NMDAR 脑炎患者在 24 个月时有良好的结局[7]。此外,与抗 mGluR1 和 mGluR5 表面抗体相关的综合征,尽管与淋巴瘤相关,但通常对免疫治疗有反应,大约 50% 的抗 mGluR5 自身抗体患者可以完全恢复[20]。在抗 VGCC 抗体阳性的 LEMS 患者中,免疫治疗有效果,3,4-二氨基吡啶可用于对症治疗[21]。此外,利妥昔单抗对伴有 LEMS 和小脑退行性变的抗 VGCC 抗体阳性患者显示出明显的改善效果,再次强调了免疫疗法在这类疾病中的作用[22]。

(冯娟)

参考文献